头颈口面部感染
多学科诊治

Head, Neck, and Orofacial Infections
An Interdisciplinary Approach

主　编　James R. Hupp　Elie M. Ferneini

主　译　安金刚

副主译　韩小东　张宪梅

主　审　蔡志刚

人民卫生出版社

·北　京·

图书在版编目（CIP）数据

头颈口面部感染：多学科诊治/（美）詹姆斯·R.赫普（James R. Hupp）主编；安金刚主译．—北京：人民卫生出版社，2022.11

ISBN 978-7-117-33791-5

Ⅰ.①头… Ⅱ.①詹…②安… Ⅲ.①外科-感染-诊疗 Ⅳ.①R639

中国版本图书馆CIP数据核字(2022)第196617号

人卫智网	www.ipmph.com	医学教育、学术、考试、健康，购书智慧智能综合服务平台
人卫官网	www.pmph.com	人卫官方资讯发布平台

图字:01-2017-3812号

头颈口面部感染:多学科诊治

Toujing Koumianbu Ganran:Duoxueke Zhenzhi

主　　译：安金刚

出版发行：人民卫生出版社（中继线 010-59780011）

地　　址：北京市朝阳区潘家园南里19号

邮　　编：100021

E - mail：pmph @ pmph.com

购书热线：010-59787592　010-59787584　010-65264830

印　　刷：北京盛通印刷股份有限公司

经　　销：新华书店

开　　本：889×1194　1/16　　印张：29

字　　数：939千字

版　　次：2022年11月第1版

印　　次：2023年1月第1次印刷

标准书号：ISBN 978-7-117-33791-5

定　　价：299.00元

打击盗版举报电话：010-59787491　E-mail：WQ @ pmph.com

质量问题联系电话：010-59787234　E-mail：zhiliang @ pmph.com

数字融合服务电话：4001118166　E-mail：zengzhi @ pmph.com

头颈口面部感染
多学科诊治
Head, Neck, and Orofacial Infections
An Interdisciplinary Approach

主　编　James R. Hupp　Elie M. Ferneini

主　译　安金刚

副主译　韩小东　张宪梅

译　者（按姓氏拼音排序）

安金刚　陈　晨　陈　硕　冯志强　韩小东
何临海　贺　洋　黄秀玲　王舒婷　肖　锷
许向亮　严颖彬　张宪梅　周　伟　周治波

主　审　蔡志刚

人民卫生出版社

·北　京·

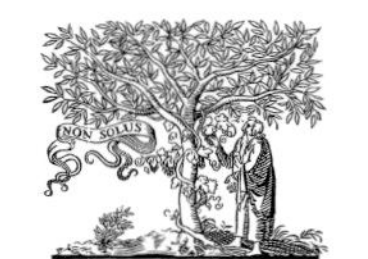

ELSEVIER
Elsevier (Singapore) Pte Ltd.
3 Killiney Road, #08-01 Winsland House I, Singapore 239519
Tel: (65) 6349-0200; Fax: (65) 6733-1817

Head, Neck, and Orofacial Infections: An Interdisciplinary Approach

ISBN-13: 978-0-323-28945-0

This translation of Head, Neck, and Orofacial Infections: An Interdisciplinary Approach by James R. Hupp and Elie M. Ferneini was undertaken by People's Medical Publishing House and is published by arrangement with Elsevier (Singapore) Pte Ltd.

Head, Neck, and Orofacial Infections: An Interdisciplinary Approach by James R. Hupp and Elie M. Ferneini 由人民卫生出版社进行翻译，并根据人民卫生出版社与爱思唯尔(新加坡)私人有限公司的协议约定出版。

头颈口面部感染：多学科诊治(安金刚 主译)

ISBN: 978-7-117-33791-5

中文版序

感染是头颈及口面部常见的疾病之一，近些年有上升趋势，而且严重的、危及生命的头颈及口面部感染时有所见，引起了头颈及口面部专业人员的高度关注。

头颈及口面部具有若干解剖结构上的特点。一是腔隙及间隙多，如口腔、鼻腔、鼻旁窦、中耳、眼眶等等。其中口腔是诸多细菌的常居地，正常状态下，常居菌与人体宿主之间保持稳态，彼此相安无事。一旦这种平衡被打破，有的细菌就成为病原菌。头颈及口面部的诸多间隙互相通连，上可至颅内，下可达纵隔，一旦感染扩散，可以危及生命。头颈及口面部的另一解剖特点是口腔中含有牙齿这一独特的组织器官，它与颌骨和颌周软组织相连，牙齿的感染可以播散到颌骨和颌周软组织，导致极为常见的牙源性感染，其处理需要追根溯源，消除牙齿疾病，方能控制感染。

头颈及口面部感染具有全身感染共同的特点，也因其上述诸多解剖结构特点，产生了头颈及口面部感染独特的特点，掌握这些特点，对于正确诊治头颈及口面部感染是非常重要的。

《头颈口面部感染：多学科诊治》的原著作者既叙述了感染防控和头颈及口面部感染的共同特点和临床诊治要点，又分章详细叙述了各个解剖部位感染的特点及其处理，系统全面又具有特色。更值得赞赏的是，作者特别强调了多学科诊治，这是疾病本身特点的需要，因为这些感染常常涉及多个解剖部位和多个学科，需要综合诊治；这也是形势发展的需要，随着学科分化越来越细，跨学科的交流和合作变得更为重要。我们可以见到口腔颌面部感染的专著，但是把头颈和口面部感染放在一起来叙述，并以跨学科诊治为特色，堪称一本好书。

安金刚主任多年来从事口腔颌面部感染的诊治及研究，积累了丰富的经验。最近组织一批中青年医师翻译了这本《头颈口面部感染：多学科诊治》，很显然，这对于加强国际学术交流，推广新知识，提高头颈和口面部感染的防治水平，更好地服务患者，将起到积极的推动作用，这也是他们对头颈外科和口腔颌面外科发展的一份贡献，我表示由衷的赞赏。相信本书一定会受到读者的喜爱，我也由衷地推荐给大家。

中华口腔医学会名誉会长 俞光岩

2022 年 10 月

献给

我一生的挚爱、最好的朋友和妻子 Carmen；

我们令人难以置信的特别的孩子 Jamie、Justin、Joelle 和 Jordan

（Maime、Joost、Welly 和 Jordo）；

我们才华横溢的儿媳和女婿 Natacha、Jordan 和 Joe；

以及我们可爱的孙女 Peyton 和 Morgan。

JRH

我把这本书献给我的妻子 Moniek，

她的爱、支持和奉献使这本书的完成成为可能。

我还想向我的孩子 Michael、Isabella 和 Anthony 表达我的爱，

是他们鼓舞了我，给了我力量和意志，让我努力成为最好的自己。

最重要的是，我要感谢我的父母和兄弟，特别是 Tony，

他们鼓励我，教会我教育和努力工作的价值。

EMF

原著前言

头颈口面部感染:多学科诊治

头颈口面部感染是医疗和牙科诊所常见的疾病类型,而严重的病例多集中于医院的急诊科。头颈部的解剖很复杂,有很多彼此相邻的间隙;因此,一个解剖区域的感染很容易就扩散至其他区域,甚至可能侵及咽、眼及大脑等重要结构。这可能会造成严重的后果,包括气道阻塞、失明和颅神经病变所导致的精神状态改变。对于严重的感染,早期诊断和正确治疗可以挽救患者的生命,对于身体抵抗力存在缺陷和老年患者尤其如此。掌握外科解剖学以及感染扩散的路径方面的知识是正确诊断和治疗头颈部感染的基础。

《头颈口面部感染:多学科诊治》是为头颈口面复杂区域感染所造成疾病的诊断和治疗提供深层次信息的第一本专著。这本书所提供的综合性资源将为患者治疗提供久经考验和前沿的方法和视角。

本书适用于医疗卫生领域多个科室的专业人员:

- 内科相关专业的医师,包括:家庭医师、感染科医师、麻醉医师、内科医师、医院医师(hospitalist)、重症监护医师、儿科医师、放射科医师以及临床病理医师
- 外科相关专业的医师,包括:口腔颌面外科医师、头颈外科医师、耳鼻喉科医师、整形外科医师、神经外科医师、眼科医师、皮肤科医师、儿科医师、创伤外科医师和普通外科医师
- 牙科相关专业医师,包括:全科牙医、牙周病专科医师、牙髓病专科医师、儿童牙科专业医师、口腔病理科医师和口腔放射科医师
- 护理专业人员,包括:中层护理人员、院感控制人员、急诊室和手术室护士

本书主要特点

- 有包含超过500张图片(照片、X线片和示意图)展示相关病变、治疗程序和治疗效果
- 相关领域的专家提供了权威的、与时俱进的专业指南
- 内容涵盖了各种主题,如抗生素治疗的进化原则;牙源性感染;颌面骨髓炎和骨坏死;鼻及鼻旁窦感染的病生理及治疗;急性耳部感染;眼眶感染;牙种植体周围组织感染;头颈部感染的麻醉管理等,不胜枚举

致谢

感谢爱思唯尔出版团队的技巧和辛勤工作，包括 Kathy Falk、Courtney Sprehe 和 David Stein，是他们帮助这本书成为可能。我也非常感谢我在 ECU 的口腔颌面同事 Ali Yeung 博士和 Stevan Thompson 博士，他们给了我所需的支持，让我可以把时间投入到这项工作中。最后，我想感谢 Richard Topazian 博士和 Morton Goldberg 博士，他们为我的教育做出了重要贡献，并为一本致力于颌面部感染主题的书的最初理念做出了贡献。

JRH

感谢我的导师、同事、住院医生、学生和工作人员，多年来，他们直接或间接地为这项工作做出了贡献。他们无休止的帮助和持续的支持使这本书成为可能。为此，我永远心存感激。我还想对 Elsevier 整个出版团队的专业知识表示感谢。

EMF

编者名录

Matthew Anderson, BS
School of Medicine
University of Connecticut
Storrs, Connecticut

Amir F. Azari, DMD, MD
Department of Oral and Maxillofacial Surgery
School of Dentistry
Oregon Health and Science University
Portland, Oregon

Ali Banki, DO
Private Practice
Glastonbury, Connecticut;
Clinical Associate
Department of Dermatology
University of Connecticut
Attending Dermatologist
Saint Francis Hospital and Medical Center
Hartford, Connecticut

Mohammad Banki, MD, DMD, FACS
Artistic Contours (Private Practice)
Warwick, Rhode Island;
Clinical Faculty
Department of Surgery
Warren Alpert Medical School
Brown University
Providence, Rhode Island;
Clinical Faculty
Division of Oral and Maxillofacial Surgery
Department of Craniofacial Sciences
School of Dental Medicine
University of Connecticut
Farmington, Connecticut

Lydia Aoun Barakat, MD
Assistant Professor of Medicine
Section of Infectious Disease
Department of Internal Medicine
Yale School of Medicine
Medical Director of the YNHH Nathan Smith Clinic
Program Director of the Yale HIV Primary Care Track
New Haven, Connecticut

R. Bryan Bell, MD, DDS, FACS
Medical Director
Oral, Head and Neck Cancer Program and Clinic
Providence Cancer Center
The Earle A. Chiles Research Institute
Providence Portland Medical Center
Attending Surgeon
Trauma Service/Oral and Maxillofacial Surgery Service
Legacy Emanuel Medical Center
Consultant
Head and Neck Institute
Portland, Oregon

Jeffrey D. Bennett, DMD
Professor and Chair
Department of Oral Surgery and Hospital Dentistry
Indiana University
School of Dentistry
Indianapolis, Indiana

Tyler T. Boynton, DMD
Sonoma Valley Oral Surgery (Private Practice)
Sonoma, California

Grishondra Branch-Mays, DDS, MS
Associate Professor
Division of Periodontics
Department of Developmental and Surgical Sciences
School of Dentistry
University of Minnesota
Minneapolis, Minnesota

Joseph V. Califano, DDS, PhD
Professor
Department of Periodontology
School of Dentistry
Oregon Health and Science University
Portland, Oregon

Todd Cassese, MD
Director
Phase 1 of the Clinical Arts and Sciences Course
Associate Professor
Department of Medical Sciences
Frank H. Netter MD School of Medicine
Quinnipiac University
North Haven, Connecticut

Charles L. Castiglione, MD, MBA, FACS
Associate Clinical Professor of Surgery
School of Medicine
University of Connecticut
Chief of Plastic Surgery
Hartford Hospital
Connecticut Children's Medical Center
Hartford, Connecticut

Frank M. Castiglione Jr., MD
Associate Clinical Professor
Department of Dermatology
Yale School of Medicine
Associate
Yale New Haven Hospital and West Haven VA Hospital
New Haven, Connecticut;
Private Practice
Hamden, Connecticut

Jason A. Chin, MD
Section of Vascular Surgery
Yale School of Medicine
New Haven, Connecticut

Scott T. Claiborne, DDS, MD
Oncologic and Reconstructive Surgery
North Memorial Medical Center
Robbinsdale, Minnesota

Marc D. Eisen, MD, PhD
Assistant Clinical Professor, Otolaryngology
Department of Surgery
University of Connecticut Medical Center
Farmington, Connecticut

Lewis N. Estabrooks, DMD, MS
Associate Clinical Professor
Department of Oral and Maxillofacial Surgery
Tufts University School of Dental Medicine
Board of OMSNIC and Fortress Professional Liability Companies
Boston, Massachusetts

Antoine M. Ferneini, MD, FACS
Section Chief
Division of Vascular Surgery
Yale-New Haven Hospital/St. Raphael Campus
Connecticut Vascular Center, PC
North Haven, Connecticut

Susan L. Fink, MD, PhD
Instructor
Department of Laboratory Medicine and Immunobiology
Yale School of Medicine
New Haven, Connecticut

Thomas R. Flynn, DMD
Private Practice
Reno, Nevada;
Former Associate Professor of Oral and Maxillofacial Surgery
Harvard School of Dental Medicine
Boston, Massachusetts

Ashraf F. Fouad, DDS, MS
Professor and Interim Chair of Endodontics, Periodontics and Prosthodontics
School of Dentistry
University of Maryland
Baltimore, Maryland

Jacob Gady, DMD, MD
Clinical Instructor
Division of Oral and Maxillofacial Surgery
University of Connecticut
Private Practice
West Hartford, Connecticut

Morton H. Goldberg, DMD, MD
Clinical Professor
Division of Oral and Maxillofacial Surgery
School of Dental Medicine
University of Connecticut
Hartford Hospital
Hartford, Connecticut

Michael T. Goupil, DDS, MEd, MBA
Associate Dean for Student Affairs
Associate Professor
Department of Oral and Maxillofacial Surgery
School of Dental Medicine
University of Connecticut
Farmington, Connecticut

Neil Haycocks, MD
Community Based Clinical Faculty
Frank H. Netter MD School of Medicine
Quinnipiac University
Hamden, Connecticut

Kyle Johnson, MD
University of Connecticut Health Center
Department of Otolaryngology
Head and Neck Surgery
Farmington, Connecticut

Lewis C. Jones, DMD, MD
Assistant Professor
Department of Oral and Maxillofacial Surgery
School of Dentistry
University of Louisville
Louisville, Kentucky

James A. Katancik, DDS, PhD
Department of Periodontology
School of Dentistry
Oregon Health and Science University
Portland, Oregon

Kristine Kelliher, MD
Department of Surgery, Hartford Hospital
Hartford Healthcare Medical Group
Emergency General Surgery
Surgical Critical Care
Hartford, Connecticut;
Instructor
Department of Surgery
University of Connecticut
Farmington, Connecticut

Orlando C. Kirton, MD, FACS, MCCM, FCCP
Ludwig J. Pyrtek, MD Chair in Surgery
Chief, Department of Surgery
Chief, Division of General Surgery
Interim Director, Trauma Service
Hartford Hospital
Hartford, Connecticut;
Professor and Vice Chair
Department of Surgery
School of Medicine
University of Connecticut
Farmington, Connecticut

Antonia Kolokythas, DDS
Associate Professor
Department of Oral and Maxillofacial Surgery
University of Illinois at Chicago
Chicago, Illinois

Akshay Kumarswamy, BDS, MS
Clinical Assistant Professor
School of Dental Medicine
East Carolina University
Greenville, North Carolina

Matthew E. Lawler, DMD, MD
Harvard School of Dental Medicine
Harvard Medical School
Massachusetts General Hospital
Boston, Massachusetts

Luke H. L'Heureux, DMD, MD
Division of Oral and Maxillofacial Surgery
School of Dental Medicine
University of Connecticut
Farmington, Connecticut

Stuart E. Lieblich, DMD
Clinical Professor
Division of Oral and Maxillofacial Surgery
School of Dental Medicine
University of Connecticut
Farmington, Connecticut;
Avon Oral and Maxillofacial Surgery (Private Practice)
Avon, Connecticut

Maricar Malinis MD, FACP
Assistant Professor of Medicine
Section of Infectious Diseases
Yale University School of Medicine
New Haven, Connecticut

Michael Miloro, DMD, MD, FACS
Professor and Head
Department of Oral and Maxillofacial Surgery
University of Illinois
Chicago, Illinois

Thomas S. Murray, MD, PhD
Associate Professor
Frank H. Netter MD School of Medicine
Quinnipiac University
Hamden, Connecticut;
Attending Physician
Pediatric Infectious Diseases
Connecticut Children's Medical Center
Hartford, Connecticut

James Naples, MD
School of Medicine
University of Connecticut
Farmington, Connecticut

Timothy O'Brien, MD
Connecticut Ear, Nose & Throat Associates
(Private Practice)
Hartford, Connecticut

Kourosh Parham, MD, PhD, FACS
Associate Professor
Division of Otolaryngology
Department of Surgery
University of Connecticut Health
Farmington, Connecticut

Zachary Peacock, DMD, MD, FACS
Assistant Professor of Oral and Maxillofacial Surgery
Harvard School of Dental Medicine
Attending Oral and Maxillofacial Surgeon
Massachusetts General Hospital
Boston, Massachusetts

Robert Piorkowski, MD, FACS
Chief
Division of Surgical Oncology
Department of Surgery
Hartford Hospital
Hartford, Connecticut

Philip M. Preshaw, BDS, FDS RCSEd, PhD
Professor of Periodontology
School of Dental Sciences and Institute of Cellular Medicine
Newcastle University
Newcastle Upon Tyne, United Kingdom

Thomas Schlieve, DDS, MD
Oral/Head and Neck Oncologic Surgery Fellow
The Department of Oral and Maxillofacial Surgery
University of Tennessee Medical Center
Knoxville, Tennessee

David Shafer, DMD
Chair and Associate Professor
Division of Oral and Maxillofacial Surgery
School of Dental Medicine
University of Connecticut
Farmington, Connecticut

Rabie M. Shanti, DMD, MD
Fellow in Oral, Head and Neck Oncologic Surgery/Microvascular Reconstructive Surgery
Department of Oral and Maxillofacial/Head and Neck Surgery
Louisiana State University Health Sciences Center
Shreveport, Louisiana

Julie Ann Smith, DDS, MD
Associate Professor and Predoctoral Program Director
Department of Oral and Maxillofacial Surgery
Oregon Health and Science University
Portland, Oregon

Luis Suarez, MD
Vascular Fellow
Tufts Medical Center
Boston, Massachusetts

Stevan H. Thompson, DDS
Clinical Assistant Professor
Division Director, Oral and Maxillofacial Surgery
School of Dental Medicine
East Carolina University
Staff, Oral and Maxillofacial Pathology
Vidant Medical Center
Greenville, North Carolina

Alison Y. Yeung, DDS, MD
Clinical Assistant Professor
Division of Oral and Maxillofacial Surgery
School of Dental Medicine
East Carolina University
Greenville, North Carolina

Katherine J. Zamecki, MD, FACS
Attending Ophthalmologist
Ophthalmic Plastic and Reconstructive Surgery
Danbury Eye Physicians and Surgeons, PC
Danbury, Connecticut

Skye Zeller, PhD
School of Dental Medicine
University of Connecticut
Farmington, Connecticut

Ryan Zengou, MD
Assistant Professor
Division of Neurosurgery
School of Medicine
University of Connecticut
Farmington, Connecticut

目录

第一部分:头颈口面部感染的一般主题

第二部分:头颈口面部感染

第三部分:头颈口面部感染的特殊主题

第一部分

头颈口面部感染的一般主题

第1章　感染性疾病的免疫生物学

Joseph V. Califano, Philip M. Preshaw

背景

人类的免疫系统是一项生物学奇迹，它可以鉴别、破坏或者改变威胁人体的病原体、异物和异常细胞。本章详细讨论免疫系统及其与感染性病原体的关系。

在一生当中，我们不断地接触可能引起感染性疾病的微生物。我们通过自然选择的进化过程，已经形成了一个复杂的高度组织化的免疫系统，它由分子、细胞和组织构成，保护我们不受感染。虽然感染确实会发生，但大部分与潜在致病菌、病毒或者真菌的接触并不会造成明确的感染。如果要发生感染，病原微生物的接种量和毒力必须大到足够压倒机体的免疫系统。

根据我们对于免疫系统功能的理解，免疫系统被分为固有免疫和适应性免疫（图1-1）。需要注意的是，免疫系统各方面的功能行使不是独立运行的；事实上，固有免疫反应和适应性免疫反应之间有着密切的功能整合[1]。固有免疫是预防感染的第一道防线。它包括物理性屏障，如皮肤、黏膜、吞噬细胞（如中性粒细胞、巨噬细胞），能够结合和检测真核细胞中未发现的病原体相关的大分子的特殊受体（如脂多糖、脂磷壁酸、单链DNA、双链RNA），以及促进炎症、趋化和调理作用的分子（如细胞因子、补体、急性期蛋白、花生四烯酸代谢产物）。大多数情况下，感染性病原体都能够被固有免疫系统清除。当固有免疫系统不能够阻止感染时，侵入机体的微生物就能在机体内成功复制，从而产生感染。一旦发生感染，许多固有免疫反应的要素仍然活跃，但适应性免疫反应随着时间的推移而发生[2]。这一反应可能由体液反应主导，在体液反应中，针对病原生物产生的调理抗体促进微生物和其毒素的吞噬和清除（典型的细胞外病原体，如细菌）；也有可能由细胞反应主导。在细胞反应中，细胞因子、吞噬细胞或细胞溶解性T细胞清除受感染的宿

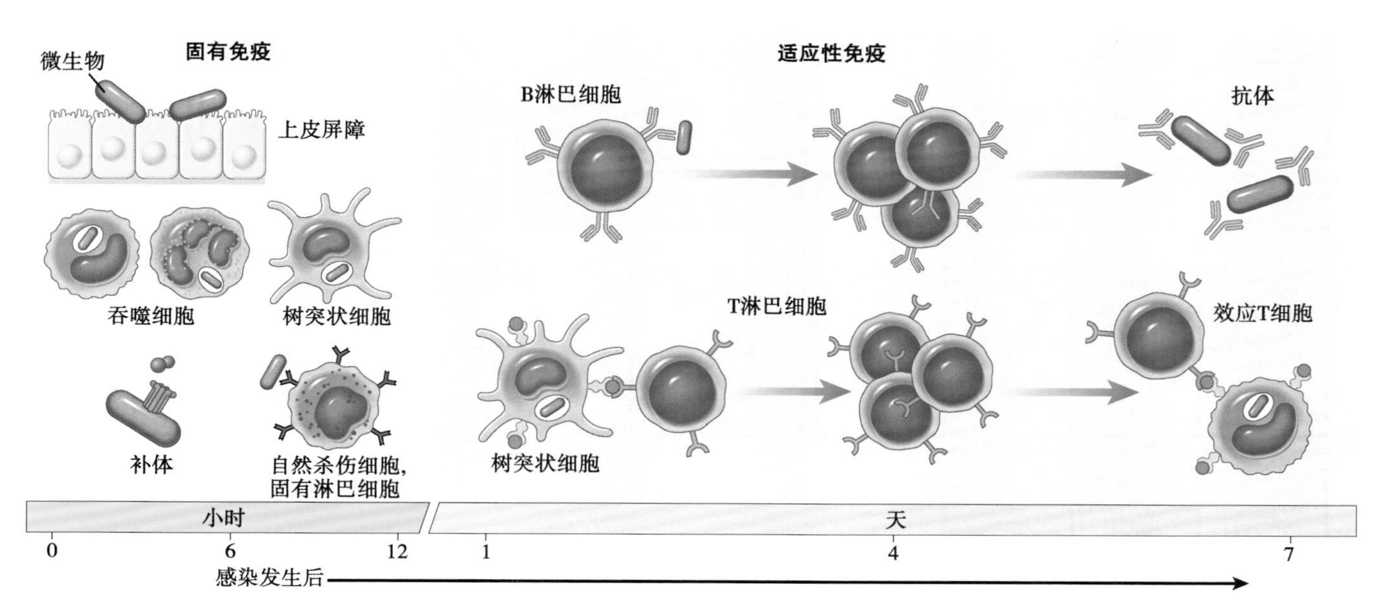

图1-1　固有免疫和适应性免疫的组成和动力学。固有免疫是对抗感染的初始屏障。适应性免疫发生较晚，需要激活淋巴细胞。固有免疫和适应性免疫的动力学相似，但是在不同的感染中有所不同（From Kumar V, Abbas AK, Aster JC: *Robbins and Cotran pathologic basis of disease*, ed 9, Philadelphia, 2015, Saunders.）

主细胞以清除病原体(典型的细胞内病原体,如病毒和一些细菌,如结核分枝杆菌)。固有免疫是基础,它不需要机体预先接触微生物并对其做出反应。适应性免疫,在最初接触病原体时,需要3~7天的时间才能产生反应。随着一段时间内多次接触病原体,无论是自然接触还是免疫接种,适应性免疫反应的滞后时间会缩短,幅度和效力会增强。

免疫系统中的细胞

免疫系统中的细胞来源于骨髓中的多能干细胞,干细胞随后分化为淋巴样祖细胞和髓样祖细胞。

淋巴样祖细胞最后分化为B淋巴细胞(在骨髓中产生)、T淋巴细胞(在胸腺中产生)和自然杀伤(NK)细胞。自然杀伤细胞参与早期免疫反应,它能够识别病毒感染的细胞和肿瘤细胞。B淋巴细胞进一步激活后会,分化为记忆B细胞和分泌抗体的浆细胞。T淋巴细胞进一步分化为辅助T细胞、细胞毒性T细胞和调节性T细胞。T细胞的这些不同亚群通过它们产生的细胞因子的类型和表达的表面分子来区分(图1-2)。

髓样祖细胞进一步分化为中性粒细胞(多形核白

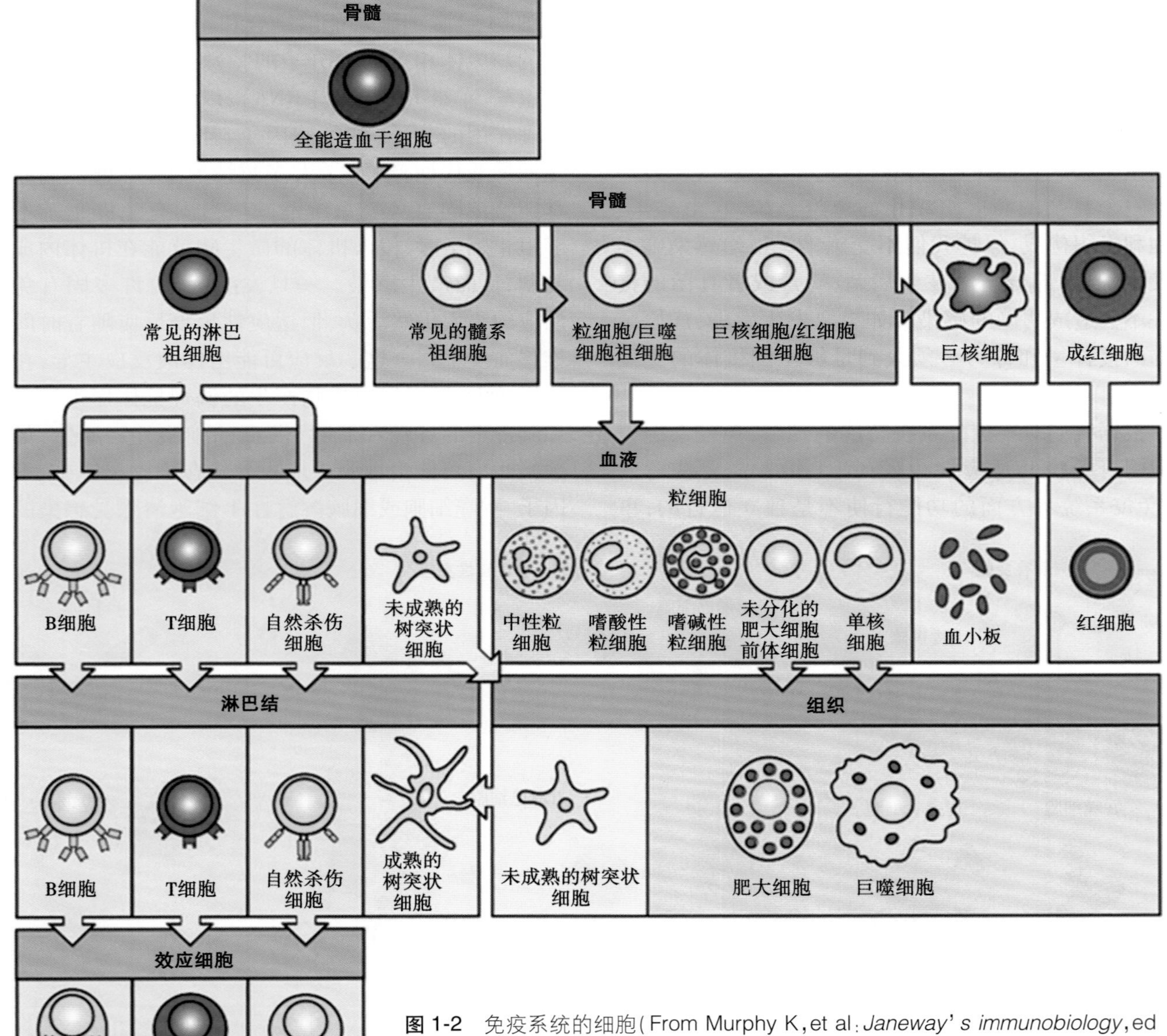

图1-2 免疫系统的细胞(From Murphy K, et al: *Janeway's immunobiology*, ed 7, 2008. Reproduced by permission of Garland Science/Taylor & Francis Group LLC.)

细胞）、巨噬细胞-单核细胞、嗜碱性粒细胞、嗜酸性粒细胞、肥大细胞和树突状细胞。它还可以分化为成红细胞和巨核细胞，前者是红细胞的来源，后者是血小板的来源（见图 1-2）。

多形核白细胞构成了血液中循环的大多数粒细胞。巨噬细胞也是吞噬细胞，来源于循环中的单核细胞，位于组织中，随时准备应对病原体。多形核白细胞和巨噬细胞是机体的主要吞噬细胞；他们能够摄取病原体并将它们暴露于溶酶体内的一系列酶、活性氧和抗菌肽中，来杀死病原体。

肥大细胞是含有组胺和肝素颗粒的粒细胞。它们遍布全身，尤其存在于血管周围的组织中，并且与上皮表面（皮肤和黏膜）非常接近。它们在过敏反应以及对病原体的免疫反应中起着关键作用。肥大细胞和嗜碱性粒细胞的功能相似，区别主要在于肥大细胞位于组织中，而嗜碱性粒细胞则位于循环中。肥大细胞与 IgE 和补体蛋白结合后被激活，通过去颗粒作用释放组胺。

树突状细胞是位于组织中的抗原呈递细胞。这些吞噬细胞摄取微生物，然后处理（分解）抗原，将其作为免疫反应的一部分提供给 T 细胞。

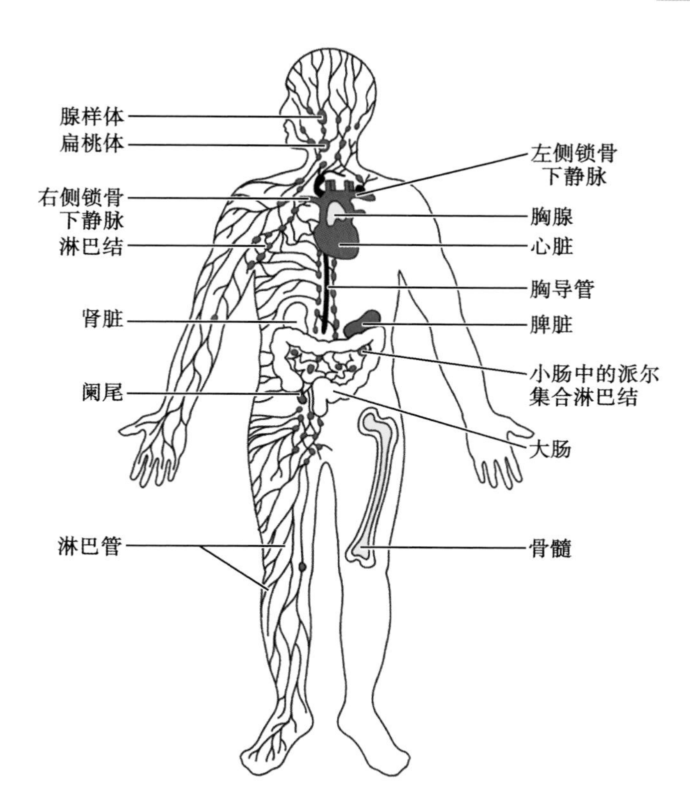

图 1-3　初级淋巴组织和次级淋巴组织。初级淋巴组织包括骨髓和胸腺，次级淋巴组织包括全身许多部位的淋巴结，还有脾脏、扁桃体、腺样体和小肠中的派尔集合淋巴结（From Murphy K, et al: *Janeway' s immunobiology*, ed 7, 2008. Reproduced by permission of Garland Science/Taylor & Francis Group LLC.）

初级和次级淋巴组织

前面描述的细胞能够在机体的许多部位找到。他们分为初级和次级淋巴组织（图 1-3）。初级淋巴组织是骨髓和胸腺。所有参与免疫的细胞都来源于骨髓。此外，T 淋巴细胞是在胸腺中发育完成的，在胸腺中，阳性和阴性的选择使得 T 细胞能够识别与具有高亲和力的自主组织相容性分子结合的抗原，但不能识别具有高亲和力的自主组织相容性分子。这使得它们能够行使功能，但是不会产生自身反应，自身反应会导致自身免疫性疾病。而次级淋巴组织包括全身许多部位的淋巴结、脾腺、扁桃体、腺样体和小肠中的 Peyer 集合淋巴结。所有的次级淋巴组织都有 T 细胞富集区，在该部位可发生抗原呈递，以及作为淋巴滤泡一部分的 B 细胞富集区。淋巴滤泡中的 B 细胞在抗原和 T 细胞来源的生长因子的作用下，快速增殖并分化为分泌抗体的浆细胞。

在人体中，通过进食或者呼吸遭遇病原微生物的部位，次级淋巴组织的浓度较高。因此，头颈部有来自口腔、咽、鼻、鼻腔、鼻旁窦和鼻咽等部位的大量淋巴引流都是头颈部的重要淋巴引流渠道，有助于预防因进食、咀嚼和呼吸而引起的感染。头颈部的次级淋巴组织包括许多淋巴结、腭扁桃体、舌扁桃体和腺样体。值得注意的是，在口腔经过消毒但并非真正无菌的情况下进行的手术并不会造成术后感染。在相同条件下，在其他无菌部位进行的手术可能会导致感染。头颈部对术后感染的抵抗力较强可能和该区域淋巴组织的比例较高有关。

固有免疫

固有免疫包括对抗感染的屏障（见图 1-1），如皮肤、黏膜、唾液、黏液、泪液、胃酸的 pH 及呼吸道纤毛上皮。当考虑到严重烧伤时结缔组织直接暴露于外部环境中感染的风险时，固有免疫的重要性就不言而喻了。感染是身体大面积严重烧伤患者出现并发症和死亡的重要因素。完整的皮肤和黏膜是感染的物理屏障。皮肤和黏膜的上皮不断脱落或者去角质。这就阻止了病原微生物的附着，因为它们随着附着的死亡细胞一起脱落。呼吸道、胃肠道和眼睛的分泌物会冲刷上皮表面,并且进一步使它们保持清洁。在呼吸道,随着纤毛呼吸上皮细胞将黏液和其他潜在的病原体从肺、鼻腔和鼻旁窦"清扫"出来,并被吞咽进入食管,在极低的 pH 条件下与胃内容物结合,胃部的酸性环境能够失活并杀灭进入胃肠道的病原体。

抗菌分子是感染的另一道屏障,其中包括溶菌酶、磷脂酶 A2、抗菌肽和急性期蛋白。溶菌酶由中性粒细胞和巨噬细胞分泌,存在于组织和包括唾液、肽聚糖的催化水解产物等的大多数分泌物中。细菌肽聚糖的分解破坏了细胞壁,尤其是在革兰氏阳性细菌中。磷脂酶 A2 是由中性粒细胞和上皮细胞产生的,它消化细胞壁中的脂肪酸,导致细菌溶解。吞噬细胞、上皮细胞和唾液腺均是抗菌肽的来源(如防御素、cathelicidin 类抗菌肽)。这些分子在细胞膜上形成气孔或以其他方式影响细胞膜的通透性,导致细胞溶解。急性期蛋白[如 C-反应蛋白(C-reactive protein,CRP);甘露糖结合蛋白(mannose-binding protein,MBP),也称为甘露糖结合凝集素]由肝脏产生。它们与已经死亡或者正在死亡的宿主细胞表面的碳水化合物结合(如 CRP)或者与细菌的碳水化合物结合(如 CRP 和 MBP),并且通过凝集素途径激活补体。一旦补体被激活,病原体就会被 C3b 调理[3]。

如果物理屏障和抗菌分子没有成功清除病原体,它就会进入皮下组织。当这种情况发生时,免疫系统的细胞,如成纤维细胞、上皮细胞和内皮细胞可以识别与致病微生物相关的多种大分子,而这些大分子在人体中是不存在的[如脂多糖、脂磷壁酸、鞭毛蛋白、富含去甲基化的 CpG 的 DNA、dsRNA、N-甲酰甲硫氨酰-亮氨酰-苯基丙氨酸(FMLP)]。这些大分子被称为病原体相关分子模式(pathogen-associated molecular patterns,PAMP)。同样的,这些细胞也能识别出因感染而形成的受损组织的分子。而识别这些病原体衍生分子的受体被称为模式识别受体(pattern recognition receptors,PRR),其中包括 Toll 样受体(Toll-like receptors,TLR)、核苷酸结合齐聚反应样受体(nucleotide-binding oligomerization domain-like receptors,NLR)、视黄酸诱导基因 1 样受体(retinoic acid-inducible gene 1-like receptors,RLR)和 FMLP 受体(图 1-4)[3]。

TLR 有 13 种类型,每一种都能够识别特定的大分子和分子模式。图 1-5 总结了一些被关键 TLR 识别的模式。TLR 存在于巨噬细胞-单核细胞、中性粒细胞、成纤维细胞、上皮细胞、内皮细胞和树突状细胞上。

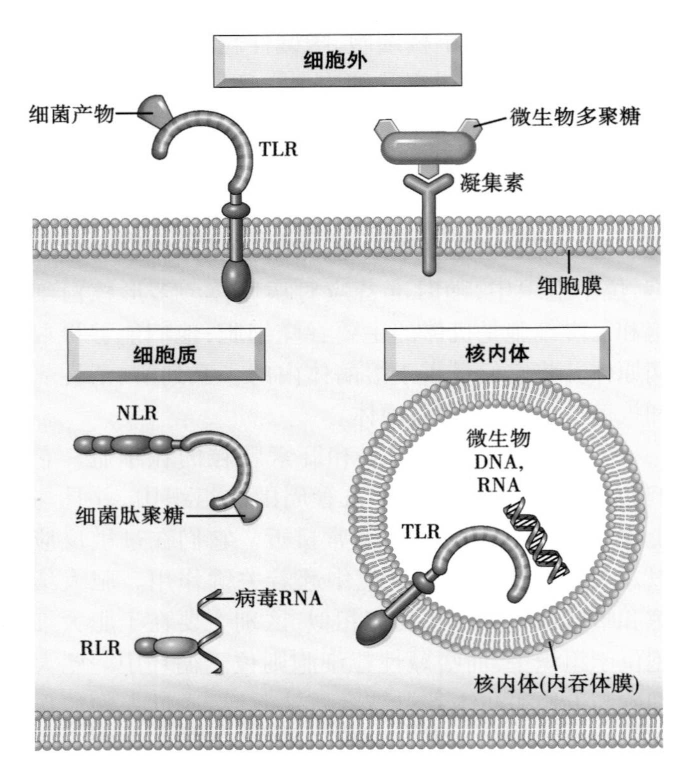

图 1-4 模式识别受体。激活后会产生促炎细胞因子,并促进细胞内的抗病毒状态。CDS,胞浆 DNA 感应器;NLR,核苷酸结合域样受体;RLR,视黄酸诱导基因 1 型受体;TLR,Toll 样受体(From Kumar V,Abbas AK,Aster JC:*Robbins and Cotran pathologic basis of disease*,ed 9,Philadelphia,2015,Saunders.)

TLR 是跨膜蛋白,其中一部分位于细胞表面(如 TLR1、TLR2、TLR4、TLR5、TLR6、TLR11),而另一部分存在于细胞内内涵体-溶酶体中(如 TLR3、TLR7、TLR8、TLR9)。当病原体衍生的分子与 TLR 结合时,细胞内的二级信使会导致促炎细胞因子基因的表达[4,5]。

PAMP 和 TLR 相互作用后激活促炎因子基因表达的过程是高度复杂的,被称为信号传导。信号传导的过程通过募集细胞质内存在的接头蛋白,将细胞表面结合的 TLR 信号传导入细胞核内,在细胞核内发生基因表达[6,7]。接头蛋白包括髓样分化初级相应蛋白 88(MYD88),诱导 IFN-β 的包含 TIR 结构域的接头蛋白(TRIF)、TRIF 相关接头分子(TRAM)和包含 TIR 结构域的接头蛋白(TIRAP)。通过每个 TLR 和每个接头蛋白中的 Toll/IL-1(TIR)结构域之间的相互作用,接头蛋白(通过结构或构象变化)与 TLR 的细胞质域相关联。除 TLR3 之外,所有 TLR 家族成员都使用 MYD88 接头蛋白。TLR3 通过 TRIF 配体发出信号,TLR4 通过 MYD88 和 TRIF 发出信号(图 1-6)[5]。

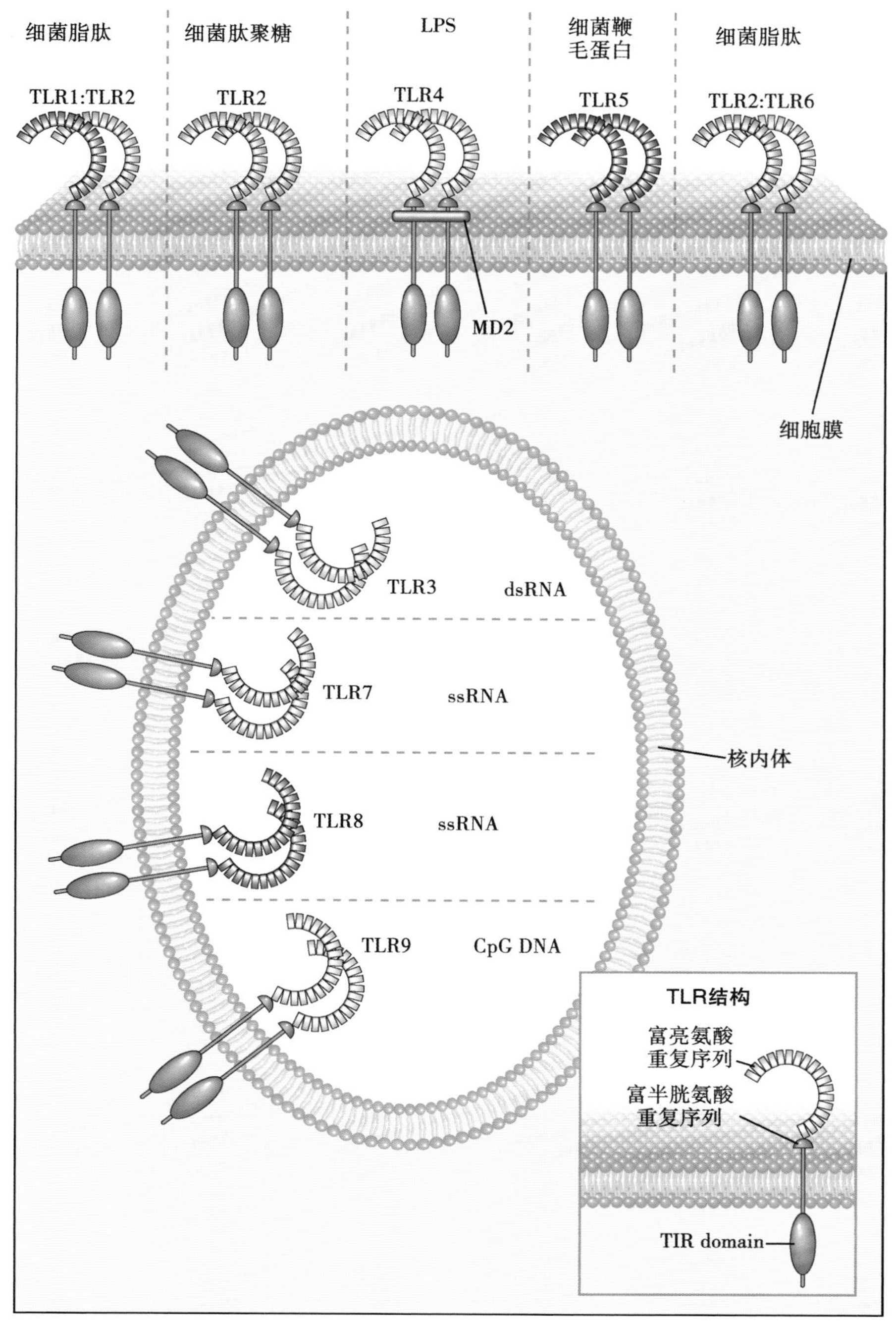

图 1-5 Toll 样受体(TLR)1 到 9 以及它们的特异性。LPS,脂多糖(From Abbas AK, Lichtman AHH, Pillai S: *Cellular and molecular immunology*, ed 8, Philadelphia, 2015, Saunders.)

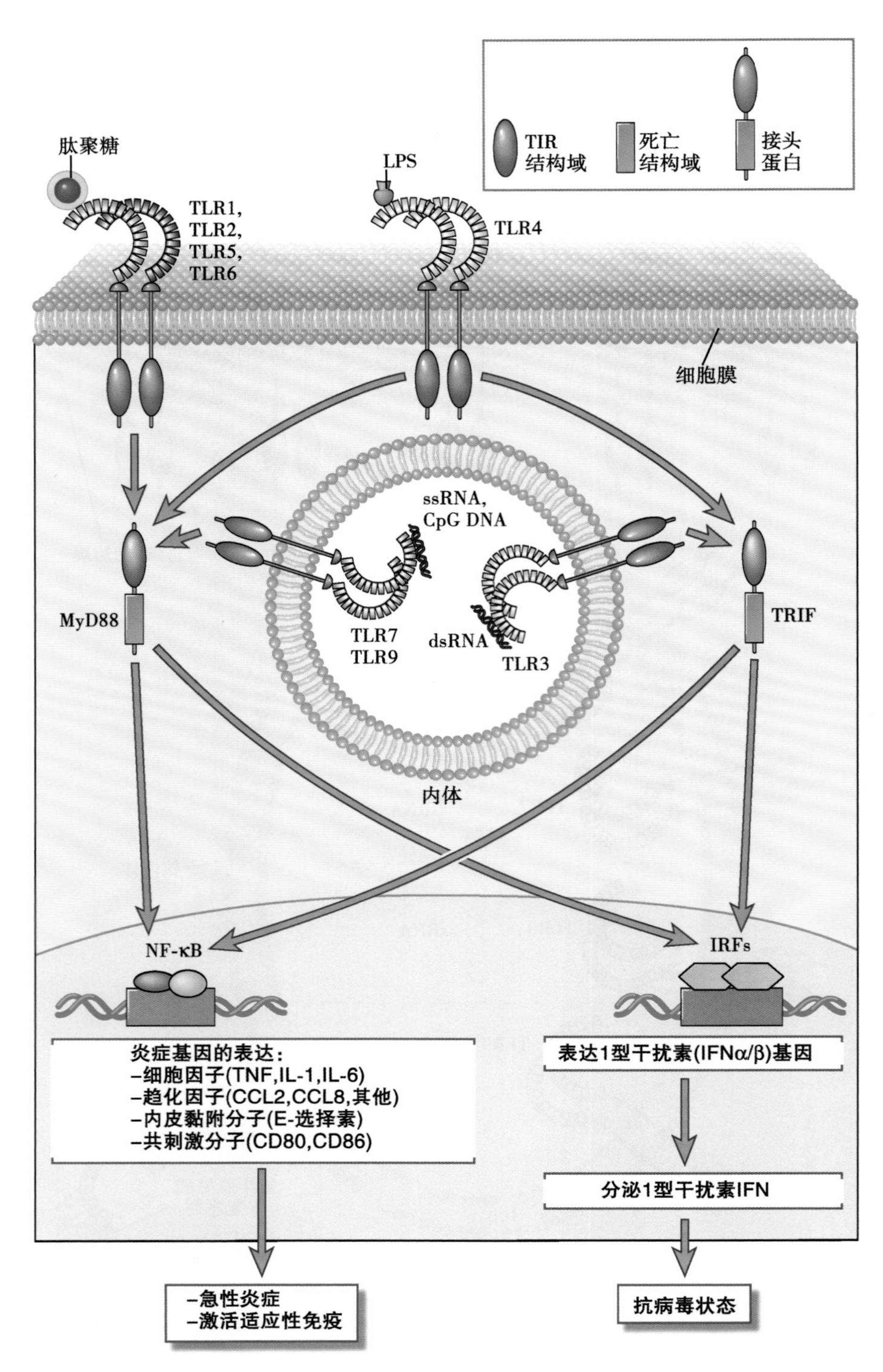

图 1-6 Toll 样受体(TLR)信号传导和炎症基因表达。TLR1、2、5 和 6 利用接头蛋白 MYD88,并且激活转录因子 NK-κB 和 AP-1;TLR3 利用接头蛋白 TRIF,并且激活 IFR3 和 IRF7 转录因子;TLR4 可以激活这两条通路;TLR7 和 TLR9 在核内体中利用 MYD88 并激活 NK-κB 和 IFR7。dsRNA:双链 RNA;IFN:干扰素;IL:白介素;LPS:脂多糖;NF-κB:核因子-κB;TNF:肿瘤坏死因子;TIRF:TIR 结构域含有的包括 IFN-β 的接头蛋白(From Abbas AK,Lichtman AHH,Pillai S:*Cellular and molecular immunology*,ed 8,Philadelphia,2015,Saunders.)

接头蛋白的募集会引起下游信号传导事件的级联反应，其根据所涉及的衔接分子而不同。但是，从广义上说，每一个信号通路的结果造成转录因子激活，如NF-κB和控制DNA转录的干扰素调节因子。TLR信号导致促炎细胞因子的表达，包括肿瘤坏死因子α（TNF-α）、Ⅰ型干扰素、白介素（IL）1、IL-6、IL-8、IL-12。这些分子激活吞噬细胞，将吞噬细胞募集至感染部位，增加细胞对病毒感染的抵抗力，激活NK细胞，并支持病原体适应性免疫的发生（见图1-6）。

NLR是另一类模式识别受体。它们存在于细胞内，像TLR一样，识别与病原体唯一相关的分子模式。一旦识别启动，它们也会引起促炎因子基因的表达。

当病毒感染出现时，RLR能够识别一些RNA病毒特有的dsRNA。通过病毒性dsRNA参与的RLR也能够增加促炎细胞因子的表达。

中性粒细胞也有一个FMLP受体。每一个细菌蛋白质都是由这三种氨基酸开始合成的，第一种氨基酸是原核生物所特有的。一旦蛋白合成完成，这个三肽就被裂解。有细菌的部位，就会有FMLP。因此，FMLP诱导中心粒细胞向该分子浓度增加的部位趋化。

当细胞遇见病原体，它们的PRR被激活，它们就会分泌促炎细胞因子。这些促炎分子在固有免疫中发挥重要作用。它们帮助激活吞噬细胞（中性粒细胞和巨噬细胞）和NK细胞，并帮助将这些细胞募集至感染部位。另外，补体和细胞黏附分子也参与固有免疫和炎症过程。

如前所述，当PRR（如TLR和NLR）启动时，一些重要的促炎因子得到释放，包括TNF-α、Ⅰ型干扰素、IL-1、IL-6、IL-8、IL-12和脂质介质。在固有免疫中的TNF-α主要来源于巨噬细胞。它刺激内皮细胞表达细胞间黏附分子1。免疫细胞，尤其是中性粒细胞和单核细胞，在其表面表达白细胞功能相关的抗原1，并与细胞间黏附分子1结合，并允许这些细胞在炎症、创伤和感染等部位离开循环系统。中性粒细胞和巨噬细胞也能够被TNF-α激活。TNF-α还刺激肝脏释放急性期蛋白，激活补体，从而促进趋化、调理、细菌裂解、血管扩张和增加血管渗透性。

巨噬细胞和成纤维细胞释放Ⅰ型干扰素，后者激活NK细胞，增强细胞对病毒感染的抵抗力。NK细胞在对抗病毒感染的初始防御中起重要作用，它们能够识别被各种病毒感染的细胞，并杀灭这些细胞。巨噬细胞和内皮细胞释放IL-1、IL-6和IL-8。IL-1在固有免疫中的作用类似于TNF-α。IL-6刺激肝脏产生急性期蛋白，并支持适应性免疫过程中B细胞的增殖。包括IL-8在内的趋化因子对免疫细胞有趋化性，特别是中性粒细胞。它们能够指引这些细胞向感染发生的部位迁移。巨噬细胞和树突状细胞分泌IL-12，这种细胞因子刺激NK细胞产生高水平的干扰素（IFN）-γ，反过来又能刺激巨噬细胞在内的许多细胞。当巨噬细胞被激活后，能够释放具有促炎活性的脂质介质，包括花生四烯酸、前列腺素和白细胞三烯的代谢物。前列腺素（如前列腺素E_2，PG E_2）能够增加血管的渗透性，引起血管扩张，并且对于细胞因子和前列腺素的释放有正向促进作用。白细胞三烯是中性粒细胞的趋化剂，能够提高前列腺素对血管的作用。

除了促炎因子之外，补体蛋白也是固有免疫的重要组成部分（图1-7）。如前所述，急性期蛋白可以通过凝集素通路激活补体。此外，许多细菌产生的分子（尤其是脂多糖）可以通过其他通路激活补体。一旦被激活，几个重要的补体蛋白将被产生，其中有C3a、C3b、C5a。吞噬细胞表面有C3b受体。当补体级联被激活，C3b沉积在病原体表面，并作为调理素促进吞噬作用。补体蛋白C3a能够增加血管渗透性并引起血管扩张。从感染部位渗出的C5a的梯度可作为一种有效的趋化剂，特别是对中性粒细胞和单核细胞。最后，补体级联的末端序列能够形成膜攻击复合体，造成病原体穿孔，破坏渗透平衡，最终导致细胞裂解（图1-8）[3]。

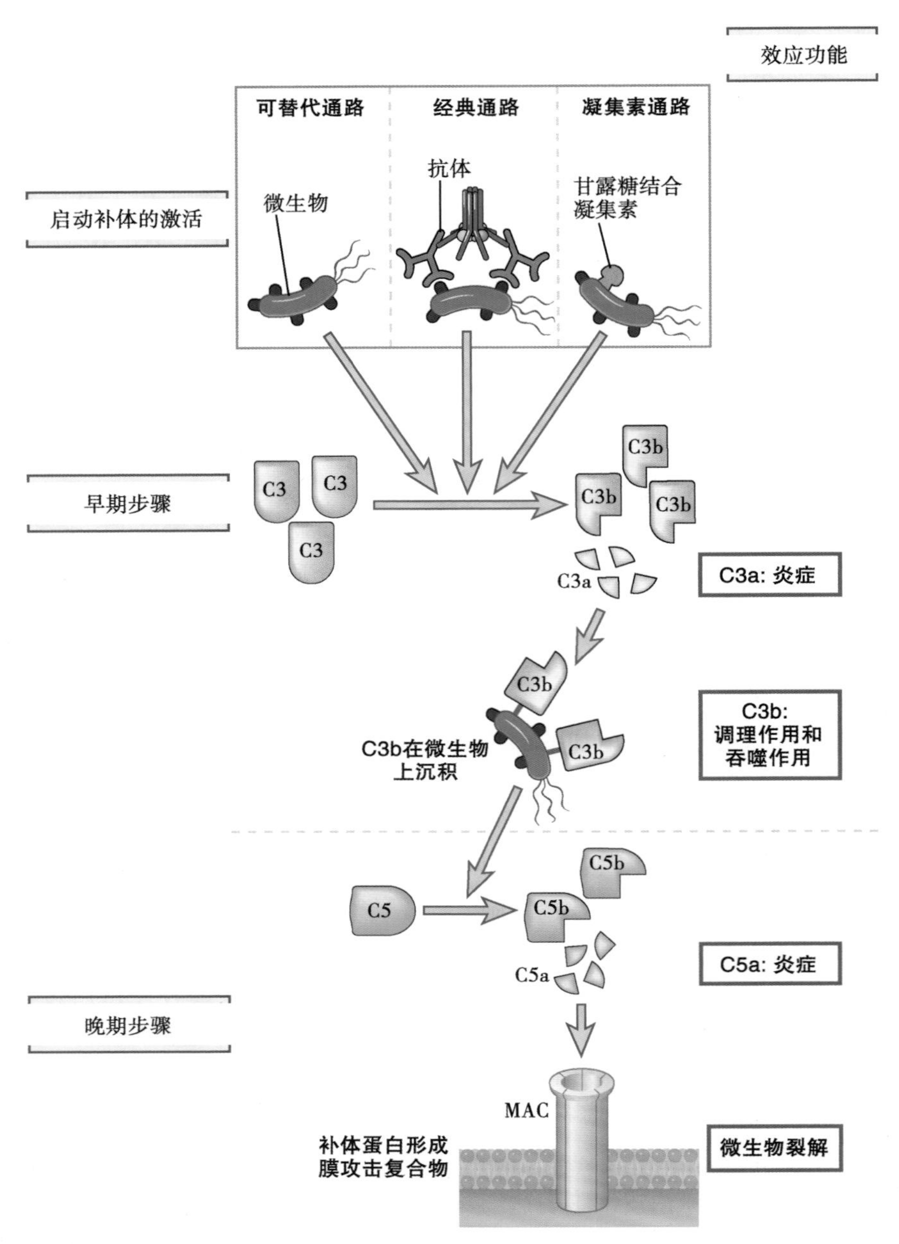

图 1-7　补体激活。有 3 个不同的通路可以激活补体系统，它们都将引起 C3b 的产生（早期步骤）。C3b 会启动补体激活的后期步骤，最终产生刺激炎症的肽（C5a）和聚合的 C9，形成膜攻击复合物，之所以被称为膜攻击复合物是因为它会在细胞膜上形成穿孔。图中显示了不同阶段产生的主要蛋白的主要功能（From Abbas AK，Lichtman AH，Pillai S：*Basic immunology：functions and disorders of the immune system*，ed 4，Philadelphia，2014，Saunders.）

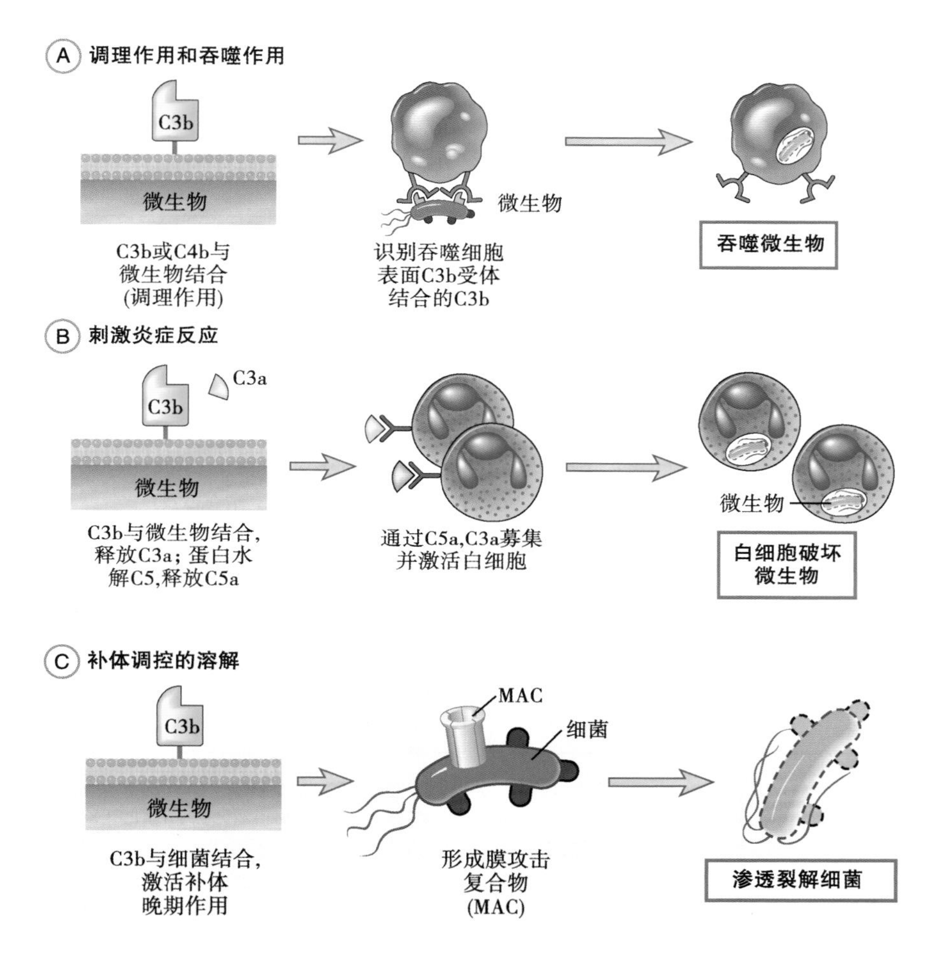

图 1-8　补体介导的调理、趋化和渗透裂解作用。图中显示机体防御中补体系统的主要功能。细胞结合的 C3b 是一种促进包膜细胞吞噬作用的调理素(A);蛋白水解产物 C5a、C3a 和 C4a 促进白细胞聚集和炎症反应(B);MAC 溶解细胞(C)(From Abbas AK, Lichtman AH, Pillai S: *Basic immunology: functions and disorders of the immune system*, ed 4, Philadelphia, 2014, Saunde.)

适应性免疫

一旦物理屏障被打破,病原微生物就能够进入皮下组织。免疫细胞释放促炎细胞因子作为固有免疫的一部分,这些分子和来自病原体的抗原,刺激适应性免疫的发生。如果固有免疫能够迅速清除局部病原体,那么适应性免疫反应就不会发生。相反,如果病原体在宿主组织内成功复制并在全身广泛扩散,那么就会发生适应性免疫反应。

抗原、抗原表位和抗原受体

适应性免疫反应不同于固有免疫反应,因为它能识别病原体的特定抗原。与固有免疫中通过受体来识别病原体相关的大分子不同,适应性免疫的受体在菌种和菌株水平识别来自特定入侵机体的微生物大分子(如蛋白、碳水化合物、脂质、核酸)。实际上,如果我们检测由感染病原体产生的特定蛋白,会发现几种受体能够识别蛋白质上不同的位点或抗原表位(抗原表位是被免疫系统识别的抗原的一个部分,通常是由5~7个氨基酸组成的蛋白)。抗原受体(抗体分子和T细胞受体)以一种“锁钥”的方式来识别抗原表位(图1-9、图1-10)。因此,如果蛋白质的次级或三级结构受到蛋白质变性的影响(如热变性),那么抗原表位可能不再存在,因为抗原表位的氨基酸的三维结构可能已经破坏(图1-11)。

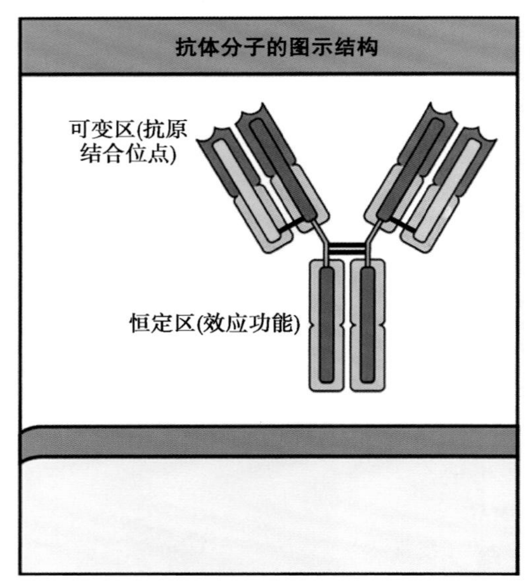

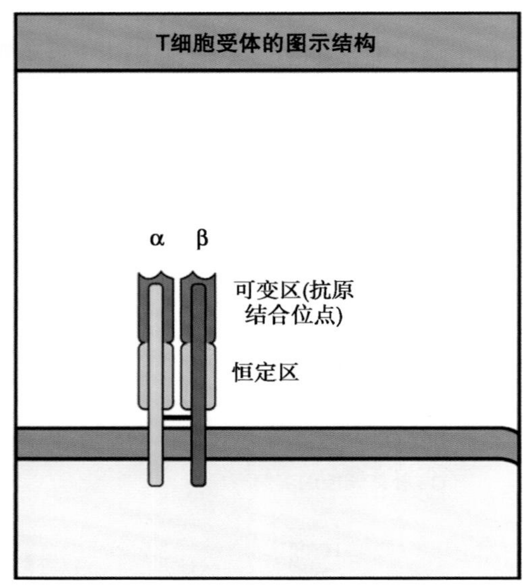

图 1-9 抗原受体:抗体和T细胞受体(From Murphy K,et al:*Janeway's immunobiology*,ed 7,2008. Reproduced by permission of Garland Science/Taylor & Francis Group LLC.)

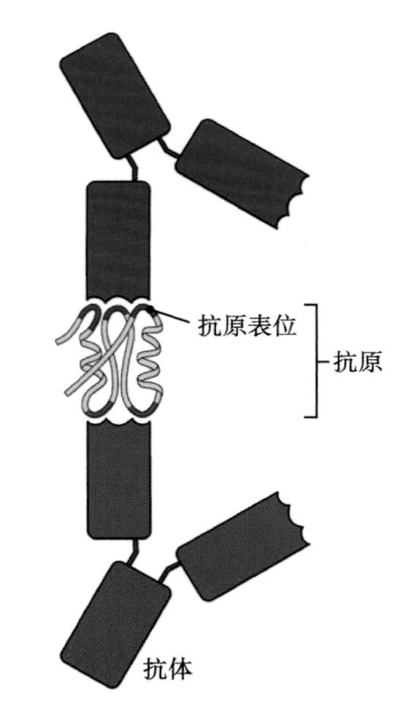

图 1-10 抗体、抗原和抗原表位。一个蛋白抗原有5~7个氨基酸抗原表位,能够被抗体的抗原结合位点识别。这些氨基酸在蛋白质多肽链上往往不相邻,但是由于二级结构它们彼此靠近(From Murphy K,et al:*Janeway's immunobiology*,ed 7,2008. Reproduced by permission of Garland Science/Taylor & Francis Group LLC.)

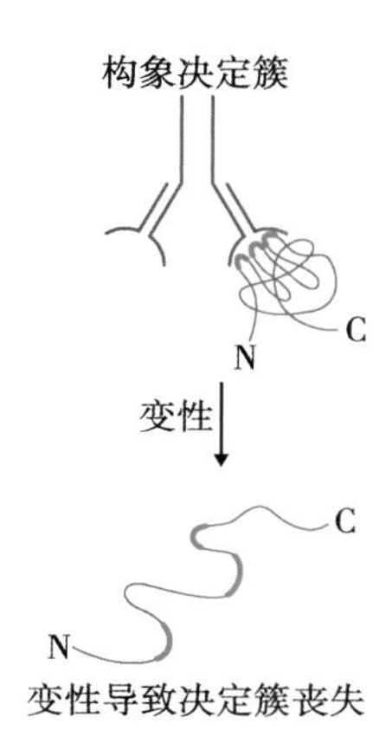

图 1-11　抗原表位的变性丧失。当蛋白质被加热变性而丧失了它的二级结构时，能够被抗体的抗原结合位点识别的抗原表位/抗原决定簇不再存在，抗体也不再识别抗原（From Rich RR，Fleisher TA，Shearer WT，et al：*Clinical immunology：principles and practice*，ed 4，London，2013，Saunders.）

适应性免疫有两种一般类型：①细胞免疫，主要集中防御细胞内病原体（如：病毒、结核分枝杆菌等特殊细菌、恶性肿瘤细胞）；②体液免疫，主要集中防御细胞外病原体（如细菌、真菌、寄生虫）。前者涉及辅助 T 细胞（T_h）和包括溶细胞 T 细胞（T_{CTL}）、巨噬细胞-单核细胞和 NK 细胞在内的效应细胞的细胞因子。后者主要涉及 B 淋巴细胞和记忆细胞，B 淋巴细胞能够分化为分泌抗体的浆细胞。他们在辅助 T 细胞分泌的细胞因子的帮助下发挥作用。

B 细胞的抗原受体是表面抗体分子。它识别可溶解或者自由的天然抗原（不是变性或加工的）。抗体分子上的抗原结合位点以特定的“锁钥”方式识别抗原表位。T 细胞的抗原受体是 T 细胞受体（图 1-12）。T 细胞受体只识别被处理过的抗原，而且这些抗原必须被呈递给 T 细胞（如它不是天然抗原，也不是游离或可溶性抗原）。抗原呈递过程涉及抗原呈递细胞（如树突状细胞）将天然分子内在化，将分子消化成小碎片，并将碎片与主要组织相容性复合体（MHC）分子上的特殊裂隙相结合，其在细胞表面表达相同的物质。然后，T 细胞和 T 细胞受体以特定的“锁钥”方式识别与自身 MHC 分子相关的经过处理的抗原（见图 1-12）。

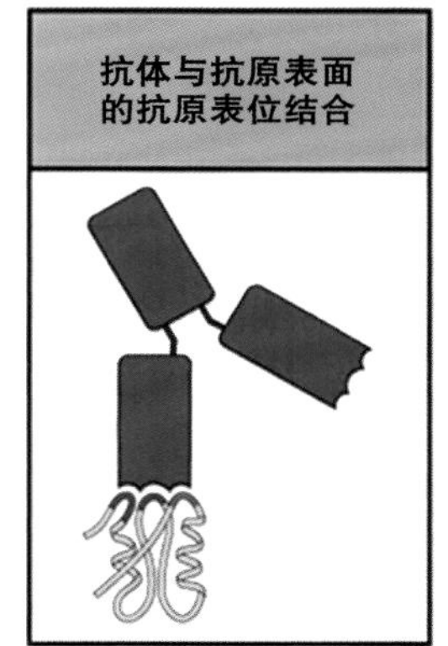

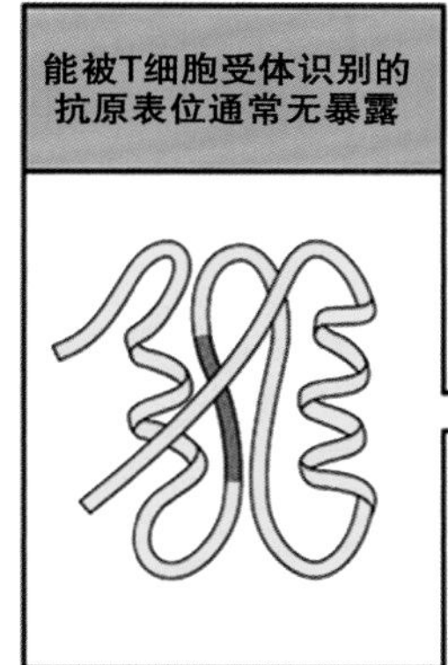

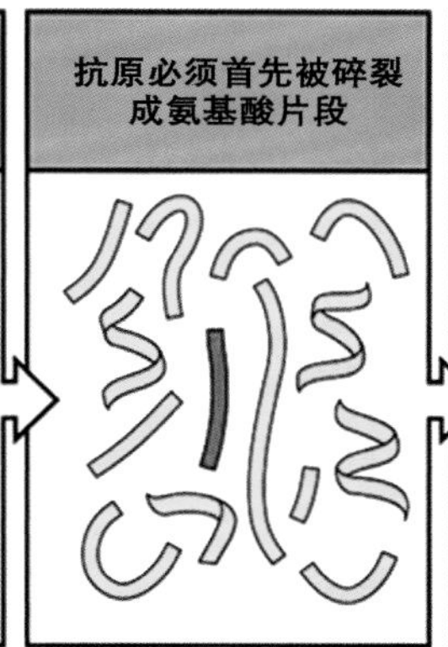

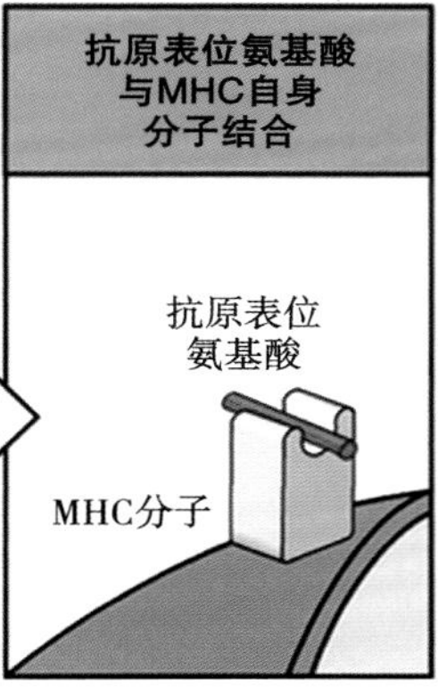

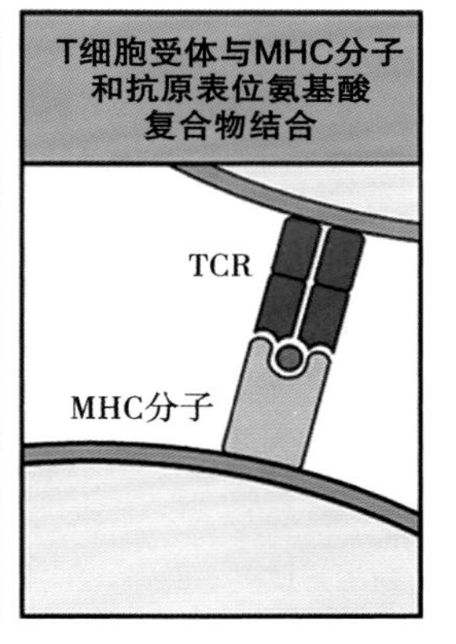

图 1-12　抗体识别天然抗原，而 T 细胞受体（TCR）识别加工和提呈的抗原。MHC，主要组织相容性复合物（From Murphy K，et al：*Janeway' s immunobiology*，ed 7，2008. Reproduced by permission of Garland Science/Taylor & Francis Group LLC.）

T 细胞和 B 细胞抗原受体，特别是它们的抗原结合位点对于特定的细胞克隆是独特的，并与其抗原特异性有关。未成熟的淋巴细胞在负责其抗原受体的基因中有生殖细胞系 DNA 序列。一旦细胞成熟之后，这些基因会最终编码构成 T 细胞受体的 α 链和 β 链的两个糖蛋白跨膜蛋白，或者两个重链跨膜糖蛋白和组成 B 细胞受体的表面抗体分子的两个相关的轻链。这些基因由大量的未编码 DNA 的 DNA 片段组成（图 1-13、图 1-14）。在不同的细胞克隆中有固定的区域基因片段，而且在每个链都存在（抗体有四个，T 细胞受体有两个）。还存在可变区（V）、多样性（D）和连接（J）三种基因片段。有许多不同的 V、D 和 J 片段。对于抗体分子，重链的可变部分由 V、D 和 J 基因片段组成，轻链仅由 V 和 J 基因片段组成。T 细胞受体的 α 链的可变区域由 V 和 J 基因片段组成，β 链由 V、D 和 J 基因片段组成。当淋巴细胞发育为成熟的 B 细胞或者 T 细胞时，生殖细胞系 DNA 在基因片段之间发生重组和突变，并删除了许多 V、D 和 J 基因，因此一组特定的 V 和 J 或者 V、D 和 J 基因片段直接相互结合。这一过程在每个抗体基因的重链和轻链，以及 T 细胞受体的 α 链和 β 链都会发生。在这些基因片段拼接和将少量核酸插入连接处时也会出现一些偏差，从而

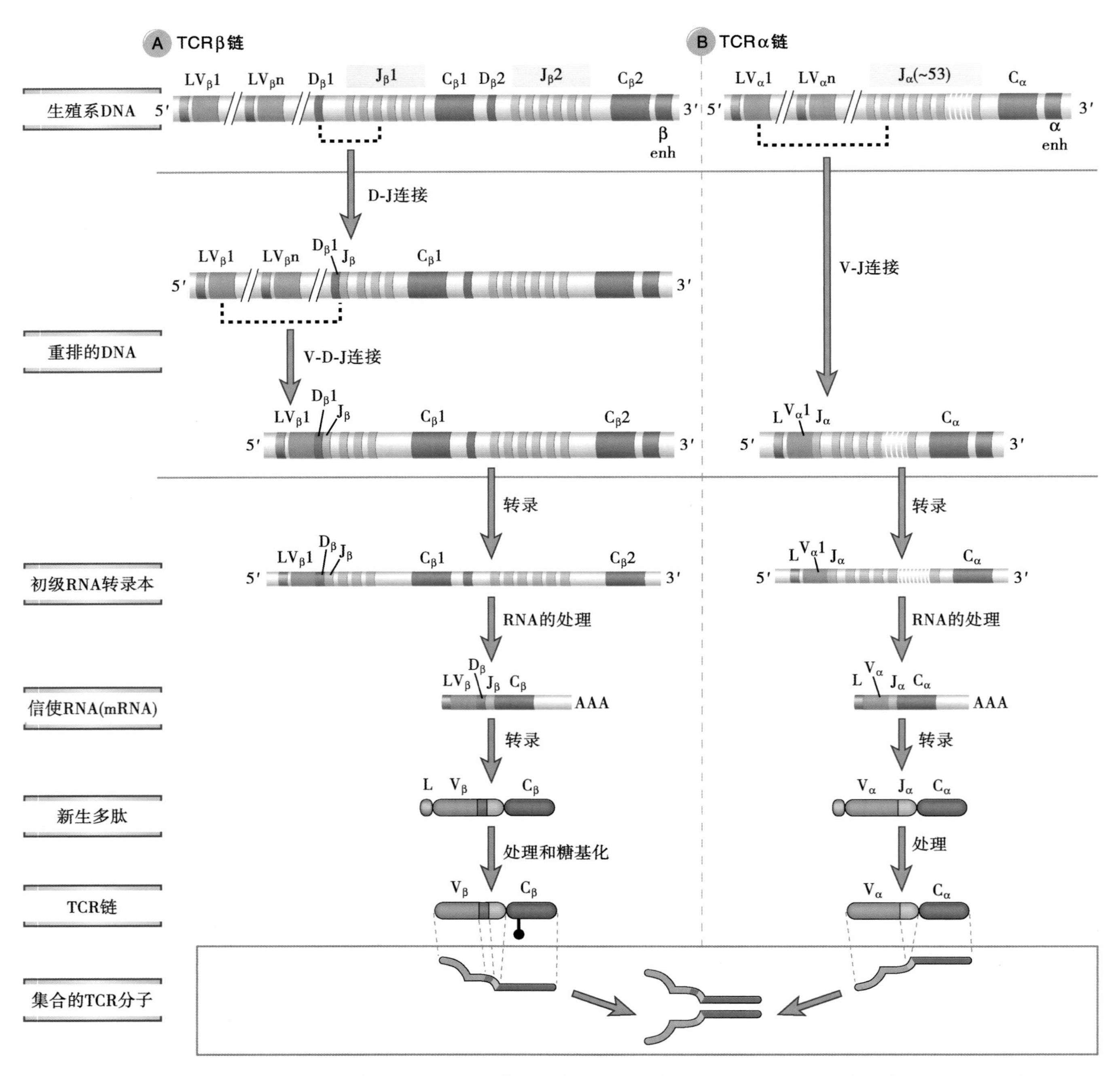

图 1-13 多样性 T 细胞受体(TCR)的 A 和 B 代。当淋巴细胞发育为成熟的 T 细胞时,生殖细胞系的 DNA 在基因片段之间进行重组和突变,删除了许多 V、D、J 基因,使一组特定的 V 和 J 或者 V、D 和 J 基因直接连接在一起。这一过程发生在 T 细胞受体的每一个 α 链和 β 链上。这种发生在生殖系 DNA 中的基因重组和重排允许抗原受体上的抗原结合位点的最终 DNA 序列发生高度的变异(From Abbas AK, Lichtman AHH, Pillai S: *Cellular and molecular immunology*, ed 8, Philadelphia, 2015, Saunders.)

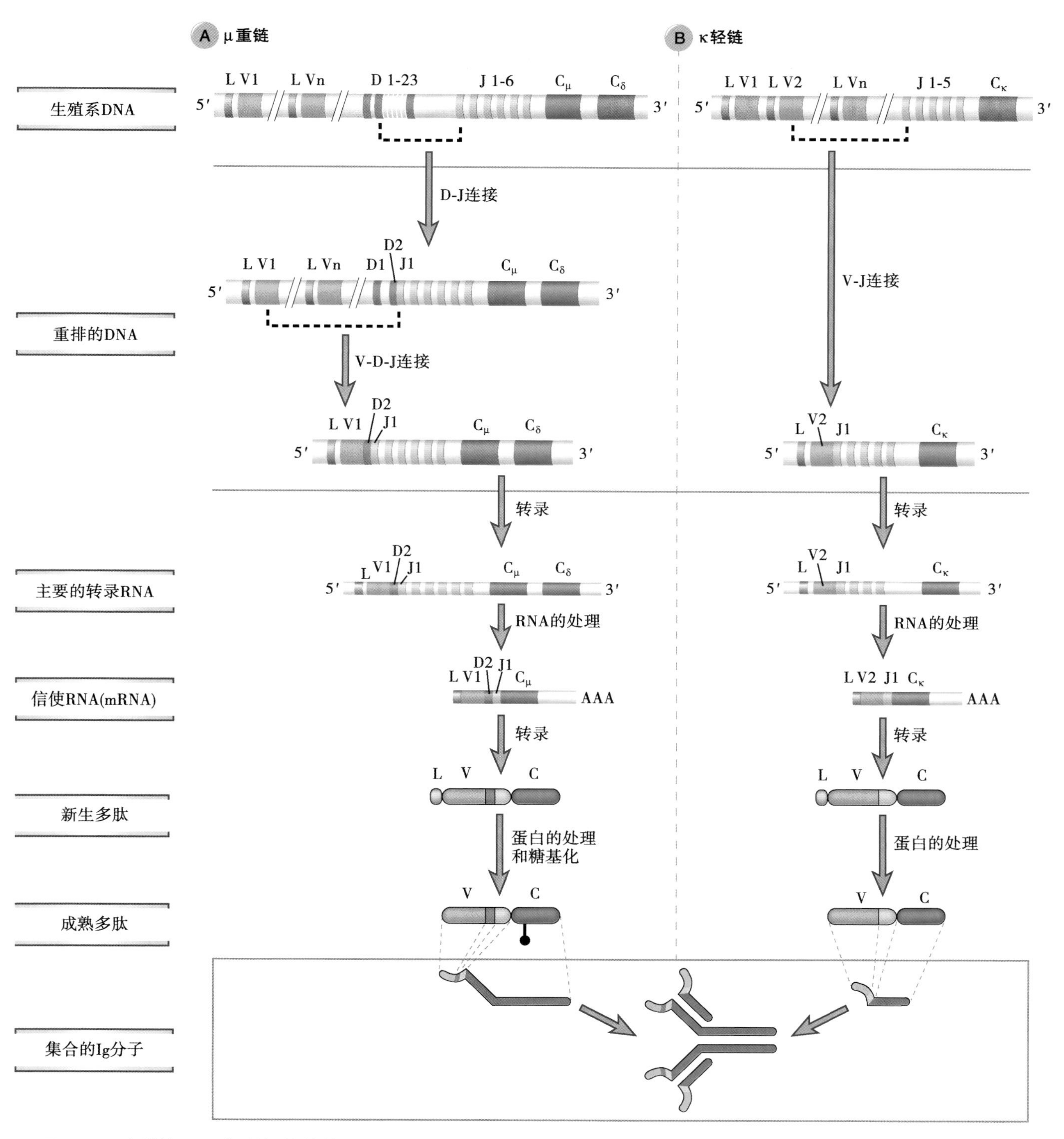

图 1-14　多样性 B 细胞受体/抗体的 A 和 B 代。当淋巴细胞发育为成熟的 B 细胞时，生殖细胞系 DNA 的基因片段进行重组和变异并且删除了许多 V、D 和 J 基因，所以一组特定的 V 和 J 或者 V、D 和 J 基因组相互直接结合在一起。这一过程发生在抗体基因的每一个重链和轻链上。在这些基因片段的拼接和在连接处插入少量的核苷酸的过程中会发生一些偏差，从而出现额外的多样性。这种发生在生殖系 DNA 中的基因重组和重排允许抗原受体上的抗原结合位点的最终 DNA 序列发生高度的变异(From Abbas AK, Lichtman AHH, Pillai S: *Cellular and molecular immunology*, ed 8, Philadelphia, 2015, Saunders.)

导致多样性的产生。这种在生殖系DNA中的基因重组和重排允许抗原受体上抗原结合位点的最终DNA序列中存在高水平的变异，这一过程称为多样性的产生。在这一随机过程中，在B细胞表面抗体或T细胞受体中产生独特的抗原结合位点，允许对环境中任何可能存在的抗原产生免疫反应。

抗原呈递和主要组织相容性复合物

T淋巴细胞有几个亚群：T_h 细胞，又可进一步细分为 T_{h1}、T_{h2}、T_{h17}、T_{fH} 细胞；T_{CTL} 细胞是细胞免疫中主要的效应细胞；调节性T细胞（T_{reg}）帮助调节免疫。它们遇到并识别经过处理呈递给它们的抗原。T细胞需要抗原经过处理和呈递，而不是直接对抗原做出反应，这就使它们对细胞内的病原体产生活性，而不是对可能存在于循环系统中的可溶解抗原发生反应。因此，T_h 和 T_{reg} 细胞都是 $CD4^+$ 细胞，提示它们能够识别与MHC Ⅱ型分子相关的抗原（如它们识别抗原和自身组成部分，这些组成部分参与抗原的呈递）。并不是所有的细胞都有MHC Ⅱ型分子，因此只有特定的细胞才能向 $CD4^+$ 细胞呈递抗原。表面结合了高水平的MHC Ⅱ型分子的抗原呈递细胞包括树突状细胞、巨噬细胞-单核细胞、朗格汉斯细胞和B细胞。它们都有向 $CD4^+$ 的 T_h 细胞和 T_{reg} 细胞呈递抗原的能力。T_{CTL} 细胞是 $CD8^+$ 细胞，这表明它们能够识别结合了MHC Ⅰ类分子的抗原。所有的有核细胞均表达MHC Ⅰ类分子。当细胞受到病毒感染时，T_{CTL} 细胞能够识别受感染细胞和MHC Ⅰ类分子联合呈递的病毒抗原（图1-15、图1-16）。在任何情况下，T细胞受体都能够识别结合了自身MHC类分子的异物抗原片段。值得注意的是，T细胞只能识别与自身MHC类分子联合处理并呈递的抗原。因此一个机体内的抗原呈递细胞不能将抗原呈递给另一个机体的T细胞，除非两者是同卵双生的双胞胎，因为他们没有相同的MHC分子。另外，MHC分子也是组织分型的跨膜糖蛋白，在组织移植中负责移植排斥反应（见图1-15、图1-16）。

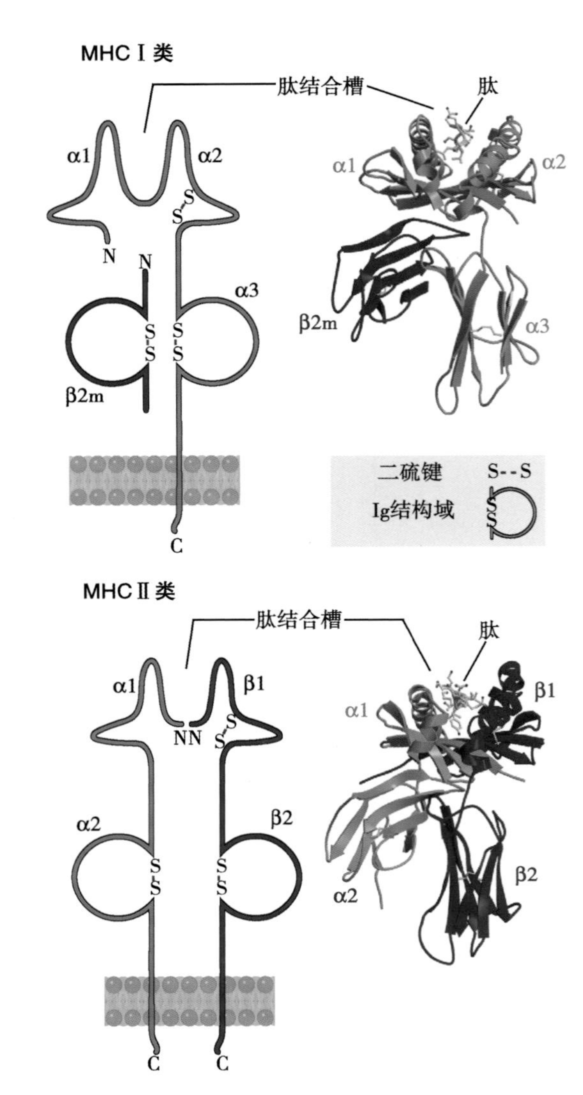

图1-15 示意图显示了MHC Ⅰ类（上边）和Ⅱ类（下边）分子（并未按照比例绘制）的不同区域（From Abbas AK, Lichtman AH, Pillai S: Basic immunology: functions and disorders of the immune system, ed 4, Philadelphia, 2014, Saunders. Crystal structures courtesy.）

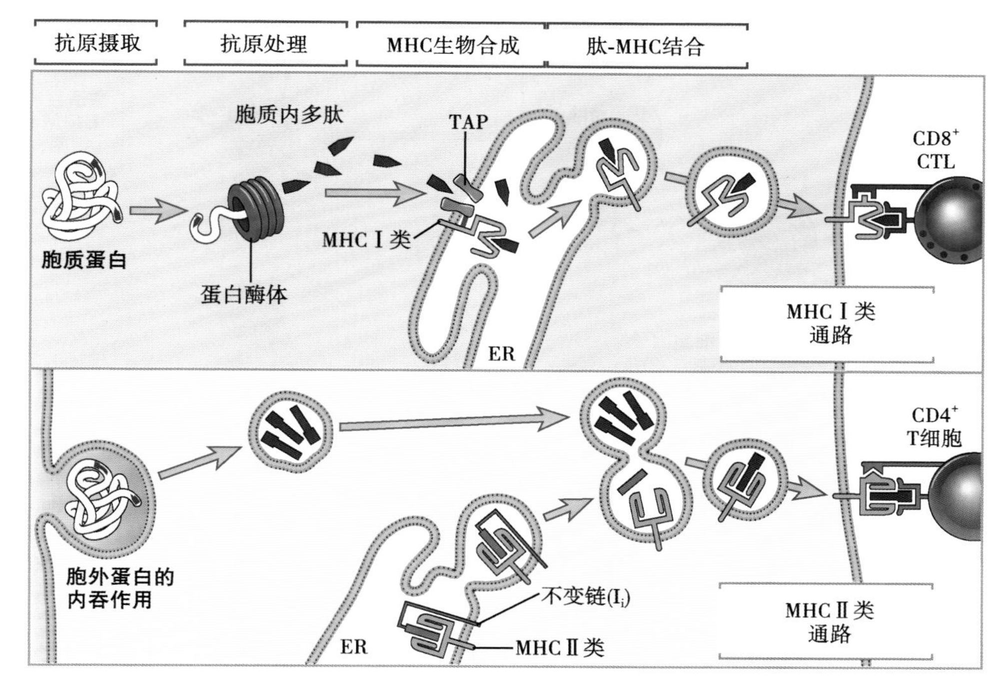

图 1-16 抗原处理和呈递。抗原呈递给 CD8+T 细胞(上图):病毒或肿瘤特异性抗原的蛋白质抗原存在于任何有核细胞的胞浆中,被蛋白体酶分解为多肽。然后它们与细胞表面的 I 类主要组织相容性复合物(MHC)分子相关联,并被 CD8+细胞上的 T 细胞受体识别。抗原呈递给 CD4+T 细胞(下图):蛋白抗原通过内吞作用或巨噬作用被吸收后进入抗原呈递细胞的溶酶体内。一旦进入溶酶体后,它们会被水解酶分解为多肽,与细胞表面的 II 型组织相容性复合物(MHC)分子结合,并被 CD4+细胞上的 T 细胞受体识别(From Abbas AK,Lichtman AH,Pillai S:Basic immunology:functions and disorders of the immune system,ed 4,Philadelphia,2014,Saunders.)

克隆选择

在任何一个特定的时间,我们拥有的大量 T 淋巴细胞和 B 淋巴细胞都由许多克隆体组成的,每一种克隆体都由少量具有相同受体和特异性的细胞组成(图 1-17、图 1-18)。当我们受到感染(或接受疫苗免疫接种)时,几乎所有的淋巴细胞都缺乏对病原体抗原的反应。与入侵微生物的特定抗原有亲和力的受体的淋巴细胞将被抗原结合受体和共刺激信号激活。当这种情况发生时,这些细胞将经历快速的细胞分裂,从而产生细胞增殖,机体循环中将暂时出现大量 T 细胞和 B 细胞。这一过程将持续到病原体被产生的免疫反应清除为止。在初始的暴露发生后,这一反应一般需要 3~7 天的滞后时间。一旦病原体被清除,淋巴细胞的数量将恢复正常。一些与病原体发生反应的细胞将作为 B 和 T 记忆细胞存在于次级淋巴组织中。如果将来再次遇到相同的病原体,反应的延迟时间将更短(图 1-19)。此外,每次接触到特定病原体的抗原时,记忆细胞之间就会产生对抗原的竞争。结果具有更高亲和性的细胞(如:抗原受体会与抗原更紧密和有效地结合)更容易受到刺激。这种带有最活跃和最有效受体的细胞的“自然选择”过程导致亲和成熟的现象。因此,重复接触不仅减少了反应的延迟时间,还会增加适应性免疫反应的效能和效率。

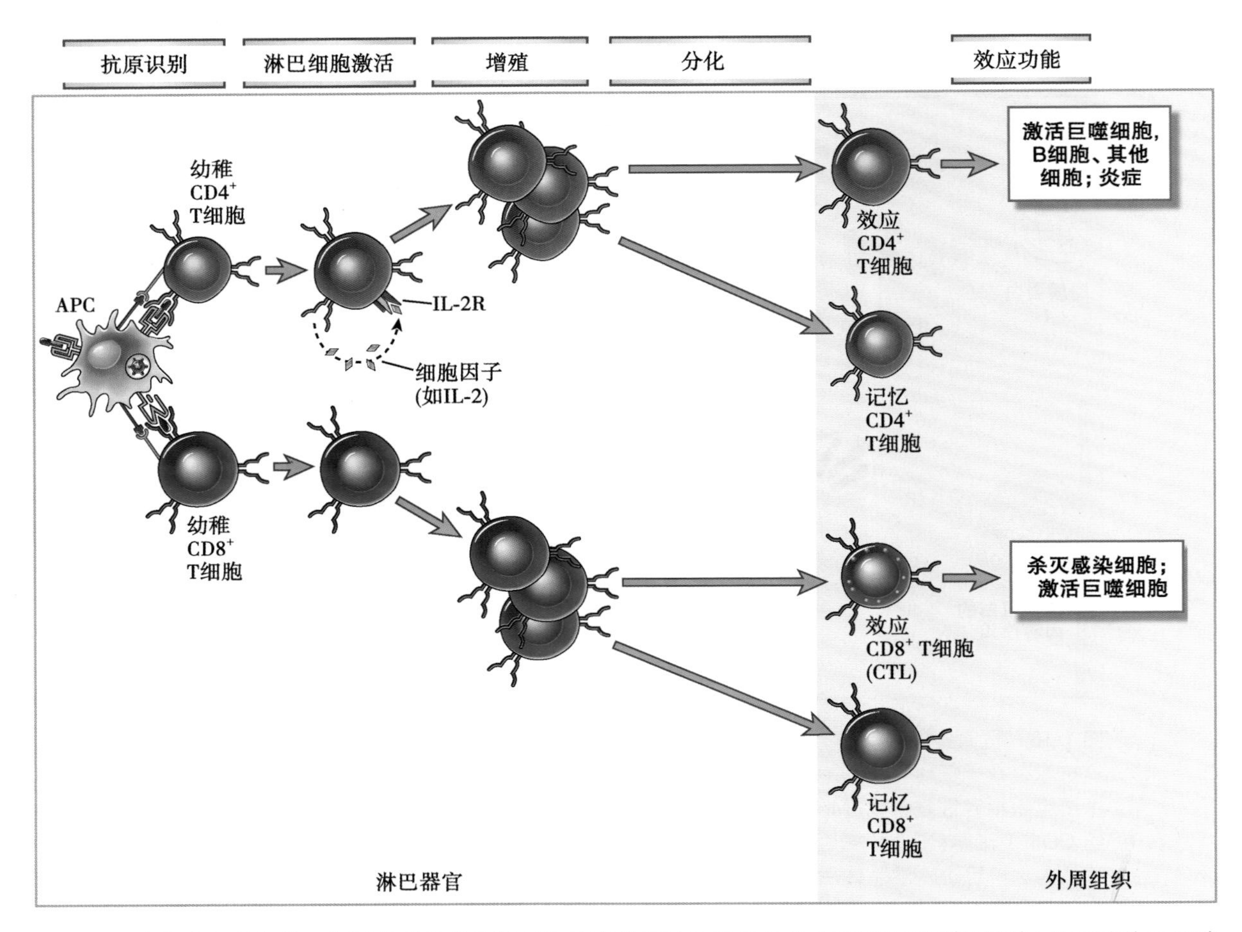

图 1-17 克隆选择 T 细胞。经过处理的抗原被呈递给有抗原特异性受体的 $CD4^{+}$和 $CD8^{+}$T 细胞(这些特殊 T 细胞的克隆选择)。然后是激活和克隆扩增,紧接着是效应辅助和细胞溶解功能(From Abbas AK,LichtmanAHH,Pillai S:*Cellular and molecular immunology*,ed 8,Philadelphia,2015,Saunders.)

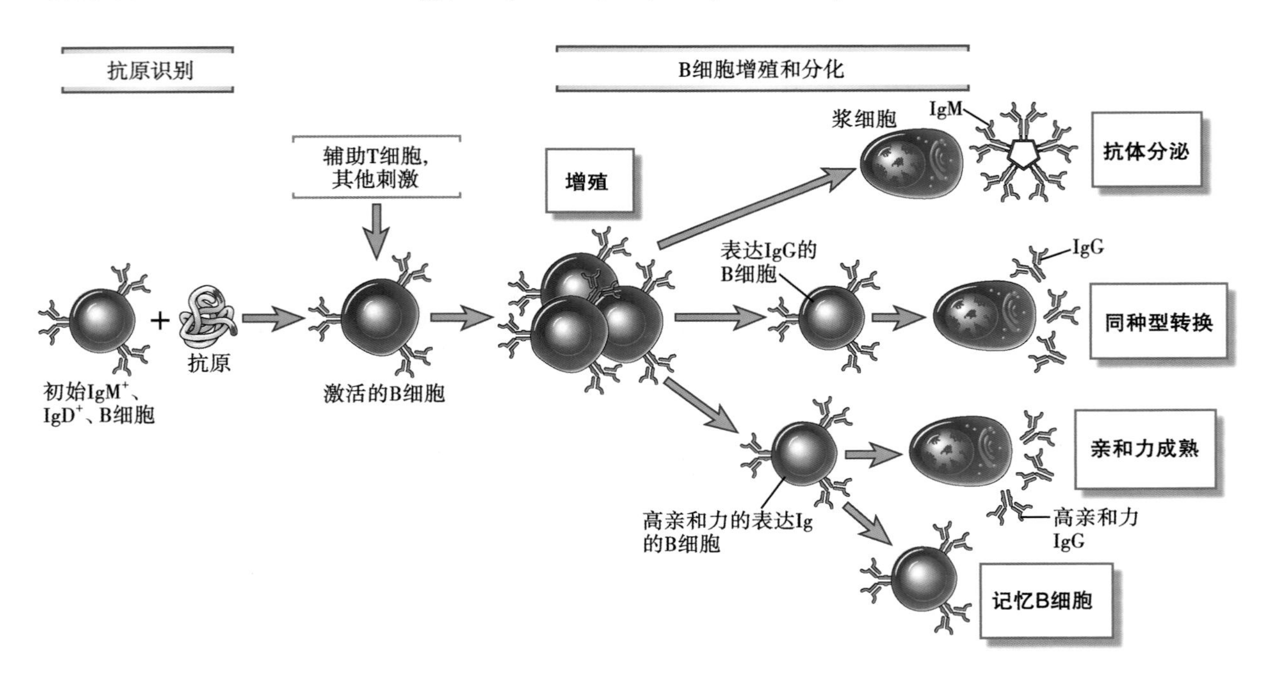

图 1-18 克隆选择 B 细胞。B 细胞识别自然抗原并以细胞因子的形式接受 T 细胞的帮助。它们一旦被激活,克隆扩增发生。在这一过程中,B 细胞进一步分化为分泌抗体的浆细胞和记忆 B 细胞(From Abbas AK,Lichtman AHH,Pillai S:*Cellular and molecular immunology*,ed 8,Philadelphia,2015,Saunders.)

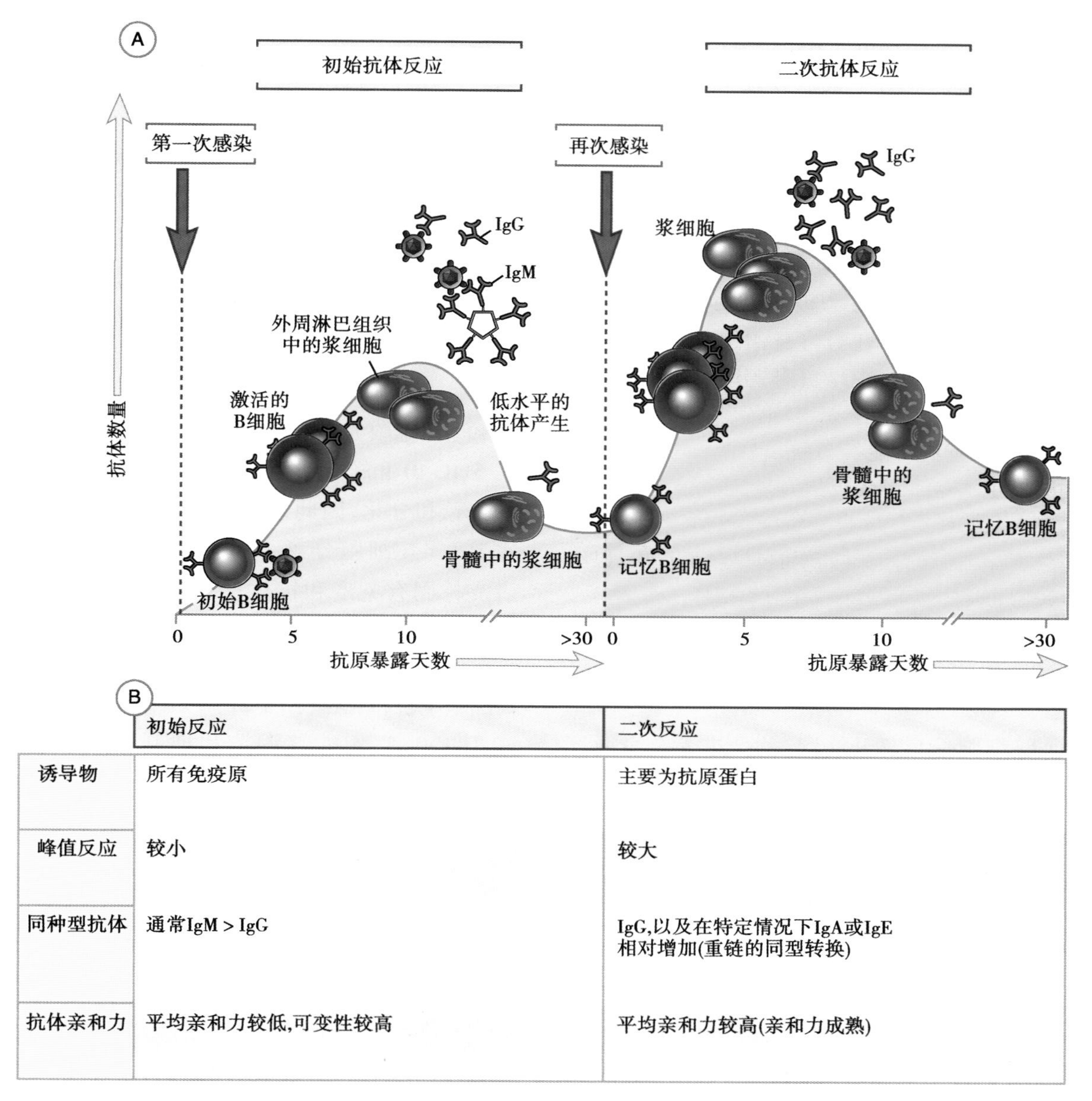

	初始反应	二次反应
诱导物	所有免疫原	主要为抗原蛋白
峰值反应	较小	较大
同种型抗体	通常IgM > IgG	IgG,以及在特定情况下IgA或IgE相对增加(重链的同型转换)
抗体亲和力	平均亲和力较低,可变性较高	平均亲和力较高(亲和力成熟)

图 1-19　A,B. 初次反应和二次反应。当 B 细胞在初次反应中遇见抗原时,B 细胞分化为浆细胞并分泌抗体之前会有很长一段时间的延迟期,该抗体主要为 IgM,亲和力较低。当二次反应再次接触时,记忆 B 细胞就会竞争抗原。具有高亲和力的表面抗体受体的细胞更容易与抗原结合并受到刺激。这个自然选择的过程增加了抗体对每次接触的抗原的亲和力。在二次反应中,通常会发生类型转换,延迟时间缩短(From Abbas AK,Lichtman AH,Pillai S:*Basic immunology:functions and disorders of the immune system*,ed 4,Philadelphia,2014,Saunders.)

T 细胞在胸腺中的成熟

B 细胞在骨髓中成熟，基本上所有能有效重组其生殖细胞系 DNA 到一个功能性表面抗体受体的 B 细胞，都成为 B 细胞库的一部分。这会使得 B 细胞产生能够识别自身抗原的抗体分子（如自身抗体），这可能会导致自身免疫疾病。对于大多数人来说，自身免疫疾病能够被 T 细胞在胸腺的成熟过程所阻止。在骨髓中产生的未成熟 T 细胞成熟并重新排列它们的生殖细胞系 DNA，并在胸腺中表达 T 细胞受体。当 T 细胞成熟后，胸腺基质细胞评估 T 细胞受体对其表面的自身 MHC 类分子的亲和力水平。受体与自身 MHC 类分子亲和力低的 T 细胞被积极加以选择，因为它们具有良好的潜力，可以识别与自身 MHC 亲和力高的加工过的外来抗原，而那些与自身 MHC 没有亲和力的细胞则不被选择。与自身 MHC 有高亲和力的 T 细胞则被删除，因为它们可能有自身反应性，可促进自身免疫疾病的发生。这一过程可以预防细胞介导的自身免疫疾病和自身抗体介导的自身免疫疾病的发生，因为自身反应的 B 细胞不会使 T 细胞与自身抗原反应，以细胞因子生长因子的形式提供所需的 T 细胞帮助。

细胞免疫

$CD4^+$ T_h 细胞一旦离开胸腺，就会进入全身循环系统。当它们经过次级淋巴组织中 T 细胞富集区时，会对树突状细胞呈递的外来抗原进行采样。当它们遇到 T 细胞受体识别的抗原时就会被激活。它们以细胞因子和交互受体参与的形式交换刺激信号。然后 T 细胞进一步增殖和扩张，产生许多病原体或抗原特异性 T 细胞的克隆，并在所有次级淋巴组织中循环，以帮助清除病原微生物。

根据相互作用的类型和从抗原呈递细胞接收到的信号，T_h 细胞进一步分化为几个亚群之一[8]。每一种都会产生一组不同的生长因子，以支持针对特定病原体的免疫反应（如：细菌/细胞外和病毒/细胞内）。T 细胞亚群有 T_{h1}、T_{h2}、T_{h17} 和 T_{fH} 细胞。T_{h1} 细胞分泌 IL-2、IFN-γ 和 TNF-α，并且特别支持对抗病毒感染的细胞免疫反应。

这些细胞因子在刺激巨噬细胞-单核细胞、T_{CTL} 细胞和 NK 细胞方面发挥重要作用。T_{h2} 细胞分泌 IL-4、IL-5、IL-10 和转化生长因子 TGF-β，后者支持 B 细胞的生长和分化，因此，抗体反应对细胞外细菌感染很重要。T_{h17} 细胞分泌 IL-6、IL-17、IL-22 和 TNF-α，后者支持固有免疫和抗体反应（图 1-20）[9]。T_{fH} 细胞是位于淋巴滤泡所在的次级淋巴组织中 B 细胞富集区的唯一辅助细胞。它们可帮助调节淋巴滤泡中的 B 细胞生长和成熟（图 1-21）[10,11]。T_{reg} 细胞分泌 IL-10 和 TGF-β，它们能够调节和抑制适应性免疫反应。

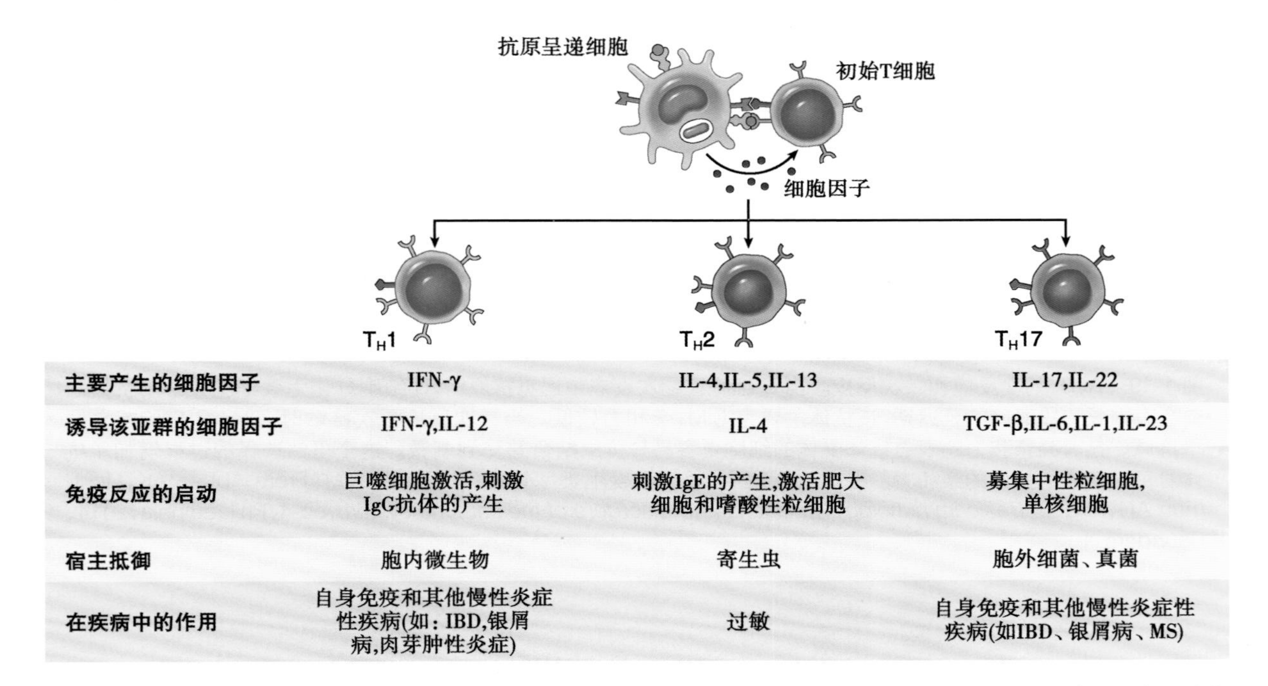

	T_H1	T_H2	T_H17
主要产生的细胞因子	IFN-γ	IL-4,IL-5,IL-13	IL-17,IL-22
诱导该亚群的细胞因子	IFN-γ,IL-12	IL-4	TGF-β,IL-6,IL-1,IL-23
免疫反应的启动	巨噬细胞激活,刺激IgG抗体的产生	刺激IgE的产生,激活肥大细胞和嗜酸性粒细胞	募集中性粒细胞,单核细胞
宿主抵御	胞内微生物	寄生虫	胞外细菌、真菌
在疾病中的作用	自身免疫和其他慢性炎症性疾病(如: IBD,银屑病,肉芽肿性炎症)	过敏	自身免疫和其他慢性炎症性疾病(如IBD、银屑病、MS)

图 1-20 辅助 T（Th）细胞亚型和它们的功能。在抗原、共刺激分子和细胞因子的作用下，初始 $CD4^+T$ 细胞可分化为不同的效应细胞亚群。右边一列列出了最佳定义子集之间的主要差异（From Kumar V，Abbas AK，Aster JC：*Robbins and Cotran pathologic basis of disease*，ed 9，Philadelphia，2015，Saunders.）

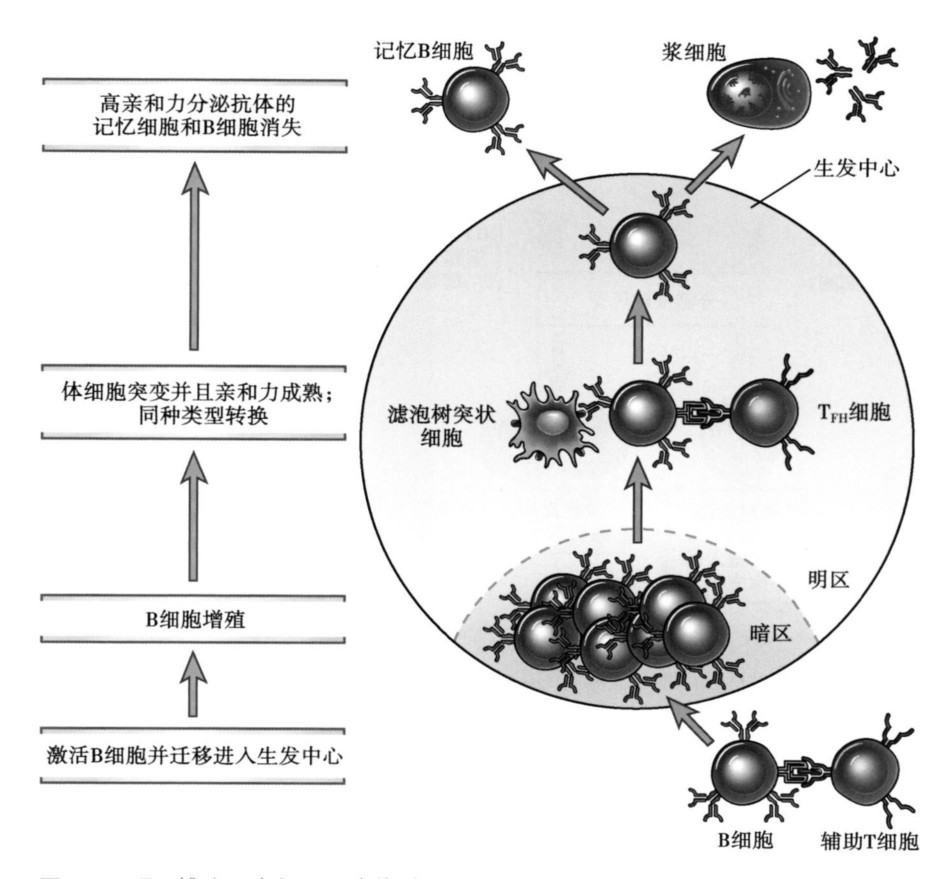

图 1-21 T_{fH} 辅助细胞和 B 细胞的增殖和分化。T_{fH} 细胞是位于淋巴滤泡所在次级淋巴组织中 B 细胞富集区唯一的辅助细胞。它们有助于支持和调节淋巴滤泡内的 B 细胞生长和成熟（From Abbas AK，LichtmanAHH，Pillai S：Cellular and molecular immunology，ed 8，Philadelphia，2015，Saunders.）

这些细胞因子尤其抑制 T_{h1} 细胞因子。值得注意的是，在对感染引起的适应性免疫反应过程中，没有一个特定的辅助 T 细胞子集是唯一有活性的。相反，而是所有的或者许多辅助 T 细胞都有活性，而且一些主要对抗某种特殊类型的感染。例如，在细菌感染时，一个机体可能同时有 T_{h1} 和 T_{h2} 辅助细胞支持抗体的产生，以应对细菌感染。辅助 T 细胞的功能是提供生长因子，以刺激和支持相应效应细胞的增殖与分化，从而控制感染（见图 1-17、图 1-20、图 1-22、图 1-23）。

当感染位于细胞内，需要细胞免疫反应，T_{h1} 细胞因子（IL-2、IFN-γ、TNF-α）占主导地位。吞噬细胞、T_{CTL} 细胞和 NK 细胞被激活并杀灭病毒感染的细胞，以清除病原体。对于 T_{CTL} 细胞，在受感染细胞表面表达的病毒抗原会存在于 MHC Ⅰ型分子中呈现。溶细胞 T 细胞通过释放穿孔素来杀灭感染细胞（溶细胞蛋白位于 T_{CTL} 颗粒中，在脱颗粒后，嵌入目标细胞的细胞质膜中，形成穿孔），以帮助释放颗粒酶，颗粒酶也被释放到细胞质中，在细胞质中诱导细胞凋亡或细胞程序性死亡。NK 细胞也能杀灭病毒感染细胞。与 T_{CTL} 细胞识别病毒抗原的特殊方式不同的是，NK 细胞能够识别很多种病毒感染的细胞，并像 T_{CTL} 细胞一样通过诱导细胞凋亡而杀灭它们。另外，NK 细胞具有 Fc 受体，可以结合调理抗体的恒定区域。如果产生的抗体与病毒感染的细胞表面的病毒抗原结合，NK 细胞可以利用依赖抗体的细胞毒性来识别并杀灭感染细胞（见图 1-22～图 1-26）。

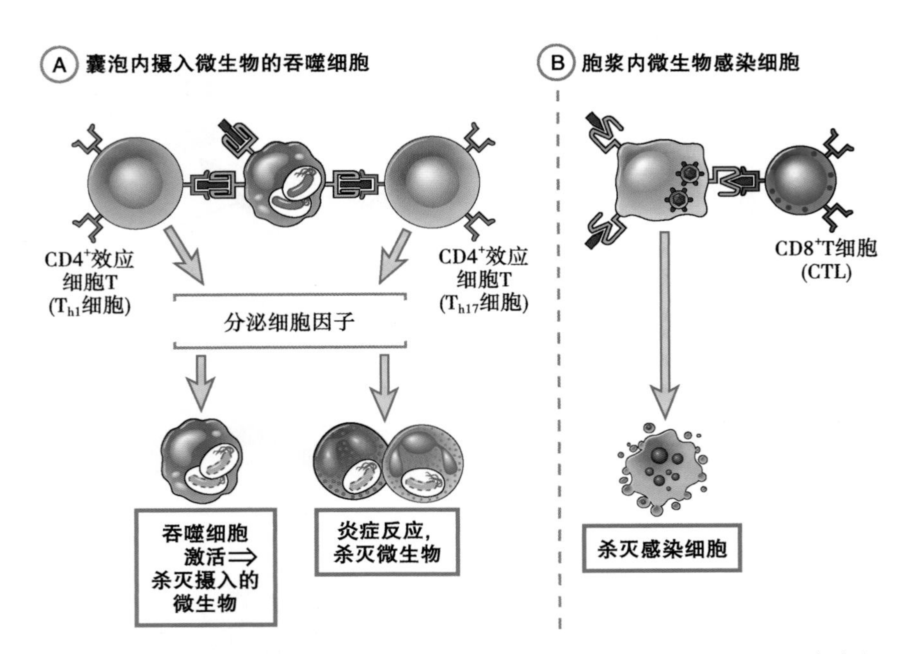

图 1-22 T 细胞和杀灭胞外和胞内病原体。T_{h1} 和 T_{h17} 细胞分泌支持清除细胞外病原体的细胞因子(A)；被细胞因子刺激的 T_{CTL} 细胞能够识别存在胞内感染的宿主细胞，并杀灭这些细胞(B)(From Abbas AK, Lichtman AH, Pillai S: *Basic immunology: functions and disorders of the immune system*, ed 4, Philadelphia, 2014, Saunders.)

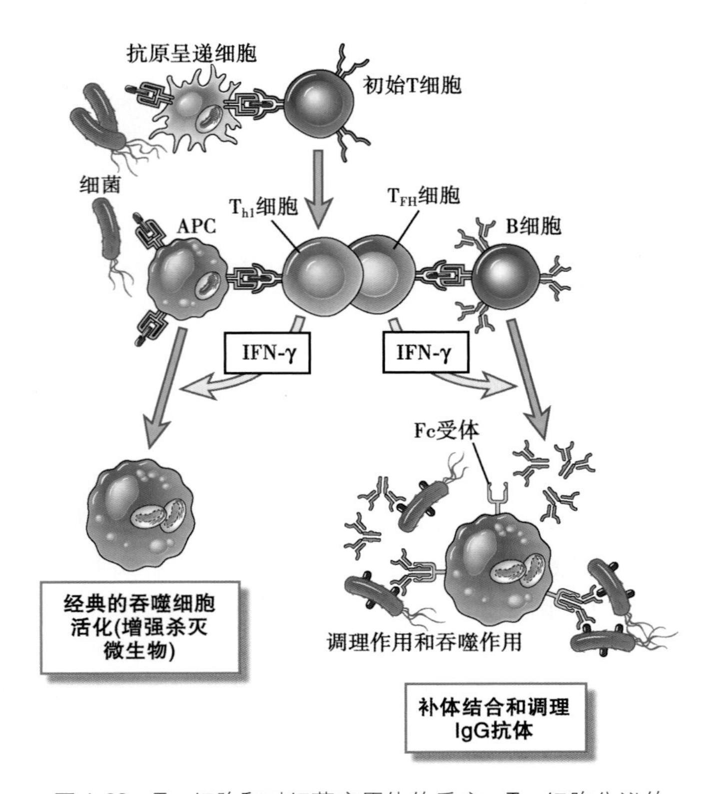

图 1-23 T_{h1} 细胞和对细菌病原体的反应。T_{h1} 细胞分泌的细胞因子[如干扰素 γ(IFN-γ)]能够帮助激活吞噬细胞，并且刺激 B 细胞/浆细胞产生 IgG 抗体，然后直接和通过补体固定对细胞发挥调理作用。APC，抗原呈递细胞(From Abbas AK, Lichtman AHH, Pillai S: *Cellular and molecular immunology*, ed 8, Philadelphia, 2015, Saunders.)

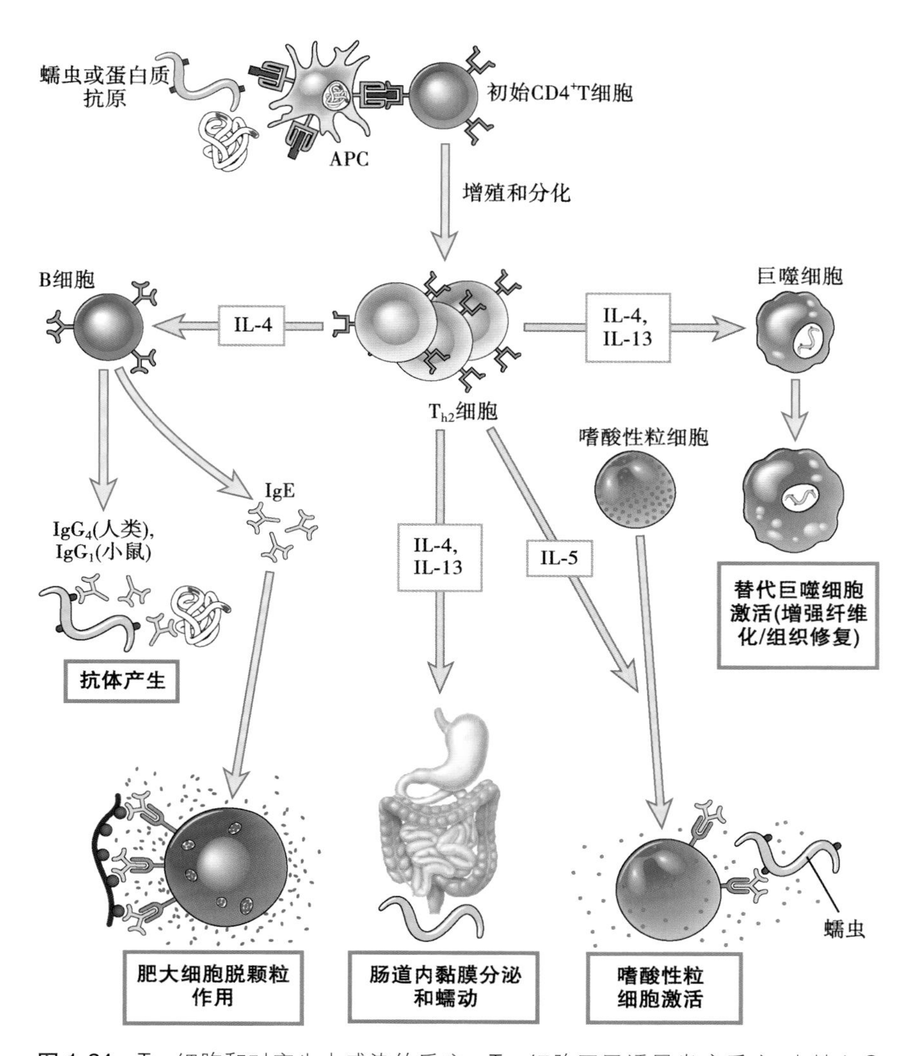

图 1-24　T_{h2} 细胞和对寄生虫感染的反应。T_{h2} 细胞因子诱导炎症反应，支持 IgG_4 和 IgE 的产生，并激活肥大细胞和嗜酸性粒细胞以应对寄生虫感染。APC，抗原呈递细胞（From Abbas AK，Lichtman AH，Pillai S：*Basic immunology：functions and disorders of the immune system*，ed 4，Philadelphia，2014，Saunders.）

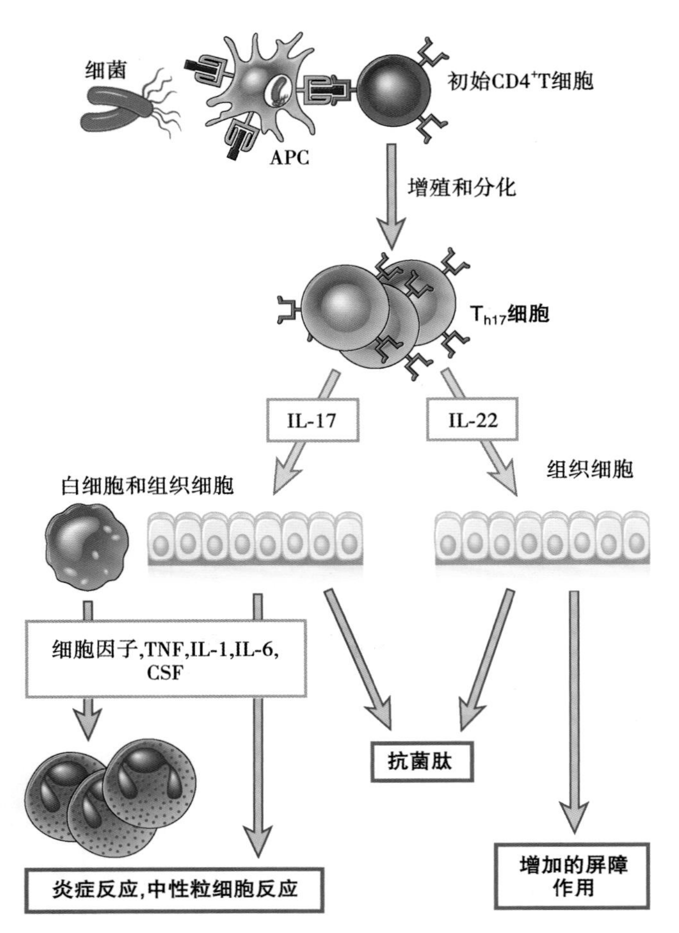

图 1-25 T_{h17} 细胞和对细菌感染的反应。T_{h17} 细胞因子除了产生抗体之外,还可诱发炎症和支持固有免疫。APC,抗原呈递细胞;CSF,共刺激因子;IL,白介素;TNF,肿瘤坏死因子(From Abbas AK,Lichtman AH,Pillai S:*Basic immunology:functions anddisorders of the immune system*,ed 7,Philadelphia,2014,Saunders.)

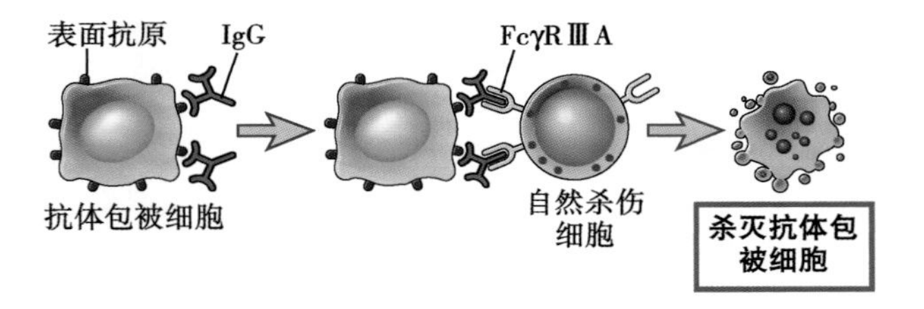

图 1-26 自然杀伤(NK)细胞通过抗体依赖的细胞毒性杀灭胞内病原体。NK 细胞利用 Fc 受体来识别被细胞内病原体(如病毒、结核分枝杆菌)感染的宿主细胞,并与病原体特异性抗体结合。NK 细胞一旦识别,就会杀灭被感染的细胞(From Abbas AK,Lichtman AH,Pillai S:*Basic immunology:functions and disorders of the immune system*,ed 4,Philadelphia,2014,Saunders.)

体液免疫

当感染涉及细胞外病原体(如细菌)时,抗体的产生对抗原特异性调理和毒素的中和和清除就变得非常重要(见图 1-18、图 1-19、图 1-23、图 1-27)。T_{h2} 细胞(有时是 T_{h1} 细胞和 T_{h17} 细胞)提供细胞因子生长因子,支持抗原特异性 B 细胞的增殖和分化。B 细胞表达抗体,它们对特定的 B 细胞具有相同的特异性(相同的高变区域),在它们的细胞表面起着抗原受体的作用。激活后,这些 B 细胞进一步分化为记忆 B 细胞和分泌抗体的浆细胞,该浆细胞会产生与抗原结合相同的抗体[12]。抗体然后结合到病原体的表面,发挥调理作用。抗体也可以通过经典的通路修复补体,通过在细菌表面沉积 C3b,进一步调理细菌。吞噬细胞的 Fc 受体与抗体分子的固定区域相结合,该区域与病原体或毒素的表面相结合。它们也有 C3 受体,允许它们利用 C3b 调理素。此外,细菌能够被补体膜攻击复合物裂解(见图 1-27)。

抗体分子具有典型的 Y 型结构,由两个重链和两个轻链多肽构成,每一个都包含高变区[抗体结合部分,$F(ab)_2$],它说明分子和抗原结合的特异性;也包含恒定区(可结晶部分,[Fc]),它引起生物活性,如与吞噬细胞上的 Fc 受体结合。抗体有不同的功能类别(IgM、IgG、IgA、IgE 和 IgD)和亚型(IgG1、IgG2、IgG3、IgG4、IgA1 和 IgA2)。抗体的作用包括激活补体,阻止微生物附着,调理,凝集和固定病原体。

IgM 是在最初的抗体反应中产生的。它形成一个有 5 个基本 IgM 单元组成的结构(一个五聚体),这五个单元通过小的多肽链结合在一起,在循环中形成一个大分子,能够高效激活补体,并通过与细菌的鞭毛结合而固定细菌。单体 IgM 存在于 B 细胞表面,作为抗原受体发挥作用。随着持续暴露于抗原或感染,将发生类型的转换并且受到 T_h 细胞的细胞因子产生的调控。IgM 和 IgG 抗体通常在血清中流通。与 IgM 类似,IgG 也能激活补体,作为一个单元存在的小分子(一个单体),它可以离开循环进入机体组织内。IgG 在妊娠中发挥着独特的作用,它可穿过胎盘进入胎儿循环,从而为免疫系统正在发育的胎儿提供免疫保护作用。

IgA 类抗体通常存在于唾液、眼泪和黏液等分泌物中。它以单体和二聚体的形式存在,二聚体通过黏膜表面进入胃肠道、泌尿生殖系统和呼吸道内部。分泌型 IgA(S-IgA)为黏膜表面提供了主要的抗体保护形式。因此 S-IgA 通过阻断微生物对黏膜的附着,在预防感染中发挥关键的作用。

IgD 主要位于 B 细胞表面,和单体 IgM 一起作为

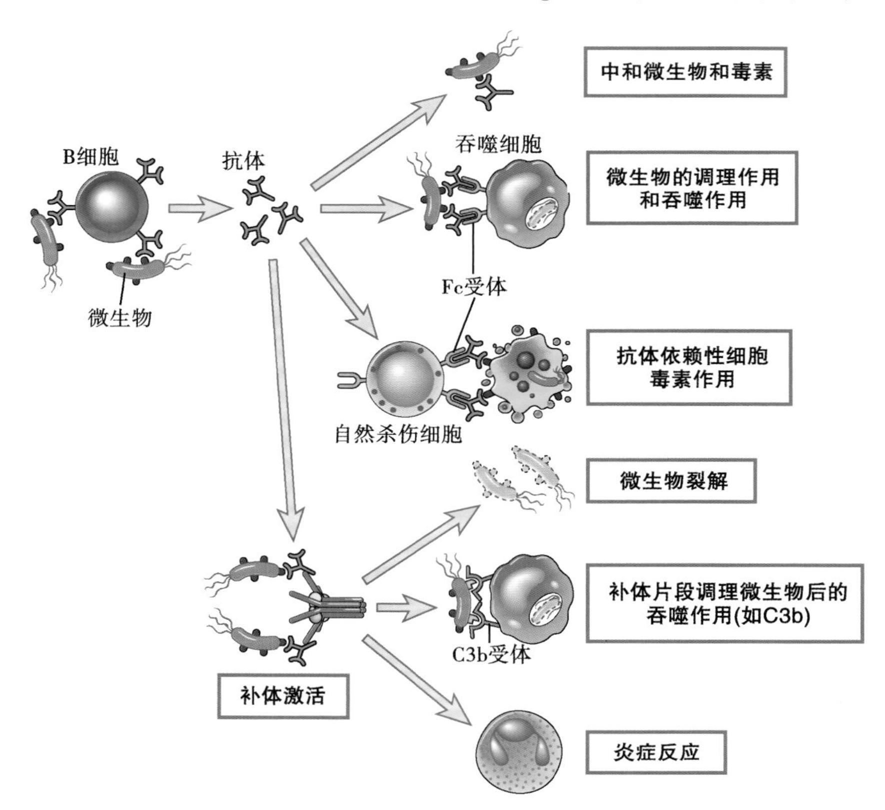

图 1-27　抗体和对感染的反应。抗体分子以多种方式防御感染。它们中和毒素,调理微生物以促进吞噬作用(直接或间接通过补体固定),并且能够通过补体激活增强炎症反应和细胞裂解(From Abbas AK, Lichtman AH, Pillai S: *Basic immunology: functions and disorders of the immune system*, ed 4, Philadelphia, 2014, Saunders.)

抗原受体发挥着作用。

仅有微量的 IgE 类抗体以自由状态存在，并且在过敏性反应中起重要作用。几乎所有由浆细胞产生的 IgE 都被肥大细胞、嗜碱性粒细胞和嗜酸性粒细胞快速结合，这些细胞表面存在高亲和力的 $F_{C\varepsilon}$ 受体和 IgE 结合。当多个 IgE 分子与细胞表面的 $F_{C\varepsilon}$ 受体相结合，然后结合抗原并发生交联，肥大细胞、嗜碱性粒细胞或者嗜酸性粒细胞发生脱颗粒作用。这可能会引起即刻的I型超敏反应。这些细胞似乎在寄生虫感染引起的免疫反应中起重要作用（见图 1-24、图 1-28）。

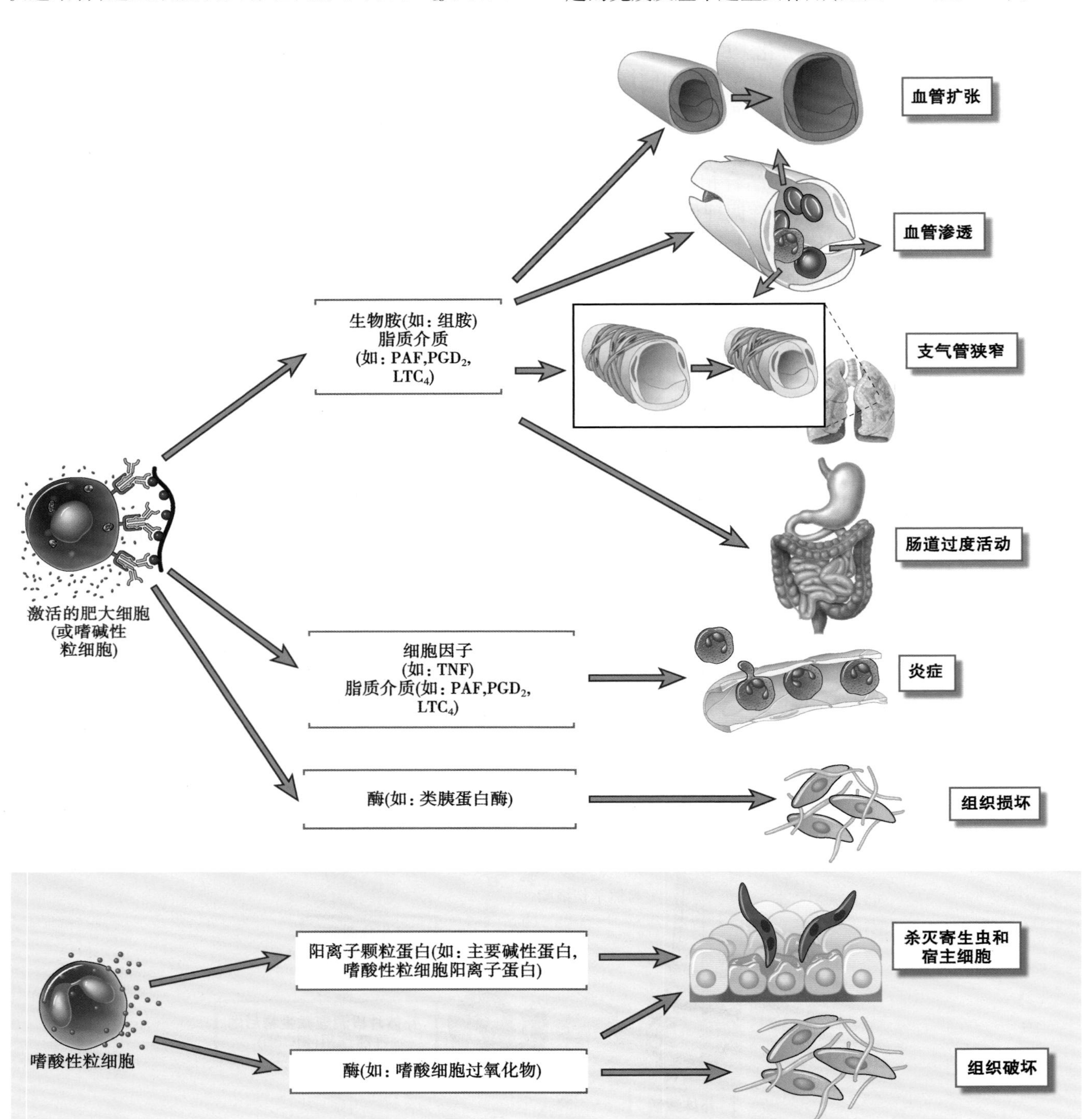

图 1-28 肥大细胞和嗜酸性粒细胞对寄生虫感染的反应。肥大细胞和嗜碱性粒细胞介质包括生物胺和储存在颗粒中的脂质介质，以及细胞活化过程中新合成的脂质介质。生物胺和脂质介质可引起血管渗漏、支气管收缩和肠道运动亢进，这些都是即刻反应的组成部分。细胞因子和脂质介质有助于炎症反应，这是晚期反应的一部分。酶可能导致组织损伤。活化的嗜酸性粒细胞释放出预先形成的阳离子蛋白以及对寄生虫和宿主细胞有毒性的酶。某些嗜酸性粒细胞颗粒酶可能造成慢性过敏性疾病的组织损伤。LTC_4，白三烯 C_4；PAF，血小板活化因子；PGD_2，前列腺素 D_2；TNF，肿瘤坏死因子（From Abbas AK, Lichtman AHH, Pillai S: *Cellular and molecular immunology*, ed 8, Philadelphia, 2015, Saunders.）

免疫反应的调控

免疫反应在各个层面都受到严格调控。每一个细胞和细胞因子都以某些形式进行反馈，以防止对入侵病原体发生过度反应。过度的炎症反应，尤其不直接具体针对病原体的，就可能导致组织损伤和宿主损害（它可以被认为是特定慢性疾病的表现）。本节无法对免疫反应的每一个调控程序进行综合和全面的回顾。下面的内容是一些免疫调控的实例。

其中一个例子是掌跖角化-牙周破坏综合征。在这种情况下，有缺陷的酶阻止正常的免疫调控，导致包括严重牙周病在内的全身性疾病。受累的个体存在一个缺陷的组织蛋白酶 C 基因。牙菌斑（生物膜）沉积在牙齿表面，细菌大分子诱导牙周组织细胞释放趋化因子巨噬细胞炎症蛋白 1α（MIP-1α）。这个趋化因子对吞噬细胞尤其是中性粒细胞有趋化作用。当中性粒细胞在该部位聚集时，它们释放不活跃的丝氨酸蛋白酶。在全身健康的个体中，丝氨酸蛋白酶被组织蛋白酶 C 裂解时被激活。激活后，丝氨酸蛋白酶能够消化 MIP-1α，从而防止组织中过多的中性粒细胞的累积。在患有掌跖角化-牙周破坏综合征的患者中，组织蛋白酶 C 基因的变异会引起酶的失活。因此中性粒细胞来源的丝氨酸蛋白酶也因此失活，不能消化并且会限制局部 MIP-1α 的浓度。结果会导致中性粒细胞在牙周组织中大量积累，并被存在于局部环境中的细菌特异性大分子和炎症细胞因子激活。结缔组织中大量活化的中性粒细胞会释放水解酶，破坏支持牙齿的正常的结缔组织和骨组织。这通常导致早期发病和快速进展的牙周炎，最终导致所有牙齿脱落。掌跖角化症是这一疾病的另一临床症状。

T_h 细胞，尤其是 $CD4^+$ 细胞，是免疫调控的核心。在对细胞内病原体以 T_{h1} 细胞为主导的反应中，释放高水平的 IL-2 和 IFN-γ。这可以促进巨噬细胞-单核细胞的活性，以及支持细胞免疫的细胞因子的释放，包括 TNF-α、IL-1、IL-12 和 IL-18。除支持细胞免疫之外，IFN-γ 能够下调 T_{h2} 细胞和细胞因子的活性，从而抑制 B 细胞活性和抗体的产生。相反地，当细胞外病原体感染时，T_{h2} 细胞及其细胞因子占主导地位，这些细胞因子包括 IL-4、IL-5、IL-6、IL-10 和 IL-13，它们支持 B 细胞的发育并最终分化为分泌抗体的浆细胞。另外，IL-10 限制 T_{h1} 细胞释放 IFN-γ。T_{h2} 细胞因子 IL-4、IL-5、IL-6、IL-10 和 IL-13 也限制巨噬细胞-单核细胞释放细胞因子。

T_{reg} 细胞（也是 $CD4^+$）是免疫调控中的重要细胞。它们能够识别呈递给它们的抗原，而且在激活后会释放 IL-4、IL-10 和 TGF-β。这些细胞因子会降低树突状细胞的活性，从而抑制抗原呈递。这些细胞因子也直接抑制 IL-2、IL-5 和 TNF-α 的释放，从而减少了 T_h 细胞和 T_{CTL} 细胞的活性。

免疫系统的活性还受到个体情绪状态的影响。心理压力，尤其是慢性的心理压力，会引起皮质醇和儿茶酚胺的释放。参与免疫的相关细胞有循环的皮质醇和儿茶酚胺的受体，而这两者都起到免疫抑制的作用。事实上，长期的压力会增加感染的易感性。

（肖锷　译）

参考文献

1. Shanker A, Marincola FM: Cooperativity of adaptive and innate immunity: implications for cancer therapy, *Cancer Immunol Immunother* 60(8):1061–1074, 2011.
2. Litman GW, Rast JP, Fugmann SD: The origins of vertebrate adaptive immunity, *Nat Rev Immunol* 10(8):543–553, 2010.
3. Paul WE: *Fundamental immunology*, ed 7, Philadelphia, 2013, Wolters Kluwer Health/Lippincott Williams & Wilkins.
4. Abdelsadik A, Trad A: Toll-like receptors on the fork roads between innate and adaptive immunity, *Hum Immunol* 72:1188–1193, 2011.
5. Barton GM, Kagan JC: A cell biological view of Toll-like receptor function: regulation through compartmentalization, *Nat Rev Immunol* 9(8):535–542, 2009.
6. Kenny EF, O'Neill LAJ: Signaling adaptors used by Toll-like receptors: An update, *Cytokine* 43(3):342–349, 2008.
7. Hennessy EJ, Parker AE, O'Neill LA: Targeting Toll-like receptors: emerging therapeutics? *Nat Rev Drug Discov* 9:293–307, 2010.
8. Murphy KM, Stockinger B: Effector T cell plasticity: flexibility in the face of changing circumstances, *Nat Immunol* 11(8):674–680, 2010.
9. Steinman L: A brief history of T(H)17, the first major revision in the T(H)1/T(H)2 hypothesis of T cell-mediated tissue damage, *Nature Med* 13:139–145, 2007.
10. Ramiscal RR, Vinuesa CG: T-cell subsets in the germinal center, *Immunol Rev* 252:146–155, 2013.
11. Tangye SG, Ma CS, Brink R, et al.: The good, the bad and the ugly: TFH cells in human health and disease, *Nat Rev Immunol* 13(6):412–426, 2013.
12. Goodnow CC, Vinuesa CG, Randall KL, et al.: Control systems and decision making for antibody production, *Nat Immunol* 11(8):681–688, 2010.

相关读物

Murphy K: *Janeway's immunobiology*, ed 8, London, UK, 2012, Garland Science.

Paul WE: *Fundamental immunology*, ed 7, Philadelphia, 2013, Wolters Kluwer Health/Lippincott Williams & Wilkins.

第2章 头颈部细菌学

Thomas S. Murray, Todd Cassese

人体头颈部的皮肤及黏膜表面栖息着种类繁多的细菌。传统上，临床微生物实验室使用各种营养丰富的培养基来培养和鉴定患者标本中的细菌。分离出细菌的表型和生化特性可以区分病原菌和共生生物。尽管这些方法仍然是微生物实验室工作的基础，但分子技术的引入，正在改变我们对细菌在引起疾病和维持健康方面的重要作用的认识。

人体微生物组是指定植于人体的数万亿的微生物种群。而在临床微生物实验室的标准生长技术条件下，这些细菌中的绝大多数都无法被重新获取。最近，我们对人类和细菌之间相互作用的理解发生了一场革命，这是 DNA 深度测序技术的结果。DNA 技术已经扩大了我们对构成这个多样化、复杂种群的微生物的认识[1]。这项技术可以从一个样本中对数十万个细菌的 DNA 序列进行测序，从而识别样本中存在的所有细菌。一般情况下，从人体特定位置或生态位（如口腔、鼻窦、皮肤、腺样体）采集样本，然后从样本中提取微生物 DNA。接下来，对编码 16s 核糖体 RNA 的细菌基因的可变区域进行扩增和测序，并与用于细菌鉴定的参考数据库进行比较。这项技术的主要优点是能够识别不易通过细菌培养恢复的微生物，并能够从一个样本中收集大量不同细菌的信息[2]。最终的结果是获得了身体的特定区域，包括头颈部的不同解剖位置的一个详细的细菌种群分布情况（表 2-1）[3-8]。

美国国立卫生研究院（the National Institutes of Health）最近确立了“人类微生物组项目”（Human Microbiome Project），以记录定植在人体（包括头颈部）上的不同菌群的情况，以探索菌群上的差异是如何影响人体健康的。这个项目产生的数据带来了思考模式的转变，重新思考了感染过程可能是由于宿主免疫系统、致病菌和常驻共生微生物之间的复杂相互作用造成的[1]。有文献专门研究了这些相互关系，因为它们与头颈部感染有关，并证实了共生生物和宿主免疫反应在这些感染的临床表现中的重要作用。

表 2-1　儿童及成人头颈部特定部位的菌群

位置（参考文献）	细菌*
外耳(3)	耳炎差异球菌
	耳炎棒状杆菌
	耳葡萄球菌
内耳†(4)	莫拉菌
	草绿色链球菌
	巴斯德菌
	葡萄球菌
	棒状杆菌
	黄杆菌
	肉杆菌
	丛毛单胞菌
鼻窦，中鼻道(12,13)	蓝细菌
	丙酸杆菌
	葡萄球菌
	棒状杆菌
食管(5)	草绿色链球菌
	梭形杆菌
	奈瑟菌
	嗜血杆菌
	普雷沃菌
喉(11)	链球菌
	梭形杆菌
	普雷沃菌
	奈瑟菌
	孪生菌
	微单胞菌
增生扁桃体(7)	链球菌
	奈瑟菌
	普雷沃菌
	嗜血杆菌
	卟啉单胞菌
	孪生菌
	梭形杆菌

表 2-1　儿童及成人头颈部特定部位的菌群(续)

位置(参考文献)	细菌*
腺样体(14)	链球菌 葡萄球菌 嗜血杆菌 梭形杆菌 莫拉菌 普雷沃菌 孪生菌 奈瑟菌
鼻腔(6)	葡萄球菌 嗜血杆菌 奈瑟菌 莫拉菌 链球菌
口腔、唾液、菌斑(8)	链球菌 韦荣球菌 棒杆菌 放线菌 梭形杆菌 罗斯菌 普雷沃菌 奈瑟菌 嗜血杆菌 卟啉单胞菌

*表中选择了较常见的菌种,并不是完整菌种表。
†该细菌可以在健康新生儿中发现。

头颈和口腔的共生菌群

对人体微生物组进行深度测序的应用表明,我们可能在母体子宫内就被定植,而且很确定,在出生后立即被细菌定植。许多因素影响皮肤、口腔和肠道细菌种群的进化和发展。这些因素包括但不限于:分娩方式(阴道分娩与剖宫产)、母乳喂养或配方奶喂养、住院时间、使用抗生素、向固体实物过渡以及有无牙齿[9]。局部的环境对人体特定部位的细菌种类也起着重要的作用。决定细菌种群的环境因素包括但不限于:可利用的营养物质、pH、湿度、其他占据同一生态位的竞争性细菌,以及对宿主免疫系统的暴露。微生物群在生命早期是不稳定的。一个更成熟稳定,类似于成年人的细菌种群在 2~3 岁出现[9]。

然而,对于一个特定的个体,微生物组会随着整体健康的变化而变化。此外,在同一解剖部位检查细菌种群时,不同个体之间存在明显的差异。不同的生理状态和行为对个体的共生菌群有深刻的影响,这可能是改变了微生物生长的微环境,微环境的改变有利于某些微生物生长,而损害了其他微生物的生长。例如,与不吸烟者的口腔菌群相比,吸烟改变了口腔内的微生物群,增加了潜在致病菌的数量[10]。在一项研究中,喉部鳞状细胞癌患者与对照组声带息肉患者的微生物种群有很大差异[11]。化疗引起的黏膜表面的变化可以改变现有的微生物种群。通过这些研究和其他研究,目前正在确定健康和患病种群的头颈部不同区域的细菌种群的特征(见表 2-1)。

鉴于实验室培养技术只能恢复有限数量的微生物。因此,与培养无关的技术已经识别出以前未被识别的共生菌群,特别是从厌氧细菌当中,也就不足为奇了。与以细菌培养为基础的方法相比,这些分子技术的敏感性有所提高。通过分子技术在健康受试者中识别了大量的细菌种群,而它们位于以前并不被认为是细菌能够定植的地方。以 DNA 为基础的健康成年人的研究已经确定了中鼻道内的细菌种群,包括金黄色葡萄球菌、表皮葡萄球菌、痤疮丙酸杆菌和厌氧蓝细菌[12,13]。虽然细菌的多样性和种群在不同个体和不同研究中有所不同,但一般的结论是,健康的无症状个体的鼻窦被细菌种群所定植,其中包括潜在的致病菌,如金黄色葡萄球菌。它还提出了一种可能性,目前还存在没有识别的微生物,它们可以造成临床疾病,但在常规的实验室生长条件下无法恢复。

在许多情况下,头颈部的细菌感染是由经常定植于皮肤、口腔、呼吸道和相邻间隙的菌群引起的,而正常情况下,这些细菌不会造成疾病。当宿主或细菌种群发生变化而破坏了宿主和微生物之间的内稳态时,某些细菌(如金黄色葡萄球菌、肺炎链球菌)就会变成病原体,引起侵袭性感染和临床症状。手术切除的腺样体和扁桃体含有可引起急性中耳炎的常见病原体,当内稳态被打破时,这些微生物可从后气道进入内耳引起感染[14,15]。

急慢性细菌感染的发病机制

急性感染

当宿主环境或某一部位的细菌种群发生变化,允许致病菌入侵,从而导致与感染相一致的临床症状和体征时,就发生了急性感染。急性感染最初需要细菌表达表面分子,以利于细菌黏附到上皮、黏膜或人工材料表面,黏附后的细菌分泌多种毒性因子,与宿主组织和免疫反应相互作用,产生与有症状的感染一致的炎症反应。如果细菌能够穿透宿主表面,进入先前无菌的部位并进行复制,并有效地对抗宿主的防御,那么侵袭性感染就发生了。这些急性感染的一般性原理适用于下面讨论的多种病原体。

表面黏附

急性感染的第一步是细菌黏附于表面，对于头颈部感染来说，通常是黏膜表面。细菌可能具有一个或多个表面结构或表面暴露蛋白质，以利于黏附到上皮细胞层。例如，肺炎链球菌和流感嗜血杆菌，即上呼吸道和相邻软组织间隙的病原体，均可表达表面磷酸胆碱 ChoP，而肺炎球菌中的磷酸胆碱 ChoP 可与鼻咽部上皮细胞上发现的血小板活化因子受体结合。多种病原体-包括引起外耳炎的常见病原体铜绿假单胞菌，其细胞表面存在菌毛，这些菌毛纤细，可伸展和收缩，将细菌附着在上皮细胞等表面上。铜绿假单胞菌还表达一种单根的鞭毛，用于使细菌运动，使其到达宿主表面，并在与寄主表面接触后发生黏附（图 2-1）。

毒力因子的产生

在许多情况下，细菌成功地定植在黏膜细胞层而不引起临床症状和疾病。然而，当细菌侵入到无菌区域或分泌毒力因子时，随之而来的组织损伤和炎症反应会引起临床症状和体征。细菌已经进化出了令人难以置信的多种表面相关的或分泌型的毒力因子，可以造成细胞损伤和使宿主防御失去活性。例如，革兰氏阴性致病菌细胞表面的脂多糖（lipopolysaccharide，LPS）可以和固有免疫系统的 TLR4 受体相互作用，引起强大的促炎症反应。尽管这种反应可以造成细菌死亡和感染消退，但它也会造成组织损伤，促进细菌穿过表面入侵无菌部位。头颈部多种不同的致病菌可分泌蛋白质，在宿主细胞膜表面形成小孔，造成宿主细胞破坏和溶解。常见的例子将在后面详细讨论，

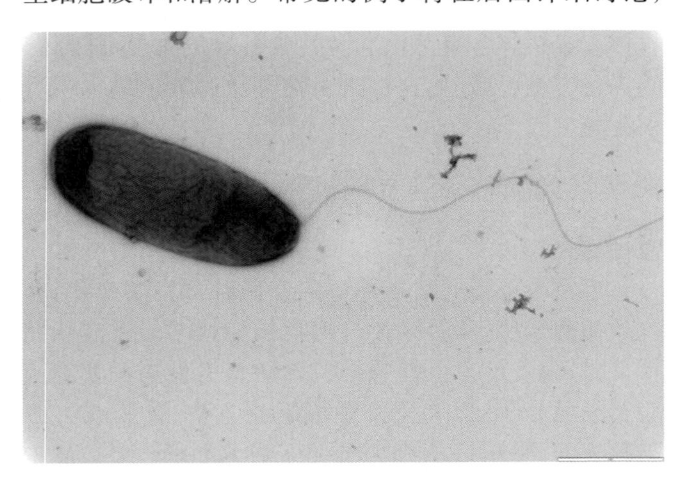

图 2-1 细菌的鞭毛。电镜下显示的铜绿假单胞菌鞭毛，此结构对细菌与宿主固有免疫系统（通过 Toll 样受体 5）的相互作用及黏附于宿主表面有重要作用

包括肺炎链球菌产生的链球菌溶血素以及金黄色葡萄球菌产生的 Panton-Valentine 杀白细胞素（Panton-Valentine leukocidin，PVL）毒素。除了将毒力因子直接释放到环境中，一些细菌还具有针状结构，直接插入宿主细胞膜，这些结构允许细菌将毒力因子直接泵入宿主细胞的胞浆中，导致细胞死亡，促进细菌入侵。铜绿假单胞菌有一种 3 型分泌系统，向宿主细胞内部注入分子，包括 ExoU，一种由某些菌株表达的磷脂酶，可以造成细胞快速坏死。

在宿主对感染的反应中存活

鉴于人体有大量的防御措施来抵抗感染，细菌也具备了多种机制，以在危险的宿主环境中得以生存。致病菌可以通过多种手段避免中性粒细胞及巨噬细胞的吞噬作用。许多革兰氏阳性菌和革兰氏阴性菌都具有抗吞噬的多糖荚膜，可以对抗吞噬作用，与无荚膜的菌株相比，更具有竞争优势。除了外部的多糖（extrapolysaccharide，EPS）荚膜之外，表面蛋白如化脓性链球菌（A 组链球菌）的 M 蛋白，也可以防止宿主细胞的吞噬。多种分泌蛋白通过阻止补体在细菌表面的沉积，而破坏调理作用。细菌必须面对的另外一个重要免疫防御机制是中性粒细胞胞外陷阱（neutrophil extracellular trap，NET），即吞噬和破坏细菌的细胞外原纤维。呼吸道致病菌进化出了多种方法来保护自己免受 NET 的侵害。有的可以分泌酶溶解 NET 的 DNA 成分（例如化脓性链球菌的 DNA 酶），有的则可以表达表面分子，使其在被 NET 吞噬后仍能在 NET 内存活。此外，许多前文描述过的溶细胞成孔毒素以免疫细胞作为目标。例如，PVL 和肺炎球菌溶血素都可以溶解感染区域募集的白细胞。额外分泌的蛋白可裂解抗体或补体，或者失活宿主防御分子，进而使细菌在宿主反应中存活下来。

慢性感染以及生物膜的形成

在某些情况下，尽管使用或不使用抗生素治疗产生了积极的免疫反应，但急性感染仍不能被完全解决，从而导致慢性感染的出现。许多头颈部的慢性感染，例如慢性中耳炎、慢性鼻窦炎，很难单独使用抗生素加以治疗。细菌在宿主中长期生存的策略是形成表面相关的细菌生物膜，这是目前已知的大多数慢性感染的一个重要组成部分。本章所述的头颈部几乎所有病原体都能形成生物膜，生物膜是定植在某表面有组织的细菌群落，能对抗抗生素的治疗。

组织破坏、侵袭和急性感染的细菌生存方式与表面定植、生物膜形成和慢性感染的细菌生活方式之间存在着相反的关系。当生物膜形成过程开始时，生物

膜形成所需的基因编码蛋白上调，而在急性感染过程中，毒力因子所需的基因编码蛋白下调。另外，在急性感染期间，当入侵的毒力因子上调时，生物膜形成所需的基因编码蛋白被关闭。这一模式表明，根据环境因素和宿主的反应，同一菌株可能表现出急性或慢性表型，这可能有助于解释最初的急性感染如何随着时间的推移变成慢性感染并更加难于治疗（同一菌株）。

生物膜的形成遵循一系列有组织的步骤，由表面接触和黏附开始（图 2-2）。异物的存在为细菌定植、慢性感染和生物膜的形成提供了理想的表面。生物膜可在牙面上形成，可造成龋齿，并使细菌在黏膜和上皮表面定植。细菌黏附于异体或宿主表面，需要许多和急性感染相同的因素，例如鞭毛、菌毛、表面黏附素。接下来，细菌聚集成微菌落，然后进行细胞分裂，形成成熟的生物膜，并利用生物膜中的通道进行气体交换和获取营养。与接近表面的细菌相比，生物膜底部的细菌代谢更慢。因此，需要代谢活性的抗生素，如蛋白质或细胞壁合成，如果药物确实穿透生物膜，其抗菌活性就会降低。生物膜由一种细胞外基质保护，该细胞外基质由细菌和宿主物质组成，可以抑制吞噬作用和抗生素的渗透。某些菌株由于 EPS 产量的增加而产生黏液样表型（图 2-3）。这些黏液样毒株尤其难以根除，通常引起慢性感染。重要的是，生物膜不是静态的，从生物膜释放的细菌能够在附近的表面定植，在宿主体内传播感染。

虽然头颈部潜在致病菌的种类很多（表 2-2），但我们在这里要详细地讨论几种更常见的、在头颈部多个部位引起侵袭性疾病的致病菌，以及在口腔内引起疾病的致病菌。

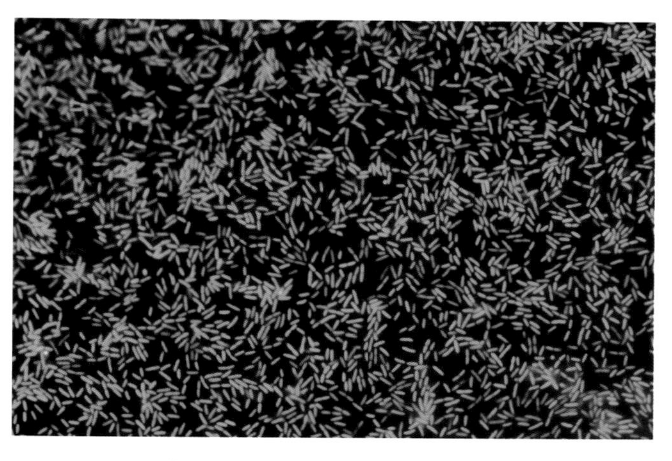

图 2-2 细菌表面定植。细菌定植和形成生物膜的第一步都是表面黏附。在这个例子中，表达绿色荧光蛋白的铜绿假单胞菌附着并定植在载玻片表面

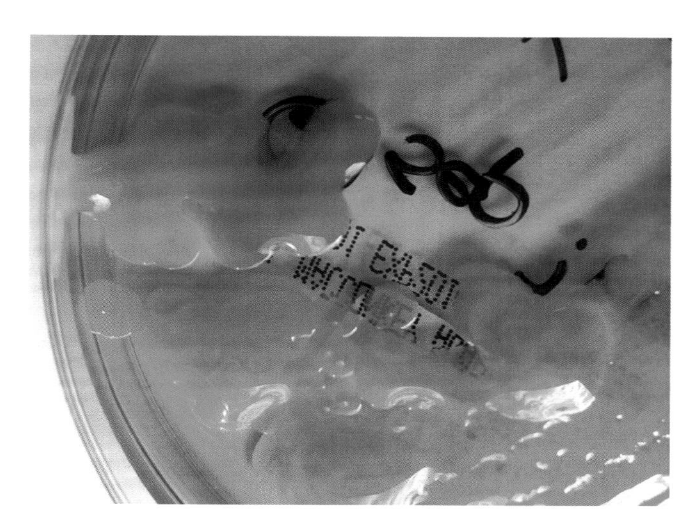

图 2-3 细胞外多糖。一种细菌的毒力因子。生长在 MacConkey 琼脂培养皿上的黏液肺炎克雷伯菌分泌大量的胞外多糖，在体内阻止吞噬作用和抗生素渗透

表 2-2 常见的头颈部细菌感染

细菌	头颈部相关感染	全身感染性并发症
放射线菌属	牙菌斑、龋齿	放线菌病
伴放线放线杆菌	牙周炎	增加 CAD 的风险
二氧化碳嗜纤维菌	青少年牙周炎	心内膜炎、重型脓毒症（脾脏切除患者）
梭形杆菌属	牙周炎、咽炎、扁桃体炎、扁桃体周围脓肿	Lemierre 综合征（颈内静脉脓毒性血栓性静脉炎）、脓毒症
流感嗜血杆菌	会厌炎、鼻窦炎、中耳炎	脑膜炎、化脓性关节炎、骨髓炎、蜂窝织炎、肺炎、支气管炎
卡他莫拉菌	中耳炎、鼻窦炎	COPD 恶化，肺炎
中间普雷沃菌	牙菌斑、龋齿、牙周炎	脑或肺脓肿
金黄色葡萄球菌	扁桃体周围脓肿、颈部淋巴结炎、鼻窦炎	肺炎、心内膜炎、皮肤及软组织感染、脓毒症、中毒性休克综合征、骨髓炎、化脓性关节炎、肺炎
肺炎链球菌	中耳炎、鼻窦炎	肺炎、脓毒症、脑膜炎
化脓性链球菌	咽喉炎、扁桃体周围脓肿、颈部淋巴结炎	风湿热、链球菌感染后肾小球肾炎、皮肤和软组织感染、中毒性休克综合征
草绿色链球菌	牙菌斑、龋齿	心内膜炎、脓毒症

CAD，冠状动脉心脏疾病；COPD，慢性阻塞性肺疾病。

耳部、鼻窦及邻近区域常见的致病菌

肺炎链球菌

肺炎球菌是一种革兰氏阳性、过氧化氢酶阴性的兼性厌氧菌，在血平皿上形成特征性的 α 溶血环（部分溶血）（图 2-4）。革兰氏染色显示为典型的柳叶刀状双球菌。肺炎球菌对奥普托欣敏感，该药物可用于该肺炎球菌的推定性鉴定，并可将其与其他致病性链球菌区分开来。在美国，为所有儿童接种常规肺炎球菌疫苗以减少侵袭性肺炎球菌病，同时，也降低了由疫苗所含肺炎链球菌血清型引起的儿童急性中耳炎的发病率。然而，这并没有完全消除肺炎球菌作为内耳和上呼吸道的致病菌，因为肺炎球菌有 90 个血清型存在，而目前常规使用的蛋白结合疫苗配方仅涵盖 13 个血清型。

肺炎链球菌具有一套复杂的表面相关和分泌因子，这些因子可促进黏膜表面定植，减轻宿主的免疫应答，促进对宿主的侵袭。带负电荷的多糖荚膜是毒力所必需的，可对抗上呼吸道分泌物和吞噬作用。然而，荚膜并不促进细菌与上皮细胞的结合，当细菌与宿主上皮细胞相互作用时，荚膜可缩小。其他的表面黏附素结合细胞外基质的成分，如纤连蛋白以及上皮细胞受体。肺炎链球菌菌株分泌抗菌肽，包括那些以其他肺炎球菌血清型为目标的抗菌肽，以便在已经挤满其他共生菌群的黏膜表面定植[16]。

免疫系统也是一些细菌分泌的毒力因子的目标。肺炎球菌溶血素是一种细胞毒性蛋白，它可以攻击宿主含胆固醇的细胞膜，使其形成孔洞，并造成细胞裂解。肺炎球菌溶血素对肺炎球菌性呼吸道感染和细菌侵入血流有重要作用。除了裂解细胞外，它还通过促炎细胞因子激活免疫反应，主导 CD4+ T 细胞的募集[16]。肺炎球菌降低宿主免疫应答的情况包括一种分泌的金属蛋白酶，它能裂解免疫球蛋白 A1（IgA1）以降解呼吸道中的抗体和 PsPA 的表面表达，PsPA 是一种防止 C3 补体固定在细菌表面的蛋白[16]。

近年来，肺炎链球菌对许多常用的抗肺炎球菌的药物产生了耐药性。例如，由细胞壁合成所需的青霉素结合蛋白的突变导致对青霉素产生耐药。对其他药物如大环内酯和喹诺酮类药物的耐药性也在增加。因此，当肺炎球菌从侵袭性头颈部感染中被分离出来时，建议使用抗生素敏感试验来指导治疗。

卡他莫拉菌

卡他莫拉菌是一种氧化酶阳性、过氧化氢酶阳性、革兰氏染色阴性的双球菌，在血平皿上表现为 γ-溶血（不溶血）（图 2-5）。卡他莫拉菌专门与上呼吸道的呼吸道上皮细胞以及细胞外基质结合，它已从慢性中耳炎患儿的生物膜中分离出来[17,18]。尽管卡他莫拉菌不具有多糖荚膜，但它有数目众多的表面黏附素。重要的黏附素包括外膜蛋白、脂低聚糖以及普遍存在的表面蛋白 A（UspA）。UspA1 与上皮细胞和细胞外基质结合以促进定植。UspA2 的作用是结合和灭活补体和脂低聚糖以及外膜蛋白，降低血清依赖性细菌的杀灭作用[17]。与铜绿假单胞菌相似，卡他莫拉菌也有表面菌毛，被称为Ⅳ型菌毛，这些菌毛对细菌上

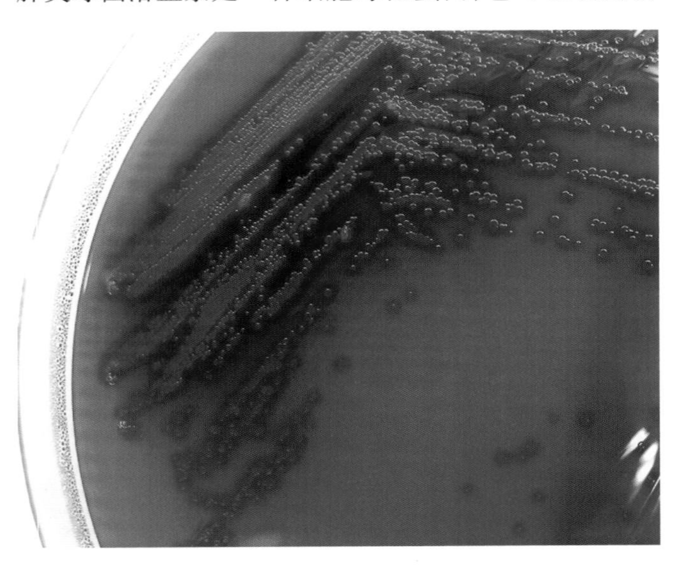

图 2-4 α-溶血性肺炎链球菌。每个肺炎链球菌菌落周围绿色的部分是由于血红蛋白在血琼脂平板中转化为高铁血红蛋白。草绿色链球菌菌落在外观上与之相似，可通过奥普托欣敏感性与肺炎球菌相鉴别

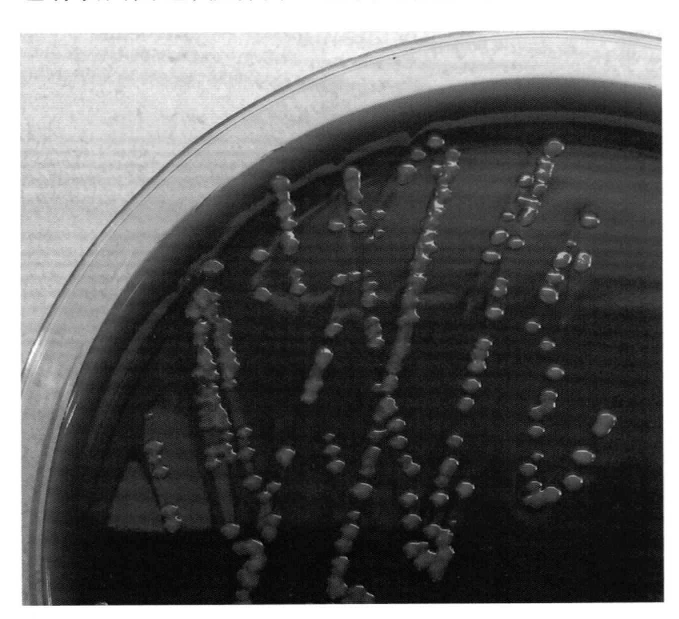

图 2-5 卡他莫拉菌在血琼脂板上生长。注意在菌落周围完全没有发生溶血（γ-溶血）

皮细胞结合和生物膜的形成非常重要。在黏膜上定植后,卡他莫拉菌可侵入上皮细胞,但其确切机制尚不清楚[18]。在体内也观察到这种情况,如卡他莫拉菌已在患者的腺样体和扁桃体标本中得以鉴别。

绝大多数卡他莫拉菌分泌一种 β-内酰胺酶,可对单独使用氨苄西林治疗产生耐药性。成功的治疗需要青霉素联合 β-内酰胺酶抑制剂,或者如果首选 β-内酰胺抗生素,则可选择头孢菌素,或者使用其他类别的抗生素。

流感嗜血杆菌

流感嗜血杆菌是一种生长条件苛刻的、脆弱的、革兰氏阴性、氧化酶阳性的杆菌,其生长需要 V(烟酰胺腺嘌呤二核苷酸)及 X(血红素)两种因子才能生长。它通常无法在羊血琼脂培养基中生长,但在含有溶解的红细胞的巧克力琼脂中生长良好(图 2-6)。流感嗜血杆菌存在 6 个荚膜血清型(a 至 f),历史上,B 型流感嗜血杆菌(Hib)是最具侵袭性的病原菌。在美国,针对 Hib 的常规儿童免疫接种实际上消灭了这种病毒的侵袭性疾病。大多数由流感嗜血杆菌引起的感染,如急性中耳炎,是由无荚膜不可分型的菌株引起的[19]。不可分型的流感嗜血杆菌有许多与卡他莫拉菌相似的毒力因子,卡他莫拉菌是其在上气道黏膜定植时的竞争对手。细菌表面的菌毛结合宿主细胞和细胞外基质成分。外膜蛋白 P2 表现出抗原变异,以避免被抗体识别,在机体存在免疫应答的情况下,使慢性感染得以持续[20]。另一组被广泛研究的黏连蛋白是自身转运蛋白[20,21]。HapA 就是其中之一,它是一种促进细菌聚集和附着在呼吸道上皮细胞的蛋白[21]。

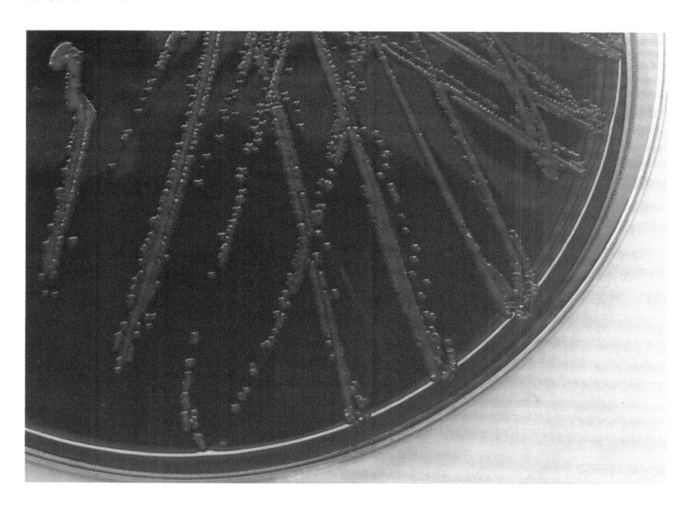

图 2-6 流感嗜血杆菌在巧克力琼脂板上生长。流感嗜血杆菌生长条件苛刻,需要生长因子 V 和因子 X。在添加裂解红细胞的巧克力琼脂中存在这些生长因子

据推测,流感嗜血杆菌通过多种内吞途径侵袭上皮细胞,这一过程需要肌动蛋白。流感嗜血杆菌还能穿透细胞间的上皮细胞层,破坏紧密连接,而不会导致细胞死亡。除了造成侵袭性疾病外,来自动物模型和患者的有力证据表明,流感嗜血杆菌的某些不可分型菌株通常和其他细菌共同存在于生物膜中[22]。由 HapA 促进细菌在上皮细胞表面聚集,有利于生物膜的初步形成。细胞外的 DNA 使生物膜更加稳定,使得生物膜甚至可以在被激活的中性粒细胞产生的 NET 内存活[22]。不可分型的流感嗜血杆菌可以在术中切除的扁桃体内分离出来,表明这些菌株在体内的长期生存能力[15]。有趣的是,低浓度的抗生素促进流感嗜血杆菌生物膜的形成,这一现象的临床意义需要仔细考虑。

化脓性链球菌

A 组链球菌是一种过氧化氢酶阴性、革兰氏染色阳性、使用革兰氏染色观察呈长链状排列的球菌。它在血平皿中培养表现为 β-溶血(完全性溶血),它区别于其他 β-溶血性链球菌的是对杆菌肽敏感。化脓性链球菌是一种能引起咽炎和侵袭性软组织疾病的人类病原体,它能在皮肤和咽喉处定植和侵入(见表 2-2)。化脓性链球菌引起感染的能力已得到很好的研究,下面将介绍几个最重要的毒力因子。

决定细菌血清型的最常见的毒力因子是表面 M 蛋白。M1 是最常见的血清型之一,也是侵袭性疾病的一个常见的原因。M 蛋白具有多种功能:它可作为黏附素,结合纤维蛋白原以防止被吞噬,并与 DNA 酶 SDA1 和透明质酸酶荚膜一起,阻止被 NETS 杀伤,在最初的中性粒细胞反应中提高存活率[23]。中性粒细胞的反应也被 SpyCEP 所削弱,SpyCEP 是一种分解白介素-8 的蛋白酶,而白介素-8 是一种强效的趋化因子,可将中性粒细胞吸引到感染部位。吞噬作用也被 IgG 肽酶抑制剂 IdeS 所抑制,该抑制剂可裂解与化脓性链球菌表面相关的 IgG 的重链,从而破坏调理作用[23]。链球菌溶血素 O 是一种临床医师熟悉的可形成孔洞的细胞溶血素,因为它的抗体被用来记录最近的化脓性链球菌感染。链球菌溶血素 O 也可诱导免疫细胞凋亡,并促进细菌进入无菌区域。化脓性链球菌的菌株也可产生多种超抗原,这些超抗原是一些分子,在 MHC 囊外与 T 细胞相结合,会引发深刻的免疫反应,从而导致中毒性休克综合征等临床症状[24]。

化脓性链球菌是一种模式系统,通过这一系统可以理解毒力因子的调节,而毒力因子可以促进急性感染以及有利于生物膜的形成[23,24]。化脓性链球菌毒

力的主要调节因子是CovS/CovR二元反应调节系统。大多数致病菌所使用的二元系统只有一种蛋白质——一种感应激酶，它能感知来自环境的信号，并通过使成对的反应调节因子磷酸化来做出反应，从而改变特定基因的转录。CovS/CovR蛋白控制着前面讨论的大部分化脓性链球菌的毒力因子，它们作为一种开关调节基因编码蛋白，而这些蛋白有利于定植和生物膜形成或毒力因子产生和急性侵袭性感染。

例如，CovS/CovR可上调半胱氨酸蛋白酶SpeB，后者可降解宿主免疫因子，如抗体、抗菌肽和前细胞因子，同时也可降解细菌毒力因子。SpeB的活性抑制免疫反应和细菌的侵袭性，有利于细菌在上气道的定植。当SpeB活性降低时，细菌毒力因子的产生和宿主炎症反应升高，促进侵袭性疾病的发生。当比较临床分离的菌株中引起较严重疾病（低SpeB，毒力因子增加）和引起轻型疾病（高SpeB，毒力因子产生减少）的SpeB活性时，发现了存在这种反向关系[23]。其结果就是，CovR/CovS突变体的SpeB表达量较低，毒性增强，但更难在黏膜表面定植。事实上，临床分离株也是如此。CovR还抑制荚膜的产生，所以CovR突变体具有更大的荚膜，并显示出更强的侵袭能力。但是，这些大的荚膜不能很好地与黏膜表面结合，从而减少了细菌在上气道的定植和生物膜的形成，使细菌更容易从表面被清除[23]。这个例子强调了细菌是如何通过严格调控基因表达来适应不断变化的环境的。最初的表面黏附所需的细菌蛋白在以后的感染过程中往往没有什么价值，因为入侵需要破坏组织。

金黄色葡萄球菌

金黄色葡萄球菌是一种革兰氏染色阳性、过氧化氢酶和凝固酶阳性的细菌，在革兰氏染色下，菌落形态呈典型的簇状。重要的是，当从最初的临床标本如脓肿中培养分离时，金黄色葡萄球菌可能以双球菌或单个细菌的形式出现。在对革兰氏阳性球菌进行革兰氏染色时，如果没有出现成簇聚集，并不排除金黄色葡萄球菌，特别是在免疫反应活跃的情况下。在血平皿中，金黄色葡萄球菌表现为β-溶血（完全性溶血），并且许多菌落有金色或褐色的外观（图2-7），与此相反，凝固酶阴性葡萄球菌一般为γ-溶血（不溶血）。

甲氧西林敏感的金黄色葡萄球菌（MSSA）和耐甲氧西林金黄色葡萄球菌（MRSA）均可在皮肤和鼻黏膜上定植，引起侵袭性疾病。当金黄色葡萄球菌表达*MecA*基因编码青霉素结合蛋白PBP2a时，耐甲氧西林发生，而该蛋白在MSSA菌株中不存在。MecA被发现存在于一个染色体盒中，通常与其他抗菌耐药基因一起，可以通过水平基因转移转移给其他金黄色葡萄球菌菌株。MRSA和MSSA都有大量有助于定植和致病的毒力因子，以下选取其中的部分进行重点介绍。

图2-7 β-溶血性金黄色葡萄球菌。在血琼脂板上生长时，金黄色葡萄球菌产生溶解红细胞的溶血素，并在细菌菌落周围发生完全性溶血（β-溶血）

金黄色葡萄球菌有许多微生物表面成分识别黏附基质分子（MSCRAMM），这些分子结合细胞外基质成分，如纤维连接蛋白和胶原，使其能够与宿主黏附。蛋白A是一种MSCRAM，它密切参与与免疫反应的互动过程，通过结合IgG来阻止调理作用、C3补体途径以及肿瘤坏死因子α的受体。多种超抗原的作用是破坏中性粒细胞向感染部位的迁移，一些分子通过抑制转化酶使补体失活[25]。

除了黏附素外，金黄色葡萄球菌还表达多种致病毒素。其中被研究得最充分的是PVL毒素，这是一种由LukS和LukF蛋白组成的成孔毒素，需要与宿主受体相互作用来溶解白细胞。虽然许多研究将PVL阳性的金黄色葡萄球菌与更严重的侵袭性疾病联系起来，但其他研究却得出了不同的结论[26]。研究结果可能取决于使用的动物模型，感染的位置，以及菌株中是否存在其他毒力因子[26]。金黄色葡萄球菌还表达溶解红细胞的α和δ溶血素。δ-毒素是金黄色葡萄球菌分泌的一类具有细胞溶解特性的酚溶性调节肽[27]。金黄色葡萄球菌的凝固酶活性应归因于两种酶，它们促进纤维蛋白凝块的产生，即结合凝血酶原和将纤维蛋白原转化为纤维蛋白。当细菌附着在导管等物体的表面时，这些纤维蛋白凝块会促进脓肿的形成并促进生物膜的产生。这种活性可被葡萄球菌激酶所抵消，该激酶可将纤溶酶原转化为纤溶酶，从而导致纤维蛋白凝块的分解。这一过程使得细菌可以从血凝块中被释放[27]。

除 MRSA 外，金黄色葡萄球菌还可对其他多种常用的抗葡萄球菌药物产生耐药性，如克林霉素和甲氧苄氨嘧啶甲噁唑。幸运的是，对万古霉素的高水平耐药在金黄色葡萄球菌中几乎不存在。当怀疑为金黄色葡萄球菌感染时，了解当地的抗菌药物耐药性模式是选择经验性治疗的关键。一旦明确了致病微生物，最初的抗生素治疗方案可以根据敏感性试验加以调整。

牙齿、口腔和咽部常见的细菌病原体

草绿色链球菌

草绿色链球菌是革兰氏阳性菌，溶血表现为 α-溶血，会在菌落周围产生绿色，并由此得名（viridis 在拉丁语中为“绿色”）。少数情况下，这些菌种也表现为不溶血（γ-溶血），或者是 β-溶血（咽峡炎链球菌）。常见的草绿色链球菌包括轻型链球菌、咽峡炎链球菌、变异链球菌群、唾液链球菌、牛链球菌。与肺炎球菌不同，草绿色链球菌的生长不受奥普托欣的抑制，并且菌落不溶于脱氧胆酸盐（胆汁）。草绿色链球菌是健康人类口腔中最常见的定植菌（见表 2-1）[28]。草绿色链球菌和龋齿的形成有关，并且当其作为病原体侵入头颈部筋膜层面时，就会形成脓肿。此外，草绿色链球菌菌血症是造成亚急性天然/人工瓣膜心内膜炎的一个已知病因。

草绿色链球菌的毒力因子还没有被很好地研究，以下所述为一些已知的毒力因子。当细菌在口腔黏膜表面进行初始定植的过程中，草绿色链球菌产生一系列与肺炎球菌相似的黏附素。有趣的是，IgA 抗体似乎是菌株特异性的，当一个菌株被清除后，另一个菌株通过克隆和抗原差异取代它，而抗原多样性是通过不同链球菌物种间的基因重组而实现的。此外，一些菌种还具有 IgA1 蛋白酶[29]。草绿色链球菌是口腔黏膜表面定植的细菌中激烈的竞争者，它可以产生对其他微生物有杀菌活性的细菌素，杀死毒性更强的链球菌和葡萄球菌。

目前的文献还没有完全阐明，哪些特征使草绿色链球菌在某些宿主和宿主位置（口腔）表现为共生病原体，而在其他宿主或宿主位置表现为病原体。然而，变异链球菌不同的毒力因子有助于解释其作为病原体的多样性。在口腔中，变异链球菌的胞外酶产生的多糖是不溶性基质的主要成分，菌斑生物膜在该基质上形成，龋齿在该基质上发展[30]。在血液中，变异链球菌表达两种噬菌体编码蛋白（PblA 和 PblB），它们直接与血小板结合，并参与亚急性心内膜炎的发病[29]。K 型链球菌产生一种胶原结合蛋白，它与受损的脑血管相互作用，将缺血性中风转换为出血性中风[31]。

放线菌属

放线菌属是兼性厌氧、无芽孢、丝状的革兰氏阳性杆菌，通常定植于口咽部。尽管单个细菌是丝状的，但它们的菌落形成的确是像真菌样的菌丝分支网络。放线菌在自然条件下生长缓慢，并且不耐酸，借此可与诺卡菌相鉴别。放线菌属在口腔局部就可以致病，同时也可以穿破筋膜层，形成脓肿。在已确认的大量放线菌的种类中，最常见的病原体包括衣氏放线菌（*Actinomyces israelii*）、黏液放线菌（*A. viscosus*）、内氏放线菌（*A. naeslundii*）、苏黎世放线菌（*A. turicensis*）和纽氏放线菌（*A. radingae*）。当放线菌属进入血液，或者被吸入肺部组织，可以引起全身性疾病。放线菌属引起的局部感染通常在牙齿和牙龈水平。放线菌属可从龈上菌斑和根面龋中分离出来，它们与牙龈炎的发生有关[32]。

当正常黏膜屏障被破坏时，感染可以发生扩散，造成临近窦腔通道的脓肿。这些脓肿最常见于面部和颈部，为面颈部放线菌病，但也可发生于整个胸部、腹部、骨盆和中枢神经系统。对放线菌属的毒力因子的了解目前还比较有限。一种假说认为，细胞壁脂蛋白通过 TLR2 诱导过度的免疫反应，导致疾病向黏膜外扩展[32]。此外，细胞壁肽聚糖最近已被证明可诱导牙槽骨吸收和破骨细胞形成，此外还可招募炎症细胞因子[33]。

普雷沃菌属

普雷沃菌属是小型厌氧革兰氏阴性杆菌，在头颈部不同区域微生物组的深度测序时被识别（见表 2-1）。与人类疾病联系最紧密的普雷沃菌包括：中间普雷沃菌（*Prevotella intermedia*）、产黑素普雷沃菌（*P. melaninogenica*）、二路普雷沃菌（*P. bivia*），变黑普雷沃菌（*P. nigrescens*），以及解糖胨普雷沃菌（*P. disiens*）。中间普雷沃菌和牙周炎关系紧密，通常和牙龈卟啉单胞菌及伴放线放线杆菌联合作用[34]。普雷沃菌属还与慢性鼻窦炎、中耳感染、脑脓肿及腹腔脓肿相关。当普雷沃菌属从共生菌转化为致病菌时，其毒性机制包括：黏膜附着，免疫系统逃避，以及更多毒力因子的产生。中间普雷沃菌可以使用蛋白水解酶干扰补体介导的细菌杀伤作用[34]。有趣的是，一项研究表明，与健康个体口内获得的细菌相比，从临床样本中分离的致病性中间普雷沃菌的蛋白水解活性水平升高[35]。

普雷沃菌属另一个重要的毒力因子是EPS。如前文所述,EPS为生物膜的形成提供支架,而生物膜的形成是龋病及牙周疾病发展的关键步骤。另外,EPS构成荚膜,有利于黏膜黏附和抵御吞噬[36]。有趣的是,中间普雷沃菌还具有一种至今未被解释的机制,可以失活并杀死中性粒细胞,这样的机制在其他的牙髓病病原体(如具核梭形杆菌、中间葡萄球菌、微小微单胞菌)中并没有被发现[37]。

梭形杆菌属

梭形杆菌属是厌氧细长的革兰氏染色阴性的杆菌。梭形杆菌属有多个种类,而其中和人类疾病关系最密切的是坏死梭形杆菌。这是造成牙周病、扁桃体炎、扁桃体周围脓肿、颈静脉血栓性静脉炎(Lemierre综合征)的致病菌。虽然许多梭形杆菌属的细菌组成了正常的人类口腔菌群,但尚不清楚坏死梭形杆菌是一种共生菌,还是只作为一种病原菌存在[38]。众所周知,坏死梭形杆菌的毒力因子与人畜共患病的感染有关,但它们与人类疾病的关系尚不清楚[38]。黏附素和菌毛在宿主细胞附着中起着重要作用[38]。内毒素和溶血素也是脓肿形成和局部感染组织坏死增加的重要毒力因子[38]。血凝素和一种尚不确定的导致血小板聚集的因素与Lemierre综合征中的血栓形成密切相关。

二氧化碳嗜纤维菌属

二氧化碳嗜纤维菌属是丝状的革兰氏阴性杆菌,其末端呈锥形(纺锤形),该菌嗜二氧化碳,需要增加二氧化碳的水平才能达到理想的生长条件,通常在血琼脂板上需要培养48小时。二氧化碳嗜纤维菌定植于人类的口咽部,和牙周炎、肝脾功能障碍患者的败血症及少数心内膜炎有关。其毒力机制尚不清楚,但是一些菌株产生的EPS可以抑制宿主的补体作用。此外,一些菌株会产生β-内酰胺酶,因此,如果考虑使用β-内酰胺抗生素,对该菌感染的经验性治疗应联合β-内酰胺酶抑制剂[39]。

结论

越来越明显的是,头、颈和口腔中的共生细菌在维持人类健康方面发挥着关键作用。新的DNA测序技术显示共生微生物在口腔和相邻窦腔中普遍存在。当宿主的防御系统(包括表面的保护性上皮屏障)被破坏时,这些共生体就会变得具有感染性。致病菌已进化出类似的策略,成功地在黏膜表面定植,逃避宿主的免疫反应,并侵入软组织。对于头颈部的细菌来说,在定植和急性感染这两个阶段,其毒力因子的表达是不同的。这种严格的调控,加上细菌和宿主免疫系统互相作用以及炎症反应,使得天平在有利于定植和发生有症状的感染之间来回倾斜。

该区域最常见的感染是龋病和牙周病,它们是在细菌共生体增殖、随后毒力因子上调,或者更多致病菌与这些共生体交换遗传信息之后发生的。口腔的局部感染,如龋齿、牙龈炎、牙周炎或脓肿(根尖周或牙周脓肿),可对口腔结构造成严重破坏,从而影响患者的主观感受和社交活动。这些感染可向周围结构扩散,导致危及生命的坏死性感染、严重的脓肿形成,或局部血管并发症(可见于Lemierre综合征),最终出现严重的并发症,甚至死亡。

然而,关于这一主题的新的文献明确显示,龋病和牙周病造成的影响已经超出了口腔的范围,与人体的健康有着深层次的联系。例如心血管疾病、糖尿病、早产和低出生体重。这些关联性目前还知之甚少,许多研究表明口腔内的特定细菌与头颈部以及口腔外的病变之间存在某种联系。例如,龈下生物膜样本中的牙周致病菌和颈动脉内中膜厚度以及非致命性心肌梗死的风险有关[40]。另外,从动脉粥样硬化斑块中,可提取出牙周致病菌的DNA,并培养和分离出了相应的细菌。在一项最有说服力的关联性研究中,唾液中存在高浓度的伴放线放线杆菌的宿主与腮腺中存在低浓度的该杆菌的宿主相比,其冠状动脉疾病的风险增加[40]。目前积极研究的目的是进一步明确,到底是病原体本身,病原体联合相关的免疫反应,还是一个单独的免疫系统介导的过程导致了病变的发生(如动脉粥样硬化斑块)。

回顾20世纪的历史,可以发现学者们进行过相似的努力,试图将头颈部相关的微生物和全身系统性疾病联系起来,如化脓性链球菌、A组链球菌与风湿性心脏病。对于风湿热的病例,20世纪初的研究人员能够确定化脓性链球菌性咽炎与后来被定义为风湿热的全身症状之间存在联系。针对这一重要的关联,经过一个世纪的探索,对风湿热的发病机制的研究目前仍在持续进行。从细菌直接入侵全身器官,到毒素介导的疾病,到目前流行的一种理论认为其发病机制是遗传易感个体的分子模拟导致的一种自身免疫过程[41]。头颈部细菌和系统疾病之间类似的关联同样也令人关注,在深度测序技术的帮助下,未来的工作将致力于阐明这些关系。结果可能是,改变口腔细菌种群的治疗方法会降低常见系统性疾病(如冠状动脉疾病)发生的风险。

(何临海 译)

参考文献

1. Cho I, Blaser MJ: The human microbiome: at the interface of health and disease, *Nat Rev Genet* 13(4):260–270, 2012, http://dx.doi.org/10.1038/nrg3182.
2. Weinstock GM: Genomic approaches to studying the human microbiota, *Nature* 489(7415):250–256, 2013, http://dx.doi.org/10.1038/nature11553. Genomic.
3. Frank DN, Spiegelman GB, Davis W, et al.: Culture-independent molecular analysis of microbial constituents of the healthy human outer ear, *J Clin Microbiol* 41(1):295–303, 2003, http://dx.doi.org/10.1128/JCM.41.1.295.
4. Hilty M, Qi W, Brugger SD, et al.: Nasopharyngeal microbiota in infants with acute otitis media, *J Infect Dis* 205(7):1048–1055, 2012, http://dx.doi.org/10.1093/infdis/jis024.
5. Norder Grusell E, Dahlén G, Ruth M, et al.: Bacterial flora of the human oral cavity, and the upper and lower esophagus, *Dis Esophagus* 26(1):84–90, 2013, http://dx.doi.org/10.1111/j.1442-2050.2012.01328.x.
6. Allen EK, Pitkäranta A, Mäki M, et al.: Bacteria in the nose of young adults during wellness and rhinovirus colds: detection by culture and microarray methods in 100 nasal lavage specimens, *Int Forum Allergy Rhinol* 3(9):731–739, 2013, http://dx.doi.org/10.1002/alr.21191.
7. Jensen A, Fagö-Olsen H, Sørensen CH, et al.: Molecular mapping to species level of the tonsillar crypt microbiota associated with health and recurrent tonsillitis, *PLoS One* 8(2):e56418, 2013, http://dx.doi.org/10.1371/journal.pone.0056418.
8. Keijser BJF, Zaura E, Huse SM, et al.: Pyrosequencing analysis of the Oral Microflora of healthy adults, *J Dent Res* 87(11):1016–1020, 2008, http://dx.doi.org/10.1177/154405910808701104.
9. Clemente JC, Ursell LK, Parfrey LW, et al.: The Impact of the Gut Microbiota on Human Health: An Integrative View, *Cell* 148(6):1258–1270, 2012, http://dx.doi.org/10.1016/j.cell.2012.01.035.
10. Brook I: The impact of smoking on oral and nasopharyngeal bacterial flora, *J Dent Res* 90(6):704–710, 2011, http://dx.doi.org/10.1177/0022034510391794.
11. Gong H-L, Shi Y, Zhou L, et al.: The Composition of Microbiome in Larynx and the Throat Biodiversity between Laryngeal Squamous Cell Carcinoma Patients and Control Population, *PLoS One* 8(6):e66476, 2013, http://dx.doi.org/10.1371/journal.pone.0066476.
12. Aurora R, Chatterjee D, Hentzleman J, et al.: Contrasting the microbiomes from healthy volunteers and patients with chronic rhinosinusitis, *JAMA Otolaryngol Head Neck Surg* 139(12):1328–1338, 2013, http://dx.doi.org/10.1001/jamaoto.2013.5465.
13. Ramakrishnan VR, Feazel LM, Gitomer S, et al.: The microbiome of the middle meatus in healthy adults, *PLoS One* 8(12):e85507, 2013, http://dx.doi.org/10.1371/journal.pone.0085507.
14. Ren T, Glatt DU, Nguyen TN, et al.: 16S rRNA survey revealed complex bacterial communities and evidence of bacterial interference on human adenoids, *Environ Microbiol* 15(2):535–547, 2013, http://dx.doi.org/10.1111/1462-2920.12000.
15. Singh K, Nordström T, Mörgelin M, et al.: Haemophilus influenzae resides in tonsils and uses immunoglobulin D binding as an evasion strategy, *J Infect Dis* 209(9):1418–1428, 2014, http://dx.doi.org/10.1093/infdis/jit593.
16. Kadioglu A, Weiser JN, Paton JC, et al.: The role of Streptococcus pneumoniae virulence factors in host respiratory colonization and disease, *Nat Rev Microbiol* 6(4):288–301, 2008, http://dx.doi.org/10.1038/nrmicro1871.
17. De Vries SPW, Bootsma HJ, Hays JP, et al.: Molecular aspects of Moraxella catarrhalis pathogenesis, *Microbiol Mol Biol Rev* 73(3):389–406, 2009, http://dx.doi.org/10.1128/MMBR.00007-09.
18. Murphy TF, Parameswaran GI: Moraxella catarrhalis, a human respiratory tract pathogen. 49(figure 1), *Clin Infect Dis* 49(1):124–131, 2009, http://dx.doi.org/10.1086/599375.
19. Eldere J Van, Slack MPE, Ladhani S, et al.: Non-typeable Haemophilus influenzae, an under-recognised pathogen, *Lancet Infect Dis* 3099(14):1–12, 2014, http://dx.doi.org/10.1016/S1473-3099(14)70734-0.
20. Geme JWS: Microreview molecular and cellular determinants of non-typeable Haemophilus influenzae adherence and invasion, *Cell Microbiol* 4(4):191–200, 2002.
21. Spahich NA, St Geme JW: Structure and function of the Haemophilus influenzae autotransporters, *Front Cell Infect Microbiol* 1(September):5, 2011, http://dx.doi.org/10.3389/fcimb.2011.00005.
22. Swords WE: Nontypeable Haemophilus influenzae biofilms: role in chronic airway infections, *Front Cell Infect Microbiol* 2(July):97, 2012, http://dx.doi.org/10.3389/fcimb.2012.00097.
23. Cole JN, Barnett TC, Nizet V, et al.: Molecular insight into invasive group A streptococcal disease, *Nat Publ Gr* 9(10):724–736, 2011, http://dx.doi.org/10.1038/nrmicro2648.
24. Lynskey NN, Lawrenson RA, Sriskandan S: New understandings in Streptococcus pyogenes, *Curr Opin Infect Dis* 24(3):196–202, 2011, http://dx.doi.org/10.1097/QCO.0b013e3283458f7e.
25. Zecconi A, Scali F: Staphylococcus aureus virulence factors in evasion from innate immune defenses in human and animal diseases, *Immunol Lett* 150(1-2):12–22, 2013, http://dx.doi.org/10.1016/j.imlet.2013.01.004.
26. Watkins RR, David MZ, Salata RA: *Current concepts on the virulence mechanisms of meticillin-resistant Staphylococcus aureus* 1179–1193, 2012, http://dx.doi.org/10.1099/jmm.0.043513-0.
27. Otto M: Staphylococcus aureus toxins, *Curr Opin Microbiol* 17:32–37, 2014, http://dx.doi.org/10.1016/j.mib.2013.11.004.
28. Bryant JM, Grogono DM, Greaves D, et al.: Whole-genome sequencing to identify transmission of Mycobacterium abscessus between patients with cystic fibrosis: a retrospective cohort study, *Lancet* 381:1551–1560, 2013, http://dx.doi.org/10.1016/S0140-6736(13)60632-7.
29. Mitchell J: Streptococcus mitis: walking the line between commensalism and pathogenesis, *Mol Oral Microbiol* 26(2):89–98, 2011, http://dx.doi.org/10.1111/j.2041-1014.2010.00601.x.
30. Bowen WH, Koo H: Biology of Streptococcus mutans-derived glucosyltransferases: role in extracellular matrix formation of cariogenic biofilms, *Caries Res* 45(1):69–86, 2011, http://dx.doi.org/10.1159/000324598.
31. Nakano K, Hokamura K, Taniguchi N, et al.: The collagen-binding protein of Streptococcus mutans is involved in haemorrhagic stroke, *Nat Commun* 2:485, 2011, http://dx.doi.org/10.1038/ncomms1491.
32. Shimada E, Kataoka H, Miyazawa Y, et al.: Lipoproteins of Actinomyces viscosus induce inflammatory responses through TLR2 in human gingival epithelial cells and macrophages, *Microbes Infect* 14(11):916–921, 2012, http://dx.doi.org/10.1016/j.micinf.2012.04.015.
33. Sato T, Watanabe K, Kumada H, et al.: Peptidoglycan of Actinomyces naeslundii induces inflammatory cytokine production and stimulates osteoclastogenesis in alveolar bone resorption, *Arch Oral Biol* 57(11):1522–1528, 2012, http://dx.doi.org/10.1016/j.

archoralbio.2012.07.012.

34. Potempa M, Potempa J, Kantyka T, et al.: Interpain A, a cysteine proteinase from Prevotella intermedia, inhibits complement by degrading complement factor C3, *PLoS Pathog* 5(2):e1000316, 2009, http://dx.doi.org/10.1371/journal.ppat.1000316.
35. Yanagisawa M, Kuriyama T, Williams DW, et al.: Proteinase activity of prevotella species associated with oral purulent infection, *Curr Microbiol* 52(5):375–378, 2006, http://dx.doi.org/10.1007/s00284-005-0261-1.
36. Yamanaka T, Yamane K, Furukawa T, et al.: Comparison of the virulence of exopolysaccharide-producing Prevotella intermedia to exopolysaccharide non-producing periodontopathic organisms, *BMC Infect Dis* 11(1):228, 2011, http://dx.doi.org/10.1186/1471-2334-11-228.
37. Matsui A, Jin J-O, Johnston CD, et al.: Pathogenic bacterial species associated with endodontic infection evade innate immune control by disabling neutrophils, *Infect Immun* 82(10):4068–4079, 2014.
38. Riordan T: Human infection with Fusobacterium necrophorum (Necrobacillosis), with a focus on Lemierre's syndrome, *Clin Microbiol Rev* 20(4):622–659, 2007, http://dx.doi.org/10.1128/CMR.00011-07.
39. Ehrmann E, Handal T, Tamanai-Shacoori Z, et al.: High prevalence of β-lactam and macrolide resistance genes in human oral Capnocytophaga species, *J Antimicrob Chemother* 69(2):381–384, 2014, http://dx.doi.org/10.1093/jac/dkt350.
40. Hyvärinen K, Mäntylä P, Buhlin K, et al.: A common periodontal pathogen has an adverse association with both acute and stable coronary artery disease, *Atherosclerosis* 223(2):478–484, 2012, http://dx.doi.org/10.1016/j.atherosclerosis.2012.05.021.
41. Benedek TG: The history of bacteriologic concepts of rheumatic fever and rheumatoid arthritis, *Semin Arthritis Rheum* 36(2):109–123, 2006, http://dx.doi.org/10.1016/j.semarthrit.2006.05.001.

第3章　头颈口面部非细菌微生物学

Lydia Aoun Barakat, Maricar Malinis

头颈部会发生多种感染性疾病。非细菌性病因包括病毒、真菌以及寄生虫。本章将对头颈部多种非细菌性感染的临床表现、诊断及治疗进行叙述。

病毒感染

病毒及病毒相关性疾病在头颈部有多种表现，从炎症表现到恶性肿瘤不等。

疱疹病毒

疱疹病毒是双链DNA病毒，可以造成潜伏性感染，并在免疫力抑制状态下重新被激活。根据患者免疫抑制情况的不同，病变可能局限也可能发生扩散。后者常见于人类免疫缺陷病毒（human immunodeficiency virus，HIV）感染/获得性免疫缺陷综合征（acquired immunodeficiency syndrome，AIDS）、实体器官移植及干细胞移植的患者。

在疱疹病毒中，在头颈部可造成典型临床及病理表现的有5种病毒，包括：单纯疱疹病毒（herpes simplex virus，HSV-1及HSV-2），水痘-带状疱疹病毒（varicella zoster virus，VZV），EB病毒（Epstein-Barr virus，EBV），巨细胞病毒（cytomegalovirus，CMV），以及和卡波西肉瘤相关的人类疱疹病毒-8（human herpesvirus 8，HHV-8）。

单纯疱疹病毒

人类是HSV-1和HSV-2的天然宿主。HSV-1最常见于口腔、唇部及眼部感染。而HSV-2更常见于生殖系统感染。这两种病毒的表现常存在重叠。

单纯疱疹病毒通过人与人间的接触传染，包括通过感染性分泌物及感染的黏膜皮肤表面。在最初的感染后，病毒转而潜伏在神经组织中，特别是背根神经节。当宿主遭遇压力、创伤及免疫抑制之后，病毒常重新被激活导致疾病发生。细胞免疫可以在细胞裂解阶段及复制激活阶段遏制感染，而HSV特异性抗体可控制神经元中的HSV的潜伏性感染。在存在细胞免疫抑制（如：AIDS，器官移植，造血干细胞移植）时，疾病会发生扩散。

临床表现

原发HSV-1感染可表现为龈口炎，以疼痛明显的溃疡及水疱为典型症状，病变累及舌、颊、舌下黏膜及腭部（图3-1）。偶尔可合并咽炎。与疾病再激活相比，原发HSV感染经常引起全身症状，病程较长，并且病毒长期释放。

被激活的HSV-1感染经常导致皮肤及黏膜的疾病。唇疱疹是一种局限于嘴唇的疱疹及溃疡。皮肤病损可能会局限于一个皮肤节段，类似于带状疱疹。外伤性疱疹（herpes gladiatorum）是HSV-1感染的皮肤表现，可以累及面部、颈部和手臂；它更常见于摔跤选手和橄榄球运动员[1]。

HSV-1和HSV-2（不常见，可发生于新生儿）感染可波及眼睛，表现为结膜炎、睑缘炎或病毒性角膜炎（角膜溃疡）。睑缘炎是由睑缘及眶周皮肤疱疹引起

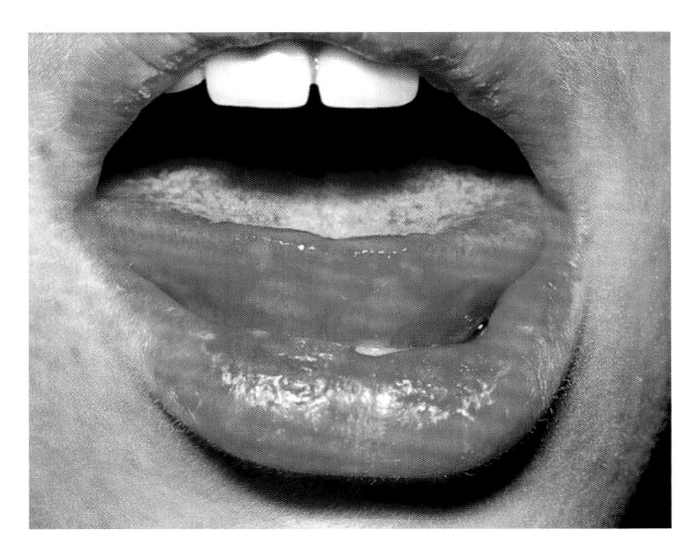

图3-1　唇、舌单纯疱疹（From Regezi JA，Sciubba JJ，Jordan RCK：*Oral pathology：clinical pathologic correlations*，ed 6，St Louis，2012，Saunders.）

的。角膜溃疡和瘢痕会导致潜在的视力丧失。虽然罕见，但HSV感染导致的急性视网膜坏死是一种潜在的致盲性疾病。

诊断

单纯疱疹病毒感染的诊断技术包括Tzanck涂片、病毒培养、血清学检查、免疫荧光染色法和聚合酶链反应(polymerase-chain reaction,PCR)实验[2]。Tzanck涂片检查通过对刮取的样本进行检查来评估细胞病变效应。然而，Tzanck涂片不能鉴别HSV-1、HSV-2及VZV，因为这些病毒都可以造成相似的细胞病变。病毒培养可以用来鉴别各种疱疹病毒。刮取的碎屑可以经免疫荧光法检查疱疹病毒抗原。血清学检查有助于鉴别HSV-1和HSV-2。而实时PCR是在临床标本中确诊HSV感染的一种敏感方法。

治疗

抗病毒药物包括阿昔洛韦、伐昔洛韦及泛昔洛韦。这些抗病毒药物可以干扰病毒DNA的合成。相比阿昔洛韦，泛昔洛韦和伐昔洛韦的生物利用率更高，所需的剂量也较少。对于疾病频繁发作的患者，药物长期的抑制作用可以使HSV临床发作的次数减低。病毒对阿昔洛韦及其类似药物耐药的情况可能存在，但是并不常见。如果病人经过标准治疗，情况没有改善，则需要考虑进行阿昔洛韦及其类似药物(如膦甲酸和西多福韦)的耐药性试验。

水痘-带状疱疹病毒

水痘-带状疱疹病毒(VZV)是一种有两种独特临床表现的疱疹病毒：水痘和带状疱疹。初次感染病毒表现为水痘，常见于儿童，通过吸入感染者的呼吸道分泌物或通过直接接触皮肤黏膜病变获得。带状疱疹是已经经历过初次感染个体的再发感染。在初次感染之后，VZV病毒进入背根神经节潜伏，直到被激活，与HSV类似。

临床表现

初次感染表现为皮疹，它开始是一个红色丘疹，之后演变成水疱或大疱。病变在3~4天内转变为脓疱，在7~10天内结痂。初次感染后，瘢痕可以持续存在数月或数年。疾病再发时，病变常按照皮节分布。在膝状神经节潜伏的病毒激活时，可以表现为拉姆齐-亨特综合征(Ramsay Hunt综合征)，其特点是面神经麻痹、耳朵和面部疼痛及耳道疱疹病变。病毒激活累及三叉神经眼支可以导致眼部疱疹，如结膜炎、角膜溃疡，后者可导致视力丧失。与HSV类似，VZV感染也可出现急性视网膜坏死。有眼部表现的VZV感染可能危及视力，因此需要紧急诊断和治疗。10%~15%的带状病毒感染患者会出现疱疹后神经痛，并可在初次皮疹之后持续数月。疱疹后神经痛可表现为疼痛、麻木、感觉迟钝以及触摸痛，可沿受累皮节分布(图3-2)。

诊断

单独基于临床表现就可明确诊断。直接免疫荧光试验和PCR等实验室检查，有利于区分HSV和VZV，它们可能会有相似的临床表现。

治疗

支持治疗是初次感染治疗的基础。对于已发展为带状疱疹的患者，应考虑在出现临床表现的72小时内，使用阿昔洛韦、伐昔洛韦、泛昔洛韦进行抗病毒治疗。早期的干预治疗可以缩短症状的持续时间，并降低发生疱疹后神经痛的风险。

EB病毒

EB病毒(EBV)是一种普遍存在的疱疹病毒，在成年人中血清检出率达90%。儿童时期EB病毒感染大多数没有临床表现。由于病毒经口腔播散要持续很长时间，直接接触唾液可引起传播。在初次感染后，病毒潜伏于B细胞中。

临床表现

传染性单核细胞增多症最常在EB病毒初次感

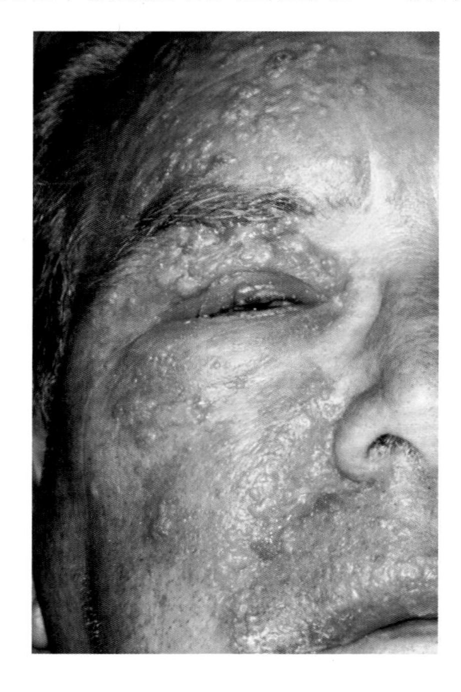

图3-2 面部带状疱疹(From Neville BW, Damm DD, Allen CM, et al: *Oral and maxillofacial pathology*, ed 4, St Louis, 2016, Saunders.)

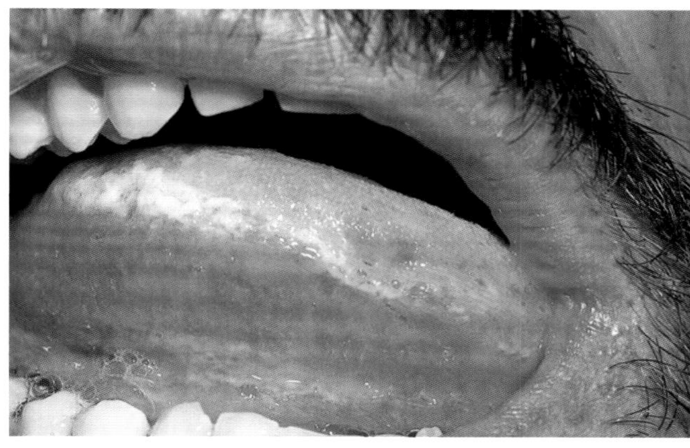
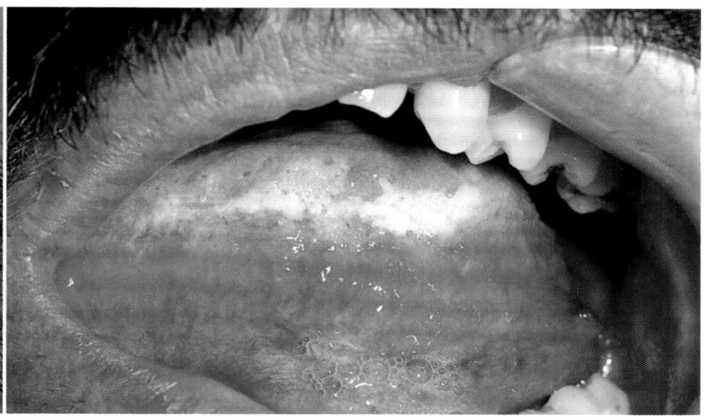

图 3-3　EB 病毒相关的口腔毛状白斑（From Regezi JA，Sciubba JJ，Jordan RCK：*Oral pathology：clinical pathologic correlations*，ed 6，St Louis，2012，Saunders.）

染后发病，其特征为发热、乏力、咽扁桃体炎、淋巴结肿大以及外周血中异型淋巴细胞增多。淋巴结肿大通常累及颈后淋巴结，常对称发病。这是一种自限性的综合征。当使用抗生素后，例如最常为使用阿莫西林或氨苄西林后，会出现广泛的斑丘疹。如果存在嗜异性抗体（凝集绵羊或马红细胞的 IgM 型抗体）和与感染性单核细胞增多症相符的症状，则可以确诊为 EBV 感染。如果嗜异性抗体阴性，血清检测存在病毒衣壳抗原的 IgM 抗体，可确诊为急性感染。

口腔毛状白斑是 EBV 感染口腔鳞状上皮的结果，可见于免疫缺陷，包括 HIV 感染的患者（图 3-3），其表现为白色粗糙无痛性斑块样病损，常见于舌侧缘，也可累及颊黏膜及牙龈。斑块不能被擦去，这一点和念珠菌感染不同。根据临床表现即可诊断，但偶尔也会进行活检，以排除其他原因导致的白斑。EBV 和一些恶性肿瘤相关，如伯基特淋巴瘤、霍奇金淋巴瘤、T 细胞淋巴瘤及鼻咽癌。

治疗

单核细胞增多症以支持治疗为主。抗病毒治疗并无益处。在接受抗逆转录病毒治疗后，HIV 感染患者口腔毛状白斑的发病率也会减小。

巨细胞病毒

巨细胞病毒（CMV）是一种普遍存在的疱疹病毒。据统计，在 6 岁前的人群中，CMV 血清阳性率达 60%，并且该比率随年龄而增大，到 80 岁时可达 90%[3]。初次感染可能来自多种途径，如唾液、生殖器分泌物、血液或组织，以及围产期感染。在初次感染之后，病毒在宿主体内潜伏。它可潜伏在大多数细胞及组织中，包括多形核白细胞、T 淋巴细胞、内皮血管组织，唾液腺成纤维细胞和肾上皮细胞。当出现免疫抑制时，如 HIV 感染、器官移植或急性疾病，病毒则可能被重新激活而引起感染。

临床表现及诊断

临床上，对于免疫系统正常的个体，原发 CMV 感染可表现为无症状的疾病或良性 CMV 单核细胞增多症，而后者的特征为发烧、不适、淋巴结肿大，实验室检查可见淋巴细胞增多及存在异型性淋巴细胞。对于 CMV 造成的单核细胞增多症来说，其嗜异性凝集试验为阴性，而 EBV 造成的单核细胞增多症，结果为阳性。与 EBV 相反，CMV 单核细胞增多症，通常不合并渗出性咽扁桃体炎。在使用抗生素后，也会出现斑丘疹。

CMV 食管炎可以表现为吞咽困难和吞咽疼痛。通过对组织内细胞核包涵体的检验可以明确诊断（图 3-4）。对 CMV 的 PCR 检测也可支持诊断。

CMV 视网膜炎常见于严重免疫抑制的患者，例如 HIV/AIDS 患者。HIV 感染的患者 CD4 细胞低于 50

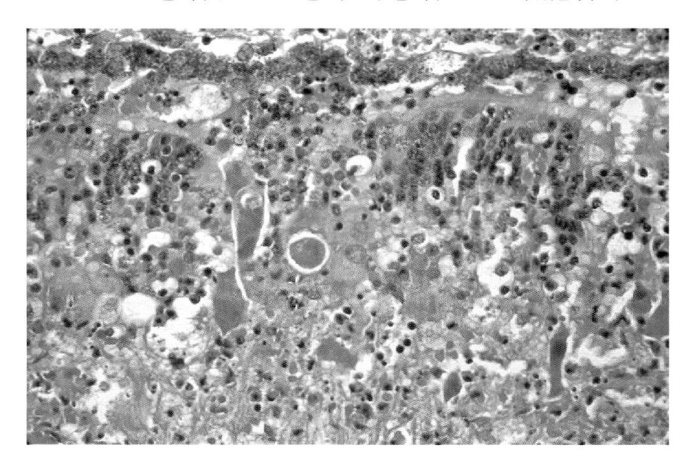

图 3-4　食管组织活检可见巨细胞病毒包涵体（From Gilbert-Barnes E：*Potter's pathology of the fetus，infant and child*，ed 2，St Louis，2007，Mosby.）

个/mm^3,则有患 CMV 视网膜炎的风险。这种视网膜病变也会发生在接受器官或骨髓移植的患者中,但是非常少见。诊断主要靠临床表现。眼底镜检查可见视网膜白色绒毛样渗出伴有视网膜出血(图 3-5)。在 AIDS 患者疾病活动期的血浆内,通过 PCR 检测可发现大量的 CMV[4]。

治疗

CMV 单核细胞增多症是一种自限性疾病,仅需要支持治疗。另一方面,CMV 疾病,例如 CMV 食管炎和 CMV 视网膜炎,需要抗病毒治疗,可以选择静脉注射更昔洛韦,或者口服缬更昔洛韦。诱导剂量持续 21 天,然后维持治疗。对于 HIV/AIDS 患者,抗逆转录病毒治疗可使 CMV 特异性 T 细胞介导的免疫反应恢复。

人类疱疹病毒-8

人类疱疹病毒-8(HHV-8),或者卡波西肉瘤相关性疱疹病毒,是一种 γ 疱疹病毒,被证实与恶性肿瘤相关,包括卡波西肉瘤(Kaposi sarcoma,KS)、原发性渗出性淋巴瘤及巨大淋巴结增生症(Castleman 病)。HHV-8 可感染多种细胞,包括 B 细胞、巨噬细胞、内皮细胞及上皮细胞。在初次感染后,它潜伏于 B 细胞及腺上皮细胞中。在不同的地域,血清阳性率不同。感染常见于男性同性恋者,且与其性伴侣数目相关。当前的文献表明 HHV-8 可以通过唾液传播。

临床表现、诊断及治疗

免疫正常患儿的初次感染以发热性斑疹性皮疹为特征,也可能没有症状[5]。在免疫功能低下时,病毒激发可能导致恶性肿瘤,如 KS。

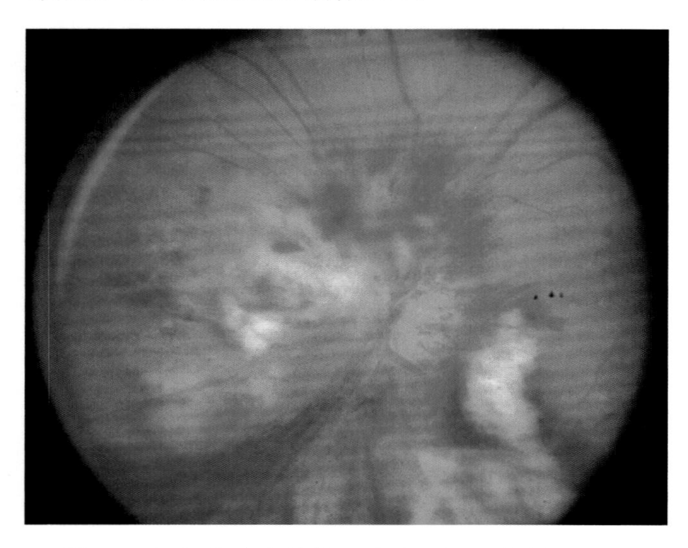

图 3-5 巨细胞病毒性视网膜炎(From Goldman L, Schafer AI: *Goldman's Cecil medicine*, ed 24, Philadelphia, 2012, Saunders.)

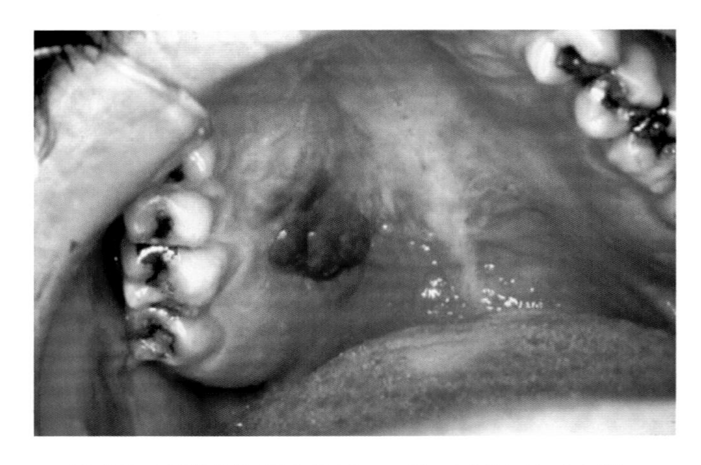

图 3-6 硬腭卡波西肉瘤(From Daniel SJ, Harfst SA, Wilder R: *Mosby's dental hygiene: concepts, cases, and competencies*, ed 2, St Louis, 2008, Mosby.)

KS 是一种血管肿瘤,可分为 4 种类型:经典型(发生于中老年人),地方性(撒哈拉以南非洲),医源性(与免疫抑制药物治疗有关,包括移植患者),和艾滋病相关型(流行性)。

在出现高效抗逆转录病毒治疗之前,与正常人群相比,KS 更常见于 AIDS 患者[6]。KS 可以造成皮肤及内脏的病变。KS 的皮肤病损可累及面部、口腔黏膜、下肢和生殖器。这是一种不痛、不痒、丘疹或斑块样的病变。病变颜色根据血管分布的不同,可以显示为粉红色、红色、紫色及棕色。三分之一的 KS 患者中,口腔也会发生病变(图 3-6)。腭部及牙龈是常见的病变部位。明确诊断需要进行组织活检。AIDS 相关性的卡波西肉瘤治疗主要是通过高效的抗逆转录病毒治疗逆转免疫抑制[7]。少数情况下,需要局部或全身的化疗。

人类免疫缺陷病毒(HIV)

HIV 是一种感染 T 辅助细胞(CD4+)、巨噬细胞及树突状细胞的逆转录病毒。由于病毒的直接杀伤及细胞毒性介导细胞(CD8+)对感染细胞的杀伤,CD4+细胞计数会下降。

HIV 可以通过性接触传播,血液暴露或针头扎伤传播,以及母婴传播。急性 HIV 病毒感染(急性逆转录综合征)的症状包括发烧、不适、颈部淋巴结肿大及类似于传染性单核细胞增多症的咽炎。有这些症状的患者应该进行 HIV 筛查。美国疾病预防与控制中心(CDC)2013 年的指南建议采用第四代抗原/抗体免疫检测法,与验证性 HIV-1/HIV-2 抗体分化测定法进行普遍筛查,并采用 RNA 测定法来解决验证性检测结果为阴性的反应性免疫分析法(图 3-7)[8]。

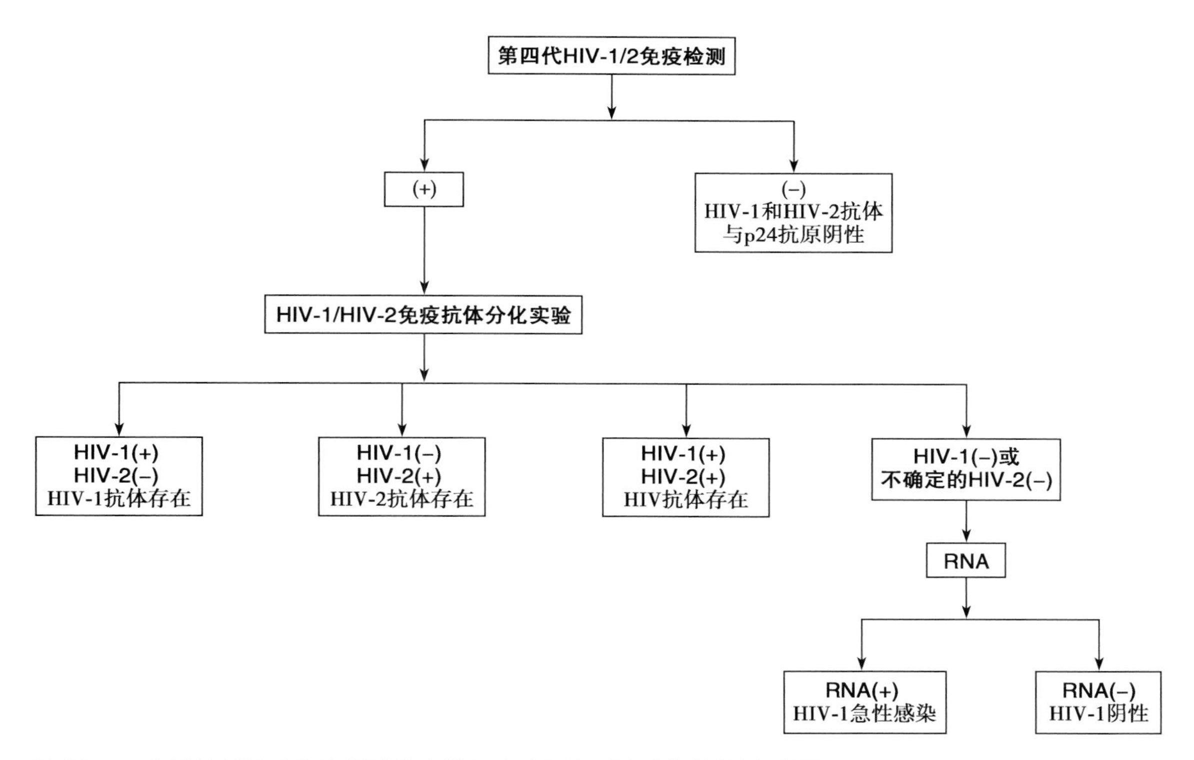

图 3-7 一个新的 HIV 感染诊断试验流程中针对急性 HIV 感染的检测，美国，2011—2013（Reproduced from Centers for Disease Control and Prevention：Detection of acute HIV infection in two evaluations of a new HIV diagnostic testing algorithm-United States，2011-2013. MMWR Morb Mortal Wkly Rep 62：489，2013.）

由于 CD4+T 细胞计数减少，感染者容易发生机会性感染。口腔病变，包括念珠菌感染、KS 及毛状白斑，经常提示免疫抑制的程度。其他常见的头颈部病变包括阿弗他口腔溃疡、牙周疾病、非霍奇金淋巴瘤及淋巴结肿大。根据免疫抑制情况的不同，疱疹病毒，如 CMV、EBV 会被激发。

治疗

HIV 治疗的核心是抗逆转录病毒治疗。目前来自美国卫生与公共服务部（DHHS）以及国际抗病毒协会-美国分会的指南建议对所有 HIV 感染的患者进行治疗，不考虑 CD4 细胞计数的变化。药物选择、实验室监测和病人评估等指南所涉及的内容已超出了这本书的范围，但可在网站 http://www.ias-usa.org 和 http://www.aidsinfo.nih.gov 找到详细资源。

人乳头状瘤病毒（HPV）

人乳头状瘤病毒（HPV）是一种双链 DNA 病毒，可以感染人体的复层鳞状上皮，并引起良恶性肿瘤。目前已经发现至少 184 种病毒类型。特定的 HPV 类型在感染皮肤及黏膜方面有偏好。

临床表现、诊断和治疗

最常见的临床表现是皮肤 HPV 感染，通常被称为疣。皮肤疣可以通过亲密接触传播。扁平疣好发于面部、颈部及手部（图 3-8）。可表现为多发的、轻微隆起的丘疹，其外形不规则、表面光滑。疣的诊断主要依靠临床检查。治疗包括使用角质剥脱剂（如：水杨酸）、冷冻治疗或激光手术治疗。

黏膜 HPV 可以引起数种口腔病变。HPV-6、11、16 型感染会引起鳞状上皮乳头状瘤；HPV-2、4、57 型感染会引起寻常疣；HPV-3、13 型感染会引起局部上皮增生[9,10]。

复发性呼吸道乳头状瘤病是 HPV 感染上呼吸消化道引起的，在幼儿及青年时期发病时，通常会累及喉部。对于幼儿，感染通常是通过感染的产道获得的，其 HPV 类型类似于肛门生殖器疣[11]。对于成年人，复发性呼吸道乳头状瘤的风险与性伴侣的数目的增加和口腔-生殖器接触有关。

HPV 病毒和恶性肿瘤有密切联系。HPV-16、18、31、33、35、39、45、51、52、56、58、59 及 66 型被认为都有高致癌风险[12]。在年轻人群及有高风险性行为的人群中，口咽癌被认为与 HPV 存在关联。

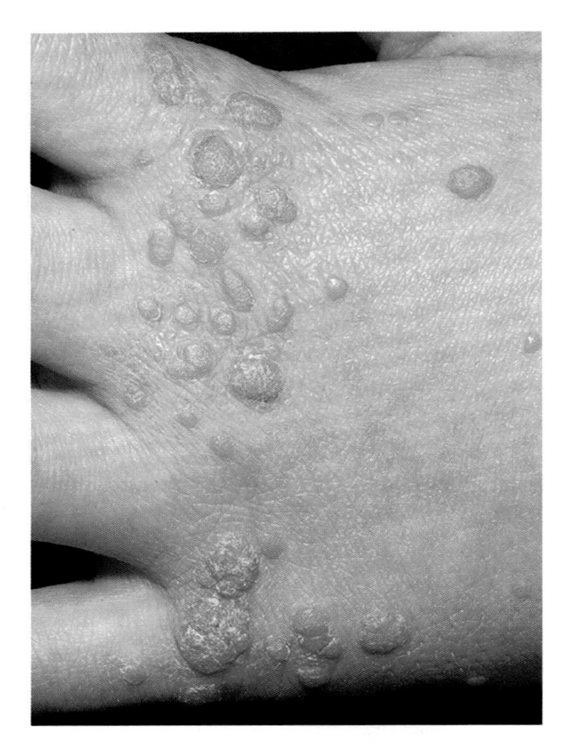

图 3-8 手部扁平疣(From Habif T: *Clinical dermatology: a color guide to diagnosis and therapy*, ed 6 Philadelphia, 2016, Saunders.)

柯萨奇病毒

柯萨奇病毒是一种肠道病毒,可以进一步分为柯萨奇 A 型及 B 型。这种病毒可以通过直接接触或口腔途径传播。在温带地区,全年都可能感染该病毒,但高峰出现在夏天和秋天。柯萨奇 A 型病毒是头颈部重要的病原体,它是疱疹性咽峡炎及手足口病(hand, foot, and mouth disease, HFMD)的常见病因。

临床表现

疱疹性咽峡炎是一种以发热、咽痛、吞咽疼痛及咽喉和软腭黏膜疱疹伴周围红肿为特征的临床综合征(图 3-9)[2]。病变可进一步发展为溃疡。黏膜疱疹持续 5~7 天并可自愈。疱疹性咽峡炎通常由柯萨奇 A 的血清型 1~10、16、22 型病毒,及柯萨奇 B 的血清型 1~5 型病毒引起[13,14]。

手足口病(HFMD)是一种以发热、黏膜疹、皮疹为特征的临床综合征。皮疹出现在黏膜疹后的 1~2 天,受累部位包括手、足、臀部、大腿和手臂,该皮疹的特点是不痛不痒的黄斑、斑丘疹、水疱(图 3-10)[15]。黏膜疹是周围红肿的水疱性溃疡,病变累及舌、腭、颊和牙龈黏膜,但一般不累及口咽(图 3-11)[11],感染 7~10 天

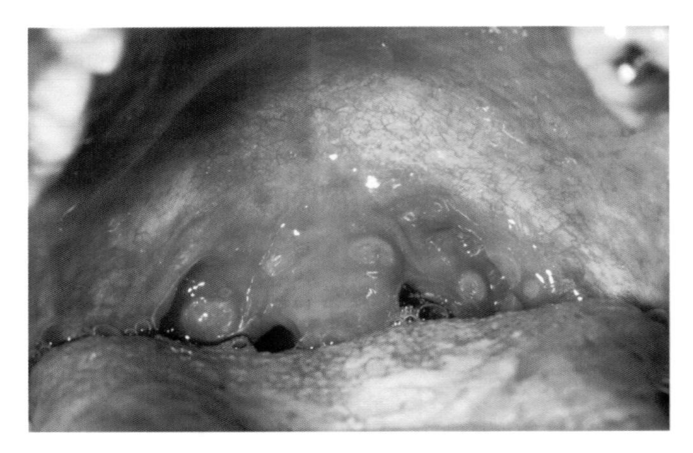

图 3-9 疱疹性咽峡炎(From Neville BW, Damm DD, Allen CM, et al: *Oral and maxillofacial pathology*, ed 4, St Louis, 2016, Saunders.)

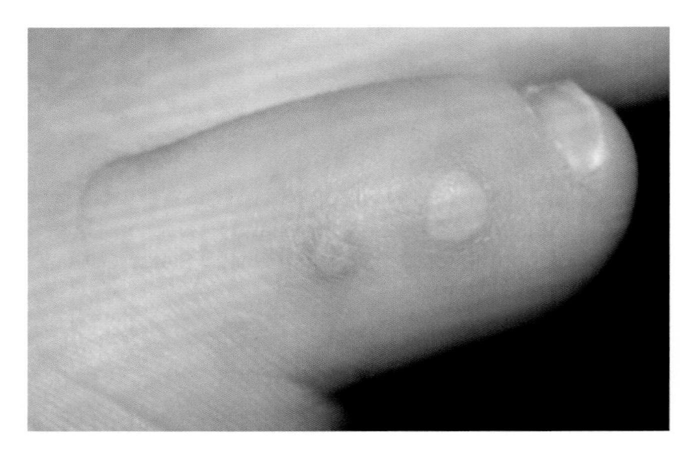

图 3-10 手口足病患者的脚趾皮肤小水疱。(From Neville BW, Damm DD, Allen CM, et al: *Oral and maxillofacial pathology*, ed 4, St Louis, Saunders, 2016.)

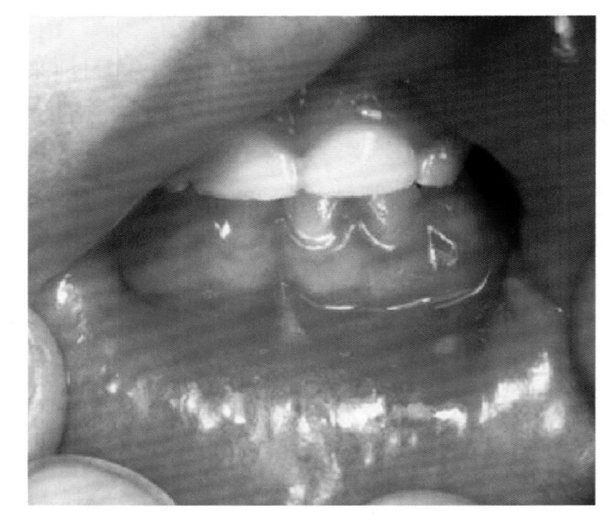

图 3-11 手口足病患者的口腔病变。(From Ferri FF: Ferri's color atlas and text of clinical medicine, Philadelphia, 2009, Saunders.)

内即可自愈。目前已知多种肠道病毒和手足口病相关，但柯萨奇病毒 A16 型与手足口病大规模爆发相关[16,17]。

诊断和治疗

疱疹性咽峡炎和手足口病的诊断主要依据其特征性的临床表现。如果诊断不明确或患者出现并发症，如脑干脑炎、急性松弛性麻痹、无菌性脑膜炎或心肌炎，则需要进行细胞培养或核酸检测（如 PCR），以进一步明确诊断[18]。从喉部、大便、皮疹及黏膜疹的水疱液中获得的样本都可以用于检验。疱疹性咽峡炎和手足口病都是自限性疾病，治疗方案仅限于缓解症状及支持治疗。对于由于口腔病损疼痛、无法进食固体食物和液体的患儿，需要住院治疗，静脉补液避免脱水。本病毒的传播通过洗手即可预防。在医院环境中，除了标准的预防措施外，还应在患病期间实施接触性预防措施。

流行性腮腺炎

流行性腮腺炎病毒是一种属于副黏病毒属的单链 RNA 病毒。只有一种血清型，但存在 13 种基因型[19]。人类是该病毒的天然宿主。流行性腮腺炎具有很强的传染性，可以通过直接接触传播、飞沫传播以及口鼻接种传播。从暴露到出现症状的潜伏期为 16~18 天。患者在发病前的 1~2 天就具有传染性，并且会持续数天。

临床表现

前驱期症状包括低热、不适、厌食、头痛。在 48~72 小时之内，腮腺开始肿大并出现触痛。有时，耳痛可发生于腮腺肿大之前。临床检查可见，肿大的腮腺可遮盖下颌角。对侧腮腺肿大发生于 90% 的患者，但可能会推迟几天出现[19]。患者可出现张口受限和咀嚼困难。在 7 天之内，腮腺恢复原本大小。并发症很罕见，但有时会出现脑膜炎、脑炎、睾丸炎、胰腺炎。

诊断和治疗

临床诊断主要通过暴露史及临床检查。符合以下条件之一，即可明确诊断：流行性腮腺炎病毒特异性 IgM 抗体阳性，血清流行性腮腺炎特异性 IgG 抗体滴度升高四倍或以上，或临床标本（唾液、尿液、精液或脑脊液）中检测出流行性腮腺炎病毒或病毒核酸[20]。该疾病有自限性，治疗主要是对症治疗和支持治疗。

流行性腮腺炎可以通过接种疫苗进行预防，经常和其他疫苗一起接种，如麻疹-腮腺炎-风疹（MMR）疫苗组合。根据免疫实践咨询委员会的指南，第一次注射 MMR 联合疫苗建议在 12 月~15 月大时进行，第二次是在 4 岁到 6 岁期间。

真菌感染

真菌病即为真菌微生物引起的感染。它在感染性

表 3-1 常见的头颈部真菌感染

真菌	种类	感染位置	诊断	治疗
念珠菌	出芽酵母菌	伪膜性角唇炎 白斑 萎缩性念珠菌病	KOH，常规培养	全身或局部使用吡咯类抗真菌药
荚膜组织胞浆菌	酵母菌	舌部溃疡性病变	GMS 染色活检，组织胞浆抗原	伊曲康唑，IV 两性霉素
新型隐球菌	酵母菌	牙龈炎 鼻窦炎 唾液腺肿大	GMS 染色活检，组织培养，隐球菌抗原	氟康唑，IV 两性霉素 +/-氟胞嘧啶
粗球孢子菌	酵母菌	颈部淋巴结肿大，鼻唇沟结节性病变	GMS 染色活检，抗球孢子菌抗体	自限性，氟康唑，IV 两性霉素
巴西副球孢子菌	酵母菌	口腔、喉、咽部的溃疡性/肉芽肿性病变	GMS 染色活检	磺胺类药，IV 两性霉素，酮康唑，伊曲康唑，泊沙康唑
马尔尼菲青霉	酵母菌	皮肤、喉、咽部的皮肤溃疡性或结节性病变	微生物鉴别诊断	IV 两性霉素 +/-氟胞嘧啶
镰刀菌属	酵母菌	鼻窦炎	GMS 染色活检，组织培养	IV 两性霉素，卡泊芬净，伏立康唑，泊沙康唑
曲霉属	霉菌	过敏性鼻窦炎，真菌球，足分支菌病，侵袭性鼻窦炎，耳炎，口腔	GMS 染色活检，组织培养	支持治疗，手术治疗，伏立康唑，IV 两性霉素，棘白菌素
毛霉菌属	霉菌	口腔，鼻脑型白霉菌病	GMS 染色活检，组织培养	手术治疗，IV 两性霉素，泊沙康唑

GMS，六亚甲基四胺银；IV，静滴；KOH，氢氧化钾。

疾病中是一个极少的例外，真菌感染并不会在病人间传播，因此正常情况下并不需要接触隔离。真菌可分为酵母菌、类酵母菌和霉菌。表 3-1 总结了在口面部所涉及的最常见的真菌感染。

酵母菌

念珠菌

由于念珠菌是单细胞存在的真菌，因此将其归类于酵母菌。念珠菌是一种微小（4～6μm）、薄壁、细胞呈卵圆形的真菌，通过出芽方式进行繁殖。它们可从土壤、动物、医院环境和食品中获取。作为人类的正常共生体，通常可在皮肤、胃肠道及女性生殖道中发现，并存在于留置导尿管患者的尿液中。

临床表现

头颈部最常见的念珠菌感染是白色念珠菌感染。表皮完整是预防白色念珠菌感染的重要防御机制。

伪膜性念珠菌病

Berg 在 1841 年确认了真菌是新生儿鹅口疮的致病因素（图 3-12）。念珠菌可在舌及软硬腭形成光滑、乳白色的斑块。这种斑块是由念珠菌、上皮细胞、白细胞、细菌和局部组织碎片组成的伪膜结构。该斑块可被擦去，并留下一个新鲜、渗血、疼痛的表面。慢性黏膜皮肤念珠菌病患者通常存在淋巴系统功能紊乱，而后者使患者面临念珠菌感染的风险。由于在抵抗念珠菌感染中起着重要作用的淋巴细胞及 T 辅助细胞的减少，AIDS 患者同样是口腔念珠菌病的高危人群[21]。其他风险因素包括糖尿病、类固醇激素的应用、抗生素的应用、中性粒细胞减少症和其他免疫抑制因素。

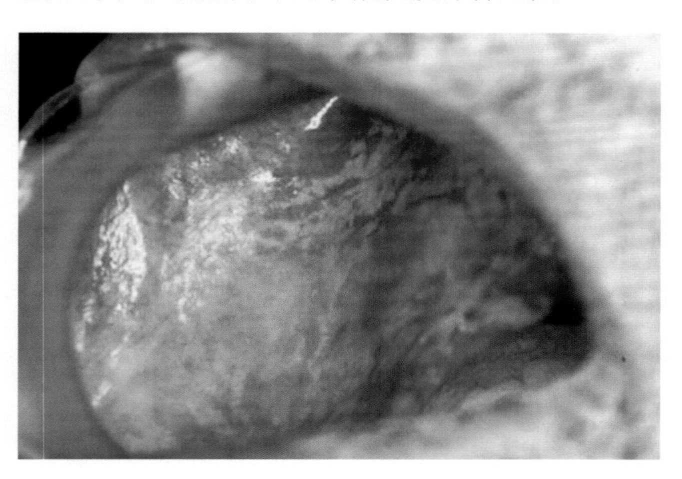

图 3-12 鹅口疮（From Goldman L，Schafer AI：*Goldman's Cecil medicine*，ed 24，Philadelphia，2012，Saunders.）

念珠菌感染的其他口腔表现如下：

- 口角炎，这是一种由念珠菌引起的非特异性的口角炎性反应（图 3-13）。
- 念珠菌性白斑，口腔黏膜表面的致密突起的白色斑块，不能被擦去，好发于舌侧缘，可累及颊黏膜（图 3-14）。
- 急性萎缩性念珠菌病，慢性萎缩性念珠菌病，或“义齿性口炎”，其特点为舌体充血发红，或黏膜变薄。

诊断

酵母菌形成假菌丝，菌丝在革兰氏染色下呈阳性。使用 10% 的氢氧化钾有助于鉴定该微生物。念珠菌在常规血培养瓶和琼脂板上生长良好，不需要特殊的真菌培养基（图 3-15）。

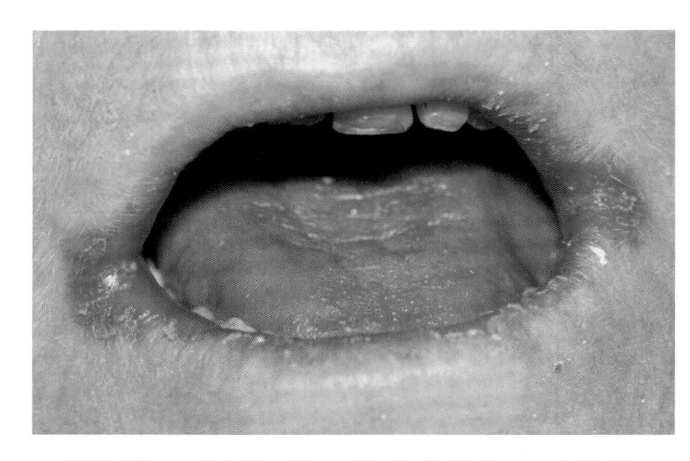

图 3-13 口角唇炎（From Neville BW，Damm DD，Allen CM，et al：*Oral and maxillofacial pathology*，ed 4，St Louis，2016，Saunders.）

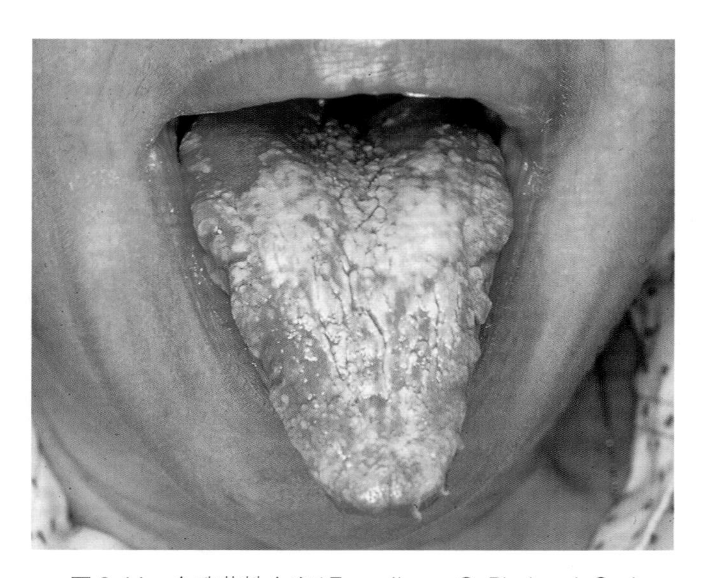

图 3-14 念珠菌性白斑（From Ibsen O，Phelan J：Oral pathology for the dental hygienist，ed 6，St Louis，2014，Saunders.）

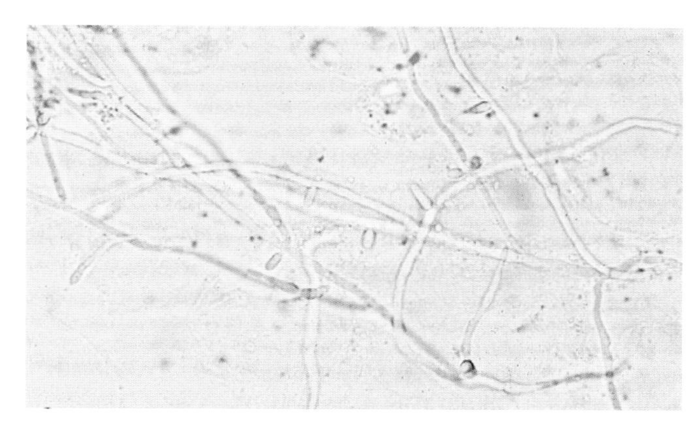

图 3-15　酵母菌型的念珠菌及假菌丝(From Zitelli BJ, McIntire SC, Nowalk AJ: Zitelli and Davis' atlas of pediatric physical diagnosis, ed 6, Philadelphia, 2012, Saunders.)

治疗

口腔念珠菌病的治疗包括局部制剂,例如制霉菌素或克霉唑,或者全身用药,例如氟康唑、酮康唑或伊曲康唑。如果免疫抑制的患者对这些治疗没有反应,则应考虑光滑念珠菌感染的可能性,因为该类念珠菌对氟康唑不敏感。

荚膜组织胞浆菌

荚膜组织胞浆菌是一种双相真菌,最早由 Darling 于 1905 年在巴拿马发现[22]。它在土壤中以霉菌相存在,而在人体中以酵母菌相存在(图 3-16)。感染多发于美国中西部和东南部,特别是从俄亥俄和密西西比河到加拿大的魁北克省和安大略省。组织胞浆菌病通过吸入来自土壤的菌丝成分或其孢子而感染。在免疫缺陷患者中,该菌是机会感染的常见原因。

临床表现

绝大多数口腔病变为溃疡(图 3-17)或结节,可累及皮肤、舌、腭及颊黏膜。临床表现类似口腔鳞状细胞癌。

诊断

组织胞浆菌病的诊断需要从体液和组织中分离出微生物。诊断组织胞浆菌病主要依靠抗原检测和 PCR 分析试验,即通过酶联免疫吸附试验检测血清或尿中的多糖抗原。

组织病理学检查可见巨噬细胞内有芽殖酵母菌存在。特殊染色包括过碘酸希夫(PAS)染色、Gomori

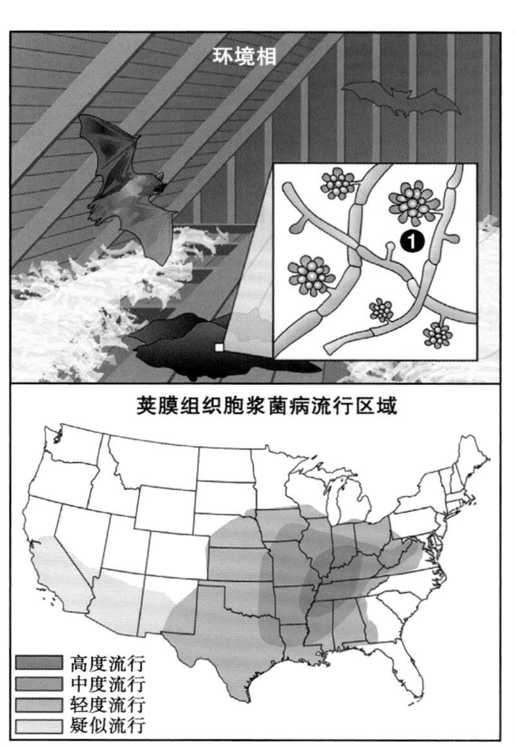

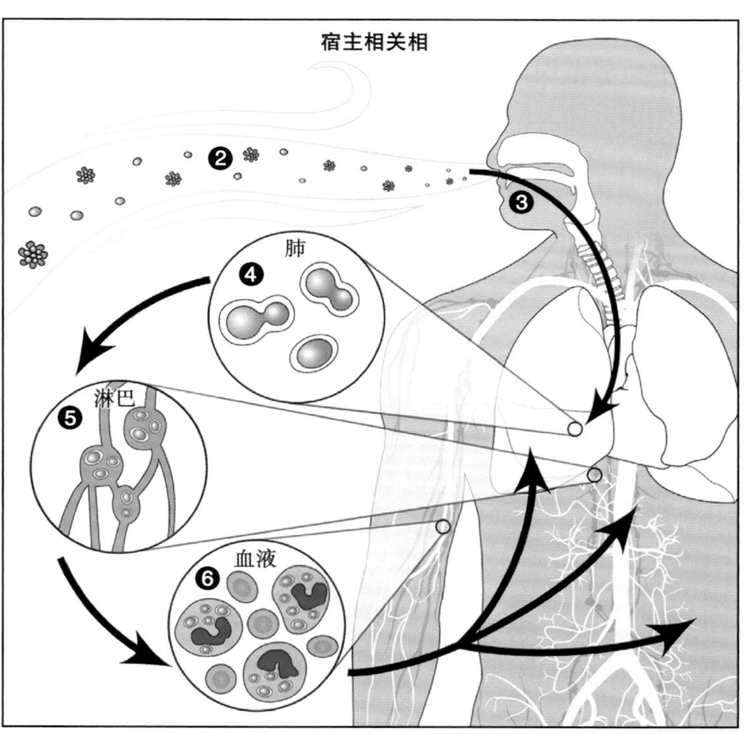

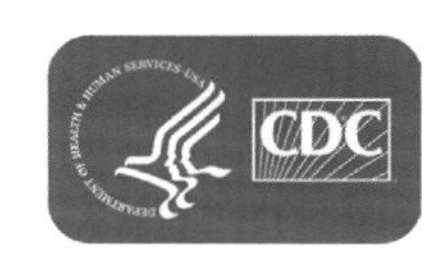

图 3-16　荚膜组织浆胞菌的生物学(From Centers for Disease Control and Prevention, Atlanta, Ga.)

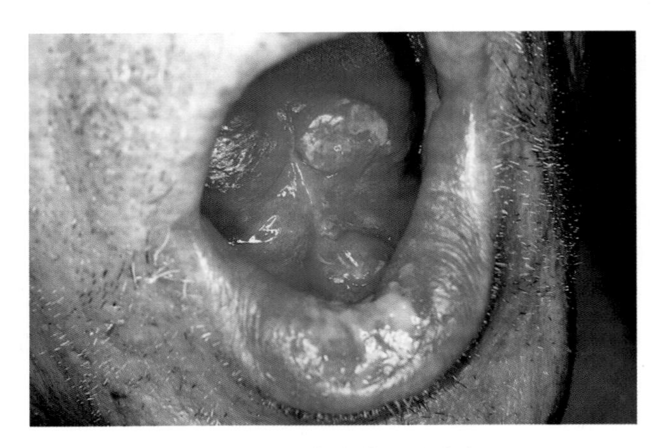

图 3-17 荚膜组织胞浆菌病的口腔病变(From From Regezi JA, Sciubba JJ, Jordan RCK: *Oral pathology: clinical pathologic correlations*, ed 6, St Louis, 2012, Saunders)

六亚甲基四胺银(GMS)染色、Grocott 银染色。

治疗

治疗方案包括口服伊曲康唑和静脉注射两性霉素 B。

新型隐球菌

隐球菌包括 19 种类型。新型隐球菌是一种带荚膜的卵圆形酵母菌(4~6μm),周围由厚达 30μm 的荚膜包裹。在世界范围内,它是免疫抑制宿主体内常见的条件致病菌。新型隐球菌血清型 A 是 AIDS 患者最常见的病原类型。该菌感染主要见于美国西南部和中美洲和南美洲。其传播模式为从环境中吸入酵母而传播,主要来自被鸟粪污染的土壤,也可能于树木或腐烂的木头有关。

临床表现

所有隐球菌很少引起牙龈炎、鼻窦炎和唾液腺肿大。口腔病变为凹坑样不愈合的溃疡,触之疼痛或有易碎斑块。

诊断

新型隐球菌的特征是印度墨水染色下可见球形芽殖酵母及荚膜(图 3-18)。新型隐球菌在实验室琼脂培养下,48~72 小时即可生长。在感染扩散的情况下,血清中隐球菌抗体浓度会增高。

治疗

局限性感染使用氟康唑治疗,弥散性病变使用两性霉素 B 治疗,也可联合氟胞嘧啶。

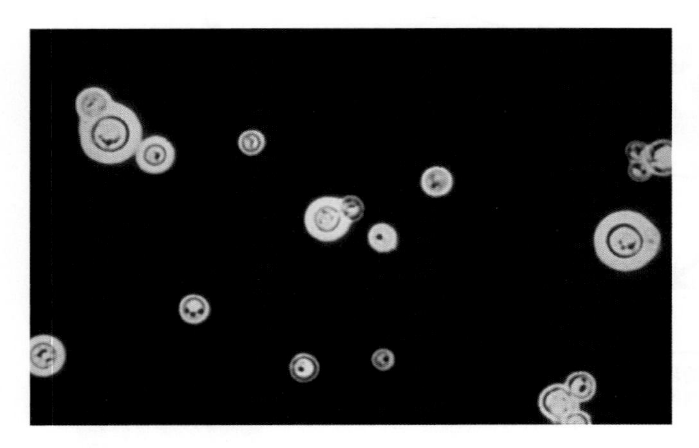

图 3-18 印度墨水染色下的新型隐球菌(From Murray P: *Medical microbiology*, ed 5, Philadelphia, 2005, Mosby.)

粗球孢子菌

孢子菌属是美国西部的某些地区土壤里特有的菌种。粗球孢子菌是一种双相真菌,可以菌丝型或酵母型的形式存在[23]。两种类型均为无性增殖。当分节孢子被吸入时就会发生感染(图 3-19)。

临床表现

肺外的感染发生于免疫抑制的患者,真菌通过血行传播,引起颈淋巴结增大,或面部皮肤溃疡型结节病变,好发于鼻唇沟区域[24]。

诊断

临床标本中检测孢子囊(图 3-20),血清特异性的抗球孢子菌抗体,或是对球孢子菌抗原皮肤试验的皮肤迟发型超敏反应,都可以用于诊断球孢子菌病。

治疗

这是一种自限性疾病。治疗可选用氟康唑或两性霉素 B。

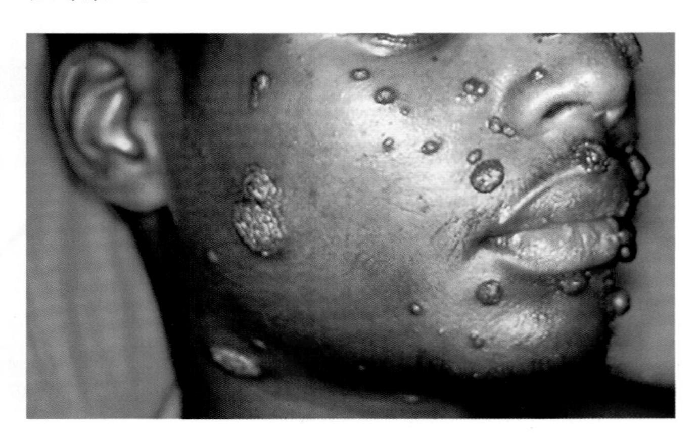

图 3-19 球孢子菌的皮肤病损(From Fitzpatrick JE: *Dermatology secrets plus*, ed 4, Philadelphia, 2011, Mosby. Courtesy James E. Fitzpatrick.)

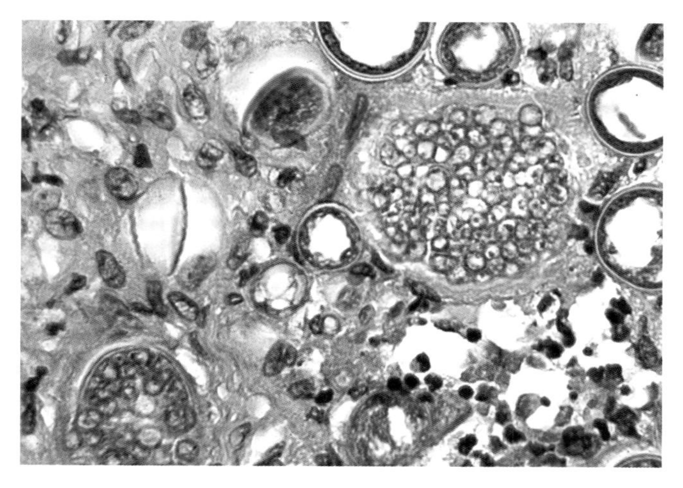

图 3-20　在苏木素-伊红染色的组织中，可观察到球孢子菌属厚厚的圆形荚膜，以及其中的内生孢子（From Kradin RL：*Diagnostic pathology of infectious disease*，Philadelphia，2010，Saunders.）

巴西副球孢子菌

副球孢子菌病是一种最重要的地方性真菌性疾病。根据报告，其只在从墨西哥到阿根廷的拉丁美洲出现。巴西处于流行区域的中心。巴西副球孢子菌是一种温度相关的双相真菌。它表现为尺寸为 4～40μm 的卵圆形酵母菌，被半透明的双轮廓细胞壁包绕，就像一个水手轮。

临床表现

副球孢子菌病是一种多态、进行性的疾病。肺外的病变发生于皮肤、黏膜、淋巴结（主要是颈淋巴结）。口腔、唇、牙龈、舌及硬腭部位可见桑葚样溃疡及肉芽肿，边缘隆起，疼痛。偶然情况下，病变也会发生于鼻（图 3-21）、咽及喉部[25,26]。

诊断

直接镜检可在潮湿标本中发现真菌。GMS 染色用来鉴定在组织活检标本中的真菌（图 3-22）。还可对渗出物和组织进行 PCR 检测。血清学检测有助于进行诊断及随访。而皮肤测试在临床诊断中并不可靠。

治疗

使用磺胺类药物、两性霉素 B，或二者联合治疗并不总是有效。酮康唑有一定的治疗效果。其他可选药物包括伊曲康唑和泊沙康唑。

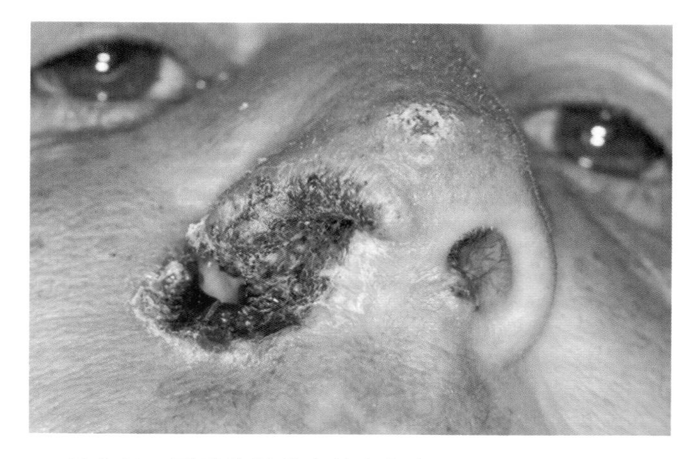

图 3-21　副球孢子菌病的鼻部表现（From Marques SA：*Paracoccidioidomycosis. Clin Dermatol* 30（6）：610-615，2012.）

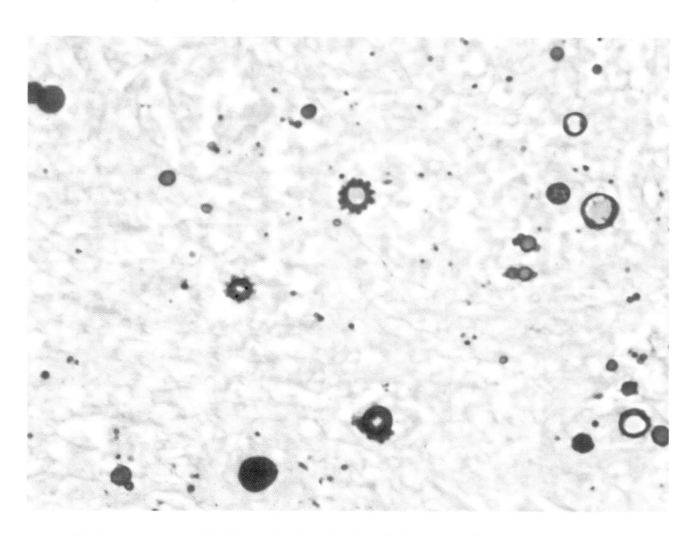

图 3-22　GMS 染色组织中的副球孢子菌（From Kradin RL：*Diagnostic pathology of infectious disease*，Philadelphia，2010，Saunders.）

马尔尼菲青霉

马尔尼菲青霉是一种温度相关的双相真菌，可以引起危及生命的播散性感染。AIDS 病在泰国迅速蔓延使马尔尼菲青霉菌的感染率明显增加。但这种疾病在 HIV 感染者及非感染者中都有报告。其传播途径是吸入孢子感染。

临床表现

皮肤病损包括丘疹、脓疱、结节、溃疡或脓肿，都可发生于面部（图 3-23）。在 AIDS 患者中，病变还可见于腭部及咽部。也可并发出现脓性分泌物、肉芽肿或坏死。

诊断

通过临床表现及流行病学暴露可以做出疑似诊断。

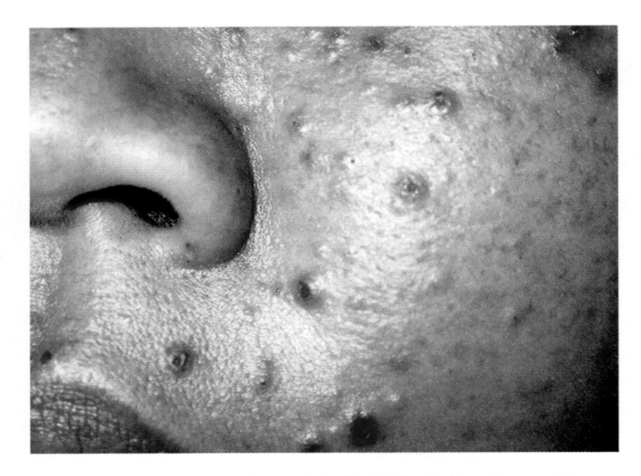

图 3-23 马尔尼菲青霉引起的面部病损(From Guerrant RL, Walker DH, Weller PF: *Tropical infectious diseases*, ed 3, Edinburgh, 2011, Saunders.)

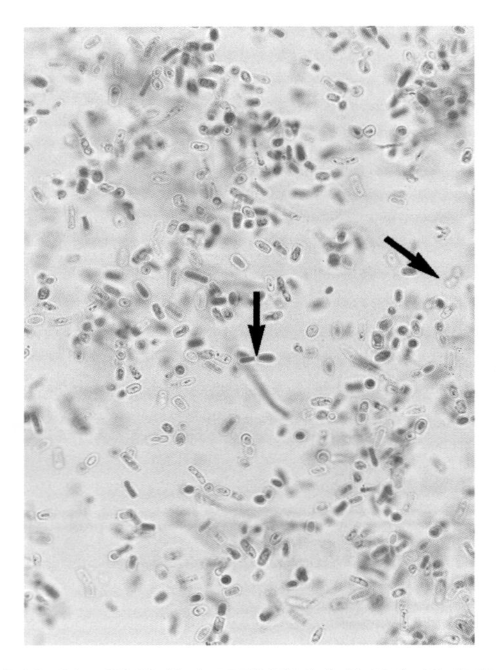

图 3-24 GMS 染色下酵母形态的马尔尼菲青霉(From Tille P: *Bailey and Scott's diagnostic microbiology*, ed 13, St Louis, 2014, Mosby.)

而确诊需要通过涂片鉴定、组织病理、或组织培养(图 3-24)。显微镜下表现为酵母型、尺寸为(2~3)μm×(2~6)μm、存在于吞噬细胞内和细胞外。细胞外形态可为“香肠样”表现,由两个横隔分开的三个细胞组成。

治疗

推荐的治疗方式为静脉注射两性霉素 B,可以联合使用氟胞嘧啶,其次是伊曲康唑[27]。

镰刀菌属

镰刀菌属在土壤中常见。人类的相关疾病很少

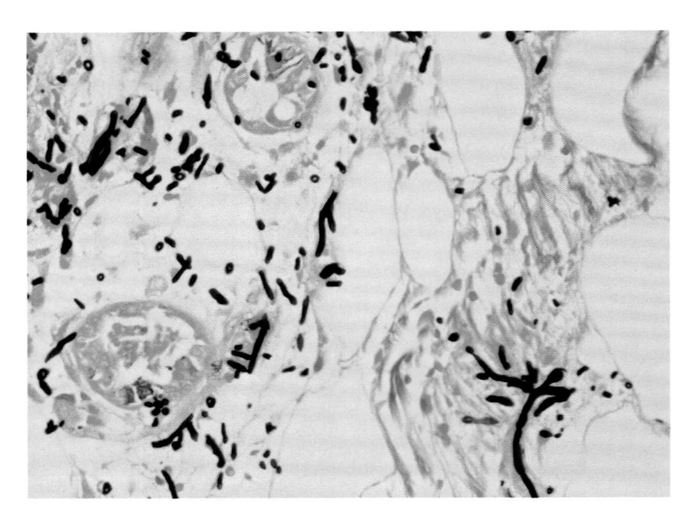

图 3-25 GMS 染色下的镰刀菌属(From Kradin RL: *Diagnostic pathology of infectious disease*, Philadelphia, 2010, Saunders. Courtesy Mirian Sotto, Department of Dermatology, Hospital das Clinicas, University of São Paulo, São Paulo, Brazil.)

见。感染的途径为吸入、摄入或创伤直接接种感染。镰刀菌在骨髓移植或长期中性粒细胞减少的患者中多有报道。其死亡率较高。在感染扩散前可表现为鼻窦炎[28]。

诊断

通过血液或组织培养检测微生物可以明确诊断。病理分析显示,通过 GMS 染色或 PAS 染色,可见镰刀菌分离菌丝(图 3-25)。

治疗

治疗可使用两性霉素 B、卡泊芬净、伏立康唑或泊沙康唑。

其他酵母菌

由耶氏肺孢子菌、申克孢子丝菌引起的口面部感染、真菌引起的着色芽生菌病以及皮炎芽生菌病并不常见,在本章中不予讨论。

霉菌

人类接触真菌是不可避免的,正常的呼吸就可能使真菌进入鼻腔及鼻窦。真菌可引起鼻窦炎,其临床结局可从轻微症状到感染侵袭颅内,甚至死亡。对于真菌在窦腔疾病中的确切作用以及最佳的治疗策略,一直存在争论[29]。

非侵袭性疾病包括无症状真菌定植、真菌球和过

敏性真菌性鼻窦炎。侵袭性疾病包括慢性鼻窦炎、肉芽肿性真菌性鼻窦炎以及急性暴发性真菌性鼻窦炎[30]。区分这些相互重叠的综合征，并制定不同的治疗方案来对它们进行有效治疗，均是本文讨论的重点。

曲霉属

1729年，曲霉首次由Micheli发现。该学者把霉菌孢子头的形状和用来洒圣水的洒水器(aspergillum)联系在一起，该类菌由此而得名。曲霉属分布广泛，在自然界普遍存在，在土壤、腐烂植物、空气以及水中都有发现。现在有超过180种的曲霉菌，大多数为无性繁殖。引起侵袭性疾病最常见的种类是烟曲霉菌(66%)，黄曲霉菌(14%)、土曲霉菌(5%)及黑曲霉菌(5%)则较少见[31]。通常，侵袭性曲菌病的感染途径是通过吸入曲霉菌分生孢子。有时，手术或污染的器械使得致病菌侵入局部组织也可引发真菌感染[32]。

临床表现

与曲菌病相关的各种临床综合征从真菌定植到对真菌的过敏反应，再到侵袭性疾病。

曲霉属可以定植于鼻窦及耳道。在慢性过敏性鼻窦炎和鼻息肉患者中，曲霉属偶尔会引起变应性真菌性鼻窦炎。在所有的分支菌病病例中，活性菌都是曲霉属[33]。

曲霉属也表现为鼻窦真菌球，而不发生组织侵袭。鼻窦曲霉菌球最常见于上颌窦，其原因为烟曲霉菌和黄曲霉菌[34]。

当外耳道存在霉菌生长的临床证据时，即为耳霉菌病。通常由形成黑色菌丝的黑曲霉菌和形成绿色菌丝的烟曲霉菌引起[35]。

长期及重度的中性粒细胞减少、器官或骨髓移植、服用激素与肿瘤坏死因子-α等药物，都会增加侵袭性曲霉菌病的风险[36]。该疾病通常表现为急性侵袭性鼻窦炎。鼻出血、溃疡或结痂都提示可能存在侵袭性真菌病。感染可扩散到鼻旁窦、腭、眼眶或大脑，甚至会造成死亡。

其他临床病变可表现为口腔曲霉菌病，通常出现在牙髓治疗后，上颌区多见。表现为肿胀、疼痛、黏膜发紫，并可以进展为坏死性的溃疡。

诊断

曲霉属很容易培养。一个显著特点是它们能在37℃的温度下成长。大多数的烟曲霉菌在45℃或以上时生长。此特征可用于鉴别该菌种。

烟曲霉菌菌丝通常为透明、有分隔，分支常呈锐角。其分生孢子头(图3-26)呈圆柱状，分生孢子柄表面光滑、未着色，或在其顶部接近孢子囊部位呈黑色。其孢子可以是光滑或者粗糙的，直径为2~3.5μm。

鼻窦的CT扫描可以用于确诊真菌球(图3-27)。CT扫描同时也可以用于明确侵袭性疾病的范围。曲霉菌的鉴别还需要组织病理学检查，单纯的培养用于确诊是不够的。

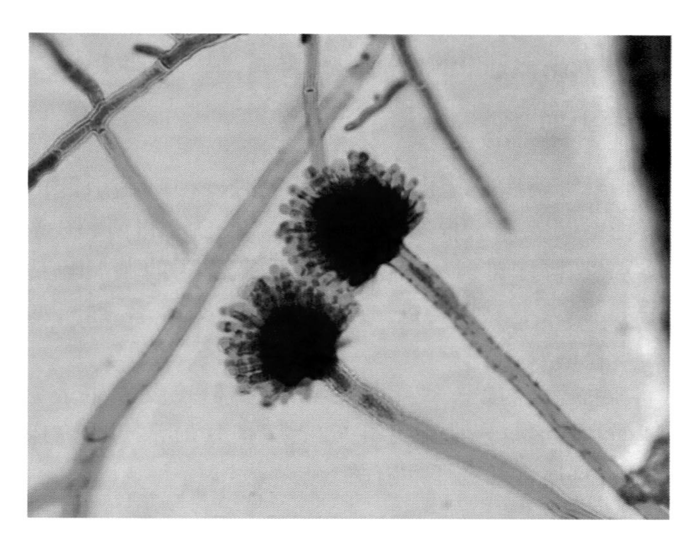

图3-26 GMS染色下的烟曲霉菌分生孢子头部(From Murray PR: *Medical microbiology*, ed 7, Philadelphia, Saunders, 2013.)

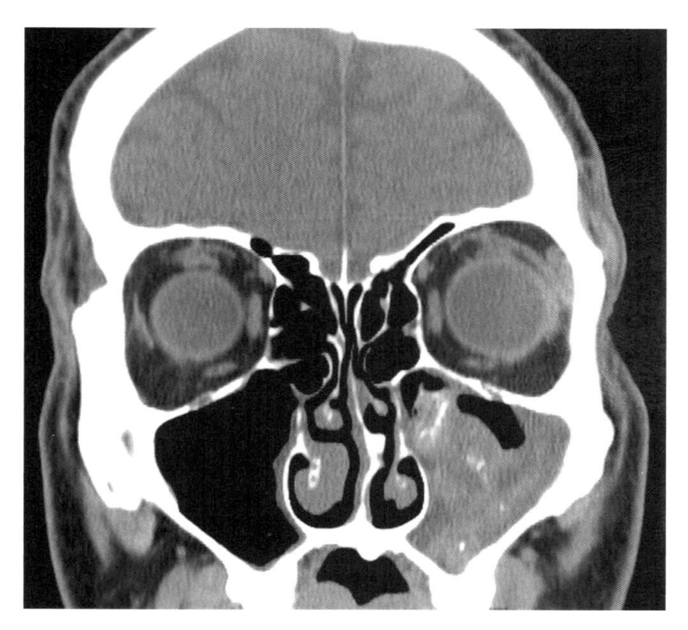

图3-27 CT扫描显示上颌窦内真菌球(From Flint PW, Haughey BH, Robbins KT, et al: *Cummings otolaryngology: head and neck surgery*, ed 6, Philadelphia, 2015, Saunders.)

治疗

治疗包括伏立康唑或两性霉素 B。有时可能需要外科清创。

毛霉菌

毛霉菌病是一组由毛霉菌科丝状真菌引起的侵袭性感染,最早由 Paltauf 在 1885 年描述。毛霉菌目属于接合菌纲(旧称藻菌纲),包括毛霉菌目、毛霉菌科,以及毛霉科中的根霉属、毛霉属、犁头霉属[37]。

临床表现

毛霉菌病是指由毛霉菌目中的多种真菌引起的几种不同疾病。根霉菌种是最常见的致病菌(图 3-28)。按降序排列,其他会引起毛霉菌病的菌属包括毛霉菌属、小克银霉属、鳞质霉属、犁头霉属、瓶霉属和根霉菌属[38,39]。

毛霉菌病是一种罕见的真菌感染,主要发生于免疫抑制患者。鼻眶脑型毛霉菌病是其最常见的临床类型,且通常和糖尿病有关。

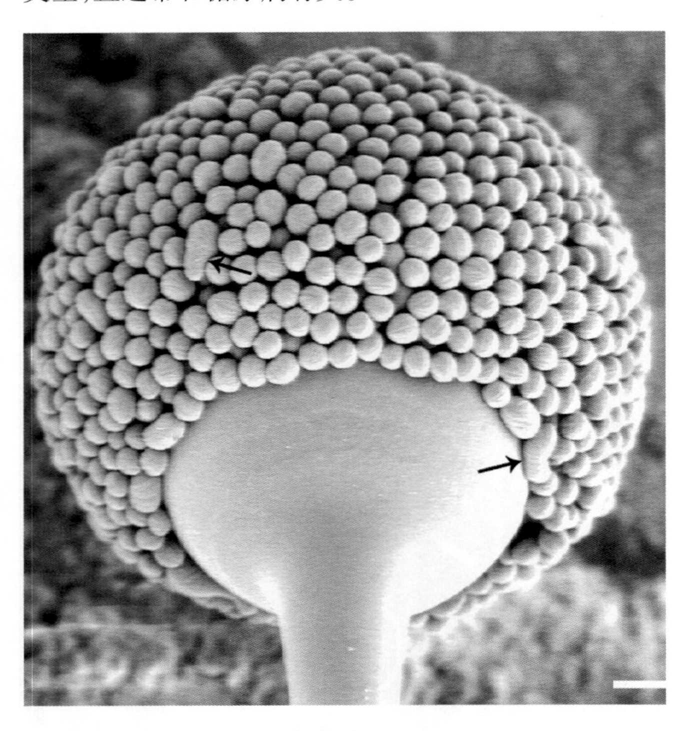

图 3-28 根霉菌属孢囊孢子(From Jennessen J, Schnürer J, Olsson J, et al: Morphological characteristics of sporangiospores of the tempe fungus Rhizopus oligosporus differentiate it from other taxa of the R. microsporus group, *Mycol Res* 112(Pt 5):547-563, 2008.)

该疾病有多种形式,在大样本系列病例中,以鼻脑表现最为常见。鼻脑型毛霉菌病有两种不同形式:急性进展型,死亡率较高[40,41];也可以是更少见的缓慢进展型。

急性鼻脑型毛霉菌病(acute rhinocerebral mucormycosis, ARM)是一种已经被详细描述过的真菌感染类型,通常以一种快速暴发性的方式进展,伴有发热、头痛、嗜睡、黏膜坏死,以及眼科症状,如眼球突出、上睑下垂、眼肌麻痹和视力变化(图 3-29)。脑神经经常受累。上颌窦炎及口腔受累的情况也有报道。口腔的病变为溃疡性,表面色黑坏死。如果治疗不及时,则会发生大范围的组织坏死。

ARM 好发于糖尿病酮症酸中毒及免疫抑制的危重症患者。在过去几十年中,ARM 的发病率有所上升,可能是因为类固醇、细胞毒药物和其他免疫抑制剂使用的增加,或者只是因为对该疾病的认识有所深入。该疾病的预后在相关文献中尚未得到充分的评价,但该疾病更具侵袭性的急性类型使其预后不容乐观。在目前最大的病例系列的报告中,整体生存率为 83%[42,43]。

诊断

慢性鼻脑型毛霉菌病是一种罕见的由毛霉菌引起的感染。其症状可能不典型,临床医生可能会被并存的其他感染所误导。正确诊断的前提是临床高度的怀疑。如果存在有该疾病的诱发因素,临床医生应考虑到这一诊断。组织病理学表现为广泛分布的无

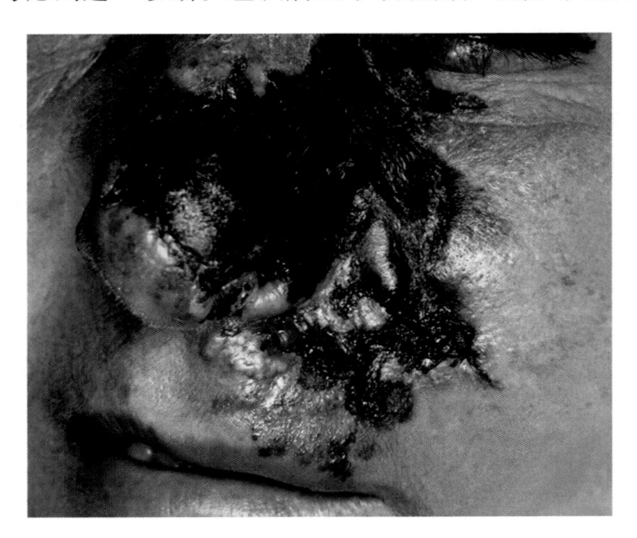

图 3-29 毛霉菌引起的真菌性上颌窦炎(From Requena L, Sitthinamsuwan P, Santonia C, et al: Cutaneous and mucosal mucormycosis mimicking pancreatic panniculitis and gouty panniculitis, *J Am Acad Dermatol* 66:975-984, 2011.)

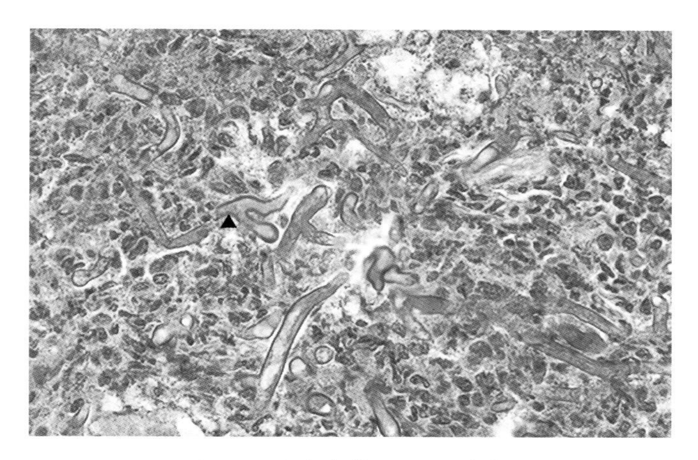

图 3-30 组织上广泛分布的、无间隔的菌丝是毛霉菌的特征(From Klatt EC: *Robbins and Cotran atlas of pathology*, ed 3, Philadelphia, 2015, Saunders.)

隔膜菌丝,可以证实临床诊断(图 3-30)[44]。

治疗

为了获得更好的疗效,应尽快开始恰当的治疗,并且需要控制潜在的疾病。治疗方式较为复杂,包括手术清创以及全身静脉注射两性霉素 B 和泊沙康唑[42]。

寄生虫感染

蝇蛆病

蝇蛆病是由双翅目狂蝇科的蝇类幼虫引起的感染。最常见的狂蝇为人肤蝇和美洲大陆的美洲螺旋锥蝇。该疾病常见于热带地区,如墨西哥、南美、中非及加勒比海地区。

蝇卵落在泥土及沙土中,当夜间幼虫被孵化出来后,它们会寻找熟睡的人类宿主吸血作为食物(图 3-31)[45]。人被叮咬后可能会有轻微的疼痛,并造成局部水肿。皮肤的蝇蛆病最常见,但是鼻咽蝇蛆病也有报道,感染部位包括鼻、口、鼻窦及耳(图 3-32)。治疗方法包括手工或手术清除幼虫。

海伦脑炎微孢子虫

海伦脑炎微孢子虫是一种微孢子虫,主要寄生在哺乳动物和鸟类的细胞内部。它与鼻窦炎和播散性疾病有关,特别是在免疫缺陷宿主和艾滋病患者中。

临床表现

海伦脑炎微孢子虫能引起鼻炎、鼻窦炎和鼻息肉。兔脑炎微孢子虫可引起舌溃疡和鼻窦炎。

诊断

对于活检组织或吸取物中的上皮细胞,使用变色酸 2R、吉姆萨染色、Brow-Hopps 革兰氏染色及抗酸染色,即可实现微生物的可视化。

治疗

阿苯达唑治疗有效。烟曲霉素对微孢子虫也有对抗作用,可以作为治疗的选项。

克氏锥虫

克式锥虫是原生动物鞭毛虫的一种,可引起美洲锥虫病(Chagas 病)。它可由不同种类的吸血昆虫或"接吻虫"(锥蝽)传播[46]。克氏锥虫发现于南美洲,

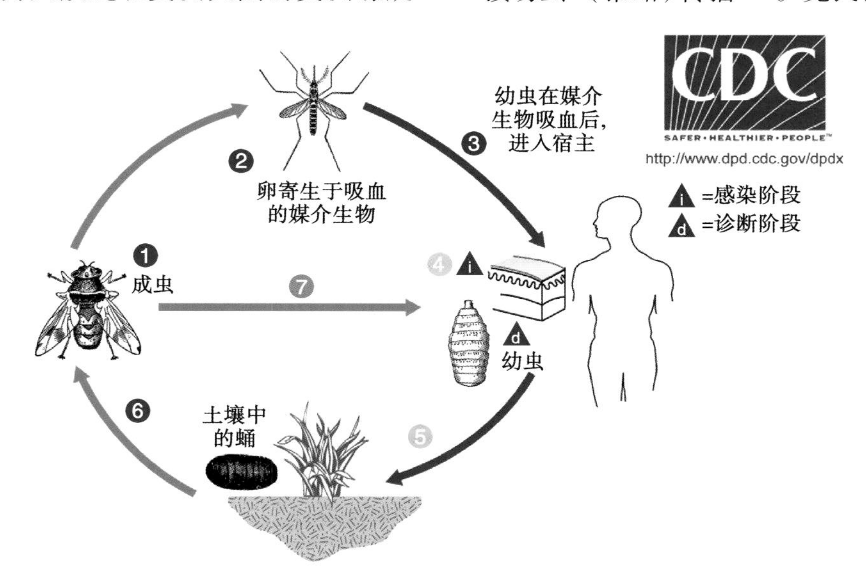

图 3-31 蝇蛆病的生物学(From Centers for Disease Control and Prevention, Atlanta, Ga.)

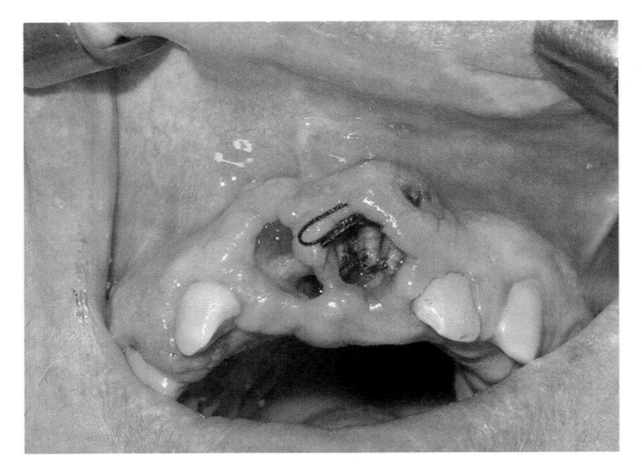

图 3-32 口腔蝇蛆病(From Gealh WC, Ferreira GM, Farah GJ, et al: Treatment of oral myiasis caused by Cochliomyia hominivorax: two cases treated with ivermectin, *Br J Oral Maxillofac Surg* 47:23-26, 2009.)

从美国南部到阿根廷(图 3-33)。

在病原体从皮肤侵入人体后 1 周开始发病。表现为一种皮肤硬化病变(称为 Chagas 肿)伴红斑和肿胀,并累及局部淋巴结。唾液分泌过多及唾液腺肥大也可见报道。

诊断

急性感染主要通过暴露史(在流行区旅游或居住,输血或围产期感染获得),以及对血涂片、吸取物或组织进行吉姆萨染色检测寄生虫来明确诊断。慢性感染的诊断是通过寄生虫抗体的血清学检查。酶联免疫吸附试验和免疫荧光抗体试验是最常用的两种技术。

治疗

对于急性感染、先天性感染、免疫抑制宿主、儿童慢性感染(18 岁以下)、年龄不超过 50 岁没有 Chagas 心肌病的成人患者,可根据 CDC(美国疾病控制中心)的指南进行治疗。治疗可使用硝呋莫司和苄硝唑,这些药物还未被美国食品和药物管理局批准,只能根据研究方案从疾病预防控制中心获得。

弓形虫病

弓形虫病是由一种胞内原生动物寄生虫——刚地弓形虫引起,可感染大多数温血动物,包括人类。据估计,在美国 12 岁以上的人群中,22.5% 存在弓形虫感染。人类可能通过食用未煮熟或被污染的肉类(含有弓形虫包囊),摄入被猫粪污染的食物和水,母婴传播(先天性)感染,很少因器官移植及血液传播而感染。家猫属于猫科动物,被认为是弓形虫的最终宿主。弓形虫的生命周期如图 3-34 所示[47]。

在 80%~90% 的免疫功能正常的个体中,急性感染通常无症状[48]。如果出现症状,最常见的表现为双侧对称的、无痛、无波动感的颈部淋巴结肿大,但有些患者也可出现全身淋巴结肿大。也可出现发热、寒战、出汗、肌肉疼痛、咽炎以及弥漫性的丘疹。该疾病通常有自限性,不需要治疗,除非出现严重症状。诊断可以通过寄生虫的直接检测或血清学试验[49]。在

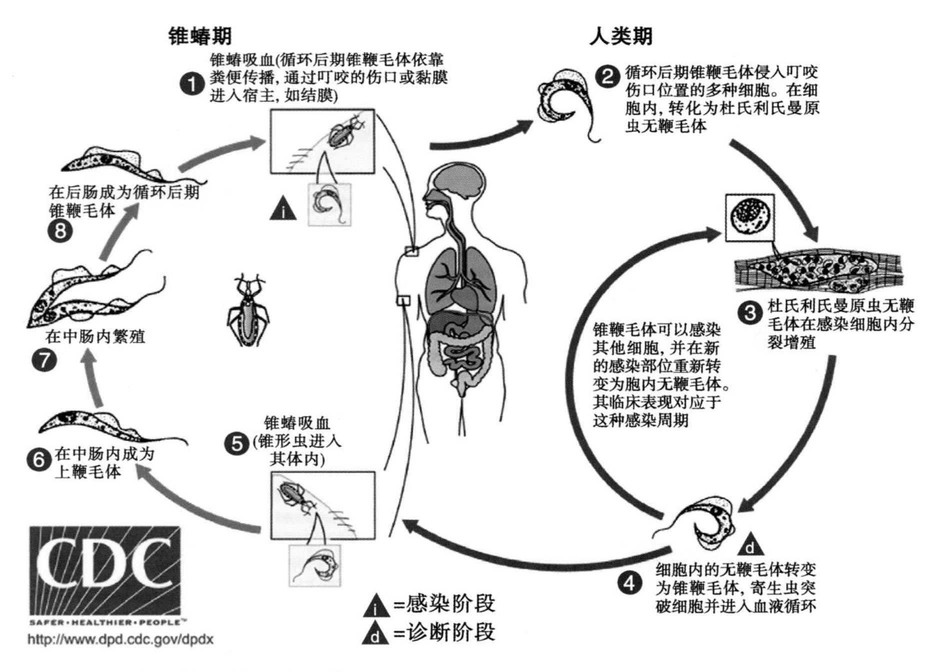

图 3-33 克氏锥虫的生命周期(From Centers for Disease Control and Prevention, Atlanta, Ga.)

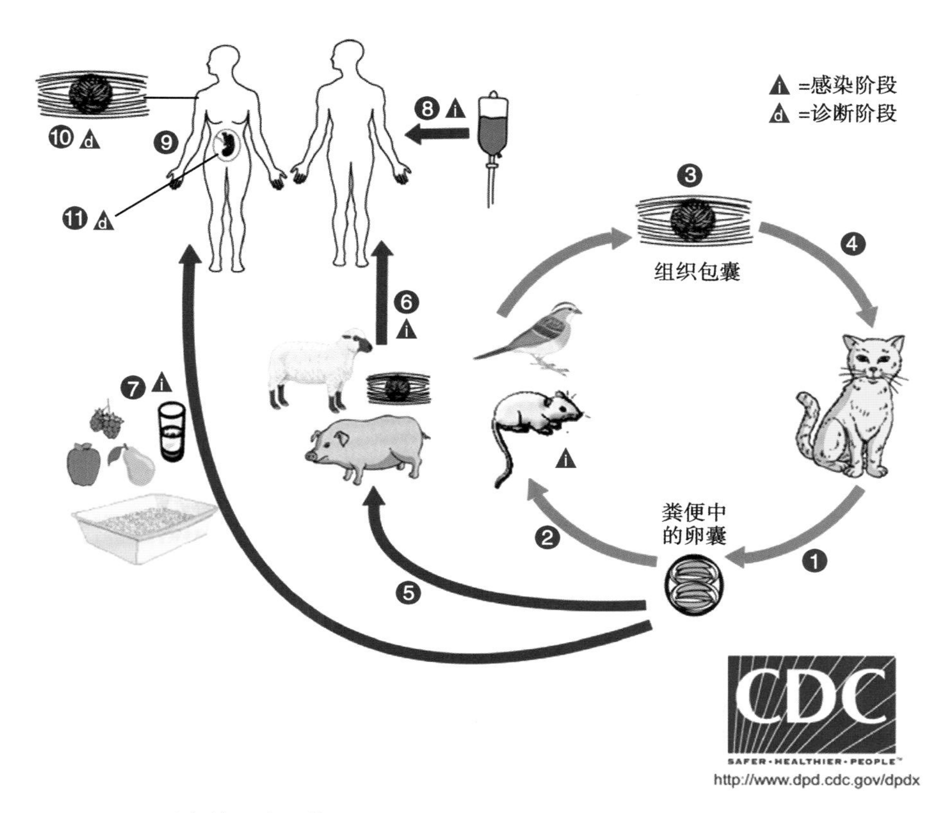

图 3-34　弓形虫的生命周期(From Centers for Disease Control and Prevention, Atlanta, Ga.)

急性感染期，IgM 为阳性，IgG 为阴性，2 周后 IgG 和 IgM 均为阳性，使得诊断更有可能。IgG 抗体活性试验可以用来鉴定感染是急性还是慢性[50]。和以前感染的抗体相比，感染早期的 IgG 抗体和抗原结合的能力较弱。

可存在先天性或后天性的脉络膜视网膜炎(图 3-35)。症状包括眼球疼痛、畏光、流泪、视力模糊。根据其典型的眼部病变、临床症状以及血清学检查就可以做出诊断。

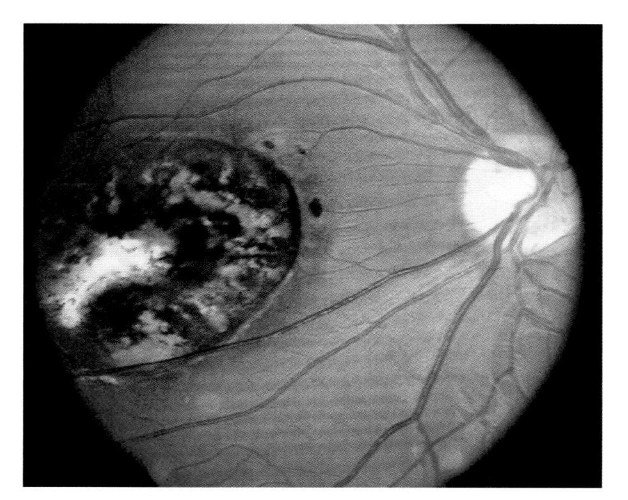

图 3-35　弓形虫性脉络膜视网膜炎(From Swartz MH: *Textbook of physical diagnosis*, ed 7, Philadelphia, 2014, Saunders.)

治疗需要持续 2～4 周。一线治疗方案为乙胺嘧啶加磺胺嘧啶，以及乙胺嘧啶加克林霉素。如果使用乙胺嘧啶时，还需加用亚叶酸钙(亚叶酸)。对于脉络膜视网膜炎，需要眼科参与治疗。治疗持续 4～6 周或更长，根据病人的反应加以调整。

利什曼病

利什曼病是由多种利什曼属的原生生物引起的热带疾病，通过白蛉传播，在除澳洲及南极洲之外的每个国家都有发现。利什曼原虫的生命周期如图 3-36 所示[51]。

临床表现

在东半球，利什曼病可见于亚洲部分地区、中东、非洲和欧洲南部。在西半球，它可见于墨西哥、中美洲和除智利和乌拉圭的南美洲。根据致病的利什曼原虫种类的不同，该疾病可表现为无症状的感染，也可能会累及皮肤、黏膜皮肤或内脏。本章仅讨论免疫正常的宿主的皮肤病损，以及和头颈部感染相关的并发症。

根据寄生虫的毒性和宿主的免疫反应，皮肤利什曼病会有一系列的临床表现，包括局限性皮肤利什曼

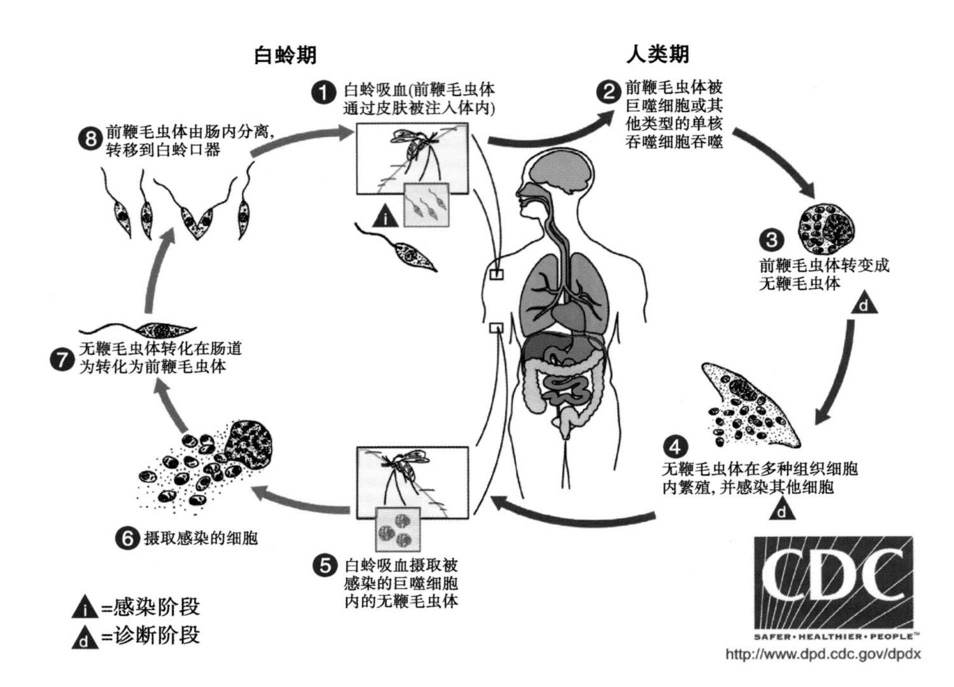

图 3-36 利什曼原虫的生命周期(From Centers for Disease Control and Prevention,Atlanta,Ga.)

病、弥漫性皮肤利什曼病,或黏膜利什曼病。

局限性皮肤利什曼病发生于皮肤暴露的区域,包括面部。最初表现为粉红色的丘疹,之后增大变为结节样或斑块样的病变,继续进展为有硬化边缘的无痛性溃疡。不同种类的利什曼原虫所致的疾病,表现有所不同,具体如表 3-2 所示。

表 3-2 局部皮肤利什曼病及其所对应利什曼虫种类

亚属	复合种	皮肤表现
东半球		
利什曼原虫	硕大利什曼原虫(湿性或农村东方疮)	多发性病灶; 厚痂皮; 大小可扩展至直径≥6cm; 2~4 月康复[52]
	热带利什曼原虫(干性或城市东方疮)	病变通常 1~2cm; 面部病变可较大; 干燥、结痂; 可能持续 6~15 个月[53]
	埃塞俄比亚利什曼原虫	孤立性病变,可能有卫星丘疹; 可能涉及口腔或鼻腔黏膜以外的皮肤黏膜
	婴儿恰氏利什曼原虫	生长缓慢的结节; 可能会涉及内脏
西半球		
利什曼原虫	墨西哥利什曼原虫(糖胶树胶工人溃疡)	慢性小溃疡; 限于一个或几个小溃疡; 14 周内自愈[54]
利什曼原虫	巴西利什曼原虫	多发的溃疡或结节; 涉及皮肤淋巴管; 在出现皮肤病变之前会有发热、不适或淋巴结肿大[55]; 病变可以持续 6~12 个月; 可伴有黏膜利什曼病

弥漫性皮肤利什曼病由埃塞俄比亚利什曼原虫、墨西哥利什曼原虫、亚马逊利什曼原虫引起，且并不常见。这种感染主要出现在患有细胞介导的免疫缺陷疾病（如 AIDS）的个体身上。开始时是非溃疡性的局限性病损（结节或斑块），之后扩散到皮肤的其他部位。

黏膜利什曼病主要是由利什曼虫亚属引起，包括巴西利什曼原虫、圭亚那利什曼原虫、巴拿马利什曼原虫。黏膜的病变由皮肤病变通过血液或淋巴扩散而来，可以在感染后数月到数十年中的任意时间出现[56]。黏膜破坏和糜烂通常累及鼻腔、口腔以及鼻中隔。颊、腭、咽、会厌、喉和气管也可被波及。面部或上呼吸道的破坏会引起误吸、呼吸困难甚至死亡。如果患者感染的是美洲皮肤利什曼病，或病变累及鼻、口及下咽部，则必须进行咽部及声带的检查。

诊断

皮肤利什曼病可通过皮肤病损以及流行地区的暴露史进行诊断。最终确诊则是通过在检验样本中观察到寄生虫，寄生虫培养阳性，或通过 PCR 分子生物学分析。在活检和处理标本之前，应该联系参考实验室，如 CDC，以获得恰当的指导。

治疗

皮肤利什曼病的治疗需要和感染性疾病专业医师进行协商。治疗方案需要个性化设计，因为某种治疗方案只对特定的利什曼原虫有效。在美国，代表性的治疗药物包括：五价锑化合物、两性霉素 B 脂质体、米替福新[53]。对部分利什曼病病例，也可使用两性霉素 B 去氧胆酸盐、喷他脒、唑类（酮康唑、伊曲康唑、氟康唑）进行治疗（图 3-37 和图 3-38）。

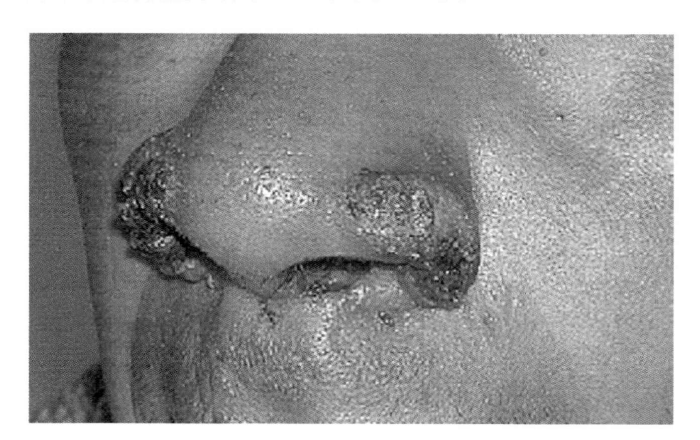

图 3-37　鼻孔黏膜利什曼病（From Virgilio GR, Hale BR: A case of mucocutaneous leishmaniasis, *Otolaryngol Head Neck Surg* 132:800-801, 2005.）

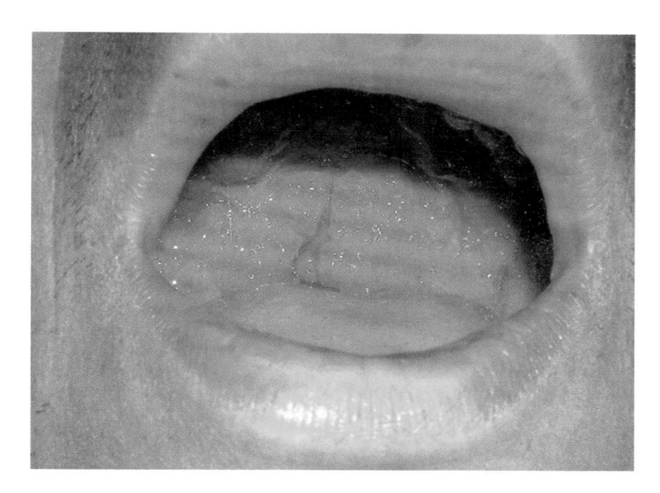

图 3-38　腭部黏膜利什曼病（From Virgilio GR, Hale BR: A case of mucocutaneous leishmaniasis, *Otolaryngol Head Neck Surg* 132:800-801, 2005.）

细粒棘球绦虫

细粒棘球绦虫是一种绦虫（图 3-39），其感染在地中海国家、南美洲、澳大利亚、新西兰及东非流行。当人类直接接触感染的狗或摄入被含有绦虫卵的粪便污染的食物时，就可能发生人类绦虫感染。其生命周期如图 3-40 所示[57]。

据报道，棘球蚴包囊可发生在颈部，但是比较少见[58]。该包囊典型表现为生长缓慢、有波动感、无痛性的肿块。棘球蚴包囊可以通过暴露史、临床表现、实验室检查，以及影像学检查进行诊断。血清学试验的价值因假阴性和假阳性的结果而存在争议。超声被认为是最敏感的检查手段，它可以探测包囊的囊膜、分隔及棘球蚴砂。还可以考虑 CT 及 MRI 检查。还应评估感染累及囊外的情况。细针穿刺应该慎重考虑，以避免包囊内容物外溢，引起过敏反应和感染的播散。棘球蚴包囊的治疗要求手术完整切除包囊，避免内容物的溢出。最近，穿刺吸出内容物，注射杀原虫剂（95% 乙醇或高渗盐水），之后再次吸出内容物，逐渐被作为首选疗法[59]。只有无法进行手术治疗的病例，才考虑使用阿苯达唑治疗，治疗持续时间不确定。

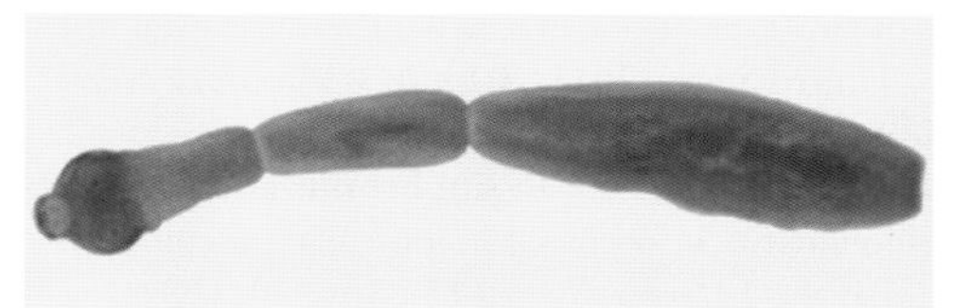

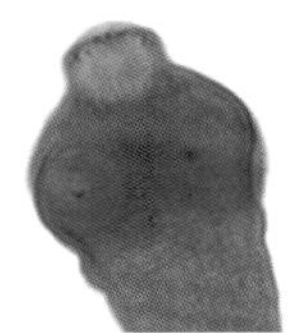

图 3-39　细粒棘球绦虫（From Courtesy Centers for Disease Control and Prevention, Atlanta, Ga.）

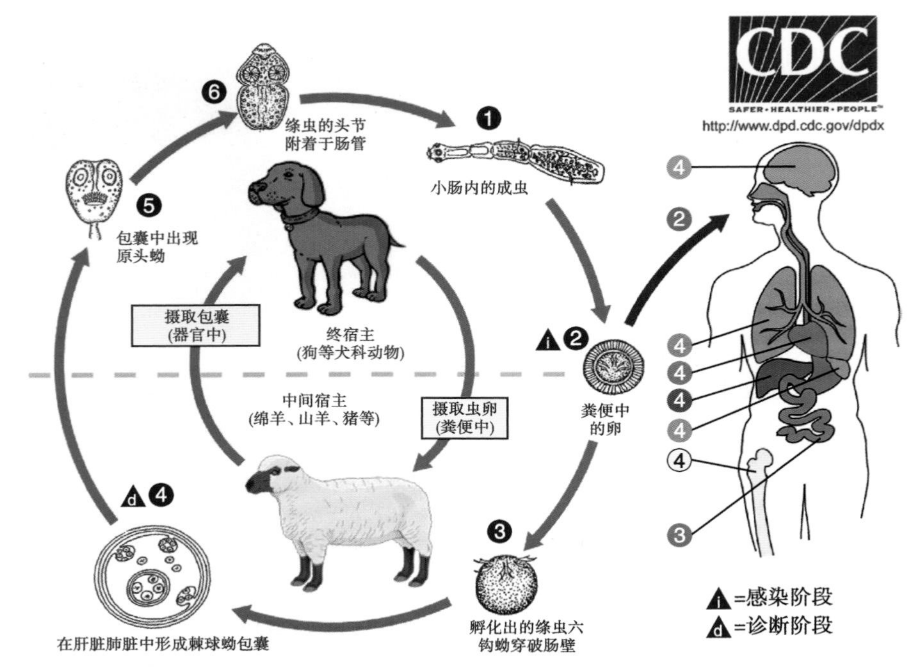

图 3-40 棘球绦虫的生命周期(From Centers for Disease Control and Prevention, Atlanta, Ga.)

(何临海 译)

参考文献

1. Turbeville SD, Cowan LD, Greenfield RA: Infectious disease outbreaks in competitive sports: a review of the literature, *American J Sports Med* 34:1860–1865, 2006.
2. Mandell GL, Bennett JE, Dolin R: *Mandell, Douglas, and Bennett's principles and practice of infectious diseases*, ed 8, Philadelphia, 2015, Elsevier–Saunders.
3. Staras SA, Dollard SC, Radford KW, et al.: Seroprevalence of cytomegalovirus infection in the United States, 1988-1994, *Clin Infect Dis* 43:1143–1151, 2006.
4. Spector SA, Wong R, Hsia K, et al.: Plasma cytomegalovirus (CMV) DNA load predicts CMV disease and survival in AIDS patients, *J Clin Invest* 101:497–502, 1998.
5. Andreoni M, Sarmati L, Nicastri E, et al.: Primary human herpesvirus 8 infection in immunocompetent children, *JAMA* 287:1295–1300, 2002.
6. Beral V, Peterman TA, Berkelman RL, et al.: Kaposi's sarcoma among persons with AIDS: a sexually transmitted infection? *Lancet* 335:123–128, 1990.
7. International Collaboration on HIV: Cancer: Highly active antiretroviral therapy and incidence of cancer in human immunodeficiency virus-infected adults, *J Natl Cancer Inst* 92:1823–1830, 2000.
8. Centers for Disease Control and Prevention: Detection of acute HIV infection in two evaluations of a new HIV diagnostic testing algorithm—United States, 2011-2013, *MMWR Morb Mortal Wkly Rep* 62:489–494, 2013.
9. Miller CS, White DK, Royse DD: In situ hybridization analysis of human papillomavirus in orofacial lesions using a consensus biotinylated probe, *Am J Dermatopathol* 15:256–259, 1993.
10. Neville BW: *Oral and maxillofacial pathology*, ed 3, St Louis, 2009, Elsevier–Saunders, pp xvi, 968.
11. Derkay CS, Wiatrak B: Recurrent respiratory papillomatosis: a review, *Laryngoscope* 118:1236–1247, 2008.
12. Shah JP, Patel SG, Singh B, et al.: *Jatin Shah's head and neck surgery and oncology*, Philadelphia, 2012, Elsevier–Mosby.
13. Puenpa J, Mauleekoonphairoj J, Linsuwanon P, et al.: Prevalence and characterization of enterovirus infections among pediatric patients with hand foot mouth disease, herpangina and influenza like illness in Thailand, *PloS One* 9:e98888, 2012, 2014.
14. Mirand A, Henquell C, Archimbaud C, et al.: Outbreak of hand, foot and mouth disease/herpangina associated with coxsackievirus A6 and A10 infections in 2010, France: a large citywide, prospective observational study, *Clin Microbiol Infect* 18:E110–E118, 2012.
15. Hubiche T, Schuffenecker I, Boralevi F, et al.: Dermatological spectrum of hand, foot and mouth disease from classical to generalized exanthema, *Pediatr Infect Disease J* 33:e92–e98, 2014.
16. Wu PC, Huang LM, Kao CL, et al.: An outbreak of coxsackievirus A16 infection: comparison with other enteroviruses in a preschool in Taipei, *J Microbiol Immunol Infect* 43:271–277, 2010.
17. Chang LY, Lin TY, Huang YC, et al.: Comparison of enterovirus 71 and coxsackie-virus A16 clinical illnesses during the Taiwan enterovirus epidemic, *Pediatr Infect Dis J* 18:1092–1096, 1998, 1999.
18. Jiang M, Wei D, Ou WL, et al.: Autopsy findings in children with hand, foot, and mouth disease, *N Engl J Med* 367:91–92, 2012.
19. Hviid A, Rubin S, Muhlemann K: Mumps, *Lancet* 371:932–944, 2008.
20. Centers for Disease Control and Prevention: *Questions and answers about lab testing*. Available at http://www.cdc.gov/mumps/lab/qa-lab-test-infect.html-collection-serum. Updated December 20, 2012.
21. Lilic D, Gravenor I: Immunology of chronic mucocutaneous candidiasis, *J Clin Pathol* 54:81–83, 2001.
22. Darling S: A protozoal general infection producing pseudotubercles in the lung and focal necrosis in the liver, spleen and lymph nodes, *JAMA* 46:1283–1285, 1906.
23. Abuodeh RO, Orbach MJ, Mandel MA, et al.: Genetic transformation of *Coccidioides immitis* facilitated by Agrobacterium

tumefaciens, *J Infect Dis* 181:2106–2110, 2000.
24. Galgiani JN: Coccidioidomycosis, *Western J Med* 159:153–171, 1993.
25. Bicalho RN, Santo MF, de Aguiar MC, et al.: Oral paracoccidioidomycosis: a retrospective study of 62 Brazilian patients, *Oral Dis* 7:56–60, 2001.
26. Sant'Anna GD, Mauri M, Arrarte JL, et al.: Laryngeal manifestations of paracoccidioidomycosis (South American blastomycosis), *Arch Otolaryngol Head Neck Surg* 125:1375–1378, 1999.
27. Sirisanthana T, Supparatpinyo K, Perriens J, et al.: Amphotericin B and itraconazole for treatment of disseminated *Penicillium marneffei* infection in human immunodeficiency virus-infected patients, *Clin Infect Dis* 26:1107–1110, 1998.
28. Anaissie E, Kantarjian H, Ro J, et al.: The emerging role of Fusarium infections in patients with cancer, *Medicine (Baltimore)* 67:77–83, 1988.
29. Soler ZM, Schlosser RJ: The role of fungi in diseases of the nose and sinuses, *Am J Rhinol Allergy* 26:351–358, 2012.
30. Karci B, Burhanoglu D, Erdem T, et al.: Fungal infections of the paranasal sinuses, *Rev Laryngol Otol Rhinol (Bord)* 122:31–35, 2001.
31. Patterson TF, Kirkpatrick WR, White M, et al.: Invasive aspergillosis. Disease spectrum, treatment practices, and outcomes. I3 Aspergillus Study Group, *Medicine (Baltimore)* 79:250–260, 2000.
32. Gettleman LK, Shetty AK, Prober CG: Posttraumatic invasive *Aspergillus fumigatus* wound infection, *Pediatr Infect Dis J* 18:745–747, 1999.
33. Thompson GR, Patterson TF: Fungal disease of the nose and paranasal sinuses, *J Allergy Clin Immunol* 129:321–326, 2012.
34. Ferguson BJ: Fungus balls of the paranasal sinuses, *Otolaryngol Clin North Am* 33:389–398, 2000.
35. Kaur R, Mittal N, Kakkar M, et al.: Otomycosis: a clinicomycologic study, *Ear Nose Throat J* 79:606–609, 2000.
36. Marr KA, Carter RA, Crippa F, et al.: Epidemiology and outcome of mould infections in hematopoietic stem cell transplant recipients, *Clin Infect Dis* 34:909–917, 2002.
37. Roden MM, Zaoutis TE, Buchanan WL, et al.: Epidemiology and outcome of zygomycosis: a review of 929 reported cases, *Clin Infect Dis* 41:634–653, 2005.
38. Kwon-Chung KJ: Taxonomy of fungi causing mucormycosis and entomophthoramycosis (zygomycosis) and nomenclature of the disease: molecular mycologic perspectives, *Clin Infect Dis* 54(Suppl 1):S8–S15, 2012.
39. Spellberg B, Edwards Jr J, Ibrahim A: Novel perspectives on mucormycosis: pathophysiology, presentation, and management, *Clin Microbiol Rev* 18:556–569, 2005.
40. Jung SH, Kim SW, Park CS, et al.: Rhinocerebral mucormycosis: consideration of prognostic factors and treatment modality, *Auris Nasus Larynx* 36:274–279, 2009.
41. Harril WC, Stewart MG, Lee AG, et al.: Chronic rhinocerebral mucormycosis, *Laryngoscope* 106:1292–1297, 1996.
42. Turner JH, Soudry E, Nayak JV, et al.: Survival outcomes in acute invasive fungal sinusitis: a systematic review and quantitative synthesis of published evidence, *Laryngoscope* 123:1112–1118, 2013.
43. Teixeira CA, Medeiros PB, Leushner P, et al.: Rhinocerebral mucormycosis: literature review apropos of a rare entity, *BMJ Case Rep* 2013, 2013.
44. Mohindra S, Mohindra S, Gupta R, et al.: Rhinocerebral mucormycosis: the disease spectrum in 27 patients, *Mycoses* 50:290–296, 2007.
45. Centers for Disease Control and Prevention: Parasites—myiasis biology. Available at http://www.cdc.gov/parasites/myiasis/biology.html. Updated July 19, 2013.
46. Centers for Disease Control and Prevention: Parasites—American trypanosomiasis biology. Available at http://www.cdc.gov/parasites/chagas/biology.html. Updated November 2, 2010.
47. Centers for Disease Control and Prevention: Parasites—toxoplasmosis biology. Available at http://www.cdc.gov/parasites/toxoplasmosis/biology.html. Updated January 10, 2013.
48. Remington JS: Toxoplasmosis in the adult, *Bull N Y Acad Med* 50:211–227, 1974.
49. Montoya JG, Liesenfeld O: Toxoplasmosis, *Lancet* 363:1965–1976, 2004.
50. Hedman K, Lappalainen M, Seppaia I, et al.: Recent primary toxoplasma infection indicated by a low avidity of specific IgG, *J Infect Dis* 159:736–740, 1989.
51. Centers for Disease Control and Prevention: Parasites—leishmaniasis biology. Available at http://www.cdc.gov/parasites/leishmaniasis/biology.html. Updated January 10, 2013.
52. Murray HW, Berman JD, Davies CR, et al.: Advances in leishmaniasis, *Lancet* 366:1561–1577, 2005.
53. Minodier P, Parola P: Cutaneous leishmaniasis treatment, *Travel Med Infect Dis* 5:150–158, 2007.
54. Herwaldt BL, Arana BA, Navin TR: The natural history of cutaneous leishmaniasis in Guatemala, *J Infect Dis* 165:518–527, 1992.
55. Barral A, Guerreiro J, Bomfim G, et al.: Lymphadenopathy as the first sign of human cutaneous infection by Leishmania braziliensis, *Am J Trop Med Hyg* 53:256–259, 1995.
56. Marsden PD: Mucosal leishmaniasis ("espundia" Escomel, 1911), *Trans R Soc Trop Med Hyg* 80:859–876, 1986.
57. Centers for Disease Control and Prevention: Parasites—echinococcosis biology. Available at http://www.cdc.gov/parasites/echinococcosis/biology.html. Updated December 12, 2012.
58. Ustundag E, Yayla B, Muezzinoglu B, et al.: Pathology quiz case. Cervical hydatid cyst, *Arch Otolaryngol Head Neck Surg* 132: 695–696, 2006.
59. Moro P, Schantz PM: Echinococcosis: a review, *Int J Infect Dis* 13:125–133, 2009.

第4章　头颈口面部感染相关解剖学

Stevan H. Thompson, Alison Y. Yeung

头颈部解剖结构非常复杂，其原因在于它由多种组织和解剖结构组成，且包含在一个狭小的空间中。本章是一个简明的概述，可与本书其他章节结合使用，有助于将头颈口面部感染的临床评估和手术干预相关的重要内容可视化。20世纪30年代，Grodinsky和Holyoke描述了筋膜层以及感染通过邻近潜在的解剖间隙扩散的概念。关于这些间隔和筋膜间隙的知识是了解头颈间隙感染的基础。由于解剖结构的紧密度，一旦感染突破了第一道免疫屏障，从临床时间轴来看，即将累及更多重要解剖结构的可能性就变得迫在眉睫。

充分了解解剖学以及各种感染的最常见发生情境可让临床医生更有效地治疗患者。以解剖知识为基础，结合患者临床信息和现代影像学检查，可更明确地界定患者疾病的解剖学范围。

上皮表面

头皮

头皮共有五层，包括表面皮肤、致密结缔组织、颅顶腱膜（帽状腱膜）纤维层、腱膜下间隙以及颅骨膜。

由于颅骨上的不同肌肉附着，因此形成解剖学边界，影响感染在头皮内的扩散。枕额肌附着于枕骨以及颞骨的乳突部分、帽状腱膜以及附着于颧弓的颞筋膜。这些附着限制了感染从头皮向后和向外侧的扩散。然而，额肌向前附着在皮肤和皮下组织，而不是额骨或鼻根。因此，并没有肌肉附着限制感染向前方的扩散。

腱膜下间隙被认为是“危险间隙”，因为它由疏松的结缔组织和导静脉组成（图4-1）。该层局部感染可通过导静脉经颅骨扩散至颅内硬脑膜静脉窦。导静脉与上矢状窦、乙状窦、枕骨下静脉丛等颅内结构连接。这些静脉结构受累可引起严重的全身性疾病或神经功能障碍。

皮肤

皮肤由表皮、真皮和皮下组织构成（图4-2）。真皮包括附属皮肤结构，如毛囊和皮脂腺，可发生感染，并扩散到邻近的结构。皮下神经、血管和淋巴管走行于皮下组织中，皮下组织是一层疏松结缔组织的脂肪层。在头颈部，皮下组织可包含肌肉，如颈阔肌。颈阔肌是较为普遍的哺乳动物皮肤相关的肌肉系统残留物。深层真皮下血管丛位于皮下组织。感染可累及表皮、真皮或皮下组织；然而，快速扩散最容易发生在构成皮下组织的疏松结缔组织层内。

内层衬里黏膜

内层衬里黏膜由角质化或非角质化的上皮层构成（图4-3）。在某些区域，衬里上皮层可能包含特殊的结构，如嗅觉器官、呼吸器官或味觉器官（图4-4）。

基底层由固有层构成。该层可能存在特殊组织，如小唾液腺、黏液腺或味蕾（图4-5）。感染可累及衬里黏膜的上皮表面或固有层。不同的病变可引起不同的组织变化，出现特异的临床表现，并具有影响深层邻近组织的不同倾向。

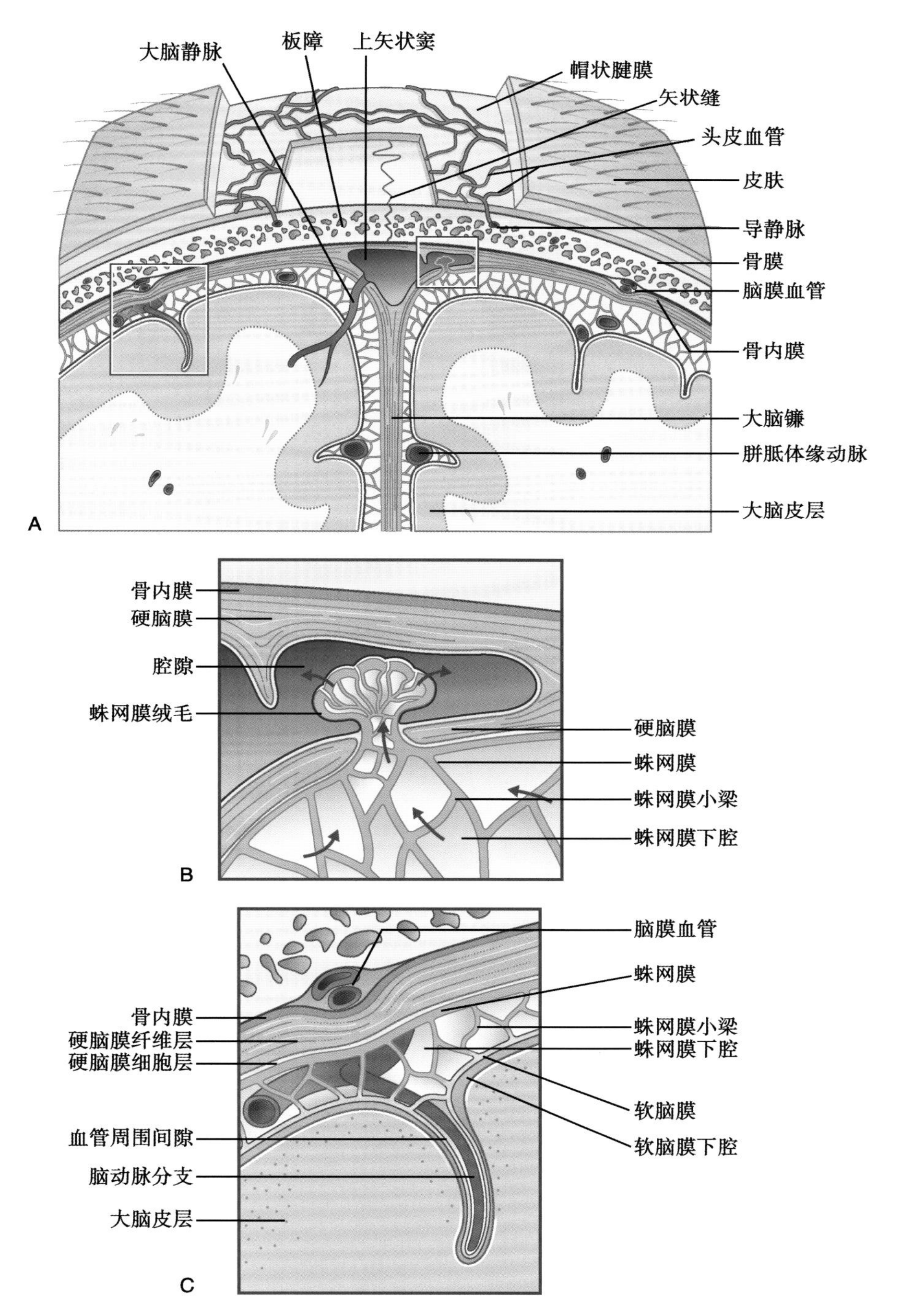

图 4-1　头皮、头骨和导静脉示意图(From FitzGerald MJT, Gruener G, Mtui E: *Clinical neuroanatomy and neuroscience*, ed 6, Edinburgh, 2012, Saunders.)

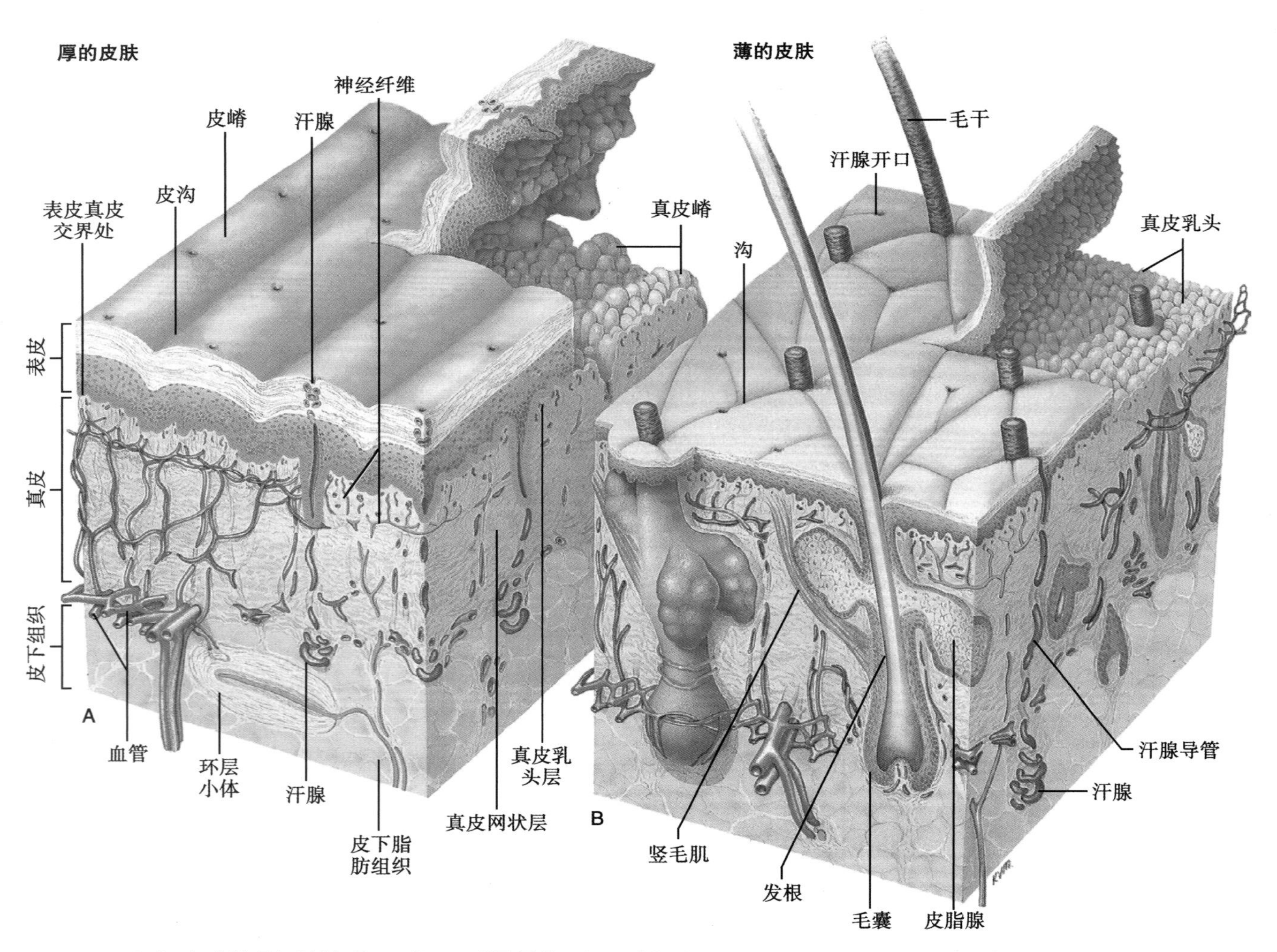

图 4-2 A,B. 皮肤微观解剖学(From Patton KT,Thibodeau GA:*Anatomy and physioiogy*,ed 8,St Louis,2013,Mosby.)

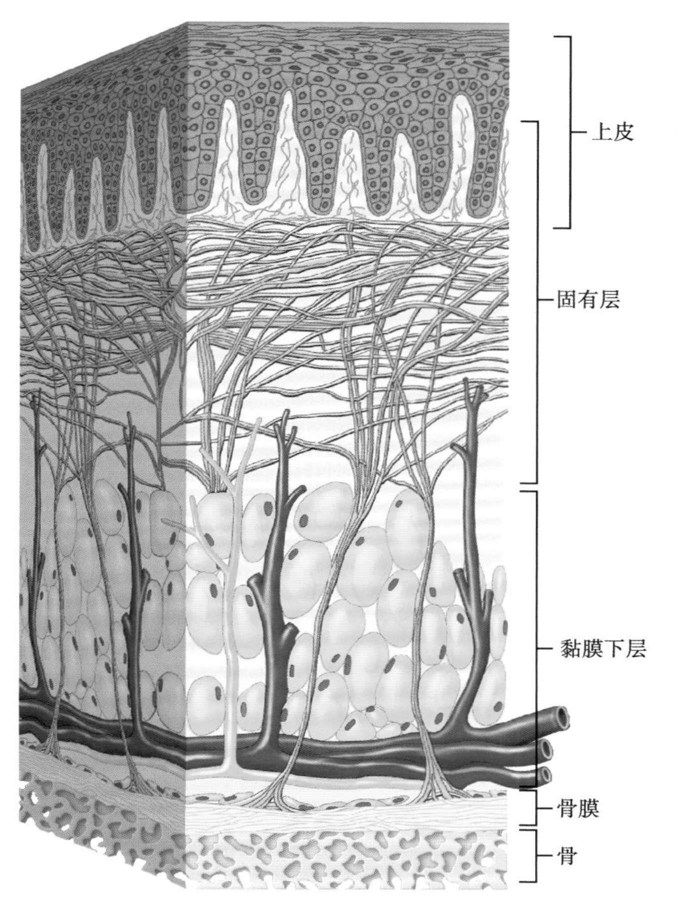

图 4-3 口腔黏膜微观解剖学(From Nanci A: *Ten Cate's oral histology*, ed 8, St Louis, 2013, Mosby.)

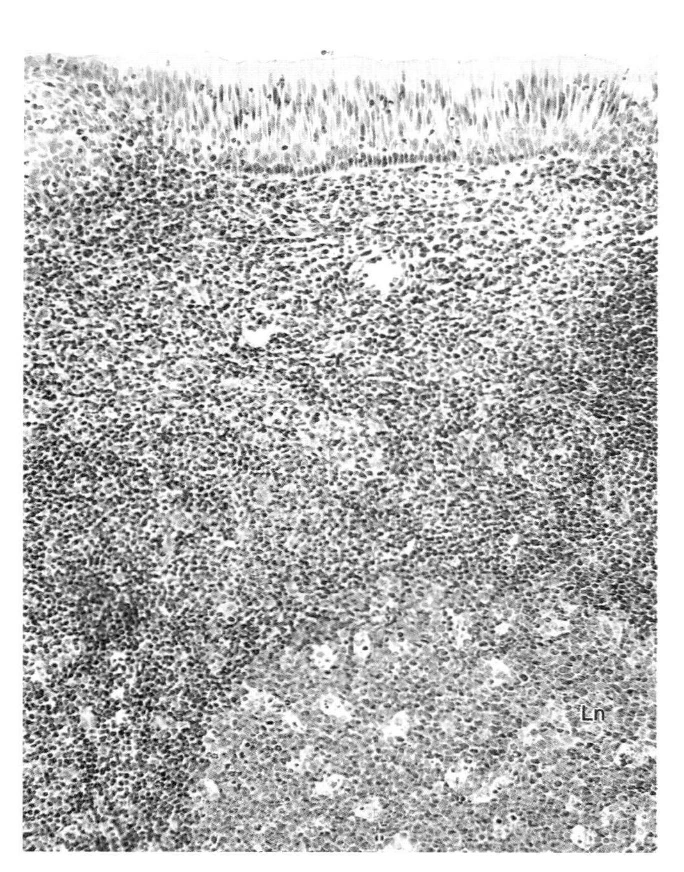

图 4-4 组织学显示正常的带纤毛呼吸道黏膜;Ln,淋巴结(From Gartner LP: *Color textbook of histology*, ed 3, Philadelphia, 2007, Saunders.)

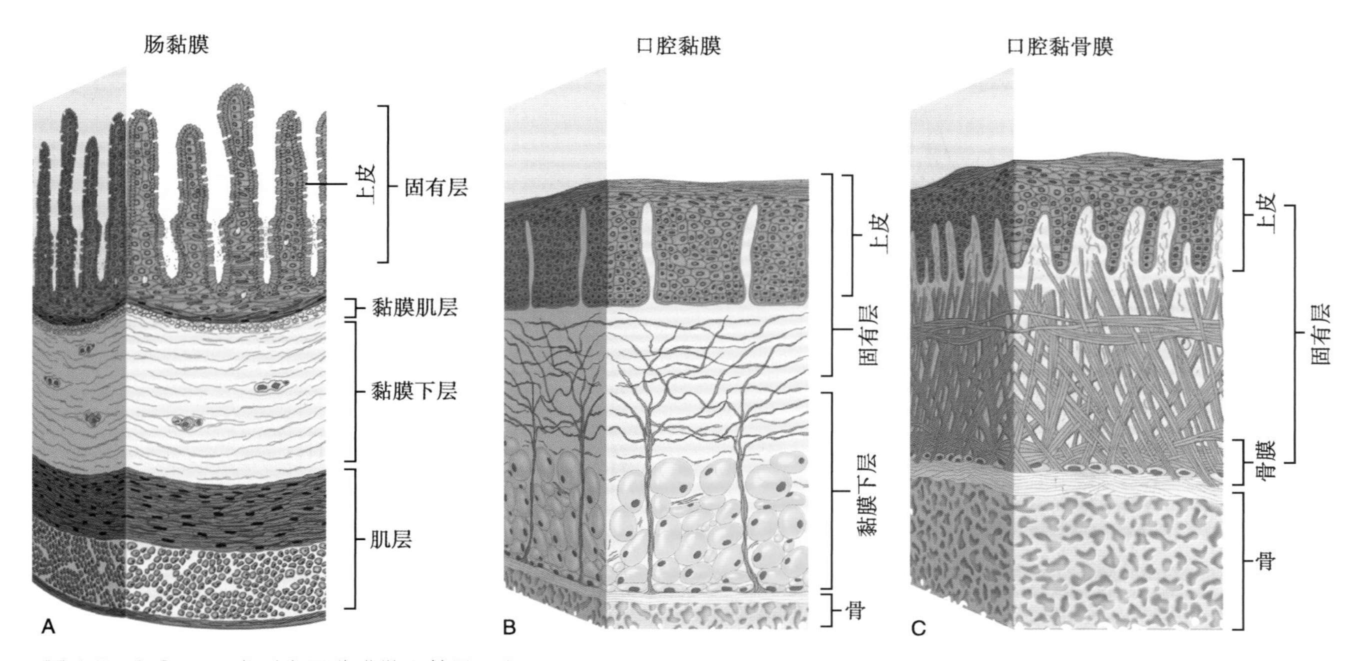

图 4-5 A-C:不同类型内层黏膜微观差异示意图(From Nanci A: *Ten Cate's oral histology*, ed 8, St Louis, 2013, Mosby.)

空间边界、筋膜间隙和临床解剖学考量

筋膜层、边界以及解剖分隔和间隙

筋膜是由皮肤下致密纤维结缔组织形成的包裹层(图 4-6、图 4-7)。分隔层包绕深层肌肉组织。浅筋膜是一层位于皮肤深面的疏松结缔组织。它含有脂肪、血管、淋巴管、腺体和神经。深筋膜也称为封套层,包绕肌肉,作用是像一个弹性鞘膜为组织提供支持。它可以为肌腱、肌肉起点和止点以及支持带提供纤维鞘膜(图 4-8)。

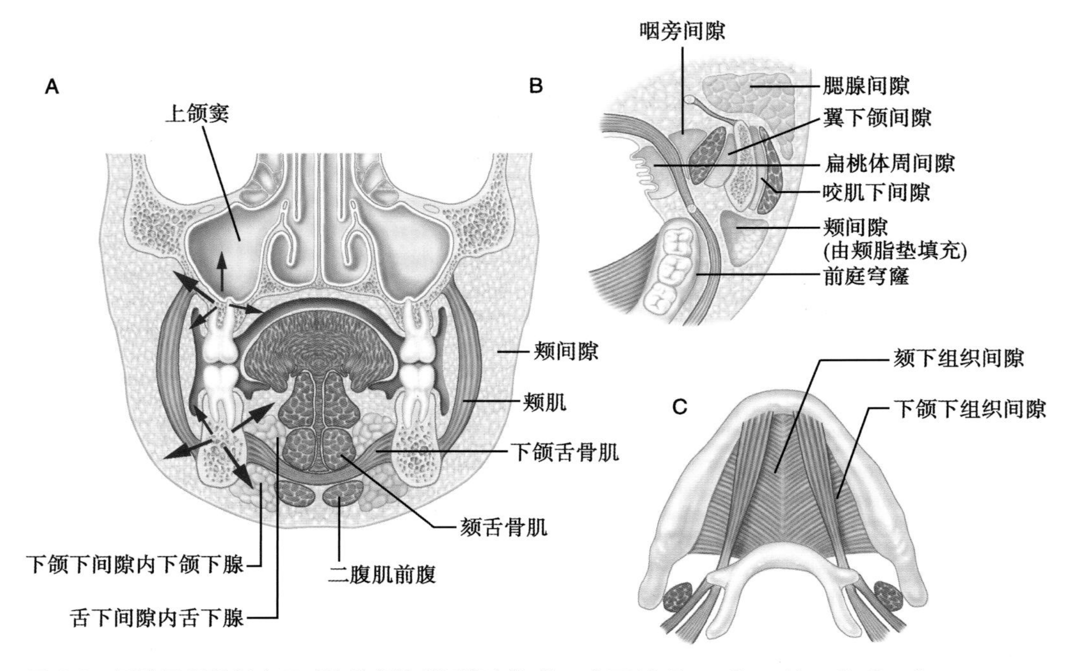

图 4-6 原发牙源性根尖周感染路径和邻近解剖间隙示意图(A From Standring S:*Gray's anatomy:the anatomical basis of clinical practice*,ed 41,Philadelphia,2016,Churchill Livingstone;**B,C** Redrawn from Berkovitz BKB,Holland GR,Moxham BJ:*Oral anatomy,histology,and embryology*,ed 4,Edinburgh,2009,Mosby.)

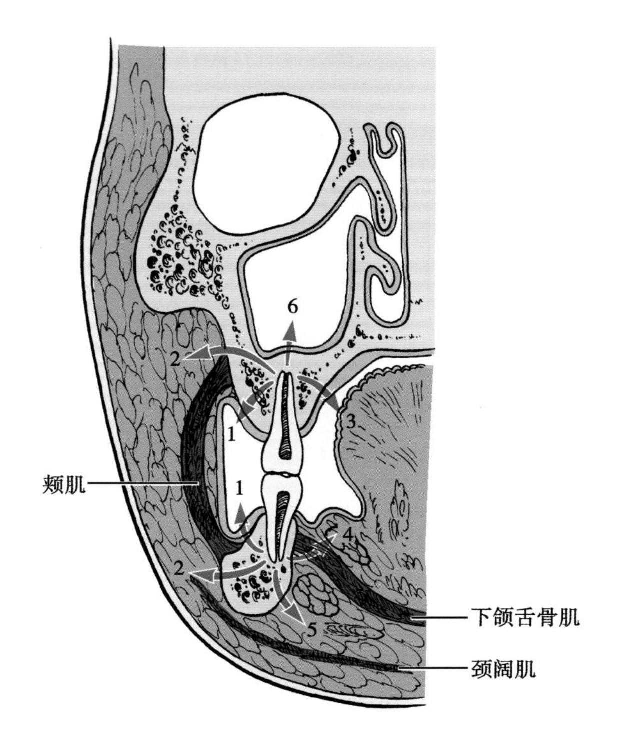

图 4-7 红色箭头指示可受牙源性根尖周感染的邻近解剖结构。1:前庭;2:颊间隙;3:腭部;4:口底/舌下;5:下颌下;6:上颌窦(Modified from Flint PW Haughey BH,Lund VJ,et al,editors:*Cummings otolaryngology:Head and neck surgery*,ed 5,Philadelphia,2010,Mosby.)

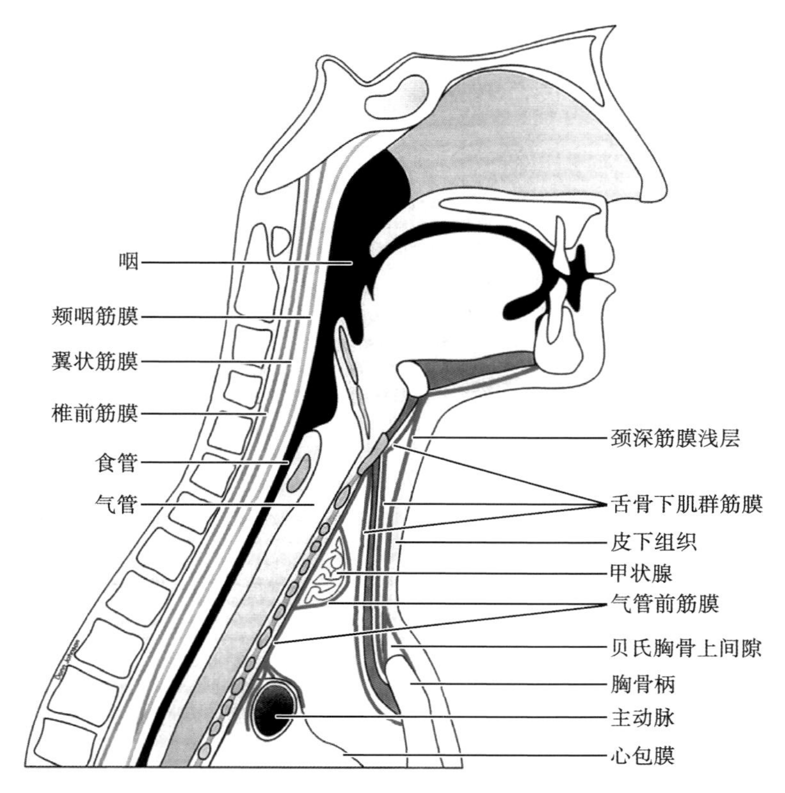

图 4-8　颈筋膜轴面示意图(From Bagheri SC, Bell RB, Khan HA: *Current therapy in oral and maxillofacial surgery*, St Louis, 2012, Saunders. Copyright Donn Johnson at Atlanta VA Medical Center Art Department.)

颈浅筋膜邻近浅表肌肉腱膜系统和颞顶筋膜。它包绕颈阔肌、皮肤神经、血管和脂肪。颈深筋膜(deep cervical fascia, DCF; 框 4-1)由三层构成:浅层、中层和深层(图 4-9)。

颈深筋膜浅层(包绕层)包绕斜方肌、胸锁乳突肌、下颌下腺和腮腺。该层向上于颞深筋膜和腮腺咬肌筋膜相延续。颞间隙位于颞筋膜与颞骨骨膜之间。它包含上颌动脉和下颌神经。颞肌将颞间隙分为浅间隙和深间隙。胸骨上分层可以使其包绕胸骨柄的前后界以及贝氏(Burns)胸骨上间隙的下部。其折叠成为茎突下颌韧带。在颈深筋膜浅层内或深部以及面动脉、静脉的浅面,可发现面神经的下颌缘支。这一层次的严重感染可导致下颌缘支功能减弱,引起微笑或噘嘴时同侧口角不对称。

中层由包绕舌骨下肌的筋膜组成,分为两层包绕胸骨舌骨肌/肩胛舌骨肌和胸骨甲状肌/甲状舌骨肌结构。内脏筋膜包绕甲状腺、气管、喉、食管和咽。颊咽筋膜覆盖颊肌和咽,与气管前筋膜融合。气管前筋膜包绕甲状腺、气管和咽,向下与纤维心包膜融合。面部没有深筋膜。位于颅骨底部的咽颅底筋膜是连接和悬吊咽部肌肉的结构,确保鼻咽不塌陷。

深层由翼状和椎前筋膜构成。翼状筋膜从椎前筋膜分出,在颈椎横突之间走行,在外侧汇入颈鞘。椎前筋膜是一种包绕脊柱及其肌肉的鞘。它包绕腋血管、臂丛和交感神经干。成人在颈 2~颈 3 处软组织宽度为 3~7mm,颈 6~颈 7 处宽度小于 20mm。侧位 X 线平片可显示这些解剖标志部位处的感染所形成的异常表现。椎前筋膜向外侧延伸为腋鞘,并在胸 3 椎体水平与前纵韧带融合。翼状筋膜和椎前筋膜之间存在有"危险间隙",该间隙从颅骨底部延伸至横膈膜,并与后纵隔相邻(图 4-10)。感染能够经咽后、气管前和椎前间隙累及纵隔结构(图 4-11)。

框 4-1　颈深筋膜组成

A:封套层/浅层/前层	3. 内脏
1. 封套层	a. 颊咽
2. 颞区	b. 气管前
3. 腮腺咬肌区	c. 咽后
B:中层分区	C:后层/深层分区
1. 胸骨-肩胛舌骨肌	1. 翼状区
2. 胸骨甲状肌-甲状舌骨肌	2. 椎前区

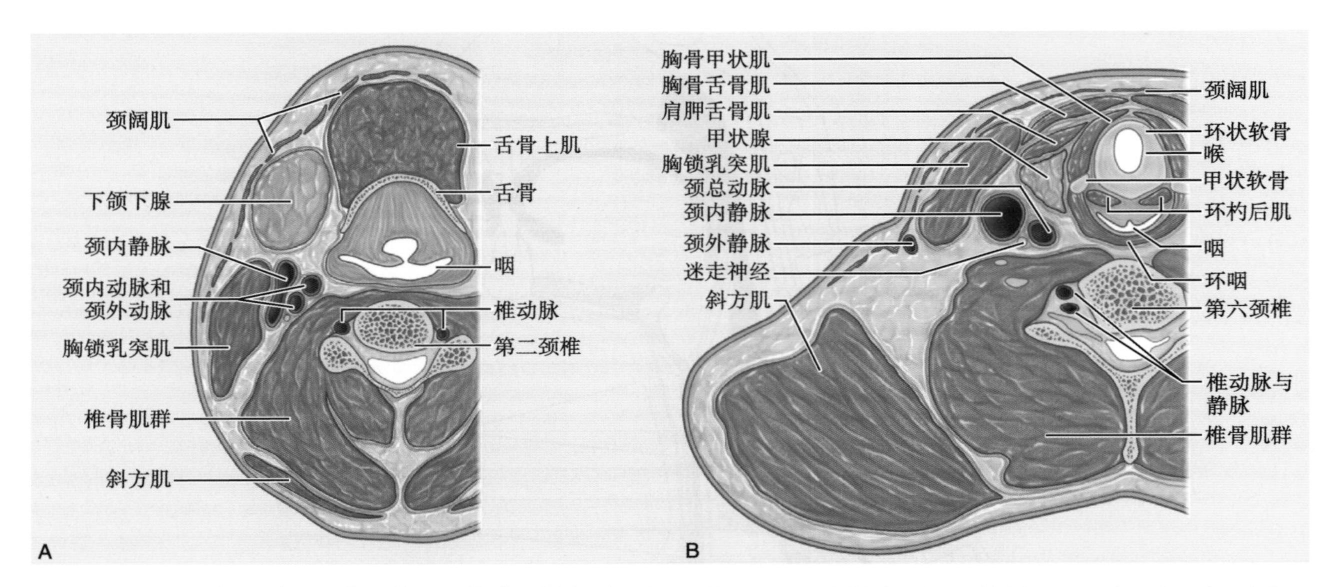

图 4-9　A，B：颈部两种不同水平的颈深筋膜层轴向面示意图（From Ellis H，Mahadevan V：The anterior triangle of the neck，*Surgery*（*Oxford*）32（Supp 2）：e28-e40，2014.）

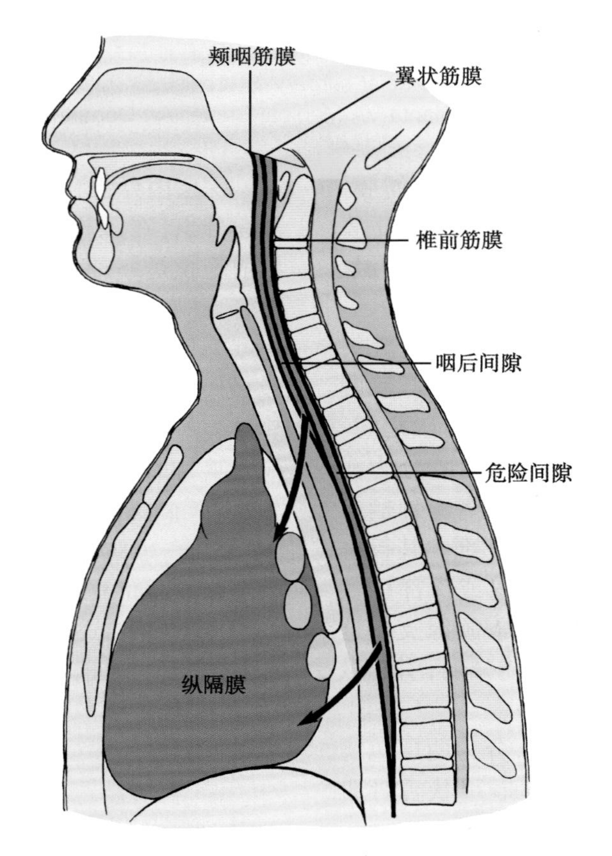

图 4-10　与纵隔交通的筋膜间隙矢状面示意图（From Hupp JR，Ellis E，Tucker MR：*Contemporary oral and maxillofacial surgery*，ed 6，St Louis，2014，Mosby.）

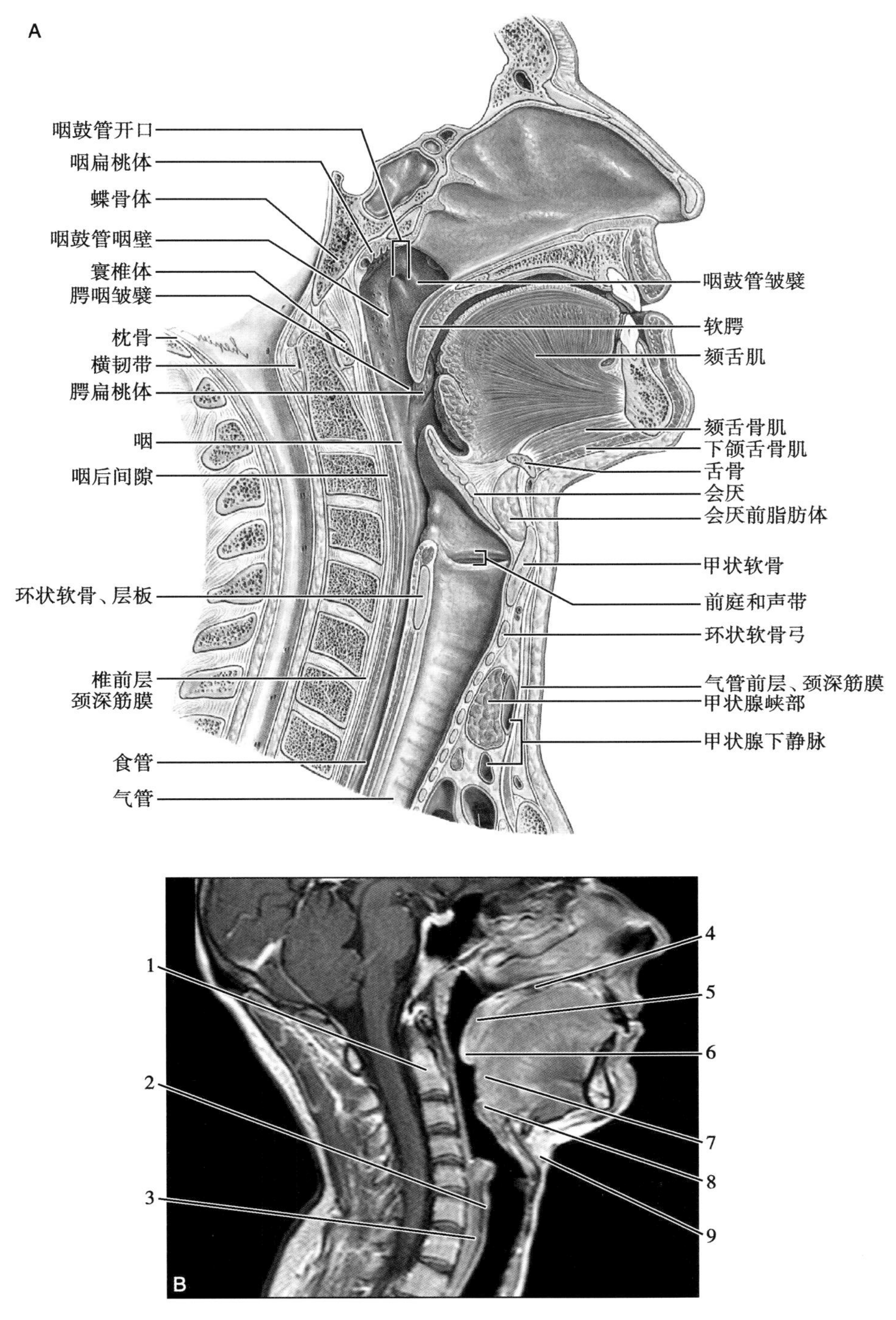

图 4-11　A. 筋膜间隙矢状面示意图。B. 相应的 MRI 也包括颅后窝、小脑和颈脊髓。1：枢椎齿突；2：环状软骨板；3：食管；4：硬腭；5：软腭；6：悬雍垂；7：舌咽部；8：会厌；9：舌骨（From Standring S：*Gray's anatomy*：*the anatomical basis of clinical practice*，ed 41，Philadelphia，2016，Churchill Livingstone. Courtesy Dr. Roger JS Chinn）

颈鞘是一个管状结构，由三层颈深筋膜构成，它包绕迷走神经、颈内静脉和颈总/颈内动脉。颈深部存在由筋膜层形成的11个“间隙”。应将它们视为真实而潜在的间隙。

舌骨是一个重要的解剖结构，可限制感染扩散。与舌骨相关的间隙可被描述为舌骨上、舌骨下，或者贯穿整个颈部的长度，可能从颅骨底扩展到纵隔。

牙列和牙槽复合体：原发性牙源性间隙感染

原发性牙源性间隙感染可涉及与牙槽复合体直接相关的筋膜间隙（图4-7）。牙槽复合体由牙、牙龈和骨组织构成。

牙槽复合体感染使得细菌繁殖，并从牙齿扩散至牙槽骨中，松质骨对感染的抵抗力很弱（图4-12）。根据周围骨骼以及面部骨表面附着的肌肉解剖和结构特点，可判断这些感染的扩散模式（图4-13）。颌骨外软组织的临床表现取决于病原体相对于肌肉附着部位如何扩散。

下颌切牙、尖牙感染常向唇侧前庭扩散。切牙感染也可向舌侧扩散（图4-14）。下颌前磨牙和磨牙感染常向颊侧扩散。上颌切牙、尖牙和第一前磨牙颊根感染常向唇颊部扩散。前磨牙腭根感染常扩散至腭部。

除了磨牙腭根的感染，上颌第二前磨牙和磨牙的感染常向颊部扩散。颊肌、下颌舌骨肌和其他面部肌肉可影响牙根处感染的扩散范围。例如，在上颌骨，根尖位于颊肌附着处的上方，则感染会波及颊间隙。如果根尖位于颊肌附着处的下方，则感染累及前庭部。类似的情况也出现在下颌骨，感染累及的部位取决于牙根尖与肌肉附着部位的关系。如果它位于颊肌附着处的上方，则感染累及前庭部；如果位于附着处的下方，则感染累及颊间隙。口内平片（图4-15）和牙列曲面体层片经常作为牙源性感染（牙髓和/或牙周）初诊评估的一部分。

儿童腭扁桃体和扁桃体周围的区域（图4-16）和成人牙源性结构（图4-12）是这两个年龄群体最常见的颈深部间隙感染的初始解剖来源。

来源于牙源性的深部间隙感染可按照它们与上颌或下颌感染原发部位的关系进行分类。原发性牙源性筋膜间隙感染直接来源于邻近牙槽部位的感染（图4-6）。继发性牙源性筋膜间隙感染靠近原发筋膜间隙，由于解剖关联而被累及（图4-7和框4-2）。

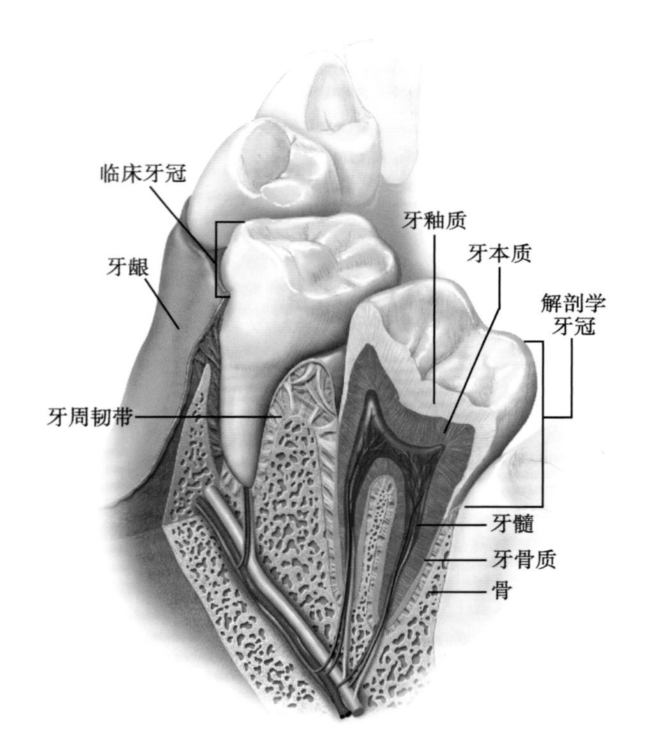

图4-12 牙列和牙槽复合体示意图（From Nanci A：*Ten Cate's oral histology：development，structure，and function*，ed 8，St Louis，2013，Mosby.）

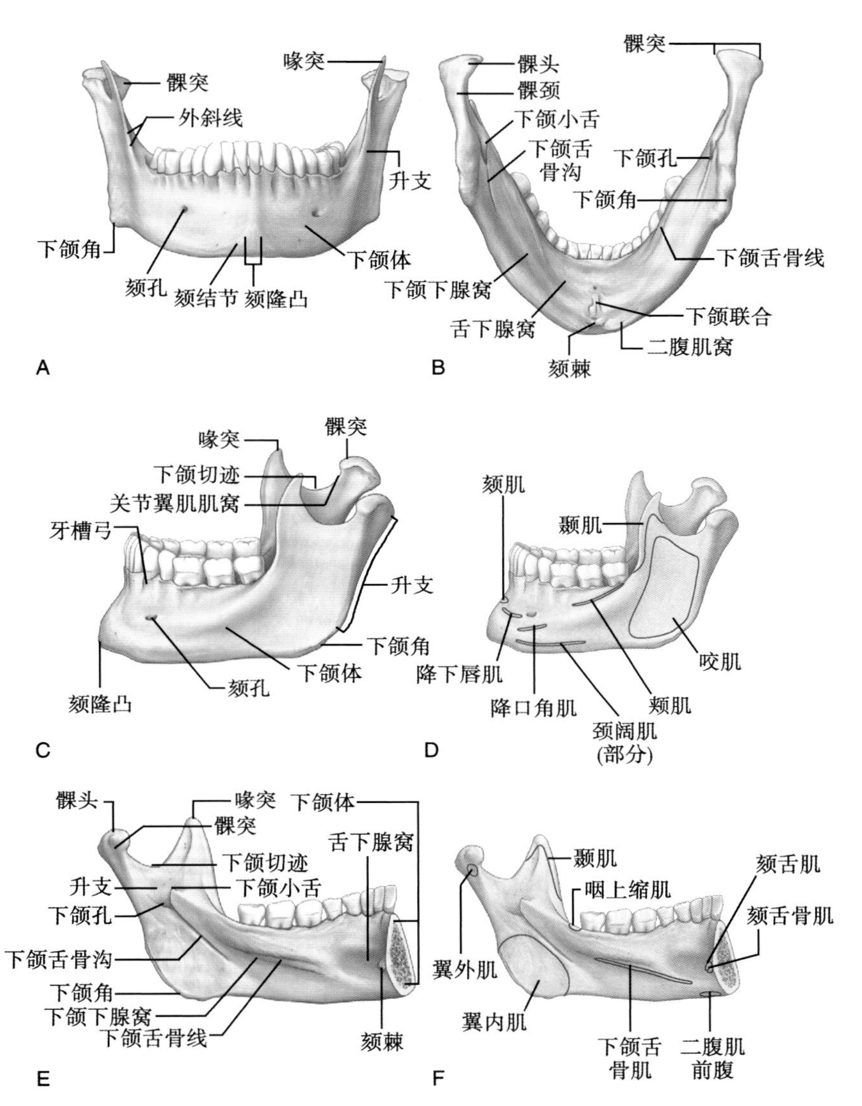

图 4-13　下颌骨肌肉附着处。根尖周感染的软组织扩散受根尖-肌肉附着处的关系影响(Modified from Putz R, Pabst R: *Sobotta atlas of human anatomy*, ed 14, Vol. 1: Head, neck, upper limb, Munich, Germany, 2008, Elsevier GmbH.)

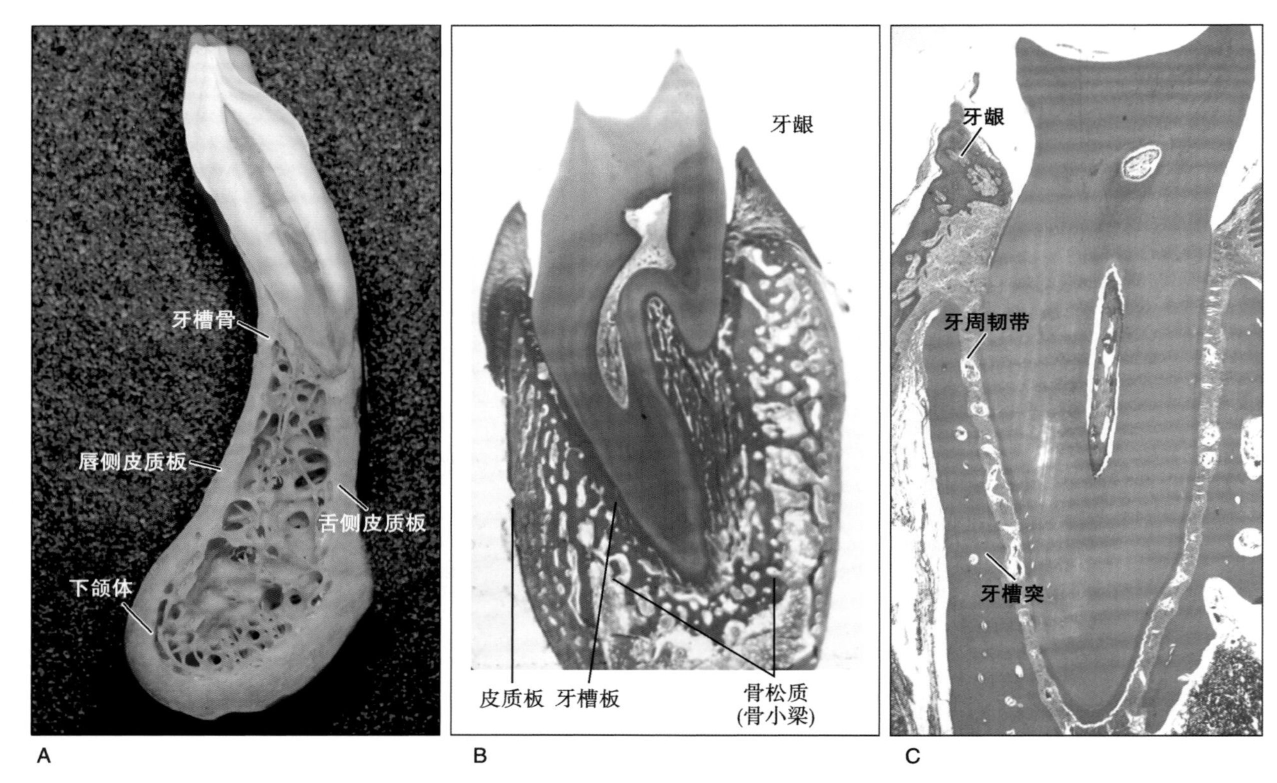

图 4-14 A-C. 牙槽复合体表现出根系统结构与牙槽骨的支持关系。根的形态、牙根在骨内三维位置关系、松质皮质骨结构和密度等这些均可影响根尖周感染过程的结构，决定了感染累及颊侧或舌侧骨质。肌肉附着位置影响了感染在软组织的扩散。病理学改变明显早于平片，约 60%骨矿物质丢失才可引起平片的改变（From Nanci A：*Ten Cate's oral histology：development，structure，and function*，ed 8，St Louis，2013，Mosby. A，Courtesy T. Tambasco de Oliveira.）

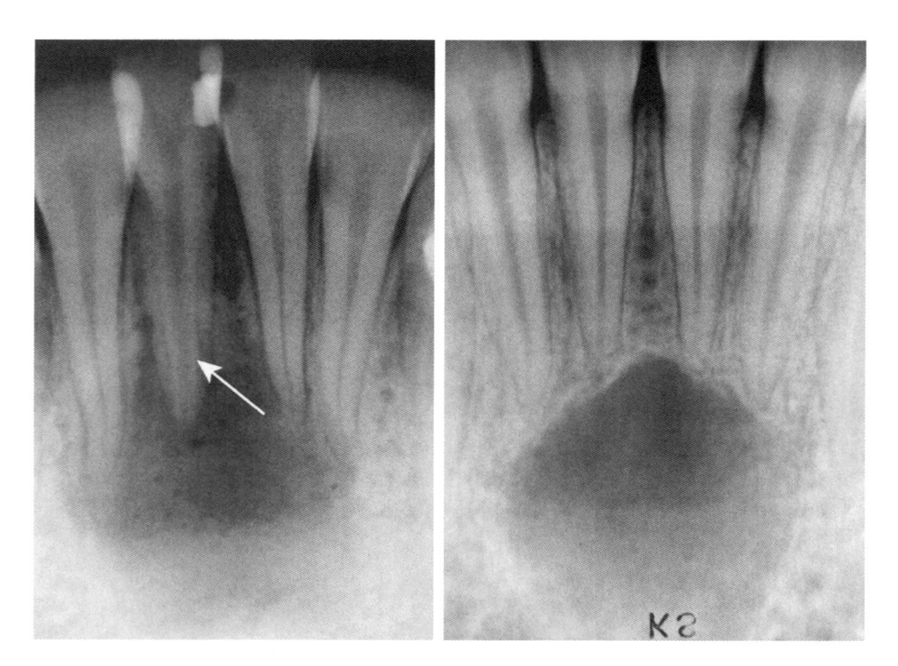

图 4-15 左图：牙髓病导致的根尖周炎症和感染，箭头指示死髓牙病灶。右图：孤立性骨腔，与牙列牙髓组织或牙周组织病理学不相关（From Neville BW，Damm DD，Allen CM，et al，editors：*Oral and maxillofacial pathology*，ed 4，St Louis，2016，Elsevier.）

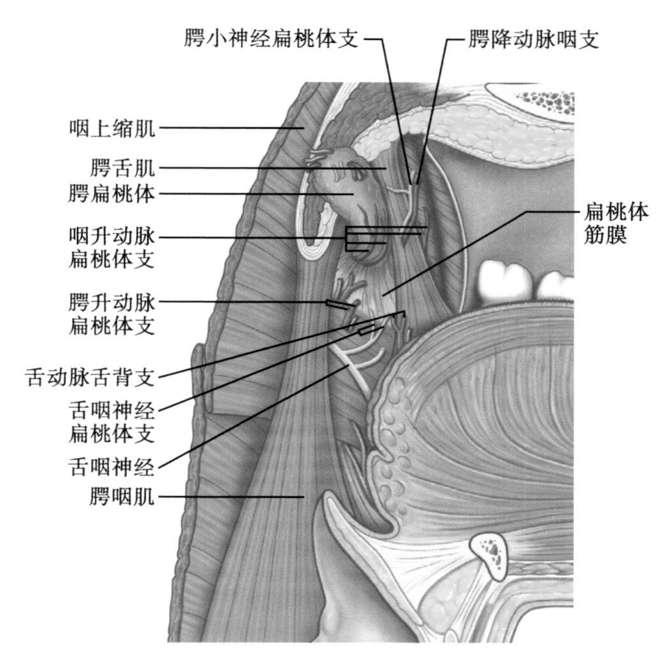

图 4-16　咽部腭扁桃区（From Standring S：*Gray's anatomy：the anatomical basis of clinical practice*，ed 41，Philadelphia，2016，Churchill Livingstone.）

框 4-2　头颈部间隙

原发性下颌相关
- 下颌下（POFS）
- 颏（POFS）
- 颏下（POFS）
- 舌下（POFS）
- 咀嚼肌（SOFS）（咬肌/翼下颌/颞浅/颞深-颞下）
- 咽旁（SOFS）
- 咽后（SOFS）
- 气管前（SOFS）
- 椎前（SOFS）
- 下颌骨体周围（骨膜下）（POFS）
- 腮腺间隙
- 颈鞘
- 纵隔
- 危险间隙

原发性上颌相关
- 眶下
- 尖牙（POFS）
- 腭（POFS）
- 眶周
- 眶
- 海绵窦（静脉丛）
- 扁桃体周
- 下颌骨

下颌骨或上颌骨相关
- 颊（POFS）
- 前庭（POFS）

POFS，原发性牙源性筋膜间隙；SOFS，继发性牙源性筋膜间隙。

表 4-1 列出了有清晰边界的各种间隙。表 4-2 为细菌感染累及某些筋膜间隙时的主要临床表现的概要。

咀嚼肌间隙

咀嚼肌间隙是一个继发性牙源性筋膜间隙，其包含咬肌、翼下颌、颞肌和颞深（颞下）筋膜间隙。由于该间隙的内容物以及靠近气管，在临床早期发现并治疗咀嚼肌间隙内的感染非常重要（图 4-17）。不同的咀嚼肌，包括翼内肌、翼外肌、咬肌和颞肌，均有可能受累，导致开口困难（牙关紧闭）。由于严重的张开受限，难以进行充分的口内评估，也难以进行气道管理。因此，张口受限的早期体征应及时引起注意。该间隙感染可快速扩散至邻近区域，包括咽旁、腮腺和咽后间隙，对气管的通畅造成的风险迫在眉睫。因此，需要积极的手术引流，并在术后立即进行气道管理。手术引流最好采取口内口外联合入路进行。

前庭间隙

前庭是一种覆盖口腔黏膜层的沟槽样结构，在颊侧和舌侧与下颌骨的牙槽突相邻，且位于上颌骨牙槽骨的外侧。上颌骨和下颌骨外侧的肌肉附着部位决定了前庭黏膜褶皱的深度。下颌舌侧前庭邻近口底。形成口底的主要结构为下颌舌骨肌和颏舌肌。双侧颊肌在上颌骨和下颌骨外侧的附着处形成颊部前庭间隙的主要边界。颊肌在后方与翼突下颌缝和咽上缩肌连接。单纯前庭间隙感染可通过局部去除感染源进行治疗。

颊间隙

颊间隙位于内侧的颊肌及面部皮肤之间。前界为口角轴，口角轴由以下肌肉交叉构成：口轮匝肌、颊肌、提口角肌、降口角肌、颧大肌、笑肌、颈阔肌和提上唇肌。这些结构共同形成口裂。颊肌将前庭间隙和颊间隙分开。感染进入颊间隙取决于其与颊肌附着部位的关系。局限于颊间隙的感染由封套层的附着部位限制在颧弓和下颌骨下缘之间。因此，这些骨性标志在临床检查时应该很容易触及。如果无法触及这些结构，则必须考虑邻近筋膜间隙受累。手术引流的最佳途径为口内入路。

腭间隙

腭间隙由位于上颌牙列舌侧软组织构成，包括硬腭、软腭及其边缘。它与软腭悬雍垂结构共同构成口腔顶部。进入腭间隙的感染常常与上颌多根牙的腭根病灶有关。该间隙感染可采取口内入路获得有效的手术引流。

表 4-1 头颈筋膜间隙边界

间隙	前	后	上	下	浅表或内侧*	深层或外侧†
颊	口角轴	翼突下颌缝、翼下颌间隙	颧弓、上颌骨	下颌骨	皮下组织、皮肤	颊肌
颞下间隙	上颌骨后面	茎突	蝶骨大翼、颞下嵴	翼外肌、翼下颌间隙	翼突外侧板*	下颌升支、喙突†
眶下	鼻软骨	颊间隙	上唇方肌	口腔黏膜	上唇方肌	提口角肌、上颌骨
下颌下	二腹肌前腹	二腹肌后腹、茎突舌骨肌、茎突咽肌	下颌骨下面和内侧面、下颌舌骨肌	二腹肌肌腱	颈阔肌、封套层	下颌舌骨肌、舌骨舌肌、咽上缩肌
颏下	下颌骨下缘下方	舌骨	下颌舌骨肌	封套层	封套层	二腹肌前腹†
舌下	下颌骨舌侧	下颌下间隙、舌根	口腔黏膜	下颌舌骨肌	舌肌*	下颌骨舌侧†
翼下颌间隙	颊间隙	腮腺	翼外肌	下颌骨下缘	翼内肌*	下颌升支、下颌骨内侧†
咬肌间隙	颊间隙	腮腺	颧弓	下颌骨下缘	外侧升支*	咬肌†
咽旁	咽上中缩肌	颈鞘、斜角肌筋膜	颅底上方	舌骨	咽缩肌和咽后间隙*	翼内肌†
咽后	咽上中缩肌	翼状筋膜	颅底	C_6 ~ T_4 翼状和椎前筋膜融合		颈鞘和咽旁间隙†
气管前	胸骨甲状肌-甲状舌骨肌筋膜	咽后间隙	甲状软骨	上纵隔	胸骨甲状肌-甲状舌骨肌筋膜	气管和甲状腺上内脏筋膜（DCF）
腮腺	下颌升支	乳突、胸锁乳突肌	腮腺咬肌筋膜	茎突下颌韧带和下颌下间隙	茎突下颌韧带、咽旁间隙*	腮腺咬肌筋膜‡
颈鞘	胸锁乳突肌和咽旁间隙	咽后间隙外侧延伸	颅底	主动脉弓结缔组织		
扁桃体周	腭舌肌	腭咽肌	软腭	舌根	口咽黏膜和腭扁桃体	咽上缩肌和颊咽筋膜†

* 内缘；† 外缘；‡ 腮腺间隙部分由腮腺咬肌筋膜包围，可占据其他相邻筋膜间隙。
Modified from Hupp JR, Ellis E, Tucker MR: *Contemporary oral and maxillofacial surgery*, ed 6, St. Louis, 2014, Mosby

表 4-2 筋膜间隙解剖学相关临床表现

间隙	可能起源部位	内容	体征和症状(除疼痛、肿胀、红斑以外)	I&D 手术入路
颊	上颌磨牙和前磨牙 下颌前磨牙	面 A/V/N、面深 A/V、颊 A/V、腮腺导管、颊脂垫、面横 A/V	颧弓和下颌骨下缘容易触及，牙关紧闭	口内或口外
眶下	上颌尖牙	眶下神经、血管	可见下眼睑受累	口内或口外
下颌下	下颌磨牙	下颌下腺、面 A/V、淋巴结	吞咽疼痛或吞咽困难，下颌骨下缘很难触及，考虑气道阻塞	口外
颏下	下颌前牙 正中联合骨折	颈前静脉、淋巴管	口底抬高	口外
舌下	前磨牙和磨牙直接创伤	舌下神经、舌 A/V/N、舌下腺和导管、下颌下腺导管	口底抬高、吞咽疼痛/吞咽困难、舌头活动性改变，考虑气管阻塞	
翼下颌	下颌第三磨牙 下颌角骨折	下颌神经、下牙槽 A/V、蝶下颌韧带	牙关紧闭，考虑气管阻塞、吞咽疼痛/吞咽困难	口内和口外
咬肌下	下颌第三磨牙，下颌角骨折	咬肌 A/V	牙关紧闭	口内
咽旁	下颌第三磨牙 扁桃体 邻近筋膜间隙感染	上颌动脉、咽升动脉、颈内动脉、颈内静脉、脑神经Ⅸ、Ⅹ、Ⅺ、Ⅻ、交感神经干、颈上神经节、颈深淋巴结	考虑气管阻塞、吞咽疼痛、吞咽困难、牙关紧闭症、软腭和悬雍垂移位/偏差	口内
咽后	邻近筋膜间隙	淋巴管	吞咽困难、吞咽疼痛、考虑气管阻塞	口内
气管前	邻近筋膜间隙	气管和食管	吞咽困难、吞咽疼痛、喘鸣、声音沙哑	口外
腮腺	腮腺	腮腺导管、脑神经Ⅶ、面神经 V、颈外动脉	牙关紧闭	口外
颈鞘	邻近筋膜间隙	颈动脉、颈内静脉、迷走神经、交感节后纤维	咽炎、霍纳综合征(可能为迟发事件)	口外
颞下间隙	上颌磨牙	翼肌、翼静脉丛、下颌神经分支、耳神经节、鼓索、上颌动脉分支	牙关紧闭症	口内或口外
扁桃体周	扁桃体	腭扁桃体、舌咽神经、咽升动脉扁桃体支和腭支，以及上颌动脉、扁桃体周静脉	牙关紧闭症、吞咽疼痛、吞咽困难、悬壅垂偏差、“烤土豆声音”	口内

Modified from Flynn TR: Anatomy of oral and maxillofacial infections. In Topazian RG, Goldberg MH, Hupp JR, editors: *Oral and maxillofacial infections*, ed 4, Philadelphia, 2002, WB Saunders.
I&D: 切口和引流; A/ V /N: 动脉/静脉/神经。

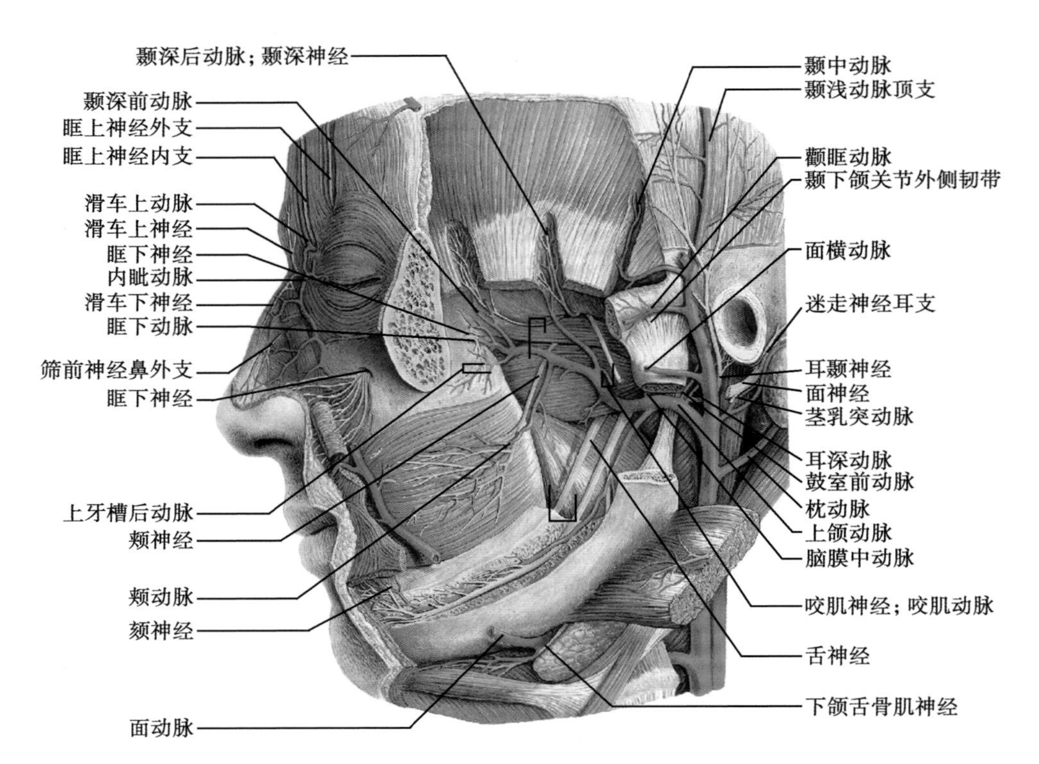

图 4-17 升支-颧弓深部区域(From Putz R,Pabst R:*Sobotta atlas of human anatomy*,ed 14,Vol. 1:Head,neck,upper limb,Munich,Germany,2006,Elsevier GmbH.)

尖牙间隙

尖牙间隙位于上颌尖牙根(尖牙窝)的根端区域,邻接颧小肌、口轮匝肌、提上唇肌、提上唇鼻翼肌和提口角肌。在临床检查时,该间隙感染可使鼻唇沟消失。尖牙间隙位于眶下间隙的下方,可在手术引流前经眶下孔部位局部麻醉。可采取口内入路获得有效的手术引流。

颏间隙

颏间隙占据下颌骨正中联合前方的软组织区域,受颏肌附着处的限制。其位于下颌唇侧前庭的下方。

下颌下间隙

下颌下间隙是特别重要的解剖结构,因为扩散至该间隙的感染很容易扩散至邻近区域。在临床上,一旦感染从颏间隙进展到下颌下间隙,下颌下缘会变得不易触及。在后方,下颌下间隙可自由地连通翼下颌、舌下、咽旁和咽后间隙。因此,应尽早开始治疗防止气管受损。进一步扩散出现了全间隙感染(pan-space infections),即所谓的路德维希咽峡炎(脓性颌下炎)。典型的路德维希咽峡炎累及双侧的舌下、颏下和下颌下间隙。由于这些间隙位于舌根下方,此处感染可导致口底抬升以及舌根往后移位进入气管方向(见图 4-39)。

海绵窦

海绵窦位于蝶鞍和蝶骨体的两侧。其位于硬脑膜的脑膜层和骨膜层之间。它的前界为眶上裂,后界为颞骨的岩部。它们通过导静脉、眼上下静脉、大脑中静脉和蝶顶窦与翼静脉丛相连(图 4-29)。它们通过位于视神经交叉和蝶窦之间的横支(网状静脉丛)彼此相连。颈内动脉和展神经(Ⅵ)位于窦的内侧。动眼神经(Ⅲ)、滑车神经(Ⅳ)、眼神经(Ⅴ1)以及上颌神经(Ⅴ2)从上往下位于窦外侧壁附近(图 4-18 和图 4-19)。

眼上静脉接收来自眶顶和头皮的血液,眼下静脉接收来自眶底的血液。眼上静脉和眼下静脉汇入翼静脉丛和海绵窦。海绵窦往后汇入(上和下)岩窦。上岩窦连接到横窦和乙状窦。下岩窦连接到乙状窦-颈内静脉(internal jugular vein,IJV)和脑底静脉丛-椎静脉丛。海绵窦感染的体征和症状包括视神经乳头(视盘)水肿、眼球突出、复视、眼肌麻痹、眼睑水肿、球结膜水肿、瞳孔反应迟缓(自主神经系统损伤)、上睑下垂(第三脑神经损害和颈内动脉交感神经丛损伤)和视力丧失(视神经和视网膜中央动脉和静脉损伤)。感染或栓子可从上唇或鼻旁面部区域(如面前静脉、眼静脉)扩散,以及经翼静脉丛(通过卵圆孔直接相连)从翼肌间隙扩散。

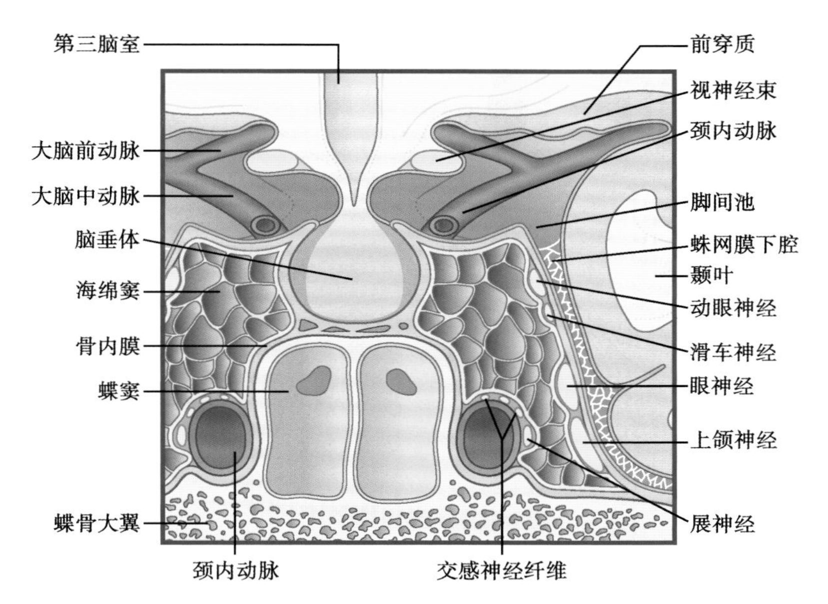

图 4-18　海绵窦解剖学及内容物冠状面示意图(From FitzGerald MJT, Gruener G, Mtui E: *Clinical neuroanatomy and neuroscience*, ed 6, Edinburgh, 2012, Saunders.)

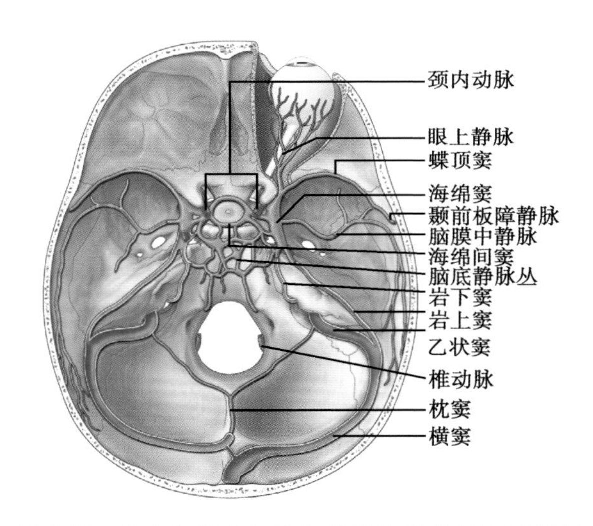

图 4-19　颅内海绵窦结构和静脉连接的轴面示意图(From Standring S: *Gray's anatomy: the anatomical basis of clinical practice*, ed 41, Philadelphia, 2016, Churchill Livingstone.)

眼眶和周围间隙

眼眶间隙位于眶隔后方，包括骨性眼眶、眼球、眼外肌和眶脂肪。骨性眼眶由额骨、上颌骨、颧骨、蝶骨、泪骨、腭骨和筛骨汇合形成。眶上裂和眶下裂位于骨性眼眶内。通过眶上裂的结构包括眼上静脉和泪腺神经、额神经、滑车神经、动眼神经、鼻睫神经和展神经。眶下神经和静脉、颧神经和眼下静脉通过眶下裂。视神经管连接眼眶和颅中窝。因此，眶内感染可扩散至脑部。眼眶间隙可通过鼻泪系统与鼻器沟通，可经眶下裂与上颌窦和上颌骨交通(图 4-20、图 4-21)。

眶周间隙包括覆盖眼轮匝肌的区域、眶隔和睑板(隔前)浅层的眼睑组织，以及包括眼睑皮肤区域(图 4-22)。

眶下间隙位于尖牙窝与眶下缘之间，包括眼轮匝肌下缘。该间隙包含眶下神经和血管，它们从上颌骨前面上的眶下孔发出。邻近间隙包括颊、尖牙和眶隔前的眶周区域。

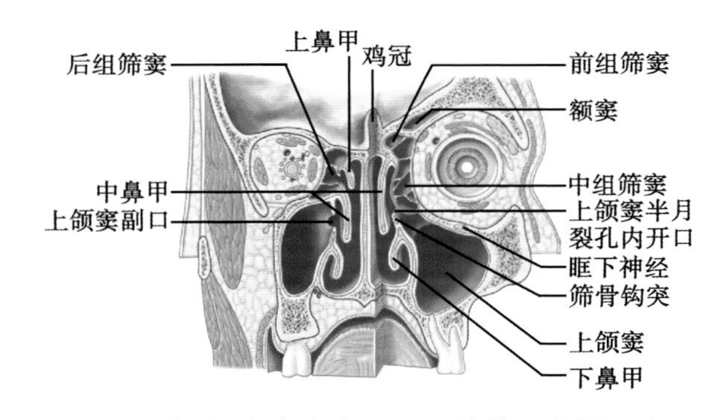

图 4-20　鼻腔、鼻旁窦和眼眶区域的冠状面示意图(From Standring S: *Gray's anatomy: the anatomical basis of clinical practice*, ed 41, Philadelphia, 2016, Churchill Livingstone.)

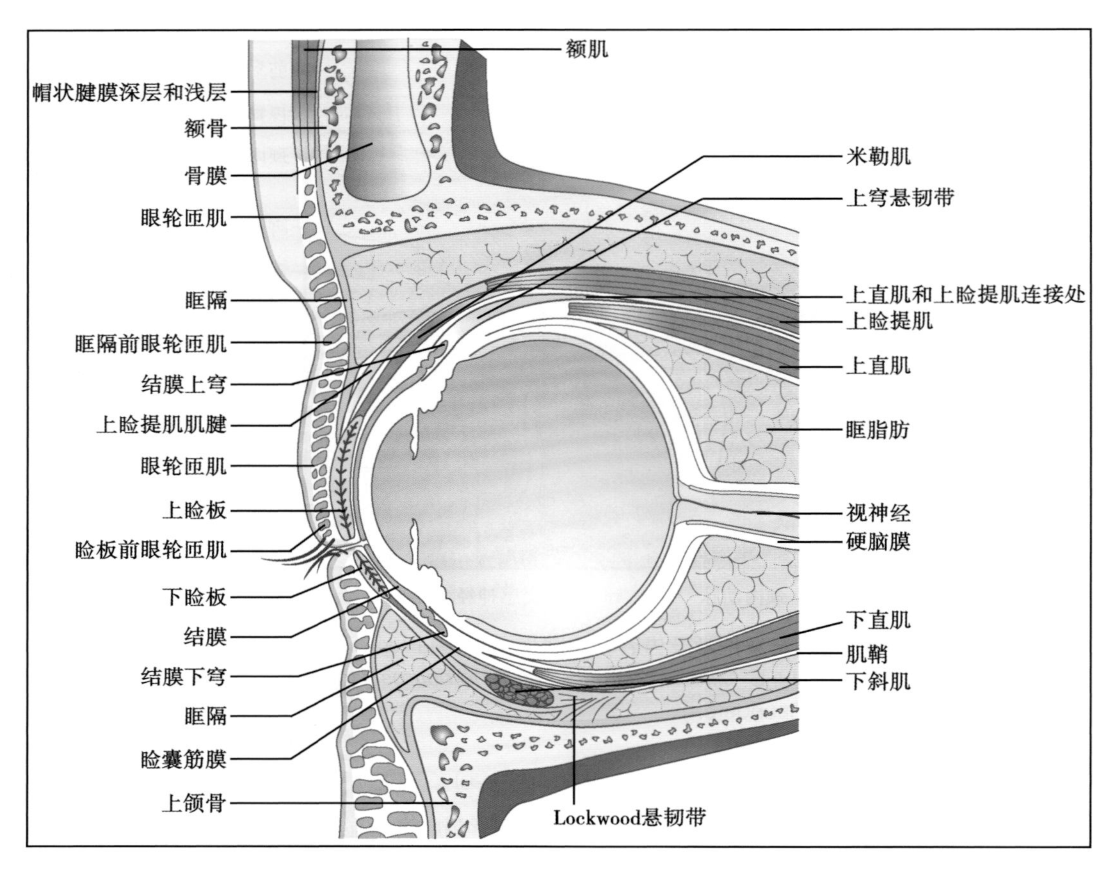

图 4-21 眶周解剖和眶内容物矢状面示意图(From Moy RL,Fincher EF:*Procedures in cosmetic dermatoiog series:biepharopiasty*,St Louis,2006,Mosby.)

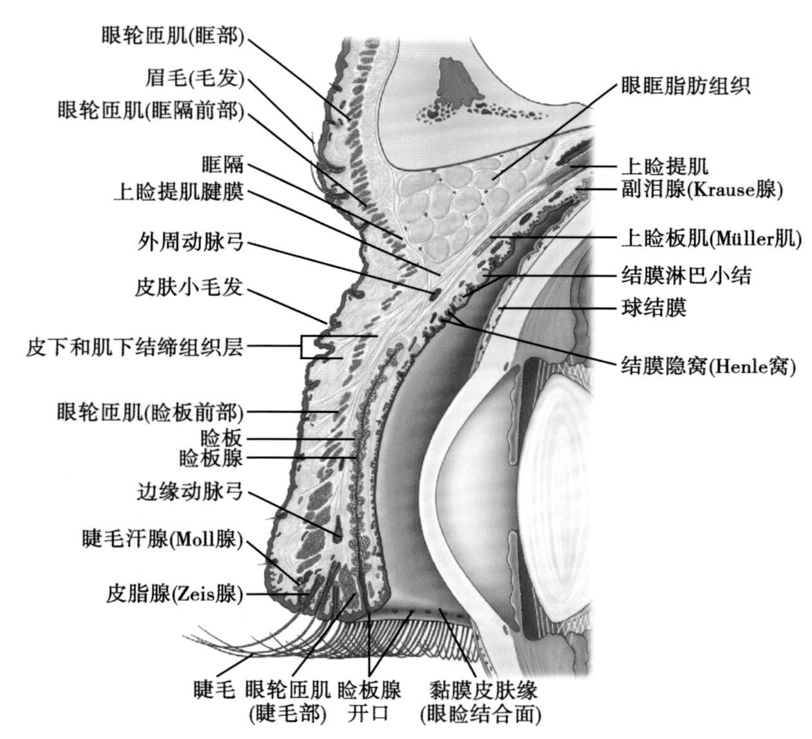

图 4-22 眶周上睑解剖的矢状面示意图(From Standring S:Gray's anatomy:the anatomical basis of clinical practice,ed 41,Philadelphia,2016,Churchill Livingstone.)

耳

外耳(耳廓)

最常被感染累及的外耳部分为软骨膜、耳软骨和皮肤(图 4-23)以及外耳道(external acoustic meatus,EAM)内层皮肤。外耳道外侧三分之一由软骨构成,其余为骨性结构(颞骨的鼓部、鳞部和岩部)。包含特有的耳垢和皮脂腺。耳廓的上外部淋巴汇入腮腺上淋巴结,内表面的淋巴汇入乳突及颈深淋巴结,耳廓其余部位的淋巴汇入颈浅淋巴结。耳廓接收来自颞浅动脉、耳后动脉、耳深动脉以及上颌动脉的鼓室前分支的动脉血供。静脉回流如下:颞浅静脉汇至上颌和下颌后静脉,耳后静脉汇入下颌后和颈外静脉,上颌静脉汇入颞浅和下颌后静脉,引流静脉(外耳道)汇入翼丛。

中耳(鼓室)

中耳位于颞骨的岩部,它具有黏膜衬里(图 4-24)。

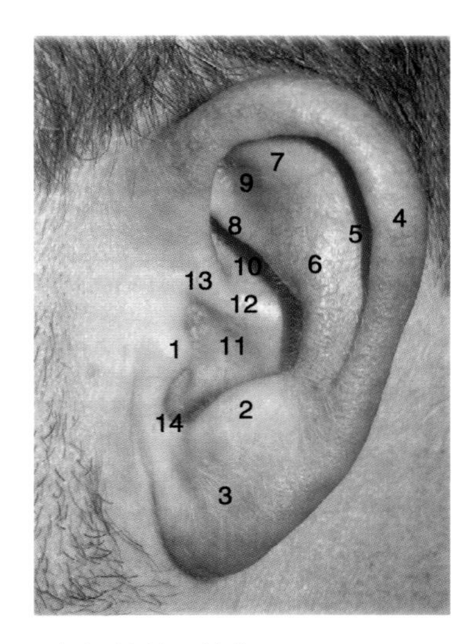

图 4-23　耳廓解剖学亚单位图示。1:耳屏;2:对耳屏;3:耳垂;4:耳轮;5:耳舟;6:对耳轮;7:对耳轮上脚;8:对耳轮下脚;9:三角窝;10:耳甲艇;11:耳甲腔;12:耳轮基;13:耳轮脚;14:耳屏间切迹(From Niamtu J:*Cosmetic facial surgery*,St Louis,2011,Mosby.)

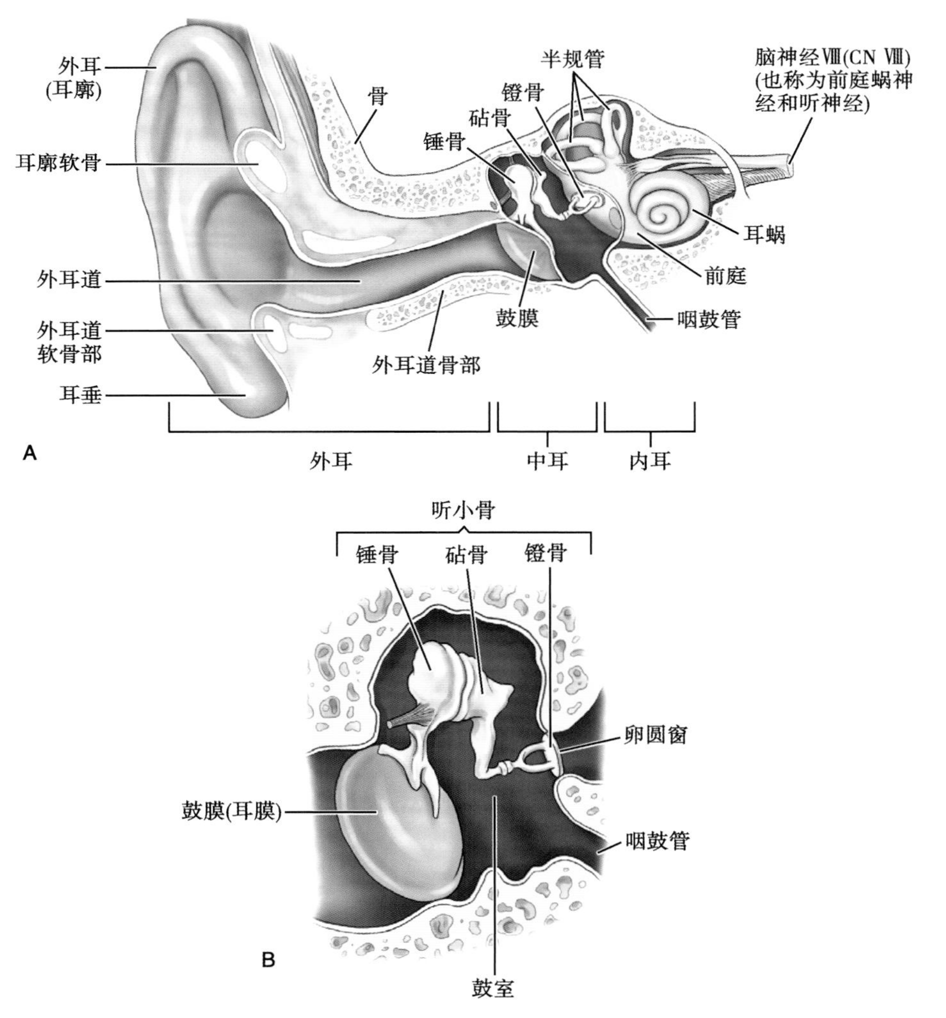

图 4-24　A,B. 听觉器官(From LaFleur Brooks M,LaFleur Brooks D:*Exploringmedicallanguage*,ed 9,St Louis,2014,Mosby.)

边界为鼓室盖（顶）、颈静脉窝；（底）、膜外侧壁、迷路（内侧）壁和颈动脉管/颈内动脉（前）。中耳通过咽鼓管在前内侧与鼻咽部相连。它在后侧通过入口（进口）与乳突气房与乳突腔连接。其他邻近的解剖结构包括颅中窝底、大脑颞叶、颈内静脉上球、颅后窝和乙状窦以及面神经管。中耳的动脉血供来自耳后动脉的茎突乳突分支、上颌动脉的鼓室前支、咽升动脉的鼓室下支以及颈内动脉的鼓室支。静脉回流至翼静脉丛和岩上窦。淋巴回流至颈深淋巴结。咽鼓管静脉回流至翼静脉丛。此外，淋巴回流至颈深淋巴结。

内耳

内耳包含在颞骨的岩部。邻近的结构为中耳、面神经、前庭蜗神经、咽鼓管、鼓索神经、颈内动脉和颅内容物（图 4-25）。

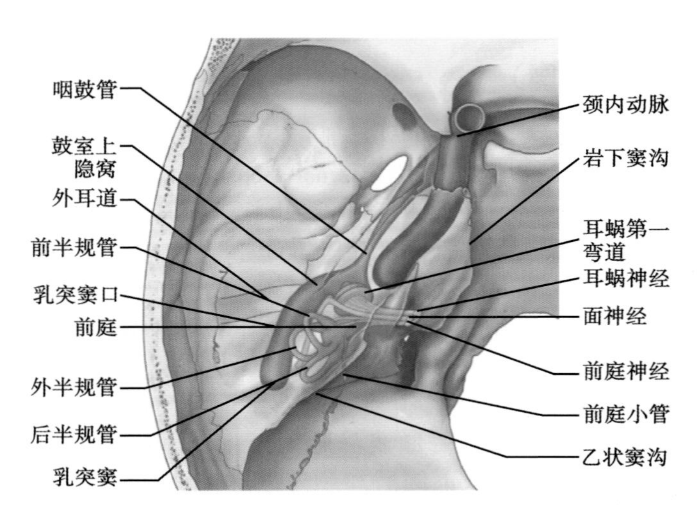

图 4-25 颞骨听觉器官（From Standring S：*Gray's anatomy*：*the anatomical basis of clinical practice*，ed 41，Philadelphia，2016，Churchill Livingstone.）

乳突气房

乳突气房通过岩鳞裂和鼓室（中耳）与颅中窝沟通，如前所述（图 4-26）。

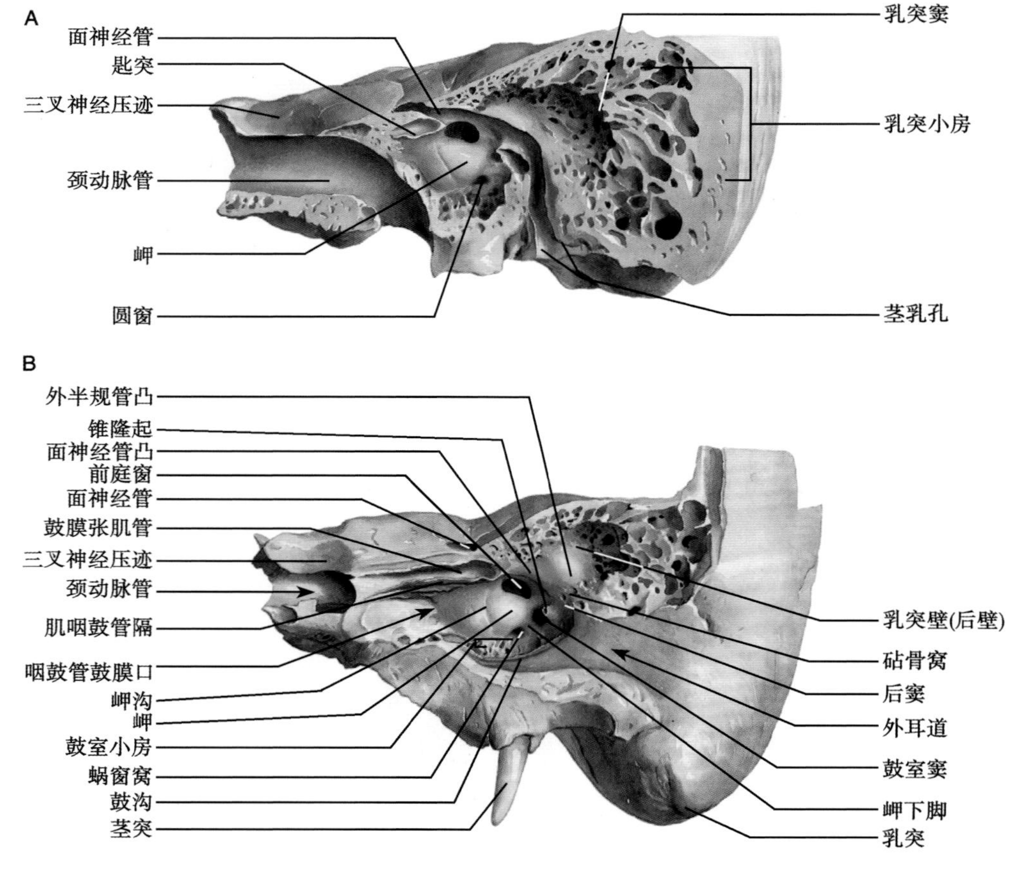

图 4-26 乳突气房示意图（From Standring S：*Gray's anatomy*：*the anatomical basis of clinical practice*，ed 41，Philadelphia，2016，Churchill Livingstone.）

鼻和鼻旁结构

翼静脉丛

翼静脉丛是一个较大范围的无静脉瓣的静脉丛，与翼内肌外侧的上颌动脉的内侧三分之二平行，位于颞下窝。它通过面深静脉、眼下静脉、上颌静脉、咽静脉丛和海绵窦与面神经沟通(图 4-27)。考虑到与各种静脉结构的广泛沟通，经静脉回流导致的感染扩散很容易发生(图 4-28、图 4-29、图 4-30)。

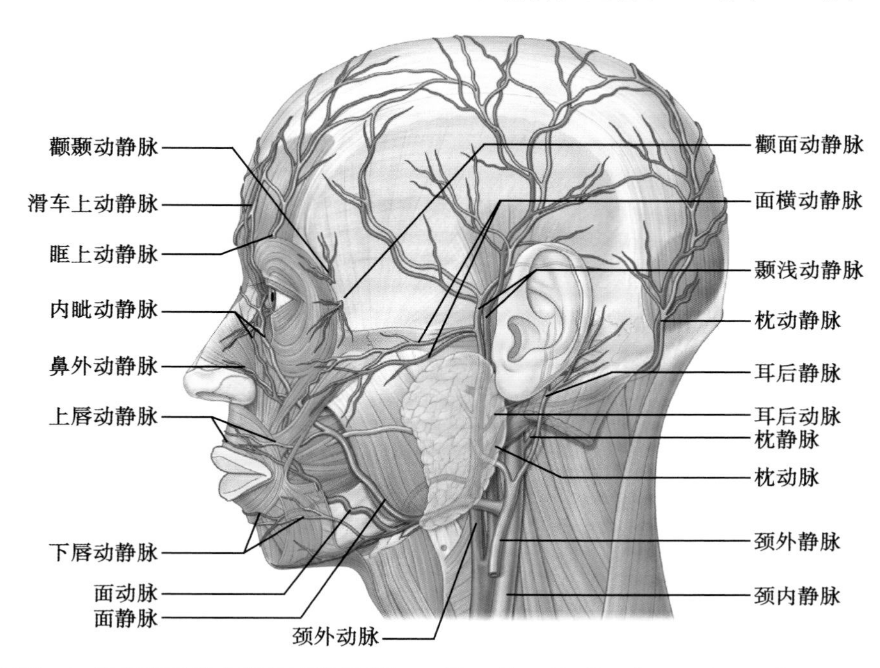

图 4-27　与海绵窦间接交通的面静脉(From Standring S: *Gray's anatomy: the anatomical basis of clinical practice*, ed 41, Philadelphia, 2016, Churchill Livingstone.)

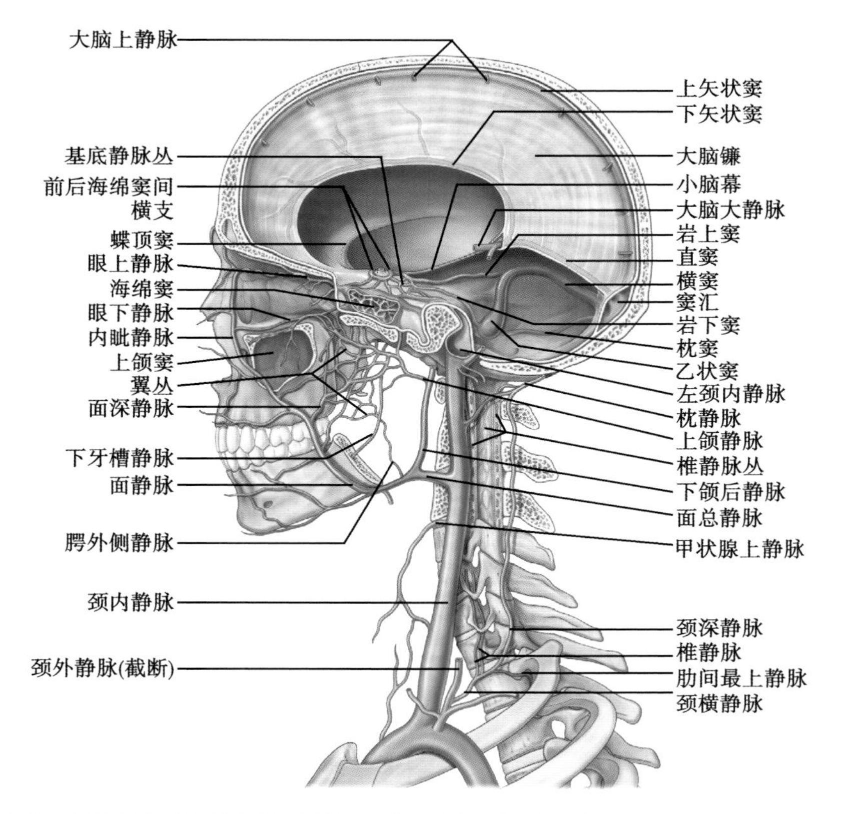

图 4-28　头颈翼静脉丛和深静脉(From Standring S: *Gray's anatomy: the anatomical basis of clinical practice*, ed 41, Philadelphia, 2016, Churchill Livingstone.)

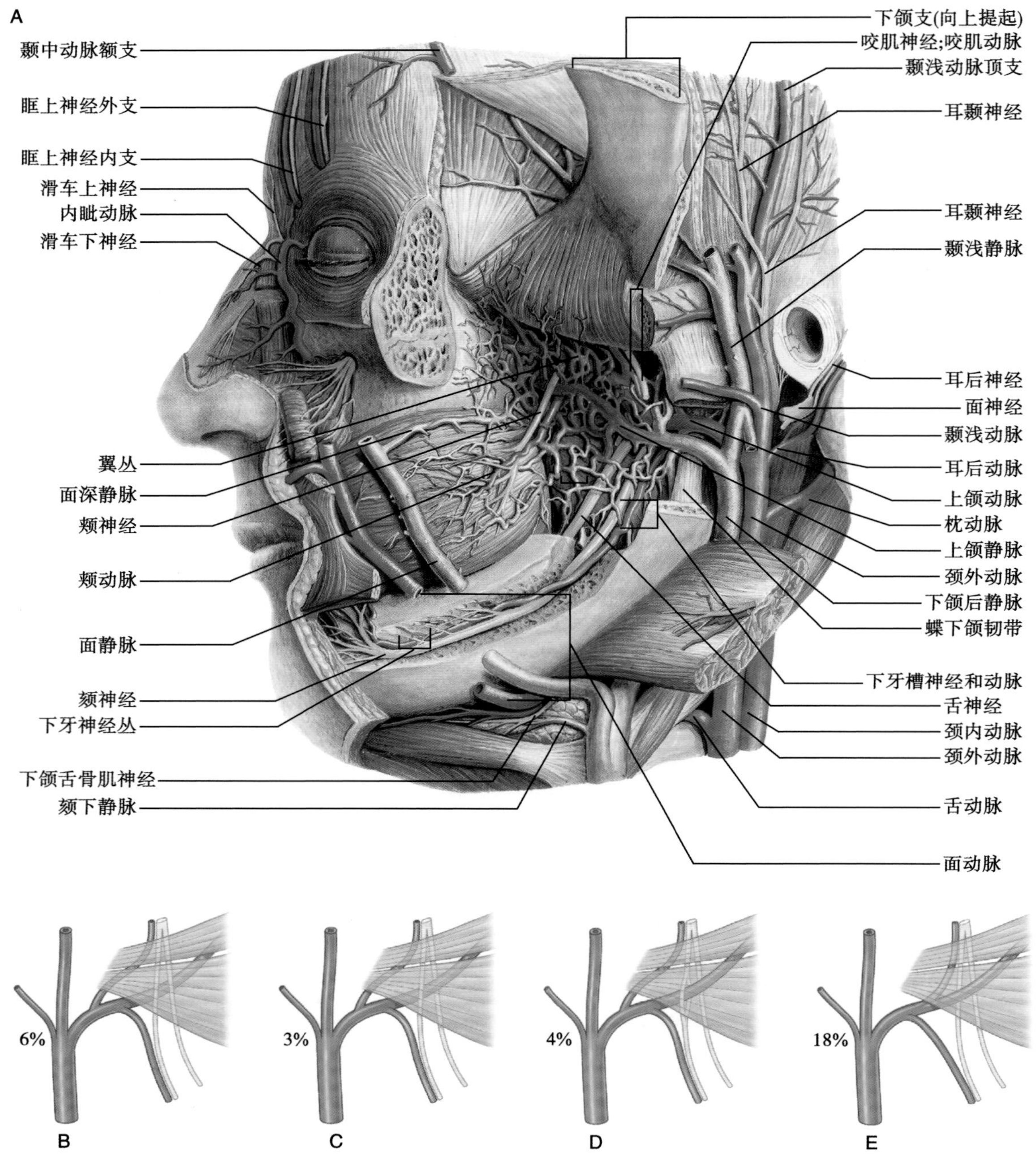

图 4-29 颞下窝翼静脉丛和上颌动脉解剖变异(From Putz R, Pabst R: *Sobotta atlas of human anatomy*, ed 14, Vol. 1: Head, neck, upper limb, Munich, Germany, 2008, Elsevier GmbH.)

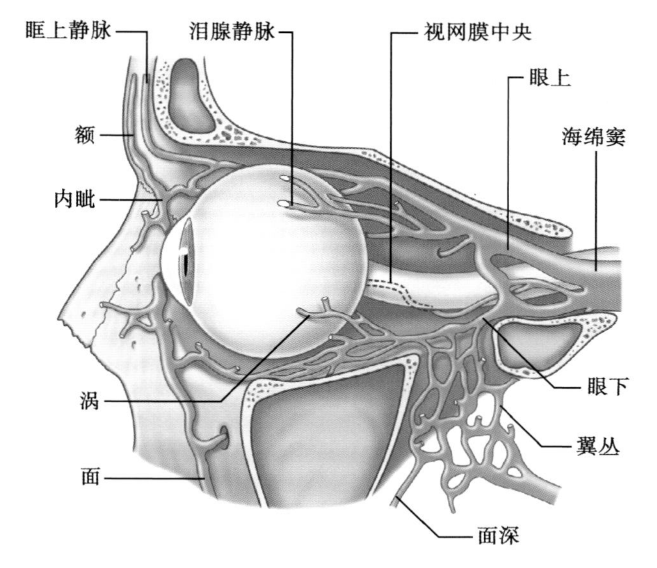

图4-30 翼静脉丛与静脉交通示意图(From Standring S:*Gray's anatomy:the anatomical basis of clinical practice*,ed 41,Philadelphia,2016,Churchill Livingstone.)

鼻泪器

鼻泪器由泪腺和泪管、泪小点、泪阜、泪乳头、泪小管、泪囊和鼻泪管构成。鼻泪管在鼻腔内的开口位于下鼻道,位于下鼻甲下方。泪道系统和鼻腔之间的关系使得鼻部感染可扩散至眼眶,反之亦然(图4-31)。

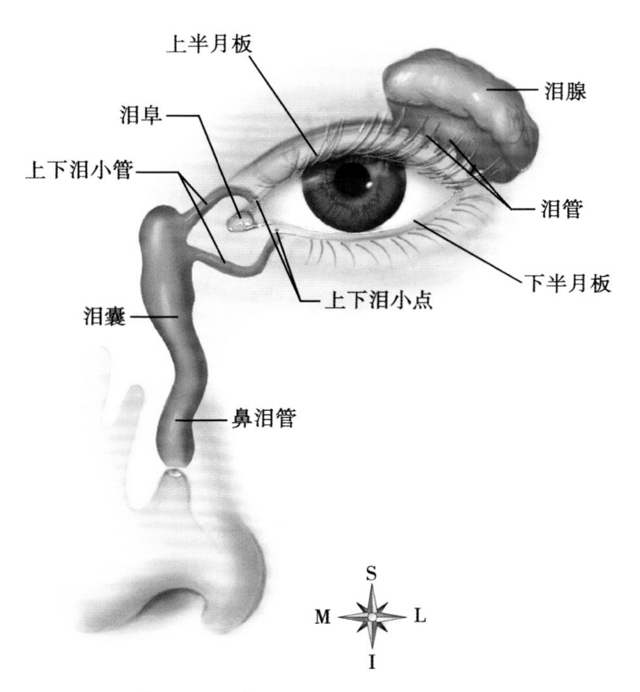

图4-31 鼻泪器示意图(From Patton KT,Thibodeau GA:*Anatomy and physiology*,ed 8,St Louis,2013,Mosby.)

鼻腔和鼻旁窦

鼻腔(图4-32)具有黏膜衬里,附着在底层的软骨膜及骨膜(图4-33、图4-34)。黏膜的邻近结构包括后方的鼻咽、上方和外侧鼻旁窦、泪囊和上方结膜。上方三分之一负责嗅觉功能,下方三分之二负责呼吸功能。所有的鼻旁窦引流至鼻腔外侧壁。鼻腔通过蝶腭孔与翼腭窝交通。鼻中隔偏曲或黏膜发炎和肿胀可能阻塞鼻旁窦开口。鼻旁窦感染可累及或起源于鼻腔和鼻咽区域。

前颅窝、眼眶、前组筛窦和鼻腔位于额窦周围,经额鼻管与半月裂孔(中鼻道)交通。额窦的后骨壁较薄,感染可侵犯颅前窝。

筛骨气房或筛窦还可细分,被颅前窝、鼻腔和眼眶包绕。后组气房直接引流至上鼻道,中组气房引流至筛骨筛泡(中鼻道),前组气房引流至半月裂孔的前部。筛窦感染可通过菲薄的眼眶内壁侵犯眼眶,可能扩散至颅腔。前重组气房的淋巴回流至下颌下淋巴结,后组气房回流至咽后淋巴结。

较大的上颌窦位于眶底下方,引流至半月裂孔的后方(图4-33、图4-35、图4-36)。其周围有眼眶、眶下管及其内容物、上颌牙、鼻腔以及颊部软组织、颞下窝和翼腭窝。上颌窦感染可起源于上颌牙或发生在窦腔内。由于这一关联性,上颌窦内感染可表现出牙源性症状,反之亦然。淋巴回流至下颌下淋巴结。

蝶窦位于脑垂体和蝶筛隐窝之间。其周围有垂体窝和脑垂体、视神经交叉、鼻咽、翼管、海绵窦,颈内动脉、脑神经(Ⅲ、Ⅳ、Ⅴ1、Ⅴ2和Ⅵ)和鼻腔。淋巴引流至咽后淋巴结。

鼻旁窦的健康取决于免疫力、黏液纤毛的清除能力和鼻窦的通气功能。中鼻道形成前组筛窦、额窦和上颌窦的常见引流通道,使用内窥镜很容易检查。后组筛窦和蝶窦引流入上鼻道和蝶筛隐窝。内镜检查通常会发现这些区域黏膜的感染。牙源性感染也可扩散导致上颌窦感染。尽管窦腔都是密切相关的,但是来自任何一个鼻窦的感染都可能很容易转化为所有鼻旁窦疾病。

咽

咽是12cm长的肌性管道,其后壁为椎前筋膜(图4-37)。其从颅底延伸到第六颈椎(C_6)环状软骨的下缘。它位于喉和口鼻腔后方,分为三个区域:鼻咽、口咽和喉咽。

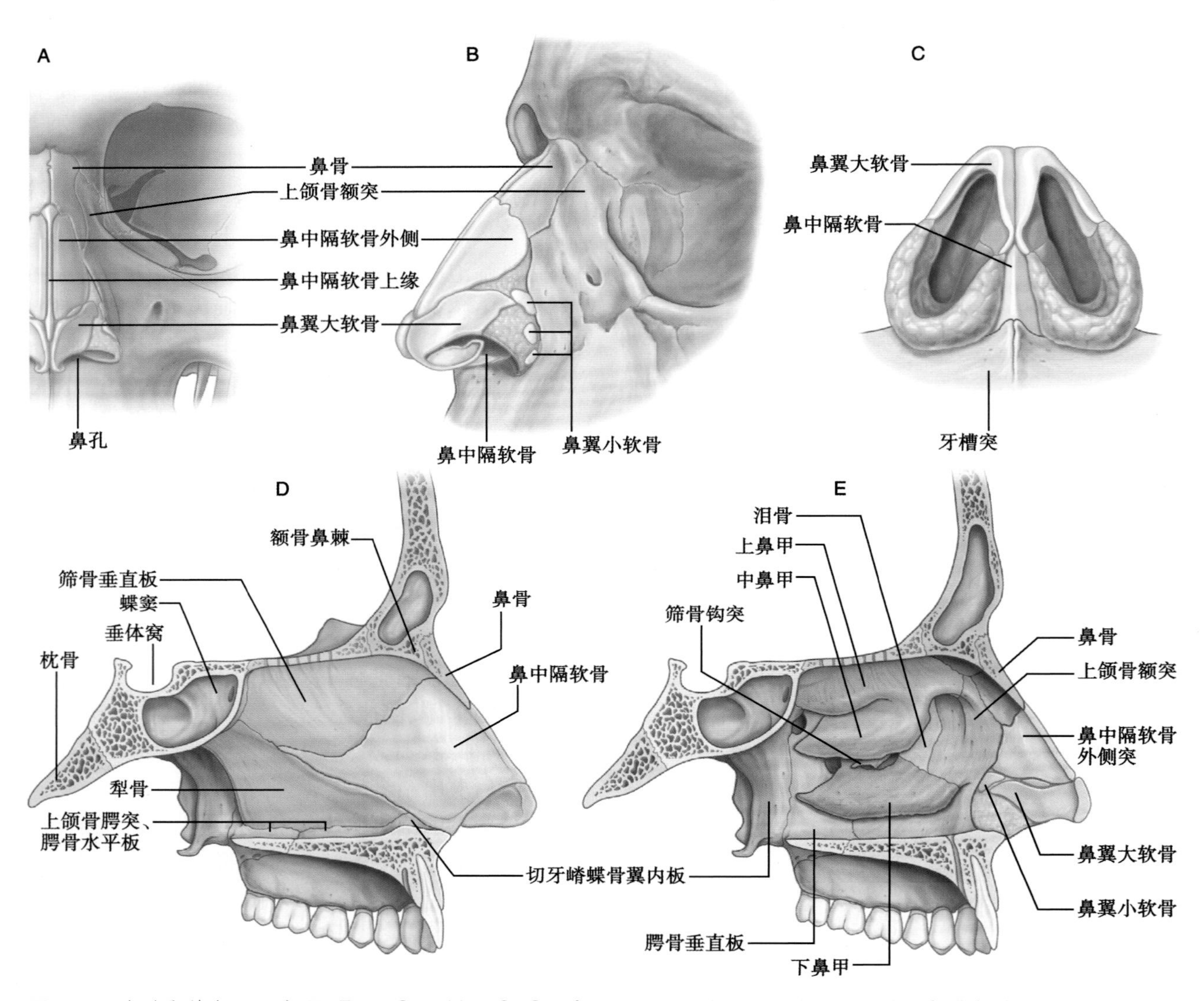

图 4-32 鼻腔和外鼻区示意图(From Standring S: *Gray's anatomy: the anatomical basis of clinical practice*, ed 41, Philadelphia, 2016, Churchill Livingstone.)

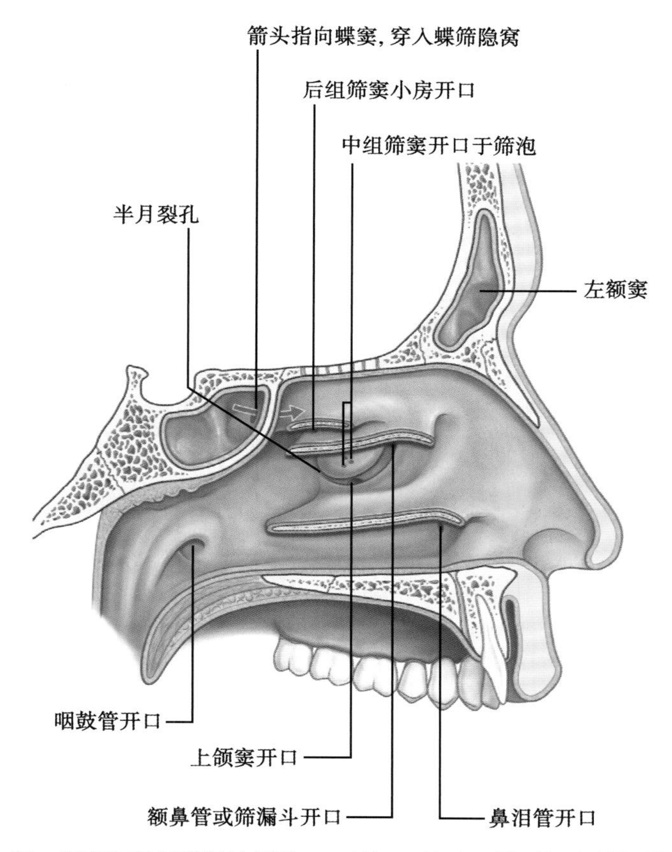

图 4-33 鼻窦和鼻泪管鼻外侧壁开口（From Drake RL，Vogl AW，Mitchell AWM：*Gray' s anatomy for students*，ed 3，Philadelphia，2015，Churchill Livingstone.）

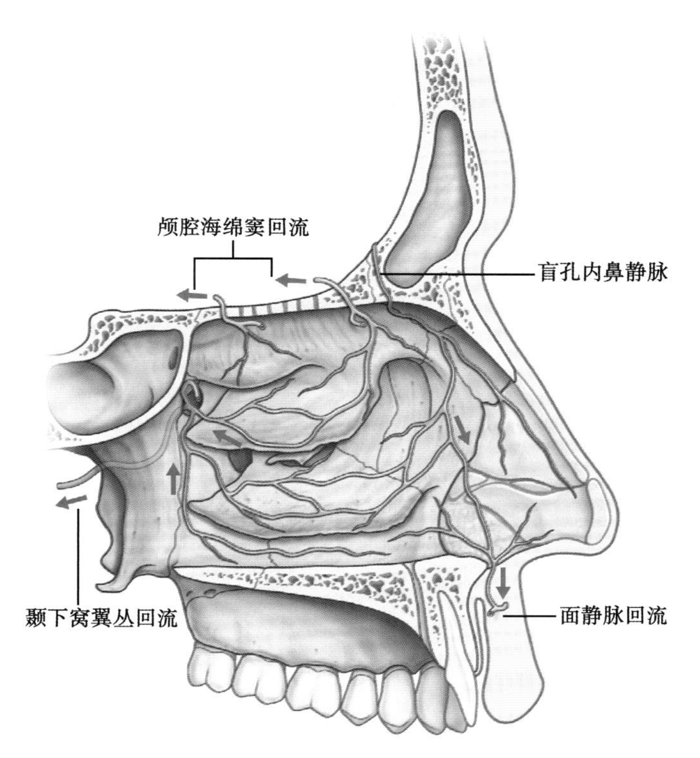

图 4-34 鼻腔静脉回流（From Drake RL，Vogl AW，Mitchell AWM：*Gray' s anatomy for students*，ed 3，Philadelphia，2015，Churchill Livingstone.）

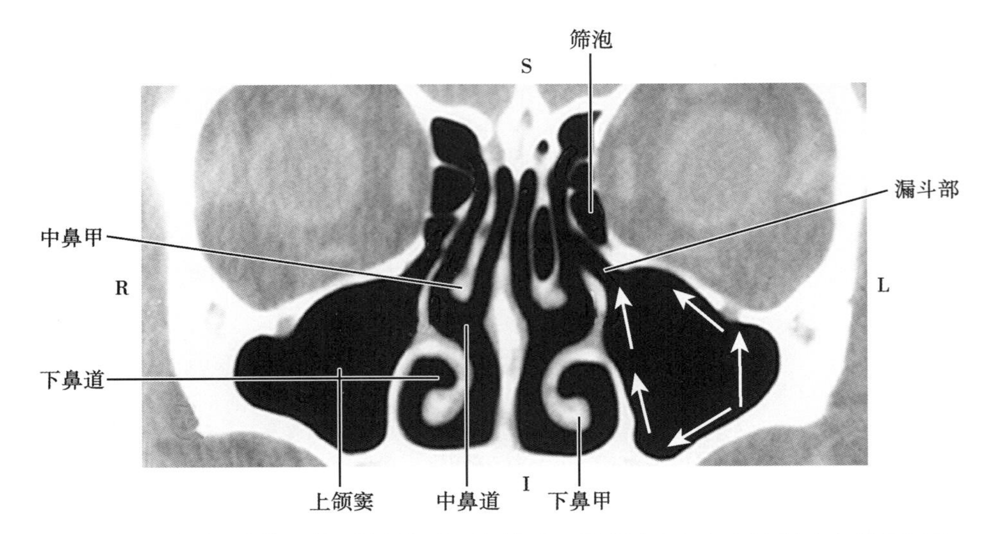

图 4-35　窦口鼻道复合体冠状面计算机断层扫描以及黏膜纤毛流动示意图(白色箭头)(From Patton KT, Thibodeau GA: *Anatomy and physiology*, ed 8, St Louis, 2013, Mosby.)

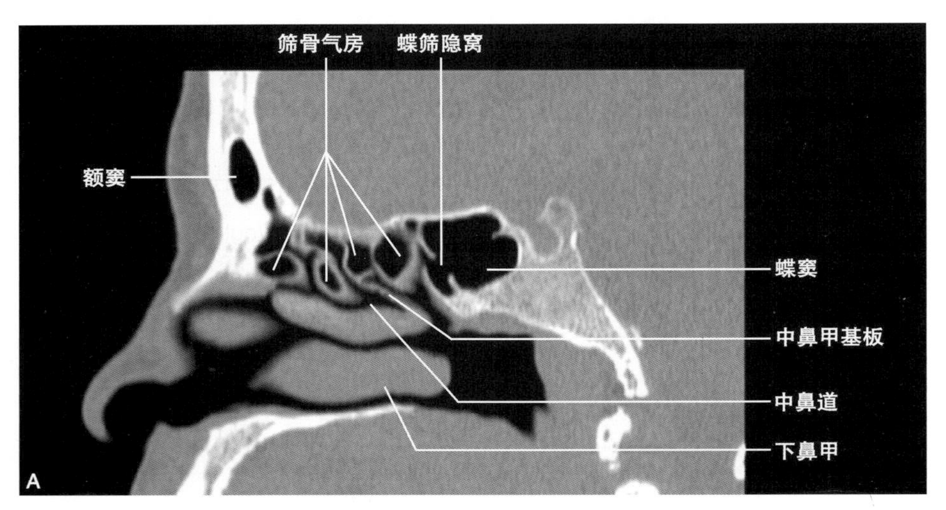

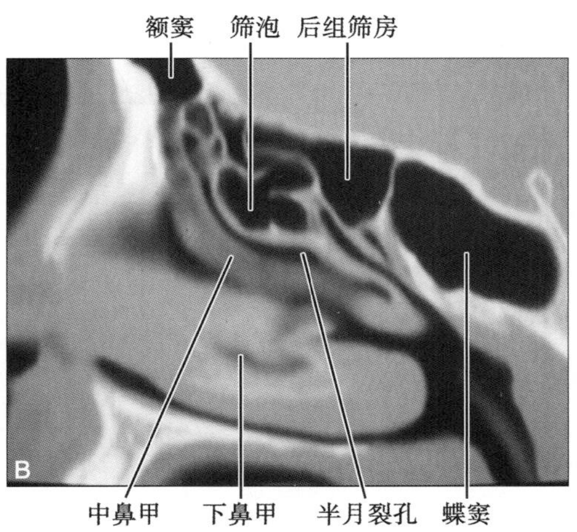

图 4-36　A、B:鼻旁窦矢状面计算机断层扫描(A From Dym RJ, Masri D, Shfteh K: Imaging of the paranasal sinuses, *Oral Maxillofac Surg Clin North Am* 24(2): 175-189, 2012; B From From Standring S: *Gray' s anatomy: the anatomical basis of clinical practice*, ed 41, Philadelphia, 2016, Churchill Livingstone.)

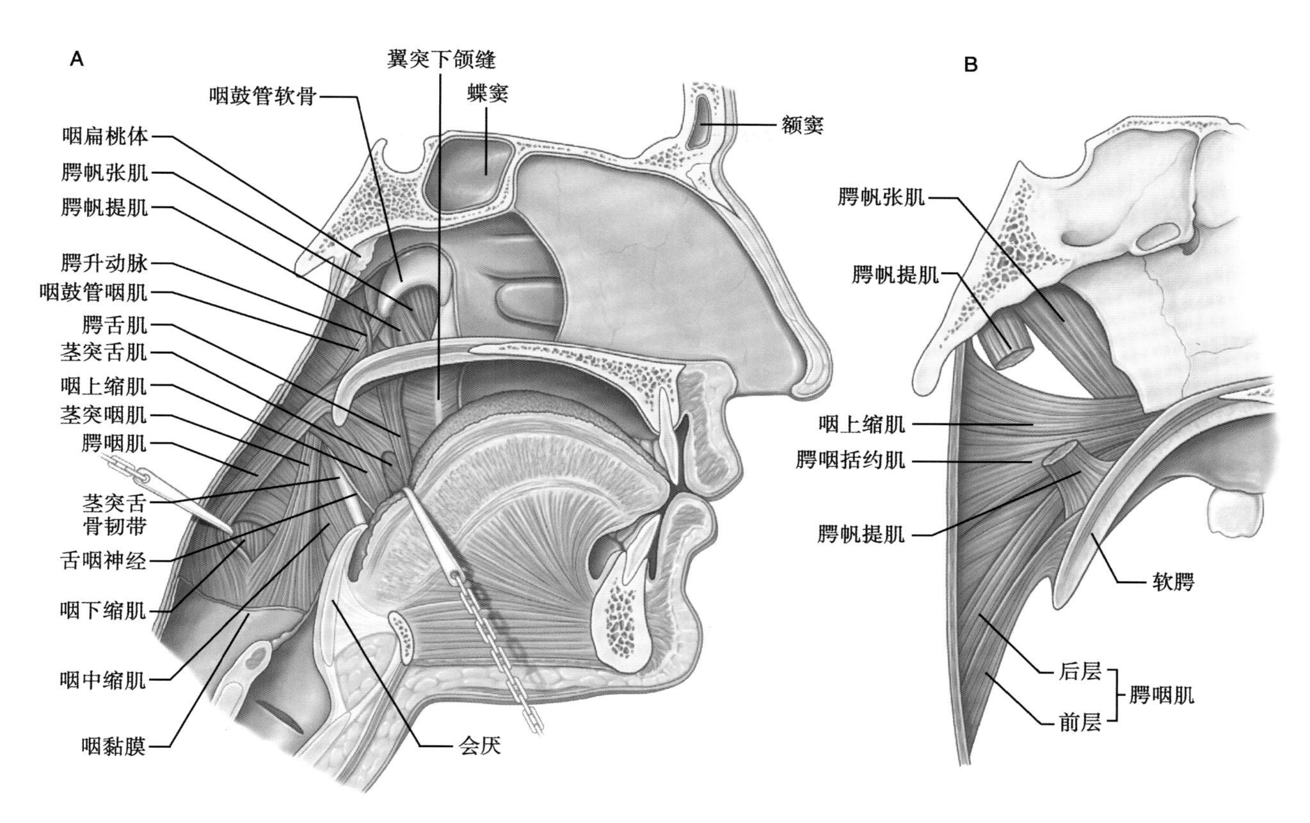

图 4-37　去除衬里黏膜的咽内面(From Standring S:*Gray's anatomy:the anatomical basis of clinical practice*,ed 41,Philadelphia,2016,Churchill Livingstone.)

鼻咽位于鼻腔后方,软腭上方。鼻后孔向后移行为鼻咽。咽扁桃体由咽隐窝的黏膜包裹。咽鼓管开口使中耳与鼻咽相连,位于咽鼓管咽襞前方。

口咽位于口腔后方,从软腭延伸至会厌。舌腭弓分隔口腔和口咽。Waldeyer 扁桃体环由咽扁桃体、舌扁桃体和腭扁桃体构成。扁桃体外侧区域淋巴引流至位于颈内静脉和面总静脉交叉处的淋巴结。

喉咽位于喉后方。它从舌骨延伸到环状软骨下缘,可在中线发现会厌和喉入口。喉、甲状软骨和咽下缩肌构成梨状隐窝外侧边缘。相互重叠的缩肌形成咽肌内四个潜在通道(间隙),其中有不同的结构穿过(图 4-38、框 4-3)。

静脉回流至颊咽筋膜内的咽丛。咽静脉回流入颈内静脉,并与位于翼外肌外侧的颞下窝内翼静脉丛交通。

咽部感染可累及孤立性区域或扩散累及三个区域及其结构。该区域的感染可对气管的通畅性造成直接威胁,应立即积极治疗(图 4-39)。

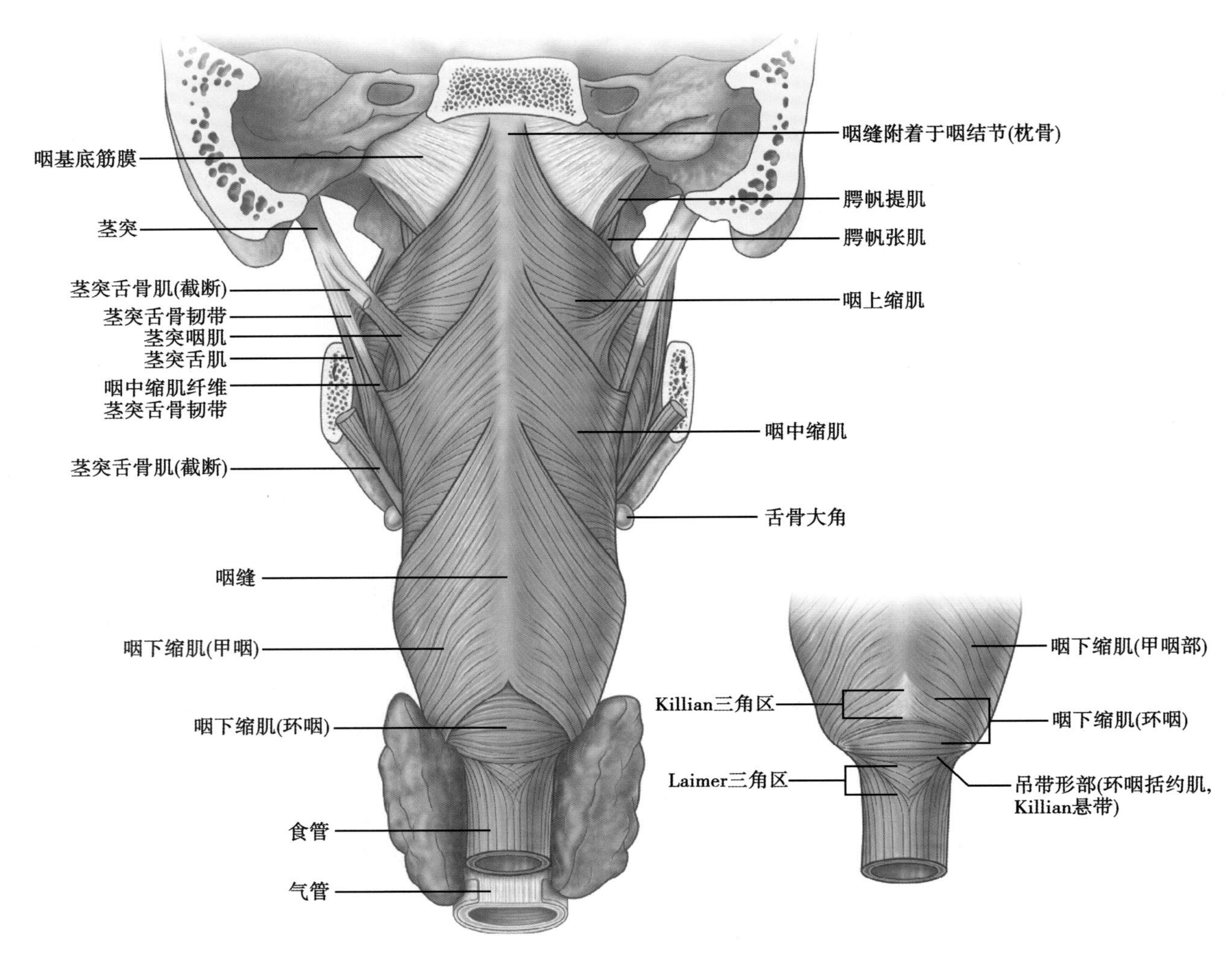

图 4-38 咽以及重叠的咽缩肌后面观。咽基底筋膜悬吊鼻咽(From Standring S: *Gray's anatomy: the anatomical basis of clinical practice*, ed 41, Philadelphia, 2016, Churchill Livingstone.)

框 4-3　咽肌间隙区域和内容物

颅底和咽上缩肌：咽鼓管、腭帆提肌、咽升动脉、腭升动脉
咽上缩肌和咽中缩肌：茎突咽肌、舌咽肌、腭升动脉扁桃体支、茎突舌骨韧带
咽中缩肌和咽下缩肌：喉内神经、喉上动脉和静脉
咽下缩肌下缘：喉返神经、喉下动脉和静脉

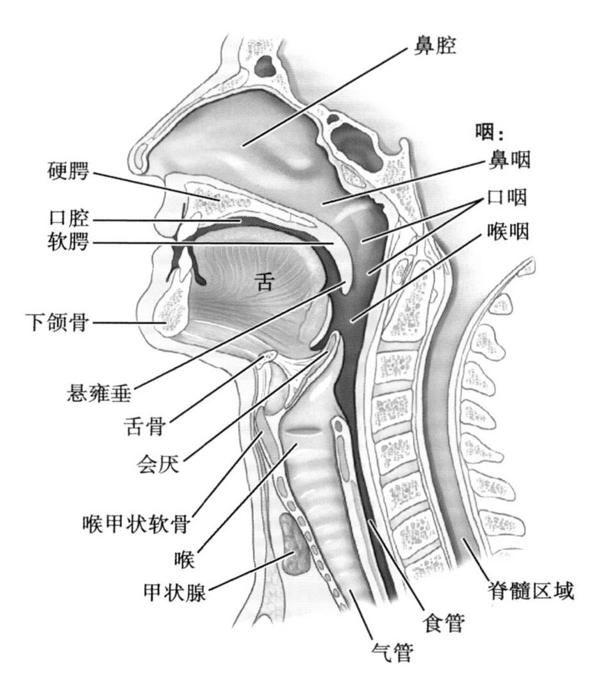

图 4-39　上呼吸消化道咽部区域示意图（From Bontrager k，Lampignano J：*Textbook of radiographic positioning and related anatomy*，ed 8，St Louis，2014，Mosby.）

唾液腺

腮腺

腮腺是完全浆液性的腺体，呈倒锥状，包膜相对较厚，起于颈深筋膜封套层以及封套筋膜浅层（图 4-40A）。该腺体大部分（75%）覆在咬肌表面，其余部分位于下颌后方。面神经走行于二腹肌后腹和茎突舌骨肌之间，进入该腺体。颈鞘内容物位于这些肌肉后内侧。腮腺的后内边界由茎突舌骨肌和二腹肌后腹构成。面神经将腺体分为浅叶和深叶，由峡部连接。颊支和颧支形成吻合环，位于腮腺导管（Stensen 导管）的表面。细菌性腮腺炎一开始发生在腮腺包膜内，但最终经腺体或导管可扩散至口腔或皮肤，可能伴有或不伴有唾液腺囊肿形成。

腮腺淋巴结分为浅和深两组。浅淋巴结位于腺体包膜外，深淋巴结位于腺内。它们接收外耳、眼睑、前额、颞部头皮区域的淋巴引流，并继续引流至下颌角下方的颈深淋巴结。深淋巴结接收中耳、咽鼓管、硬腭、软腭、鼻、翼腭窝、外耳和腮腺实质的淋巴引流，并继续引流至颈深淋巴结，颈深淋巴结邻近颈内静脉，此处有副神经经过。下颌后深部间隙的淋巴结引流至面侧深区，以及经过肩胛舌骨肌的颈部淋巴结纵向链。

下颌下腺

下颌下腺位于下颌下三角，其延伸包绕下颌舌骨肌后缘，于舌骨舌肌和下颌骨之间进入口底（图 4-40B）。它被颈深筋膜封套层包绕。面动脉走行于该腺体和下颌骨之间，而静脉一般位于腺体表面。颏下动脉常常从腺体前部面动脉发出。

下颌下淋巴结可分为三组：包膜外淋巴结（浅层和外侧）、包膜下淋巴结和腺内淋巴结。它们接收的淋巴引流来自：颏下淋巴结以及更高级引流系统；口底；下颌牙齿、牙龈和黏膜；口裂；腮腺表面淋巴结；上、下唇外侧；颊；舌尖。颈深后淋巴结靠近面总静脉干附近分叉淋巴结以及下颌下淋巴结。

舌下腺

舌下腺位于口底前部，在黏膜及下颌舌骨肌之间，以及在下颌骨舌下腺窝和颏舌肌之间（图 4-40C）。舌下区域淋巴引流至舌骨上淋巴结的颏下和下颌下组。这些淋巴结回流至颈深上淋巴结。

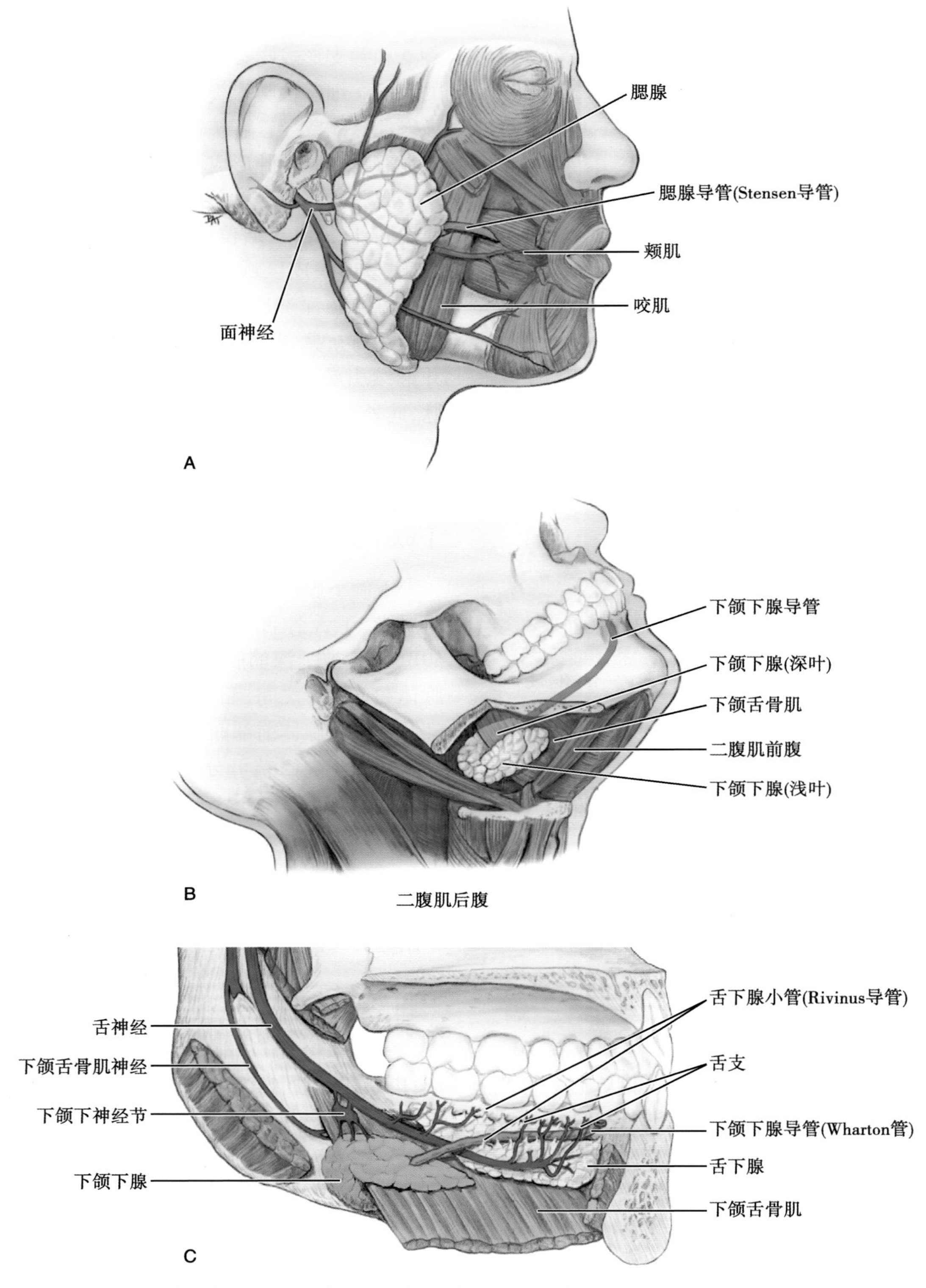

图4-40 大唾液腺示意图。A. 腮腺。B. 下颌下腺。C. 舌下腺(Modified from Fehrenbach MF, Herring SW: *Illustrated anatomy of the head and neck*, ed 4, St Louis, 2012, Saunders.)

颈

喉

喉是一个连接口咽和气管的复杂器官。喉上静脉回流至颈内静脉。喉下静脉经甲状腺下静脉或者气管前静脉丛回流至左头臂静脉。声带上方的淋巴管引流至颈深上淋巴结。声带下方的淋巴管经气管旁或气管前淋巴结引流至颈深下淋巴结。

甲状腺

甲状腺位于环状软骨下方,气管前方,由与颈深筋膜气管前层内脏部分相融合的纤维组织包绕。它包绕气管周围,并与颈鞘和颊咽筋膜交界。甲状腺和甲状旁腺淋巴结引流至气管旁淋巴结。

淋巴系统

与从多个区域组群淋巴结收集淋巴液相比,特定器官或解剖区域相关的局部淋巴结起着主要的过滤功能(图 4-41)。在头颈部,淋巴引流至分散的局部淋巴结,汇至颈深淋巴结(图 4-42)。淋巴通路交叉的两个主要区域为颈面静脉结合和颈锁骨下静脉结合。颅腔内没有淋巴结构。

颈部周围浅表淋巴结从一侧下颌骨下缘向颈后方延伸至对侧的相应部位。深部淋巴结沿头颈深部的血管分布。它们包括颏下和下颌下淋巴结、颈内静脉沿路淋巴结、颈后三角区淋巴结以及颈前淋巴结。

头部淋巴引流至淋巴结浅环,然后再引流至颈深上淋巴结。面部淋巴结在引流至颈深上淋巴结前先引流至下颌下淋巴组。八个淋巴结群组汇集头部的淋巴引流(图 4-43 和表 4-3)。

枕、耳后、耳前、面和腮腺深部的淋巴结的淋巴液汇入颈深上淋巴结。颈部淋巴结组包括颈浅、咽后、下颌下、颏下、面深和颈二腹肌淋巴结,均引流至颈深上淋巴结。舌淋巴引流至下颌下、舌骨上、颈深上、颈深下和颈肩胛舌骨肌淋巴结组(图 4-44)。颈前淋巴结,包括浅和深(喉前-气管前)淋巴结,均汇入颈深上淋巴结。舌部的淋巴引流通过四条主要的淋巴管道。

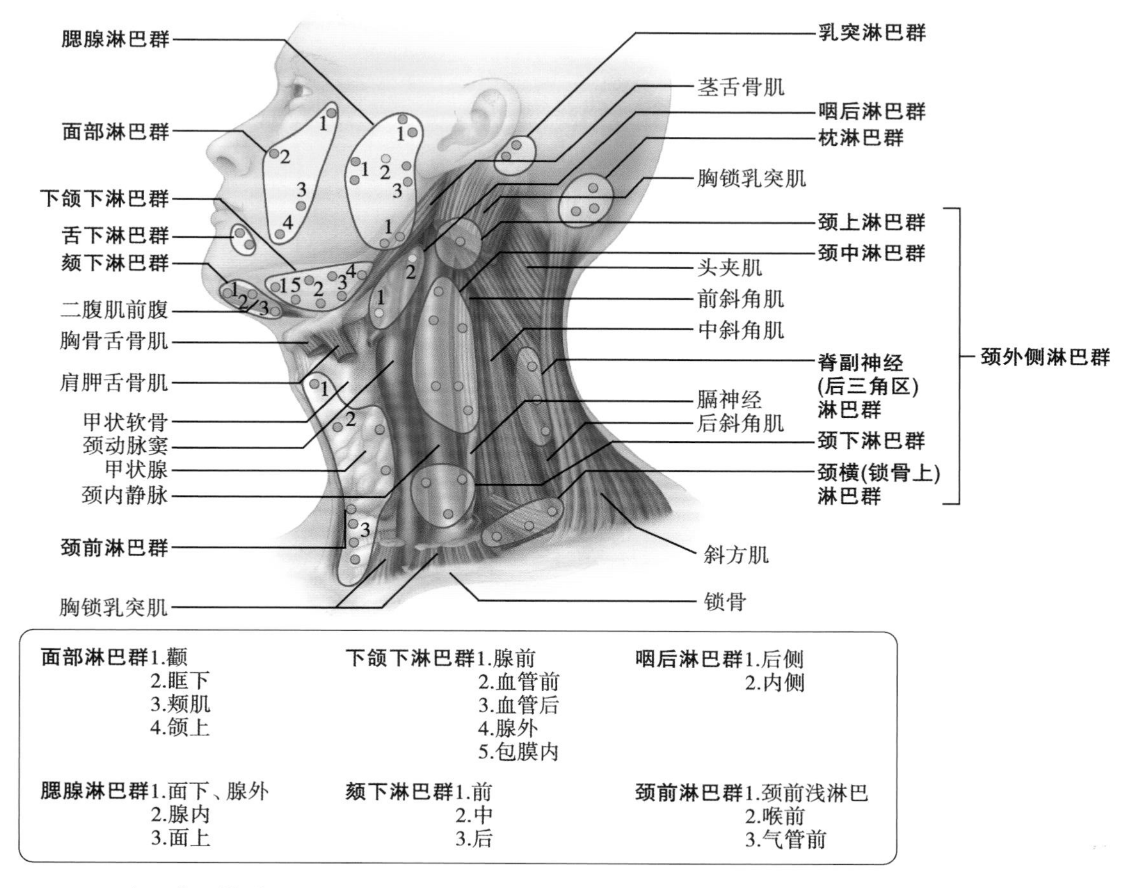

图 4-41 头颈淋巴结群(From Standring S: *Gray's anatomy: the anatomical basis of clinical practice*, ed 41, Philadelphia, 2016, Churchill Livingstone.)

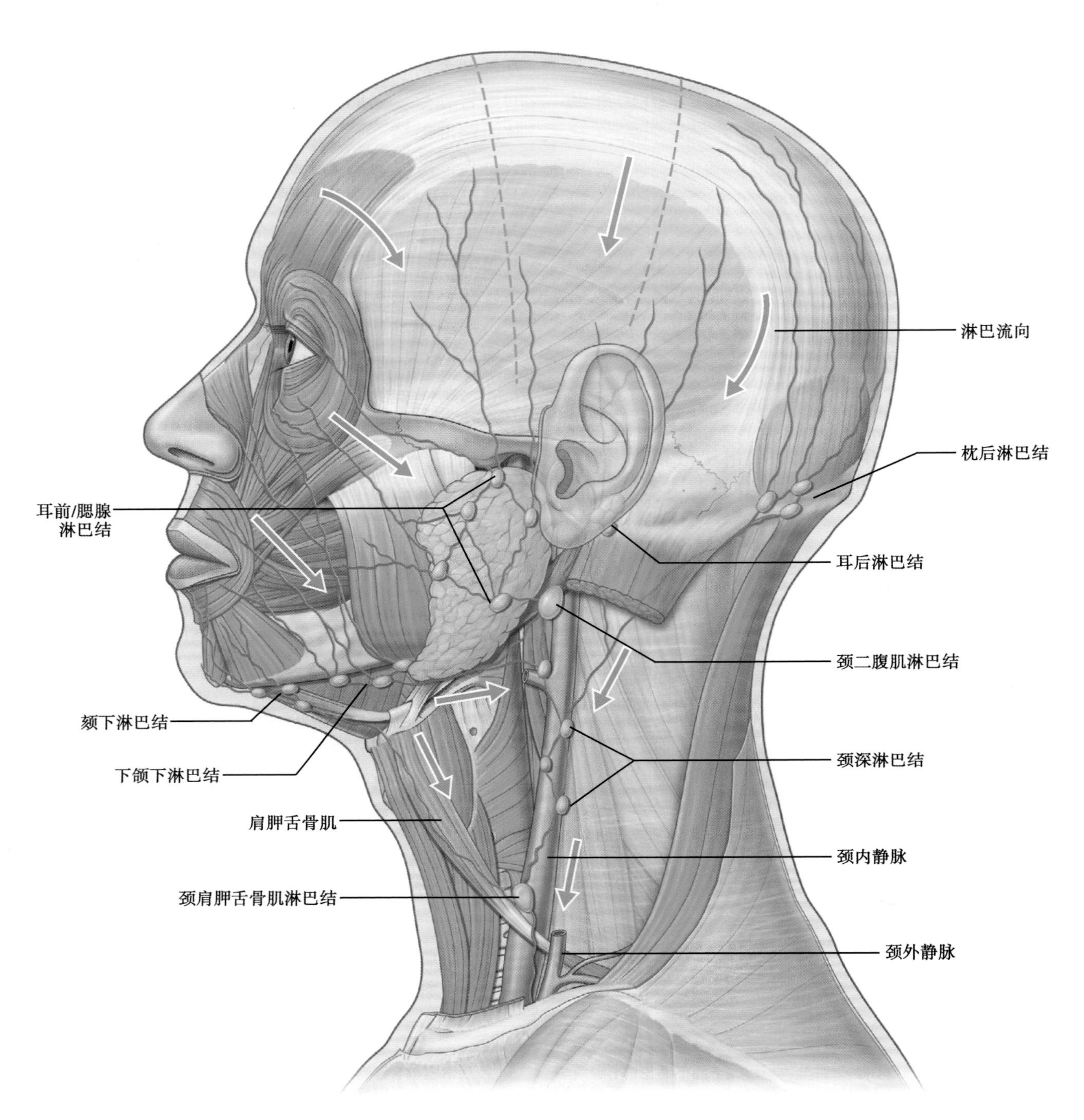

图 4-42 头颈淋巴回流(Modified from Robinson JK: Basic cutaneous surgery concepts. In Robinson JK, Arndt KA, LeBoit PE, Wintroub BU, editors: *Atlas of cutaneous surgery*, Philadelphia, 1996, Saunders.)

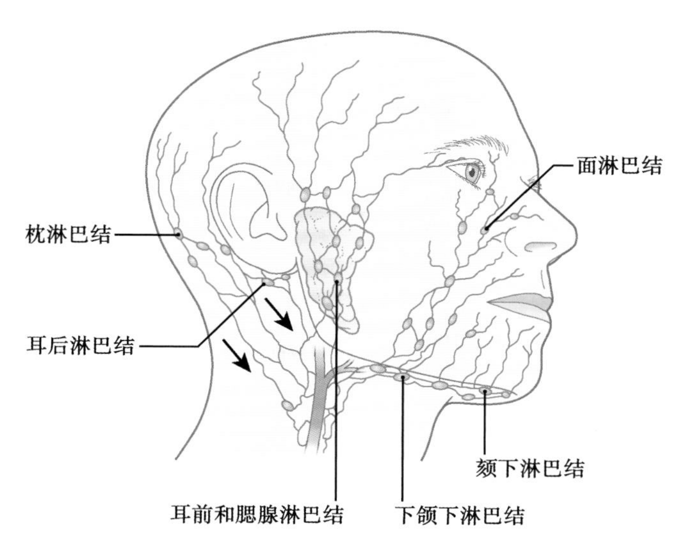

图 4-43　面部和头皮淋巴回流。箭头指示回流至颈上淋巴结(From Nouri K, Leal-Khouri S, Khouri R: *Techniques in dermatologic surgery*, St Louis, 2003, Mosby.)

表 4-3　头颈部淋巴回流

结构	位置	淋巴结
面部和头皮	前	面部→下颌下→颈深
	外	腮腺→颈深
头皮	后	枕→颈深
眼睑	内	下颌下→颈深
	外	腮腺→颈深
颏部		颏下→下颌下→颈深
外耳	前	腮腺→颈深
	后	耳后→颈深
中耳		腮腺→颈深
颈	浅	颈浅(前、外、后)→颈深
	深	颈深
口底	前、下切牙侧牙,除切牙外	颏下→下颌下→颈深或颏下→颈深
腭扁桃体、咽扁桃体	前	颈二腹肌→颈深,咽后→颈深
鼻咽、鼻旁窦、软腭、鼻腔	后	下颌下→颈深,咽后→颈深
喉	声带上方	颈上深
	声带下方	咽和气管→颈深下
口咽		颈深
食管颈部	C_6-后上纵隔	气管丛/颈深淋巴结,如果该区域存在交通
甲状腺	上部	喉→颈深
	下部	气管或上纵隔
舌	舌尖双侧	颏下→下颌下→颈深和颈肩胛舌骨肌
	外缘	下颌下→颈深和颈肩胛舌骨肌

From *McMinn' s color atlas of head and neck anatomy*, ed 3, p 103.

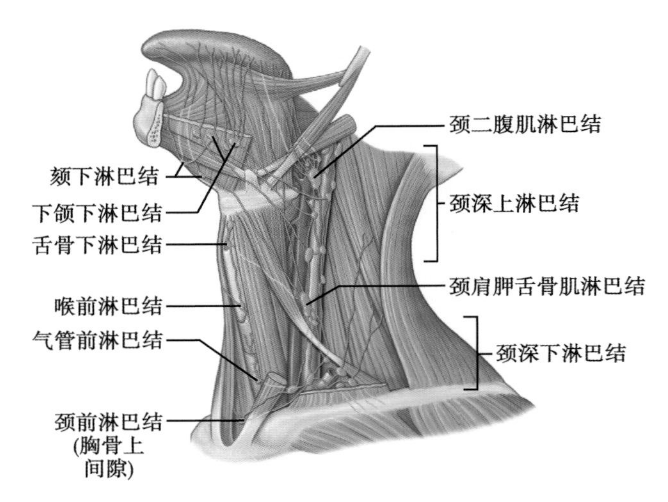

图 4-44 舌淋巴回流(From Standring S: *Gray's anatomy: the anatomical basis of clinical practice*, ed 41, Philadelphia, 2016, Churchill Livingstone.)

舌尖的淋巴引流至颏下和下颌下淋巴结,以及引流至颈深上的肩胛舌骨上淋巴结。边缘淋巴管道引流舌外侧淋巴至下颌下淋巴结,然后至颈深淋巴结。中央淋巴管道引流中缝区域淋巴往下行于颏舌骨肌之间,汇入颈深链。基底淋巴管道引流舌后部淋巴进入主要位于二腹肌后腹和肩胛舌骨肌之间的颈深淋巴结。

喉咽和食管上部的淋巴引流入颈深下淋巴结。颈-肩胛舌骨淋巴结汇入淋巴颈干。右侧淋巴颈干汇入颈内和锁骨下静脉交角或右侧淋巴导管。左侧淋巴颈干汇入胸导管。

黏膜相关的淋巴组织沿着黏膜衬里分布,构成了人体淋巴网状组织最广泛分布的部分。这些特有的组织阻止机体抗原过度增多。扁桃体、小肠 Peyer 淋巴结和阑尾正是这类黏膜相关的淋巴组织。

(许向亮 译)

参考书目

Agur AMR, Dalley AF: *Grant's atlas of anatomy,* ed 13, Philadelphia, 2013, Lippincott Williams and Wilkins.

Baker EW et al, editors: *Head and neck anatomy for dental medicine,* Stuttgart, 2010, Thieme.

Hupp JR, Ellis E, Tucker M: *Contemporary oral and maxillofacial surgery,* ed 6, St Louis, 2014, Elsevier.

Janfaza P, Nadol Jr. J, et al.: *Surgical anatomy of the head and neck,* Philadelphia, 2011, Lippincott Williams and Wilkins.

Kumar V, et al, editors: *Robbins and Cotran pathologic basis of disease,* ed 9, St Louis, 2015, Elsevier-Saunders.

Lindner H, Lindner HH: *Clinical anatomy,* 1992, Lange.

Moeller TB et al, editors: Pocket atlas of sectional anatomy, vol 1, *Head and neck,* ed 3, 2007, Thieme.

Moore KL et al, editors: *Clinically oriented anatomy,* ed 7, Philadelphia, 2014, Wolters Kluwer.

Netter FH: *Atlas of human anatomy,* ed 6, St Louis, 2014, Saunders–Elsevier.

Norton NS: *Netter's head and neck anatomy for dentistry,* St Louis, 2007, Saunders–Elsevier.

Reynolds PA et al, editors: *McMinn's color atlas of head and neck anatomy,* St Louis, 2004, Mosby–Elsevier.

Rohen JW, Lutjen-Drecoll E, Yokochi C: *Color atlas of anatomy,* Philadelphia, 2011, Lippincott-Williams.

Romanes GJ et al, editors: *Cunningham's manual of practical anatomy, head neck and brain,* vol III, Oxford, 2001, Oxford Medical Publications.

Rosse C, Gaddum-Rosse P: *Hollinshead's textbook of anatomy,* ed 5, Philadelphia, 1997, Lippincott.

Ryan S: *Anatomy for diagnostic imaging,* ed 3, St Louis, 2011, Saunders–Elsevier.

Sandring S et al, editors: *Gray's anatomy: the anatomical basis of clinical practice,* ed 40, Philadelphia, 2008, Churchill-Livingstone-Elsevier.

第 5 章 感染性疾病实验室诊断概论

Thomas S. Murray, Neil Haycocks, Wuan L. Fink

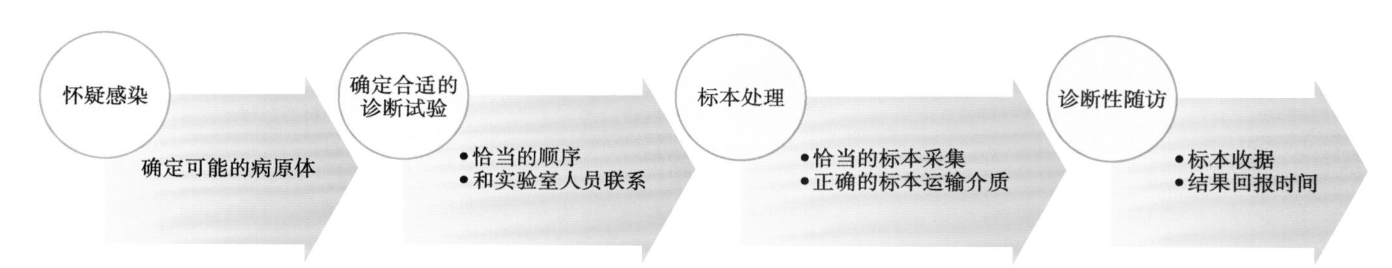

图 5-1 感染性疾病诊断的初步方法。针对原始标本，选择合适的检查方法、正确采集标本并转运，为成功检测病原体提供最优的机会

头颈部感染性疾病病因的准确诊断部分取决于正确的标本采集、快速送达医学微生物实验室，以及临床医生和实验室人员之间有效的沟通（图 5-1）[1]。许多不同的手段被用于微生物诊断，需要利用不同的实验室，包括：进行免疫血清学检测的实验室；直接观察原始组织的组织病理学特点和其中的微生物的病理实验室；以及开展核酸或抗原检测及微生物培养的临床微生物实验室。本章将介绍检测头颈口面区域感染性疾病的微生物学的各种有用的工具和方法。

2013 年，美国传染病协会和微生物协会联合发表了通过器官系统组织的传染病实验室诊断建议[1]。该建议是临床医生和实验室人员在评估疑似感染的患者时，帮助安排合理的诊断试验的极好的参考资料[1,2]。

解剖病理学是一门依靠肉眼和显微镜直接观察人体组织来做出适当诊断的学科。人们发明了很多所谓的特殊染色法，其中一些可以追溯到 19 世纪，目的是对活体组织切片或切除标本中的微生物进行识别和分类。直到今天，革兰氏染色法和各种抗酸染色法在细菌和分枝杆菌的检测中仍被广泛使用。过碘酸希夫染色是一种常见的染色法，可以用来鉴定真菌的活性成分（图 5-2）和某些细菌（例如惠普尔养障体）。Grocott 甲基胺银染色应用也很常用，能区分有活性和失活的真菌细胞。免疫组织化学则是利用标记的抗体作用于组织标本，作为感染性病原体的诊断工具，已经越来越普遍。以细菌（例如汉赛巴尔通体、结核分枝杆菌）、病毒（例如 EB 病毒、单纯疱疹病毒 Ⅰ 型和 Ⅱ 型）和寄生虫（例如刚地弓形虫）为目标的免疫组织化学染色剂已经制作成商品，可购买使用（图 5-3）。在某些情况下，这些染色方法已经基本取代了以前的银染法，例如 Warthin-Starry 染色法，来检测特定的微生物。利用核酸探针原位杂交也变得越来越普遍，例如，这一技术可用于检测 EB 病毒编码的小 RNA（图 5-4）。

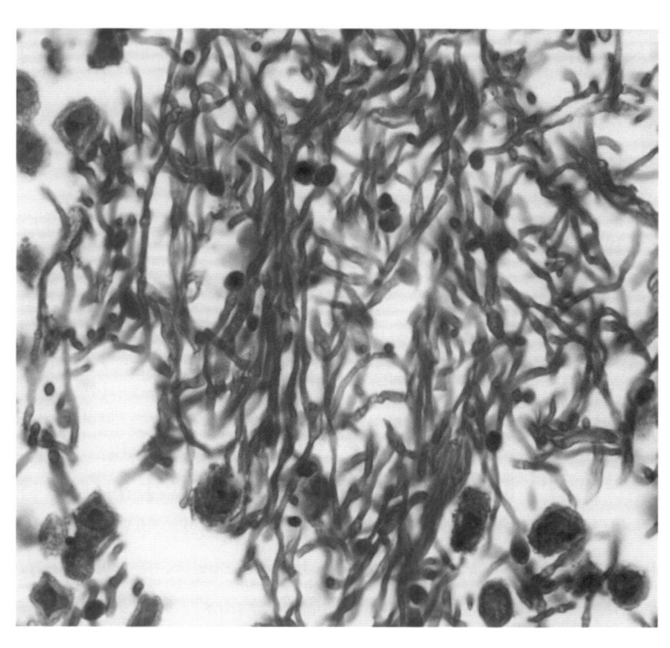

图 5-2 真菌活菌丝的过碘酸希夫染色。有活性的真菌菌丝特殊染色呈现阳性，与炎性渗出背景形成鲜明对比

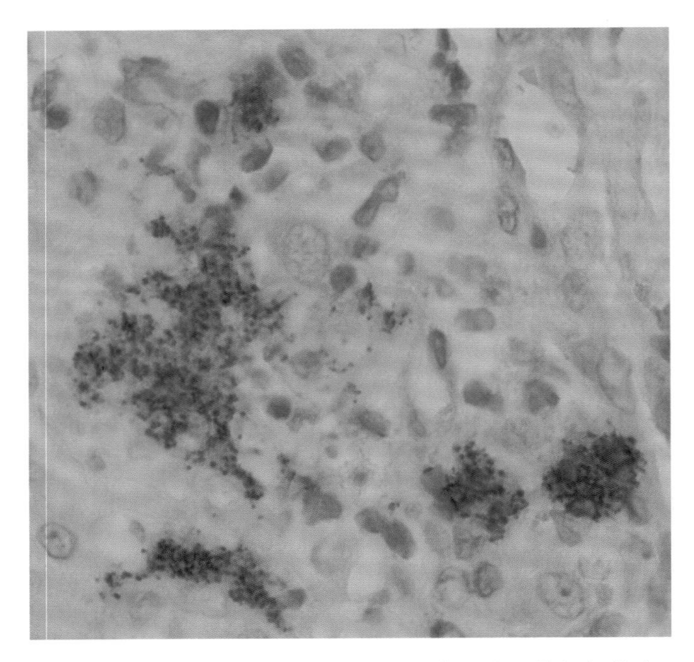

图 5-3 免疫组织化学染色法显示细菌。选用带红色荧光剂的抗体，针对猫抓病的病原体（汉赛巴尔通体）呈现阳性反应

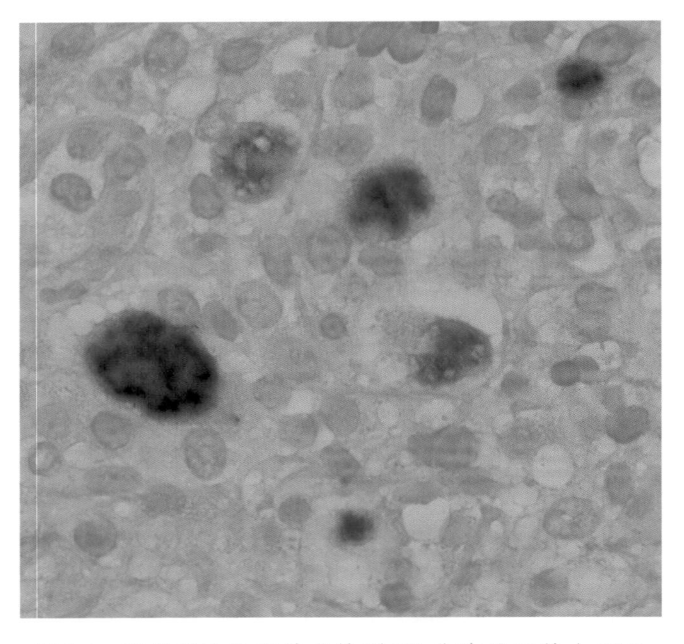

图 5-4 采用原位杂交技术检测 EB 病毒编码的小 RNA（EBER）。该患者 HIV 阳性，持续发热且淋巴结肿大，最终诊断为 EB 病毒阳性霍奇金淋巴瘤

血清学检测确定免疫应答过程中产生的病原特异性抗体，作为急性感染、先前感染或接种疫苗的诊断指标。当感染性微生物难以培养或不能用其他方法进行检测时，血清学则是最有效的检测方法。免疫球蛋白 M（IgM），是初始免疫反应时首先产生的抗体，病原特异性 IgM 的存在，常提示急性感染或近期感染。但 IgM 抗体常缺乏特异性，而且可能存在交叉反应，产生假阳性结果。由于免疫反应过程中产生 IgG 抗体需要较长的时间，因此 IgG 抗体可提示既往发生过感染或接种过疫苗。

在临床微生物实验室中，很多快速检测方法可用于检测原始非组织标本中的特异性抗及核酸。例如，可以取脑脊液进行隐球菌的抗原检测，可以用鼻咽标本进行呼吸道病毒的抗原检测。分子技术在临床实验室中被越来越多地用于检测病原特异性核酸，并在病毒学诊断中得到了显著的应用，相关内容随后讨论。可应用分子技术，尤其是核酸检测方法（例如聚合酶链反应 PCR 和 DNA 扩增）来检测感染性病原体。随着上述技术的引入和快速发展，就要求临床医生能够熟悉这些新检测方法的特点。

此外，临床微生物实验室负责从原始标本中培养微生物，并识别最有可能致病的微生物。在病毒学实验室中，这需要使用特定的哺乳动物细胞系来进行病毒复制，而在细菌学和真菌学实验室中，则应使用具有不同营养成分和不同生长条件（需氧和厌氧）的各种培养基来最大限度地恢复有活性的微生物。相比分子技术，微生物培养的优点是，大多数情况下，可通过药物对微生物的生长抑制来确定病原体对一组抗菌药物的敏感性。

标本采集和检测顺序

无论标本类型如何，正确诊断的第一步是安排适当的诊断试验（图 5-1）。首先，根据临床症状考虑可能的病原体，再针对性地决定选择那些最敏感和最具特异性的检测方法。在微生物实验室中难以培养的微生物，可通过免疫学实验室的血清学检测或者分子技术加以诊断。临床医生必须知道，在哪种实验室里，能从标本中检测到相应的微生物。例如，常规的细菌培养和药物敏感性实验，肯定不能鉴定和培养出分枝杆菌，分枝杆菌需要单独特定的检测方法。百日咳鲍特菌是另一个需要特殊培养条件的呼吸道病原体的例子，它无法在常规的细菌培养基上生长。此外，如果患者的基础疾病使其对某些感染性疾病的风险增加，则这些情况也应提供给临床实验室检验人员。例如，许多实验室针对囊性纤维化患者有特定的检测方法，以尽可能提高病原体的培养成功率，例如洋葱伯克霍尔德菌。如果检验人员不知道相关信息，那么可能就不会将标本放到特定的培养基上进行微生物培养。

由于病毒和细菌的样本转运条件不同,因此在取样之前,对可能的致病微生物要做到心中有数,可据此选择合适的运送介质。由于许多微生物对生存环境很挑剔,一旦接触氧气会很快死亡,因此将采集的标本迅速运送到微生物实验室非常重要,它为实验室提供了恢复活的微生物,可进一步鉴别致病菌及进行药物敏感试验。如果临床医生不确定选择的检测方法是否合适,或者样本采集的方法是否正确和如何转运标本,可直接咨询检验人员,以保证标本得到最佳处理。如果怀疑存在特殊微生物,在采集标本前与检验人员沟通则至关重要,以确保微生物实验室的标本最佳采集、运送及培养条件,从而最大限度地保证微生物培养的成功率。

确定了合适的检测方法后,下一步就是正确采集标本(图 5-1)。如果在开始使用抗菌药物治疗前采集标本,则成功培养致病微生物的机会将最大。如果需要切开引流才能采集到标本,首选氯己定消毒皮肤[1]。在很多情况下,必须从或者经过非无菌区域(例如口腔)才能到达感染部位取样。如果样本没有以无菌方式采集,应将这一重要信息告知检验人员,以便解释从标本中微生物的培养情况。

作为普遍规律,当怀疑是细菌或真菌造成感染时,脓液或组织比感染区域的拭子更受检验者的欢迎。拭子可吸收少量样本,因此样本中的细菌和真菌可黏附于拭子上,从而进行微生物培养。与传统拭子相比,植绒拭子提高了微生物培养的成功率。当怀疑病毒感染时,应采用分子技术进行诊断。在许多情况下,使用采样拭子正确采集患者标本,就足以做出诊断。另一个普遍规律是,采集的样本量越大,成功培养出微生物的可能性就越大。

采集样本后,将样本放入合适的运送介质中,并进行恰当的标记(图 5-1)。除了正确的患者信息,还应包含病变部位、标本类型(如脓液、组织、假体材料)以及采样方法(如针吸采样、切开采样、切取活检、拭子采样)等相关信息。如果有多发病灶,应注明每一个样本的来源,这对报告结果是否准确至关重要。例如,从一个开放性伤口进行浅表引流,手术开始时从浅表部位采集的样本(可能被皮肤菌群污染)与术中从深部无菌部位获取组织所培养出的微生物可能不同。因此,标本的标签应能反映样本取自不同的部位,即使来自相同的病变。

通常将送往病理实验室的标本浸泡在甲醛溶液里,以固定和保存组织,以便进行下一步处理和检查。其他选择还包括提交新鲜标本,或将标本保存在无菌盐水中,或保存在特定的细胞生长培养液中,如洛斯维·帕克纪念研究所(Roswell Park Memorial Institute)培养液(RPMI-1640)。上述除甲醛溶液浸泡外的其他保存方法,均可以保留一些活体组织,以便实验室工作人员进行辅助研究,例如流式细胞学分析、原位荧光杂交分析、细胞遗传学分析等。当所取标本为淋巴结,则常常需要鉴别病变是感染还是淋巴瘤,上述方法就显得格外有用。通常将采集的部分或全部淋巴结组织保存于 RPMI 培养液中,并将可能的临床诊断明确标注在病理申请表上。如果是在非工作时间或者在门诊采集的标本,有可能第二天才能进行处理,那么临床医生应该联系实验室,安排对标本进行恰当处理。

病毒学

病毒感染的实验室诊断依靠四个主要方法:培养、抗原检测、核酸检测和血清学检查。每种方法都有各自的优点和局限性。近来由于技术的进展,核酸检测日趋占有主导地位。

由于病毒是细胞内病原体,若采用培养技术检测病毒,需将活病毒接种到易感宿主细胞内。特定的病毒在生长时,可以引起特征性的细胞病变,或可通过使用荧光标记的抗体对单层细胞进行特异性病毒抗原染色来检测。虽然采用组织培养的方法检测病毒是传统的诊断手段,但病毒培养需要熟练的技术,工作强度大,一般比新方法耗费的时间更长,而且常常不如核酸检测方法敏感。病毒培养的一个优点是,有时它可以识别临床上并没有被怀疑的病毒,并能提供一个相对客观的病毒诊断的方法。壳瓶(ShellVial)培养是对传统培养技术的一种改进,只需短暂的培育期(约 1~3 天)就可以检测病毒,最常用于检测巨细胞病毒。

许多病毒可以直接从患者样本中使用针对病毒抗原的抗体试剂快速识别。最常见的抗原检测试验是直接荧光抗体(direct fluorescent antibody, DFA)试验,在该试验中,患者的原始标本被特异性荧光标记的抗体染色,并在显微镜下检查(图 5-5)。DFA 常常用于检测引起黏膜和皮肤病变的单纯疱疹病毒、水痘-带状疱疹病毒,也用于检测引起眼部病变的单纯疱疹病毒和腺病毒。在呼吸系统疾病的诊断中,DFA 可被用于检测多种常见的呼吸系统病毒,包括流感病毒 A、流感病毒 B、呼吸道合胞体病毒、腺病毒、副流感病毒以及变性肺病毒。虽然 DFA 技术步骤复杂并要求实验人员具有一定的专业技术,才能获得准确的结果,

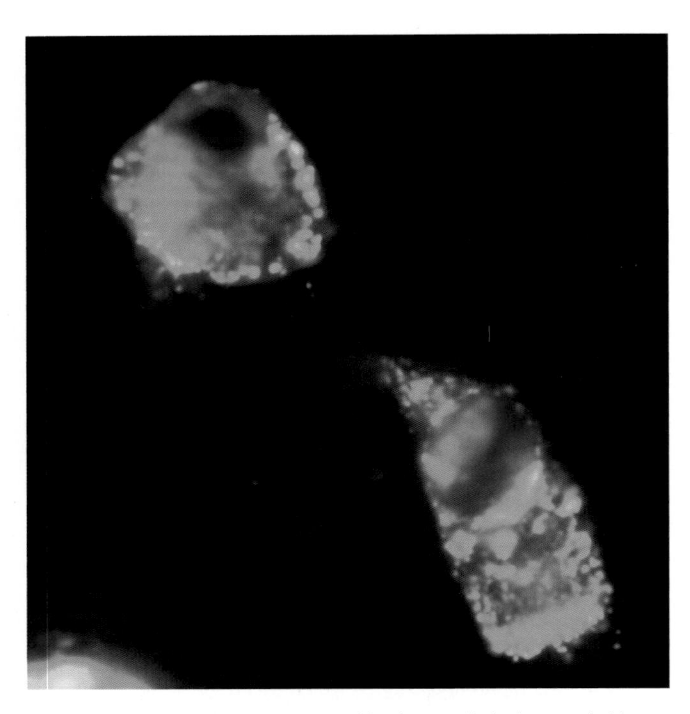

图 5-5 直接荧光抗体(DFA)检测呼吸道病毒。经鼻拭子获取的标本,采用 DFA 检测在呼吸道上皮细胞中发现副流感病毒。图为使用荧光显微镜观察到与副流感病毒呈特异性结合的荧光标记抗体

但比培养技术更快捷也更敏感[3]。

基于核酸的检测一般可用于对病毒 DNA 和 RNA 的敏感性和特异性检测,并已成为许多病毒病原体检测的主要方法[4]。对少量的病毒核酸进行检测是通过目标扩增方法包括 PCR,或通过信号扩增技术如杂交捕获来完成的。核酸检测并不依赖于活病毒体的繁殖,这就使样本采集和运送有了更大的余地,也能检测以往难以在培养过程中生长的病毒。核酸检测速度很快,通常在 1 天或更短的时间内即可得到结果。检测过程的自动化以及把多个病毒核酸检测合并到一个单一的多重分析中,大大提高了检测效率。实时 PCR 技术不仅可对病毒进行检测,而且可以精确定量检测,不仅能监测病毒载量,还能评估治疗效果。目前,以核酸为基础的检测方法越来越多地用于检测与抗病毒耐药性相关的基因突变方面。

病毒血清学用于检测感染患者产生的病原体特异性抗体,对诊断近期感染情况和确定免疫有一定的参考价值。当没有条件进行核酸检测或者其他检测时,或针对在临床症状出现之前,病毒滴度就下降的感染,常采用血清学方法进行检测。

EB 病毒感染时,机体不仅能产生病毒特异性抗体,还能产生非特异性的异嗜性抗体,这些广泛反应的抗体,可凝集马血红细胞,这是单滴实验的基础。其他首选血清学试验进行检测的病毒包括巨细胞病毒、人类免疫缺陷病毒、肝炎病毒、麻疹病毒、流行性腮腺炎病毒、风疹病毒、西尼罗病毒以及其他虫媒病毒。

细菌学

如前所述,作为正常菌群,在不同的解剖位置存在着种类繁多的细菌,这些细菌可以在临床标本中发现。这些正常菌群可能与病原体共同存在,其中的一些细菌本身也能引起疾病。标本采集最理想的情况是能最大限度地减少正常菌群对标本的污染,但许多部位从来就不是无菌的,因此对从标本中培养得到细菌的临床意义进行合理的解释也很关键。

对于绝大多数送到微生物实验室进行细菌培养和药敏试验的标本来说,第一个试验就是革兰氏染色。这种快速检测针对原始标本,并在怀疑感染时,帮助临床医生经验性使用抗生素。虽然革兰氏染色不能确定细菌种属,但是染色的类型(革兰氏阳性为紫色,革兰氏阴性为粉红色)以及细菌形态,如球形、杆状,成对存在、成簇聚集或呈链状排列,提供了关于可疑病原体的初步诊断信息(图 5-6)。革兰氏染色的

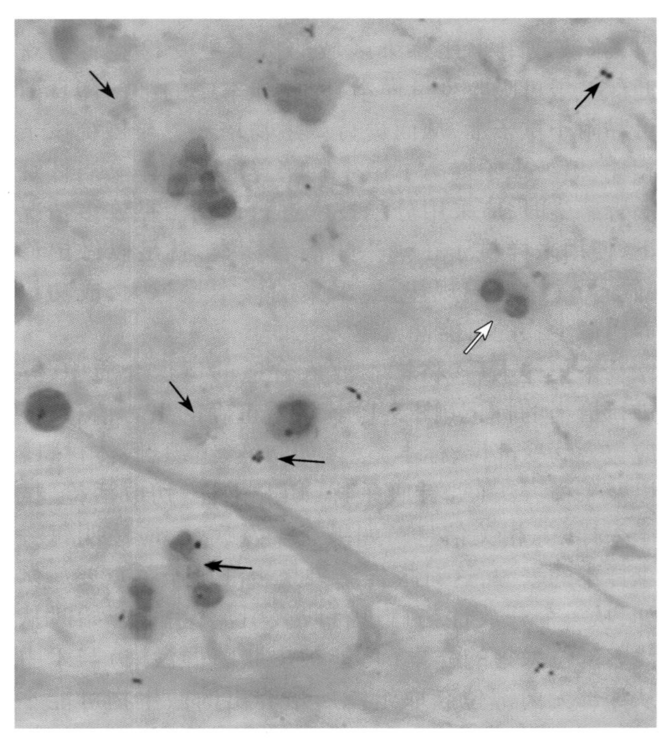

图 5-6 图示混合菌群的革兰氏染色(标本取自呼吸道)。黑色箭头所指为不同形态的革兰氏染色阳性(颜色较暗,呈现紫色)和革兰氏染色阴性(颜色较明亮,呈现粉色)细菌。白色箭头所指的中性粒细胞与机体由于感染所致的炎性反应相一致

价值在于指导经验性抗生素治疗，特别是针对革兰氏阳性或革兰氏阴性的微生物，同时等待最终的细菌鉴定和药敏试验结果。

除了革兰氏染色，临床标本中的细菌主要通过培养来进行检测。针对给定的标本类型，其培养基的选择，应确保取自特定部位的病原菌的生长，还应考虑到需要从正常菌群的混合种群中识别致病菌。大多数情况下，将标本同时接种到不同类型的培养基上，以保证最大限度地培养和鉴别细菌。血琼脂培养基允许绝大多数致病菌在其中生长，并能显示溶血的模式，有助于细菌种类的鉴别。巧克力琼脂培养基，含有血液加热后释放的多种因子，有利于营养需求高的细菌生长，尤其是嗜血杆菌和奈瑟菌。选择性培养基，能选择性抑制或允许某些细菌的生长。例如，含有多黏菌素和萘啶酮酸的 5% 羊血培养基，允许革兰氏阳性菌生长而抑制革兰氏阴性菌的生长。鉴别性培养基，可以使特定细菌产生特征性的变化或者生长模式，从而帮助鉴别细菌。专性厌氧菌，如梭菌属，暴露在空气中就会死亡，需在无氧条件下培养。

细菌培养平均需要 18~24 小时的孵化期，才能观察到细菌是否生长，而对于营养需求高的细菌和厌氧菌，则需要更长的孵化期。应仔细检视琼脂培养基，不仅观察细菌是否生长，还要区别正常菌群和潜在的致病菌(图 5-7)。实验室人员一定要详细准确地了解取样的解剖部位，这对于合理地解释细菌培养结果至关重要。由标签和申请单上注明的标本的类型在一定程度上决定了实验室发出的培养结果报告。如果样本取自无菌部位，例如脑脊液，发现任何细菌且不管数量多少都应报告，并进行药敏试验。对于许多耳鼻咽喉感染来说，感染部位直接或者间接地与存在共生菌群的非无菌部位(例如口腔)相连通。因此对于取自这些部位的标本，即使原本不存在感染，也可能培养出细菌。在这种情况下，实验室必须确定培养物是混合的正常菌群，还是正常细菌中有致病菌生长(图 5-7)。

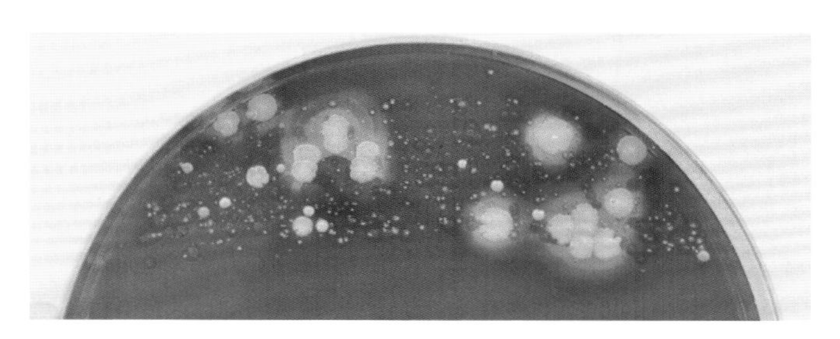

图 5-7 从原始标本中培养出的混合菌群。在血琼脂培养基上可见多种菌落形态。β-溶血现象(红细胞完全裂解形成的透明区域)可将致病菌从共生菌群中分离出来

可利用细菌的典型特征，如菌落周围存在 β-溶血现象，来鉴别致病菌。例如金黄色葡萄球菌、化脓性链球菌和铜绿假单胞菌可产生溶血素，使它们能够从细菌的混合生长中被识别出来(图 5-7)。通过快速简单的台式程序以及能够识别多种生化反应模式的自动化系统中的生化试验，或者通过最近出现的对特定细菌基因测序或稍后讨论的质谱分析，可以从物种水平对细菌进行鉴定。

根据革兰氏染色结果和病原菌鉴定结果，可以完善经验性抗菌药物治疗。某些细菌的抗菌药物敏感性较易推测，则可不必行药敏试验。而其他细菌，由于产生了不同程度的耐药，则必须行药敏试验，最常采用琼脂扩散试验或肉汤稀释试验。琼脂弥散试验是将细菌规范接种到含有抗菌药物的圆盘或条带的培养基中进行培养。如果圆盘或条带周围的细菌生长受到抑制，则细菌对该抗生素敏感，临床治疗指南则通过体外敏感性来指导临床用药。肉汤稀释试验，也是将细菌标准化地接种到含有不同浓度抗生素的液体培养基中，通常在自动化的系统中进行。

抑制细菌生长所需要的抗生素浓度，被称为最低抑菌浓度。和琼脂弥散试验一样，也要使用临床指南来解释肉汤稀释试验的结果，以预测细菌对治疗的反应性。在某些情况下，细菌的耐药性是由单一基因引起的，而分子试验已经发展到可以快速识别耐药，而不需要细菌培养来进行表型检测。最常见的例子，就是用分子试验检测耐甲氧西林金黄色葡萄球菌。而许多其他微生物，尤其是革兰氏阴性杆菌，抗生素耐药性的产生可涉及多种机制，则不适合采用分子技术进行检测。

对一些临床疾病的常见病原体，可采用特异性的细菌抗原检测。例如，由化脓性链球菌引起的咽炎，就可以通过简单的抗原检测进行快速诊断。然而，这些检测敏感性并不高，如果快速抗原检测结果为阴性，在化脓性链球菌感染高发的人群中还需要细菌培养加以确认[5]。与大多数细菌不同的是，衣原体是专性胞内病原体，不能通过标准细菌培养加以复制，因而与病毒类似，常常采用直接荧光抗体或者核酸检测。

分枝杆菌的细胞壁富含分枝菌酸，在特殊染色的过程中，可以抵御酸的脱色(例如齐尼染色)作用，从而表现出抗酸杆菌的特点。多数致病性分枝杆菌，生长较为缓慢，常常需要数周的孵化期，在微生物实验室中需要特殊的培养技术加以培养，所以需要单独安排培养程序。从有正常菌群的解剖部位获取的分枝杆菌培养标本，在接种培养基前要进行去污处理，以

防止正常菌群过度生长，并且需要延长培养周期，以便检测到生长缓慢的微生物。利用核酸扩增技术，可以从原始标本（尤其是痰标本）中快速检测出结核分枝杆菌。除了检测结核分枝杆菌的存在，还可以使用结核菌素皮肤试验来诊断结核分枝杆菌抗原的暴露情况（如隐匿性结核患者）。最新开发的 γ 干扰素释放试验，可用于诊断隐匿形结核病，尤其是针对接种过卡介苗来预防结核病感染的人群很有用。接种过卡介苗的人群结核菌素皮肤试验可呈阳性，但采用 γ 干扰素释放试验却很少引起交叉反应，因此可以降低假阳性的发生率。

真菌学

根据临床表现，若怀疑真菌感染，那么在处理真菌时需要单独的程序。大多数酵母菌，如念珠菌和一些真菌，都可在标准的血琼脂培养基上生长；但最好加入其他诊断试验，分离出真菌并生长为霉菌。这对于免疫系统功能紊乱的患者非常重要，例如骨髓移植患者或者患有慢性疾病如糖尿病的患者。由于许多重要的真菌病原体会在头颈部造成侵袭性疾病，因此常选择活检组织作为实验室检测的样本，而不鼓励使用拭子进行取样，这是由于拭子样本可能无法准确反映深部组织的感染特点。将获取的组织标本标记清楚，并储存在密闭、无菌、有氧容器中，于室温下转运到微生物实验室。应避免干燥或冷冻标本，否则会影响真菌培养。如果无法及时运送标本或者标本量较少，如细针吸活检标本，则应用无菌生理盐水润湿的无菌纱布包裹标本，再储存于容器中，以防止组织脱水。在理想情况下，组织标本应送往解剖病理实验室，固定标本，寻找真菌感染的证据；同时送往微生物实验室进行真菌培养和鉴定。如果样本量有限，但临床高度怀疑为某真菌感染，则应将标本送往微生物实验室，进行致病微生物的培养和鉴定。尽管通过组织染色病理实验室可以识别真菌成分，提示感染的病因（图 5-2），但明确诊断仍需要通过微生物培养及鉴定。当怀疑曲霉菌为鼻窦疾病的病原微生物时，可经窦壁小孔穿刺吸取标本，再放入真空吸管中进行运送[1]。

常见的酵母型真菌，例如念珠菌，用标准革兰氏染色法就可以观察到。新型隐球菌革兰氏染色效果不佳，但采用传统的真菌染色法则能观察到。该真菌生长时尿素酶呈阳性，且在印度墨汁染色下观察，可见厚荚膜。若要从原始标本中识别真菌成分，则需要其他染色法，其中最常用的有两种染色剂，一种是卡尔科弗卢尔-氢氧化钾荧光染色剂，它可以和真菌细胞壁中的几丁质结合；另一种是前文提到的过碘酸希夫染色剂，它可以使含有已糖的微生物呈现粉红色。

理想情况下，拟行真菌培养的标本不能进行研磨，因为这样会破坏菌丝，使真菌无法存活。如果一份标本的量较少，又要同时进行细菌和真菌培养，那么细菌培养的成功率可能会更高。理想的情况下，在进行真菌培养之前，应该用剪刀或者手术刀将原始组织分成小块，以保存真菌的菌丝和活性。将标本接种到几种不同的培养基中，例如含或不含氯霉素和环己酰亚胺的沙氏葡萄糖琼脂培养基，培养基中加入抗菌药物可抑制细菌和环境中的非致病性真菌生长；还可将标本置入富含脑心浸液的肉汤培养基，有利于营养要求高的真菌生长。接种了真菌的培养皿和培养液应在 30℃的恒温条件下培养。双相型真菌，如荚膜组织胞浆菌，在较低的温度、室温至 30℃时，作为霉菌生长，在与人体体温 37℃相似的较高温度时，则作为酵母生长。当怀疑为双相型真菌感染时，提高培养温度，可以把培养的真菌从霉菌转变成酵母。由于真菌的生长速度比细菌要缓慢很多，因此真菌培养皿在实验室保存的时间也远比细菌培养皿保存的时间长很多，通常在 28 天后，才能确定有无真菌生长[6]。

真菌一旦开始生长，则菌落的生长速度和表型（菌落的颜色和质地）可为鉴别真菌提供初步线索。例如，很多接合菌的菌落在培养皿上呈白色棉絮状。当菌落成熟时，可利用霉菌及其子实体的形态对真菌进行最终鉴定。为了保存真菌的菌体结构，取样镜检时，用透明胶带轻轻地压在菌落上，再转移到一滴乳酚棉蓝中，然后在光学显微镜下观察（图 5-8）。丝状真菌有鉴别意义的特征包括是否有隔膜、菌丝分枝的厚度和角度、孢子和分生孢子的形态。曲霉菌和接合菌是需要加以对比的两种致病性真菌（图 5-8）。曲霉菌，会产生有隔膜的菌丝，菌丝分枝呈 45°角，且具有特征性的大型分生孢子。相反，接合菌，例如毛霉菌和根霉菌，通常产生无隔膜菌丝，菌丝分枝呈 90°角。绝大多数具有致病性的真菌，都可以通过菌落和菌体结构的形态进行识别。酵母型真菌，可以通过其生物化学特性，使用成品识别系统进行识别。常采用快速芽管试验来区分白色念珠菌和其他念珠菌属，后者芽管试验阴性。简要来说，将酵母菌放置在兔血清中（35℃，2 小时），然后在显微镜下观察，如果有菌丝延长，则为阳性结果，即可推断为白色念珠菌。生长于玉米粉琼脂的酵母菌的形态也可用来识别酵母菌和鉴别念珠菌。

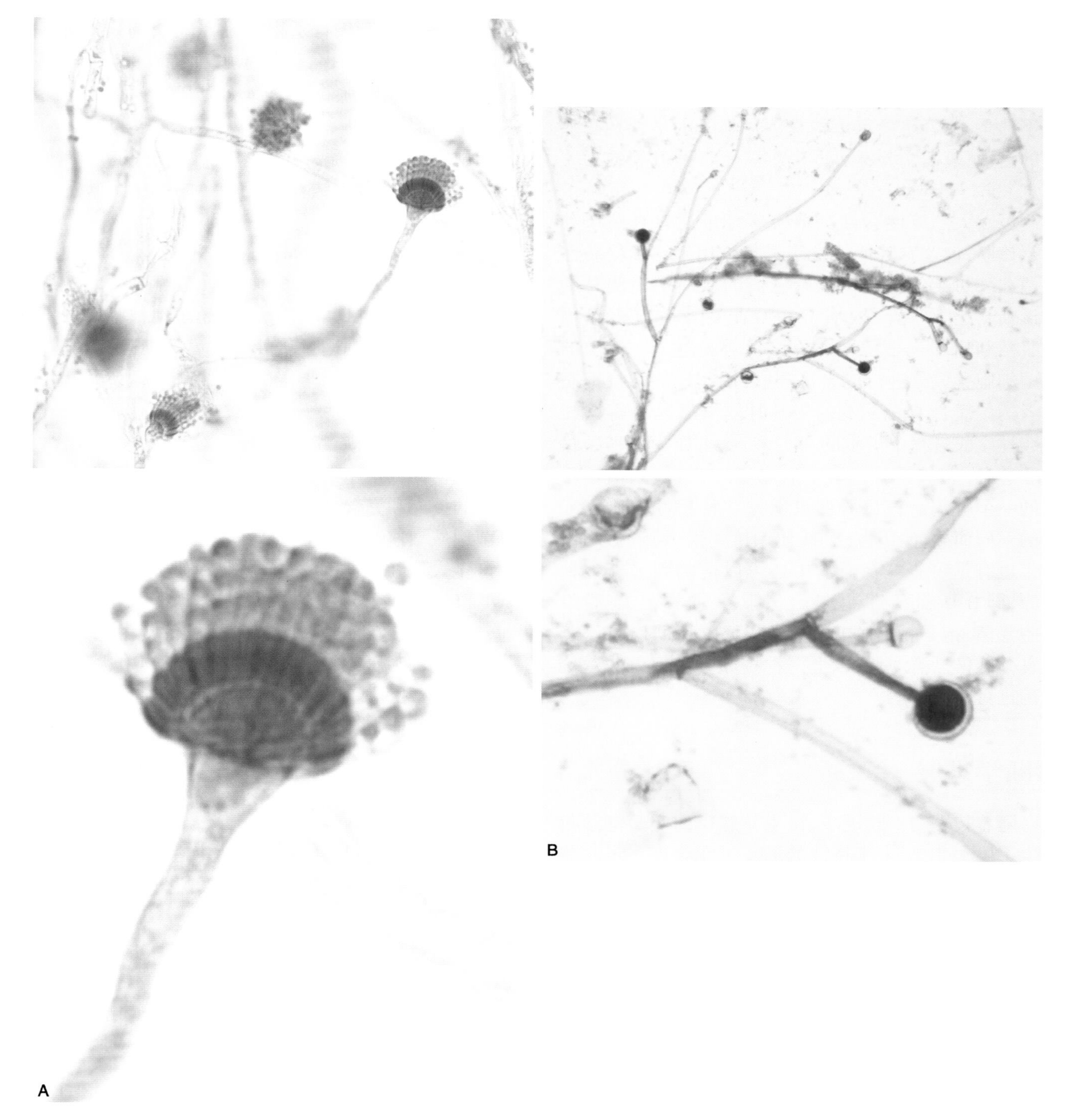

图 5-8 致病性真菌的形态学及其鉴定。用透明胶带沾取琼脂平板上生长的菌落，进行乳酸酚棉蓝染色。A. 烟曲霉菌。图示枝端的圆形分生孢子(分生孢子)。B. 接合菌，毛霉菌属。图示菌丝无隔膜，菌丝分枝呈 90°角，无分生孢子(Images courtesy Mark Lewis, Yale New Haven Hospital.)

最近，开始使用分子技术检测真菌，对 rRNA 核糖体基因进行 DNA 测序，再与真菌基因序列数据库进行比对，从而确定病原体[6]，这项技术已经能成功地鉴别出绝大多数重要的致病霉菌。有时，从原始标本中培养出的霉菌，因形态缺乏特异性而无法根据形态来进行识别。如果在参考数据库中有相应的数据，就可以利用分子技术来识别这些特殊的真菌。考虑到环境中的真菌孢子各式各样、无处不在，因此很难判断这些特殊的真菌是否是真正的病原菌，这就需要结合临床、与检验人员沟通之后再判断。

随着真菌检测手段的提高，目前可以对真菌的属和种进行识别，有文献报告，一些特殊的环境真菌可以造成人类疾病。这些报道强调,在确定检测出的真菌是否是致病菌时,临床医生和实验室人员之间的沟通非常重要。如果临床医生对已鉴定出的霉菌或酵母不熟悉,或者不确定该种真菌在临床上是否具有致病的潜力,真菌实验室可以提供关于真菌分类的相关信息。

虽然大部分侵袭性真菌疾病都可通过真菌培养进行诊断,但还有其他的检测工具被用来诊断侵袭性霉菌和酵母感染。血清和脑脊液的血清学检测有助于诊断新型隐球菌和几种双相型真菌(例如荚膜组织胞浆菌和粗球孢子菌)。最近,针对脱落于血清中的真菌细胞壁成分进行抗原检测,可用于检测免疫抑制患者的侵袭性真菌疾病。半乳甘露聚糖是曲霉菌在侵袭性生长过程中产生的一种多糖,可作为曲霉菌存在和患者(尤其是骨髓移植后患者)对抗真菌治疗反应的一个标志。该试验的灵敏型和特异性随研究人群的不同而异,假阳性结果(使用抗生素后)和假阴性结果也有据可查。在血清中还可以检测到另外一种抗原,即β-D-葡聚糖,它是由念珠菌、曲霉菌、荚膜组织胞浆菌、孢子菌等真菌产生的,可以辅助诊断侵袭性真菌感染。需注意,以上两种抗原方法都无法对接合菌进行检测。

诊断学进展

随着技术的不断进步,微生物感染的实验室诊断发生了巨大变化,未来持续的进步可能会进一步改变和改进诊断试验[4,7]。如前所述,由于传统的病毒培养进程缓慢、不敏感,且局限于某些可培养的病原体,基于核酸的原代标本检测使临床病毒学检测发生了革命性的变化。随着以核酸为基础的检测技术不断发展和完善,这些检测应用越来越广泛,而且在较小的实验室也容易开展和实施,可广泛应用于难以培养的细菌、真菌和寄生虫感染的诊断。此外,基于核酸的检测只需要明确受检病原体的保守核酸序列特征,而不需要费时费力地开发专门的试剂,例如抗原试剂。因此,这种检测特别适用于检测新发感染。由于正常菌群的存在,对原始标本的核酸检测依赖于对特定病原体的特异性核酸序列的识别。虽然多重分析技术可用于多种微生物的检测,但与培养不同的是,核酸检测技术仅限于特定核酸序列的识别。

基于核酸的检测不仅越来越多地应于原始标本,而且也可用于培养所得的细菌或真菌的检测。例如,在细菌 16S rRNA 基因里,有一段高度保守的基因序列,针对这段序列设计了相应的 PCR 引物。再对其中基因高变区进行测序,以揭示物种特有的特征,而这些特征是很难识别的微生物所特有的。真菌检测也应用了相似的原理。但是利用基因测序的方法检测进行微生物识别,需要特殊的技术支持,且尚未实现自动化,因此这种方法在规模较小的临床实验室里还无法使用。

蛋白组学工具,例如质谱分析法,有潜力进一步革新临床微生物学。基质辅助激光解吸电离飞行时间质谱分析(MALDI-TOF),越来越多地被临床微生物实验室应用于识别通过培养分离出的细菌和真菌[8]。该技术从标本中提取丰富的多肽和蛋白质,尤其是核糖体蛋白质,形成蛋白质组谱。再利用软件,将其与数据库中的蛋白质组谱进行比较,从而检测出微生物。最初的数据库中仅包含了致病性细菌,但随着数据库的扩充和完善,对微生物的识别范围也扩展到了真菌领域。这是一项快速、经济的微生物检测方法。在许多大医院的微生物实验室和研究中心,MALDI-TOF 已经取代了传统的病原菌表型鉴定方法。但目前,对于规模较小的实验室来说,设备费用仍然过高。人们已经着手研究直接从阳性血培养物中进行 MALDI-TOF 检测的可能性,以及该技术检测抗菌药物耐药性标记物的能力。

致谢

感谢耶鲁纽黑文临床微生物实验室的 Mark Lewis,对本章提出宝贵意见,并提供真菌图片。

(陈硕 译)

参考文献

1. Baron EJ, Miller JM, Weinstein MP, et al.: A guide to utilization of the microbiology laboratory for diagnosis of infectious diseases: 2013 recommendations by the Infectious Diseases Society of America (IDSA) and the American Society for Microbiology (ASM)(a), *Clin Infect Dis* 57(4):e22–e121, 2013. http://dx.doi.org/10.1f093/cid/cit278.
2. Baron EJ, Miller JM, Weinstein MP, et al.: Executive summary: a guide to utilization of the microbiology laboratory for diagnosis of infectious diseases: 2013 recommendations by the Infectious Diseases Society of America (IDSA) and the American Society for Microbiology (ASM)(a), *Clin Infect Dis* 57(4):485–488, 2013. http://dx.doi.org/10.1093/cid/cit441.
3. Landry ML, Ferguson D: SimulFluor respiratory screen for rapid detection of multiple respiratory viruses in clinical specimens by immunofluorescence staining simulfluor respiratory screen for rapid detection of multiple respiratory viruses in clinical speci-

mens by immunofluores, *J Clin Microbiol* 38(2):708–711, 2000.
4. Fairfax MR, Salimnia H: Diagnostic molecular microbiology: a 2013 snapshot, *Clin Lab Med* 33(4):787–803, 2013. http://dx.doi.org/10.1016/j.cll.2013.08.003.
5. Shulman ST, Bisno AL, Clegg HW, et al.: Clinical practice guideline for the diagnosis and management of group A streptococcal pharyngitis: 2012 update by the Infectious Diseases Society of America, *Clin Infect Dis* 55(10):e86–102, 2012. http://dx.doi.org/10.1093/cid/cis629.
6. Kozel TR, Wickes B: Fungal diagnostics, *Cold Spring Harb Perspect Med* 4(4), 2014. http://dx.doi.org/10.1101/cshperspect.a019299.
7. Caliendo AM, Gilbert DN, Ginocchio CC, et al.: Better tests, better care: improved diagnostics for infectious diseases, *Clin Infect Dis* 57(Suppl 3):S139–S170, 2013. http://dx.doi.org/10.1093/cid/cit578.
8. Wojewoda C: Pathology consultation on matrix-assisted laser desorption ionization-time of flight mass spectrometry for microbiology, *Am J Clin Pathol* 140(2):143–148, 2013. http://dx.doi.org/10.1309/AJCPU0AYZ5SYQIUK.

第 6 章 头颈口面部感染的影像学检查

Matthew E. Lawler, Zachary Peacock

影像学检查已成为头颈口面外科临床实践中关键的组成部分。自从十七世纪末放射学出现开始,平片检查以及后来的体层摄影,被用来观察全身软硬组织[1]。20 世纪 70 年代,又出现了计算机断层扫描(computed tomography, CT)和磁共振成像(magnetic resonance imaging, MRI),允许外科医师使用横断面图像来观察人体结构。近年来,成像技术的改善、成像速度的加快、图像分辨率的提高以及检查费用的下降,使得影像学检查的应用日益广泛。现有影像学手段不仅辐射剂量减小、可实时成像,还能评估特殊的生理过程。

当头颈口面部出现各种感染时,可应用影像学检查进行诊断、制定治疗计划、术中导航以及术后评价治疗效果[1,2]。平片、CT、MRI、超声以及核医学显像等各种影像学技术,在头颈部感染的诊疗过程中发挥着作用[3]。本章将介绍目前应用的各种影像学技术,并为临床医师为不同的感染性疾病选择合适的影像学检查方式提供指导。

影像学检查方式

针对临床问题选择合适的影像学检查方式,首先需要对每种影像学技术有基本的了解。申请检查的临床医生应掌握每种检查方式的作用、诊断优点和患者所面临的风险。

平片和体层摄影

平片是指 X 射线源的单次曝光成像,射线通过检查部位后被探测器或胶片吸收。有多种类型的平片用于颌面部感染的评估,包括牙科 X 线片(咬合翼片、根尖片、横断合片)、头颅正位片、头颅侧位片以及其他类型的平片[瓦氏(Waters)位、汤氏(Townes)位、柯氏(Caldwell)位、颏顶位片]。体层摄影则是由不同角度的 X 线序列图像,融合而形成的二维图像。在颌面外科,应用最广泛地体层片就是曲面体层片。平片和曲面体层片,成像迅速,简便易得,且需要的设备较为简单。这些影像学检查有助于明确牙源性感染的来源,为临床诊断或排除某些疾病(例如上颌骨、下颌骨或鼻窦病变)提供证据支持。对于怀疑有深部感染或者出现喘鸣的患者,可采用头颅正侧位片对气道受损的严重性进行快速客观的评价(图 6-1)[3]。

计算机断层扫描

颌面部计算机断层扫描(CT)已成为许多颌面部感染最常用的影像学检查手段[1-3]。CT 扫描技术由 Hounsfield 和 Cormack 发明,这两位学者并因此于 1979 年获得诺贝尔生理学或医学奖。CT 图像是由放射源和探测器围绕患者旋转得到的由计算机生成的多个数字化影像[1],然后使用复杂的公式对数据进行处理,并经计算而获得每个体素(三维立方体)的 X 线衰减系数。每个体素的相对放射密度值,即亨氏单位(HU),将水作为参考,定量衡量组织对 X 线的吸收率。一些常用的 HU 参考值包括:空气(-1 000HU)、脂肪(-100~-80HU)、水(0HU)、血液(60~110HU)、骨骼(1 000HU)。采集到的轴位图像,可以重建为其他序列如冠状位、矢状位及三维图像。调整窗宽(可显示的 HU 值范围),可以在选定的 HU 范围使得结构对比更明显(如软组织窗和骨窗)。

经静脉注入(IV)碘造影剂是另外一种区分血管结构和炎症区域、急性出血或脓腔壁的方法(图 6-2)。碘造影剂的缺点是可能引起造影剂相关肾病,若在造影剂注射后 2~7 天,血清肌酐上升 25% 即可诊断[4],危险因素包括既往肾病史(肌酐值男性高于 1.3、女性高于 1.0)、高血压、血流动力学不稳定、年龄大于 75 岁、充血性心力衰竭以及造影剂注射过量[5]。对于存在危险因素的患者,医师应明确造影检查为临床诊断所带来的收益。可以通过以下措施来减少肾病发生的风险,减少对比剂的用量,停用有肾毒性的药物,做检查之前充分水化,以及使用维生素 C、碳酸氢钠或者 N-乙酰半胱氨酸[6,7]。对于那些造影剂轻微过敏反应(如皮疹或瘙痒)需要造影的患者,可给予抗组胺药物或者皮质类固醇药物预防过敏反应的发生[8]。

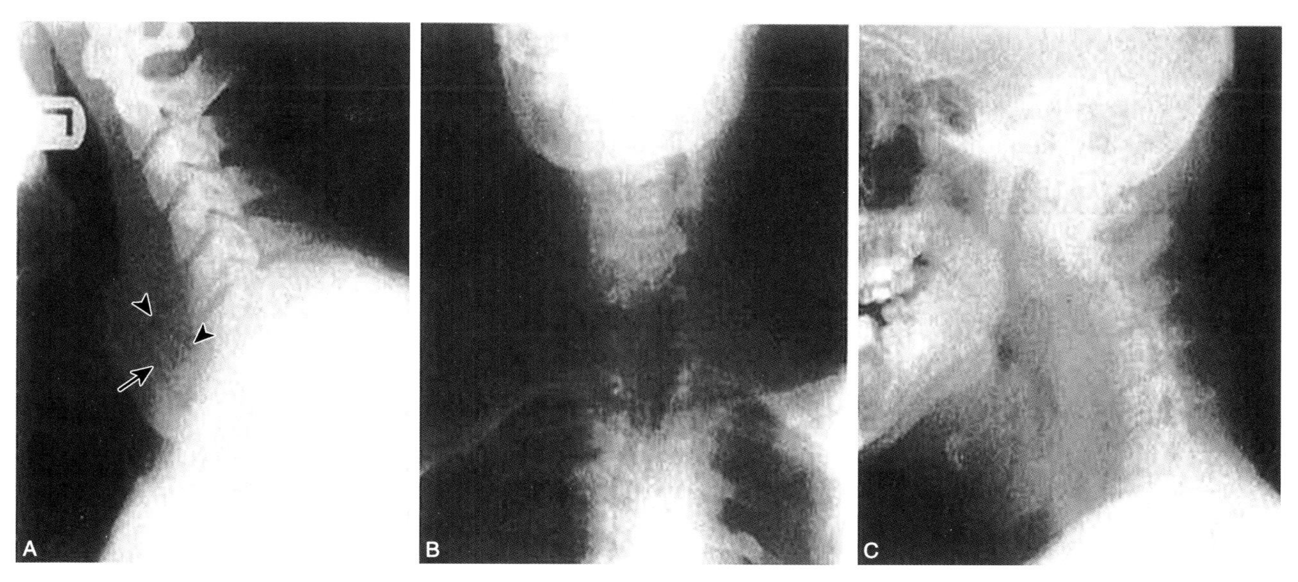

图 6-1　颈部侧位片(A)显示调整窗宽增强软组织病变显影。患者 5 天前,吞下了一个塑料异物(长箭头)。椎前软组织明显增厚,气管后、喉后均有空气(无尾箭头),气道明显变窄伴显著前移。颈部正位片(B)和颈部侧位片(C)显示:脓肿累及下颌下间隙、咽旁间隙及咽后间隙。颈部正位片显示气管明显左移;颈部侧位片显示椎前软组织及舌后组织明显增厚,气管明显变窄(From DelBalso AM, Hall RE: Diagnostic imaging of maxillofacial and fascial space infections. In Oral and maxillofacial infections, ed 4, 2002.)

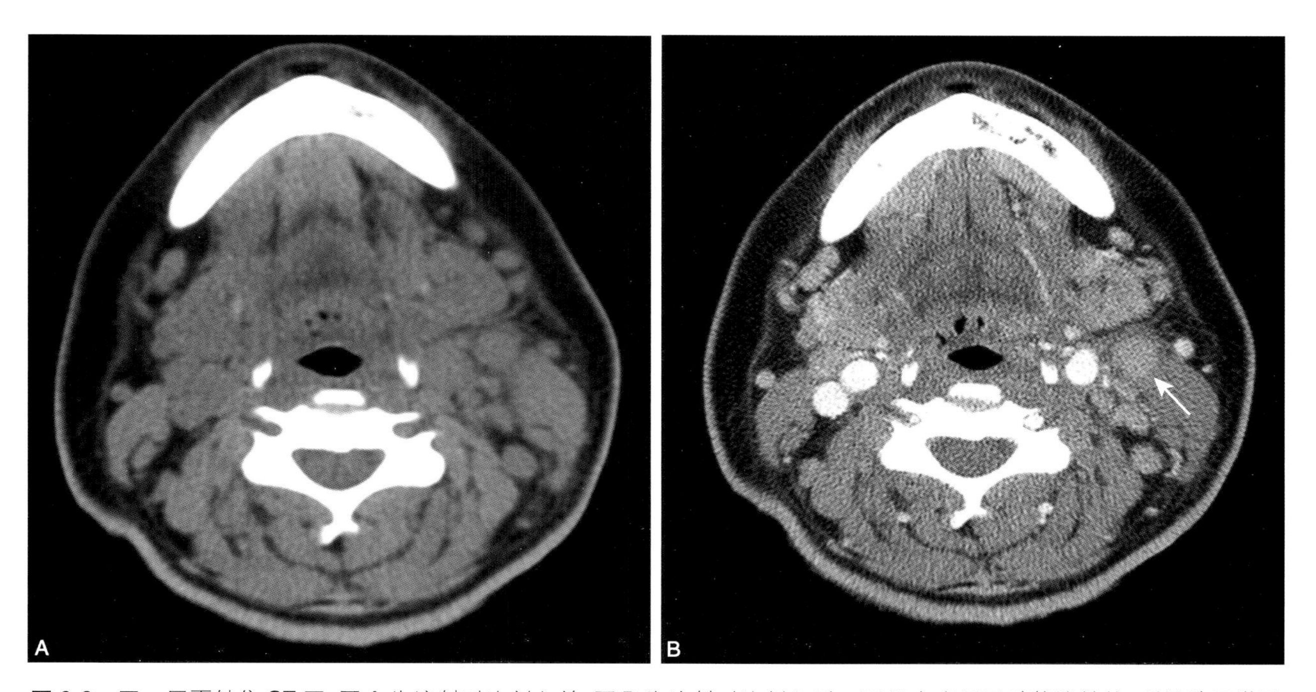

图 6-2　同一层面轴位 CT 图,**图 A** 为注射对比剂之前,**图 B** 为注射对比剂之后。图 B 突出显示动静脉结构、唾液腺及淋巴结,白色箭头所指为左颈部肿块伴强化,符合淋巴结炎

最初,CT 扫描需要花费数分钟的时间,因而射线暴露相对较高[1-3]。随着探测器灵敏度的增加,光束特性的优化(例如螺旋 CT)、软件功能增强,扫描时间和辐射剂量都明显减少[3]。这对于儿童以及那些需要多次扫描、全身情况不稳定或无法耐受检查时间过长的患者,尤为重要。

锥体束 CT

锥体束 CT(CBCT),又称数字容积体层摄影,是一种类似于螺旋 CT 的成像模式,因其拍摄方便,深受牙医和口腔颌面外科医师的青睐[3,9]。该技术采用锥形发散的 X 线束和多维探测器[2,3],与传统 CT 相比,

CBCT机价格较低、体积较小，成像较快且辐射剂量更小[10]。CBCT对高对比度的组织（如骨和牙齿）病变有很好的诊断效果，而对于软组织感染性病变显示较差。这是由于X射线束的广泛对焦而导致散射辐射增多，因而损失了对比度，导致软组织显像差[9,11]。

辐射安全

在医学影像领域，一个越来越多地引起了人们的关注的话题是因电离辐射导致的辐射暴露风险。最近来自几项研究的数据显示，自1996年以来，CT检查的使用增加了一倍多[12]。超过75%的CT检查出自急诊，其中也包括颌面部感染的CT检查[12,13]。目前，美国人口所遭受的辐射暴露的大约50%来自医学成像[14]。电离辐射使机体产生自由基，可破坏酶和DNA的结构，引起一系列辐射损害，包括恶性肿瘤、白内障、缩短寿命以及生殖细胞损伤并导致遗传性疾病[12,14-16]。细胞更新的数量和组织分化程度与辐射损伤的敏感性直接相关。在颌面部，对辐射有高度敏感性的组织结构包括：淋巴组织、皮肤、晶状体及角膜、甲状腺、唾液腺以及口腔黏膜[14,17]，而肌肉、骨、大脑和脊髓相对不敏感[14,17]。

要确定个体的实时辐射风险很难，这受众多环境和遗传因素的影响，并且辐射损伤可能在暴露数十年后才表现出来[14]。有很多模型试图来量化医学影像造成的辐射暴露风险，其中绝大多数模型使用的是从核战幸存者中推断出来的数据。目前最被认可的观点是，辐射剂量与恶性肿瘤发生的可能性之间存在线性关系，而无暴露阈值存在[15]。包括美国放射技师协会在内的多个组织已经开发了风险计算器，临床医师和患者可以用它来计算特定检查的风险[16,18]。必须谨慎使用，因为不同的CT机的有效辐射剂量差别很大，取决于病人的体重等因素。对于个别检查，辐射暴露引起恶性肿瘤的风险很低，但是对于儿童和接受多次高辐射剂量检查的患者而言，罹患恶性肿瘤的风险则显著升高[19]。重要的是，临床医生要权衡某项检查的风险和益处，并且尽可能选择辐射剂量小的检查。美国放射学会针对不同的临床病变提供了影像学检查的选择指南，但对于大多数颌面部感染性疾病尚无相关指南[20]。

磁共振成像

1973年，Lauterbur首次介绍了磁共振成像（MRI），随后Mansfield进一步发展了该项技术[21,22]。20世纪80年代，MRI开始应用于临床，Mansfield和Lauterbur也因此在2003年获得了诺贝尔奖[22]。MRI的主要优势在于不依赖电离辐射，而是使用强磁场和无线电波[2]。MRI扫描仪可产生一个恒定的磁场，使患者体内的质子和磁场保持一致。然后，向患者发送射频脉冲，由于患者体内的质子吸收了射频脉冲，而导致磁场发生瞬时变化。当射频脉冲停止时，质子随恒定磁场重新排列。在这个转变过程中产生的能量，能被磁共振接收线圈捕捉，并转化成图像。MRI的信号强度依赖于体内的质子浓度以及质子运动的自由度。也就是说，含有高浓度松散质子的组织（如脂肪组织），其信号强度比含有紧密结合氢原子的组织（如骨组织）更高。质子向低能态的弛豫是通过两种不同的机制发生的：T1弛豫是能量从质子（自旋）转移到附近的原子（晶格）；T2弛豫是相邻质子之间的信号干扰。在不同类型的组织中，T1和T2弛豫时间都可以预测。

通过改变射频脉冲和信号读取时间点之间的时间，可以产生成像序列。T1加权图像，重复和回波的时间较短，来强调组织中T1值的差异。在T1加权图像上，T1衰减常数较小的组织呈现明亮影像（如脂肪），而T1衰减常数较大的组织则呈现灰暗影像（富含水的组织，例如液体或脑脊液）。T2加权图像，重复和回波的时间较长。在T2加权图像上，T2衰减常数较大的组织，会呈现明亮影像（如液体或脑脊液），而T2衰减常数较小的组织，呈现灰暗影像（如脂肪）。

T2加权图像能很好显示炎症和病理改变。还可以获得其他更复杂的序列，例如压脂序列和弥散加权图像。通过从静脉注射钆剂还可获得组织对比影像，当组织吸收了钆，T1弛豫时间会缩短（如肿瘤或者充血部位）。

MRI的优点在于软组织的分辨率和对比度较高，这是因为T1和T2弛豫时间在不同软组织之间的差别大于CT的X射线衰减系数。MRI扫描时不需要移动患者就可以得到多层面图像，但扫描时间比CT长。MRI检查绝对禁忌证包括体内有磁性金属植入物（例如，起搏器、血管夹及眼内异物）。通常认为，钆比CT检查使用的碘造影剂更安全，但对于存在严重的肾脏疾病的患者，偶尔可引起肾源性系统性纤维化[23,24]。

超声显像

与MRI一样，超声检查因其不依赖电离辐射而广受欢迎。超声波属于压力波，其频率较高（>20KHz），因而人类无法听到[21]。超声传感器产生的电流通过压电晶体，引起晶体规律性的形变，从而产生压力波。当传感器直接与患者的皮肤接触时，一些声波反射回到传感器，使得压电晶体发生额外形变，由此产生的电信号被放大并在显示器上成像。不同组织的声阻抗模式不同，就形成了不同组织之间的对比。高密度组织反射的声波多于低密度组织。

超声检查广泛应用于产科，以及肝脏、心脏和腹部检查。在头颈部感染性疾病中，超声的应用主要局限于观察浅表感染和引导脓肿引流手术[2,25]。超声检查在颌面部的应用受限和很多因素有关，包括：对超声技术不熟悉、CT 检查的广泛应用、与其他检查的对比研究较少、无法评估高声阻抗结构的深部区域，例如骨骼和气道[2]。但超声检查有良好的软组织对比度，因此可以很好地显示充满液体的腔隙，例如脓肿。由于床旁超声检查的影像可以即时获得，因此对于临床情况不稳定的急性胸腹部损伤患者而言，超声无疑是理想的选择。自 20 世纪 80 年代起，美国开始使用一种被称为创伤超声重点评估（focused assessment with sonography for trauma，FAST）的技术，它是美国外科医师学会制定的高级创伤生命支持指南中首选的成像方式[26]。传统的 FAST 检查早已被用于检查腹腔内和中纵隔出血，现在已用于评估是否存在气胸或血胸[27]。

同样，也有学者评估了超声在检查和治疗上呼吸道和颈深部位结构中的应用[25,28-37]。超声检查没有辐射暴露，床旁超声有望成为诊断和治疗头颈部感染和炎症性疾病的重要影像学手段。

核医学技术

CT、MRI、超声检查为解剖和病理诊断提供了宏观的图像，但无法提供分子或生物化学方面的信息。核医学成像包括多种不同的技术，均利用放射性核素（能产生 γ 射线的不稳定分子）进行成像[38]。在发生形态学改变之前，通常已经发生了分子或生化方面的异常，由此可对疾病进行早期诊断。核医学影像技术现已广泛用于检查全身恶性肿瘤、甲状腺或脑部病变以及多种颌面部炎症性疾病[38]。组织摄取了放射性核素后，衰变产生的光子被 γ-闪烁（Anger）照相机捕捉到。捕获的能量转化为光能，随后转化为电压信号并被放大，最终显示成像。影像通常以平面的方式被获得，也可以通过患者周围的照相机旋转获得断层图像（例如，单光子发射 CT）。

两种最常用的示踪剂是碘-131（^{131}I）和锝-99（^{99m}Tc）。^{99m}Tc 可与多种载体分子结合，可静脉注射进入人体[38]。^{99m}Tc 是钼-99 衰变到 Tc 的过程中形成的亚稳态中间产物，目前被用于 85% 的核医学检查[39]。因其半衰期短（6 小时）、容易制备、发射出的光子组织穿透性好，容易校准成像，因此^{99m}Tc 被广泛应用[39]。^{99m}Tc 可与各种分子结合，几乎能对人体中所有的器官进行成像[40]。

一些头颈部成像检查使用了^{99m}Tc。高锝酸盐通过替代 Na/I 转运体中的碘，可以使甲状腺、唾液腺及胃黏膜显像[2,21,41]。^{99m}Tc 与磷酸盐化合物结合（例如，

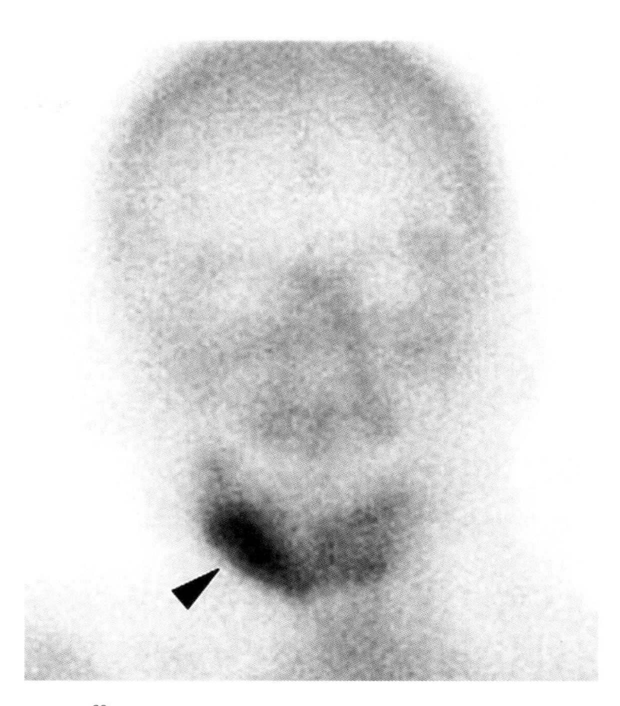

图 6-3　^{99m}Tc 放射性核素骨扫描（骨相）头颅正位片，显示右侧下颌骨体部及颏部（箭头）放射性核素摄取增加，后诊断为骨髓炎（From Koorbusch GF, Deatherage JR: How can we diagnose and treat osteomyelitis of the jaws as early as possible? *Oral Maxillofacial Surg Clin North Am* 23:557-567, 2011.）

亚甲基双膦酸盐），可以通过静脉给药，被代谢活性较高的部位吸收，用于显示颌面部骨骼生长中心、肿瘤及炎症过程（如骨髓炎）（图 6-3）[21,42-44]。

用^{99m}Tc-亚甲基双膦酸盐作为示踪剂进行的核素检查所形成的头颈部图像，可在以下四期获得。1 期，是在放射性示踪剂注射后不久（60~90 秒），血液中出现了放射性示踪剂，通常称为放射性核素血管造影；2 期，又称为闪烁成像期，在注射放射性核素 2~3 小时后，骨组织吸收了示踪剂而显像；3 期，发生于注射后 5 小时，可以显示异常的持续性代谢活性。发生骨髓炎的部位，依然持续吸收放射性核素，而周围健康的骨组织中示踪剂活性已经下降，因而可以区分正常和异常骨组织；4 期，在注射后 24 小时，骨髓炎区域依然表现为持久的代谢活性。

^{99m}Tc 核素显像，可早期诊断颌面骨骼的炎症，但电离辐射过大、诊断缺乏特异性，限制了这种方法的使用[45]。由于组织中的血流量增加，因此存在软组织创伤、感染、血管畸形时，1 期信号强度会增强。在骨折、肿瘤、牙拔除术以及其他骨代谢改变的疾病中（如甲状腺功能亢进、Paget 病、骨纤维结构不良），可见后期示踪剂摄入量增加[45,46]。其他用于增加炎症特异性的放射性示踪剂包括镓、用铟或六甲基亚丙基胺肟标记的白细胞以及用^{99m}Tc 标记的纳米胶体[46]，这些方法极少用于临床，但是对于患者体内受到感染的金属植入物，由于

无法用 MRI 进行检查，则可以考虑选用这些方法。

正电子发射断层扫描（PET），是一种基于可发射正电子的放射性核素（^{13}N，^{15}O，^{18}F）的一种核素成像方式，这些核素和载体分子（如葡萄糖）结合在一起。当发射出的正电子和自由电子相互作用时，两者均被湮灭，产生一对反向运动的光子，被 PET 设备捕捉。PET 比其他的核医学显像技术更加敏感（比单光子发射 CT 敏感 100 倍），并且可以与 CT 检查结合，定位转移性肿瘤和受累淋巴结[21]。

常见炎性疾病的影像学表现

本章节旨在指导临床医师，根据疾病的临床表现选择正确的影像学检查方式。选择影像学检查方式时，需要考虑多种因素。虽然不可能囊括所有的临床情况，但是以下原则可以帮助临床医生选择合适的影像学检查方法。

只有当影像学检查结果能够直接影响临床治疗时，外科医生才应该选择影像学检查。例如，对于上颌尖牙根尖部位的前庭沟脓肿，同时该牙存在龋坏，需要平片检查来确定病源牙。此时即便选择了 CT 或其他更先进的影像学检查手段，但是，脓肿仍然需要切开引流，后期病源牙需要拔除或根管治疗。相反，如果存在眶周炎症或者视力下降，此时，增强 CT 扫描可决定对眼眶感染是否需要立即切开引流。CT 检查的简单快速及其实用性，使得其临床应用大量增加。CT 检查的过度使用也可能与“防御性医疗”有关。在很多情况下，辐射的风险可能要大于患者的收益。

对于复杂的颌面部感染性疾病，可利用影像学检查定性和定量评估疾病的进展情况。理想的情况是，在患者随访时也选择最初相同的检查方式，以利前后对比。这需要临床医生预选确定患者需要随访。对于需要多次进行影像学检查的患者，临床医生应选择一种经济、简单且实用的检查方法，并尽可能地减少辐射暴露。对于全身其他部位的炎症性疾病，一般使用超声检查，但如前文所述，对于头颈部感染，超声的应用受限。如果平片有助于疾病的诊断，在治疗前应行 X 线平片检查，并作为基线资料，即使在治疗前也进行了 CT 检查。这样，在治疗期间和治疗后，就可以采用平片来进行后续的比较，以代替连续的 CT 检查。

局限性牙源性感染

在口腔感染中，牙源性感染的比例高达 90% ~ 95%[47]。这些感染的范围从龋病、牙周病、牙周牙髓联合病变到更为严重的感染，包括深部间隙感染、鼻窦感染和骨髓炎。这些疾病通常为多种微生物的混合性感染，且感染源一般可通过临床和影像学检查确定。检查龋病和牙周病最有效的影像学诊断方法是口腔内 X 线平片，包括咬合翼片和根尖片（图 6-4）。这些检查简单易得、价格便宜，且可清楚地显示骨和牙齿脱矿情况，但这些检查需要患者配合，若患者张口受限、口底肿胀则无法进行，在急诊室通常也无法完成拍摄。口外 X 线平片，例如下颌系列片和曲面体层片，简单易得，尤其对于不能耐受口内平片检查的患者很有帮助。曲面体层片，可用于筛查下颌骨、颞下颌关节、上颌骨（如上颌窦）和牙齿的病变，其主要的缺点在于，与口内 X 线平片相比，分辨率不高，因此可能无法显示小的龋坏或骨性病变[48]。

骨髓炎

骨髓炎是一种骨髓组织的感染；发生于颌面部的骨髓炎，通常由牙源性感染直接扩散到邻近骨髓腔中，还存在其他诱发因素包括骨折、拔牙、邻近软组织感染。细菌可以通过牙周韧带或者血行播散进入骨髓腔[2]。虽然颌面部骨髓炎较为少见，但该疾病最常累及下颌骨；上颌骨由于血供丰富，皮质骨较薄，因而极少发生骨髓炎[45,49,50]。骨髓炎根据是否有脓液形成分为化脓性骨髓炎和非化脓性骨髓炎，根据病程可分为急性骨髓炎（病程短于 1 个月）和慢性骨髓炎（病程长于 1 个月）[49,50]。还有其他几种存在典型骨髓炎表现的颌面部病变包括：放射性骨坏死、药物相关性骨坏死、Garré 骨髓炎、慢性硬化性骨髓炎[45,46,48-50]。

在骨髓炎的诊断和治疗过程中，选择合适的影像学检查并不容易。骨髓炎的早期诊断有助于提高治愈率[45,51]。在图 6-5 中，作者列出了如何选择影像学检查的流程。由于颌面部骨髓炎通常为牙源性感染，由此首先应该拍摄口内或口外 X 线平片确定感染源（如牙源性感染或骨折）[2]。牙源性疾病的早期影像学表现包括龋病、牙周病变、牙髓病变或显示近期拔牙窝的轮廓。当牙源性感染扩散到周围的骨组织时，通常表现为邻近骨小梁消失或密度减低、牙周膜影像增宽、骨硬板影像消失以及骨组织与周围正常解剖结构界限不清，后者包括下颌神经管、上颌窦、鼻腔[51]。这些影像学表现往往不明显，因此需要和正常侧进行对比。骨髓炎晚期，X 线平片可见骨质密度不均匀、死骨形成和骨膜反应（图 6-6）[51]。平片检查的不足在于，只有当骨组织脱矿量达到约 50%，才能观察到上述改变，即通常在临床症状出现 3 周后，才有相应的 X 线表现[45]。因此，临床上怀疑骨髓炎时，可采用更先进的影像学检查手段。

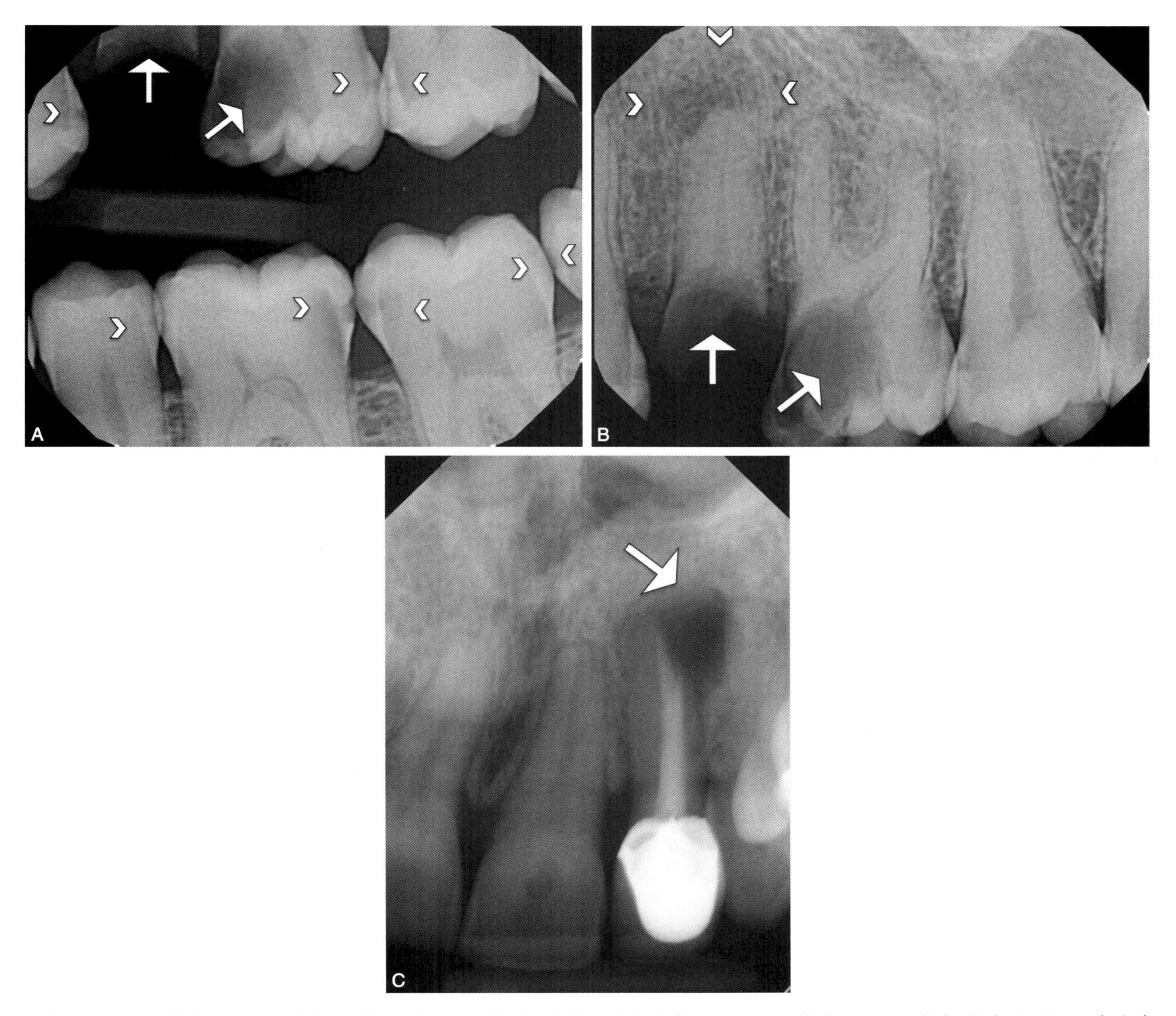

图 6-4 A. 口内咬合翼片显示广泛的邻面龋（白色小箭头）和严重的牙体缺损（白色大箭头）。B. 上颌根尖片显示同一个患者严重的龋坏（白色大箭头），根尖周密度减低炎症影像（白色小箭头）。C. 根尖片显示，侧切牙根管治疗后，根尖区可见一边界清晰的透射区，确诊为根尖周囊肿（白色箭头）

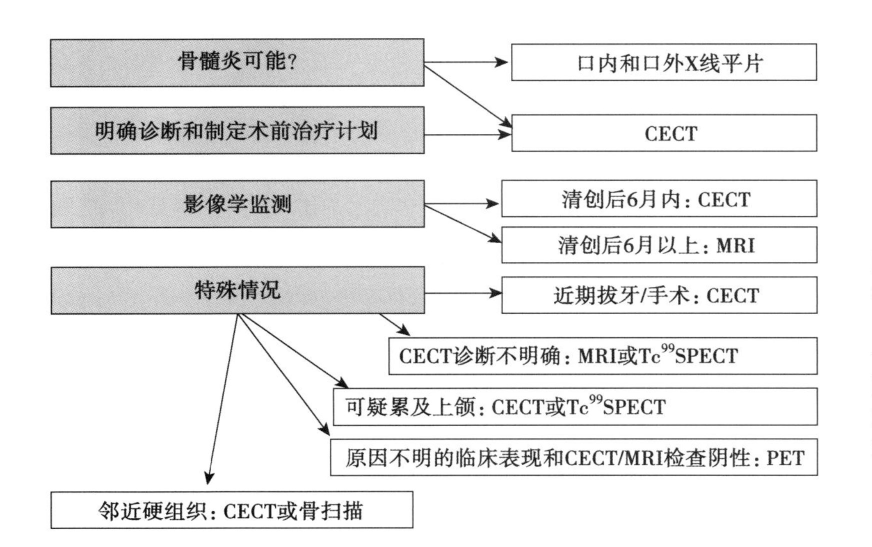

图 6-5 作者首选的颌面部骨髓炎影像学检查方法选择。选择平片、增强 CT（CECT）、MRI 或 PET 检查，需要考虑多个因素，须慎重选择。本图根据临床实际情况推荐的影像学检查方法，可帮助临床医生在碰到常见或疑难骨髓炎时，选择合适的影像学检查

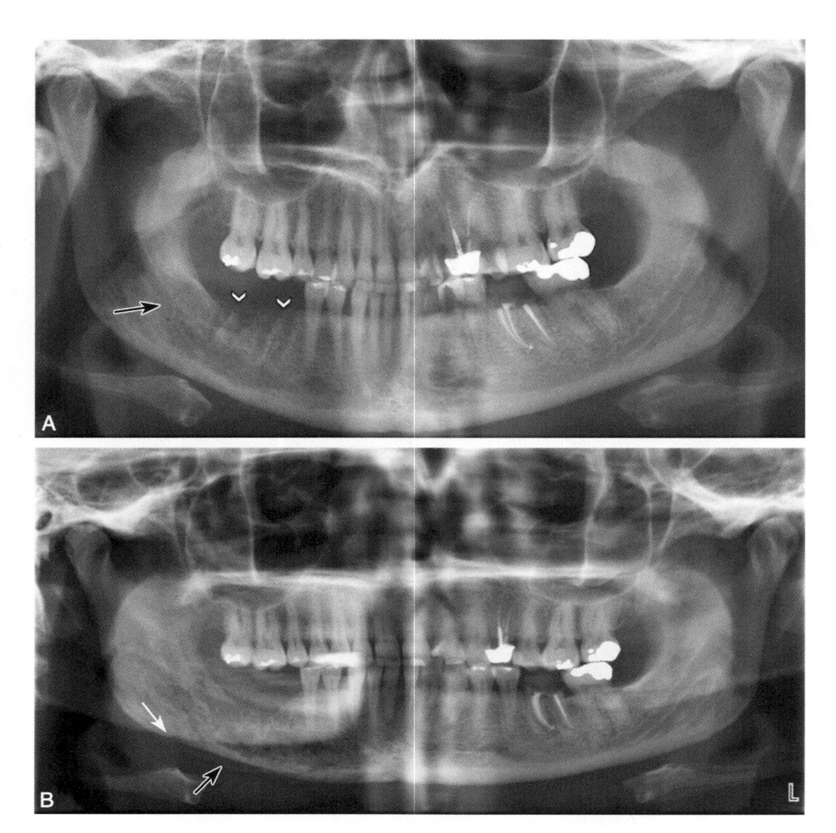

图 6-6 亚急性化脓性骨髓炎。患者拔除右下磨牙后，出现持续性疼痛及肿胀。A. 曲面体层片显示，拔牙窝边界不清（白色箭头），下颌神经管影像模糊（黑色箭头），周围骨组织呈高低密度混杂性改变。B. 行口内清创术及抗生素治疗 3 周后随访，曲面体层片显示术后牙槽骨高度降低，高低密度混杂区域范围扩大、累及下颌骨下缘，下颌神经管和下颌骨下缘骨皮质影像更加模糊，伴骨膜成骨（黑色箭头）

CT 和 MRI 是骨髓炎最常用的先进的影像学检查手段。CT 检查常用于骨髓炎的诊断，也可用于术前制定手术计划。CT 检查在显示骨组织脱矿时较平片敏感，且能显示骨皮质穿孔、脓肿、窦道形成、软组织水肿以及淋巴结肿大（图 6-7）。慢性骨髓炎的影像学表现为骨髓质硬化、骨膜成骨以及死骨形成（图 6-8）。

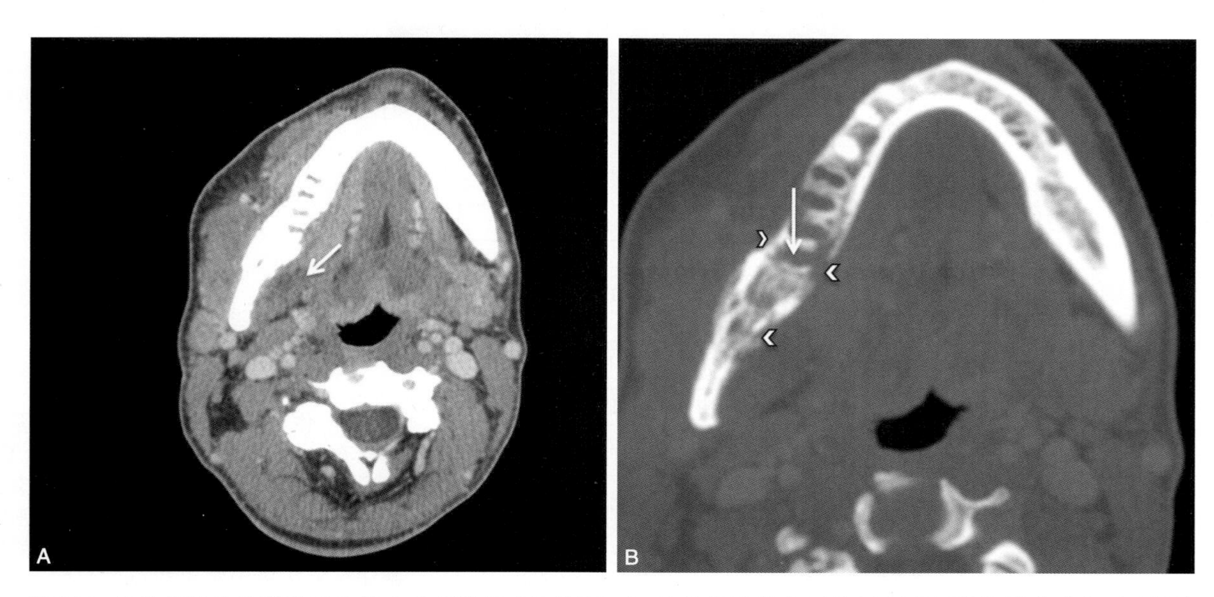

图 6-7 慢性化脓性骨髓炎急性发作患者增强 CT 检查。A. 轴位软组织窗图像显示咀嚼肌间隙蜂窝织炎（长箭头），咬肌和翼内肌肌炎。B. 轴位骨组织窗图像显示拔牙窝周围斑片状骨质密度减低区（长箭头），骨皮质变薄、穿孔（无尾箭头）

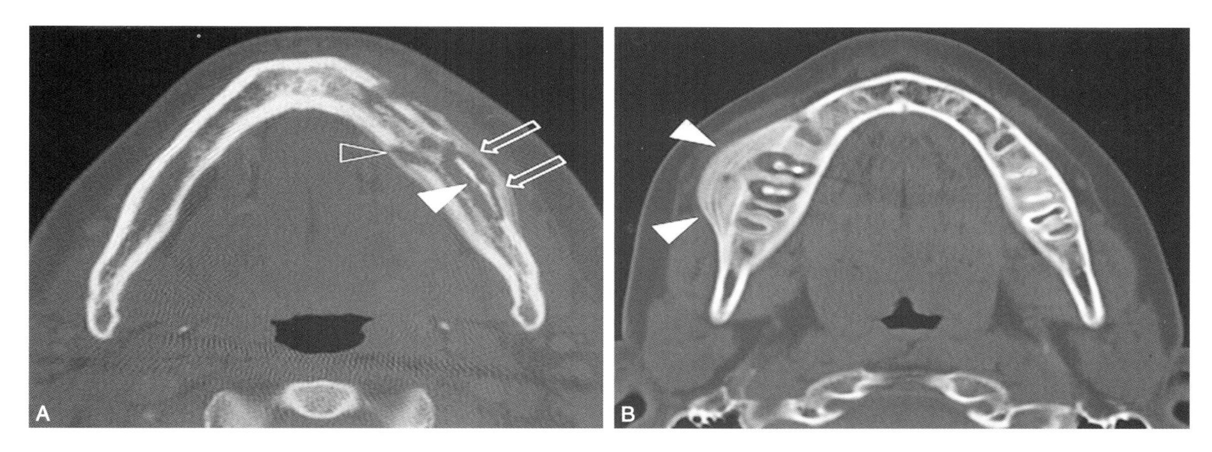

图 6-8　A. 轴位骨窗非增强 CT 图像显示慢性化脓性骨髓炎，可见死骨形成（实心三角箭头）、骨膜反应（空心长箭头）、舌侧骨皮质破坏（空心三角箭头）。B. 由放线菌引起的骨髓炎患儿，其轴位骨窗 CT 图像，可见颊侧层状骨膜成骨（实心三角箭头）（From Koorbusch GF, Deatherage JR: How can we diagnose and treat osteomyelitis of the jaws as early as possible? *Oral Maxillofacial Surg Clin North Am* 23:557-567, 2011.）

MRI 诊断骨髓炎比 CT 更加敏感，显示的病变范围常常较 CT 更大，这是由于骨髓内的炎症能改变 MRI 的信号[45]。但 MRI 的特异性不如 CT，若根据其信号改变制定手术计划，可能导致手术范围过大。急性骨髓炎在 T1 加权像上表现为信号减弱，原因是正常的脂肪性的骨髓组织（T1 像上呈亮色）被炎症所改变，（图 6-9）[45]。其他 MRI 序列，包括增强 T1 像、短时间反转恢复序列，可以分别检查血管和组织含水量（图 6-10）。MRI 上骨髓信号的改变，在治疗后 6 个月后才能恢复正常，因此，MRI 不是评价治疗效果的理想选择。但由于 MRI 比 CT 更敏感，因此可在骨髓炎治疗 6 个月后，用于监测疾病是否复发[45]。

核医学成像，包括三相^{99m}Tc 核素扫描显像，可以在症状出现 3 日后就显示骨髓炎改变（图 6-11）。与 MRI 一样，这些检查手段缺乏特异性，也不能为术前设计界定手术范围[46,52]。当患者无法进行 MRI 或 CT 检查，或体内存在影响 MRI 和 CT 成像质量的金属时，常使用骨核素扫描检查，它在判断治疗效果方面较为敏感[45]。

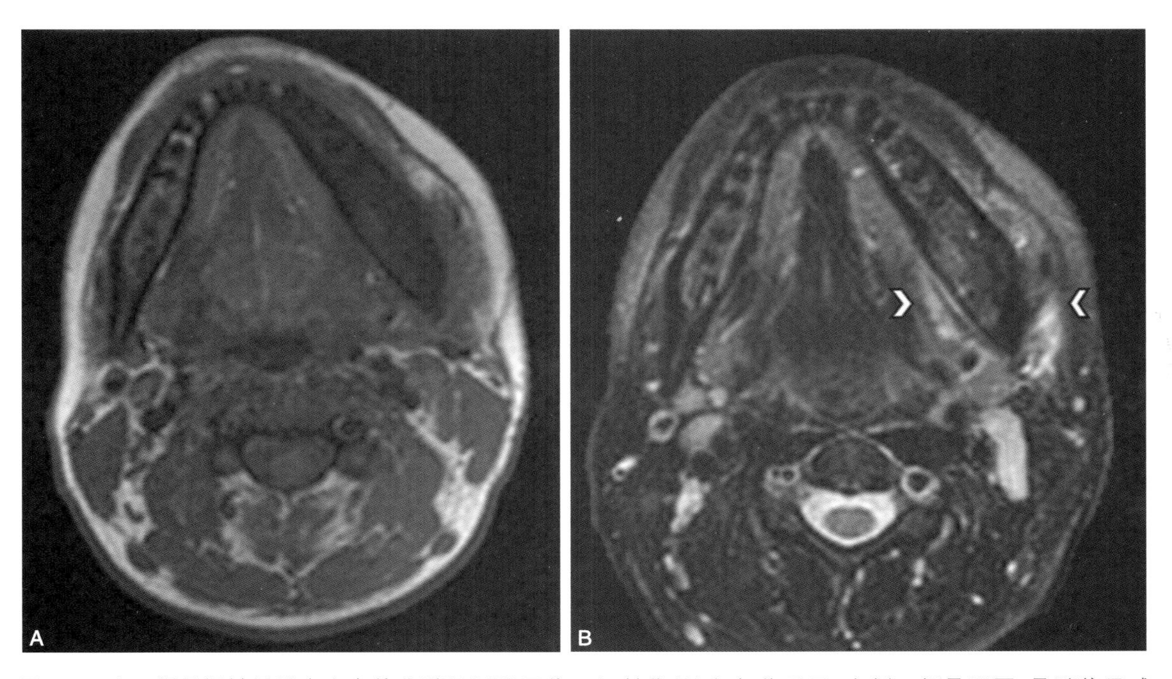

图 6-9　左下颌骨慢性骨髓炎患者的非增强 MRI 图像。A. 轴位 T1 加权像显示，左侧下颌骨肥厚，骨髓信号减弱。B. 轴位 T2 脂肪抑制图像显示，左下颌骨周围软组织信号增强（箭头），提示伴有水肿性炎症反应

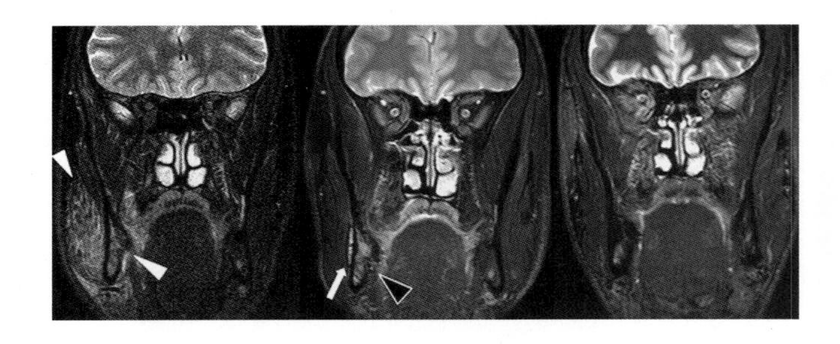

图 6-10 右下颌骨骨髓炎患者的增强、脂肪抑制冠状位MRI图像，从左向右依次为发病初始、2个月后、1年后随访图像。发病初始的图像显示，咬肌和骨髓水肿（白色三角箭头）；2个月后随访图像显示，软组织水肿明显改善，但骨膜下（白色长箭头）和骨髓（黑色三角箭头）持续显示为高信号；1年后，影像学异常完全消失（Koorbusch GF, Deatherage JR: How can we diagnose and treat osteomyelitis of the jaws as early as possible? *Oral Maxillofacial Surg Clin North Am* 23:557-567, 2011.）

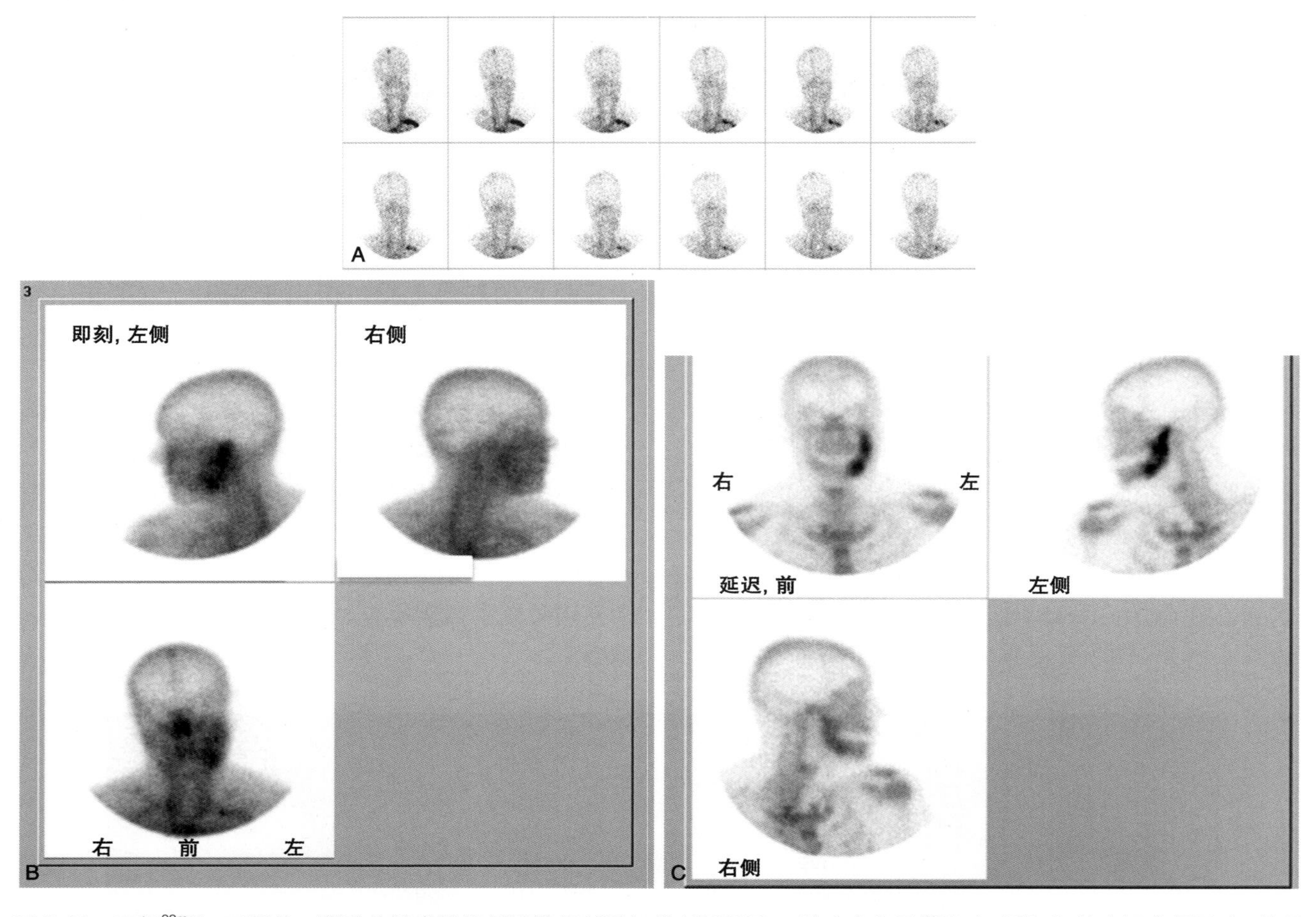

图 6-11 三相^{99m}Tc亚甲基二膦酸盐单光子发射计算机断层扫描（SPECT）。该患者为孕期妇女，活组织检查证实骨髓炎，给予清创、长期静脉使用抗生素等保守治疗。待患者临床情况稳定，MRI显示骨髓内未见高信号影，提示疾病处于静止期后，停用抗生素。随后，症状复发，患者行骨扫描检查。A. 从左到右，显示的是间隔3秒的放射性核素成像图，左下颌骨和周围软组织血流轻度增加。即刻骨扫描图像（B）和延迟图像（C），显示左侧下颌骨自下颌角至髁突，放射性示踪剂活性增强，其余部位未见病灶，证实为骨髓炎处于活动期

目前，对于颌面部骨髓炎，尚无单一的以询证为基础的影像学检查手段。作者推荐的检查方式是曲面体层片联合增强CT。CT检查的灵敏度和特异度均较高，而且可以很好地确定死骨切除的边界。

颈深部间隙感染

现代医学能快速诊断和应用手术/抗生素治疗局部感染，所以颈深部间隙感染（deep space neck infections, DSNI）已经变得不那么常见了[53]。然而一旦发生DSNI，出现危及生命的并发症的概率高达10%～20%[54-57]。DSNI不仅病情危重，而且治疗费用高[53-57]。颈部天生就有阻止感染扩散的能力，因为它是由颈筋膜分隔的不同的筋膜室组成（详见第四章）[55,58]。但一旦颈部筋膜层次受累，感染就可以在新感染的筋膜室之间迅速扩散，累及气道、纵隔、血管或神经系统，引起严重的临床症状[55]。

DSNI 存在多种病因，人口学特征随患者年龄、社会经济状况和免疫状态不同而有所变化[55,59]。最常见的病因为牙齿、唾液腺、鼻窦或中耳的感染直接扩散或经过淋巴引流通道播散所致[2,55]。虽然影像学检查手段有所进步，但是多达 67% 的病例仍然无法确定感染来源[55,60]。DSNI 通常源自局部孤立的蜂窝织炎或淋巴结感染穿孔扩散到相邻组织。在绝大多数情况下，机体通过形成脓肿、隔离并限制感染的扩散。但若未予以处理，感染会继续扩散，最初局限于原发的筋膜间隙内，随后扩散至邻近或与感染间隙相通的筋膜间隙内，其中最重要的筋膜间隙是纵向间隙（咽旁间隙、咽后间隙、颈动脉间隙、危险间隙、椎前间隙），这些间隙紧邻或包含重要的解剖结构，如上呼吸消化道、脑神经、大血管[55,59]。

DSNI 患者的临床表现各种各样，其临床表现从类似浅表感染（如疼痛、乏力、发热、炎症反应标志物升高），到更为严重的表现，包括牙关紧闭、颈部活动受限、吞咽困难、声音变化、精神状态改变。由于感染来源众多、临床表现复杂，临床医生，包括放射科医师，都应该对患者进行仔细检查，以判断感染源，以及感染是否会快速扩散。临床医生应该对这类感染保持高度警觉，并充分了解颈深部间隙的解剖结构以及潜在的感染来源，这对判断感染可能的扩散途径至关重要。

DSNI 的影像学检查旨在鉴别蜂窝织炎和脓肿、判断病变范围、确定病情加重的原因、制定手术计划以及监测疾病的进展。可选择多种影像学检查方法，包括平片、超声、CT 和 MRI。平片虽然提供的软组织分辨率有限，但在 DSNI 的诊断和治疗过程中仍有一定的作用。

平片可快速评估气道阻塞的严重程度，而且在某些情况下，可明确感染来源（例如来源于牙齿或上颌窦）。颈部正侧位片可检查骨性结构、定位异物、明确气道周围软组织情况，尤其适用于儿童（图 6-1）。颈深间隙感染可表现为气道变窄与移位、咽后壁软组织增厚以及软组织气肿。颈部侧位片评估气道是否通畅以及椎前软组织厚度最为有效。在颈部侧位片上，处于中立位的成人其椎前软组织的厚度最大值显示为 C_1：10mm、C_3：7mm、C_7：20mm；青少年则为 C_2：6mm、C_6：15mm。利用颈部正位片，可评估气道（尤其是声门下区）的对称性和狭窄程度。

平片检查后，接下来应该进行更高级的影像学检查，确定颈深间隙感染的来源、严重程度以及波及的范围。对于预测很有可能发生颈深间隙感染的患者，即使其平片检查结果为阴性，都应该做进一步的影像学检查。例如，在咽后脓肿的检查中，平片有 83% 的灵敏度，而增强 CT 却有几乎 100% 的灵敏度[61]。

超声检查的应用越来越广泛，而且正逐步成为诊断颈部浅表脓肿的一个标准[25,32-34,55]（图 6-12）。对儿童来说，为了尽量减少辐射，超声检查是首选，而且，儿童颈部较为细小，更容易观察颈深部结构，常常可直接检查而不需要镇静。超声在颈深感染诊断中的局限性，前文已叙述[33]。随着对超声检查的不断熟悉，以及可从其他角度（如口内、舌下）进行超声检查，应用超声检查进行诊断将会越来越普遍。最近，对单房颈深间隙感染患者实施超声引导下引流及置管术，可替代切开引流[25,30,61]。从临床上判断患者气道状况稳定，CT 显示存在界限清楚的深部间隙脓肿，在超声引导下实施引流及置管术，成功率高达 73% ~ 100%[25,30,61]。超声引导治疗的优点包括，可避免全身麻醉和插管、降低重要神经血管损伤的风险、缩短住院时间、降低医疗成本[25]。

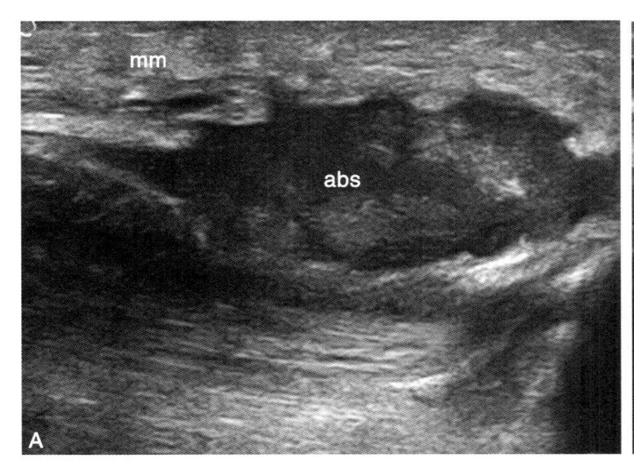

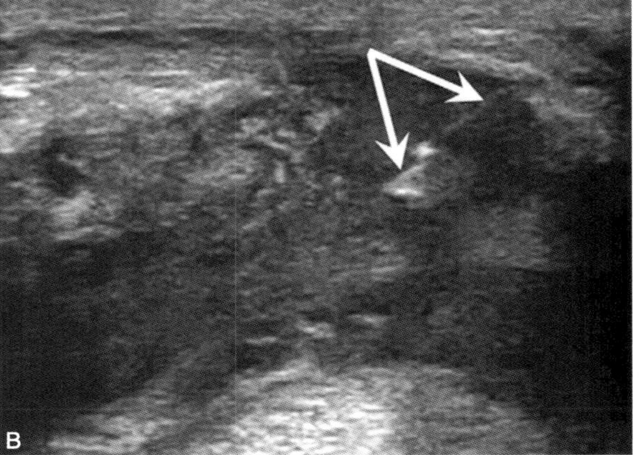

图 6-12　牙源性脓肿的超声检查。A. 治疗前检查显示低回声脓腔（abs）和咬肌（mm）；B. 同一患者穿刺抽吸脓液的超声图像，可见脓腔内高回声的穿刺针（沿箭头）（From Maroldi R，Farina D，Ravanelli M，et al：Emergency imaging assessment of deep neck space infections，Semin Ultrasound CT MRI 33：432-442，2012.）

CT 是评估 DSNI 最常用的影像学手段[62,63]，能清楚显示感染来源、感染部位以及病变对气道的影响[25]。临床上，蜂窝织炎和脓肿的鉴别相当重要，因为蜂窝织炎可能只需要给予抗菌药物治疗，而一旦脓肿形成，则必须进行切开引流[64,65]。增强 CT 有助于鉴别脓腔和蜂窝织炎，并可以确定炎症周围血管受累的情况（图 6-2）[55]。推荐增强 CT 检查，扫描层厚为 1mm，并进行冠状位和矢状位重建。有报道显示，增强 CT 显示脓肿的灵敏度为 80% ~ 90%，特异度达 75%[55,65-67]。在成年人中，当脓腔大于 3.5cm 或脓腔里有气体形成时，CT 检查的特异度更高[55,61,67,68]。如果不进行增强检查，CT 对于炎症性疾病的灵敏性将会降低。如果诊断不明确，可考虑进行 MRI 检查。

DSNI 典型的 CT 表现包括蜂窝织炎、筋膜炎、肌炎、脓肿形成、气道变形、淋巴结肿大[69]。蜂窝织炎的特征为脂肪组织瘀滞、水肿、正常的组织结构消失，可见于早期 DSNI。随着病程进展，在增强 CT 下，可见脓肿形成。脓肿表现为边缘强化而中心区域为低密度表现（图 6-13）。随着病情进一步恶化，可出现气道偏移、变形、狭窄，纵隔受累，颈内静脉血栓形成，以及颈动脉被侵蚀（图 6-14）。术中 CT 检查，可对难以接近

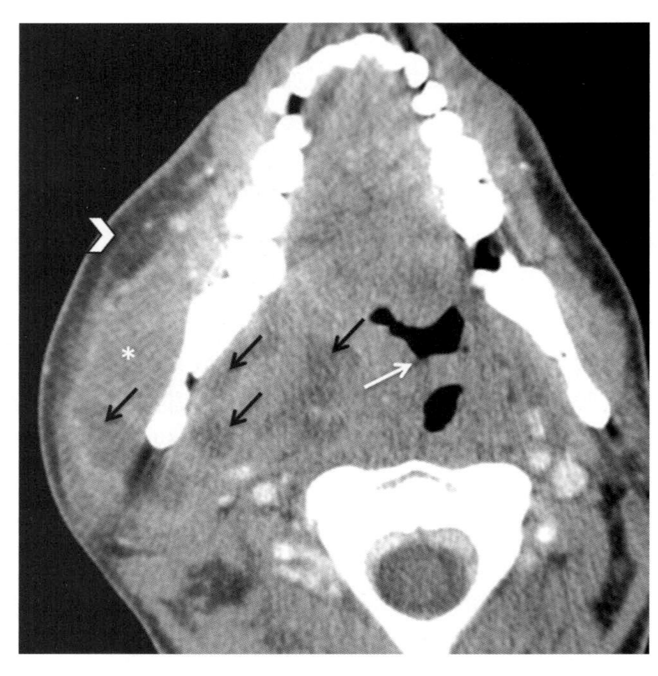

图 6-13 患者 38 岁，诊断为颈深部间隙感染，感染来源于右侧下颌第三磨牙。颌面部增强 CT 检查，轴位软组织图像显示多房脓肿（黑色长箭头），累及咬肌间隙、翼下颌间隙、咽后间隙，伴咬肌肌炎（星号），气道向左移位（白色长箭头），脂肪组织变性（白色无尾箭头）指示蜂窝织炎

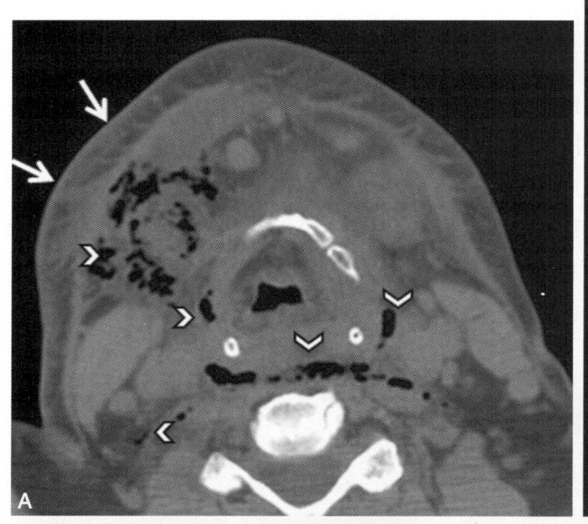

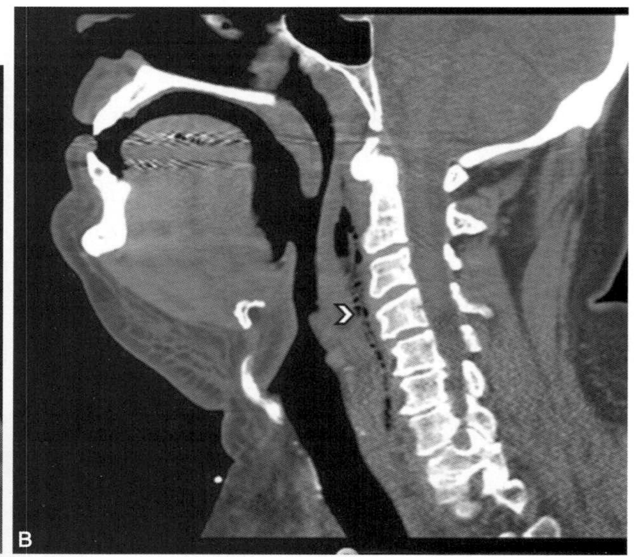

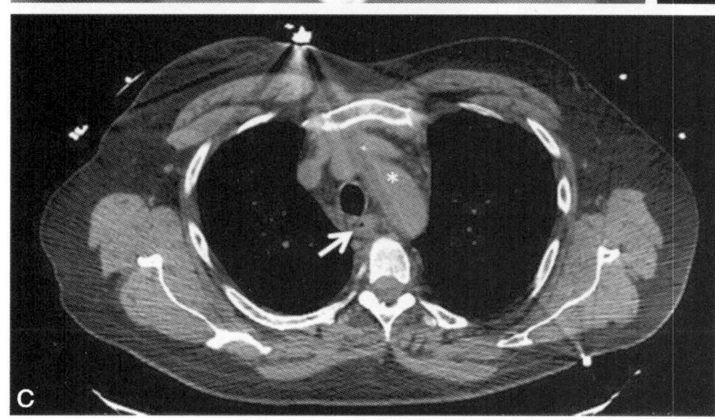

图 6-14 急性牙源性颈深部间隙感染非增强 CT 图像，病原菌为产气微生物。**A.** 轴位图像显示蜂窝织炎致使皮肤增厚（白色大箭头），下颌下间隙、颈动脉间隙、咽旁间隙及咽后间隙中可见气腔形成（白色小箭头）。**B.** 矢状位图像显示椎前软组织增厚及沿椎前间隙的软组织气肿（白色小箭头）。**C.** 轴位图像显示后纵隔气肿（箭头），毗邻主动脉弓（星号）

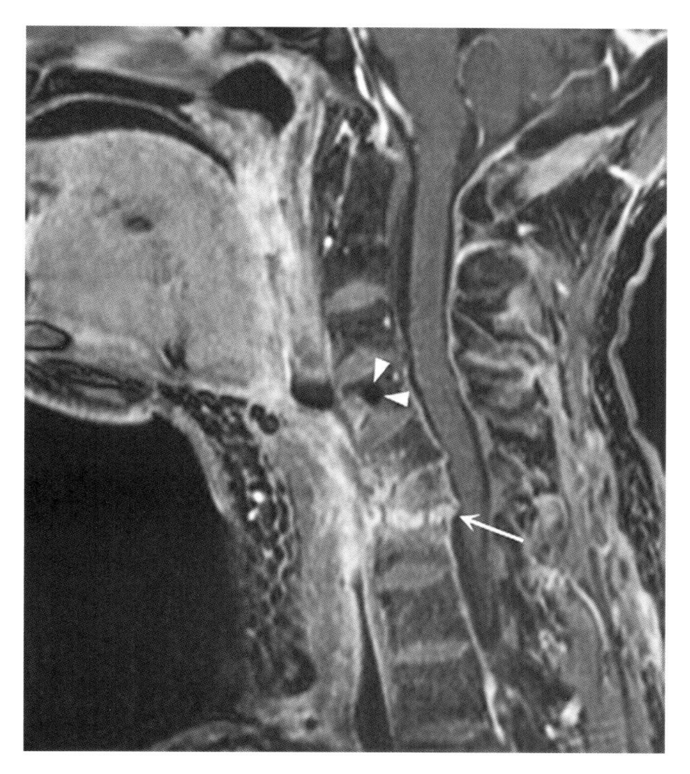

图 6-15　接受全咽喉切除术后患者增强 MRI 检查，怀疑并发复杂颈深部间隙感染。矢状位重建图像显示 C_5、C_6 椎体碎裂、椎间盘炎症、C_4 椎体内有空气存在（三角箭头）。此外，可见硬脊膜增厚及强化（长箭头），提示有椎前脓肿形成（From Maroldi R，Farina D，Ravanelli M，et al：Emergency imaging assessment of deep neck space infections，Semin Ultrasound CT MRI 33：432-442，2012.）

的脓腔进行定位，以便进行切开引流和置管（例如，椎旁或椎前脓肿）。实时成像也可用于残余感染和多房脓肿的引流。

DSNI 中，MRI 检查能使诊断更加精确。由于 MRI 检查在急诊条件下难以进行，检查时间较长需要患者配合等因素，限制了其使用[55,70]。当患者气道条件稳定，增强 CT 造影剂禁忌，或怀疑颅内和椎内组织受累时，可考虑进行 MRI 检查（图 6-15）。

唾液腺感染

唾液腺疾病可以分为肿瘤性和非肿瘤性疾病，非肿瘤性疾病可进一步分为感染或炎症性疾病和唾液腺结石病。唾液腺非肿瘤性疾病常发生于大唾液腺（包括腮腺、下颌下腺、舌下腺），是本节讨论的重点。根据不同的临床表现和涉及的腺体，可选择唾液腺造影、超声、CT、MRI 或 PET 等检查手段，评估大唾液腺及其周围组织肿胀的情况[70]。

急性唾液腺炎最常见的病因是唾液腺结石病，或细菌或病毒感染。当首次出现急性唾液腺炎的表现，并可明显触及结石或者怀疑病毒感染时，通常不需要进行影像学检查。但是，如果疾病反复发作，怀疑唾液腺结石病但未触及结石，或者怀疑有脓肿形成需要引流时，影像学检查则非常有帮助。

慢性唾液腺炎，通常由未治疗的慢性唾液腺结石病、导管狭窄、自身免疫性疾病、由真菌或抗酸细菌引起的肉芽肿性疾病、梅毒、结节病或肉芽肿性多血管炎引起[70]。这种情况，最好进行增强 CT 及 MRI 检查。

唾液腺结石病是以涎石阻塞导管或引起导管狭窄为特点[70]。约 1% 的人口存在唾液腺结石，但很少引起临床症状[71]。平片是以往针对结石的首选影像学检查手段（图 6-16），但由于不能排除颌骨附近的结石，也不能排除脓肿及其他肿瘤性疾病，如今已很少使用[72,73]。如果怀疑导管阻塞是结石引起的，那么通常选择无增强的 CT 平扫进行检查，因为若进行增强 CT 检查，增强剂可能掩盖结石的存在或模拟结石的表现（图 6-17）。在 CT 影像上，结石很容易被观察到，表现为存在于腺体内部或导管内的高密度团块影像。其他相关的表现包括腺体实质增大，对于唾液腺炎患者，由于腺体的脂肪含量高（尤其是腮腺），在非增强 CT 上可见脂肪肿胀（fat stranding）和脓肿形成（图 6-18）[70]。

很多医疗机构将高分辨率超声作为评估浅表腮腺及下颌下腺腺阻塞的首选检查手段，其检测结石（>2mm）、脓肿以及肿块的灵敏度高达 90%[70,74,75]。如果怀疑腮腺深叶病变或气道阻塞，则应该进行 CT 检查（图 6-19）。如果怀疑脓肿或肿瘤，还应选择增强 CT。既往若怀疑存在唾液腺导管狭窄，一般进行数字减影唾液腺造影检查，但现在出现了新的技术，如磁共振唾液腺造影，不仅创伤较小，而且灵敏性和特异性更高[76]。

鼻窦疾病

鼻窦炎及颌面部窦腔的其他疾病是面部疼痛的常见原因。鼻旁窦包括四对含气空腔，并以其所在的骨骼而得名，分别为：上颌窦、蝶窦、筛窦和额窦。鼻旁窦内衬呼吸道上皮，并通过狭窄的骨性通道复合体（osteomeatal complexes）与鼻腔相通。鼻窦感染通常是由于组织肿胀、骨性通道复合体阻塞，导致分泌物滞留、微生物菌群繁殖而导致感染。鼻窦感染也可以由邻近的牙源性感染或其他结构感染直接扩散而来。最常见的鼻旁窦炎症性疾病是急性鼻-鼻窦炎，在美国，每年约有三千万成人罹患该疾病（约 1/7 人口）[77]。急性鼻窦炎的病因绝大多数是病毒感染（超过 98%），通过直接接触或者全身传播引起[78]。其他常见的病

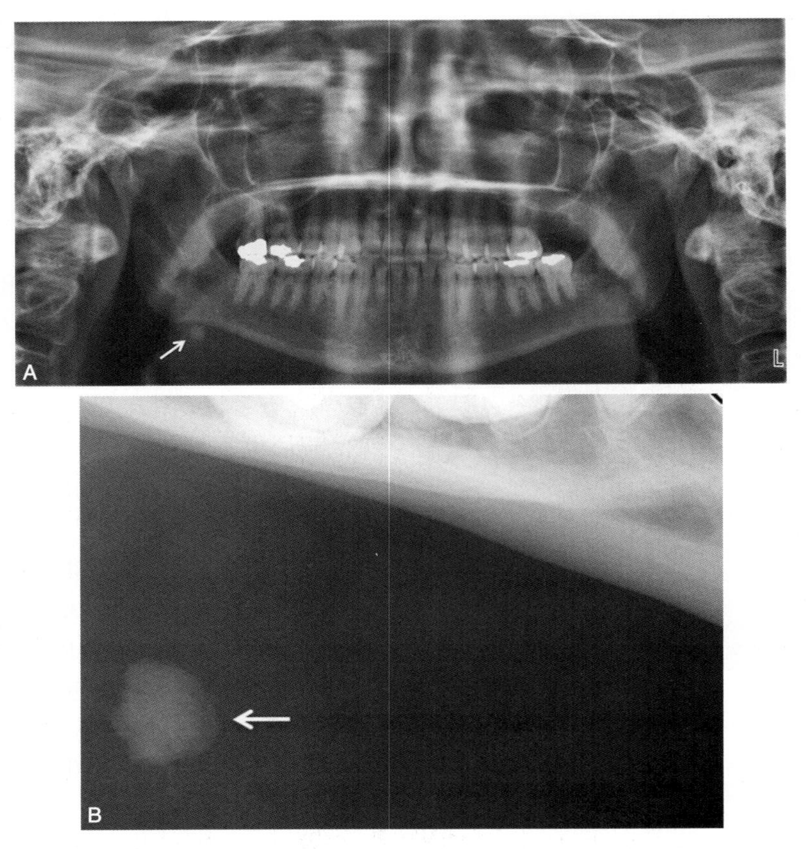

图 6-16 右侧下颌下腺结石患者，有右面部反复肿胀史。A. 曲面体层片显示，下颌骨下缘下方，可见边界清晰的 X 线阻射结石影（箭头）。B. 口内咬合片显示结石位于下颌第二磨牙舌侧（箭头），明确结石位置

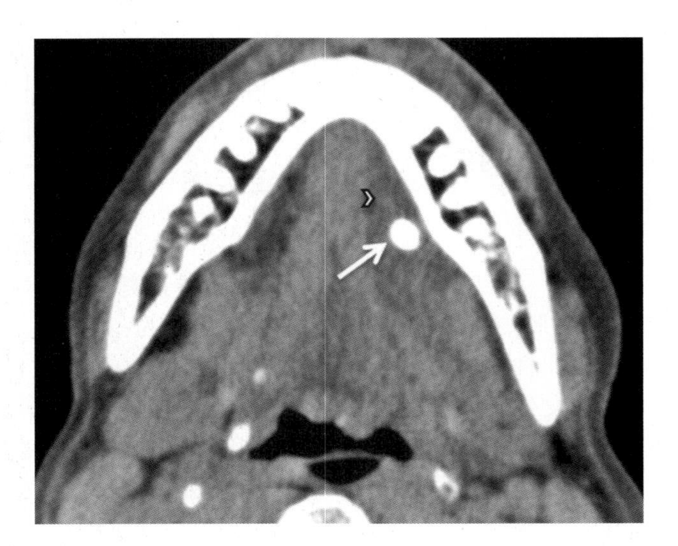

图 6-17 左侧下颌下腺结石、轻度下颌下腺炎患者颌面部非增强 CT 检查。轴位图像显示左侧下颌下腺前部有 4mm×8mm 大小结石（长箭头），伴有脂肪组织条索（无尾箭头）

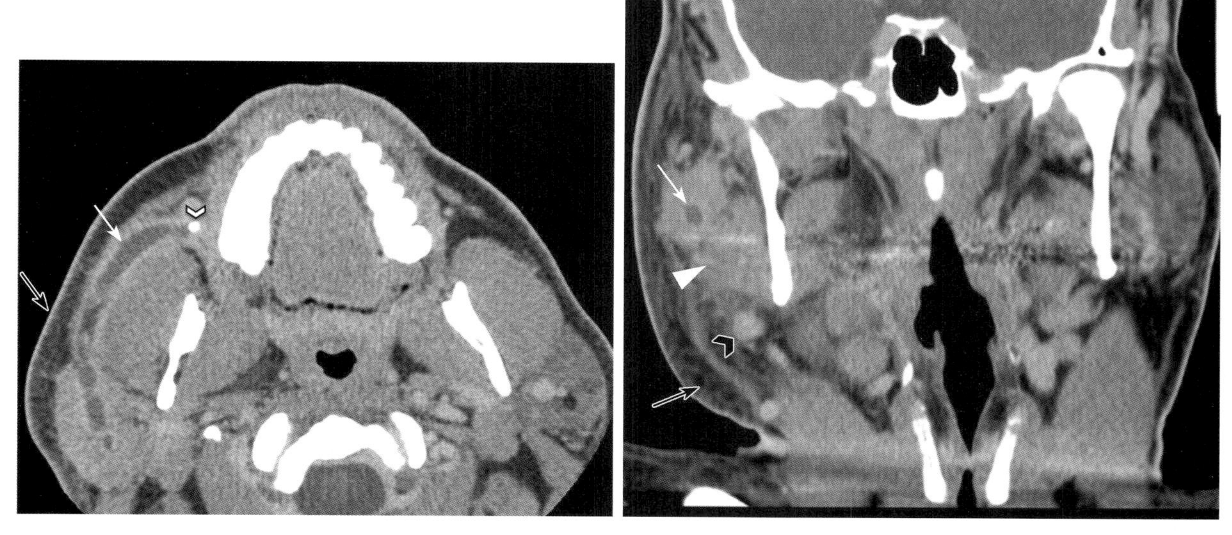

图 6-18　右面部急性肿胀患者的增强 CT 检查。A. 软组织窗轴位图像显示，腮腺导管内有 4mm×4mm 大小结石（白色无尾箭头），腮腺导管明显扩张（白色长箭头），邻近软组织水肿、脂肪组织变性（黑色长箭头）。B. 软组织窗冠状位图像，显示肿大的淋巴结（黑色无尾箭头），导管扩张（白色箭头），脂肪组织变性（黑色长箭头），以及腮腺明显肿大（白色三角箭头）

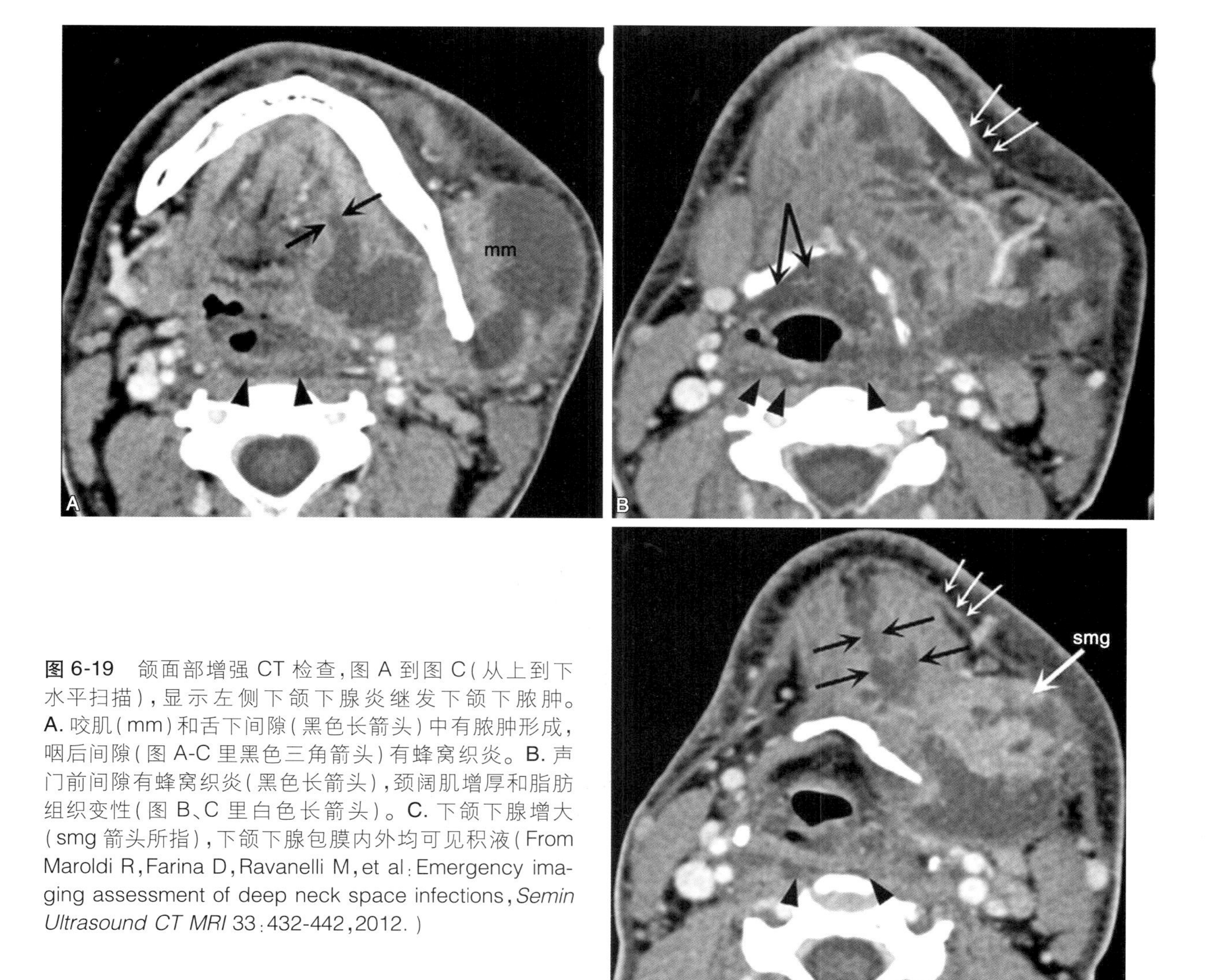

图 6-19　颌面部增强 CT 检查，图 A 到图 C（从上到下水平扫描），显示左侧下颌下腺炎继发下颌下脓肿。A. 咬肌（mm）和舌下间隙（黑色长箭头）中有脓肿形成，咽后间隙（图 A-C 里黑色三角箭头）有蜂窝织炎。B. 声门前间隙有蜂窝织炎（黑色长箭头），颈阔肌增厚和脂肪组织变性（图 B、C 里白色长箭头）。C. 下颌下腺增大（smg 箭头所指），下颌下腺包膜内外均可见积液（From Maroldi R，Farina D，Ravanelli M，et al：Emergency imaging assessment of deep neck space infections，*Semin Ultrasound CT MRI* 33：432-442，2012.）

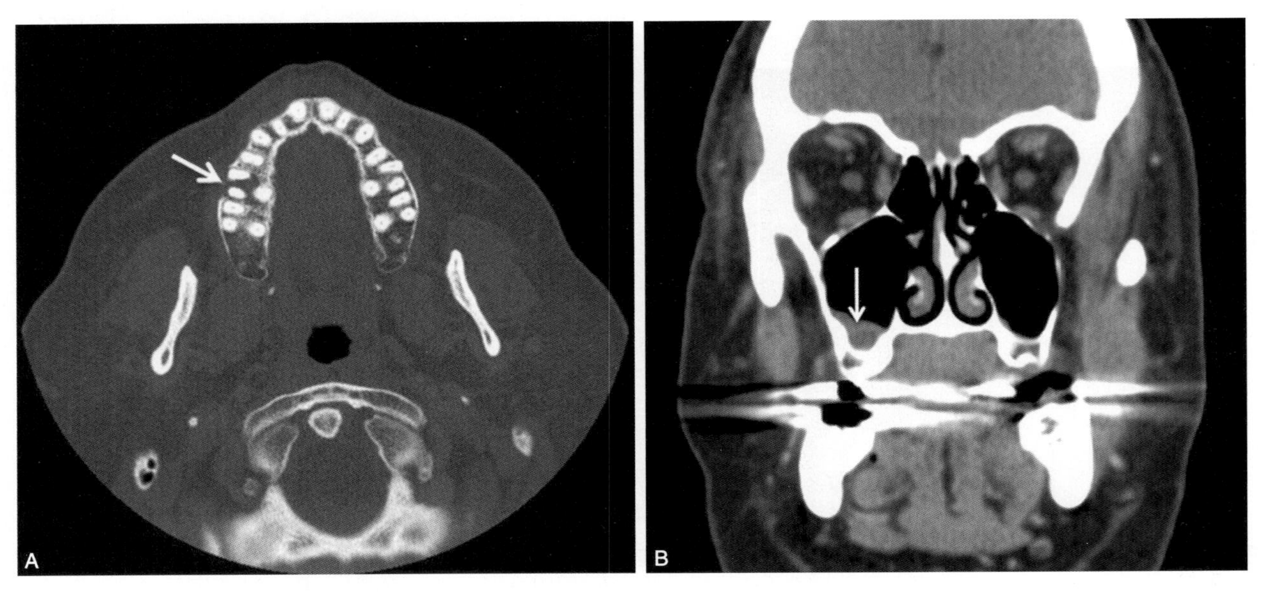

图 6-20 患者右上颌反复疼痛，进行非增强 CT 检查。A. 轴位图像显示根尖周脓肿（箭头）伴颊侧骨皮质缺如。B. 冠状位图像显示右侧上颌窦内气液平面，提示上颌窦内病变

因包括细菌感染和真菌感染，通常发生于存在易感因素的患者，例如既往患有病毒性鼻窦炎、过敏性鼻炎、牙源性感染、使用可卡因或免疫缺陷的患者。细菌性或真菌性鼻窦炎也见于鼻窦分泌物清除功能受损的患者，如囊性纤维化和纤毛运动障碍的患者[79]。

若怀疑存在鼻-鼻窦炎，通常需要进行影像学检查，但病情简单的患者则不需要影像学检查。伴有视力改变、眶周肿胀、神经功能障碍、精神状态改变、复发性或难治性疾病，则必须进行影像学检查[77-80]。影像学检查有助于发现骨通道复合体是否存在解剖性阻塞，可通过手术干预加以改善[80]。在这种情况下，选择平扫 CT 观察鼻窦解剖结构的改变，联合增强 CT 来评估是否存在感染的并发症。面中部平片检查（如瓦氏位、柯氏位）使用受限，其原因是面中部解剖结构在平片上高度重叠，以及平片在检查黏膜疾病方面其灵敏性和特异性均不高（灵敏度 76%、特异度 79%）[2,81]。影像学检查通常显示为窦腔浑浊、黏膜增厚、存在骨膜反应、窦腔内存在气液平面以及骨质破坏（图 6-20）。平片无法为制定鼻窦手术计划提供详细的解剖结构，而且所显示的良性病变如黏膜下囊肿、鼻息肉，可能存在假阳性结果[32]。平片最大的用途在于，对于临床可疑的病例，在使用抗生素之前，可快速显示鼻窦存在浑浊影像[32]。

MRI 也可用于鼻窦检查，可用于排除鼻窦内的软组织肿瘤病变。对于复杂的鼻窦疾病，可选用 MRI 对眼眶和颅内结构进行详细检查[32]。

（陈硕 译）

参考文献

1. Ouyang T, Branstetter BF: Advances in head and neck imaging, *Oral Maxillofac Surg Clin North Am* 22:107–115, 2010.
2. DelBalso AM, Hall RE: Diagnostic imaging of maxillofacial and fascial space infections. In Topazian RG, Goldberg MH, Hupp JR, editors: *Oral and maxillofacial infections*, ed 4, Philadelphia, 2002, Saunders.
3. Boeddinghaus R, Whyte A: Current concepts in maxillofacial imaging, *Eur J Radiol* (66)396–418, 2008.
4. Bellomo R, et al.: Acute renal failure - definition, outcome measures, animal models, fluid therapy and information technology needs: the Second International Consensus Conference of the Acute Dialysis Quality Initiative (ADQI) Group, *Crit Care* 8:R204–R212, 2004.
5. Gurm HS, et al.: A novel tool for reliable and accurate prediction of renal complications in patients undergoing percutaneous coronary intervention, *J Am Coll Cardiol* 61:2242–2248, 2013.
6. Pannu N, Wiebe N, Tonelli M: Alberta Kidney Disease Network: Prophylaxis strategies for contrast-induced nephropathy, *JAMA* 295:2765, 2006.
7. Asif A, Epstein M: Prevention of radiocontrast-induced nephropathy, *Am J Kidney Dis* 44:12, 2004.
8. Kidney Disease: Improving Global Outcomes (KDIGO) Acute Kidney Injury Work Group. KDIGO Clinical Practice Guideline for Acute Kidney Injury, *Kidney Inter Suppl* 2:1–138, 2012.
9. Dammann F, Bootz F, Cohnen M, et al.: Diagnostic imaging modalities in head and neck disease, *Dtsch Arztebl Int* 111:417–423, 2014.
10. Bornstein MM, Scarfe WC, Vaughn VM, et al.: Cone-beam computerized tomography (CBCT) imaging of the oral and maxillofacial region: a systematic review of the literature, *Int J Oral Maxillofac Surg* 38:609–625, 2009.
11. European Commission: Radiation protection 172: cone beam CT for dental and maxillofacial radiology. Evidence based guidelines. Prepared by www.sdentexct.eu.
12. Lee J, Kirschner J, Pawa S, et al.: Computed tomography use in

the adult emergency department of an academic urban hospital from 2001 to 2007, *Ann Emerg Med* 56:591, 2010.

13. Smith-Bindman R, Miglioretti DL, Johnson E, et al.: Use of diagnostic imaging studies and associated radiation exposure for patients enrolled in large integrated health care systems, 1996-2010, *JAMA* 307:2400, 2012.
14. Brenner DJ, Hall EJ: Computed tomography–an increasing source of radiation exposure, *N Engl J Med* 357:2277, 2007.
15. Pierce DA, Preston DL: Radiation-related cancer risks at low doses among atomic bomb survivors, *Radiat Res* 154:178, 2000.
16. Smith-Bindman R, Lipson J, Marcus R, et al.: Radiation dose associated with common computed tomography examinations and the associated lifetime attributable risk of cancer, *Arch Intern Med* 169:2078, 2009.
17. Rubin P, Casarett GW: *Clinical radiation pathology*, Philadelphia, 1968, WB Saunders.
18. http://www.xrayrisk.com. Website title is X-ray risk.com. Accessed March 11, 2015.
19. Brenner D, Elliston C, Hall E, et al.: Estimated risks of radiation-induced fatal cancer from pediatric CT, *AJR Am J Roentgenol* 176:289, 2001.
20. ACR appropriateness criteria. Available at http://www.acr.org/Quality-Safety/Appropriateness-Criteria. Accessed March 5, 2015.
21. Frederiksen NL: Advanced imaging. In White SC, editor: *Oral radiology principles and interpretation*, ed 6, St Louis, 2009, Elsevier.
22. Wastbrook C, Roth CK, Talbot J: *MRI in practice*, ed 3, Hoboken, NJ, 2005, Wiley Blackwell.
23. Weinreb JC, Abu-Alfa AK: Gadolinium-based contrast agents and nephrogenic systemic fibrosis: why did it happen and what we have learned, *J Magn Reson Imaging* 30:1236–1239, 2009.
24. Weinreb JC: Which study when? Is gadolinium-enhanced MR imaging safer than iodine-enhanced CT? *Radiology* 249:3–8, 2008.
25. Biron VL, et al.: Surgical vs ultrasound-guided drainage of deep neck space abscesses: a randomized controlled trial: surgical vs ultrasound drainage, *J Otolaryngol Head Neck Surg* 42:18, 2013.
26. Scalea TM, Rodriguez A, Chiu WC, et al.: Focused Assessment with Sonography for Trauma (FAST): results from an international consensus conference, *J Trauma* 46:466–472, 1999.
27. Reardon R, Moscati R: Beyond the FAST exam: additional applications of sonography in trauma. In Jehle D, Heller M, editors: *Ultrasonography in trauma: the FAST exam,* Dallas, 2003, American College of Emergency Physicians, pp 107–126.
28. Ariji E, Ariji Y, Yoshiura K, et al.: Ultrasonographic evaluation of inflammatory changes in the masseter muscle, *Oral Surg Oral Med Oral Pathol* 78:797, 1994.
29. Thiruchelvam JK, Songra AK, Ng SY: Intraoperative ultrasound imaging to aid abscess drainage: a technical note, *Int J Oral Maxillofac Surg* 31:442, 2002.
30. Yusa H, Yoshida H, Ueno E, et al.: Ultrasound-guided surgical drainage of face and neck abscesses, *Int J Oral Maxillofac Surg* 31:327, 2002.
31. Abbasi M, Bayat M, Beshkar M, et al.: Ultrasound-guided simultaneous irrigation and drainage of facial abscess, *J Craniofac Surg* 23:558–559, 2012.
32. Jehle D, Davis E, Evans T, et al.: Emergency department sonography by emergency physicians, *Am J Emerg Med* 7:605–611, 1989.
33. Parmar SB, Mehta HK, Shah NK, et al.: Ultrasound: a novel tool for airway imaging, *J Emerg Trauma Shock* 7:155–159, 2014.
34. Prasad A, Yu E, Wong DT, et al.: Comparison of sonography and computed tomography as imaging tools for assessment of airway structures, *J Ultrasound Med* 30:965–972, 2011.
35. Singh M, Chin KJ, Chan VW, et al.: Use of sonography for airway assessment: an observational study, *J Ultrasound Med* 29:79–85, 2010.
36. Nicholls SE, Sweeney TW, Ferre RM, et al.: Bedside sonography by emergency physicians for the rapid identification of landmarks relevant to cricothyrotomy, *Am J Emerg Med* 26:852–856, 2008.
37. Ko DR, Chung YE, Park I, et al.: Use of bedside sonography for diagnosing acute epiglottitis in the emergency department: a preliminary study, *J Ultrasound Med* 31:19–22, 2012.
38. Mettler FA, Guiberteau MJ: *Essentials of nuclear medicine*, ed 5, St Louis, 2006, Elsevier.
39. Eckelman WC: Unparalleled contribution of technetium-99m to medicine over 5 decades, *JACC Cardiovasc Imaging* 2:364–368, 2009.
40. Eckelman WC, Reba RC, Kelloff GJ: Targeted imaging: an important biomarker for understanding disease progression in the era of personalized medicine, *Drug Discov Today* 13:748–759, 2008.
41. Ryo UY, Vaidya PV, Schneider AB, et al.: Thyroid imaging agents: a comparison of I-123 and Tc-99m pertechnetate, *Radiology* 148:819–822, 1993.
42. Peacock ZS, Lawler ME, Kaban LB: The role of skeletal scintigraphy in the diagnosis and management of mandibular growth abnormalities and asymmetry. In *Pediatric Nuclear Medicine and Molecular Imaging*, ed 4, New York, 2014, Springer.
43. Palestro CJ: *Infection and inflammation. Pediatric Nuclear Medicine and Molecular Imaging*, ed 4, New York, 2014, Springer.
44. Chiang S: Nuclear medicine imaging studies in the diagnosis of head and neck disease, *Oral Maxillofac Surg Clin North Am* 26:239–245, 2014.
45. Koorbusch GF, Deatherage JR: How can we diagnose and treat osteomyelitis of the jaws as early as possible, *Oral Maxillofacial Surg Clin N Am* 23:557–567, 2011.
46. Gotthardt M, Bleeker-Rovers CP, Boerman OC, et al.: Imaging of inflammation by PET, conventional scintigraphy and other imaging techniques, *J Nucl Med* 51:1937–1949, 2010.
47. Fragiskos FD: *Odontogenic infections, Oral Surgery*, Berlin, 2007, Springer, pp 205–241.
48. Lurie AG: Panoramic imaging. In *Oral Radiology Principles and Interpretation*, ed 6, St Louis, 2009, Elsevier.
49. Mercuri LG: Acute osteomyelitis of the jaws, *Oral Maxillofac Surg Clin North Am* 3:355–365, 1991.
50. Marx RE: Acute osteomyelitis of the jaws, *Oral Maxillofac Surg Clin North Am* 3:367–381, 1991.
51. Schuknecht B, Valavanis A: Osteomyelitis of the mandible, *Neuroimaging Clin N Am* 13:605–618, 2003.
52. Reinert S, Widlitzik H, Venderink DJ: The value of magnetic resonance imaging in the diagnosis of mandibular osteomyelitis, *Br J Oral Maxillofac Surg* 37:459–463, 1999.
53. Chow AW: Life-threatening infections of the head, neck, and upper respiratory tract. In Hall JB, Schmidt GA, Wood LD, editors: *Principles of critical care*, New York, 1998, McGraw-Hill, p 887.
54. Boscolo-Rizzo P, Stellin M, Muzzi E, et al.: Deep neck infections: a study of 365 cases highlighting recommendations for management and treatment, *Eur Arch Otorhinolaryngol* 269:1241–1249, 2012.
55. Maroldi R, Farina D, Ravanelli M, et al.: Emergency imaging assessment of deep neck space infections, *Semin Ultrasound CT MRI* 33:432–442, 2012.
56. Bakir S, Tanriverdi MH, Gün R, et al.: Deep neck space infections: a retrospective review of 173 cases, *Am J Otolaryngol* 33:56–63, 2012.

57. Kinzer S, Pfeiffer J, Becker S, et al.: Severe deep neck space infections and mediastinitis of odontogenic origin: clinical relevance and implications for diagnosis and treatment, *Acta Otolaryngol* 129:62–70, 2009.
58. Vieira F, Allen SM, Stocks RM, et al.: Deep neck infection, *Otolaryngol Clin North Am* 41:459–483, vii, 2008.
59. Hasegawa J, Hidaka H, Tateda M, et al.: An analysis of clinical risk factors of deep neck infection, *Auris Nasus Larynx* 38:101–107, 2011.
60. Parhiscar A, Har-El G: Deep neck abscess: a retrospective review of 210 cases, *Ann Otol Rhinol Laryngol* 110:1051–1054, 2001.
61. Chang K-P, Chen Y-L, Hao S-P, et al.: Ultrasound-guided closed drainage for abscesses of the head and neck, *Otolaryngol Head Neck Surg* 132:119–124, 2005.
62. Holliday RA, Pendergast NC: Imaging inflammatory processes of the oral cavity and suprahyoid neck, *J Oral Maxillofac Clin North Am* 4:215, 1992.
63. Nyberg DE, Jeffrey RB, Brant-Zawadzki M, et al.: Computed tomography of cervical infections, *J Comput Assist Tomography* 9:288, 1985.
64. Elden LM, Grundfast KM, Vezina G: Accuracy and usefulness of radiographic assessment of cervical neck infections in children, *J Otolaryngol* 30:82–89, 2001.
65. Vural C, Gungor A, Comerci S: Accuracy of computed tomography in deep neck infections in the pediatric population, *Am J Otolaryngol* 24:143–148, 2003.
66. Lazor JB, Cunningham MJ, Eavey RD, et al.: Comparison of computed tomography and surgical findings in deep neck infections, *Otolaryngol Head Neck Surg* 111:746–750, 1994.
67. Smith 2nd JL, Hsu JM, Chang J: Predicting deep neck space abscess using computed tomography, *Am J Otolaryngol* 27:244–247, 2006.
68. Freling N, Roele E, Schaefer-Prokop C, et al.: Prediction of deep neck abscesses by contrast-enhanced computerized tomography in 76 clinically suspect consecutive patients, *Laryngoscope* 119:1745–1752, 2009.
69. Lyle NJ, Rutherford EE, Batty VB: A pain in the neck–imaging in neck sepsis, *Clin Radiol* 66:876–885, 2011.
70. Burke CJ, Thomas RH, Howlett D: Imaging the major salivary glands, *Br J Oral Maxillofaci Surg* 49:261–269, 2011.
71. Williams MF: Sialolithiasis, *Otolaryngol Clin North Am* 32:819, 1999.
72. Sobrino-Guijarro B, Cascarini L, Lingam RK: Advances in imaging of obstructed salivary glands can improve diagnostic outcomes, *Oral Maxillofac Surg* 17:11–19, 2013.
73. Hoffmann B: Sonographic bedside detection of sialolithiasis with submandibular gland obstruction, *Am J Emerg Med* 29: 574–e575-e577, 2011.
74. Murray ME, Buckenham TM, Joseph AE: The role of ultrasound in screening patients referred for sialography: a possible protocol, *Clin Otolaryngol Allied Sci* 21:21–23, 1996.
75. Yousem DM, Kraut MA, Chalian AA: Major salivary gland imaging, *Radiology* 216:19–29, 2000.
76. Kalinowski M, Heverhagen JT, Rehberg E, et al.: Comparative study of MR sialography and digital subtraction sialography for benign salivary gland disorders, *Am J Neuroradiol* 23:1485–1492, 2002.
77. Rosenfeld RM, Andes D, Bhattacharyya N, et al.: Clinical practice guideline: adult sinusitis, *Otolaryngol Head Neck Surg* 137 (3 Suppl):S1, 2007.
78. Gwaltney Jr JM: Acute community-acquired sinusitis, *Clin Infect Dis* 23:1209, 1996.
79. Scheid DC, Hamm RM: Acute bacterial rhinosinusitis in adults: part I. Evaluation, *Am Fam Physician* 70:1685, 2004.
80. Osguthorpe JD, Hadley JA: Rhinosinusitis. Current concepts in evaluation and management, *Med Clin North Am* 83:27, 1999.
81. Mafee MF, Tran BH, Chapa AR: Imaging of rhinosinusitis and its complications plain film, CT, and MRI, *Clin Rev Allergy Immunol* 30:165–186, 2006.

第 7 章　感染的抗菌药物及手术治疗原则

Rabie M. Shanti, Thomas R. Flynn

在当前抗生素时代，头颈部感染的发生率已大幅度降低。然而，发生于头颈区域的感染仍然是常见的疾病，并给卫生保健系统带来沉重的负担[1,2]。大多数头颈部感染为牙源性感染，具有感染性疾病典型的症状和体征（如红、肿、热、痛和功能障碍）。图 7-1 所示的患者为咀嚼肌功能受限引起的牙关紧闭。绝大多数牙源性感染的患者可在门诊进行切开引流，以及牙齿拔出，遵循一种可预测的临床诊疗过程。然而，尽管过去几十年间，在气道管理、快速诊断成像和抗菌药物等方面取得了很大的进步，但由于邻近重要的解剖结构，以及微生物对抗生素耐药性的增加，头颈部感染仍可能出现严重并发症甚至导致死亡。

危及生命的头颈部感染常发生于宿主防御机制受损的患者，如糖尿病和原发性免疫缺陷。在过去，急性上呼吸道梗阻是头颈部感染致死的主要原因[3,4]。由于绝大多数头颈部深筋膜间隙感染，尤其是牙源性感染，是由内源性化脓性细菌引起，因此仅保持气道通畅是不够的。对深筋膜间隙的脓肿或蜂窝织炎行手术切开引流，能防止感染进一步扩散至更深的解剖间隙，并促进炎症消退[5,6]。

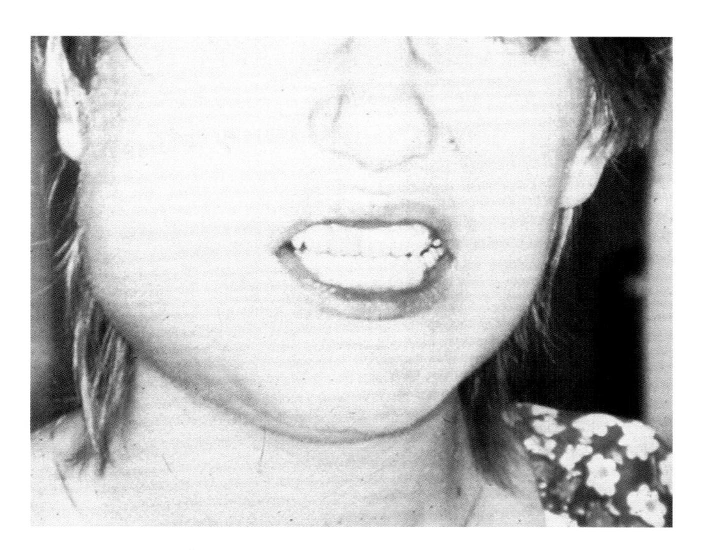

图 7-1　患者由于右侧咬肌下脓肿，导致咬肌内炎症，而出现牙关紧闭（无法正常张口）。注意肿胀的范围已经超过下颌升支向前扩散，已经遮盖了右耳（From Topazian RG: *Management of infections of the oral and maxillofacial regions*, Philadelphia, 1981, WB Saunders Company.）

头颈部感染的其他危及生命的并发症包括：侵袭性链球菌感染，链球菌或葡萄球菌中毒性休克，坏死性筋膜炎，下行性坏死性纵隔炎（其过程可能类似于坏死性筋膜炎，但发生在更深的解剖层面）[7]，颈内静脉血栓形成[8]，海绵窦血栓形成[9]，颈内动脉假性动脉瘤或破裂[10]，以及全身炎症反应综合征。全身炎症反应综合征的诊断标准见框 7-1。

本章的目的是为头颈部感染患者提供一个全面的、渐进性的药物及手术治疗路径。从最初的患者评估开始，然后逐步发展到药物及手术治疗和随访的原则。框 7-2 列出了治疗严重头颈部感染的八个步骤。虽然严格遵循这些步骤不能保证良好的治疗效果，但这样做有助于提供恰当的治疗措施。

框 7-1　全身炎症反应综合征诊断标准

存在以下两条或以上表现：

- 体温>38℃或<36℃
- 脉搏>90 次/min
- 呼吸频率>20 次/min
- 平均动脉压<32mmHg
- 白细胞计数<4×10^9/L[3]或>12×10^9/L[3]
- 中性杆状核粒细胞比例>10%

寻找受损部位：

- 肾脏
- 肝
- 肺
- 脑
- 四肢

框 7-2 牙源性感染的处理原则

1. 确定严重程度
2. 评估宿主的防御能力
3. 确定住院还是门诊治疗
4. 药物支持
5. 手术治疗
6. 选择并开具合适的抗生素
7. 合理使用抗生素
8. 反复再评估

Modified from Flynn TR: Principles and surgical management of head andneck infections. In Bagheri SC, Bell RB, Khan HA, editors: *Current therapy in oral and maxillofacial surgery*, St Louis, 2011, Elsevier, p 1084.

头颈部感染的药物和手术治疗原则

第 1 步:确定感染的严重程度

确定感染的严重程度,需要评估三个主要因素:①气道开放性;②感染的解剖位置;③感染的进展速度。

气道开放性

头颈部感染的最初评估应直接针对气道状况。提示即将发生上呼吸道梗阻的症状包括唾液淤积或流涎、使用辅助呼吸肌进行呼吸、端坐呼吸或喘鸣(或二者兼有),以及呈现如图 7-2 所示的三脚架体位。如果患者出现了上述提示即将发生上呼吸道梗阻的症状,则提示医生此时应关注患者的气道安全。例如,如果患者正在门诊接收评估,应立即激活急救医疗系统,并将患者就近转运到配备有管理困难气道相关设备的场地。另外,如果患者正在急诊室或急救场所接收评估,若条件允许,医生应立即转移患者至手术室以确保患者的气道安全。如果条件不允许,则应就地进行处理,确保患者的气道安全。在即将发生气道阻塞的情况下,医生必须随时准备实施环甲膜切开术或气管切开术来建立外科气道并确保气道安全。

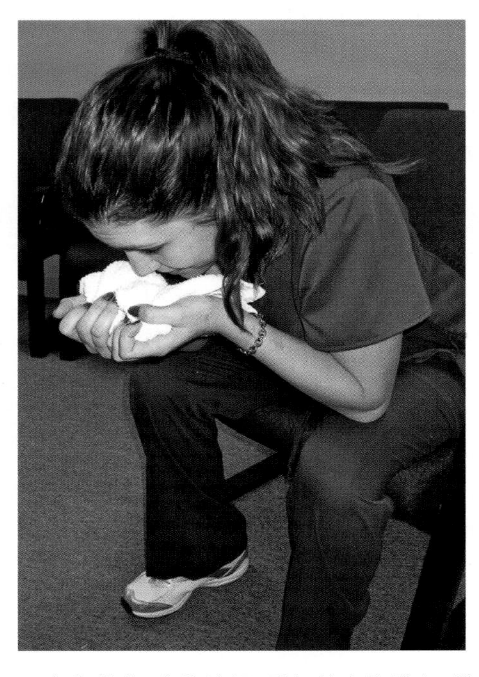

图 7-2 三角架体位,身体前倾,肘部放在膝盖上,并用毛巾接住外流唾液

随着高级气道管理技术的应用,困难气道的管理通常可以通过一种非侵入性和可预测的方式实现。例如,Wolfe 及同事[11]报道 29 例路德维希咽峡炎(脓性颌下炎)及颈深部间隙感染患者,其中 19 例(65.5%)出现气道受累的迹象。在气道受累的患者中,8 例(42%)采用一种先进的气道技术以确保气道通畅,没有一例患者需要建立外科气道。但是,如果麻醉团队不能通过无创气道技术来确保气道的安全,外科医生必须随时准备建立外科气道。在可能出现气道梗阻的情况下,外科医生应确认并标记环甲膜切开术的体表标志(甲状软骨、环状软骨和环甲膜),然后沿着环甲膜标记切口线(图 7-3)。在手术室常规的气道管理设备中,应有现成的建立外科气道需要的设备。在"无插管、不通气"的紧急情况下,建立外科气道的任何延误都可能是致命的。有必要保持警觉和预先做好准备工作。对于接待的所有患者,必须首先进行气道评估和恰当的管理。这一步骤完成之后,才可以详细询问病史和进行全面的体格检查。

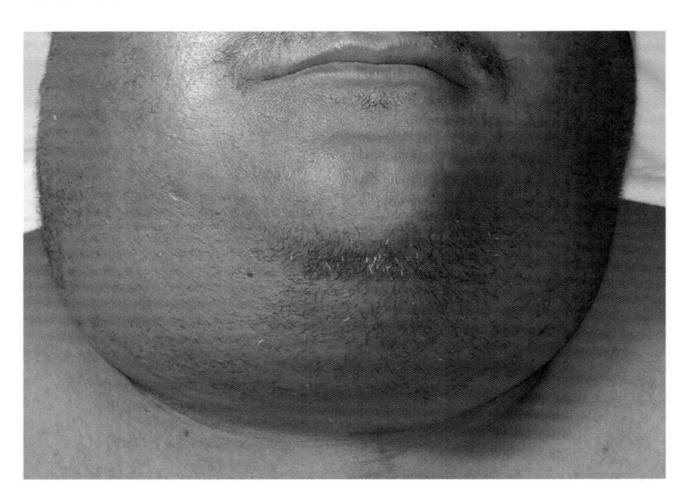

图 7-3 右咽旁间隙脓肿患者,体表标记显示环甲膜和气管发生移位

感染的解剖位置

不同学科的外科医生对头颈部深筋膜间隙有不同的命名。表 7-1 列出了这些间隙名称的各种同义词。除此之外，头颈部深筋膜间隙的界限及其内容物，它们之间的解剖关系及切开引流的途径见表 7-2、表 7-3。咀嚼肌间隙、下颌下间隙、舌下间隙、咽旁间隙和咽后间隙的解剖示意图见图 7-4~图 7-7。

头颈部每一个深筋膜间隙的感染都具有特征性的主诉和客观体征[5]，它们可用来帮助识别感染的间隙。精确定位感染的解剖位置有助于外科医生根据受累间隙的肿胀导致气道偏移、被挤占或梗阻的可能性，阻碍气管插管的可能性，或直接威胁重要结构如大脑或心脏的可能性，将感染的严重程度分为低、中、高风险三种类型[5]。头颈部不同深筋膜间隙感染的严重程度分级见表 7-4。例如，前庭间隙感染的严重程度较低，因为上下颌骨将其与呼吸道隔开。在患者配合的情况下，这类感染可在门诊处理（图 7-8A、B）。

表 7-1 头颈部深筋膜间隙的同义词

本文中使用的名称	同义词
下颌骨体部间隙	下颌骨间隙
下颌下间隙	上颌下间隙；下颌舌骨肌下间隙
咀嚼肌间隙	咀嚼间隙；嚼肌间隙
颞间隙（浅和深）	颞囊
颞下间隙	颧骨后间隙
颊间隙	颊肌间隙
眶下间隙	尖牙间隙
咽外侧间隙	咽旁间隙；咽上颌间隙
咽后间隙	食管后间隙
气管前间隙	内脏周间隙；内脏旁间隙；气管旁间隙
颈动脉鞘	内脏血管间隙

Modified from Flynn TR: Anatomy and surgery of deep fascial space infections. In Kelly JJ, editor: *Oral and maxillofacial surgery knowledge, update*, Rosemont, Ⅲ, 1994, American Association of Oral and Maxillofacial Surgeons, p 82.

表 7-2 头颈部深筋膜间隙的境界

间隙	境界					
	前界	后界	上界	下界	表面或内侧	深部或外侧
颊	口角	咬肌，翼下颌间隙	上颌骨，眶下间隙	下颌骨	皮下组织和皮肤	颊肌
眶下	鼻软骨	颊间隙	上唇方肌	口腔黏膜	上唇方肌	提口角肌，上颌骨
下颌下	二腹肌前腹	二腹肌后腹，茎突舌骨肌，茎突咽肌	下颌骨内侧面和下缘	二腹肌肌腱	颈阔肌和封套筋膜	下颌舌骨肌，舌骨舌肌，咽上缩肌
颏下	下颌骨下缘	舌骨	下颌舌骨肌	封套筋膜	封套筋膜	二腹肌前腹*
舌下	下颌骨舌面	下颌下间隙	口腔黏膜	下颌舌骨肌	舌肌†	下颌骨舌面*
翼下颌	颊间隙	腮腺	翼外肌	下颌骨下缘	翼内肌†	下颌升支*
咬肌下	颊间隙	腮腺	颧弓	下颌骨下缘	下颌升支†	咬肌*
咽旁	咽上、中缩肌	颈动脉鞘和斜角肌筋膜	颅底	舌骨	咽缩肌和咽后间隙†	翼内肌*
咽后	咽上、中缩肌	翼状筋膜	颅底	翼状筋膜和椎前筋膜在 $C_6 \sim T_4$ 的融合部		颈动脉鞘和咽旁间隙*
气管前	胸骨甲状-甲状舌骨筋膜	咽后间隙	甲状软骨	上纵隔	胸骨甲状-甲状舌骨筋膜	气管和甲状腺表面的脏器筋膜

Modified from Flynn TR, Topazian RG: Infections of the oral cavity. In Waite D, editor: *Textbook of practical oral and maxillofacial surgery*, Philadelphia, 1987, Lea and Febiger, p 296.

* 外缘；† 内缘。

表 7-3 头颈部感染中深部间隙的关系

间隙	可能的原因	内容	毗邻的间隙	冲洗和清创术入路
颊	上颌前磨牙,上颌磨牙,下颌前磨牙	腮腺导管,面前动静脉,面横动静脉,颊脂垫	眶下、翼下颌、颞下	口内(小)口外(大)
眶下	上颌尖牙	内眦动静脉和眶下神经	颊	口内
下颌下	下颌磨牙	颌下腺、面动脉、静脉、淋巴结	舌下、颏下、咽旁、颊	口外
颏下	下前牙和颏部骨折	颈前静脉,淋巴结	下颌下(在两侧)	口外
舌下	下颌前磨牙,下颌磨牙,直接创伤	舌下腺,颌下腺导管,舌神经,舌下动脉和静脉	下颌下、咽旁、内脏(气管、食管)	口内,口内-口外
翼下颌	下颌第三磨牙,下颌角骨折	下牙槽动、静脉,三叉神经下颌支	颊、咽旁,咬肌下,颞深、腮腺、扁桃体周	口内,口内-口外
咬肌下	下颌第三磨牙,下颌角骨折	咬肌动、静脉	颊、翼下颌、颞浅、腮腺	口内,口内-口外
颞下和颞深	上颌磨牙	翼丛、颌内动脉、静脉、三叉神经下颌支,颅底孔	颊,颞浅,岩下窦	口内,口外,口内-口外
颞浅	上颌磨牙和下颌磨牙	颞脂肪垫,面神经颞支	颊,颞深	口内,口外,口内-口外
咽旁	下颌第三磨牙,扁桃体,邻近间隙感染	颈动脉,颈内静脉,迷走神经,颈交感神经链	翼下颌,下颌下,舌下,扁桃体周,咽后	口外,口内

Modified from Flynn TR,Topazian RG:Infections of the oral cavity. In Waite D,editor:*Textbook of practical oral and maxillofacial surgery*,Philadelphia,1987,Lea and Febiger,p 297.

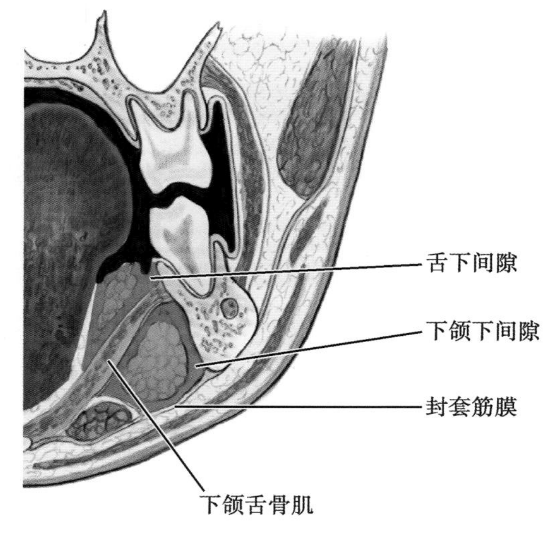

图 7-4 头颈部冠状面显示下颌下间隙和舌下间隙的关系,它们在下颌舌骨肌后缘相通(From Fehrenbach MJ,Herring SW:*Illustrated anatomy of the head and neck*,ed 4,St Louis,2012,Saunders.)

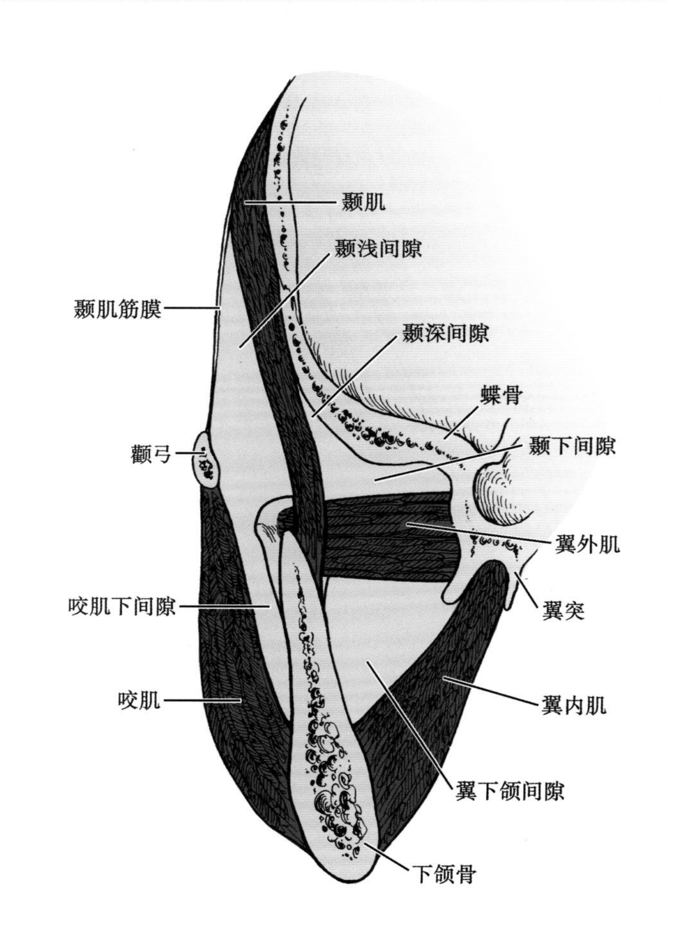

图 7-5 咀嚼肌间隙冠状示意图,剖面通过下颌升支、颧弓和颞骨。图解咀嚼肌间隙的 4 个组成部分(Modified from Flint PW, Haughey BH, Lund V, et al, editors:*Cumming otolaryngology:head and neck surgery*,ed 5,Philadelphia,2010,Mosby.)

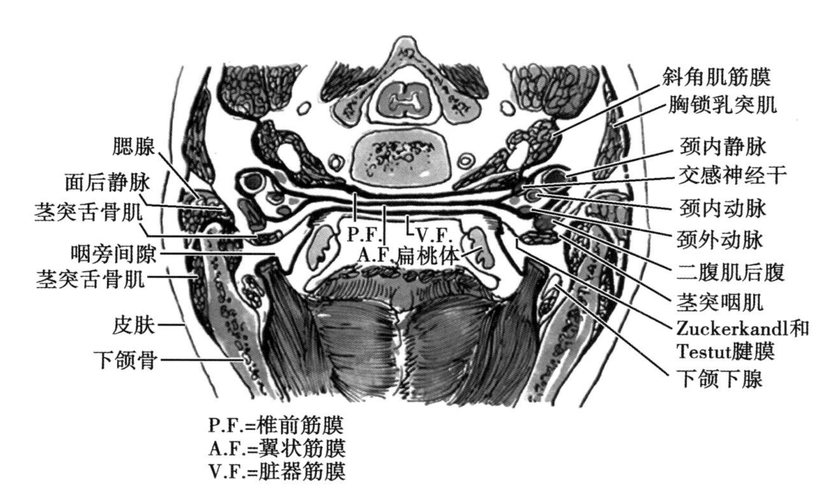

图 7-6　图解通过下颌升支和髁突颈部的斜截面，展示咽旁间隙与颈动脉鞘的内容及关系（From Flynn TR: Anatomy and surgery of deep fascial space infections. In Kelly JJ, editor: *Oral and maxillofacial surgery knowledge, update* 1994, Rosemont, Ill, 1994, American Association of Oral and Maxillofacial Surgeons.）

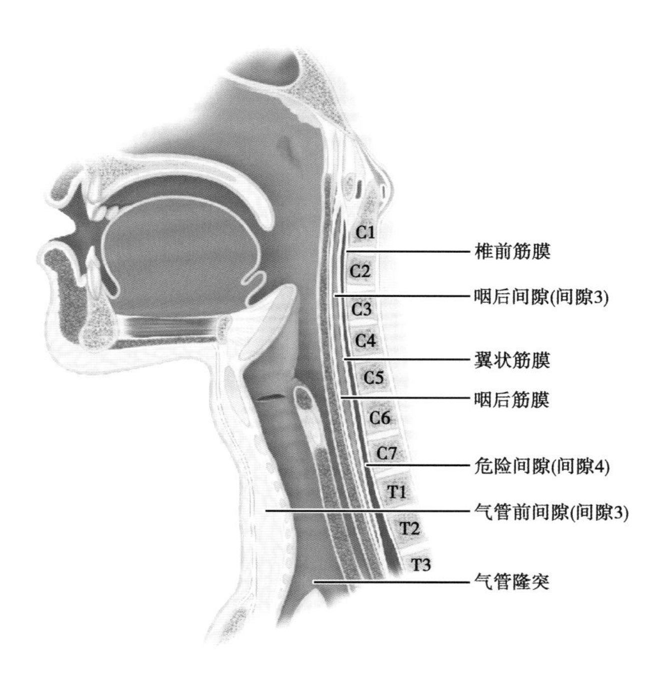

图 7-7　头颈矢状切面显示气管前间隙、咽后间隙和危险间隙（间隙 4）的毗邻关系（From Flynn TR: Principles and surgical management of head and neck infections. In Bagheri SC, Bell RB, Khan HA, editors: *Current therapy in oral and maxillofacial surgery*, StLouis, 2011, Elsevier.）

表 7-4　筋膜间隙感染的严重度分级

严重度	解剖间隙
低危（气道或重要结构低风险）	前庭 骨膜下 下颌骨体间隙 眶下 颊
中危（气道或重要结构中风险）	下颌下 颏下 舌下 翼下颌 咬肌下 颞浅 颞深（或颞下）
高危（气道或重要结构高风险）	咽旁 咽后 气管前 危险间隙（间隙 4） 纵隔 颅内感染

Modified from Flynn TR: Principles and surgical management of head and neck infections. In Bagheri SC, Bell RB, Khan HA, editors: *Current therapy in oral and maxillofacial surgery*, St Louis, 2011, Elsevier, p 1084.

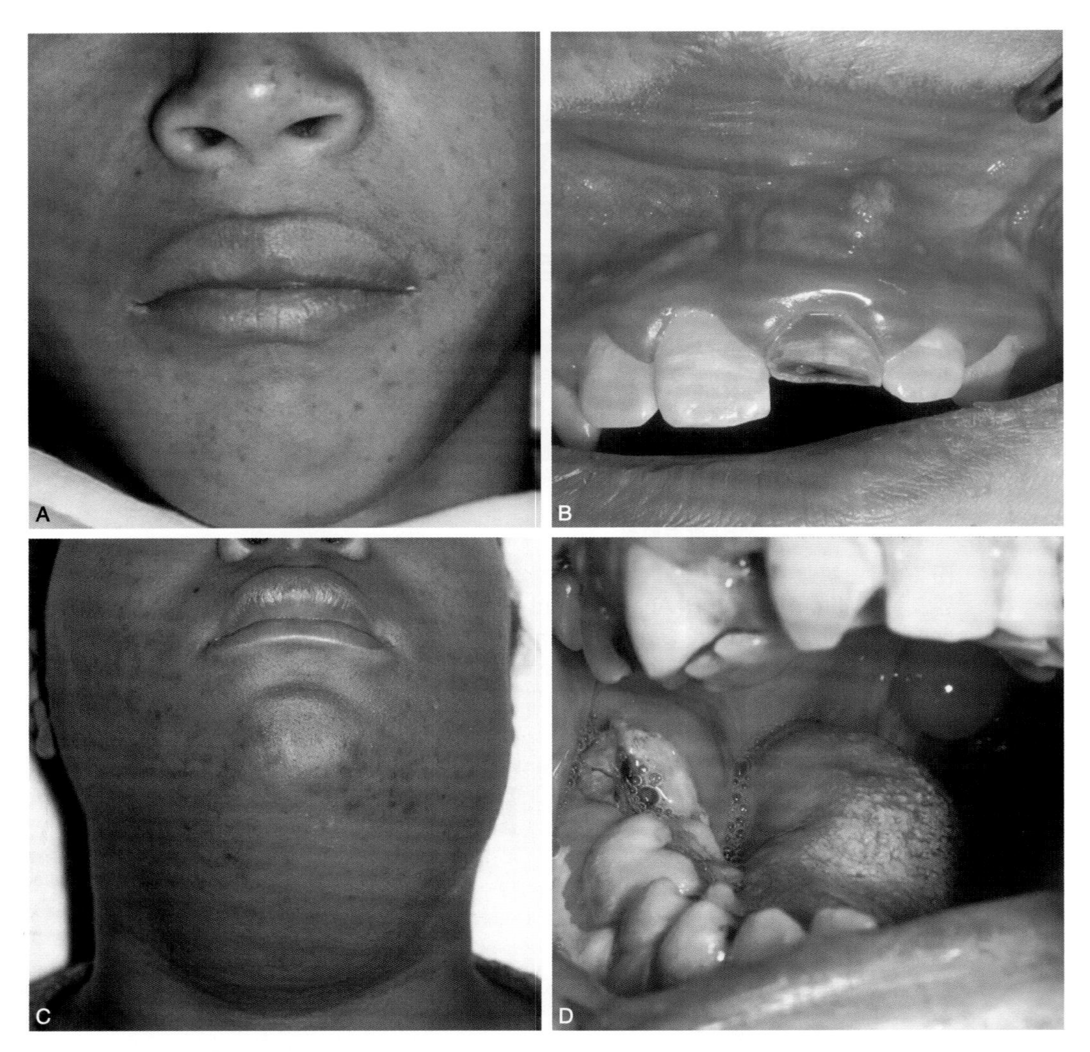

图 7-8 A. 患者正面观显示前庭间隙脓肿，导致上唇肿胀和左鼻翼上抬。B. 同一患者口内观可见左上颌中切牙断裂，上颌牙槽黏膜和前庭肿胀，颊黏膜皱褶可见牙龈脓肿的引流口。C. 左颏下和下颌下间隙蜂窝织炎患者的颏顶观。D. 右下磨牙龋坏引起右翼下颌间隙感染的口内观。注意悬雍垂移位至对侧，右舌腭弓肿胀。患者张口受限，拍摄该照片时患者已全身麻醉，可部分张口（A&B From Flynn TR：Anatomy of oral and maxillofacial infections. In Topazian RG，Goldberg MH，Hupp JR，editors：*Oral and maxillofacial infections*，ed 4，Philadelphia，2002，Saunders；C From Flynn TR：Surgical management of orofacial infections，*Atlas Oral Maxillofac Surg Clin North Am* 8：79，2000；D From Flynn TR，Topazian RG：Infections of the oral cavity，In Waite D，editor：*Textbook of practical oral and maxillofacial surgery*，Philadelphia，1987，Lea and Febiger.）

单独的咀嚼肌间隙、下颌下间隙或舌下间隙感染，可导致牙关紧闭和舌体抬高，为中度严重的感染（图 7-8C、D）。翼下颌间隙感染（为部分咀嚼肌间隙感染）可使气道移位或被占据，伴随的牙关紧闭阻碍了气道的管理。60% 的严重牙源性感染均涉及翼下颌间隙[5]；这一比例比以前统计的要高，可能是由于牙关紧闭阻碍了口咽的检查（见图 7-8D）。

双侧下颌下间隙、舌下间隙感染，以及中部的颏下间隙感染共同构成了路德维希咽峡炎。这是一类严重程度很高的感染，因为舌体移位及感染可迅速向颈深部间隙扩散，导致气道阻塞的风险很大（图 7-9）。

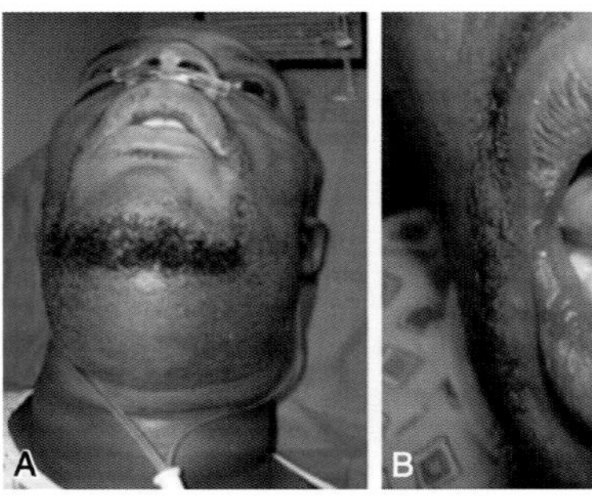

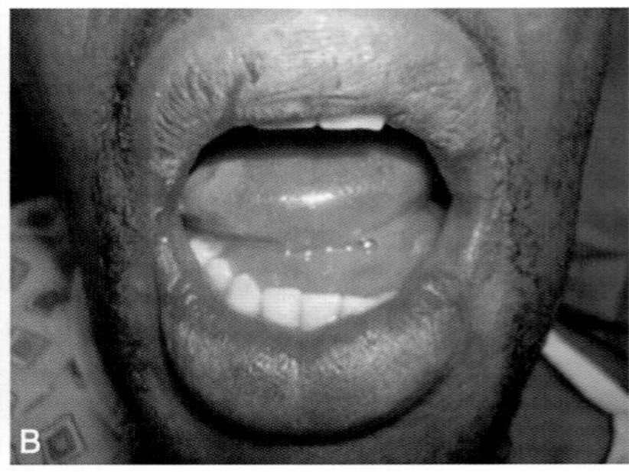

图 7-9 A. 路德维希咽峡炎，双侧下颌下、舌下间隙及中线区颏下间隙肿胀。B. 同一患者，舌下区肿胀、舌体上抬、舌后移至口咽部

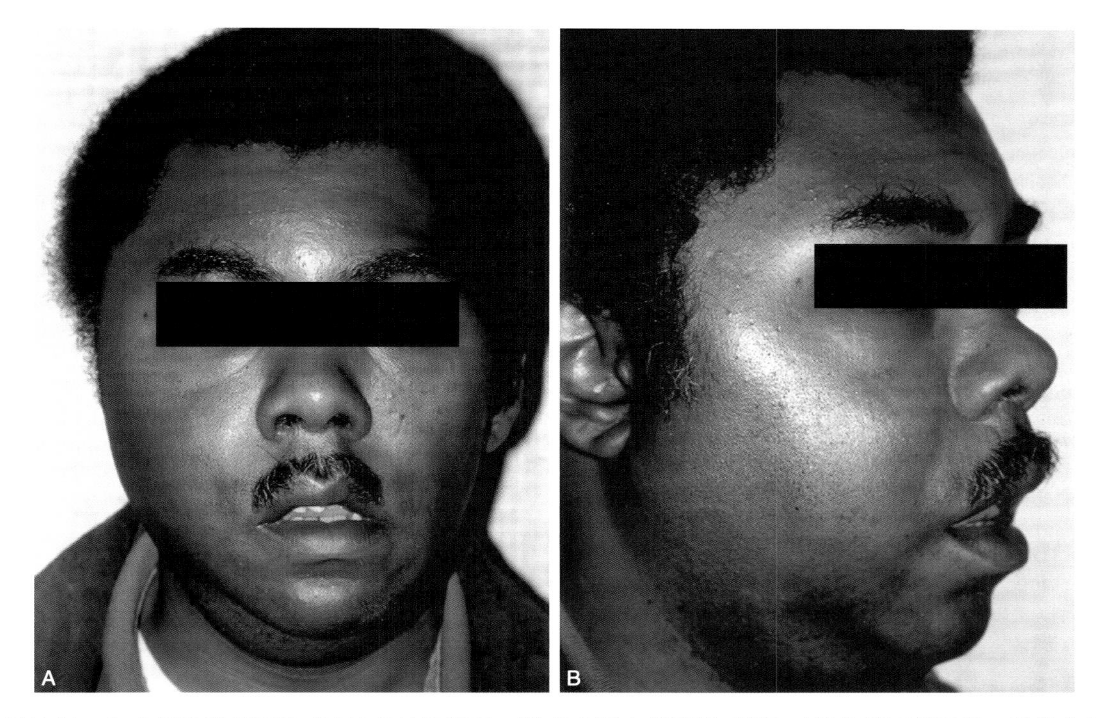

图 7-10　A. 右侧咀嚼肌间隙感染患者的正面观，感染的间隙包括颞浅、颞深、咬肌和翼下颌间隙。注意右侧颞区和咬肌肿胀，不能大张口。这张图中，咬肌肿胀遮挡了右耳。该感染持续 60 天，表明细菌的低毒性和患者良好的抵抗力。B. 同一患者侧斜面观。注意咬肌肿胀区止于右耳垂前方，此处感染被腮腺咬肌筋膜包裹。注意颧弓上方肿胀变平，此处颞肌筋膜紧密附着于下方骨质（A From Flynn TR：The swollen face：severe odontogenic infections，*Emerg Med Clin North Am* 18（3）：481-519，2000；B From Flynn TR：Complex odontogenic infections. In Hupp JR，Ellis E，Tucker MR，editors：*Contemporary oral and maxillofacial surgery*，ed 6，St Louis，2014，Mosby.）

颈深部间隙，如咽后间隙、咽旁间隙和椎前间隙的感染的严重程度很高，因为这些间隙的肿胀很容易压迫和阻塞气道。此外，这些颈深部间隙的感染会迅速向下扩散侵犯纵隔及其内容物，或向上，特别是通过颈内静脉或其他颅内静脉窦的交通累及大脑。

头颈部感染患者最常见的主诉是吞咽困难，发生于 78% 的患者[5]。在同一队列中，牙关紧闭的发生率为 73%。与之相似，据 Mayor 及同事报道，吞咽痛和吞咽困难是最常见的症状，发生率分别为 84% 和 71%[12]。还可能存在牙关紧闭，这提示咀嚼肌间隙受累。咀嚼肌间隙由咬肌间隙、颞浅间隙、颞深间隙和翼下颌间隙构成，图 7-5 为示意图，图 7-10 为临床照片。面颈部肿胀也常见于头颈部感染患者。

患者的临床表现取决于感染所涉及的解剖间隙[13]。图 7-8~图 7-15 显示了头颈部不同深筋膜间隙感染的典型的临床表现。遗憾的是，在评估头颈部严重感染的患者时，临床检查往往受到肿胀、牙关紧闭和疼痛的限制。反应性淋巴结肿大的表现可能类似脓肿或蜂窝织炎。对于像咽旁间隙、咽后间隙、翼下颌间隙等更深的间隙，它们位于颈部，且表面被多层结构覆盖，因此临床检查很难令人满意。同样，因疼痛保护和机械阻挡导致的牙关紧闭限制了口咽部的检查。

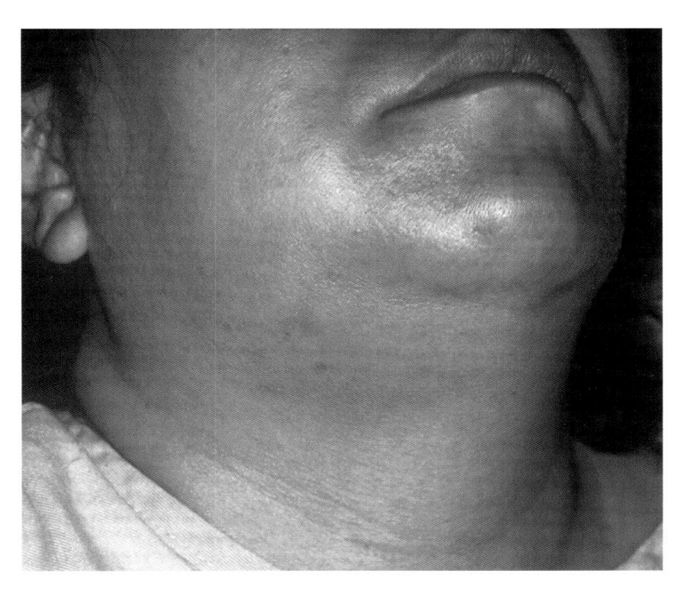

图 7-11　右侧下颌下间隙脓肿患者斜面观。注意发红肿胀区局限于下颌骨下缘、二腹肌前后腹及舌骨之间（From Flynn TR：The swollen face，*Emerg Med Clin North Am* 15：481-519，2000.）

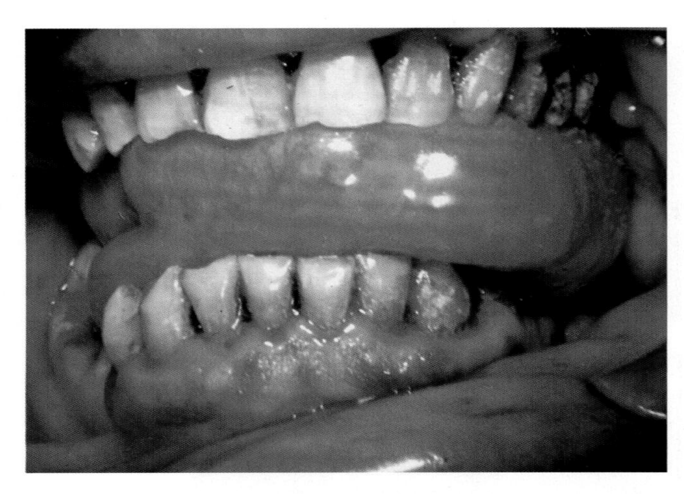

图 7-12 严重的舌下间隙感染口内观，可见舌体受压上抬，舌背表面顶住腭部，暴露舌腹及口底（From Flynn TR，Topazian RG：Infections of the oral cavity. In Waite D，editor：*Textbook of practical oral and maxillofacial surgery*，Philadelphia，1987，Lea and Febiger.）

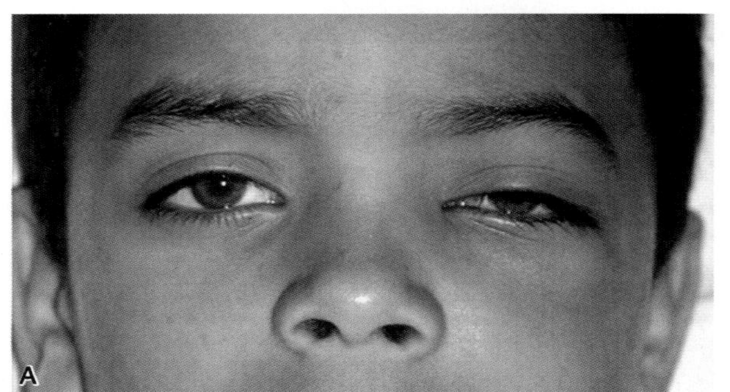

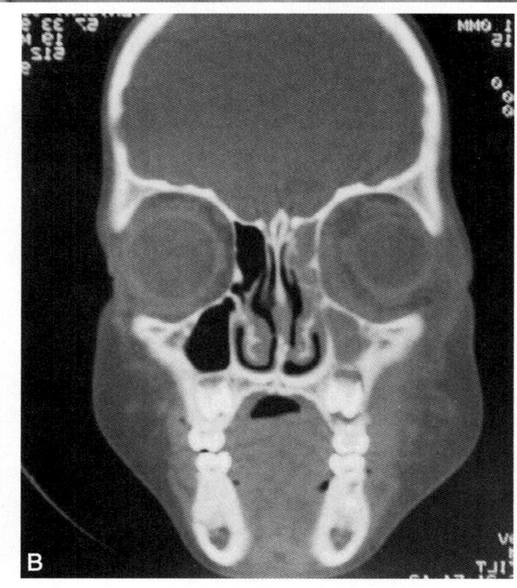

图 7-13 A. 由筛窦、上颌窦炎导致的左眼眶骨膜下脓肿，与第一磨牙龋坏有关。注意左眶周红肿，上睑部分下垂，及左眼球向外侧偏移。B. 同一患者冠状位 CT，注意左侧上颌窦、筛窦混浊，眶内侧壁骨膜增厚，及眼球向外侧偏移（From Simos C，Flynn TR，Piecuch JF，et al：Infections of the oral cavity. In Feigin RD，Cherry JD，editors：*Textbook of pediatric infectious diseases*，ed 6，Philadelphia，2007，Saunders.）

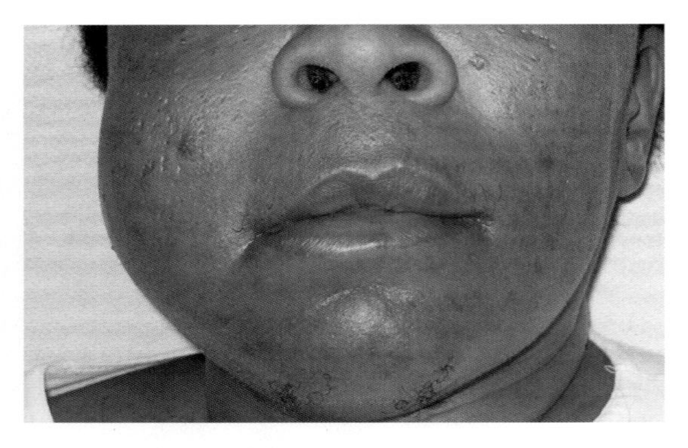

图 7-14 右颊间隙感染，注意肿胀局限于颧骨、下颌骨下缘和口角范围内（From Shahriari A，Patel PP，Bagheri SC：Buccal and vestibular space abscess. In Bagheri SC：*Clinical review of oral and maxillofacial surgery*，ed 2，St Louis，2014，Mosby.）

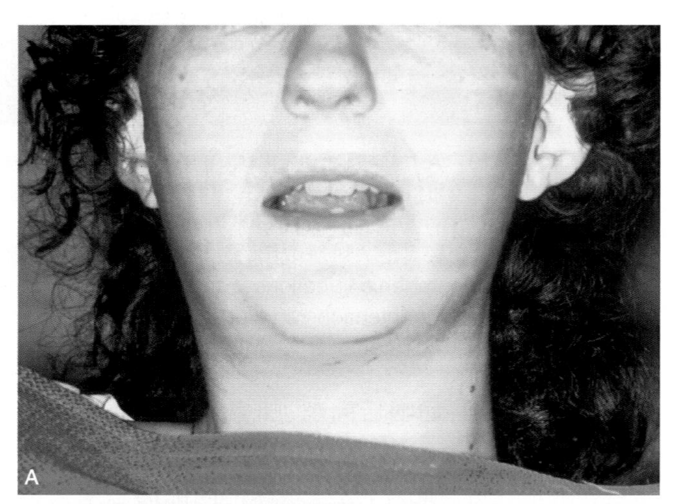

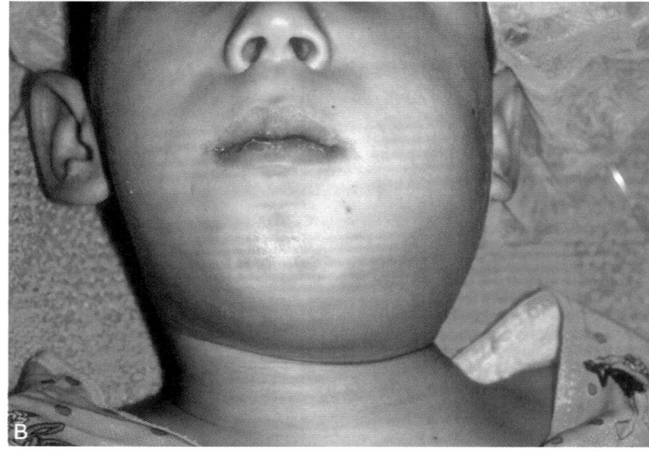

图 7-15 A. 左侧咽旁间隙感染。注意肿胀位于舌骨上方，前界为胸锁乳突肌，轻度张口受限。B. 一例男性患儿左颊、下颌下和咽旁间隙感染。注意当小孩向右偏头时，气管向右移位，上气道也随气管向右偏移（From Flynn TR：Anatomy of oral and maxillofacial infections. In Topazian RG，Goldberg MH，Hupp JR，editors：*Oral and maxillofacial infections*，ed 4，Philadelphia，2002，Saunders.）

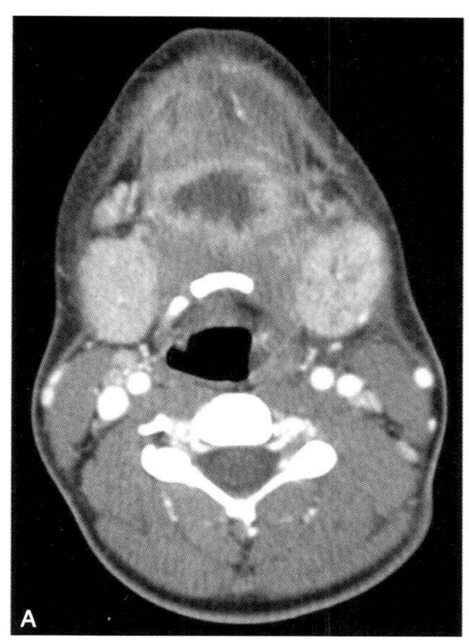

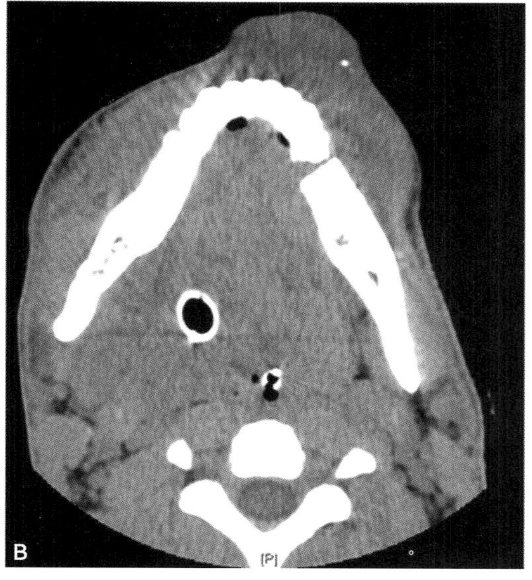

图 7-16　A. 舌骨水平的轴位 CT 图像，注意气道偏向右侧，左侧梨状隐窝消失。B. 下颌骨水平的轴位 CT 图像，注意口咽部气道完全阻塞，紧紧包绕气管插管和经鼻胃管

术后肿胀与感染的鉴别较为困难。例如，第三磨牙拔除后 3 天，患者通常会有疼痛、肿胀、吞咽困难、吞咽疼痛以及张口困难，但可能还没发生感染。这些指标随时间的变化趋势可帮助临床医师区分感染和术后炎症反应。手术 3 天后症状持续加重提示感染，而炎症反应一般在手术 3 天后逐渐减轻。

此外，恶性肿瘤表现为脓肿的情况很少见，颇具迷惑性。肿瘤可继发感染或出现中心区坏死，显示为化脓性肿胀。恶性肿瘤的误诊会延误治疗，导致肿瘤体积增大或发生区域或远处转移。此外，对恶性肿瘤切开引流可导致肿瘤细胞种植及改变正常的淋巴引流通道，有助于肿瘤的扩散[14]。

影像学评估

X 线平片（如曲面体层片、根尖片）仅可用于确定牙源性感染的病灶牙。CT 扫描通常用来明确耳鼻科感染和深层结构感染，如深筋膜间隙和颅腔感染。

要确定感染的解剖位置，必须依靠全面的临床检查和先进的影像学技术。当今，针对头颈部的严重感染，增强 CT（CECT）是最广泛使用的成像方式。MRI 的数据采集时间较长，需要患者长时间保持仰卧位，这可能会使中度或重度感染的患者出现气道梗阻。

超声有携带方便和避免辐射的优势。然而对于颈深部结构来说，超声是一项灵敏的技术，需要一定的专业技术水平，因而不如 CECT 那样应用广泛。此外，CECT 可以评估气道的偏斜、受压和开放的情况。图 7-16A 显示患者的气道向右侧偏斜，而图 7-16B 显示气管偏移和气道开放性丧失。这些附加的影像学信息可以改进气道的评估，而这对判断感染的严重程度和患者的整体状况非常关键。此外，CECT 还能区别蜂窝织炎和脓肿。CECT 的缺点是存在辐射暴露，MRI 和超声则没有。

使用造影剂时，应测量血清肌酐来评价肾功能。这会对治疗带来一定的延误；然而，除非患者的气道状态不稳定必须马上进手术室建立安全的气道，否则，与仅依靠临床检查相比，即使非增强 CT 资料也能使手术计划更精确。1999 年，Miller 及同事报道了 CECT 结合临床检查确定脓腔的准确性[15]。该研究中，单独使用 CECT 的准确度为 77%，灵敏度为 95%，特异度为 53%。单独采用临床检查的准确度为 63%，灵敏度为 55%，特异度为 73%。CECT 结合临床检查的准确度为 89%，灵敏度为 95%，特异度为 80%。该研究及其他研究的证据明确表明，CECT 结合临床检查对于确定脓腔具有最好的准确性、灵敏性和特异性[15,16]。

对于严重的颈深部间隙感染，如咽后间隙脓肿或路德维希咽峡炎，由于会出现气道梗阻，患者可能不能仰卧，甚至不能坚持做完 CT 扫描。当患者的状态很不稳定，甚至不能仰卧进行简单的检查，如颈部 CT 扫描时，应立即进行安全的气道管理，之后再进行确定的影像学检查。

感染进展的速度

当评估感染的严重程度时，必须考虑其进展速度。这部分关于感染严重性的评估可通过询问患者病史获得。例如，在短短数小时内就形成的大范围肿胀比经历长时间才形成的类似肿胀更加严重。图 7-17 显示患者的感染在 4 小时内迅速进展，而图 7-10 中的患者有 60 天的面部肿胀史。图 7-18 显示另外两位患者。脓肿局限即将通过皮肤破溃引流的患者,其感染严重程度较软组织弥漫性硬化的蜂窝织炎为轻。因为蜂窝织炎预示着感染的临床病程处于加速阶段,而脓肿形成则表明宿主抵抗力逐渐增强,机体对感染已经进行了初步的隔离。

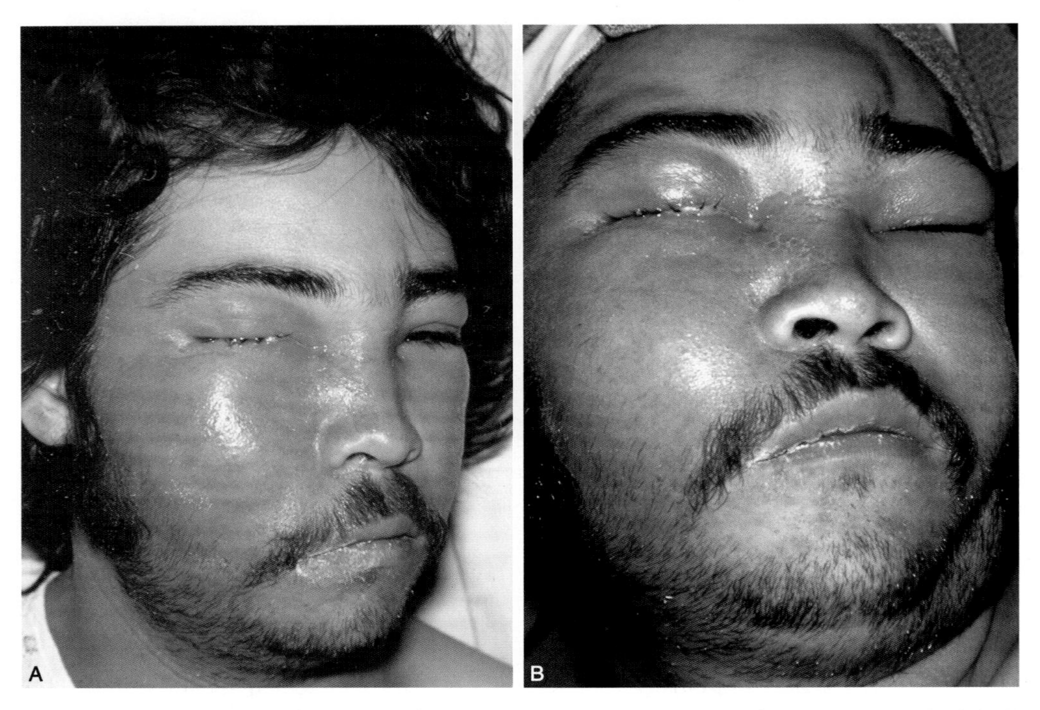

图 7-17 A. 一例右颊、眶下及眶周间隙感染患者的侧面像。B. 同一患者 4 小时后。注意肿胀蔓延至前额、颞浅间隙和左眶周间隙。由于左眼视网膜静脉充血因而被诊断为早期海绵窦血栓形成(From Flynn TR, Topazian RG: Infections of the oral cavity. In Waite D, editor: *Textbook of practical oral and maxillofacial surgery*, Philadelphia, 1987, Lea and Febiger.)

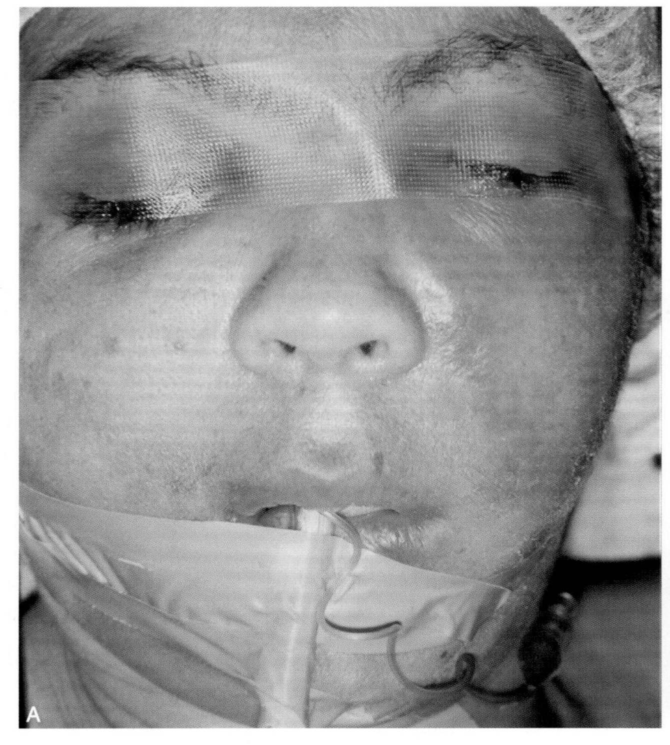

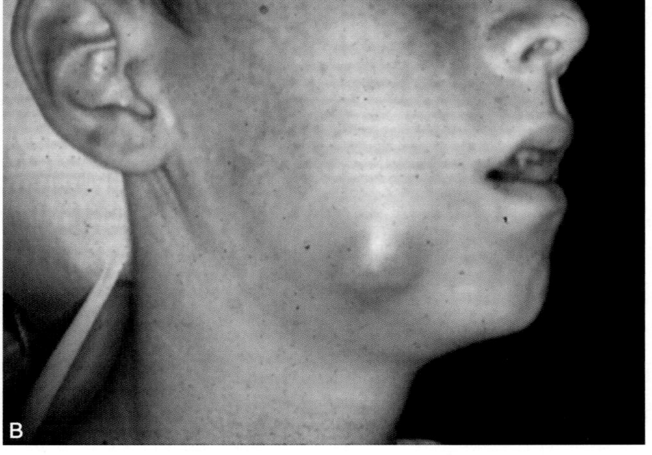

图 7-18 A. 左眶下及眶周间隙蜂窝织炎,红肿明显、质硬、触痛明显。B. 右颊间隙波动性脓肿,即将在近下颌骨下缘部位破溃引流

框 7-3　免疫系统受损相关性疾病

- 糖尿病
- 甾体激素治疗
- 器官移植
- 恶性肿瘤
- 化疗
- 慢性肾脏疾病
- 营养不良
- 酗酒
- 终末期艾滋病

总之，通过对患者气道稳定性进行快速而准确的临床评估，对现病史、症状和临床体征进行全面评估，临床医生能确定感染的严重程度，并有助于选择治疗方式和时间。

第 2 步：评估机体的防御能力

询问病史有助于临床医生评估患者自身的防御能力。虽然对危重或气道受累的患者来说，获取完整的病史和进行体格检查可能会受到限制，但医生必须确定患者是否存在代谢性疾病（例如糖尿病），免疫缺陷病[如长期使用类固醇、人类免疫缺陷病毒（HIV）感染、原发性免疫缺陷病]和肾功能不全。明确患者的代谢性疾病和免疫缺陷病史，不仅可以让患者接受适当的药物治疗，而且还要意识到这些疾病容易诱发非典型病原体感染，比如糖尿病患者感染肺炎克雷伯菌，HIV 感染者感染细胞内病原菌，药物滥用者感染耐甲氧西林金黄色葡萄球菌，医源性或肿瘤源性免疫缺陷患者感染真菌。框 7-3 列出了最常见的免疫缺陷性疾病。

头颈部感染可发生在任何年龄。然而，据报道，严重牙源性感染患者的平均年龄是 34.9 岁，标准差为 15.8 年[5]。值得注意的是，在发达国家，65 岁以上老年人的患病比例在增加。由于老年人全口无牙的比例在降低，牙源性感染仍然是老年人最常见的头颈部感染。值得注意的是，由于老年人患口干症的比例更高，唾液腺感染在老年患者中更为常见。Chi 等报道，148 例颈深部感染的患者中，21.6% 的患者年龄大于 65 岁。与年轻人相比，老年人的共病多，自身防御能力下降，这可能是老年患者多间隙感染的比例高、住院时间更长、并发症发生率更高（如上消化道出血、颈静脉血栓形成、气道梗阻、感染性休克等）的原因[17]。

已证明系统性疾病会加重感染的临床过程。例如，Chang 等报道，60% 的多筋膜间隙感染患者存在糖尿病，而 27.3% 的患者无糖尿病[18]。此外，与无糖尿病患者相比，糖尿病患者的住院时间更长（28.9 天比 15.4 天）。类似的，Care 等报告 HIV 阳性患者在住院时发热期延长（体温 > 38℃），对重症监护的需求更大[19]。值得注意的是，Miller 等的研究并未发现 HIV 阳性患者比普通患者有更长的住院时间或更高的牙源性感染发生率[20]。总之，全面而简洁的病史采集可以让临床医生更好地治疗患者的合并症并对患者的住院治疗给出合理的建议。

第 3 步：确定住院治疗还是门诊治疗

对每一位患者是住院治疗还是门诊治疗，临床医生的决定是基于前面两个步骤而做出的，从逻辑上来说也是从上述两个步骤所产生的。这一决定确定了护理及监测的安全性和程度，确定了调整治疗方案以改变患者对感染的反应的能力，以及最终的治疗费用。框 7-4 列出了头颈部感染的入院标准。

一般的，对于体质良好的患者，严重程度较低的感染可在门诊，于局麻或镇静下手术，口服抗生素和止痛药，并定期随访。然而，严重程度为中度至重度的感染，通常需要住院治疗，这样可保证气道安全，可对更深层次解剖间隙感染进行切开及引流，可静脉补液及给药，进行先进的影像学检查、更密切的监测及更便于和其他专家商讨病情，包括感染科专家。当需要全身麻醉或住院治疗系统性疾病，如控制糖尿病或停用抗凝药物时，即使是严重程度较低的感染，也建议住院治疗。

举一个临床决策的例子，一位患者患有严重程度较轻的口周间隙脓肿，如眶下或前庭间隙感染，但血糖控制不佳（如血糖>400mg/dl 或 22.2mmol/L），这种情况下应建议患者住院接受静脉输液、非口服抗生素及经静脉胰岛素治疗。虽然该患者的感染本身可在门诊进行手术，但控制血糖对于有效的宿主反应很有必要。另一方面，对于一位年轻的、体质良好患者，其

框 7-4　入院标准

- 体温>38℃（>101℉）
- 脱水
- 威胁到气道或重要结构
- 中、高度严重解剖间隙的感染
- 需全身麻醉
- 需住院控制系统性疾病

From Flynn TR: Principles and surgical management of head and neck infections. In Bagheri SC, Bell RB, Khan HA, editors: *Current therapy in oral and maxillofacial surgery*, St Louis, 2011, Elsevier, p 1087.

咽旁间隙脓肿需要住院在手术室全麻下进行手术切开,还可能需要较长时间的气管插管和呼吸机支持。对于不配合的儿童来说,即便是轻微的感染,可能也需要全身麻醉来处理。一般情况下,出于安全考虑,最好是选择住院治疗。

第 4 步:药物支持

头颈部感染的主要治疗手段是手术,但也不能忽视药物治疗的作用。在诊断和评估患者的系统储备和机体防御能力后,药物治疗旨在支持宿主对感染的全身反应和纠正可能会干扰这一反应的系统性缺陷。对头颈部感染来说,药物治疗主要是支持手术治疗,它包括:适当的抗生素治疗(在第 8 章讨论),诊断并治疗既存的伴发病,以及水化和营养支持。

第 5 步:手术治疗

头颈部感染手术治疗的原则如下:①控制感染源;②感染部位切开引流;③持续进行临床再评估,包括影像学再评估(如有必要)。图 7-19 显示头颈部深筋膜间隙感染患者的手术处理流程,以图形的形式整合了上述原则。

控制感染源指去除致病因素。对于牙源性感染,病灶牙通常需要拔除,虽然有时也可选择其他的治疗方法。下颌第三磨牙为最常见的原因,其次是其他的下颌后牙[5]。虽然龋齿和冠周炎(埋伏牙周围软组织的炎症)是常见的因素,牙周病也是不可忽视的致病因素[5]。植入的异体材料,如接骨板和螺钉、牙科种植体、美容修复材料或颞下颌关节假体,也可作为感染源,因此一般需去除这些感染的材料。同样,对于颌骨骨髓炎,也需要彻底去除死骨。

对于耳、腔窦及唾液腺感染的感染源控制,一般包括自然引流通道的重建。例如,内镜手术,除了清除造成阻塞的息肉和充血的黏膜外,还应重新开放上颌窦的引流口。当腺体还没有出现不可逆性萎缩时,及早取出涎石重新建立流涎通道。

即使目前诊断性成像技术、抗菌药物治疗及药物支持疗法取得了重要进展,手术切开引流仍然是治疗头颈部感染的基础。对这一情况最可能的解释是,深筋膜间隙感染的菌群主要由内源性的化脓性病原体构成。

头颈部感染的进展

头颈部感染的手术治疗是建立在对头颈部深筋膜间隙解剖学,以及对侵袭性感染向更深部解剖间隙扩散可预测的通道的透彻理解的基础之上。例如,下颌下间隙感染常向前扩散至二腹肌前腹周围并进入颏下间隙。而颏下间隙的感染可进一步扩散

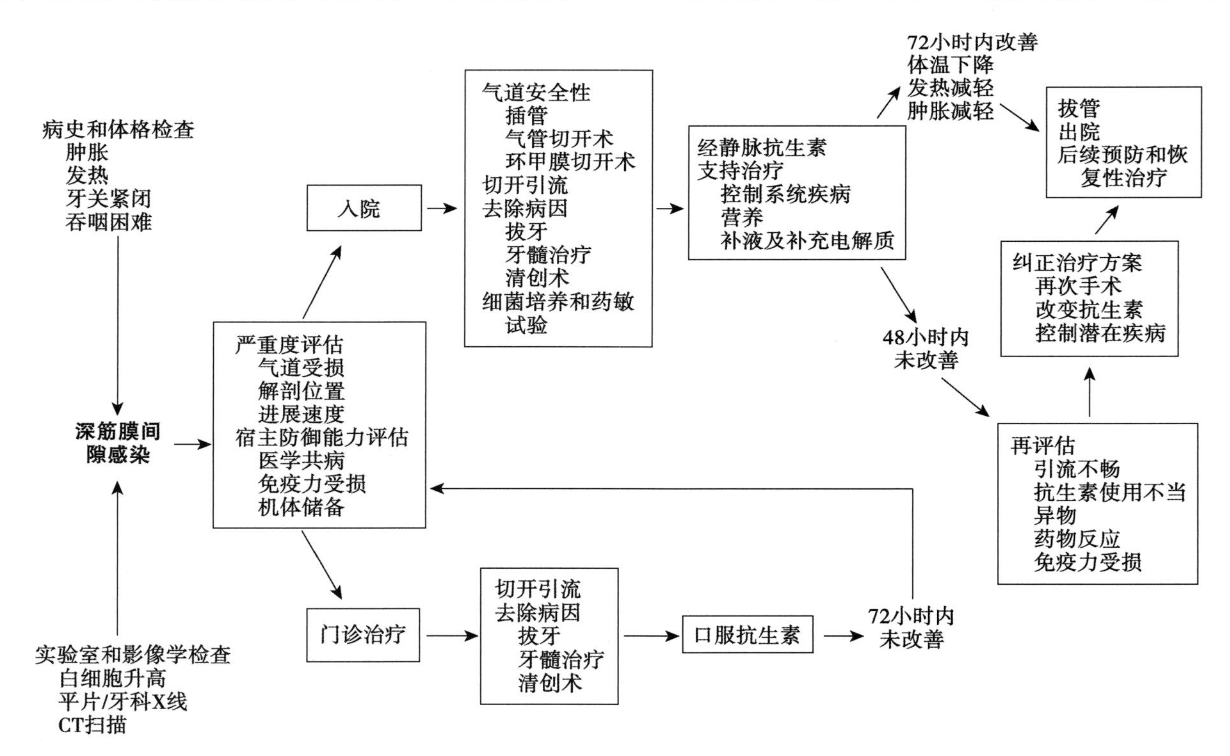

图 7-19 头颈部深筋膜间隙感染的手术处理流程(From Flynn TR: Deep fascial space infections. In Laskin DM, Abubaker AO, editors: *Decision making in oral and maxillofacial surgery*, Chicago, 2007, Quintessence.)

至对侧二腹肌前腹并波及对侧的下颌下间隙。下颌下间隙感染向后延伸，可扩散至二腹肌后腹周围并进入咽旁间隙，或者向上沿下颌舌骨肌后缘扩散至舌下间隙。当双侧下颌下、舌下和颏下间隙均发生了弥漫性触之坚硬的蜂窝织炎时，即可诊断为路德维希咽峡炎。

头颈部感染另一个可预测的扩散途径位于筋膜间隙的交汇区。该区域位于腭舌弓的下方、口底后方和舌根的侧方。在此处，舌下间隙和下颌下间隙的后界相互交汇。另外，翼下颌间隙的前下界构成该交汇区的外侧界。交汇区的后界是舌咽裂隙。茎突舌肌和茎突舌骨肌自咽旁间隙的茎突延伸至舌和舌骨时，会走行于咽上、中缩肌之间，穿过舌咽裂隙。

通过这一解剖交汇区域，在与之相邻的间隙之间，感染都可以很容易地相互扩散。因此，翼下颌间隙的脓肿常可通过该交汇区扩散到下颌下间隙、咽旁间隙，而舌下间隙或下颌下间隙的脓肿同样可以扩散到咽旁间隙。

由于咽旁间隙和咽后间隙之间没有解剖屏障，咽旁间隙感染可以通过咽后间隙迅速扩散至口咽和下咽周围。咽后间隙的下方止于咽后筋膜与翼状筋膜的融合处，其位置在第六颈椎（C_6）和第四胸椎（T_4）之间。一旦感染到达该部位，炎症和吸气时产生的负压可导致翼状筋膜破裂。翼状筋膜分隔咽后间隙与危险间隙（间隙4）。危险间隙上起颅底，下至横膈，包括后纵隔。绝大部分颈部感染通过这一途径下行进入纵隔。

切开引流术

一旦对头颈部深筋膜间隙的解剖结构有了了解，对其进行切开引流就相当简单了。图7-20展示的是用于深筋膜间隙切开引流的外部切口。一般不必要进行大切口和开放性分离，除非发生坏死性筋膜炎或下行性坏死性纵隔炎，此时可能需要反复手术探查、清创及引流。用一把闭合的止血钳插入感染间隙，然后张开止血钳，钝性分离，并从手术切口退出，创建一个脓液和感染组织液重力引流的通道。这一过程可以重复多次，对目标间隙的整个范围进行探查及打开所有的脓腔分隔。该引流通道可允许插入棉拭子，对感染病原菌进行采样。接下来，彻底冲洗脓腔，清除和稀释病原体和坏死组织。然后放入引流管并用不可吸收缝线将其缝合在一侧皮肤创缘。或者，引流管也可通过一个切口置入，从另一切口穿出，并将引流管的两个末端缝在一起（图7-21）。这样就建立了贯通引流，便于感染物及冲洗液的引出。

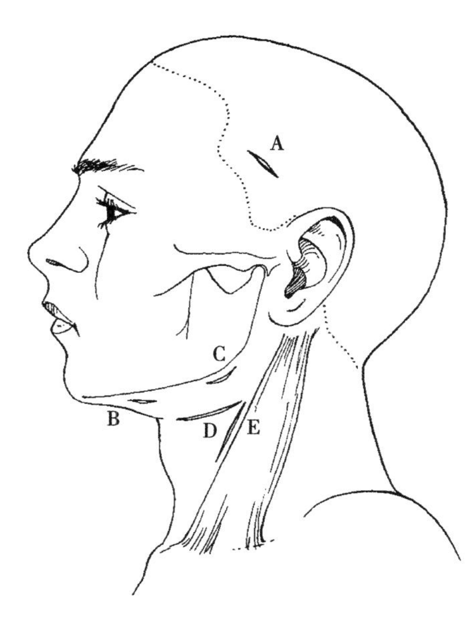

图7-20 头颈部感染切开引流的位置。A. 颞浅或颞深间隙。B. 颏下或下颌下间隙。C. 下颌下、咬肌或翼下颌间隙。D. 咽旁间隙或咽后间隙的上部。E. 咽后间隙。当同时采用B、C两切口时，可实现如图7-21所示的下颌下间隙贯通引流（From Flynn TR：Surgical management of orofacial infections，*Atlas Oral Maxillofac Surg Clin North Am* 8：85，2000.）

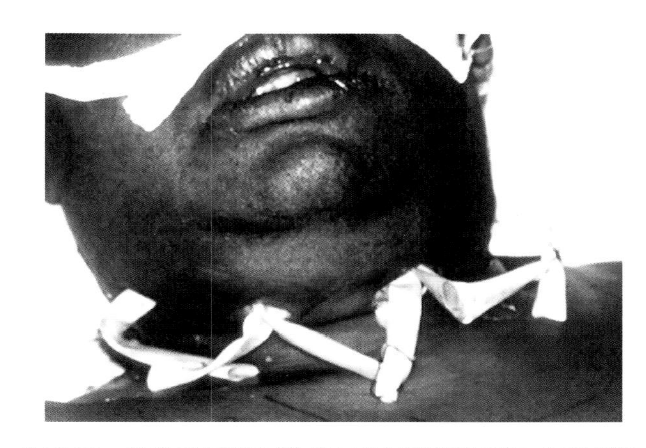

图7-21 采用了如图7-20所示的“B”“C”切口，行双侧下颌下间隙和颏下间隙的贯通引流

咽旁间隙引流可采用图7-20所示的“D”切口。图7-22A和B展示了手术切开引流一位患者下颌下及咽旁间隙脓肿的手术入路。切口通过皮肤、皮下组织和浅筋膜。接着向上向后打开颈深筋膜的前（封套）层，直至确认胸锁乳突肌前缘、下颌角及其表面的咬肌以及腮腺咬肌筋膜。顺胸锁乳突肌前缘钝性打开封套筋膜，此时可伸入手指，进入咽旁间隙并钝分离。可触到的标志：前外侧为下颌角，后外侧为颈动脉鞘，后内侧为颈椎横突，前内侧为气管内插管（如果存在）。然而，当用手指向口咽区域钝分离时，必须注意不要穿通口咽后壁。如果需要，可用手指越过椎体

在其后部继续分离，直至对侧的横向椎体，即可分离到达咽后间隙的上份。

对咽后间隙下份的引流可采用图 7-20 所示的“E”切口。手术操作类似于上述针对咽旁间隙的操作。区别在于，当暴露胸锁乳突肌前缘后，向后牵拉该肌肉，显露颈动脉鞘(图 7-23)。然后向后向内钝分离位于食管与颈动脉鞘之间的疏松结缔组织，暴露包绕食管、气管和甲状腺的脏器筋膜。沿脏器筋膜钝分离，进入咽后间隙。可在咽后间隙内放置多个软质引流条。使用软质引流条的目的在于避免损伤该区域的大血管。

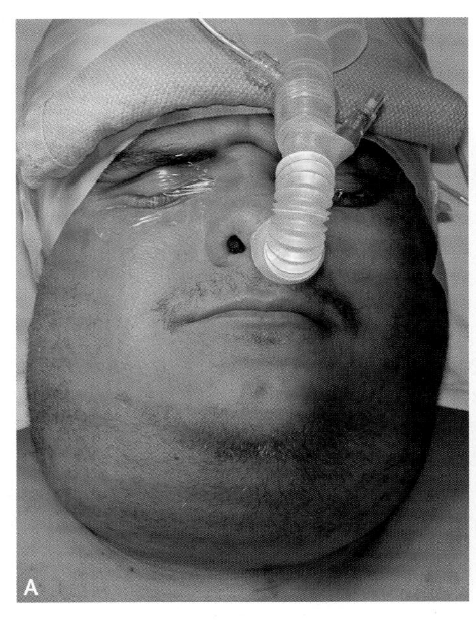

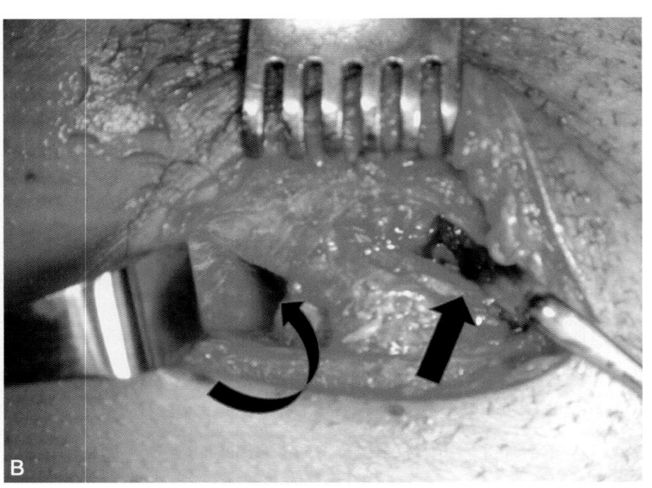

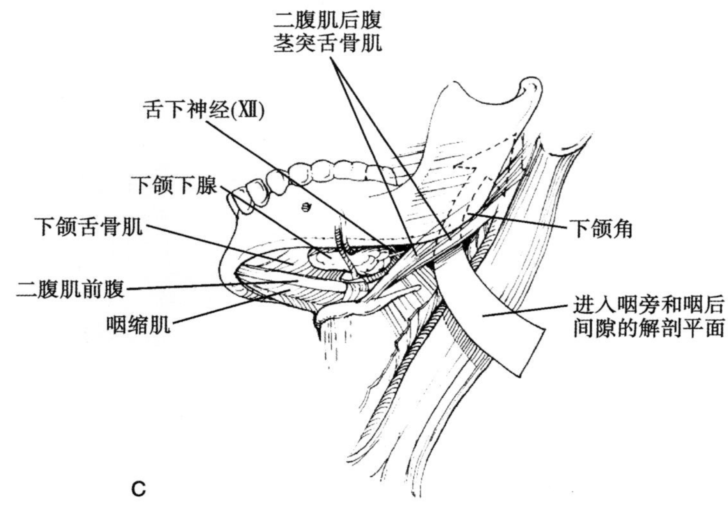

图 7-22 A. 伴右下颌下间隙、咽旁间隙感染患者的正面观。B. 同一患者术中相，可见采用如图 7-20 所示的“D”切口引流右颌下间隙和咽旁间隙。打开下颌下腺和下颌骨下缘之间的颈深筋膜封套层引流颌下间隙(直箭头)，在胸锁乳突肌前缘打开同一筋膜层，引流咽旁间隙(弯箭头)。C. 引流咽旁间隙及咽后间隙上份的解剖示意图。重要的标志包括胸锁乳突肌前缘、二腹肌后腹、下颌下腺、下颌角，颈动脉鞘，颈椎横突及椎体(A From Flynn TR：Complex odontogenic infections. In Hupp JR，Ellis E，Tucker MR，editors：*Contemporary oral and maxillofacial surgery*，ed 6，St Louis，2014，Mosby. B From Flynn TR：Principles and surgical management of head and neck infections. In Bagheri SC，Bell RB，Khan HA，editors：*Current therapy in oral and maxillofacial surgery*，St Louis，2011，Mosby. C From Flynn TR：Surgical management of orofacial infections，*Atlas Oral Maxillofac Surg Clin North Am* 8：94，2000.)

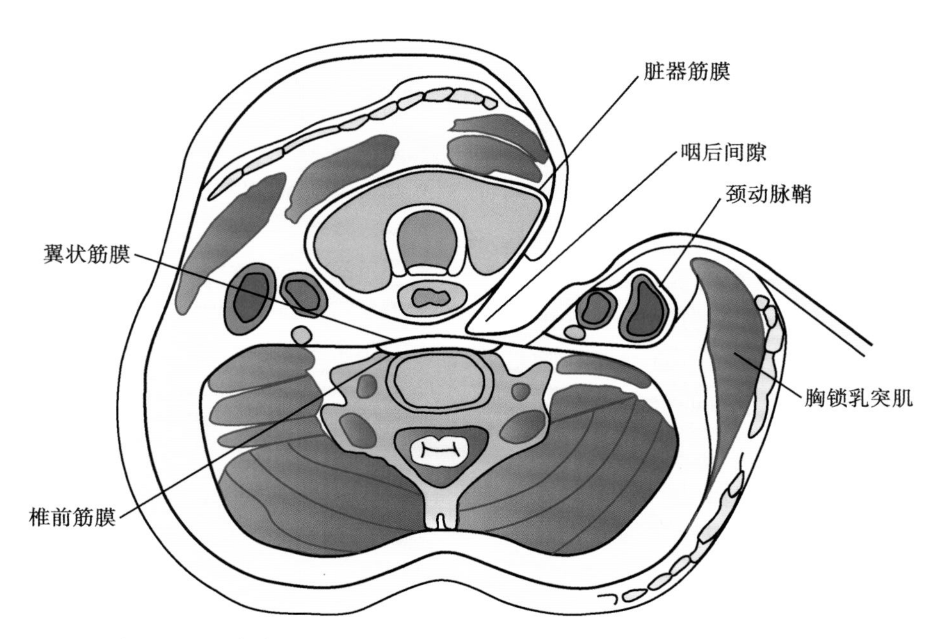

图 7-23 引流咽后间隙的解剖示意图。重要的标志包括颈深筋膜封套层、胸锁乳突肌前缘、颈动脉鞘、包绕气管、食管和甲状腺的脏器筋膜，以及颈椎横突和椎体（Modified from Albert T, Balderston R, Northrup B: *Surgical approaches to the spine*, Philadelphia, 1997, Saunders.）

切开引流的时机

绝大多数普通外科和耳鼻喉科文献遵循的原则是在考虑手术引流之前，应观察并等待明确的脓肿形成。这种做法可能基于以下观点：抗生素治疗加上机体的防御能力有可能根治感染，而不需要手术切开。然而，一些口腔颌面外科的文献质疑了这种观点。研究表明，至少是牙源性感染，早期切开蜂窝织炎或脓肿波及的所有深筋膜间隙可加速炎症消退，防止感染扩散到更深的解剖间隙，避免感染对气道及其他重要结构产生更大的威胁，并且不增加并发症。

对于严重牙源性感染的处理，外科医生的集体经验也支持这一做法。Flynn 等[5,6]报道了 37 例严重的牙源性感染患者的治疗经验。他们采取的方法是患者入院后尽快切开引流，从入院和手术的时间间隔为 0.2 到 23 小时，平均 5.1±7.3 小时。所有被蜂窝织炎和脓肿波及的深部筋膜间隙均手术探查，并且在每个间隙内至少放置 1 根引流条。除了 3 例青霉素过敏患者使用克林霉素外，其余患者均经静脉注射青霉素 G。报道中没有死亡患者。76% 的患者术中发现脓液（提示脓肿形成），24% 的患者术中未引流出脓液（提示仅有蜂窝织炎）。他们根据住院时间、术中有无脓液和并发症这些结果变量，构建了多变量模型。住院时间可由受累深筋膜间隙的数目及有无并发症（即需要再次手术及青霉素治疗失败）预测。青霉素治疗失败定义为影像学证实已充分引流或再次手术，同时经静脉使用青霉素至少 48 小时以上，仍无明显改善。是否有脓液并不能预测住院时间或其他任何结果变量。在多变量分析中，判断是否有脓液存在的唯一预测因素是术后在培养中发现了消化链球菌，该细菌与蜂窝织炎相关，与脓肿无关。没有其他临床变量可以预测脓肿形成，包括症状持续时间、白细胞计数、体温或感染的严重程度（应该注意的是，该分析中并未包含影像学所见）。这些数据给出的结论是，在感染的蜂窝织炎阶段，早期切开引流与住院时间延长或并发症（如需再次手术）的发生无关。其临床意义在于，这似乎表明早期切开引流确实可阻止感染扩散至更深、更危险的解剖间隙[5,6]。

第 6 步和第 7 步：选择和采用合适的抗生素治疗

头颈部感染的抗生素选择及使用方法将在第 8 章详细讨论。

第 8 步：反复评估

对严重的头颈部感染，初始治疗后必须进行密切的临床随访。这是因为：①即使对蜂窝织炎或脓肿波及的所有间隙彻底引流后,感染仍可能进展到更深的解剖间隙;②机体对感染的防御反应可能失败,尤其是存在降低免疫力或机体储备的共病时;③头颈部感染中抗生素耐药细菌的比例有所增高。

对于头颈部严重感染需要反复评估的必要性,其中最好例证是心胸外科医生治疗纵隔炎的经验。显然,纵隔炎比大多数头颈部感染要严重得多,但仍是可能发生的一种并发症。此外,大部分纵隔炎是由与头颈部感染相同的菌群引起的。唯一的例外是胸骨切开术后感染,这通常是由以耐甲氧西林金黄色葡萄球菌为优势菌的院内菌群所致。

1997 年,Corsten 等[21]报道,通过开胸手术及直接进行纵隔体位引流,他们将纵隔炎的死亡率由先前报道的 47% 降低到 19%。在 2000 年,Freeman 等[22]报道 10 例纵隔炎患者,无死亡病例。他们的方案是立即开胸和体位引流,辅以密切随访,每 2~3 天重复 1 次 CT 扫描,明确是否有新的或未引流的脓腔。当感染扩散或临床表现恶化时,再次手术引流,反复清创及冲洗手术创腔。每 1 例患者平均经历 6 次手术和 6 次 CT 扫描,每 1 例患者平均接受 4 次颈部切开引流和 2 次胸腔引流。30% 的患者感染进展通过横膈膜,需要剖腹手术。40% 的患者进行了气管切开术。住院天数为 14~113 天,平均 46 天。

纵隔炎死亡率的显著降低说明了积极控制感染源对于严重感染的治疗作用,这得益于术后反复 CT 检查和密切的临床监测,以及对感染组织和坏死物质的反复手术探查。此外,反复手术可多次取样,利于及时发现新的及耐药性病原菌。

虽然应用这种方法在处理头颈部感染时的有效性尚缺乏研究数据支持,但其在处理纵隔炎时获得的成功对头颈外科医生会产生一种鼓励的作用,通过反复的临床检查和 CT 扫描积极观察患者。并在必要时再次手术,特别是在患者的临床症状没有得到改善或进一步发生恶化时。

患者出院标准(框 7-5)包括感染消退、气道稳定以及自主功能恢复。框 7-6 列出了拔除气管内插管的标准。在下气道,通气参数衡量其功能;然而,对于头颈部感染,上呼吸道梗阻是重点关注的问题。确定上气道稳定性的金标准是漏气试验。漏气试验如图 7-24 所示。框 7-7 列出了漏气试验的步骤。根据经验,作者发现在 CT 上确定气管内插管周围的气腔是上气道稳定的后期指标。

框 7-5 出院标准

- 气管内导管已拔除
- 体温<37.8℃(<100℉)达 24 小时
- 每次轮班时经口摄食>10ml/kg,已轮 2 班
- 所有引流管已拔除
- 肿胀减轻
- 引流液很少或无
- 系统疾病已充分控制
- 可下床活动

From Flynn TR:Principles and surgical management of head and neck infections. In Bagheri SC,Bell RB,Khan HA,editors:*Current therapy in oral and maxillofacial surgery*,St Louis,2011,Elsevier,p 1088.

框 7-6 气管内导管拔除标准

- 已从全身麻醉和麻痹剂中恢复
- 生命体征平稳
- 通气参数可接受
  - 正常呼吸频率
  - 肺活量大于 15ml/kg
  - 吸气力>25mmH_2O
  - 每分钟通气量=6~10L/min
- 血气分析、血氧饱和度正常
- 潮气末 CO_2 分压正常
- 能吞咽(气管切开患者)
- 漏气试验阳性

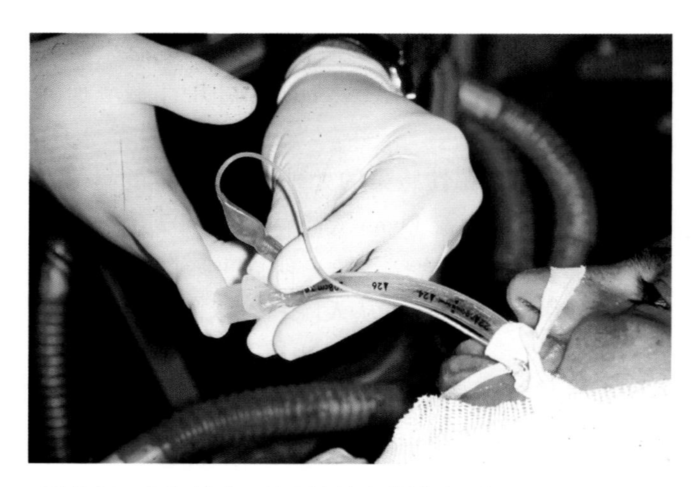

图 7-24 漏气试验。关于该技术的描述见框 7-7(From Flynn TR:Principles and surgical management of head and neck infections. In Bagheri SC,Bell RB,Khan HA,editors:*Current therapy in oral and maxillofacial surgery*,St Louis,2011,Saunders.)

框 7-7　漏气试验步骤

1. 解除镇静。
2. 口腔、口咽和下咽吸痰。
3. 气管内/气管切开内的导管和气管吸痰。
4. 考虑通过气管内导管行局部表面麻醉。
5. 给予 100% 氧气 3~5 分钟。
6. 抽出气管内/气管切开内导管套囊内的空气;允许患者咳嗽,使之平静下来。
7. 堵塞气管内/气管切开内导管;观察呼吸道窘迫,血氧饱和度下降和患者通过导管周围间隙进行呼吸的能力。
8. 如果患者能够通过气管内/气管切开内导管周围的间隙成功维持呼吸,将导管套囊重新充气,再次吸入 100% 氧气 3~5 分钟。
9. 再次口腔、口咽和下咽吸痰,气管内/气管切开内的导管吸痰。
10. 给予 100% 的氧气 3 分钟。
11. 顺整个气管内/气管切开内导管的全长插入通管丝或导管更换装置。
12. 抽出气管内/气管切开内导管套囊内的空气;允许患者咳嗽,使之平静下来。必要时吸氧。
13. 拔出气管内/气管切开内导管,将通管丝或导管更换装置留在原位。经鼻气管内导管可部分撤出,将导管的尖端留在鼻咽。
14. 观察呼吸道窘迫、血氧饱和度下降或气道梗阻状况 20 分钟。
15. 如果气道保持稳定,将通管丝或导管更换装置以及未拔除的导管完整拔除。观察呼吸道窘迫、血氧饱和度下降或气道阻塞数小时。
16. 如果气道不能维持稳定,通过通管丝插入气管内/气管切开内导管,将导管套囊重新充气。必要时吸氧。考虑重新镇静。

偶然情况下,初步治疗后,临床过程会发生恶化。表 7-5 列出了最常见的导致发热、肿胀、气道开放性、白细胞计数和 C-反应蛋白这些指标恶化的潜在因素。当这些参数中的任何一个未能改善时,全面的临床再评估,可能包括 CT 扫描,可能会提示其中的原因。反复的影像学检查可识别异物、未被引流的脓腔、或感染扩散到新的位置。尽管初步治疗很充分,局部软组织感染仍复发或恶化时,先前未诊断的骨髓炎(尤其是下颌骨),可能是未充分控制的感染源。

如果无法确定临床状况恶化的解剖因素时,应将注意力转向微生物或全身因素。在这种情况下,咨询其他专家可能特别有用。例如,在常规的细菌培养及药敏试验的基础上,初始抗生素的选择可能是正确的。然而,许多头颈部病原菌对常规抗生素产生耐药性的比率在增加。在治疗过程中,特定的菌株也可能产生耐药性,或者引入了新的病原菌,如长时间经鼻

表 7-5　治疗失败的原因

原因	举例
手术不充分	遗留脓腔未引流
漏诊颌骨骨髓炎	在下颌周围间隙反复的软组织感染
宿主防御力减弱	糖尿病控制不佳
异物	接骨板,牙科种植体
肿瘤	鳞状细胞癌
解剖引流通道受阻	唾液腺结石病,鼻窦炎
抗生素问题	
选择	经验性抗生素选择错误
依从性	患者不能负担药费
药物吸收	乳制品干扰氟喹诺酮类药物的吸收
药物剂量	不正确的剂量
过敏反应	青霉素过敏反应
药物毒性	氟喹诺酮类药物导致 Q-T 间期延长
二重感染	抗生素使用后的念珠菌病
再感染	放线菌病再发

Modified from Flynn TR:Principles of management and prevention of odontogenic infections. In Hupp JR,Ellis E,Tucker MR,editors:*Contemporary oral and maxillofacial surgery*,ed 6,St Louis,2014,Mosby-Elsevier,p 311.

气管内插管导致院内鼻窦炎的发生。院内鼻窦炎常由高度耐药菌引起,例如假单胞菌、不动杆菌、大肠埃希菌、金黄色葡萄球菌和念珠菌。

治疗失败的系统因素包括如框 7-3 所示的免疫力抑制和代谢性疾病。比如,糖尿病控制不佳可干扰白血细胞对入侵细菌的趋化作用,从而降低机体的反应。非常见的病原体感染也与这些疾病有关,如糖尿病患者的克雷伯菌,静脉注射药物滥用者中的耐甲氧西林金黄色葡萄球菌,以及艾滋病患者的细胞内病原体。医源性免疫抑制常与慢性炎症性疾病相关,如类风湿性关节炎、银屑病。许多针对这类疾病的新药是具有免疫抑制作用的单克隆抗体。对这些代谢性和免疫抑制性疾病的控制的改善可提高机体对感染的反应。

总结

本章中提出的头颈部感染的药物及手术治疗原则并不能保证理想的结果。然而,如果认真执行,则有助于促进良好的效果。该流程中的前三个步骤涉

及评估和临床决策，可在接诊患者后的最初几分钟内完成。药物支持和手术治疗紧接在最初的评估之后进行。初期的气道稳定性管理以及早期针对由蜂窝织炎或脓肿导致的所有深筋膜间隙感染进行积极的手术引流，是减少这类感染的并发症和偶发死亡的关键。最后，密切的临床和影像学检查随访，对于监测和处理初步治疗后的失败是必要的。

（严颖彬 译）

参考文献

1. Christensen B, Han M, Dillon JK: The cause of cost in the management of odontogenic infections 1: a demographic survey and multivariate analysis, *J Oral Maxillofac Surg* 71:2058–2067, 2013.
2. Christensen B, Han M, Dillon JK: The cause of cost in the management of odontogenic infections 2: multivariate outcome analyses, *J Oral Maxillofac Surg* 71:2068–2076, 2013.
3. Williams AC: Ludwig's angina, *Surg Gynecol Obstet* 70:140, 1940.
4. Williams AC, Guralnick WC: The diagnosis and treatment of Ludwig's angina: a report of twenty cases, *N Engl J Med* 228:443, 1943.
5. Flynn TR, Shanti RM, Levi MH, et al.: Severe odontogenic infections, part 1: prospective report, *J Oral Maxillofac Surg* 64:1093–1103, 2006.
6. Flynn TR, Shanti RM, Hayes C: Severe odontogenic infections, part 2: prospective outcomes study, *J Oral Maxillofac Surg* 64:1104–1113, 2006.
7. Ishinaga H, Otsu K, Sakaida H, et al.: Descending necrotizing mediastinitis from deep neck infection, *Eur Arch Otorhinolaryngol* 270:1463–1466, 2013.
8. Murray M, Stevens T, Herford A, et al.: Lemierre syndrome: two cases requiring surgical intervention, *J Oral Maxillofac Surg* 71:310–315, 2013.
9. Desa V, Green R: Cavernous sinus thrombosis: current therapy, *J Oral Maxillofac Surg* 70:2085–2091, 2012.
10. da Silva PS, Waisberg DR: Internal carotid artery pseudoaneurysm with life-threatening epistaxis as a complication of deep neck space infection, *Pediatr Emerg Care* 27:422–424, 2011.
11. Wolfe MM, Davis JW, Parks SN: Is surgical airway necessary for airway management in deep neck infections and Ludwig angina? *J Crit Care* 26:11–14, 2011.
12. Plaza Mayor G, Martinez-San Millan J, Martinez-Vidal A: Is conservative treatment of deep neck space infections appropriate? *Head Neck* 23:126–133, 2001.
13. Flynn TR, Topazian RG: Infections of the oral cavity. In Waite D, editor: *Textbook of practical oral and maxillofacial surgery*, Philadelphia, 1987, Lea and Febiger.
14. Soon SR, Kanagalingam J, Johari S, et al.: Head and neck cancers masquerading as deep neck abscess, *Singapore Med J* 53:840–842, 2012.
15. Miller WD, Furst IM, Sandor GK, et al.: A prospective, blinded comparison of clinical examination and computed tomography in deep neck infections, *Laryngoscope* 109:1873–1879, 1999.
16. Endicott JN, Nelson RJ, Saraceno CA: Diagnosis and management decisions in infections of the deep fascial spaces of the head and neck utilizing computerized tomography, *Laryngoscope* 92:630–633, 1982.
17. Chi TH, Tsao YH, Yuan CH: Influences of patient age on deep neck infection: clinical etiology and treatment outcome, *Otolaryngol Head Neck Surg* 151:586–590, 2014.
18. Chang JS, Yoo KH, Yoon SH, et al.: Odontogenic infection involving the secondary fascial space in diabetic and non-diabetic patients: a clinical comparative study, *J Korean Assoc Oral Maxillofac Surg* 39:175–181, 2013.
19. Carey JW, Dodson TB: Hospital course of HIV-positive patients with odontogenic infections, *Oral Surg Oral Med Oral Pathol Oral Radiol Endod* 91:23–27, 2001.
20. Miller Jr EJ, Dodson TB: The risk of serious odontogenic infections in HIV-positive patients: a pilot study, *Oral Surg Oral Med Oral Pathol Oral Radiol Endod* 86:406–409, 1998.
21. Corsten MJ, Shamji FM, Odell PF, et al.: Optimal treatment of descending necrotising mediastinitis, *Thorax* 52:702–708, 1997.
22. Freeman RK, Vallieres E, Verrier ED, et al.: Descending necrotizing mediastinitis: an analysis of the effects of serial surgical debridement on patient mortality, *J Thorac Cardiovasc Surg* 119:260–267, 2000.

第 8 章 头颈口面部感染的抗生素治疗原则

Thomas R. Flynn, Rabie M. Shanti

抗生素的黄金时代已经结束。在 20 世纪 40 年代,青霉素作为第一个特效药被引进临床。2 年内,金黄色葡萄球菌,这种细菌中的抗生素耐药冠军,就产生了青霉素耐药的菌株。不到一个世纪后,这种葡萄球菌和更多其他细菌、真菌及病毒开始对人类能发明的几乎所有抗生素都产生耐药性。人类、微生物和抗生素之间的关系已发生变化;作为一个物种,为了生存,我们必须学习抗生素使用的新的指导原则。本章将试图阐明一些涉及头颈部感染的不断发展的原则。

抗生素治疗的原则

框 8-1 列出了抗生素治疗的几个指导原则。这些原则当然会随着我们认识的提高而有所发展,然而在当前抗生素耐药性日益增加,老年人机体储备能力下降,抗生素与患者同时服用的药物之间相互作用,以及医疗成本日益增加的形势下,它们可作为头颈外科医生合理使用抗生素新方法的出发点。

原则 1:以手术去除病因和建立引流为主,抗生素治疗为辅

近年来我们重新认识到最为重要的原则是,在治疗头颈部感染时,手术治疗和保护气道是主要的措施。1940 年,波士顿城市医院的 Ashbel Williams 报道了 37 例路德维希咽峡炎患者,其中 54% 的患者死亡,绝大部分死于气道受损或难以治疗的脓毒症[1]。仅 3 年后,Williams 和 Guralnick[2]报道了 20 例路德维希咽峡炎患者,死亡率降到 10%。他们改变了治疗方案,由等待气道受损或波动性脓肿出现改为早期气管插管或气管切开来稳定气道,随后积极对所有感染的解剖间隙进行开放性手术引流。在青霉素应用于普通老百姓之前,他们采用该方案使当时令人恐惧的路德维希咽峡炎的死亡率显著降低。自 20 世纪 40 年代以来,抗生素使用和药物治疗的进展,进一步将路德维希咽峡炎的死亡率降低至 4% 以内[3,4]。随着细菌对抗生素耐药性的增加,头颈外科医生将更少依靠药物治疗,并将重返以手术为头颈部感染主要治疗手段的道路上。总之,以手术为主,抗生素为辅。

框 8-1 抗生素治疗的原则

1. 以手术去除病因和建立引流为主,抗生素治疗为辅。
2. 有临床指征时才治疗性使用抗生素。
3. 以细菌培养和药敏试验为基础,尽快使用特异性抗生素治疗。
4. 使用现有的循证医学和指南。
5. 经验性使用最窄谱的抗生素有效对抗最可能的病原体。
6. 考虑药物相互作用,使用毒性最小的抗生素。
7. 只有在必要时才联合使用抗生素。
8. 对于现存的感染类型,在适当情况下,将抗生素的疗程缩至最短。
9. 使用最具成本效益的适当抗生素。
10. 只有在证明有效的前提下或根据专业指南预防性使用抗生素。

感染性疾病的治疗有两项基本策略:感染源控制和抗菌药物治疗。感染源控制指物理性清除感染物质,包括脓液、坏死组织、细菌菌落和赘生物,以及异物。一般来说,感染源控制是通过手术完成的,但也包括表面清创和使用杀菌剂。抗菌药物治疗是指通过局部、肠内、肠外等途径使用抗菌药物。

由于绝大多数头颈部感染是由化脓性革兰氏阳性球菌和厌氧菌联合作用引起;又由于该区域有丰富的硬组织,包括牙齿和骨骼,易形成生物膜,因此在处理这些部位的感染时,控制感染源至关重要。此外,头颈部有丰富的腔隙,如鼻窦、鼻腔、耳道和泪器,需要将聚集在其中的细菌和分泌物引流到外部环境。在头颈部,通常需要外科手术来为正常的及病理性的腔隙建立引流通道。

对于急诊科就诊的牙痛患者来说,标准治疗是开具抗生素和镇痛药并建议患者尽快去看牙科医生。开抗生素的目的是治疗或者预防严重感染(可表现为肿胀)。Brennan 等[5]报告了一项临床试验,以牙痛为主诉就诊于急诊科的患者被给予抗生素或安慰剂,比较他们发生严重感染的比例,最后发现安慰剂组和抗

生素组感染的发生率相当。对严重感染唯一有意义的预测因素是X线片上根尖透射区直径超过1.5mm以及受累牙的修复治疗。该研究提示抗生素并不能防止感染向牙齿外扩散,而恰当的牙科处理,如根管治疗或拔除,才是最重要的治疗方法。

原则2:有临床指征时才治疗性使用抗生素

抗生素治疗的临床指征包括发热、淋巴结肿大、硬性或波动性肿胀。脓性分泌物可能并不需要抗生素治疗,因为自发破溃或外科引流脓液标志着慢性感染阶段的开始。在这一阶段,去除感染的原因,如感染的牙齿,可使感染消退,而无需抗生素。

炎症反应并不总是代表感染。炎症的五大基本症状红、肿、热、痛和功能丧失,容易让临床医生反射性地联系到感染,特别是在术后。术后水肿只是手术创伤后炎症反应的一部分,其特点为质软如果冻、仅有轻微压痛。术后伤口感染一般发生在术后5~7天,这一点可帮助外科医生区分术后炎症反应和术后感染。

临床医生必须将患者的病史(如疼痛史)、其他症状、先前的治疗和临床检查结果结合起来,对感染进行诊断。例如,发热但没有出现硬性或波动性肿胀可能是术后脱水或病毒感染的结果。同样,淋巴结肿大也可以是反应性的,它可在先前的感染消退之后持续很长一段时间。

关于是否给患者开抗生素,临床医生的决定具有重要的意义,不仅是对患者,对患者家庭和社区也是如此。显然,当患者接受某种抗生素治疗后,对这种抗生素有耐药性的细菌将保留在他或她的菌群中。另一方面,被抗生素筛选出的耐药菌株,不仅存在于患者,也存在于整个家庭之中。在一项研究中,Brook等[6]在青霉素7天疗程之前和之后对咽炎患儿进行咽拭子采样和培养。治疗后,患儿和他们的父母以及兄弟姐妹也都进行了培养。结果显示,口咽部携带1个或多个青霉素耐药菌株的患者从12%上升到46%,其他家庭成员也上升到45%。3个月后,耐药微生物的携带者仅下降到27%[6]。

在另一项研究中,Brook等[7]每月对华盛顿特区的小学生进行咽拭子培养,为期两年。青霉素耐药菌株的平均携带率最低发生在九月(13%),一个或多个青霉素耐药菌株的携带率最高出现在四月(60%)。这一现象最可能的解释是,随着冬季恶劣天气和呼吸道感染的增加,越来越多的孩子接受抗生素治疗。他们将耐药菌株相互传递,甚至传递给那些没有接受过抗生素治疗的儿童。随着天气的好转和孩子们放暑假离校,耐药菌株的携带随之减少[7]。

这两项研究的意义在于,通过开抗生素处方,临床医生增加了抗生素耐药菌株出现的比率,不仅针对患者,而且涉及患者的家庭和整个社区,如学校和工作场所。

对于抗生素的使用,有许多错误的指征,其中大部分由担心所引起。有时担心来自患者,他们会这样表述:“医生,难道你不认为我需要使用抗生素吗?”或者“我的另一位医生总是给我用抗生素”或者“医生,我做这个手术的时候,总是会感染,我需要抗生素”。有时,担心来自医生,如害怕被起诉而采取的防御性医疗策略,或是害怕改变多年来似乎很好用的习惯。

近年来,我们对鼻-鼻窦炎的病理生理学的认识已发生变化。虽然急性鼻窦感染确实会发生,且当保守治疗无效时需要抗生素治疗;然而,慢性鼻-鼻窦炎的病理生理学目前已经被理解为,除了微生物之外,还涉及机体对过敏原、污染物和引流通道堵塞的炎症反应。目前吸入糖皮质激素和手术重建自然引流通道可用于治疗这种炎症反应,从而减少了抗生素使用的指征。

原则3:尽快使用特异性抗生素治疗

有针对性的抗生素治疗是在患者的细菌培养和药敏试验结果指导下进行的。经验性抗生素治疗对抗生素的选择是以特定的临床表现最可能由哪一种病原体所致这一临床经验作为依据的。

头颈部菌群的抗生素耐药率在增加。在20世纪90年代,牙源性感染患者产生一个或多个青霉素耐药菌株的比例从33%增至55%(表8-1)[8-11]。类似的,克林霉素耐药菌株的携带率已增至17%[11]。α-溶血性链球菌中产生克林霉素耐药的菌株也在逐渐增加。因此,常规经验性选择的抗生素对牙源性感染的有效性普遍下降了。

表8-1 口腔病原菌中青霉素耐药率的增加

年份	青霉素耐药病例/%	国家
1991[8]	33	美国
1992[9]	38	瑞典
1995[10]	55	英国
1999[11]	54	美国

表 8-2 抗生素耐药机制

机制	例子	头颈部可能有这样机制的病原体
抗生素失活	β-内酰胺酶，腺苷转移酶（氨基糖苷类）	金黄色葡萄球菌，表皮葡萄球菌，流感嗜血杆菌，普雷沃菌，卟啉单胞菌，二氧化碳嗜纤维菌，艾肯菌和梭形杆菌
受体位点改变	青霉素结合蛋白，D-丙氨酸-D-丙氨酸（万古霉素），DNA 旋转酶（氟喹诺酮），RNA 甲基化，大环内酯类	MRSA，肺炎链球菌，血链球菌
膜孔缺失	肺炎克雷伯菌和大肠杆菌丢失孔蛋白（头孢菌素类、亚胺培南、氨曲南）	肺炎克雷伯菌、铜绿假单胞菌、黏质沙雷菌、大肠杆菌
主动转运泵	tetA（四环素），erm（红霉素）	

MRSA，耐甲氧西林金黄色葡萄球菌。

在扁桃体周围脓肿的患者中，克林霉素耐药也在增加，其中 32% 是链球菌分离株，包括化脓性链球菌（A 组 β-溶血性链球菌）和咽峡炎链球菌（草绿色链球菌成员）[12]。

抗生素耐药的机制可分为四类：抗生素失活，受体位点改变，膜孔缺失，以及主动转运泵（表 8-2）。表 8-2 还列举了头颈部携带这些耐药机制的病原体。

抗生素失活的典型例子是头颈部菌群中常见的 β-内酰胺酶。β-内酰胺酶包括能破坏青霉素环的简单青霉素酶、头孢菌素酶以及超广谱的碳青霉烯酶，其中碳青霉烯酶几乎能对所有 β-内酰胺类抗生素产生高水平耐药，除外单环 β-内酰胺类，如氨曲南。新德里金属 β-内酰胺酶最初发现于南亚次大陆接受治疗的肠杆菌感染的患者。然而，最近，这种酶在美国和英国也被发现，而且它的携带者范围也从肠杆菌科扩展到铜绿假单胞菌。在临床使用青霉素的头 2 年内，金黄色葡萄球菌便进化出了合成青霉素酶的能力。耐青霉素酶的青霉素类药物，如甲氧西林、萘夫西林、双氯西林可抵抗这些早期的 β-内酰胺酶。腺苷转移酶能灭活氨基糖苷类药物。

青霉素结合蛋白的改变可以使受体位点发生改变，这是一组与青霉素有不同亲和力的蛋白。它们又被称为转肽酶，是肽多糖交联必需的酶类，而肽多糖是合成细菌细胞壁的必要组成部分。由 *mecA* 基因编码的青霉素结合蛋白的微小改变，降低了它们对包括耐青霉素酶的青霉素在内的 β-内酰胺环的亲和力，但仍保留转肽酶功能。这种结果通常被称为甲氧西林耐药，耐甲氧西林金黄色葡萄球菌（methicillin-resistant *S. aureus*，MRSA）是最广为人知的例子。然而，肺炎链球菌和多血链球菌也可携带 *mecA* 基因，从而产生了高水平的青霉素耐药性。

表 8-3 列出了目前推荐的对社区获得性 MRSA 感染的抗生素治疗方案。注意切开引流和适时去除病因是最重要的治疗方法。该表也考虑到了 *vanA* 基因的传递能赋予细菌耐万古霉素的特性。对于耐万古霉素的金黄色葡萄球菌（VRSA），可根据每一患者的药敏试验，推荐使用利奈唑胺、特拉万星和达托霉素，如果可能，上述药物可与头孢洛林或苯唑西林联合使用。

膜孔蛋白是细菌的一种跨膜柱状蛋白，较大的和带电荷的分子能经过此通道进入细胞内部。β-内酰胺类和氟喹诺酮类抗生素可通过膜孔蛋白进入革兰氏阴性细菌体内，当膜孔蛋白的编码基因发生适当的突变时，这些抗生素就被排除在细菌之外了。肺炎克雷伯菌是携带这种抗生素耐药机制的头颈部病原体。

表 8-3 社区获得性 MRSA 的抗生素治疗

门诊患者，免疫力健全*	发热患者，免疫力健全	菌血症，脓毒症，心内膜炎
TMP/SMX-DS（160~320mg po bid）	万古霉素或利奈唑胺（IV）	万古霉素↔达托霉素（IV）
多西环素或米诺环素（100mg po bid）		达托霉素+萘夫西林，苯唑西林，或头孢洛林或特拉万星（IV）
克林霉素（300~450mg po tid）		利奈唑胺（抑菌）（po 或 IV）

bid，一天两次；IV，静脉注射；MRSA，耐甲氧西林金黄色葡萄球菌；po，口服；tid，一天三次；TMP/SMX-DS，甲氧苄啶-复方磺胺甲基异噁唑，两倍浓度；↔，先用一种，数天后转变为另一种；

* 如果有脓肿，切开引流是最重要的；如果很复杂，2~3 天后转用万古霉素。

基因 *tetA* 和 *erm* 编码主动外排泵，可清除细菌内部的四环素和红霉素。这些蛋白与细胞结合，将抗生素分子排到外部环境中。它们主要存在于肠道菌群中。

耐多药菌株肺炎链球菌、肠球菌、葡萄球菌和嗜血杆菌越来越多地被从头颈部感染中培养分离出来。肺炎克雷伯菌也是头颈部感染的常见病原菌；最近发现 8% 的肺炎克雷伯菌能合成超广谱 β-内酰胺酶，该酶具体被称为肺炎克雷伯菌碳青霉烯酶和新德里金属蛋白酶-1，均表现出高水平的抗生素耐药性。肠球菌属于口咽部固有菌群，最近发现它能传递 *VanA* 基因，使得 MRSA 对耐万古霉素产生耐药性，由此引发新的忧虑：出现了耐甲氧西林和万古霉素的金黄色葡萄球菌（methicillin and vancomycin-resistant *S. aureus*），现在简称 VRSA。高度耐药的微生物正在头颈部感染中出现。

除了对高度耐药菌使用新老抗生素外，外科医生还必须意识到并且严格执行其他感染控制措施，发挥它们在预防和治疗这些细菌感染时的重要作用。近期在美国发生的埃博拉病毒在医务人员之间的传播表明我们不仅要有个人防护设备，还必须会正确使用。框 8-2 列出了一些可帮助限制高度耐药菌传播给患者和医务人员的非抗生素措施。

由于头颈部感染的菌群中的抗生素耐药性不断增加，单独使用抗生素的保守治疗对这些感染已变得不那么有效。早期手术干预减轻感染负担、去除坏死组织以及重建正常引流通道的必要性在增加。同时，在疾病治疗过程中尽快获得细菌培养及药敏试验的临床样本，也是及时进行头颈部感染手术治疗的额外依据。

原则 4：使用现有的循证医学和指南

一般来说，由专业协会提供的指南通常是专家小组的共识，他们必须在缺乏有说服力和有效的科学数据的情况下提出建议。由于我们缺乏证据，这些指南是必要的，但它们对临床医生提供指导的可靠性等级下降了。

框 8-2 高度耐药菌的非抗生素措施

1. 洗手。
2. 使用隔离措施和细致的无菌技术。
3. 限制护理人员数量。
4. 消灭细菌定植的部位或使之最小化（如：呼吸机等设备、导管、静脉置管、外固定装置）。
5. 尽量减少通过设备转运患者。
6. 尽量减少特殊监护病房的住院时间，如重症监护室。
7. 定期的、临时关闭和消毒整个病房。

一个典型的例子是美国骨科学会（AAO）和美国牙科协会（ADA）在 2007 年发表的关于预防晚期假体关节感染的联合建议[13]。2009 年，美国骨科医师协会发布了一份在线咨询报告，与之前的指南相矛盾[14]。2012 年，AAO 和 ADA 再次发布了与 2007 年和 2009 年发布的指南相矛盾的联合指南[15]。结果是在临床医生和患者中引起了很大的混淆。目前的现状是，在牙科治疗中是否使用抗生素预防后期人工关节感染，取决于临床医生和患者的判断，这表明现有的科学证据，由于并非是结论性的，因而不支持预防性使用抗生素。

最近两项病例对照研究比较了牙科治疗后预防性使用抗生素和不预防性使用抗生素对晚期人工关节感染率的影响。研究结果证明了现有科学数据的不足之处。两项研究均未发现两组之间的晚期人工关节感染率存在显著性差异[16,17]。在 Skaar 等[16]的研究中，没有可用的细菌培养数据来提示晚期关节感染的可能来源，因此非牙源性的病例不能与可能由口腔致病菌引起的关节感染病例相区别。在 Berbari 等人[17]的研究中，只有所有类型的病原菌引起的晚期假关节感染病例才具有统计学意义，其中 58% 是由葡萄球菌引起的。当对可能由口腔致病菌引起的病例单独进行分析时，没有充分的统计学效力得出任何结论。作为临床医生的实际问题，不能指望指南所推荐的预防性使用阿莫西林或克林霉素能预防由葡萄球菌（人工关节感染最常见的致病菌）引起的人工关节感染，因为葡萄球菌一般对阿莫西林和克林霉素耐药。该领域现有的科学文献不断进行再评估是外科医生获得目前最佳治疗方案的最好途径。

原则 5：经验性使用最窄谱的抗生素有效对抗最可能的病原体

当有临床指征时，可在细菌培养和药敏试验结果出来之前，采用经验性抗生素治疗。根据头颈部不同感染最可能由哪种病原菌导致的应用知识，临床医生可在等待细菌培养和药敏试验结果期间，针对病原体尽可能选择窄谱的抗生素进行治疗。

图 8-1 显示 1 例采用狄诺塞麦治疗转移性乳腺癌的女性患者，在拔牙后 4 个月发生药物相关性上颌骨骨坏死。右上颌慢性疼痛，附着龈和牙槽黏膜上有多处引流窦道（图 8-1A）。灰黑色的死骨暴露于口腔（图

8-1B)。摘除死骨(图 8-1C)导致上颌窦暴露,可见炎性上颌窦黏膜及窦内脓性分泌物。由于可能存在黑色素性口腔厌氧菌,如产黑色素普氏菌,加上上颌窦的暴露和感染,阿莫西林-克拉维酸作为首选的经验性抗生素。细菌培养发现草绿色链球菌和口腔革兰氏阴性厌氧菌,它们对阿莫西林-克拉维酸敏感。由于存在骨创感染,持续使用该抗生素 6 周,手术缺损成功闭合,无口腔上颌窦瘘,疼痛也得以缓解(图 8-1D)。

表 8-4 列出了与各种头颈部感染相关的常见病原菌以及针对性的经验性抗生素。

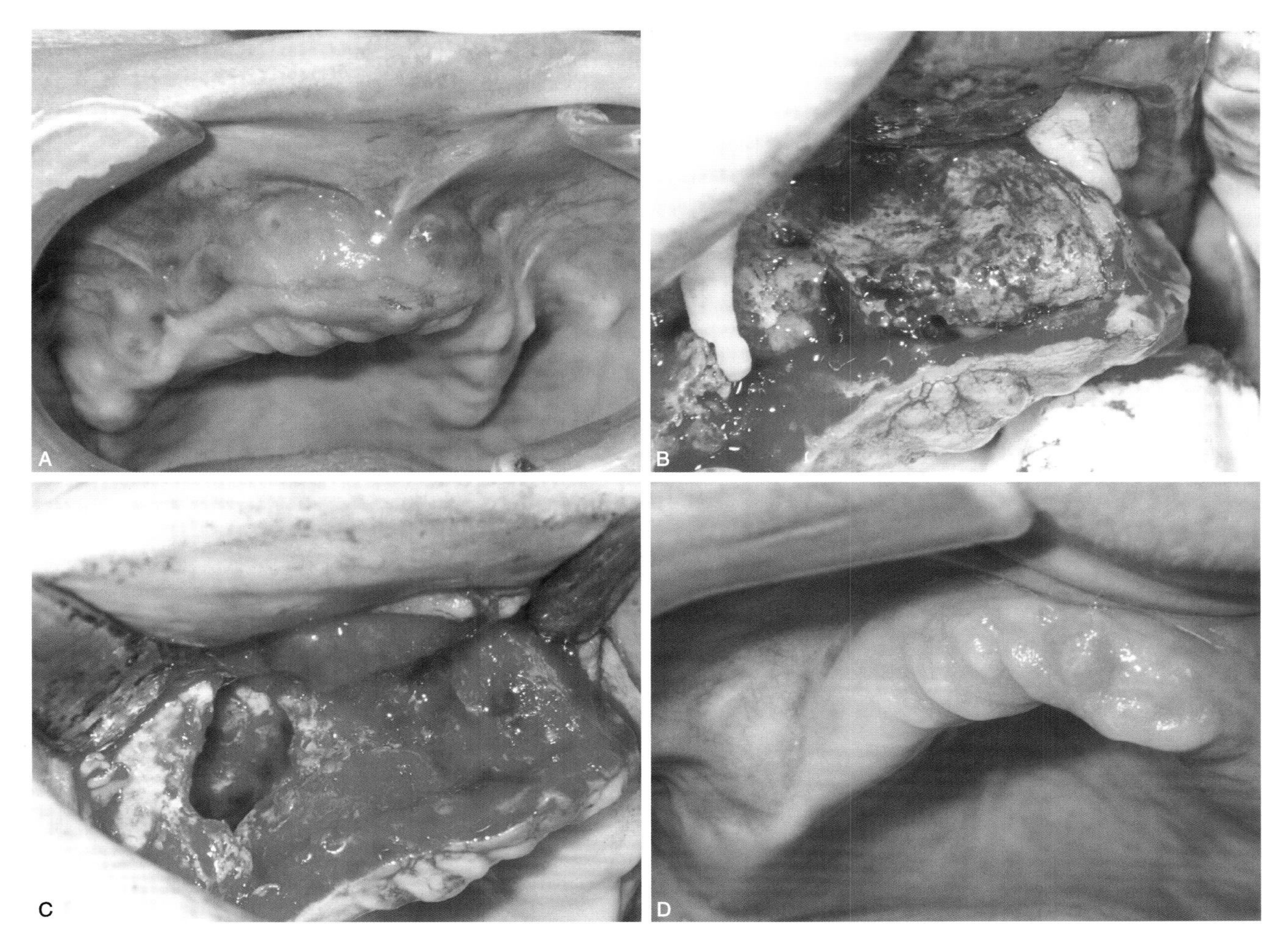

图 8-1　药物相关性颌骨坏死,之前曾使用地诺单抗治疗转移性乳腺癌。A. 双侧上颌骨前部黏膜红肿,并有多处引流窦道。B. 暴露上颌牙槽突,可见坏死骨呈灰黑色,提示黑色素性口腔厌氧菌感染。C. 切除上颌骨前部病变,导致上颌窦大范围暴露。D. 清创 6 个月后成功愈合

表 8-4　头颈部感染的主要病原菌和针对性选择的经验性抗生素

感染类型	分期	微生物	经验性抗生素
急性坏死性溃疡性龈炎		奋森螺旋体,头颈部厌氧菌(消化链球菌、普雷沃菌、卟啉单胞菌、梭形杆菌属)	青霉素+甲硝唑、克林霉素
咬伤	猫(80%感染)	多杀巴斯德菌、金黄色葡萄球菌、链球菌、奈瑟菌、莫拉菌	阿莫西林-克拉维酸,头孢呋辛(避免头孢氨苄-多杀巴斯德菌耐药),多西环素
	狗(仅 5%感染)	犬巴斯德菌、金黄色葡萄球菌、链球菌、梭形杆菌、犬咬二氧化碳嗜纤维菌	阿莫西林-克拉维酸,克林霉素+FQ(成人),克林霉素+TMP/SMX(儿童)

表 8-4 头颈部感染的主要病原菌和针对性选择的经验性抗生素(续)

感染类型	分期	微生物	经验性抗生素
	人	牙源性化脓菌(见下文),金黄色葡萄球菌、表皮葡萄球菌(凝固酶阴性的葡萄球菌)	阿莫西林-克拉维酸(早期,没有临床感染),BL/BLI(IV)或头孢西丁(感染),克林霉素+FQ,或TMP/SMX(感染)
脑脓肿	鼻源性(来自邻近鼻旁窦)	链球菌,头颈部厌氧菌(消化链球菌、普雷沃菌、卟啉单胞菌、梭形杆菌),肠杆菌、金黄色葡萄球菌	头孢噻肟或头孢曲松+甲硝唑,青霉素G+甲硝唑
蜂窝织炎,面部(丹毒)		链球菌,金黄色葡萄球菌,肺炎链球菌	万古霉素、达托霉素、利奈唑胺
颈淋巴结炎	猫抓病	汉赛巴尔通体	阿奇霉素或无治疗(2~6个月自发消失)
	分枝杆菌	结核分枝杆菌(淋巴结核),鸟分枝杆菌(尤其是伴随HIV),非典型分枝杆菌	根据吸取液中需氧、厌氧、分枝杆菌C的革兰氏染色和抗酸染色结果,指导治疗方案
	非特定的	GABHS,金黄色葡萄球菌,厌氧菌	根据吸取液中需氧、厌氧、分枝杆菌C的革兰氏染色和抗酸染色结果,指导治疗方案
颈深部脓肿(咽旁、咽后、气管前、纵隔间隙)		牙源性化脓菌(见下文),坏死性筋膜炎菌群(见下文)	BL/BLI(IV),克林霉素+甲硝唑,莫西沙星,如果怀疑坏死性筋膜炎,等待C&S期间用碳青霉烯类+万古霉素
会厌炎	成人	GABHS、流感嗜血杆菌、牙源性化脓菌(见下文)	头孢噻肟或头孢曲松+万古霉素,左氧氟沙星+克林霉素(仅在危及生命的青霉素过敏)
	儿童	流感嗜血杆菌、GABHS、肺炎链球菌、金黄色葡萄球菌、病毒	头孢噻肟或头孢曲松+万古霉素,左氧氟沙星+克林霉素(仅在危及生命的青霉素过敏
霉菌感染	黏膜的或弥漫性的	念珠菌属	卡泊芬净,米卡芬净,或阿尼芬净;氟康唑或伏立康唑,两性霉素B(各种剂型)
	腔窦	曲霉菌属、根霉菌属(毛霉菌属)	伊曲康唑,脂质体两性霉素B,泊沙康唑
	软组织	组织胞浆菌属、芽生菌属	脂质体两性霉素B,两性霉素B,氟康唑或伊曲康唑
颈静脉腐败性血栓性静脉炎(Lemierre 综合征)		坏死性梭形杆菌、其他梭形杆菌,牙源性化脓菌(见下文)	BL/BLI(IV),头孢曲松+甲硝唑,克林霉素(避免大环内酯类,梭杆菌对其耐药)
乳突炎	急性,首次发病	肺炎链球菌,流感嗜血杆菌,卡他莫拉菌	抗生素治疗前做C&S,头孢曲松,左氧氟沙星
	慢性或复发性	肺炎链球菌,流感嗜血杆菌,卡他莫拉菌,金黄色葡萄球菌、铜绿假单胞菌,厌氧,真菌	抗生素治疗前做C&S,BL/BLI(IV)+万古霉素,环丙沙星+万古霉素

表 8-4　头颈部感染的主要病原菌和针对性选择的经验性抗生素(续)

感染类型	分期	微生物	经验性抗生素
坏死性筋膜炎		GABHS,多种微生物(头颈区域内口腔和腔窦的病原体),梭菌属、MRSA	碳青霉烯类+万古霉素,等待C&S结果
牙源性、蜂窝织炎、脓肿		草绿色链球菌组(尤指中间型链球菌、咽峡炎链球菌和星座链球菌),头部和颈部的厌氧菌(消化链球菌、普雷沃菌、卟啉单胞菌、梭形杆菌)	BL/BLI,克林霉素,莫西沙星
颌骨骨髓炎	急性	牙源性化脓菌(见上文),金黄色葡萄球菌和创伤皮肤菌群,血红蛋白病中的沙门菌(如镰状细胞病)	抗生素治疗前做 C&S、BL/BLI、克林霉素、莫西沙星、万古霉素、FQ 在血红蛋白病
	慢性	放线菌属	氨苄西林、青霉素、多西环素、头孢曲松、克林霉素、大环内酯类
中耳炎	急性	病毒、肺炎链球菌、流感嗜血杆菌、卡他莫拉菌	如果过去一个月内未用抗生素,那么用阿莫西林;如果最近有用抗生素,那么用阿莫西林-克拉维酸;头孢呋辛、头孢地尼、头孢泊肟或头孢丙烯
	经鼻气管插管>48 小时	假单胞菌属、克雷伯菌属、肠杆菌属	头孢他啶、头孢吡肟、碳青霉烯类,BL/BLI(IV),环丙沙星
	治疗失败 3 天后:(考虑鼓膜穿刺术)	耐药性肺炎链球菌可能	如果在过去一个月或前 3 天没有抗生素,那么用阿莫西林-克拉维酸高剂量,或头孢呋辛、头孢地尼、头孢泊肟或头孢丙烯。如果在过去一个月前的抗生素,那么用头孢曲松、克林霉素
腮腺炎	冷(无触痛)	肉芽肿性疾病(分枝杆菌、结节病、舍格伦综合征);腮腺肥大(糖尿病、艾滋病);肿瘤(40%恶性);药物(碘化物等)	治疗采用好氧、厌氧穿刺抽吸,和结核分枝杆菌 C 克和抗酸染色
	热(红,疼痛,发炎)	金黄色葡萄球菌,GABHS,草绿色链球菌组(尤指中间型链球菌、咽峡炎链球菌和星座链球菌),头颈部厌氧菌(消化链球菌、普雷沃菌、卟啉单胞菌、梭形杆菌)	治疗采用好氧、厌氧穿刺抽吸,和结核分枝杆菌 C 克和抗酸染色
咽炎、扁桃体炎	渗出性或弥漫性红斑	GABHS,病毒,链球菌,梭形杆菌,淋病奈瑟菌	青霉素 V、头孢地尼或头孢泊肟、克林霉素;淋病:头孢曲松+阿奇霉素或多西环素
	膜性咽炎	白喉棒状杆菌	红霉素或青霉素 G+白喉抗毒素
	扁桃体周脓肿	坏死性梭形杆菌、GABHS、链球菌	BL/BLI(IV)、头孢曲松钠+甲硝唑、克林霉素(避免大环内酯类;梭杆菌耐药)

表 8-4 头颈部感染的主要病原菌和针对性选择的经验性抗生素(续)

感染类型	分期	微生物	经验性抗生素
	水泡性溃疡	柯萨奇病毒、肠病毒、单纯疱疹病毒	单纯疱疹:阿昔洛韦
鼻窦炎	急性(抗生素仅用于发热,剧烈疼痛,脓性分泌物;症状持续 10 天以上;抗生素治疗失败)	肺炎链球菌、流感嗜血杆菌、卡他莫拉菌;头颈部厌氧菌(消化链球菌、普雷沃菌、卟啉单胞菌、梭形杆菌);GABHS;病毒;金黄色葡萄球菌	BL/BLI、克林霉素、头孢泊肟、FQ(仅成人)、多西环素(仅成人)
	慢性	头颈部厌氧菌	耳鼻咽喉科咨询
	真菌(尤其糖尿病)	曲霉属菌、根霉属菌(毛霉属菌)	伊曲康唑、两性霉素 B 脂质体,泊沙康唑
	院内感染(特别是插管)	肠杆菌(尤指假单胞菌、不动杆菌、大肠杆菌)、金黄色葡萄球菌、念珠菌属	去除鼻腔内气管插管;通过鼻窦穿刺作 C&S;碳青霉烯类抗生素+万古霉素;头孢他啶或头孢吡肟+万古霉素;对念珠菌或其他酵母菌用氟康唑

BL/BLI,β-内酰胺类抗生素+β-内酰胺酶抑制剂;C&S,细菌培养和药敏试验;FQ,氟喹诺酮类;GABHS,A 组 β-溶血性链球菌;HIV,人类免疫缺陷病毒;IV,静脉注射;MRSA,耐甲氧西林金黄色葡萄球菌;TMP/SMX,甲氧苄啶+磺胺甲基异噁。

在鼻-鼻窦炎中,随着时间推移,感染病原体从病毒到需氧菌,再进展为厌氧菌(图 8-2)。由于大多数急性鼻窦感染在早期阶段由病毒引起,抗细菌药物治疗通常无效,除非在发病 7~10 天后出现发烧、面部肿胀、鼻腔脓性分泌物和剧烈疼痛。急性细菌性鼻-鼻窦炎最常见的致病菌是肺炎球菌、流感嗜血杆菌和卡他莫拉菌。一般情况下,大剂量的阿莫西林-克拉维酸对这些呼吸道病原体是有效的,而且它对肠道菌群的影响要比其他有效抗生素小得多。

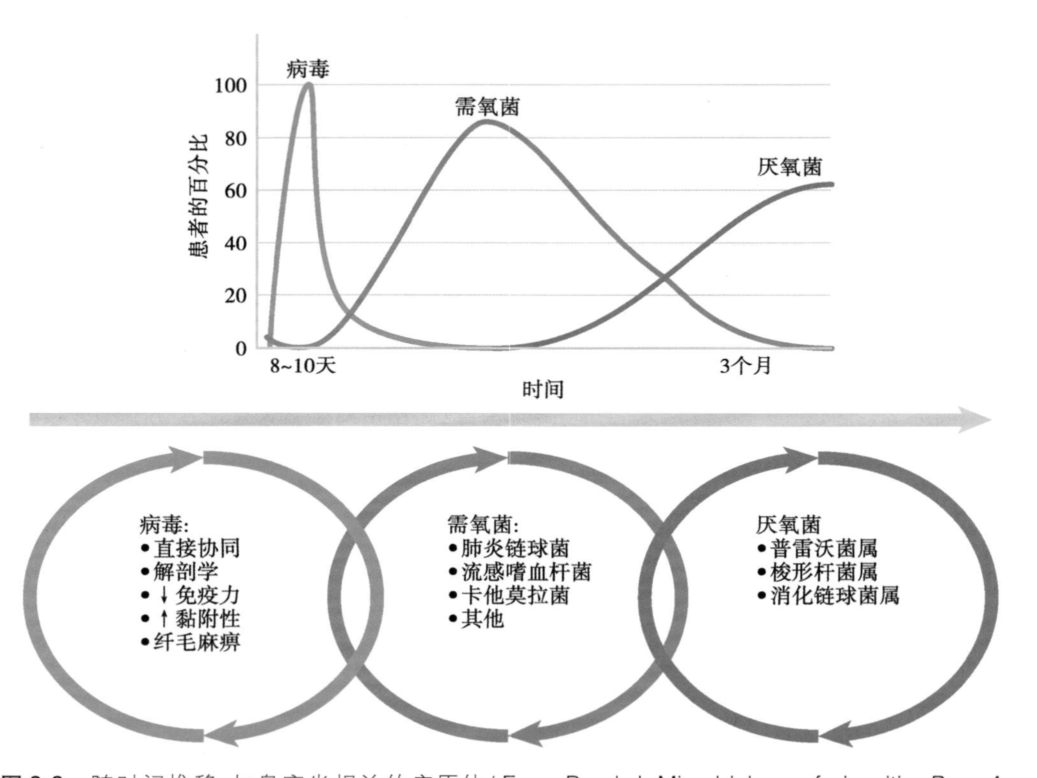

图 8-2 随时间推移,与鼻窦炎相关的病原体(From Brook I: Microbiology of sinusitis, *Proc Am Thorac Soc* 81:90-100, 2011.)

由于这一原因，美国传染病学会的实践指南推荐阿莫西林-克拉维酸作为治疗成人和儿童急性鼻窦炎的一线抗生素，它导致耐药菌产生的风险也较低[18]。此外，对于可能携带耐药菌群的患者，如存在极端年龄、近期抗生素治疗、近期住院、免疫功能低下或严重的共病，该指南推荐多西环素、左氧氟沙星、莫西沙星和头孢克肟+克林霉素作为二线抗生素。

首次使用抗生素应选择一线抗生素，而不是二线抗生素，可降低抗生素耐药性和毒性。另一方面，如果开始就使用多西环素或氟喹诺酮，对急性鼻窦炎患者来说，可能会导致不必要的胃肠道菌群改变；而头孢克肟加克林霉素可能会对头颈部厌氧菌造成不必要的攻击。除此之外，头孢菌素一般有利于体内肠球菌的生长，而这些微生物倾向于将抗生素耐药基因传递给其他菌种。肠球菌是口咽部的固有菌群。在其他抗生素中，克林霉素可能导致艰难梭菌引起二重感染，从而出现抗生素相关性的结肠炎。

除了增加抗生素耐药菌株的环境选择压力，广谱抗生素的使用还会增加药理学毒性。例如，多西环素可导致光敏性、肝毒性，对发育中的儿童还可引起永久性的牙齿着色。氟喹诺酮类药物可使心电图 QT 间期延长，诱发扭转型室速（一种可致死性的多形性室性心动过速）。在合用多种其他药物的情况下，这种风险进一步增加，包括常用于治疗抑郁症的选择性 5-羟色胺再摄取抑制剂。

广谱抗生素通常也更昂贵。在一个全国性的连锁药店，阿莫西林-克拉维酸（875mg，2 次/d）一周的处方用量，费用约为 50 美元，而莫西沙星 1 周的费用（400mg，1 次/d）超过 150 美元。

由于上述原因，使用有效的窄谱抗生素可减少耐药菌产生，降低了药物毒性和成本。

原则 6：考虑药物相互作用，使用毒性最小的抗生素

尽管青霉素类药物被认为是最古老的抗生素家族，但它们是毒性最小、也是最有效的抗生素，尤其是对头颈部病原菌。虽然使用青霉素导致致死性过敏性休克的发生率为 0.002%，但大多数此类风险可通过详细询问病史加以避免[19]。其他罕见的青霉素毒性包括血小板减少症和其他血液形成元素的抑制、血清病、多形性红斑和 Stevens-Johnson 综合征。

表 8-5 列出了头颈部感染常用的抗生素及其显著的药理学特性。主要抗生素家族的相对毒性通常按严重程度由低到高排名如下：头孢菌素类、青霉素类、林可酰胺类（克林霉素）、大环内酯类（红霉素）、利奈唑胺类、碳青霉烯类、糖肽类（万古霉素）和氨基糖苷类。头孢菌素类胃肠道耐受性良好，与同属 β-内酰胺类的青霉素相比，出现过敏反应的概率显著降低。林可酰胺类，以克林霉素最为常用，除了胃肠不适和抗生素相关性结肠炎外，一般情况下，有较好的全身耐受性。大环内酯类普遍存在胃肠道反应，易与多种药物发生相互作用，特别是那些与大环内酯类药物竞争肝微粒体酶 CYP3A4 的药物。利奈唑胺是新型肽类抗生素家族的成员，它的耐受性良好，除了对肾上腺素、选择性 5-羟色胺再摄取抑制剂和单胺氧化酶抑制剂等 5-羟色胺类药物敏感性增加以外。这些 5-羟色胺类药物会导致 5-羟色胺综合征，表现为意识错乱、出汗、发热和震颤。碳青霉烯类药物，如亚胺培南、美罗培南和厄他培南，可导致癫痫发作，中毒性表皮反应如多形性红斑，Stevens-Johnson 综合征以及骨髓抑制。糖肽类药物，如万古霉素和替考拉宁，有肾毒性和耳毒性，在治疗过程中需密切监测血药浓度。氨基糖苷类抗生素，如庆大霉素，有神经毒性、肾毒性、耳毒性，它们可增加或延长神经肌肉阻滞，可引起粒细胞缺乏症和中毒性表皮反应。

在抗生素家族中，有些抗生素比其他的更安全，但至少还具有相同的效果。例如，在头孢菌素类药物中，头孢曲松和头孢他啶均能跨过血脑屏障，这在头孢菌素中并不常见。另一方面，头孢曲松与胆盐沉积有关，而头孢他啶则没有。在大环内酯类药物中，红霉素和克拉霉素都与其他药物存在多种相互作用，这些药物也被 CYP3A4 所代谢。一般来说，这些相互作用会导致另一只药物的血清浓度增加，引起这一药物的毒性。最好的例证是在服用大环内酯类药物期间，由于茶碱水平升高引起癫痫发作和由于华法林水平升高引发出血。另一方面，阿奇霉素不能被 CYP3A4 代谢，因此，它的药物相互作用比其他大环内酯类抗生素少得多。在碳青霉烯类药物中，高剂量但仍在治疗剂量范围内的亚胺培南能引起癫痫发作，而美罗培南在治疗剂量上很少导致癫痫发作。

我们对抗生素相关性结肠炎（现在称为艰难梭菌结肠炎）的了解，由于对艰难梭菌所合成的致病性外毒素的认识，有了显著的进展。虽然许多抗生素与这种并发症有关，但氨苄青霉素和克林霉素是最典型的相关因素，重要的是对可能发生这种并发症的患者特点要有所认识，相关危险因素列在框 8-3 中。艰难梭菌结肠炎的临床表现包括每天 5 次或更多次的血便或黏液样便，腹部绞痛，以及发热。结肠镜检查，可见结肠黏膜出现脱落。诊断试验是对粪便样本进行艰难梭菌外毒素的检测。连续检测三次均为阴性，则结果为阴性。

表 8-5　头颈部感染常用抗生素的药理学

抗生素	抗菌谱	剂量*	作用方式	副作用	说明
青霉素 V	口腔链球菌，口腔厌氧菌；耐药：葡萄球菌属、肠道菌群、脆弱拟杆菌	500mg qid 儿童：25~50mg/(kg·d)	杀菌作用；干扰生长期细菌的细胞壁的合成	过敏可引起过敏性休克（约0.05%）；罕见胃肠道功能紊乱；耐药菌可导致二重感染；3%的患者出现皮疹，4%血清病	比 IV 青霉素 G 产生的血压更低；由肾脏排出体外；饭前给使用
阿莫西林（半合成青霉素）	口腔链球菌，口腔厌氧菌，放线菌； 耐药：葡萄球菌、假单胞菌属	500mg tid，875mg bid，1 000mg qd；儿童：20~25mg/(kg·d)	杀菌作用；干扰生长期细菌的细胞壁的合成	过敏可引起过敏性休克；抗生素相关性结肠炎最常见的原因；10%的患者腹泻	对口腔链球菌不如青霉素 V 有效；对口腔厌氧菌更有效
阿莫西林+克拉维酸（力百汀）	口腔链球菌，口腔厌氧菌，放线菌； 耐药：葡萄球菌、肠道革兰氏阴性杆菌、流感嗜血杆菌	500mg tid，875mg bid，2 000mg bid；儿童：20~40mg/kg/天；2 000mg bid（高剂量）	杀菌作用；干扰他们的生长期细菌的细胞壁的合成；克拉维酸能抑制由葡萄状球菌和一些革兰氏阴性杆菌产生的青霉素酶	过敏可引起过敏性休克；抗生素相关性结肠炎常见的原因；9%的患者腹泻；一日两次给药少用（少克拉维酸）	对 MRSA 无效；对葡萄球菌，口腔厌氧菌和肠道菌群的覆盖面增加
阿奇霉素（希舒美）	一些口腔链球菌，HIV 阳性患者的非典型病原体； 耐药：大多数葡萄球菌、脆弱拟杆菌、梭形杆菌	第 1 天 500mg，第 2~5 天 250mg/d；儿童：第 1 天 10~12mg/kg，第 2~5 天 5mg/(kg·d)	杀菌或抑菌作用；干扰细菌生长期的蛋白质合成；体外数据显示吞噬细胞主动吸收抗生素可扩大对致病菌的覆盖面	胃肠道紊乱比其他大环内酯类少见；延长 QT 间期	药物相互作用比其他大环内酯类少见；吞噬细胞中的浓度是血清浓度的 15 倍
克林霉素（氯洁霉素）	口腔链球菌，一些葡萄球菌，厌氧菌； 耐药：肠道菌群、啮蚀艾肯菌	150~600mg qid； 儿童：15~30mg/(kg·d)	杀菌或抑菌作用；干扰蛋白质合成	艰难梭菌结肠炎的常见原因	不能跨越血脑屏障；一些链球菌正变得耐药
头孢氨苄（先锋霉素Ⅳ；第一代头孢菌素）	链球菌； 耐药：口腔厌氧菌、肠道菌群、脆弱拟杆菌	500mg qid 儿童：25~50mg/(kg·d)	杀菌作用；干扰生长期细菌细胞壁的合成	过敏反应：可能会与那些对青霉素类过敏的患者发生交叉反应	以可预知的方式不跨越血脑屏障
头孢地尼（头孢地尼；第三代头孢菌素）	链球菌，口腔厌氧菌； 耐药：葡萄球菌	300mg bid，600mg qd 儿童：14mg/(kg·d)	杀菌作用；干扰生长期细菌的细胞壁的合成	过敏反应：可能会与那些对青霉素过敏的患者发生交叉反应	以可预知的方式不跨越血脑屏障
头孢曲松（罗氏芬；第三代头孢菌素）	链球菌，口腔厌氧菌； 耐药：葡萄球菌	仅注射用药，1~2g qd 儿童：50mg/(kg·d)	杀菌作用；干扰生长期细菌的细胞壁的合成	过敏反应：可能会与那些对青霉素过敏的患者发生交叉反应；胆盐沉积	可跨越血脑屏障

表 8-5 头颈部感染常用抗生素的药理学(续)

抗生素	抗菌谱	剂量*	作用方式	副作用	说明
甲硝唑(灭滴灵)	仅针对专性厌氧菌; 耐药:所有的兼性和需氧菌	500mg qid 儿童>1岁:30mg/(kg·d),4剂	杀菌作用;干扰叶酸代谢	金属味;戒酒硫样作用;大鼠致癌物;仅在有指征时使用	跨血脑屏障,可与其他抗生素一起使用
莫西沙星(拜复乐)	口腔链球菌和厌氧菌,啮蚀艾肯菌,放线菌,脆弱拟杆菌,葡萄球菌,包括一些MRSA,多数肠道菌群; 耐药:肠球菌,铜绿假单胞菌	400mg qd 儿童或孕妇禁用	杀菌作用;干扰 DNA 合成	可能延长 QT 间期,特别是当与奎尼丁、普鲁卡因胺、胺碘酮、索他洛尔、或其他药物,或降血钾药物合用	对儿童和孕妇有软骨毒性;可能导致跟腱断裂;精神朦胧和减少活力
利奈唑胺(斯沃)	MRSA,链球菌,耐万古毒素的肠球菌; 耐药:肠杆菌属	600mg bid 儿童:30mg/(kg·d),3剂	对链球菌具有杀菌作用;对葡萄球菌、肠球菌具有抑菌作用;干扰蛋白质的合成	肾上腺素过敏;骨髓抑制;5-羟色胺综合征;Stevens-Johnson 综合征;癫痫发作	每周监测 CBC;监测血压预防高血压;可能对胎儿有毒(证据不充分)
亚胺培南-西司他丁(亚胺培南/西司他丁钠)	葡萄球菌,链球菌,厌氧菌,肠杆菌属; 耐药:ESBL 克雷伯菌属	500mg~1g IV q6~8h 儿童:60~100mg/(kg·d),4剂	杀菌作用;干扰生长期细菌的细胞壁合成	可能会与那些对青霉素过敏的患者发生交叉反应;大剂量可诱发癫痫发作;骨髓抑制;肝毒性	美罗培南减少癫痫发作的可能;西司他丁抑制亚胺培南经肾排泄
万古霉素(万古霉素)	葡萄球菌,包括 MRSA,链球菌,肠球菌; 耐药:革兰氏阴性菌	125~250mg IV 儿童:10~15mg/kg bid 老年人和肾衰竭患者可调整剂量	杀菌作用;抑制细胞壁和 RNA 合成	肾毒性,神经毒性,耳毒性,特别是与氨基糖苷类合用时;快速输入时会导致脸红及低血压;如果渗透至组织会导致坏死	动物妊娠风险;监测血清水平的波峰和波谷
庆大霉素	链球菌、肠杆菌属	1~1.7mg/kg IM/IV q8h 儿童:2.5mg/kg IV/IM q8h	杀菌作用;作用于 30S 核糖体,抑制蛋白质合成	肾毒性、神经毒性、耳毒性;神经肌肉阻滞,特别是与其他神经肌肉阻滞剂合用时	根据血清水平的波峰和波谷调整剂量;对胎儿有肾毒性,神经毒性,和耳毒性

bid,每日两次;CBC,全血细胞计数;ESBL,超广谱 β-内酰胺酶;IM,肌内注射;IV,静脉注射,MRSA,耐甲氧西林金黄色葡萄球菌;qd,每日一次;tid,每日三次;qid,每日四次;TMP/SMX-DS,甲氧苄啶+磺胺甲基异噁唑,两倍浓度;↑,增加。

* 剂量是指口服,除非另有说明。

框 8-3 顽固梭菌结肠炎的危险因素

1. 长期抗生素治疗	5. 炎症性肠病
2. 胃肠道手术	6. 癌症化疗
3. 住院患者	7. 肾病
4. 女性	

有一种亚型的艰难梭菌结肠炎（占 1%～3%）称为暴发性艰难梭菌结肠炎。其表现为急腹症突然发作，白细胞计数大于 18×10^9/L[3]、高热和血流动力学不稳定。这种急症的危险因素包括年龄超过 70 岁，先前艰难梭菌感染和使用抗蠕动药物[20]。对于暴发性艰难梭菌结肠炎，早期诊断和治疗是降低死亡率的关键，对那些药物治疗无效，或多器官衰竭或发展为肠穿孔的患者，应尽早手术干预（48 小时内）。最常用的手术方法是开腹全结肠切除术，即便如此，死亡率仍高达 40% 以上。一个新的方法，转流回肠造口术联合结肠灌洗可将死亡率降低到 20% 以内[21]。

对于多种抗生素可能会干扰口服避孕药的有效性，一直存在相当大的争议，自 20 世纪 80 年代以来，很少有新的证据。据说，主要用于肺结核治疗的利福平与意外怀孕具有最强的相关性[22]。其他监测性研究发现青霉素类、四环素类和磺胺甲基异噁唑与突发性出血和意外怀孕有关[23]。据推测，可能的原因在于雌激素和抗生素在肝微粒体的药物代谢过程存在竞争。作为一个实际问题，临床医生可建议口服避孕药的患者在抗生素治疗结束后的剩余月经周期中，使用备用的节育方法。

表 8-6 列出了由美国食品药品管理局指定的抗生素对妊娠和儿童的风险分级。

表 8-6 抗生素对妊娠和儿童的风险分级

抗生素	妊娠风险分级	妊娠风险
青霉素类		
青霉素 G 和 V	B	
氨苄西林	B	
阿莫西林	B	
阿莫西林/克拉维酸	B	
替卡西林/克拉维酸	B	
头孢菌素类		
头孢氨苄	B	
头孢唑啉	B	
头孢呋辛	B	
头孢地尼	B	
头孢噻肟	B	
碳青霉烯类		
亚胺培南	C	根据需要调整剂量
美罗培南	B	可导致猴自发流产
大环内酯类		
红霉素	B	
克拉霉素	C	流产风险增加
阿奇霉素	B	小鼠和猴胎儿缺陷
抗厌氧菌		
克林霉素	B	
甲硝唑	B	
氟喹诺酮类		18 岁以下的儿童禁用
环丙沙星	C	生长期大鼠软骨毒性
莫西沙星	C	生长期大鼠软骨毒性
氨基糖苷类		
庆大霉素	D	人类胎儿耳毒性
抗真菌药		
氟康唑	D	高剂量致畸
伊曲康唑	C	高剂量致畸
伏立康唑	D	高剂量致畸
卡泊芬净	C	动物胎儿毒性
两性霉素 B 制剂	B	
其他		
万古霉素	C	人类胎儿潜在的耳毒性
达托霉素	B	
四环素类	D	牙齿着色，12 岁以下儿童禁用
多西环素	D	牙齿着色，12 岁以下儿童禁用
利奈唑胺	C	啮齿类动物胎儿毒性
甲氧苄啶+磺胺甲基异噁唑	C	腭裂风险增加

分级：A＝基于孕妇的研究，无风险；B＝动物研究无风险，人类研究证据不足，或动物毒性，但人类研究没有风险；C＝动物研究显示出毒性，人类研究证据不足，收益可能大于风险；D＝人类风险的证据，收益可能大于风险；X＝人类胎儿畸形，风险大于收益。

随着患者年龄增大以及为治疗急慢性疾病而使用的药物种类的增加，抗生素与其他同期使用的药物相互作用的频率也在增加。某些抗生素家族，特别是那些需经肝微粒体酶系统代谢的抗生素，比其他药物更容易发生药物相互作用。最常出现药物相互作用的抗生素种类是大环内酯类、氟喹诺酮类以及吡咯类抗真菌药物，如酮康唑和氟康唑。表 8-7 列出这些抗生素与其他药物的一部分相互作用。这些相互作用的总体模式是，另一种药物的血清水平升高，导致该药物的治疗效果增强，或出现药物过量导致的中毒反应。

表 8-7　抗生素与其他药物的相互作用*

抗生素	第二种药物	不良反应	机制
红霉素、克拉霉素、酮康唑、伊曲康唑	茶碱	癫痫发作、心律失常	抗生素抑制细胞色素 P450 代谢第二种药物，不含酮康唑
	西沙必利	心律失常（扭转型室性心动过速）	抗生素抑制细胞色素 P450 代谢第二种药物
	阿芬太尼	↑呼吸抑制	抗生素抑制细胞色素 P450 代谢第二种药物，不含酮康唑
	溴隐停	↑CNS 效应，低血压	抗生素抑制细胞色素 P450 代谢第二种药物
	卡马西平	共济失调，眩晕，嗜睡	抗生素抑制细胞色素 P450 代谢第二种药物
	环孢霉素	↑免疫抑制和肾毒性	抗生素抑制细胞色素 P450 代谢第二种药物
	非洛地平，其他钙通道阻滞剂	低血压，心动过速，水肿	抗生素抑制细胞色素 P450 代谢第二种药物
	甲泼尼龙、泼尼松	↑免疫抑制	抗生素抑制细胞色素 P450 代谢第二种药物
	洛伐他汀，可能其他他汀类药物	肌肉痛、横纹肌溶解	抗生素抑制细胞色素 P450 代谢第二种药物
	三唑仑，口服咪达唑仑	↑镇静深度和持续时间	抗生素抑制细胞色素 P450 代谢第二种药物
	丙吡胺	心律失常	抗生素抑制细胞色素 P450 代谢第二种药物
红霉素	克林霉素	↓抗菌作用	互相拮抗
红霉素、四环素类	地高辛	洋地黄中毒、心律失常、视力障碍、唾液分泌过多	抗生素杀死在肠道代谢地高辛的迟缓真杆菌
红霉素、克拉霉素、甲硝唑	华法林，茴茚二酮	↑抗凝作用	抗生素干扰第二种药物的代谢
四环素、头孢孟多、头孢替坦、头孢哌酮、磺胺类、氨基糖苷类	华法林，茴茚二酮	↑抗凝作用	抗生素杀死合成维生素 K 的肠道菌群，维生素 K 能拮抗第二种药物；维生素 K 摄入不足也是因素
甲硝唑、头孢菌素类	酒精，利托那韦	脸红，头痛，心悸，恶心	抗生素抑制乙醛脱氢酶，导致乙醛聚积；利托那韦制剂含有酒精
甲硝唑	双硫仑	急性中毒性精神病	

表 8-7 抗生素与其他药物的相互作用*(续)

抗生素	第二种药物	不良反应	机制
甲硝唑,四环素类	锂盐	锂中毒:意识错乱、共济失调、肾损害	抗生素抑制锂经肾脏排泄,四环素的相互作用机制尚未阐明
四环素类,氟喹诺酮类	二价和三价阳离子(牛奶、抗酸剂、维生素),去羟肌苷	↓抗生素的吸收	第二种药物干扰抗生素的吸收;去羟肌苷的配方中含碳酸钙和氢氧化镁缓冲液
克林霉素、氨基糖苷类、四环素类、杆菌肽	神经肌肉阻断剂	↑麻痹的深度和持续时间	由于抗生素固有的小的神经肌肉阻断作用形成的叠加效应;与克林霉素合用,在低假胆碱酯酶水平和异常肝功能测验中可见
克林霉素	红霉素	↓抗菌作用	互相拮抗
青霉素类、头孢菌素类、甲硝唑、红霉素、克拉霉素、四环素、利福平	含雌、孕激素的口服避孕药	避孕失败	通过杀灭肠道菌群干扰雌激素的肝肠循环;利福平是已被临床证明的唯一抗生素
氨苄西林,阿莫西林	别嘌呤醇	皮疹	原因不清,可能是由于患者服用别嘌呤醇引起的高尿酸血症
头孢菌素类	氨基糖苷类	↑肾毒性	叠加效应
甲氧苄啶-磺胺甲基异噁唑	噻嗪类利尿药	紫癜,老年患者出血	血小板减少
万古霉素	氨基糖苷类	↑肾毒性	叠加效应
氟喹诺酮类、磺胺类、氯霉素、氟康唑、伊曲康唑	口服降糖药	低血糖症	抗生素取代与血浆蛋白结合的第二种药物
环丙沙星、磺胺类、氯霉素、氟康唑、酮康唑、伊曲康唑	苯妥英钠	↑苯妥英钠的血清水平、意识错乱、谵妄	干扰苯妥英钠代谢
磺胺类药物	甲氨蝶呤	↑甲氨蝶呤的浓度	抗生素取代与血浆蛋白结合的甲氨蝶呤

↑,增加;↓,下降;CNS,中枢神经系统。
*仅列举了抗生素与其他药物的一部分相互作用。处方医师有责任弄清每一种所开药物的所有相互作用。

然而,经肝微粒体酶系统,特别是 CYP3A4 代谢的抗生素,如大环内酯类和氟喹诺酮类药物,当与多种药物如选择性 5-羟色胺再摄取抑制剂、胺碘酮(高级心血管生命支持药物)联合使用时,或与其他抗生素如喷他脒和大环内酯类药物联合使用,能延长心电图上的 QT 间期。这容易导致扭转性室速,并可迅速恶化为室颤。

考虑到老年人群机体抵抗力下降、常使用多种药物,发生中毒反应及药物间相互作用的可能性似乎会增加。因此,应选择毒性最小、有效的抗生素,可以最大限度地减少毒性和药物间的相互作用。

原则 7:只有在必要时才联合使用抗生素

对于大多数头颈部感染来说,尽管是由多种微生物导致的混合感染,但通常只需要选择一种抗生素来有效对抗其中最有可能的病原体即可。另一方面,对于不明原因的严重感染、单一抗生素不能有效对抗混合感染中的所有病原体,以及防止对单一抗生素产生耐药时,此时可以联合使用抗生素。

联合使用抗生素会增加药物毒性和成本,诱导耐药菌产生，并引起抗生素之间的拮抗作用。例如，万古霉素单独使用时肾毒性轻微，当它与氨基糖苷类药物，如庆大霉素合用，肾毒性会明显增加。

抗生素相互拮抗的经典例证是杀菌性与抑菌性抗生素的组合。总的来说，杀菌性抗生素对处于细菌生命周期的快速生长期和分裂期的细菌最有效，往往通过干扰细胞壁的合成来起到杀菌的作用；因此，它们的作用可被抑制细菌快速生长的抗生素所拮抗。大多数干扰蛋白质合成的抗生素可减缓细菌的生长，但不具备杀菌的作用。因此，把蛋白质合成抑制剂（如大环内酯类药物）与细胞壁合成抑制剂（如青霉素或头孢菌素）联合使用，最终的净效应是抑菌作用。表 8-8 列出了部分杀菌性和抑菌性抗生素。

表 8-8　杀菌性和抑菌性抗生素

杀菌	抑菌
β-内酰胺类	大环内酯类
青霉素类	红霉素
头孢菌素类	克拉霉素
碳青霉烯类	阿奇霉素
单环 β-内酰胺类	克林霉素
氨基糖苷类	四环素类
糖肽类	多西环素
万古霉素	替加环素
特拉万星	磺胺类抗生素
甲硝唑	
氟喹诺酮类	
环丙沙星	
莫西沙星	
达托霉素	

然而，有一些很确切的临床情况下，联合使用抗生素已被证明比单一抗生素治疗更有效。

青霉素（如氨苄青霉素）和氨基糖苷类抗生素（如庆大霉素），长期以来被用于链球菌性心内膜炎的治疗。尽管氨基糖苷类抗生素是蛋白质合成抑制剂，它们和青霉素一样属于杀菌性抗生素。二者联合使用 2 周的疗效与单独使用青霉素 4 周的疗效相同，而且复发更少[24]。此外，最近的一项 Meta 分析证实，β-内酰胺类单药治疗与氨基糖苷类-β-内酰胺类联合治疗，二者导致初始易感菌株产生抗生素耐药的比例并无差异[25]。

侵袭性链球菌感染可导致链球菌中毒性休克和坏死性筋膜炎，当青霉素和克林霉素联合使用时，链球菌毒素的合成和释放就会减少。这可能是由于 A 组 β-溶血性链球菌（如化脓性链球菌）之间的群体感应现象。当某一部位的链球菌增殖达到环境所能支持的最大数量时，该菌落能减缓自身的增长速度。同时，可导致中毒性休克的细菌外毒素的合成增加。虽然青霉素能在链球菌的快速生长期发挥作用，克林霉素则可抑制细菌外毒素的合成，如链球菌致热外毒素 B，该毒素似乎是链球菌中毒性休克综合征诸多临床表现的原因。这是两种抗生素针对同一微生物体的不同位点发挥协同作用的例证。

坏死性筋膜炎或称“食肉菌感染”，是一类严重的、侵袭性的头颈部感染，可由 5 种对不同抗生素敏感的细菌引起（图 8-3）。在细菌培养发现致病菌之前，外科医生必须联合使用抗生素以杀灭所有潜在的病原体。当医生能根据具体的细菌培养结果及时减少抗生素的使用时，抗生素耐药菌株的产生、药物毒性和相互作用，以及医疗成本都会降低。

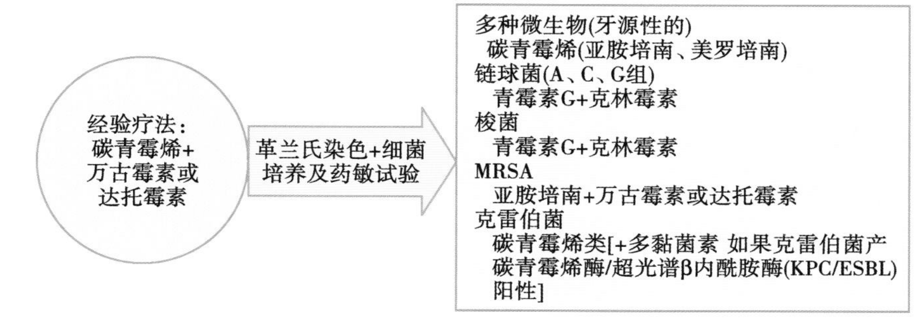

图 8-3　针对坏死性筋膜炎的经验性抗生素选择

作为一般规则的例外情况,某些细菌发生相对频繁的突变造成了抗生素耐药。对于这些特定的细菌,将两种具有独立杀菌机制的抗生素联合使用,可能会产生协同效应,防止耐药菌株的出现。具体来说,如果细菌对第一种抗生素产生耐药的突变频率是 10^{-6},对第二种抗生素产生耐药的突变频率是 10^{-7},那么同时发生这两个突变的概率是 10^{-13}。这一策略体现在联合使用抗生素治疗葡萄球菌性骨髓炎(万古霉素或利奈唑胺加第三或第四代头孢菌素)、人工瓣膜心内膜炎(万古霉素、利福平和庆大霉素)和肺结核(异烟肼、利福平、吡嗪酰胺和乙胺丁醇)。

原则 8:尽量缩短抗生素治疗的疗程

临床医生过去认为,短期抗生素治疗会导致抗生素耐药菌株存活,然而事实似乎恰恰相反。学龄儿童短期、大剂量口服 β-内酰胺类抗生素,与长疗程(大于5天)、低剂量的方案相比,其咽部残留的肺炎链球菌耐药菌株更少[26]。

对于牙源性感染,两项随机临床试验比较了抗生素治疗 3~4 天与 7~10 天的临床效果,结果发现只要进行了适当的牙科或外科治疗,如切开引流、拔牙或根管治疗,两组的临床疗效并无差异[27,28]。然而,这些研究提供令人信服的证据来证明短期治疗组的耐药率低于长期治疗组。

尽管如此,抗生素的疗程会因感染类型的不同而存在差异。对于骨髓炎,可能由于骨的血供减少,加上细菌易于在钙化的骨面上形成生物膜,因此推荐更长的抗生素使用疗程以防止感染复发。此外,钙化骨表面形成的生物膜往往需要手术清创加以清除。表 8-9 列出了针对头颈部不同类型的感染,推荐的抗生素使用疗程。

表 8-9 抗生素治疗的推荐疗程

感染类型	抗生素疗程(假定已进行适当的手术)
牙源性脓肿、蜂窝织炎	3~4 天
鼻窦炎	儿童:10~14 天,成人:5~7 天
中耳炎	<2 岁:10 天,>2 岁:7 人 成人(第一次发作):5~7 天 成人(复发):5~10 天
蜂窝组织炎,面部(丹毒)	10 天
GABHS 导致的咽炎(脓毒性咽喉炎)	苄星青霉素 IM:1 剂 头孢地尼或头孢泊肟:5 天 青霉素 V:10 天
淋球菌性咽炎	头孢曲松或阿奇霉素:1 剂 多西环素:7 天
柯萨奇病毒性咽炎	10 天
白喉	14 天
骨髓炎	42 天(直到 ESR 或 CRP 正常)*
放线菌病	42 天(软组织),180 天(骨髓炎)
脑脓肿	直到 CT 上显示脓肿消退

CRP,C 反应蛋白;CT,计算机断层扫描;ESR,红细胞沉降率;GABHS,A 组 β-溶血性链球菌;IM,肌内注射。
* 使用标准化的实验室测试作为颌骨骨髓炎的治疗终点是有争议的。

原则 9:使用最具成本效益的适当的抗生素

在一个以利润为导向的医疗体系中,临床医生可能面临来自制药公司的压力,迫使他们使用专利保护尚未到期的新药。自 1999 年美国食品药品管理局修订指导方针以来,允许制药公司直接面向消费者做广告,患者也会要求他们的医生使用最新的、广告里最常见的药物[29]。

另一方面,良好执行的临床试验往往证明,包括抗生素在内的旧药,至少与相对应的新药同样有效。因此,一旦满足了有效性和安全性这些更重要的标准,临床医生应选择价格低于其替代品的抗生素。表 8-10 和 8-11 列出了常用于头颈部感染的口服和静脉注射抗生素的成本比较。对于口服抗生素,阿莫西林是参照药物,表 8-10 最后一列列出其他抗生素与之相比的费用比。对于静脉注射抗生素,克林霉素是表 8-11 最后一列的参照药物,因为它是头颈部感染常用抗生素中最便宜的一种静脉用药。

在静脉注射抗生素的成本中,一个特殊因素是给药成本,包括静脉注射的设备、护理和药房的人工以及其他考虑。这些成本保守估计为每剂 4 美元,这使得给药频率成为 1 个重要的成本因素。因此,1 种昂贵的药物,如果每天给药 1 次,总体上比每天给药 4~6 次的同类药物要便宜。因此,每天给药 1 次的头孢噻肟,比每天给药 6 次的青霉素 G 成本更低。

原则 10:只有在证明有效的前提下或根据专业指南预防性使用抗生素

在开具预防性抗生素处方时,临床医生常面临防御性医疗和患者期望的压力。然而,阐明这一治疗决策的可靠科学证据正在增加。

表 8-10　口服抗生素治疗的成本

抗生素	常规剂量/mg*	常规间隔/h	一周的零售成本/美元†	阿莫西林费用比‡
青霉素类				
阿莫西林	500	8	11. 99	1. 00
青霉素 V	500	6	13. 99	1. 17
阿莫西林克拉维酸(力百汀)	875	12	49. 69	4. 14
力百汀 XR(1 000mg×2)	2 000	12	99. 59	8. 31
双氯西林	500	6	17. 39	1. 45
头孢菌素类(代)				
头孢氨苄胶囊(一)	500	6	17. 99	1. 50
头孢羟氨苄(一)	500	12	36. 69	3. 06
头孢呋辛(二)	500	8	64. 99	5. 42
头孢克洛 ER(通用)	500	12	71. 59	5. 97
头孢地尼(三;300mg×2)	600	24	61. 59	5. 14
红霉素类				
红霉素碱	500	6	265. 99	22. 18
克拉霉素(克拉霉素制剂 XL)	500	24	34. 49	2. 88
阿奇霉素(希舒美)	250	12	86. 99	7. 26
抗厌氧菌				
克林霉素(通用)	150	6	12. 19	1. 02
克林霉素(2T 通用)	300	6	43. 99	3. 67
克林霉素(通用)	300	6	73. 99	6. 17
甲硝唑	500	6	22. 89	1. 91
其他				
甲氧苄啶/磺胺甲基异噁唑	160/800	12	11. 99	1. 00
万古霉素	125	6	762. 99	63. 64
环丙沙星	500	12	16. 99	1. 42
莫西沙星(拜复乐)	400	24	96. 99	8. 09
多西环素	100	12	37. 19	3. 10
利奈唑胺(斯沃)	600	12	2 311. 99	192. 83

*常规剂量和间隔是针对中度感染,不能认为是规定的。

†一周零售成本是指在全国大型连锁药店购买一周处方药的零售价格。

‡阿莫西林费用比是指该抗生素一周的零售成本除以阿莫西林 1 周的零售成本。

表 8-11 静脉注射抗生素治疗的成本

抗生素	常规剂量	常规间隔/小时	每剂成本/美元*	24 小时总成本/美元	7 天总成本/美元	克林霉素费用比
青霉素类						
青霉素 G	2mil 单位	4	13.19	103.13	721.89	3.11
氨苄西林	1g	6	8.33	49.32	345.24	1.49
氨苄西林钠舒巴坦钠(优立新)	3g	6	19.46	93.84	656.88	2.83
苯唑西林	2g	6	28.90	131.60	921.20	3.97
替卡西林	3g	4	12.37	98.25	687.72	2.97
替卡西林钠克拉维酸钾(特美汀)	3g	4	16.00	120.00	840.00	3.62
头孢菌素类(代)						
头孢唑啉(一)	1g	8	3.65	22.95	160.65	0.69
头孢替坦(二)	1g	12	4.80	17.60	123.20	0.53
头孢呋辛(二)	1.5g	8	6.56	31.69	221.81	0.96
头孢他啶(三)	2g	8	12.62	49.86	349.02	1.50
头孢曲松(三)	1g	24	4.18	8.18	57.26	0.25
头孢吡肟(四)	2g	12	51.10	110.19	771.34	3.33
单环 β-内酰胺类						
氨曲南	1g	8	39.54	130.62	914.34	3.94
碳青霉烯类						
亚胺培南-西司他丁	0.5g	6	41.26	181.04	1 267.28	5.46
美罗培南	1g	8	78.19	246.57	1 725.99	7.44
青霉素过敏						
红霉素	1g	6	21.66	102.64	718.48	3.10
阿奇霉素	0.5g	24	13.44	17.44	122.08	0.53
万古霉素	0.5g	6	3.82	31.28	218.96	0.94
万古霉素	1.0g	12	7.42	22.84	159.88	0.69
抗厌氧菌						
克林霉素	0.9g	8	7.04	33.13	231.91	1.00
甲硝唑	0.5g	6	2.50	26.00	182.00	0.78
其他						
多西环素	0.1g	12	18.55	45.10	315.70	1.36
左氧氟沙星†	750mg	24	58.16	62.16	435.12	1.88
莫西沙星†	400mg	24	42.00	46.00	322.00	1.39
利奈唑胺	600mg	12	120.11	348.22	1 737.54	7.49

*治疗的总成本包括 1 美元的输液材料和每剂 3 美元的劳动力成本。青霉素的费用比是指 24 小时内。抗生素成本/ 24 小时。青霉素 G 的成本是指 24 小时给定抗生素的成本除以 24 小时青霉素 G 的成本。常规剂量和间隔是针对中度感染,不能认为是规定的。

†静脉注射氟喹诺酮类药物是只针对禁食患者,因为口服吸收极好。

预防性使用抗生素已被证实在头颈肿瘤切除手术、正颌外科、牙种植手术和第三磨牙拔除术中是有效的。美国心脏协会定期召集专家小组，就某些牙科和泌尿生殖手术中预防性抗生素的使用制定共识性指南。这样的指南往往是必要的，因为伦理学禁止设计可明确回答这些问题的实验性研究。

直到最近，关于下颌第三磨牙手术是否应预防性使用抗生素的科学证据仍然不能让外科医生做出明确的选择。因此，外科医生依靠他们的判断、训练和经验，来决定是否在第三磨牙手术时预防性使用抗生素以防止手术部位感染。

然而，近年来，由1项Meta分析和1项随机对照临床试验研究组成的一级证据已经表明，在术前不久（2小时内）预防性使用抗生素，可明显降低下颌第三磨牙拔除后手术部位感染的发生率[30,31]。Ren等[31]还注意到术后持续使用3至4天的抗生素作用并不大[31]。这些结果的有效性在Lodi等人[32]后来的系统综述中得到了证实。这一新证据可促使外科医生重新评估他们的习惯性做法。

在口腔种植学，预防性使用抗生素在预防种植体失败中的作用一直存在争议。四项随机临床试验比较了使用预防性抗生素和不使用预防性抗生素的种植牙手术的差异，结果发现预防性使用抗生素组的种植牙成功率更高，但没有统计学意义。然而，对这些研究采用Meta分析，发现术前给予1~2g阿莫西林，当治疗患者数达到33例时，种植体存活的优势有统计学差异。这意味着，为防止1例患者发生早期植入体失败，必须有33名患者预防性使用抗生素。这篇综述中，术后继续使用抗生素的效果并不清楚；另外，在所有纳入的临床试验中，术前均使用了氯己定含漱液[33]。

长期以来，人们一直提倡在正颌外科手术，特别是经口入路的手术中，预防性应用抗生素。Zijderveld等[34]进行一项随机临床试验研究，比较术前静脉注射阿莫西林-克拉维酸、头孢呋辛和安慰剂预防正颌外科术后感染的作用。安慰剂组的感染率超过50%，而两个抗生素组不到20%，差异有统计学意义。2011年，Danda和Ravi[35]进行Meta分析比较正颌外科手术时，围手术期预防性使用抗生素与延长预防性抗生素两者的差异。结果发现，当治疗患者数达到13例时，围手术期抗生素组的术后感染率（11%）明显高于术后延长使用抗生素组（4%）。在预防感染方面，术后抗生素持续使用2天似乎效果最明显[35]。这些研究是高水平的证据，表明预防性使用抗生素在正颌手术中是有效的。

对于头颈部肿瘤手术，一般需要通过黏膜作切口，所以伤口属于清洁-污染伤口。据报道，术后伤口感染率为24%~45%。已证明存在以下危险因素：吸食烟草、存在转移性淋巴结、即刻皮瓣修复、预防性使用抗生素超过48小时[36]、术前血红蛋白低于105g/L、采用胸大肌肌皮瓣或游离皮瓣重建[37]，以及喉切除术后气管造瘘[38]。

虽然1项较早的研究发现，术后延长抗生素的使用对头颈部肿瘤手术有帮助[39]，但最近的研究却表明，使用1天与使用3天疗效是相同的[40,41]。事实上，Lotfi等人[36]观察到预防性使用抗生素超过48小时，伤口感染率明显增加。Callender[42]发现，在这类病例中，氨苄西林-舒巴坦在预防术后伤口感染方面比克林霉素更有效，而且在氨苄西林-舒巴坦组中，革兰氏阴性菌的感染较少[42]。

此外，在最近的一篇关于成人头颈部肿瘤手术预防性使用抗生素的综述中，Koshkareva和Johnson[43]报道不同的抗生素治疗方案，疗程1天与3~5天的结果无显著性差异。术后感染率从3.4%（使用克林霉素）到10%（使用头孢噻肟）不等。使用克林霉素-庆大霉素、头孢哌酮、头孢唑林、氨苄西林-舒巴坦的结果处于二者之间[43]。

也有综述回顾抗生素在其他几种头颈部手术中的使用情况，但其结果并不明确。在扁桃体切除术中，抗生素似乎能减少发热，但不能减少出血或术后疼痛。然而，对于发现能减少术后发热的研究来说，其局限性在于不能提供可靠的结论来证明因使用抗生素导致的过敏反应、胃肠不适等并发症的风险增加是合理的[44]。

对于清洁-污染的耳科手术，尚无研究为预防性使用抗生素提供足够的指导[45]。

在慢性化脓性中耳炎中，脓液通过穿孔的鼓膜排出使中耳感染复杂化。有一篇关于局部抗生素滴剂与全身使用抗生素疗效对比的系统综述，纳入了九项不同质量的随机对照试验。在相对较短的随访期内，当选择耳部无脓性分泌物为结局变量时，氟喹诺酮类抗生素滴液（如环丙沙星）优于口服或注射氟喹诺酮类抗生素或其他抗生素[46]。

目前，只有一项精心设计的慢性鼻窦炎的研究，对全身应用抗生素与安慰剂的疗效进行了比较。在短期随访的64例患者中，罗红霉素（在美国市场没有）的疗效仅比安慰剂略好[47]。关于不同抗生素治疗慢性鼻窦炎疗效的高质量研究可能会有参考意义，但该疾病的病理生理机制可能涉及机体对污染物、过敏原和细菌污染的炎症反应，并在很大程度要超过对原发感染的炎症反应。

当然，还有其他类型的手术，其预防性抗生素使用的科学证据尚不能确定，但外科医生群体似乎认为预防性应用抗生素是合理的。一个良好的例子是在清洁污染的头颈部手术中植骨。现代临床医生必须紧跟预防性使用抗生素的新发展，并随着新证据的出现调整治疗模式。

新抗生素和抗菌策略的发展

抗生素的发展是20世纪最重要的医学进步之一。自1928年Alexander Fleming发现青霉素至20世纪80年代，每隔十年就会有新的抗生素家族问世，之后，新抗生素的发现才出现了明显的空白期。药物研发的巨大成本抑制了追求利润的制药公司从事这种经常是徒劳无功的工作。尤其是当与治疗慢性疾病，如糖尿病和心血管疾病，需要终生使用的药物相比，抗生素的使用只是偶尔为之。1969年，美国卫生局局长曾放言："我们可以合上关于感染性疾病这本书了。"大约在同一时间，高度耐药菌，如MRSA、耐万古霉素肠球菌以及铜绿假单胞菌，开始在越来越广泛的人群中引起疾病和死亡。造成这一日益严重的问题的公众卫生因素包括：不必要的抗生素处方，在畜牧业中使用抗生素以提高动物的生长速度及克服不卫生的条件，在一些国家无处方、无控制的使用抗生素，以及在一些发展中国家普遍缺乏卫生设施。目前，高度耐药的微生物可以以商业飞机的速度在世界各地传播。

庆幸的是，目前有数量惊人的新的抗生素正在研发当中。具有增强的抗菌活性和药理学特性的喹诺酮类、四环素类、噁唑烷酮类、糖肽类以及头孢菌素类的新成员正在进行临床试验。那些特别适合头颈部感染治疗的、有前景的新药是新的β-内酰胺酶抑制剂与新老β-内酰胺类抗生素的组合，如头孢洛扎他唑巴坦，阿维巴坦与头孢他啶、头孢洛林或氨曲南联用，以及新碳青霉烯类如亚胺培南-MK-7655和比阿培南-RPX7009。

多种氟喹诺酮类药物正在研发当中，它们治疗革兰氏阳性和阴性菌感染的前景良好。奈诺沙星和德拉沙星是最接近临床批准的药物，并且对包括MRSA在内的革兰氏阳性菌特别有效。非那沙星在酸性环境中，如尿和脓肿，其活性增加了2~256倍，在这样的条件下，它对革兰氏阴性的鲍曼不动杆菌有效。鲍曼不动杆菌是一种高度耐药细菌，多存在于复杂的伤口中，特别是在受伤军人的爆炸伤中被发现。据报道，静脉使用JNJ-Q2和奥泽沙星，对氟喹诺酮类药物的两种目标酶DNA旋转酶和拓扑异构酶，具有等效活性，并且能减少药物被从细菌内排出。这些特性有望降低细菌的耐药性，因为它们涉及两个独立的具有杀菌效应的代谢位点。

四环素类抗生素已经使用了很长时间，但通过四环素特异性外排泵的表达及阻止四环素结合的核糖体修饰，已经出现了广泛的耐药性。替加环素是目前可用的唯一肠外四环素，对广泛的革兰氏阳性和阴性细菌（包括鲍曼不动杆菌）有效。然而，假单胞菌和变形杆菌对其耐药。几种新的四环素类抗生素正在研发当中，它们似乎能逃避外排泵，同时与它们的核糖体作用位点有效结合，这些抗生素包括奥马环素和埃拉环素。

利奈唑胺是第一个噁唑烷酮类抗生素，属于肽类抗生素家族，对革兰氏阳性菌有效。最近，利奈唑胺耐药菌已在临床分离株中被发现。新的噁唑烷酮类似物正在研发当中，可扩大抗菌谱，克服耐药性，提高安全性。泰地唑胺是第二代噁唑烷酮，与第一代相比，它能提高药效，减少耐药性，缩短给药方案及抗菌活性更广泛。雷得唑胺和卡达唑胺也在研发中。

达巴万星和奥利万星是两种新的糖肽类抗生素（万古霉素家族），已研发10年以上。如果批准临床使用，它们将比万古霉素有更显著的优势，因为它们的半衰期很长，因而给药间隔可以很长。达巴万星的半衰期是258小时，允许每周给药一次，而奥利万星的半衰期为393小时，可能单剂量给药就能达到治疗效果[48]。

酮内酯是红霉素的半合成衍生物，有很好的应用前景，但研发历程曲折。泰利霉素是这类抗生素中第一个被批准应用于临床的。由于肝毒性、视觉缺陷以及加重重症肌无力，其适应证已明显缩窄。FDA已证实喹红霉素的安全性，并批准它用于（暴露后）吸入性炭疽病。索利霉素正处于Ⅲ期临床试验阶段。

环脂肽类抗生素包括达托霉素（克必信），被批准用于革兰氏阳性菌引起的复杂软组织感染，包括多重耐药的金黄色葡萄球菌、化脓性链球菌和肠球菌。对万古霉素耐药的金黄色葡萄球菌，会对达托霉素产生交叉耐药性，这一现象在葡萄球菌和肠球菌中出现已有报道。可用于治疗艰难梭菌相关性腹泻的雷莫拉宁目前进入Ⅲ期临床试验[49]。

艰难梭菌感染（*C. difficile* infection，CDI）是最常见的医院感染类型。由于万古霉素不经胃肠道吸收，口服万古霉素对 CDI 有效，但它的使用受到费用的限制，及需要保留它来对抗革兰氏阳性耐药菌。甲硝唑是针对 CDI 使用最广泛的药物，但复发性 CDI 是一个日益严重的问题，发生在15%到30%的新病例中。最近批准的大环内酯类药物非达霉素似乎对防止该疾病复发有效，但其成本效益比存在争议。苏罗霉素是一种与达托霉素相关的脂肽类抗生素，经胃肠道吸收少，已证明是安全有效的。它对艰难梭菌具有杀菌作用，目前正在进行Ⅲ期临床试验，以比较它与万古霉素治疗 CDI 的效果。粪便微生物群疗法（粪便移植）似乎非常有效，但其有效性和监管框架仍在研究当中。合成的粪便产品和经口粪便微生物群疗法都在研究中。目前没有用于 CDI 的疫苗。

从中长期看，靶向作用于之前从未开发过的细菌途径的全新药物，是最有益的。截短侧耳素即是这样一类新型抗生素。这种二萜类抗生素通过选择性结合原核生物核糖体来抑制细菌蛋白质合成，但对真核细胞的蛋白质合成无影响。虽然这些化合物在其临床合成和稳定性方面还存在困难，但其独特的作用机制可防止与目前可用的抗生素存在交叉耐药性。2007年，瑞他莫林作为一种局部用抗生素，是被批准用于人类适应证的首个截短侧耳素。

蛙皮素是从蛙类皮肤中发现的抗菌肽，具有广谱的杀菌活性，不易产生耐药菌株。在研发抗菌肽过程中遇到的困难包括对蛋白酶的敏感性、毒性、生物利用度和合成成本。

肽脱甲酰基酶（peptide deformylase，PDF）抑制剂是一类具有新靶点的抗生素。PDF 是肽合成中一种重要的细菌金属酶，在细菌菌种内及不同菌种之间具有可变的分子结构。研发的 PDF 抑制剂包括放线酰胺泰、GSK1322322，均针对葡萄球菌。在欧洲 GSK1322322 已进入Ⅲ期临床试验。

脂肪酸生物合成（fatty acid biosynthesis，Fab）抑制剂靶向作用于酶 FabH、Fabl 和 FabK，如同 PDF 抑制剂，它也是具有单一靶酶的另一类新型抗生素。AFN-1252 和 MUT056399 尚未进行Ⅲ期临床试验，但它们对抗金黄色葡萄球菌的有效性范围似乎很窄，但具有重要的临床意义。快速发展的耐药性可能会成为 PDF 和 Fab 抑制剂的一个问题，因为与有多个靶点的抗生素相比，单一靶酶的抗生素更有可能出现耐药性。

细菌噬菌体是一类能杀死细菌的病毒。它们曾在东欧和俄罗斯应用，目前在格鲁吉亚和俄罗斯仍在批准使用，特别是用来对抗高耐药性细菌。由于噬菌体的作用模式是特定针对细菌，噬菌体对人体似乎也有一些副作用。另一方面，必须经常使用噬菌体混合物，因为每一种噬菌体均为菌株特异性。噬菌体似乎能够穿透生物膜，这在头颈部感染如骨髓炎、植入物感染、龋齿、牙周病中，是一个有用的特性。然而，在临床上广泛使用噬菌体还存在许多障碍，包括病毒进化的潜力，噬菌体病毒株储存和混合的需要，噬菌体在感染部位的吸收与分布[50]。

在本章所讨论的许多研发的药物主要对革兰氏阳性致病菌有效。例如，虽然万古霉素已被证明对 MRSA 有效，但金黄色葡萄球菌易于产生耐药机制的特性将刺激研发更多的有效抗生素。此外，有些药物有特殊的优势，如糖肽类的奥利万星和达巴万星，单次剂量即可治疗某些感染。比利奈唑胺效力更强、毒性更低的噁唑烷酮具有很好的应用前景，其中泰地唑胺最接近于临床使用。在氟喹诺酮类抗生素中，德拉沙星、JNJ-Q2 和奥泽沙星在用于治疗其他耐药葡萄球菌和链球菌时，有望减少耐药倾向。

抗菌药物的管理程序

许多医院和诊所都制定了抗生素管理程序，其政策范围包括：某些抗生素的使用，需经感染性疾病高年医师的批准；建立抗生素处方和使用途径，以及相应的临床监督委员会；采用计算机程序来限制抗生素使用的时间；获得细菌培养及药敏试验的结果后，及时将使用的广谱抗生素予以更换[51]。一些医院为减少耐药肠球菌的产生，限制了肠球菌耐药的抗生素如头孢菌素类的使用，结果接下来的几个月内，肠球菌感染大幅减少。因此，为防止抗生素耐药，轮流使用不同的抗生素家族中的药物可能是一个有用的方法。

总结

本章讨论了头颈部感染的抗菌治疗原则。作为临床医生，在优化患者治疗的同时，应遵循上述10条原则，来减少抗生素耐药菌的出现。

（严颖彬 译）

参考文献

1. Williams AC: Ludwig's angina, *Surg Gynecol Obstet* 70:140, 1940.
2. Williams AC, Guralnick WC: The diagnosis and treatment of Ludwig's Angina: A report of twenty cases, *N Engl J Med* 228:443, 1943.
3. Hought RT, Fitzgerald BE, Latta JE, et al.: Ludwig's angina: report of two cases and review of the literature from 1945 to January 1979, *J Oral Surg* 38:849–855, 1980.
4. Wang LF, Kuo WR, Tsai SM, et al.: Characterizations of life-threatening deep cervical space infections: A review of one hundred ninety-six cases, *Am J Otol* 24:111–117, 2003.
5. Brennan MT, Runyon MS, Batts JJ, et al.: Odontogenic signs and symptoms as predictors of odontogenic infection: a clinical trial, *J Am Dent Assoc* 137(1):62–66, 2006.
6. Brook I: Emergence and persistence of beta-lactamase-producing bacteria in the oropharynx following penicillin treatment, *Arch Otolaryngol Head Neck Surg* 114(6):667–670, 1988 PubMed PMID: 3130087.
7. Brook I, Gober AE: Monthly changes in the rate of recovery of penicillin-resistant organisms from children, *Pediatr Infect Dis J* 16(2):255–257, 1997 PubMed PMID: 9041614.
8. Brook I, Frazier EH, Gher ME: Aerobic and anaerobic microbiology of periapical abscess, *Oral Microbiol Immunol* 6(2):123–125, 1991 PubMed PMID: 1945488.
9. von Konow L, Köndell PA, Nord CE, et al.: Clindamycin versus phenoxymethylpenicillin in the treatment of acute orofacial infections, *Eur J Clin Microbiol Infect Dis* 11(12):1129–1135, 1992 PubMed PMID: 1291309.
10. Lewis MA, Parkhurst CL, Douglas CW, et al.: Prevalence of penicillin resistant bacteria in acute suppurative oral infection, *J Antimicrob Chemother* 35(6):785–791, 1995 PubMed PMID: 7559190.
11. Flynn TR, Shanti RM, Levy M, et al.: Severe odontogenic infections, Part One: Prospective report, *J Oral Maxillofac Surg* 64:1093–1103, 2006.
12. Sowerby LJ, Hussain Z, Husein M: The epidemiology, antibiotic resistance and post-discharge course of peritonsillar abscesses in London, Ontario, *J Otolaryngol Head Neck Surg* 42:5, 2013, http://dx.doi.org/10.1186/1916-0216-42-5.
13. Wilson W, Taubert KA, Gewitz M, et al.: Prevention of Infective Endocarditis: Guidelines from the American Heart Association: A Guideline from the American Heart Association Rheumatic Fever, Endocarditis, and Kawasaki Disease Committee, Council on Cardiovascular Disease in the Young, and the Council on Clinical Cardiology, Council on Cardiovascular Surgery and Anesthesia, and the Quality of Care and Outcomes Research Interdisciplinary Working Group, *Circulation* 116:1736–1754, 2007 originally published online April 19, 2007.
14. American Academy of Orthopaedic Surgeons, American Association of Orthopaedic Surgeons: Information statement: Antibiotic Prophylaxis for Bacteremia in Patients with Joint Replacements. http://www.aaos.org/about/papers/advistmt/1033.asp. Accessed February 28, 2012.
15. American Academy of Orthopaedic Surgeons, American Dental Association: Prevention of orthopaedic implant infection in patients undergoing dental procedures: Evidence-based guideline and evidence report. http://www.ada.org/sections/professionalResources/pdfs/PUDP_guideline.pdf. Accessed online 12/30/2012.
16. Skaar DD, O'Connor H, Hodges JS, et al.: Dental procedures and subsequent prosthetic joint infections: Findings from the Medicare current beneficiary survey, *JADA* 142:1343–1351, 2011.
17. Berbari EF, Osmon DR, Carr A, et al.: Dental procedures as risk factors for prosthetic hip or knee infection: a hospital-based prospective case-control study, *Clin Infect Dis* 50:8–16, 2010.
18. Chow AW, Benninger MS, Brook I, et al.: Infectious Diseases Society of America. IDSA clinical practice guideline for acute bacterial rhinosinusitis in children and adults, *Clin Infect Dis* 54(8):e72–e112, 2012, http://dx.doi.org/10.1093/cid/cir1043. Epub 2012 Mar 20.
19. Neugut AI, Ghatak AT, Miller RL: Anaphylaxis in the United States: An investigation into its epidemiology, *Arch Intern Med* 161:15–21, 2001.
20. Girotra M, Kumar V, Khan JM, et al.: Clinical predictors of fulminant colitis in patients with Clostridium difficile infection, *Saudi J Gastroenterol* 18(2):133–139, 2012, http://dx.doi.org/10.4103/1319-3767.93820.
21. Kazanowski M, Smolarek S, Kinnarney F, et al.: Clostridium difficile: epidemiology, diagnostic and therapeutic possibilities-a systematic review, *Tech Coloproctol* 18(3):223–232, 2014, http://dx.doi.org/10.1007/s10151-013-1081-0. Epub 2013 Nov 1.
22. Back DJ, Grimmer SF, Orme ML, et al.: Evaluation of Committee on Safety of Medicines yellow card reports on oral contraceptive-drug interactions with anticonvulsants and antibiotics, *Br J Clin Pharmacol* 25(5):527–532, 1988 PubMed PMID: 3408633.
23. Drug interaction with oral contraceptive steroids: *Br Med J* 281(6233):93–94, 1980 PubMed PMID: 7427227; PubMed Central PMCID: PMC1713560.
24. Baddour LM, Wilson WR, Bayer AS, et al.: Infective endocarditis: diagnosis, antimicrobial therapy, and management of complications: a statement for healthcare professionals from the Committee on Rheumatic Fever, Endocarditis, and Kawasaki Disease, Council on Cardiovascular Disease in the Young, and the Councils on Clinical Cardiology, Stroke, and Cardiovascular Surgery and Anesthesia, American Heart Association, *Circulation* 111(23):e394–e434, 2005.
25. Bliziotis IA, Samonis G, Vardakas KZ, et al.: Effect of aminoglycoside and beta-lactam combination therapy versus beta-lactam monotherapy on the emergence of antimicrobial resistance: a meta-analysis of randomized, controlled trials, *Clin Infect Dis* 41(2):149–158, 2005. Epub 2005 May 31. PubMed PMID: 15983909. 25.
26. Guillemot D, Carbon C, Balkau B, et al.: Low dosage and long treatment duration of b-lactam: risk factors for carriage of penicillin-resistant Streptococcus pneumoniae, *JAMA* 279(5):365–370, 1998.
27. Lewis MA, McGowan DA, MacFarlane TW: Short course high-dosage amoxycillin in the treatment of acute dento-alveolar abscess, *Br Dent J* 161(8):299–302, 1986.
28. Chardin H, Yasukawa K, Nouacer N, et al.: Reduced susceptibility to amoxicillin of oral streptococci following amoxicillin exposure, *J Med Microbiol* 58(Pt 8):1092–1097, 2009.
29. Greene JA, Herzberg D: Hidden in plain sight marketing prescription drugs to consumers in the twentieth century, *Am J Public Health* 100(5):793–803, 2010. http://dx.doi.org/10.2105/AJPH 2009.181255. Epub 2010 Mar 18. PubMed PMID: 20299640; PubMed Central PMCID: PMC2853635.
30. Halpern LR, Dodson TB: Does prophylactic administration of systemic antibiotics prevent postoperative inflammatory complications after third molar surgery? *J Oral Maxillofac Surg* 65:177–185, 2007.
31. Ren Y-F, Malmstrom HS: Effectiveness of antibiotic prophylaxis in third molar surgery: A meta-analysis of randomized controlled

clinical trials, *J Oral Maxillofac Surg* 65:1909–1921, 2007.
32. Lodi G, Figini L, Sardella A, et al.: Antibiotics to prevent complications following tooth extractions, *Cochrane Database Syst Rev* 11:CD003811, 2012, http://dx.doi.org/10.1002/14651858.CD003811.pub2. Review. PubMed PMID: 23152221.
33. Sharaf B, Dodson TB: Does the use of prophylactic antibiotics decrease implant failure? *Oral Maxillofac Surg Clin North Am* 23(4):547–550, 2011.
34. Zijderveld SA, Smeele LE: Preoperative antibiotic prophylaxis in orthognathic surgery: a randomized, double-blind, and placebo-controlled clinical study, *J Oral Maxillofac Surg* 57:1403, 1999.
35. Danda AK, Ravi P: Effectiveness of postoperative antibiotics in orthognathic surgery: a meta-analysis, *J Oral Maxillofac Surg* 69:2650–2656, 2011.
36. Lotfi CJ, Cavalcanti Rde C, Costa e Silva AM, et al.: Risk factors for surgical-site infections in head and neck cancer surgery, *Otolaryngol Head Neck Surg* 138(1):74–80, 2008, http://dx.doi.org/10.1016/j.otohns.2007.09.018. PubMed PMID: 18164997.
37. Liu SA, Tung KC, Shiao JY, et al.: Preliminary report of associated factors in wound infection after major head and neck neoplasm operations–does the duration of prophylactic antibiotic matter?, *J Laryngol Otol* 122(4):403–408, 2008. Epub 2007 Apr 20. PubMed PMID: 17445309.
38. Penel N, Fournier C, Lefebvre D, et al.: Multivariate analysis of risk factors for wound infection in head and neck squamous cell carcinoma surgery with opening of mucosa. Study of 260 surgical procedures, *Oral Oncol* 41(3):294–303, 2005. PubMed PMID: 15743692.
39. Johnson JT, Myers EN, Thearle PB, et al.: Antimicrobial prophylaxis for contaminated head and neck surgery, *Laryngoscope* 94(1):46–51, 1984.
40. Liu SA, Tung KC, Shiao JY, et al.: Preliminary report of associated factors in wound infection after major head and neck neoplasm operations–does the duration of prophylactic antibiotic matter?, *J Laryngol Otol* 122(4):403–408, 2008. Epub 2007 Apr 20. PubMed PMID: 17445309.
41. Righi M, Manfredi R, Farneti G, et al.: Short-term versus long-term antimicrobial prophylaxis in oncologic head and neck surgery, *Head Neck* 18(5):399–404, 1996. PubMed PMID: 8864730.
42. Callender DL: Antibiotic prophylaxis in head and neck oncologic surgery: the role of gram-negative coverage. *Int J Antimicrob Agents* 12(Suppl 1):S21–25; discussion S26-27, 1999. Review. PubMed PMID: 10526870.
43. Koshkareva YA, Johnson JT: What is the perioperative antibiotic prophylaxis in adult oncologic head and neck surgery? *Laryngoscope* 124:1055–1056, 2014.
44. Dhiwakar M, Clement WA, Supriya M, et al.: Antibiotics to reduce post-tonsillectomy morbidity, *Cochrane Database of Systematic Reviews Issue* 12, 2012, http://dx.doi.org/10.1002/14651858.CD005607.pub4. Art. No.: CD005607.
45. Verschuur HP, de Wever W, van Benthem PP: Antibiotic prophylaxis in clean and clean-contaminated ear surgery, *Cochrane Database of Systematic Reviews Issue* 3, 2004, http://dx.doi.org/10.1002/14651858.CD003996. Art. No.: CD003996.
46. Macfadyen CA, Acuin JM, Gamble CL: Systemic antibiotics versus topical treatments for chronically discharging ears with underlying eardrum perforations, *Cochrane Database of Systematic Reviews Issue* 1, 2006, http://dx.doi.org/10.1002/14651858.CD005608. Art. No.: CD005608.
47. Piromchai P, Thanaviratananich S, Laopaiboon M: Systemic antibiotics for chronic rhinosinusitis without nasal polyps in adults, *Cochrane Database of Systematic Reviews Issue* 5, 2011, http://dx.doi.org/10.1002/14651858.CD008233.pub2. Art. No.: CD008233.
48. Pucci MJ, Bush K: Investigational antimicrobial agents of 2013, *Clin Microbiol Rev* 26(4):792–821, 2013, http://dx.doi.org/10.1128/CMR.00033-13. Review. PubMed PMID: 24092856; PubMed Central PMCID: PMC3811234.
49. Bionda N, Pitteloud JP, Cudic P: Cyclic lipodepsipeptides: a new class of antibacterial agents in the battle against resistant bacteria, *Future Med Chem* 5(11):1311–1330, 2013, http://dx.doi.org/10.4155/fmc.13.86. Review.
50. Verbeken G, Pirnay JP, Lavigne R, et al.: Call for a dedicated European legal framework for bacteriophage therapy, *Arch Immunol Ther Exp (Warsz)* 62(2):117–129, 2014, http://dx.doi.org/10.1007/s00005-014-0269-y. Epub 2014 Feb 6. Review.
51. Leuthner KD, Doern GV: Antimicrobial stewardship programs, *J Clin Microbiol* 51(12):3916–3920, 2013, http://dx.doi.org/10.1128/JCM.01751-13. Epub 2013 Aug 7. Review.

第 9 章　头颈口面部非细菌性感染的抗微生物药理学

Tyler T. Boynton，Elie M. Ferneini

本章主要讨论在治疗头颈部非细菌性感染中，抗微生物药物的药理学、抗微生物谱及临床应用。抗真菌和抗病毒药物用于治疗这一类感染。

抗真菌药物

真菌细胞与哺乳动物细胞的不同之处在于，它们的细胞壁由几丁质、葡聚糖、甘露聚糖和糖蛋白构成。哺乳动物的细胞和真菌细胞都有细胞膜，然而，它们的脂质构成不同。哺乳动物的细胞膜富含胆固醇，而真菌细胞膜的主要成分为麦角固醇。尽管存在这些差异，真菌在代谢上类似于哺乳动物细胞，而且仅有少量的病原体特异性靶点[1]。

用于治疗真菌感染的抗真菌药物可根据其作用部位（细胞内、细胞膜和细胞壁）进行分类（图 9-1）。用于头颈部真菌感染的主要药物分为吡咯类和多烯类抗真菌药。这些药物的作用靶点为富含麦角固醇的细胞膜。吡咯类通过抑制 14-α-固醇脱甲基酶（一种细胞色素 P-450 依赖酶）来抑制麦角固醇的合成[2]。吡咯类对细胞膜上 CYP-450 依赖酶的抑制作用不仅局限于真菌细胞膜，由于它可抑制哺乳动物 CYP 酶，因而会导致药物之间的相互作用。吡咯类与特非那定（塞尔丹）和氯雷他定（开瑞坦）有重要的药物相互作用。如果和吡咯类药物同时服用，这些药物的浓度往往会增加[3]。抗真菌药物有多种毒性（图 9-2），适当了解这些常见的毒性作用可改进对患者的治疗。

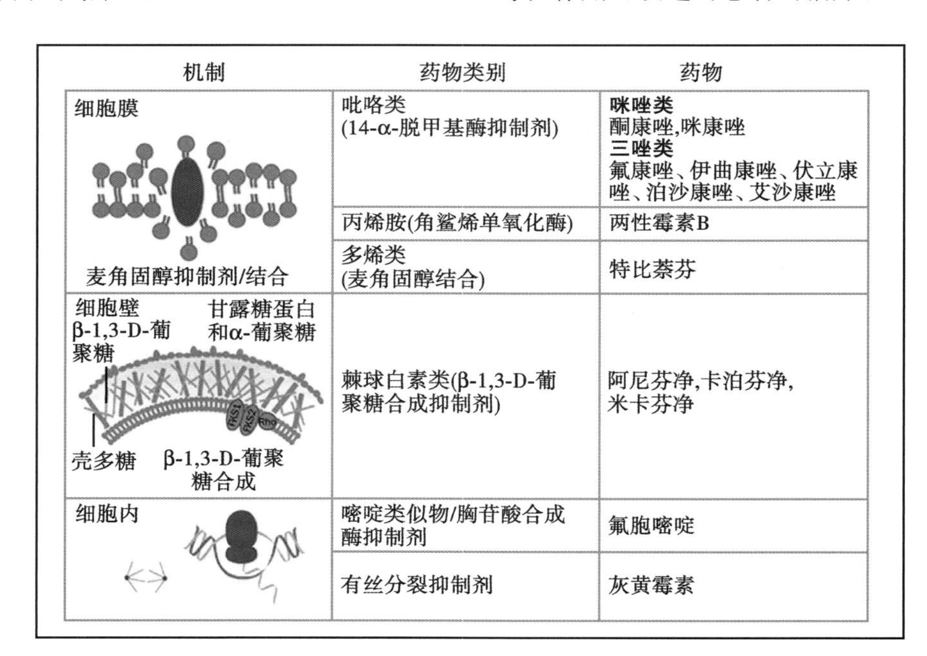

图 9-1　全身抗真菌药物的作用部位及机制（From Lewis RE：Current concepts in antifungal pharmacology，*Mayo Clin Proc* 86：806，2011.）

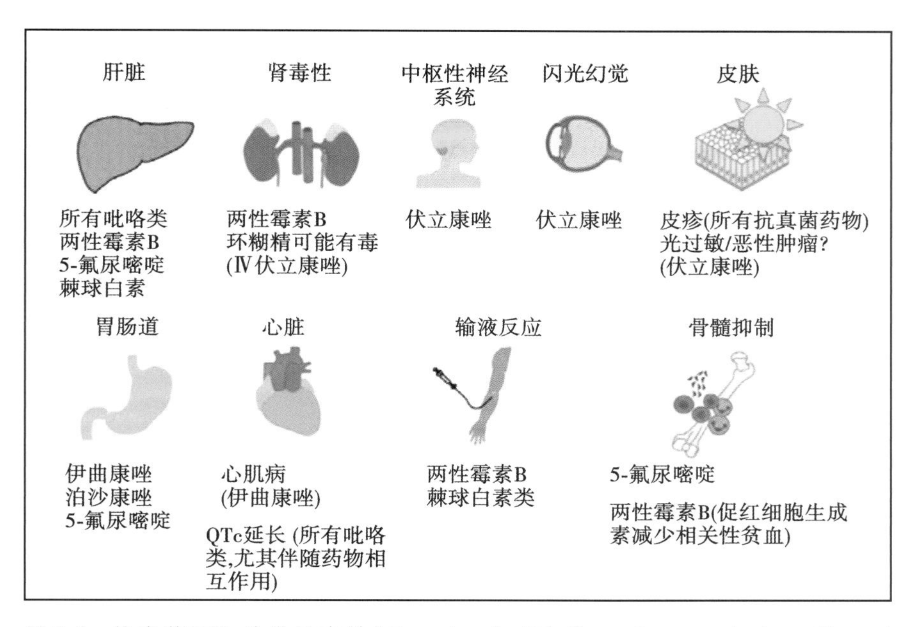

图 9-2　抗真菌药物的常见毒性(From Lewis RE:Current concepts in antifungal pharmacology,*Mayo Clin Proc* 86:806,2011.)

吡咯类

吡咯类抗真菌药主要有两类:吡咯环内有两个氮分子的咪唑类(克霉唑、咪康唑和酮康唑)和吡咯环内有三个氮分子的三唑类(伊曲康唑、氟康唑、伏立康唑和泊沙康唑)(参见文献 Sheehan DJ, Hitchcock CA, Sibley CM:Current and emerging azole antifungal agents, *Clin Microbiol Rev* 12:41,1999.)。除酮康唑外,咪唑类药物用于治疗表浅的真菌感染;而三唑类药物有更广的抗菌谱,用于治疗免疫受损和免疫缺陷患者的更为严重的全身性真菌感染。

咪唑类

克霉唑可作为 1% 的外用溶液用于花斑癣或 10mg 的含片用于口腔鹅口疮。含片含有糖分,如果过量使用可能会造成龋齿,除此之外,它们是无毒的。该片剂必须在口腔中完全溶解,因为吞咽不产生任何疗效。治疗口腔念珠菌病的典型剂量是每天 4~5 片,持续 10~14 天。咪康唑 50mg 的片剂可用于治疗口咽念珠菌病。这种片剂每日使用 1 片,应放置到口腔颊前庭。

酮康唑可用于治疗以下全身性真菌感染:念珠菌病、慢性皮肤黏膜念珠菌病、鹅口疮、芽生菌病、球孢子菌病、组织胞浆菌病、色素性真菌病和副球孢子菌病。该药物只有 200mg 的口服片剂,每日服用 1 次(对于严重的真菌病,日最大剂量为 800mg)[4]。酮康唑的吸收受胃酸和食物的影响。该药不应与食物一起服用,降低胃酸的药物也可能影响其吸收。由于其与蛋白质的高亲和性和高度结合,酮康唑很难穿透组织进入脑脊液、眼、尿液和唾液。常见的副作用包括性欲下降和男性乳房发育,特别是在高剂量作用下[3]。此外,也有关于肾上腺抑制的报道[5]。其他副作用包括疲劳、皮疹和恶心。肝炎是使用酮康唑的一种罕见并发症。

三唑类

氟康唑是吡咯类抗真菌药物中用途最广泛的一种药物。它有口服及静脉两种剂型,其吸收不需要胃酸的作用。它不与蛋白高度结合,可广泛分布于机体各个部位[6]。它的血清半衰期很长,轻微感染每天给药一次,剂量为 100mg;严重感染时每天给药 400~800mg[7]。氟康唑的口服生物利用度大于 90%,其副作用和药物相互作用比其他吡咯类药物要少。它可用于治疗口咽念珠菌病和隐球菌性脑膜炎。然而,它对曲霉菌和其他条件性致病真菌如毛霉菌、镰刀菌等缺乏活性[8]。吡咯类是最常用的治疗皮肤黏膜念珠菌病的药物[9]。对于免疫功能低下患者的鹅口疮,氟康唑比酮康唑和克霉唑更有效。

伊曲康唑有口服和静脉两种剂型。它对许多酵母菌、双相型真菌和曲霉菌属都具有广谱的抗菌活

表 9-1 某些吡咯类药物的临床重要特征

特征	酮康唑	伊曲康唑	氟康唑
剂型	200mg 片剂	100mg 胶囊	50、100、150、200mg 片剂 2mg/ml 静脉注射溶液 50mg 或 200mg/5ml 混悬液
吸收	需要酸;遇抗酸药、奥美拉唑、组胺 2 阻滞剂、硫糖铝减少	需要酸;遇抗酸药、奥美拉唑、组胺 2 阻滞剂、硫糖铝减少	极好;不受抗酸药、奥美拉唑、组胺 2 阻滞剂、硫糖铝的影响
分布	在脑脊液、眼和其他部位最少	在脑脊液、眼和其他部位最少	在脑脊液、眼和其他部位分布极好
蛋白结合率	高(约 99%)	高(约 99%)	低(约 10%)
代谢	几乎全部由肝脏	几乎全部由肝脏	肝脏代谢最少
尿中排泄物	尿中的原始药物很少	尿中的原始药物很少	80%以上经肾脏排出
肾衰竭减少剂量	没必要	没必要	20~50ml/min 者减小 50% <20ml/min 者减小 75% 血液透析:透析后给药
给药方案	每日一次给药	每日一次为 200mg;如果需要更高剂量每日两次给药	每日一次给药
常用每日剂量	200~800mg	100~400mg	100~800mg

From Johnson JT, Yu VL: *Infectious diseases and antimicrobial therapy of ears, nose, and throat*, Philadelphia, 1997, Saunders.

性[10]。它的用法是 100mg 的胶囊,每日一次,最大剂量为 400mg/d。大于 200mg 的剂量似乎不会增加血清药物浓度。因此,严重感染需要每日剂量达到 400mg 时,必须分次给药。对于不太严重的感染,每日总剂量 100~200mg 通常就足够了[11]。与酮康唑类似,伊曲康唑也不能很好地分布于脑脊液、眼和尿液等部位[7,12]。对于深部真菌感染而又不能使用两性霉素 B 的患者,静脉注射伊曲康唑是一种相对毒性较低的替代治疗[13]。伊曲康唑的副作用较酮康唑轻,而氟康唑的副作用更轻。伊曲康唑的副作用包括恶心、疲劳、皮疹和肝炎。表 9-1 比较了三种最常用的吡咯类药物:酮康唑、伊曲康唑和氟康唑。

伏立康唑和泊沙康唑是分别在 2002 年和 2006 年引入的更广谱的三唑类药物。对于治疗严重免疫功能低下患者的真菌感染,它们是一个重大的进展。伏立康唑用于治疗食管念珠菌病、侵袭性肺曲霉病以及由尖端赛多孢子菌和镰刀菌属引起的严重真菌感染。泊沙康唑用于对伊曲康唑和/或氟康唑耐药的顽固性口咽念珠菌病。此外,对于 13 岁及以上严重免疫功能低下的患儿,泊沙康唑可用于预防侵袭性曲霉菌及念珠菌感染[14,15]。虽然这些药物具有广谱的抗菌活性,但它们的使用受到其药代动力学的变异性和药物相互作用的限制[16]。

多烯类

两性霉素 B 和制菌霉素属于多烯类药物。多烯类直接与麦角固醇相结合,引起细胞膜结构的构象变化,导致细胞内容物渗漏[17]。

两性霉素 B

两性霉素 B 是美国市场上最早出现的抗真菌药物之一(图 9-3)。它开发于 1955 年,至今仍然是治疗广泛的全身性真菌感染最有效的药物[18]。它对念珠菌、皮肤真菌、丝状真菌样曲霉菌、根霉菌和毛霉菌,以及双相地方性真菌病具有抗菌活性[3]。它是致命性的霉菌感染的治疗药物之一[19]。在头颈部,两性霉素 B 最常用于治疗由真菌引起的重症鼻窦炎、海绵窦血栓形成、眶尖综合征,以及外耳道炎[20]。氟胞嘧啶通常与两性霉素 B 联合使用,用于治疗隐球菌性脑膜炎和严重的念珠菌感染[21,22]。

两性霉素 B 能与细胞膜上的固醇结合,与真菌细胞膜上的麦角固醇的亲和力高于对哺乳动物的胆固醇的亲和力。随着药物浓度在器官(如肾脏)中的增加,它开始与哺乳动物细胞膜上的胆固醇结合,从而导致肾中毒。两性霉素 B 的给药方案复杂,因此需要在传染病专家或有常规用药经验的专业人员的指导下使用。该药经静脉给药,应在数天内采用滴定法逐

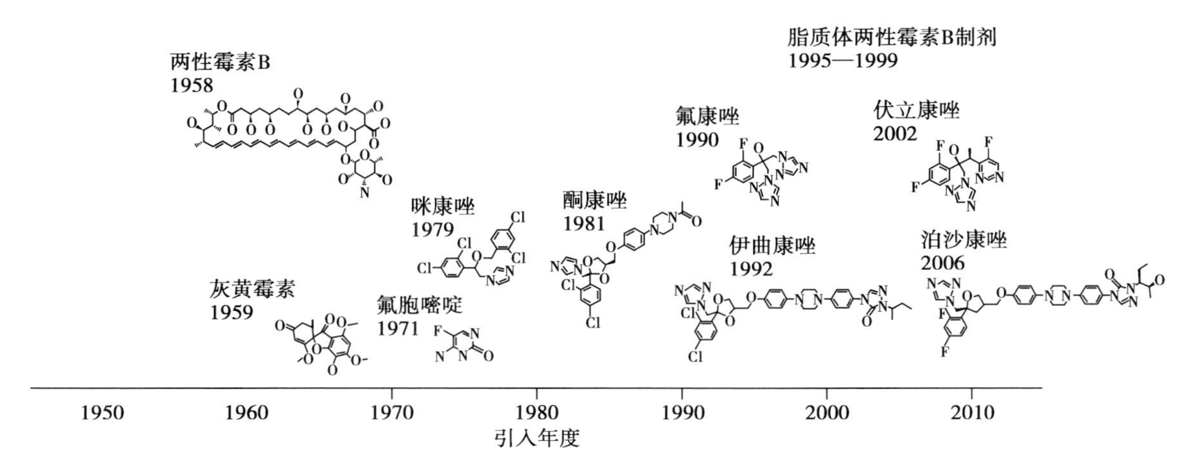

图 9-3　全身抗真菌药物的上市时间表(From Lewis RE:Current concepts in antifungal pharmacology, *Mayo Clin Proc* 86:806,2011.)

步从低剂量至治疗剂量，同时密切监测肾功能。两性霉素 B 直接刺激单核吞噬细胞释放促炎细胞因子，在用药期间出现恶心呕吐、寒战和发热[23]。输液的静脉受到刺激，而常出现静脉炎。用药时可发生贫血，停药后会即可恢复。为减少毒副作用，对于两性霉素 B，有多种不同剂型可用(含两性霉素 B 的抗生素类药、两性霉素 B 粉针剂和两性霉素 B 脂质体注射剂)。这些新的剂型使用脂质复合物或脂质包装来降低母体化合物的毒性[22,24]。

制霉菌素

制霉菌素对轻、中度皮肤黏膜念珠菌病有局部治疗作用。制霉菌素有混悬液(10 万 U/ml)和片剂(20 万 U/ml)两种剂型。混悬液以含漱后吞咽的方式给药，每日 4 次，也可用于浸泡义齿。片剂应含在口内直到完全溶化，每次含 1~2 片，每日 4~5 次，持续 10~14 天。制霉菌素无毒，一般在使用期间有效，但治疗后复发较为常见[25]。

棘球白素类

棘球白素是以真菌细胞壁为靶点的唯一的一类抗真菌药物，它通过抑制 β-1,3-D-葡聚糖聚合物的合成来发挥作用[26]，可导致细胞的不稳定及最终裂解。由于哺乳动物的细胞没有细胞壁，这是一个非常有效的靶向作用，避免了对人体细胞的直接毒性。棘球白素对大多数念珠菌属具有杀菌作用，对曲霉菌属具有抑菌作用。然而，它们对接合菌、新型隐球菌及镰刀菌属不起作用[27]。卡泊芬净、米卡芬净和阿尼芬净是棘球白素类的静脉注射制剂。卡泊芬净用于对其他治疗抵抗或不能耐受的食管念珠菌病和侵袭性曲霉病患者。米卡芬净和阿尼芬净用于念珠菌血症、播散性念珠菌病、食管念珠菌病和其他侵袭性念珠菌感染的治疗。这些药物每日静脉给药一次，很少有药物相互作用发生。

嘧啶类似物

氟胞嘧啶用于治疗由念珠菌和隐球菌引起的严重的全身性感染，常与吡咯类药物联用。它通过抑制细胞内的酶来发挥作用。它一旦被真菌细胞摄入，就会转化为 5-氟尿嘧啶(5-FU)，5-FU 又进一步转化为抑制真菌 DNA 和 RNA 合成的代谢产物[28]。氟胞嘧啶有 250mg 和 500mg 两种规格的胶囊，每 6~12 个小时用药一次，总剂量为 100mg/(kg・d)。如果肌酐清除率下降到临界水平，应在传染病专家的指导下减少每日总剂量。氟胞嘧啶的骨髓抑制作用通常可在停药后逆转。副作用包括恶心、呕吐、肝毒性和皮疹。用药期间，应监测药物浓度的峰值和低谷水平[28]。

抗真菌药物可涵盖头颈部的真菌感染，它们的作用范围很广(图 9-4)。基于培养物和药敏试验选择合适的药物，有助于准确而快速的治疗感染。

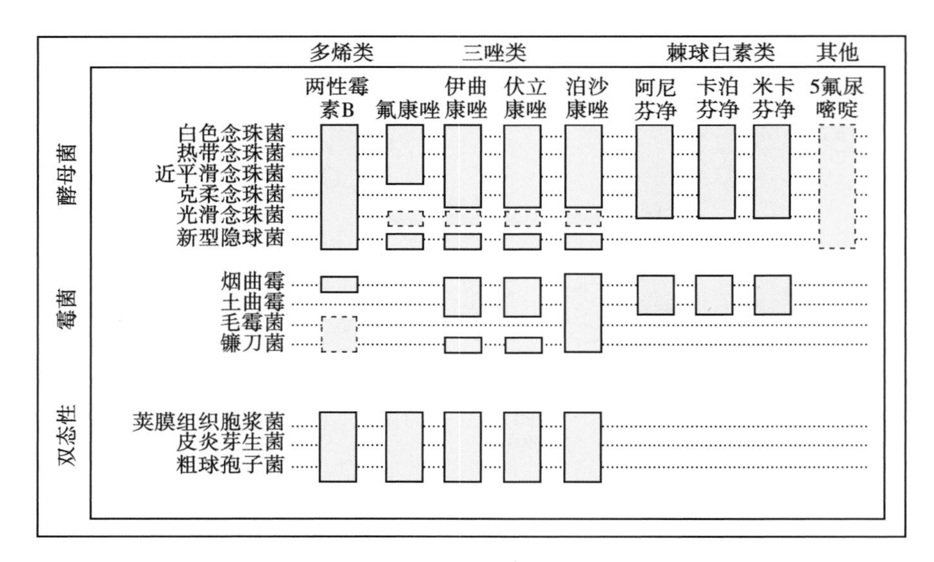

图 9-4 全身抗真菌药的作用谱(From Lewis RE: Current concepts in antifungal pharmacology, *Mayo Clin Proc* 86:806, 2011.)

抗病毒药物

免疫功能正常者感染病毒，大多具有自限性，无需使用抗病毒药物。治疗的目标是降低感染的严重程度以及病毒的传播率。对于免疫功能低下的患者，病毒感染可能是毁灭性的，甚至是致命的。抗病毒药物可以提前使用、预防性使用或出现明显症状的情况下使用[29]。

对于具有口腔表现的全身性病毒感染患者，口腔颌面外科医生往往是最先对这类感染提供诊治的医生。因此，有必要对病毒感染以及用于治疗的抗病毒药物有一个基本的了解。这些病毒包括：①人类疱疹病毒(human herpesvirus, HHV)，②人乳头瘤病毒(human papillomavirus, HPV)，③肠道病毒，④肝炎病毒，⑤人类免疫缺陷病毒(human immunodeficiency virus, HIV)。除了HIV之外，有三大类病毒是抗病毒治疗的目标——疱疹病毒、肝炎病毒和流感病毒。许多病毒感染需要传染病专家的专业知识，但熟悉常见的抗病毒治疗方法也很重要(参见文献 Balfour HH Jr: Antiviral drugs, *N Engl J Med* 340:1255-1268, 1999.)。

干扰素类

干扰素(IFN)是宿主细胞在受到病原体入侵时产生的一组信号蛋白。通过DNA重组技术，人们可利用细菌对这些糖蛋白进行商业化生产。干扰素通过诱导细胞产生干扰病毒蛋白合成的酶类发挥抗病毒活性[29]。3种主要的干扰素分别为α、β、和γ干扰素。IFN-α为肠外给药，常用于乙型肝炎、丙型肝炎、HPV和HHV-8(卡波西肉瘤)的治疗。常见的副反应包括流感样症状、神经精神障碍、神经系统紊乱及骨髓抑制。

焦磷酸盐类似物

膦甲酸是一种焦磷酸盐类似物，可选择性地抑制病毒特异性DNA聚合酶上的焦磷酸盐结合位点。它可用于对阿昔洛韦耐药的、免疫功能低下患者的皮肤黏膜单纯疱疹病毒和水痘-带状疱疹病毒感染的治疗。它也被批准用于治疗艾滋病患者的巨细胞病毒性视网膜炎[30]。口服膦甲酸不能产生生物学活性，只能静脉注射。常见的副作用包括肾毒性、低钙血症、骨髓抑制及恶心。

核苷类似物

拉米夫定是胞嘧啶的核苷类似物。它能抑制乙型肝炎DNA聚合酶和艾滋病毒逆转录酶。它被批准与其他抗逆转录病毒药物联合使用，用于治疗HIV-1感染，或单独使用治疗慢性乙型肝炎病毒感染[29]。它是第一个用来替代IFN-α治疗慢性乙型肝炎的药物[31]。拉米夫定口服的生物利用度高，半衰期长，因而方便患者每日一次用药。利巴韦林是一种鸟苷类似物，可抑制酶依赖性 RNA 聚合酶的活性。它用于治疗慢性丙型肝炎和呼吸道合胞病毒（RSV）感染。

阿昔洛韦、伐昔洛韦、更昔洛韦、喷昔洛韦、泛昔洛韦是鸟嘌呤脱氧核糖的无环类似物。伐昔洛韦和泛昔洛韦属于前体药物，可分别被生物转化为喷昔洛韦和阿昔洛韦[32]。这些抗病毒药物可抑制病毒 DNA 复制，因此是治疗人类疱疹病毒的有效药物。目前有 8 个不同种类的人类疱疹病毒（HHV），可引起不同的临床疾病（表 9-2）。

表 9-2　人类疱疹病毒感染的特点

病毒	美国的血清阳性率		典型原发性感染	免疫力低下者感染	与人癌症的相关性	常规治疗
	健康儿童	健康成人				
嗜神经组织的						
1-型单纯疱疹病毒（HSV-1）	20%～40%	50%～70%	龈口炎，角结膜炎，皮肤疱疹，生殖器疱疹，脑炎	龈口炎，角结膜炎，皮肤疱疹，食管炎，肺炎，肝炎	无	PO ACV，FAM，VAL，IV ACV，PCV
2-型单纯疱疹病毒（HSV-2）	0%～5%	20%～50%	生殖器疱疹，皮肤疱疹，龈口炎，脑膜炎，新生儿疱疹	生殖器疱疹，皮肤疱疹，播散性感染	?	PO VAL，FAM，ACV 或 IV ACV
水痘-带状疱疹病毒（VZV）	50%～75%	85%～95%	水痘	播散型感染	无	无，PO ACV，或 IV ACV
嗜淋巴细胞的						
人巨细胞病毒（HCMV）	10%～30%	40%～70%	单核细胞增多症，肝炎，先天性巨细胞包涵体病	肝炎，视网膜炎，肺炎，脑炎，大肠炎，多发性神经根病	无	无，GCV，FOS
EB 病毒（EBV）	10%～30%	80%～95%	单核细胞增多症，肝炎，脑炎	多克隆和单克隆淋巴组织增生综合征，口腔毛状白斑	非洲伯基特淋巴瘤，中枢神经系统淋巴瘤，和其他淋巴瘤，鼻咽癌，平滑肌肉瘤	无，选择性病例可使用类固醇
人类疱疹病毒 6 型（HHV-6）	80%～100%	60%～100%	婴儿玫瑰疹，发热和中耳炎，脑炎	肺炎？脑炎？	罕见的 B 细胞淋巴瘤？	无
人类疱疹病毒 7 型（HHV-7）	40%～80%	60%～100%	婴儿玫瑰疹？	无	无	
人类疱疹病毒 8 型（HHV-8）	小于 3%？	小于 3%？	？	卡波西肉瘤？	卡波西肉瘤，多中心淋巴结增生症、原发性渗出性淋巴瘤	放疗，细胞毒性药物，IFN-α，？GCV

ACV，阿昔洛韦；FAM，泛昔洛韦；FOS，膦甲酸；GCV，更昔洛韦；IFN-α，干扰素 α；IV，静脉输注；PCV，喷西洛韦；PO，口服；VAL，伐昔洛韦。
From Coen DM，Schaffer PA：Antiherpesvirus drugs：A promising spectrum of new drugs and drug targets，*Nature Rev Drug Disc* 2：279，2003.

由于这些药物对病毒DNA具有高度选择性，因此它们不会伤害人类细胞。它们与蛋白的结合率低，因而能分布到脑脊液、唾液和其他体液内。这些药物的口服吸收率低，因此对于严重感染的患者，必须采用静脉注射剂型。这些药物的毒性低，很少发生可逆转性的脑病和肾病[32]。由于药物对潜伏期病毒无作用，因此不能完全清除病毒。

单纯疱疹病毒

口腔颌面外科医生经常治疗涉及口腔和口周组织的复发性单纯疱疹病毒（HSV-1）感染。这些感染有时很严重，或者患者会因频繁复发而烦恼，或者担心把病毒传染给其他人[33]。在这种情况下，临床医生可开具抗病毒药物来加快病变的消退或防止疱疹性病变暴发流行[25,34-36]。

原发或复发的口唇疱疹可口服阿昔洛韦（200~400mg，每日五次）或伐昔洛韦（1 000mg，每日三次）。为保证有效性，这些药物必须在出现初始症状的头三天使用。外用阿昔洛韦可减少病毒的排放，避免病毒传播，但不会显著加速疱疹性病变的消退。预防性使用阿昔洛韦和伐昔洛韦往往可以预防疫情，但不能治愈病变。对阿昔洛韦的耐药性确实存在，每天服用两次400mg的阿昔洛韦可减少复发约50%。在治疗性免疫抑制期间，经静脉使用阿昔洛韦（250mg/m^2，持续8小时）可达到对疱疹病毒的抑制[37]。表9-3列出了用于治疗头颈部感染的主要抗病毒药物。

表9-3 抗病毒药物

通用名（商品名）	建议剂量（天数）[a]
全身用药	
阿昔洛韦（舒维疗）	400mg 每日三次（7）
泛昔洛韦（泛维尔）	125mg 每日一次（5）
伐昔洛韦（维德思）	500mg 每日两次（5）
局部用药	
阿昔洛韦（舒维疗）	5%软膏
喷昔洛韦（Denavir）	1%乳剂
二十二烷醇（Abreva）	10%乳剂（非处方药）

局部用药治疗口腔病变，每日至少四次。

[a] 剂量水平应根据临床严重程度和反应调整。

对于严重感染：阿昔洛韦5~10mg/kg静脉给药，每8小时一次，7~10天；泛昔洛韦500mg每日三次，或伐昔洛韦1 000~2 000mg每日两次。治疗阿昔洛韦耐药的病例：膦甲酸（膦甲酸钠）40~60mg/kg静脉给药，每8小时一次，7~10天，或西多福韦（西多福韦注射剂）5mg/kg。

From Silverman S, Miller CS: Diagnosis and treatment of viral infections, *Oral Maxillofacial Surg Clin North Am* 15:79-89, 2003.

（严颖彬 译）

参考文献

1. Lewis RE: Current concepts in antifungal pharmacology, *Mayo Clin Proc* 86:806, 2011.
2. Sheehan DJ, Hitchcock CA, Sibley CM: Current and emerging azole antifungal agents, *Clin Microbiol Rev* 12:41, 1999.
3. Kauffman CA: Antifungal agents. In Johnson JT, Yu VL, editors: *Infectious diseases and antimicrobial therapy of the ears, nose and throat*, Philadelphia, 1997, WB Saunders.
4. Van Tyle JH: Ketoconazole, *Pharmacotherapy* 4:343, 1984.
5. Khosla S, Wolfson JS, Demerjian Z, et al.: Adrenal crisis in the setting of high-dose ketoconazole therapy, *Arch Intern Med* 149:802, 1989.
6. Brammer KW, Farrow PR, Faulkner JW: Pharmacokinetics and tissue penetration of fluconazole in humans, *Rev Infect Dis* 12(suppl 2):S318, 1990.
7. Martin MV: The use of fluconazole and itraconazole in the treatment of *Candida albicans* infections: a review, *J Antimicrob Chemother* 44:429, 1999.
8. Lewis RE: Current concepts in antifungal pharmacology, *Mayo Clin Proc* 86:805, 2011.
9. Bodey GP: Azole antifungal agents, *Clin Infect Dis* 14(suppl 1):S161, 1992.
10. Wilks D, Farrington M, Rubenstein D: Fungi. In Kahn M, editor: *The infectious diseases manual, Massachussetts*, Boston, 2003, Blackwell Science.
11. Grant SM, Clissold SP: Intraconazole, *Drugs* 37:310, 1989.
12. DeBaule K, van Gestel J: Pharmacology of itraconazole, *Drugs* 61(suppl 1):27, 2001.
13. Slain D, Rogers PD, Cleary JD, et al.: Intravenous itraconazole, *Ann Pharmacother* 35:721, 2001.
14. Wingard JR, Carter SL, Walsh TJ, et al.: Randomized, double-blind trial of fluconazole versus voriconazole for prevention of invasive fungal infection after allogeneic hematopoietic cell transplantation, *Blood* 116:5111–5118, 2010.
15. Ullman AJ, Lipton JH, Vesole DH, et al.: Posaconazole vs. fluconazole or itraconazole prophylaxis in patients with neutropenia, *N Engl J Med* 356(4):348–359, 2007.
16. Girmenia C: New generation azole antifungals in clinical investigation, *Expert Opin Investig Drugs* 18(9):1279–1295, 2009.
17. Bratjtburg J, Powderly WG, Kobayashi GS, et al.: Amphotericin B: current understanding of mechanisms of action, *Antimicrobial Agents Chemother* 34:185, 1990.
18. Cleary JD, Rogers PD, Chapman SW: Variability in polyene content and cellular toxicity among deoxycholate amphotericin B formulations, *Pharmacotherapy* 23:572, 2003.
19. Lortholary O, Denning DW, Dupont B: Endemic mycoses: a treatment update, *J Antimicrob Chemother* 43:321, 1999.
20. Gallis HW, Drew RH, Pickard WW, Amphotericin B: 30 years of clinical experience, *Rev Infect Dis* 12:308, 1990.
21. Medoff G, Kobayashi GS: Strategies in the treatment of systemic fungal infections, *N Engl J Med* 302:145, 1980.
22. Terrell CL, Hughes CE: Antifungal agents used for deep-seated mycotic infections, *Mayo Clin Proc* 67:69, 1992.
23. Rogers PD, Jenkins JK, Chapman SW, et al.: Amphotericin B activation of human genes encoding for cytokines, *J Infect Dis* 178:1726, 1998.
24. Bishara J, Weinberg M, Lin AY, et al.: Amphotericin B—not so terrible, *Ann Pharmacother* 35:308, 2001.
25. Fleischman J: Topical and systemic antifungal and antiviral agents. In Newman MG, van Winkelhoff AJ, editors: *Antibiotic and anti-*

microbial use in dental practice, ed 2, Chicago, 2001, Quintessence.

26. Eschenauer G, DePestel DD, Carver PL: Comparison of echinocandin antifungals, *Ther Risk Manag* 3(1):72, 2007.
27. Denning DW: Echinocandin antifungal drugs, *Lancet* 362(9390):1142, 2003.
28. Vermes A, Guchelaar H-J, Dankert J: Flucytosine: a review of its pharmacology, clinical indications, pharmacokinetics, toxicity and drug interactions, *J Antimicrob Chemother* 46:171, 2000.
29. Balfour Jr HH: Antiviral drugs, *N Engl J Med* 340:1255–1268, 1999.
30. Chrisp P, Clissold SP: Foscarnet: a review of its antiviral activity, pharmacokinetic properties and therapeutic use in immunocompromised patients with cytomegalovirus retinitis, *Drugs* 41: 104–129, 1991.
31. Dienstag JL, Schiff ER, Wright TL, et al.: Lamivudine as initial treatment for chronic hepatitis B in the United States, *N Engl J Med* 341:1256–1263, 1999.
32. Acosta EP, Fletcher C: Valacyclovir, *Ann Pharmacother* 31:185, 1997.
33. Koelle DM, Wald A: Herpes simplex virus: the importance of asymptomatic shedding, *J Antimicrob Chemother* 45(suppl T3):1, 2000.
34. Esman J: The many challenges of facial herpes simplex virus infection, *J Antimicrob Chemother* 47(suppl T1):17, 2001.
35. Rooney JF, Straus SE, Mannix ML, et al.: Oral acyclovir to suppress frequently recurrent herpes labialis, *Ann Intern Med* 118:268, 1993.
36. Whitley RJ, Gnann JW: Acyclovir: a decade later, *N Engl J Med* 327:782, 1992.
37. Gnann Jr JW: Drugs for herpesvirus infections. In Armstrong D, Cohen J, editors: *Infectious diseases*, St. Louis, 2010, Mosby.

第二部分

头颈口面部感染

第 10 章　牙髓感染

Ashraf F. Fouad

牙髓主要参与牙齿形成的过程，主要在年轻时发挥作用，之后缓慢作用并持续终身。在成熟的牙齿中，牙髓提供感觉功能，并对牙齿受到的任何外界刺激做出主要的反应。尽管牙髓可以对微生物刺激产生强大的免疫反应，但它处理病原体的能力有限。这种限制主要是由于它被坚硬的组织外壳所包绕，限制了血流交换的能力，并且缺乏足够的侧支循环。由于人的一生中龋齿和牙齿外伤的发生率很高，牙髓的退行性变和坏死很普遍，可能超过身体中任何其他组织的类似病变。在观察根尖发育完全和未发育完全的牙齿对不同创伤的组织反应时，侧支循环在抵抗牙髓退行性变中的重要性表现得最为明显。与未发育成熟的牙齿相比，根尖闭合的成熟牙齿受到的创伤总会导致更为严重的临床状况和更多的并发症[1]。

牙髓感染的病因

原发性和复发性龋是引起牙髓炎症和坏死最常见的原因。当牙齿的裂隙或光滑面上出现初期龋坏病变时，牙髓就会有轻微的炎症反应。龋病是一种慢性的感染性疾病，通常进展缓慢，甚至出现较大的病损时，临床症状也不明显。

除了龋病外，牙髓病变还可能与外伤、牙裂和牙折、修复材料微渗漏、先天性牙齿发育异常如畸形舌侧沟、牙内陷和外突以及晚期牙周病有关。所有这些病因的共同点是微生物从口腔环境进入了牙髓。口腔的微生物群可受饮食、肠道、窦腔、鼻腔、皮肤或生殖器来源的微生物的影响。一般情况下，这些其他来源的微生物并不会在口腔内大量繁殖，但具有入侵牙髓坏死的根管环境的倾向[2,3]。

牙髓的反应是由成牙本质细胞对细菌细胞壁分子的识别引起的，然后成牙本质细胞分泌细胞因子和其他炎症介质，这些变化触发与牙髓中其他炎症细胞如树突状细胞、中性粒细胞和巨噬细胞的相互作用，最终导致牙髓血流增加、其他炎症细胞趋化，以及炎症扩散到牙髓其他部位。细菌刺激引起的牙髓炎症可持续数月至数年，直至牙髓最终坏死（图 10-1）。

细菌刺激最初导致可逆性炎症，其特征是牙髓血流增加，同时伴有血管扩张、炎症细胞外渗和痛阈降

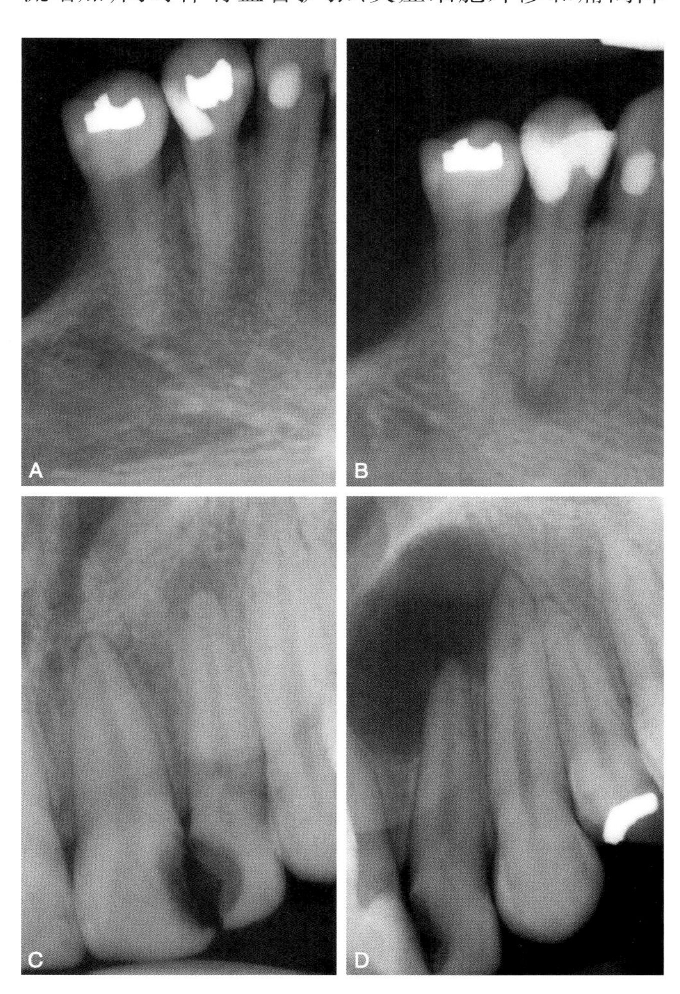

图 10-1　显示慢性牙髓炎和根尖周炎的两个病例。**A.** 患者右下颌第一前磨牙龋源性牙髓暴露，诊断为无症状不可逆牙髓炎，根尖周围正常。临时充填但没有进一步治疗。**B.** 六个月后，患者出现牙髓坏死及无症状的根尖周炎。**C.** 另一例年轻患者的多颗牙齿存在无症状的根尖周病变，左上颌侧切牙牙髓坏死伴无症状根尖周炎，病人当时接受了其他治疗，但这颗牙没有得到治疗。**D.** 11 个月后，根尖周病变范围变大

低。痛阈降低可引起轻微的牙齿敏感(例如对口腔内温度或渗透压变化的敏感性增加)。这些症状可能会促使患者寻求治疗,对龋损进行修复。当细菌进一步接近或通过暴露面侵入牙髓时,就会发生不可逆的变化,以显微和生理水平的一系列变化为标志。最明显的是细菌和细菌产物渗入牙髓、微脓肿形成、牙髓血流减少、细胞凋亡,最终导致受累区域的牙髓坏死。在牙髓坏死之前,大约40%的不可逆性牙髓炎仅有轻微疼痛或无疼痛[4](见图10-1)。但是,不可逆性牙髓炎也可表现为患者所感受到的最难以忍受的疼痛。一般来说,这种不可逆性牙髓炎所伴随的严重疼痛与牙髓中的多种炎症介质有关,如前列腺素E2、P物质、缓激肽和白介素-1β。然而,尚不清楚这些炎症介质是导致不可逆性牙髓炎疼痛的原因,还是仅仅在其他诱导因素起作用时表达。因此,并不清楚为什么有些患者会出现严重的牙髓(或根尖周)疼痛,而有些患者不会。

人们认为,宿主反应的差异可能与不同的细菌毒性因子、相关的病毒感染(如疱疹病毒感染)、痛阈问题或遗传多态性有关。目前正在研究对牙本质小管液进行取样,以识别可能有助于早期诊断不可逆牙髓炎的炎症介质。这可能是最令人烦恼的临床问题之一,尤其是龋坏未累及牙髓,或患者没有或仅有轻微症状时更是如此。最终,牙髓坏死发生,一旦髓腔内充满细菌,就会引起根尖周病变(见图10-1)。在动物实验中,根管感染引起的根尖周病变需要几周的时间就能在组织学和放射学上被证实。但在患者身上并没有特征性的表现,因为不能客观地进行评价;病变可能需要几周到几个月的时间才能达到可被发现的程度(见图10-1)。

牙髓病及根尖周炎的流行病学

虽然龋坏引起的牙髓炎症很早就会发生,但这里是指不可逆性牙髓病和根尖周炎的流行病学。与龋齿或牙周病相比,关于牙髓病的信息要少得多。这可能与以下因素有关:牙髓病变是在临床检查(包括牙髓测试)和影像学检查后才能被确诊,因此在非牙科环境下很难确诊。此外,大多数牙髓病无症状,只能通过常规测试和影像学检查被发现,或长期无症状的病变突然加重而被发现。尽管如此,由于龋齿和牙齿创伤的高发病率,牙髓病还是很普遍。在发达国家,龋病的发病率可能正在下降,但由于积极的生活方式和体育和其他娱乐活动的普及,牙齿创伤的发病率持续增加。此外,用于修复龋齿的材料寿命有限,其损坏或微渗漏可导致进一步的牙髓病变。

作为牙髓病的代名词,"在过去的6个月里牙痛"在北美人群中的出现频率估计为12%[5]。一般来说,在非外伤性牙科急诊中,疼痛性牙髓病和根尖周炎的发病率最高,在加拿大一个大型队列研究中达到56%[6]。在美国,每年有超过40.3万的急诊牙科处理的急诊是由牙髓病和根尖周炎引起的[7],每年大约有8 000名患者因急性根尖脓肿而住院[8]。在2000年至2008年的61 439例此类住院病例中,有66例患者死亡[9]。

如前所述,大部分的牙髓病和根尖周病变是无症状的。根尖周病变通常与牙齿大面积修复或以前的根管治疗有关。据报道,在美国40岁以下人群中,根尖周病的患病率约为25%,而在40岁以上的人群中患病率增加到40%[10]。也有报道吸烟[11,12]和糖尿病[13,14]会增加牙髓病的患病率。

牙髓病及根尖周病的诊断

如前所述,临床医生经常无法确定牙髓的确切状况,以及是否能在治疗过程中保存活髓,因此牙髓经常在几乎没有症状的情况下出现坏死。许多临床变量使诊断过程复杂化,如牙髓钙化、大面积修复体,以及同一颗牙的不同位置或不同根管内牙髓状态不同。

和其他口腔科室或临床科室的情况相同,诊断过程的第一步是问诊,包括主诉、既往史、现病史,以及相关的加重和缓解因素。如果病人主诉疼痛,应详细记录疼痛的强度、性质、发作方式、过程、持续时间、镇痛药物的使用以及对药物的反应。影像学检查对于牙髓病的诊断非常重要。有时,需要从不同角度对牙齿进行影像学检查,以判断根尖周围的透射区是否来源于牙髓病变,或者明确以前治疗失败的原因。

当根尖片无法确定病因(图10-2),或无法判断失败病例是否需要再治疗或根尖手术时,高分辨率锥形束计算机断层扫描(cone-beam computed tomography,CBCT)可以很好地解决上述问题,该项影像学技术已变得越来越普及。研究表明,与根尖片相比,CBCT在检测根尖周透射性病变方面具有更高的灵敏度[15],并且其高分辨率系统可以提高识别细小的遗漏根管的能力[16]。

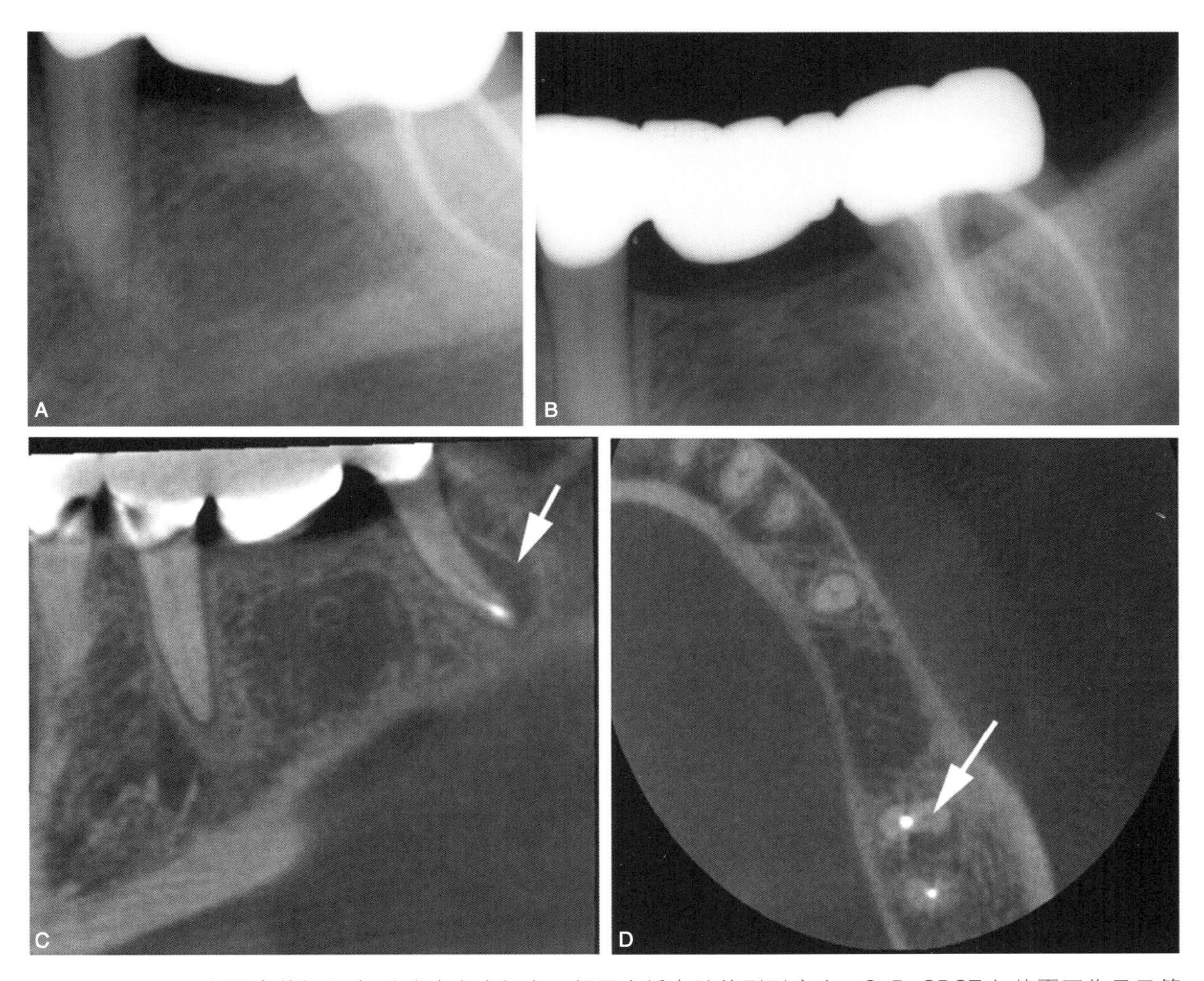

图 10-2　A，B. 一例患者的根尖片，该患者存在与左下颌固定桥有关的剧烈疼痛。C，D. CBCT 矢状面图像显示第二磨牙近中根根尖周存在透射影像（箭头），由于外斜嵴处骨质较厚，这一表现在根尖片中不可见。轴面图像显示近中颊根管遗漏（箭头）

牙髓病诊断的基本目标如下：

1. 确定病变是否为牙髓来源。许多疾病的表现类似牙痛，但与牙髓或根尖周组织无关。这些疾病包括牙周脓肿、冠周炎、鼻窦炎、三叉神经痛、心肌缺血、纤维肌痛、带状疱疹后神经痛。同样，许多颌骨的透射性和阻射性病变与根尖周病变相似，包括发育性囊肿、良性和恶性肿瘤或由于甲状旁腺病变导致的骨代谢异常。此外，还有一些可能会提升牙髓病发病率的全身性疾病，如镰状细胞性贫血[17]和带状疱疹病毒感染[18]。

2. 如果病变为牙髓来源，则需要确定患牙。由于目前人群对牙体修复治疗的需求很高，患者可能在此次牙痛之前接受过广泛的牙体修复和根管治疗，所以要认真检查，加以鉴别。临床检查一般包括叩诊、触诊、探诊和四个方向或六个方向的牙齿动度检查，以确定哪一颗牙齿符合患者的主诉或临床和影像学表现。这些表现包括：附着丧失引起的牙本质敏感、窦道（应追踪以确定其来源）、异常的根尖周 X 线表现、牙根内/外吸收，在口腔其他牙齿没有牙周病的情况下出现的独立的深窄牙周袋。此外，必须确定牙髓病的病因。一般来说，病因均比较明显。比如明显的龋病，有渗漏的深部修复体，先天性牙齿畸形，最近的创伤史，或既往不完善根管治疗。但有些病因可能很难确定，如牙齿隐裂，貌似完好的修复体存在微渗漏，或完善的根管治疗后根尖病变持续。很明显，在牙痛的情况下，识别病源牙的最确定的方法是重现或加重其疼痛。牙髓温度测试可能有助于达成这一目标。重要的一点是要认识到，如果急诊患者是因疼痛或/和肿胀而就诊，通常只有一颗牙齿引起该主诉症状，邻近的牙齿可能也有病变，但主诉牙的问题需要先确诊和治疗。

3. 明确病源牙的牙髓和根尖周病情的诊断。除了病史信息、症状和体征及临床检查结果外，牙髓测试是判断牙髓状况的关键环节。这项测试可以帮助确定牙髓炎是否可逆，牙髓有活力还是已经坏死。关于牙髓炎是否可逆，临床检查提供的信息很少。大多数临床医生根据牙齿对冷测反应的性质和持续时间来判断，短暂而剧烈的疼痛是正常牙髓或可逆性牙髓炎的特征，而持续的钝痛是不可逆性牙髓炎的特征。疼痛持续时间不好把握和理解，然而，临床医生认为冷测时这种激发痛可以再现主诉中的自发性深度疼痛。许多研究已经肯定了冷测、热测和电活力检测的临床准确性（图 10-3）[19-21]。从这些资料中，可以得出使用 Endo-Ice（1,1,1,2-四氟乙烷；Hygenic Endo-Ice Green；Coltene/Whaledent Inc.，Cuyahoga Falls，OH）冷测的准确度和电活力测相当，在难以诊断的病例中，这两种测试可互为补充。因此，通常首先使用 Endo-Ice 进行冷测，如果对其准确性有怀疑，则使用电活力测（electric pulp tester，EPT）。在其他特殊情况下，还可使用以下牙髓测试方法，如热测用于识别对热敏感的牙齿，探诊暴露的牙本质用于识别牙本质过敏，或选择性局部麻醉以确定牙髓疼痛是由上颌牙或下颌牙引起的。明确牙髓和根尖周病变的诊断对于确定最佳治疗方案很关键，特别是在急诊情况下。另外，这一诊断对于预后也很重要，我们将在后面讨论。

4. 如有急性根尖周感染，应判断是局限性感染还是弥漫性感染。根管感染的临床表现各不相同，从无症状，相对无并发症，到危及生命需要住院治疗。感染的发展有时较为缓慢，受机体因素和治疗类型的影响。对于从牙根尖周直接向外扩散至筋膜间隙、区域淋巴结或身体其他部位的感染，治疗通常不仅包括局部治疗，还包括积极的全身抗菌药物治疗、密切观察和监测，以确保良好的结果。因此，临床医生必须将牙齿病变的诊断与全身受累的迹象结合起来，尤其是诊断急性根尖脓肿时。要询问和观察患者的全身体征和症状，并记录肿胀患者的生命体征包括体温。临床上必须明确肿胀的特征，包括其大小、硬度、局限性还是弥散性、是否有波动感、是否扩散至相邻的筋膜间隙。对于确定治疗计划、使用药物治疗以及处理紧急情况所需专业水平时，所有这些信息都是必要的。

5. 在牙齿受到外伤后，应立即明确损伤的类型和程度，这对治疗计划和牙齿的预后起着至关重要的作用。国际牙科创伤学协会在 http://www.iadt-dental-trauma.org 网站上定期更新牙科创伤诊断和治疗指南。例如，嵌入或脱位的成熟牙齿必须在受伤后 8~10 天内接受根管治疗，否则，炎症性外吸收（感染相关）会迅速破坏牙齿。根尖孔未闭合的牙齿有 33% 的概率进行自发的血运重建，如果未治疗则必须密切随访，以免感染发生并破坏牙齿[22]（图 10-4）。完全脱位的牙齿如果在口腔外干燥的时间较长，会由于牙周膜细胞坏死而发生牙外替代性吸收（骨性粘连）。如果再植，也要进行根管治疗，在有其他更好的治疗选择之前，它们可以作为间隙保持器使用。

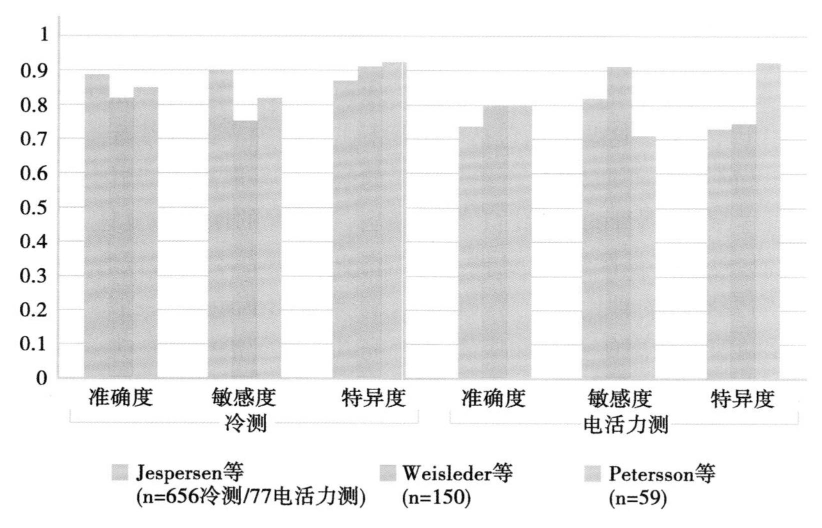

图 10-3 关于牙髓冷测和电活力测的临床准确度、敏感度和特异度的数据，源自三篇重要的论文[19-21]

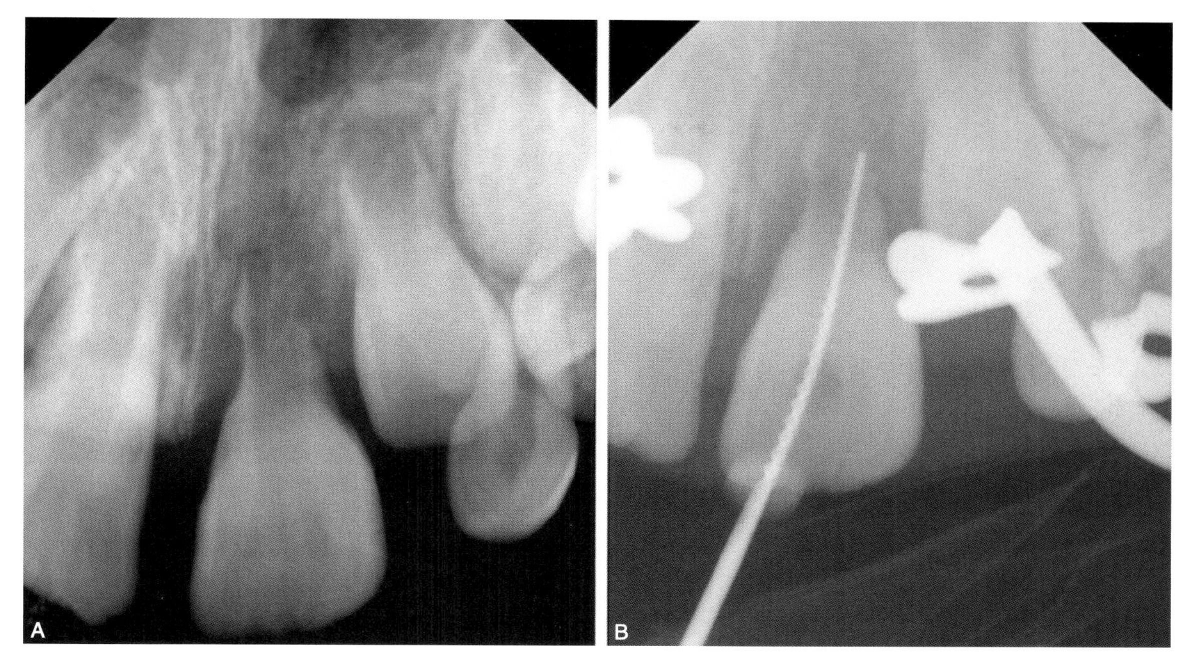

图10-4　一例7岁女性患儿，4周前其上颌左中切牙完全脱位2小时，没有密切随访追踪是否发生了自发性血运重建。A. 可见与牙髓坏死相关的大量炎症性牙根外吸收。B. 根管探针显示在根尖三分之一处有穿孔

现代非手术根管治疗和再治疗

根管治疗的基本原则是化学机械性处理整个根管系统，封闭根尖孔，在过去几十年里没有变化。然而，在过去20年里，非手术根管治疗和再治疗的临床实践取得了许多重要的技术进步。与过去相比，这些技术进步使得牙髓专科医生和普通医生可以通过口腔来治疗范围更广的具有复杂解剖结构的牙齿（图10-5）。本节将简要介绍非手术根管治疗的现状。

放大技术已经成为牙科治疗的一个利器。今天的牙医可在配备或不配备额外照明设备的情况下，常规使用放大镜，在治疗时可观察到更多的细节。在牙髓病学领域，牙髓专科医师使用手术显微镜或根管内镜已经变得很普遍。研究表明，使用显微镜有助于发现通常很难找到的根管口[23]，以及显微镜和内镜同样有效。

目前，许多接受根管治疗的患者其根管高度钙化，对于高度钙化的根管，可在放大镜下使用超声尖仔细探寻。超声仪器的优点是它们很小，可以让医生准确地看到工作区域而不会受到牙科手机的干扰。此外，它们不像牙钻那样具有侵略性，并能有效地清除牙体材料或其他障碍物，例如牙本质突起。与根尖片相比，CBCT消除了其他结构的重叠影像，可以更好地识别根管（见图10-2）。一旦这些细小钙化的根管被定位，可使用小号硬化不锈钢锉（例如C、C+及C++锉）来疏通根管。

手动或机用镍钛（NiTi）器械的出现是根管治疗的一大进步。镍钛根管器械弹性好，可使根管系统得到充分的预备和扩大，而且还可避免不锈钢器械常发生的根管拉直、台阶、偏移，清理效果更佳，愈合更好[24]。目前，有几种根管预备系统，对镍钛合金进行了强化，增强了其抗扭强度和切割效率。其中包括Vortex的M丝（DENTSPLY Tulsa Dental Specialties，Tulsa，OK），Twisted Files的R相丝（SybronEndo，Orange，CA），以及Hyflex的可控记忆丝（Coltène/Whaledent Inc.）。还有一些根管预备系统使用大锥度镍钛锉往复运动，单根锉即可完成根管预备。例如WaveOne系统（DENTSPLY Tulsa Dental Specialties）和Adaptive Technology（SybronEndo）。虽然这些单根锉系统是高效和安全的，但其充分清理根管特别是根尖三分之一根管的有效性仍在研究中。

目前公认的根管预备的主要作用是破坏细菌生物膜以增强冲洗液的消毒作用，同时清理感染物质和扩大根管空间以利于根管充填。根管冲洗普遍用浓度为2.5%~6%的次氯酸钠液。其他冲洗液如2%氯己定、Q-Mix（氯己定和EDTA的组合）或MTAD（四环素类药物如多西环素、柠檬酸和清洁剂的混合物）（DENTSPLY Tulsa Dental Specialties，Tulsa，OK）具有牙本质亲和力，能黏附在牙本质表面，可以有效地消毒根管。但由于会发生化学反应，这些冲洗液（例如氯己定）不能与次氯酸盐一起使用，其消毒的效果也

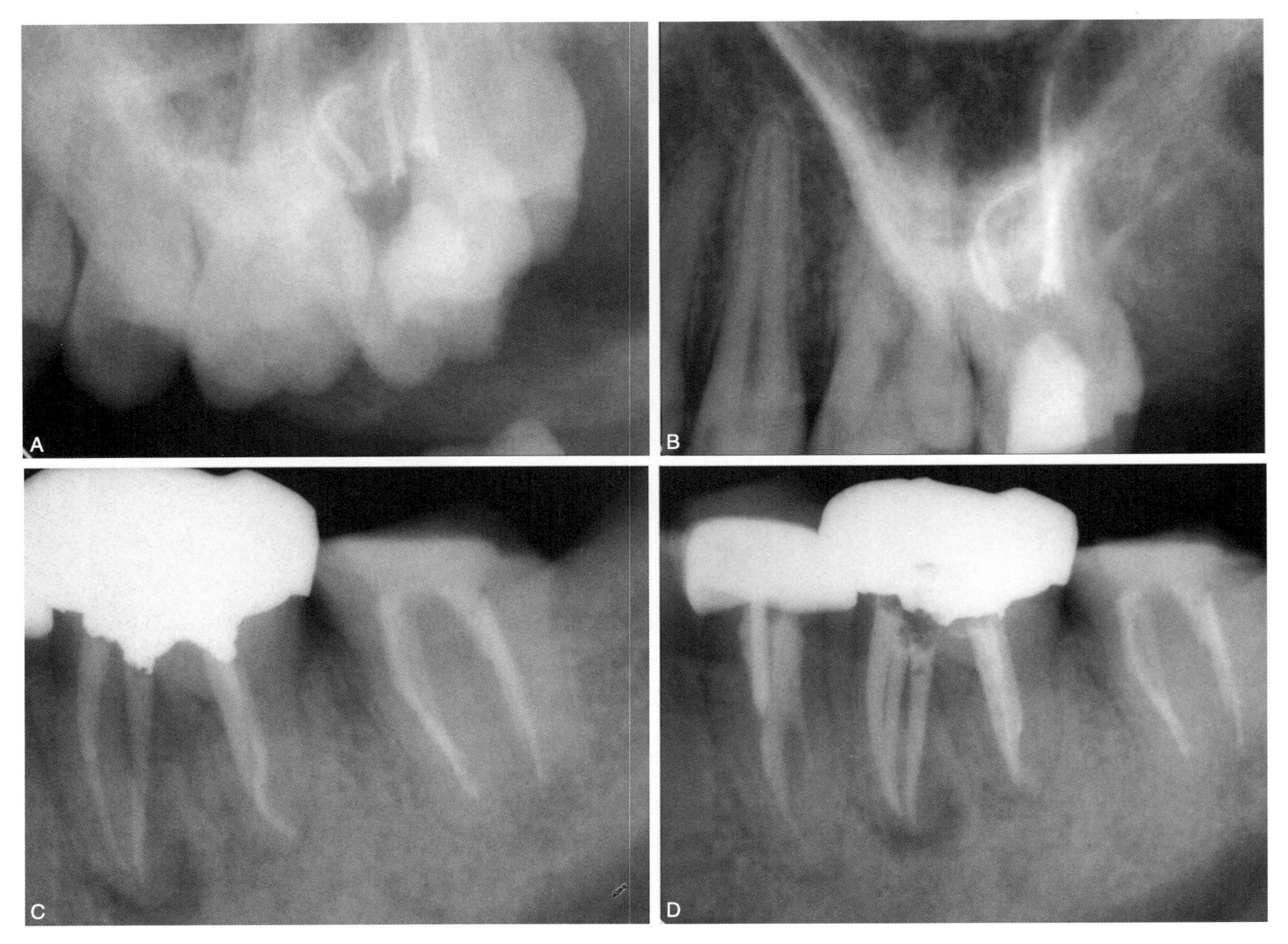

图 10-5 两例常规使用现代技术治疗较困难的病例的根尖片。A. 一例 16 岁患者开口度较小，上颌第二磨牙有四个根管，近中颊根向远中颊重度弯曲。根管预备采用旋转镍钛锉系统。B. 6 个月时随访，阻生的第三磨牙已拔除。C. 另一例患者，第一磨牙曾经接受过完善根管治疗并行冠修复，但仍有持续的根尖周病变。D. 经牙冠进行根管再治疗，用超声治疗仪在近中两根管中间开槽，发现了遗漏的第五根管。注意解剖结构复杂的第二前磨牙可能也需要重新根管治疗

并不比次氯酸盐强。乙二胺四乙酸（EDTA）与次氯酸盐交替冲洗可以去除根管壁的污染层。尽管去除污染层可能有助清除污染物，增强药物或封闭剂对牙本质小管的渗透，但尚不清楚这种增强性消毒是否可以改善治疗效果。

鉴于根管消毒对改善根管治疗预后的重要性（稍后讨论），已经开发了许多系统来加强根管的消毒。首先，人们早就认识到在根管冲洗过程中，针的穿透深度对冲洗的有效性至关重要，因为冲洗液只能达到针的穿透深度。因此，最好使用号数大的针头（G 型号数字越大，针越细——译者注），这样就可以不遇到障碍而直接插入根管深处。如果压力在根尖处增大，则有将冲洗液推出根尖之外的风险。因此，有一个比较新的发明是 EndoVac（SybronEndo），这种设备将冲洗液引入根管内，然后将一根 32 号针头插入根管达工作长度，然后负压吸出流经根管系统的冲洗液。一项研究表明，与传统的针头冲洗相比，使用 EndoVac 可减少术后疼痛[25]。然而，另一项研究表明，在根管残留可培养的细菌这一指标上，EndoVac 与传统冲洗没有区别[26]。声波冲洗和被动超声冲洗也被用来清洁根管，在震动仪器的辅助下，尽量将冲洗液推到难以到达的部位。被动超声冲洗在临床前研究中显示比声波冲洗效果更好。此外，超声冲洗中，冲洗针头本身的振动作用也显示出初步的清洁效果。

临床上已引入许多技术，用于有效且无死腔地对根管进行充填。目前，热牙胶技术因其速度快、能提供满意的术后评价结果而广受欢迎。这些系统包括使用热垂直加压技术的 System B（SybronEndo）；然后是注射热塑性牙胶的系统，如 Obtura（Obtura Spartan Endodontics，Algonquin，IL）或 Calamus（DENTSPLY Tulsa Dental Specialties）；还有热塑载体系统，如 Thermafil 或 Guttacore（DENTSPLY TulsaDental Specialties）。目前，还可使用无线设备加热和压缩牙胶，可使根管封闭比过去更有效。然而，目前普遍的共识是反

映在治疗效果上，这些系统之间并没有差异。恰当使用封闭剂，对所有根管系统进行正确的预备和充填，并及时修复牙齿对于提高最终的治疗效果都很关键。

有症状不可逆牙髓炎和有症状根尖周炎的处理

疼痛的牙髓病和根尖周疾病是在急诊处理的基础上，需要尽快对根管系统进行治疗。对于这类患者，准确的诊断、有效的麻醉和有效的根管治疗技术，对于缓解患者的疼痛症状、治疗疾病都是必须的。

有症状的不可逆性牙髓炎的紧急治疗是以能够充分麻醉患牙为基础的。对于有严重自发痛、冷热刺激痛，并涉及下颌磨牙的病例，采用传统的麻醉技术无法达到满意的牙髓麻醉效果。已有研究表明，在上述情况下，需要用 4% 的阿替卡因追加骨内麻醉[27,28]或/和追加颊侧浸润麻醉[29,30]。最后，在提醒病人会有短暂的疼痛后，髓腔内加压注射是最有效的麻醉方法。

在急诊情况下，根管治疗程序所能完成的程度取决于牙髓和根尖周疾病的诊断。对于有症状的不可逆性牙髓炎而根尖周正常的病例，牙髓切断已被证明是充分有效的急诊处理措施[31]。而对于有症状的根尖周炎患牙，则需要完全去除牙髓组织（达到确定的工作长度），调整患牙的咬合，根管封氢氧化钙等抗菌药物，并给患者开 2~3 天的口服止痛药。止痛药可选择非甾体抗炎药，例如对乙酰氨基酚（可联合阿片类药物）。

对于有牙髓坏死和急性根尖脓肿的患者，必须将根管清理至工作长度，暂封药物。脓肿必须切开引流。如果有任何迹象表明感染向局部或全身扩散，建议使用抗生素和密切监测。β 内酰胺类抗生素尤其是阿莫西林加克拉维酸是牙髓和根尖周严重感染的首选[32,33]。对青霉素过敏的患者，克林霉素是首选抗生素，虽然对于根管内细菌来说，其功效小于 β 内酰胺类抗生素。

对于所有接受非手术根管治疗的患者，要提醒患者在首次预约治疗后可能出现根管治疗期间疼痛急性发作（flare-ups）。所谓的根管治疗期间疼痛急性发作，就是治疗后出现疼痛或肿胀，需要临时安排时间及时处理。治疗前就疼痛的患者疼痛急性发作的发生率可明显增加[34]。术前使用抗生素似乎并不影响治疗后疼痛的发生率[35]，而且它们应该只用于存在感染扩散的患者。

现代根管外科

根管外科适用于在进行了充分根管治疗和/或复杂的修复治疗的情况下，牙齿继续存在根尖周病变的病例。制订治疗计划的过程中，需要考虑与根管再治疗相比根尖手术的风险和收益。在判断手术是否最佳方案时，医生要分析根尖病变持续存在的原因以及以前所接受治疗的质量和效果，来决定手术是否可以提供最好的解决方案（图 10-6）。对于许多病例，使用 CBCT 检查有助于做出决策，可以很好地显示遗漏的根管、穿孔、骨吸收的定位，以及复杂的解剖结构。此外，CBCT 有助于制订手术计划，并能更准确地识别正常解剖结构和截骨深度。由于嗲突和外斜嵴厚度的干扰，上、下颌第二磨牙的根尖切除和倒充填目前仍存在一定困难。然而，手术技术和显微放大技术的进一步增强使得许多这样的病例得到治疗。

如前所述，现代根管外科使用增强的显微放大技

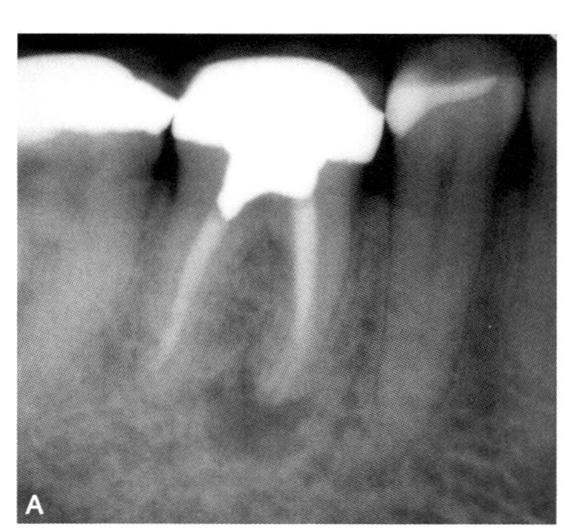

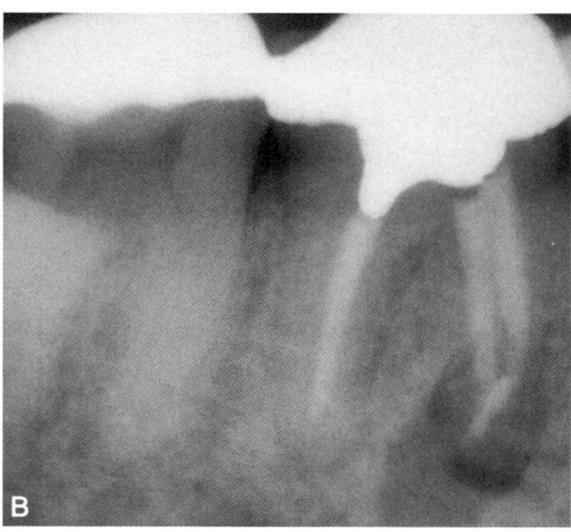

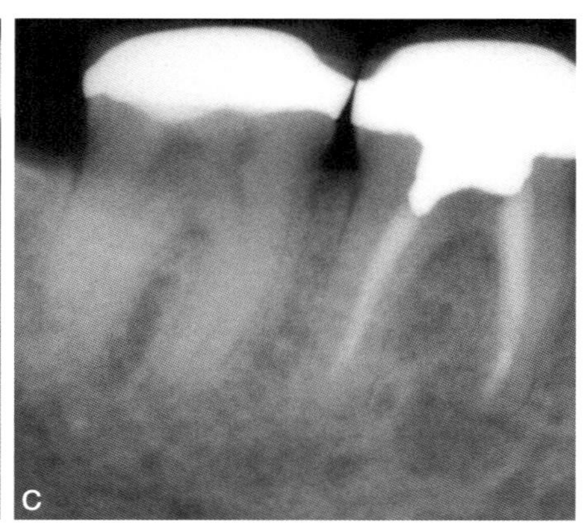

图 10-6　A. 右下颌第一磨牙，曾做过根管治疗，现有窦道。患者自诉在过去 20 年里这颗牙已再治疗两次，但感染仍然存在。B. 显微根管手术，根尖切除加 MTA 充填。根尖峡部连通两根管，封闭根尖峡部区域。C. 随访 6 个月，患者无症状，无窦道，无异常探诊，X 线片显示有大量骨再生

术，例如手术显微镜或内镜。应用显微放大技术加上微镜和超声根尖预备器械，术者可以通过一个比以前更小的骨窗进行操作。这些增强的技术还可以减少截根的角度和根面的倾斜度，这可能会减少微生物通过牙根截面上暴露的牙本质小管渗漏的风险。超声工作尖可方便地将同一根内的多个根管连接起来，由此形成的根端预备洞型将可能存在的副根管和峡部连成一体（见图 10-6）。此外，三氧化矿物聚集体（MTA）和其他三钙硅酸盐水门汀的出现，为充分封闭根端提供了生物相容性、亲水性和抗菌的材料。

牙髓治疗的预后

非手术治疗的预后

在开始根管治疗之前，医生必须对牙髓和根尖周感染的这种保守治疗方式的预后有很好的理解。将根管治疗与其他治疗的预后进行比较，其他治疗方式包括单纯拔牙或拔牙后采用固定桥修复或种植修复，并跟患者进行商讨。治疗前需要患者知情同意，这要求医生向患者充分介绍替代治疗方案的预后、基本原理和所能达到的预期效果，对于不确定的情况，应请相关专业的医生会诊解决。

关于非手术根管治疗，牙髓病学文献明确了牙髓和根尖周病变的诊断对于治疗预后的重要性。大量研究表明，存在活髓（无论炎症程度如何）的牙齿的根管治疗成功率超过 90%，而牙髓坏死和根尖周炎牙齿的根管治疗成功率下降至 78%～85%[36-38]。对于是否存在根尖周炎的患者，其非手术再治疗的成功率也存在类似的区别[37,39]。术前根尖周病变的范围、是否存在窦道和有无症状也是决定治疗预后的关键[37,40]，表明感染和预后之间存在明显的剂量反应。

有人认为，这种预后的降低与感染的存在和程度（影像学表现为骨质缺损）有关，这种骨质缺损是由牙髓坏死（或曾经的根管治疗）和根尖周炎形成的细菌生物膜造成的。这些生物膜经常存在于传统器械和冲洗液无法达到的根管区域，也可能出现在根尖处、根尖孔外或根尖周病变区域内（图 10-7）[41-43]。虽然有文献记载细菌侵入根尖周组织并导致急性和慢性脓肿的形成，但在原发性无症状根尖周病变中细菌存

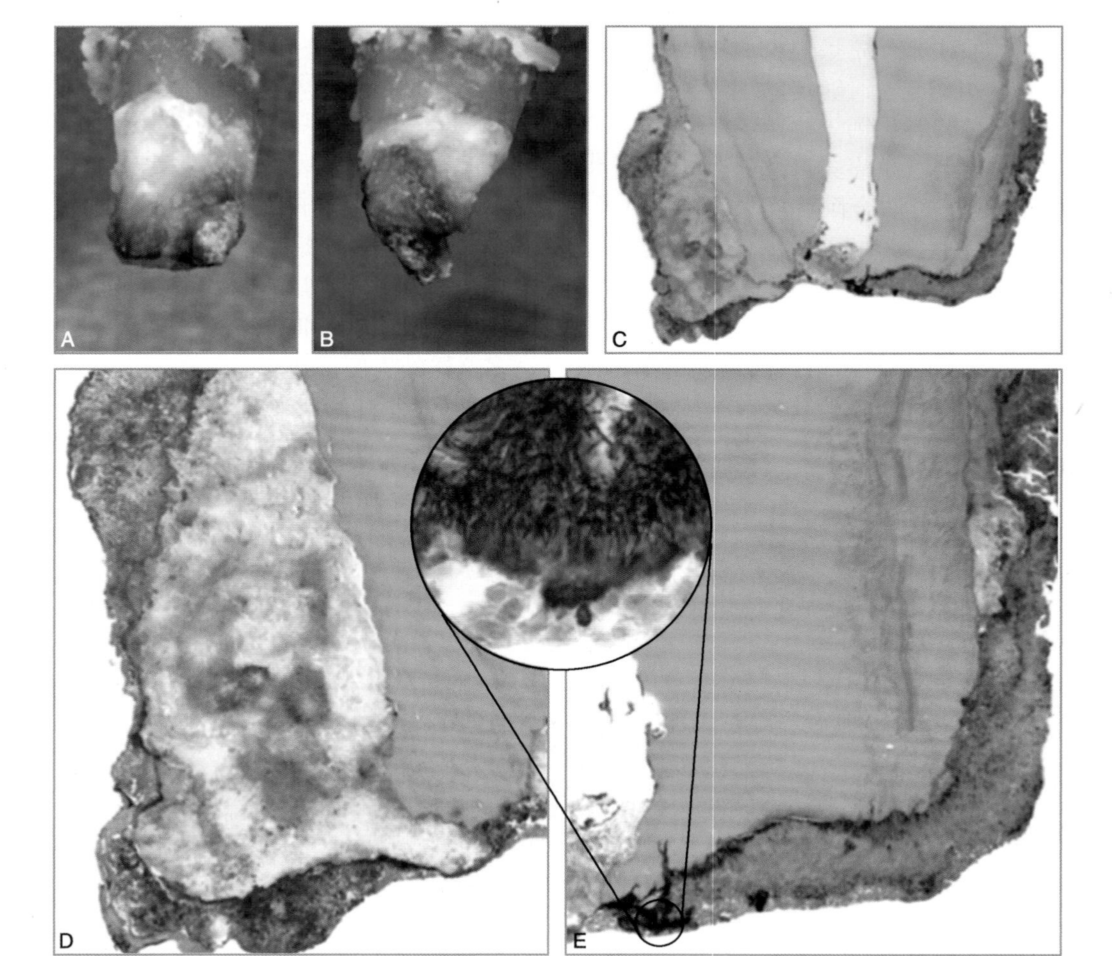

图 10-7 根外生物膜。**A，B.** 有龋损但未治疗的下颌尖牙。拔牙后，牙石仅可见于根尖周围。**C.** 大致经过根管中心的截面，可见牙石似乎填满了根尖孔（Taylor 改良的 Brown-Brenn 染色，原始放大倍数×25）。**D，E.** C 中左侧和右侧牙石放大图像显示了不同的细菌浓度。放大插图显示在牙石外层有一个以丝状菌为主的致密生物膜（原始放大倍数×100；插图原始放大倍数×400）（From Siqueira JFJ，Rocas IN，Ricucci D：Biofilms in endodontic infection，*Endodontic Topics* 22：33-49，2012.）

在的程度是一个很有争议的问题。研究表明，对于存在细菌的无症状的根尖周病变中，包括一部分原发性感染[41,44]，和几乎一半的持续性感染[45]。我们也知道，在大多数根管感染的病例中，细菌不同程度地进入了牙本质小管。对主根管系统进行恰当的预备和充填治疗后，这些牙本质小管内细菌的意义目前还不清楚[46,47]。

大量研究表明，感染的根管系统在根管预备后和充填之前的微生物状况对决定预后至关重要[48-50]。一般认为，根管预备包括充分处理根尖部分和有效的抗菌剂的冲洗，都有助于通过减少微生物负荷获得更好的结果[51,52]。多个横断面研究表明，影像学显示的完善的根管预备和充填，以及后续再经过恰当的修复治疗的患者，很少发生根尖周病变[53,54]。同样，根管治疗后进行全冠修复的牙齿不太可能被拔除[55]。

需要注意的是，根管治疗的预后通常是指疾病的症状和体征消失以及影像学显示病变完全愈合。如果把根管治疗后牙齿在口腔中的保留情况作为结果进行评价，成功率可高达94%～97%[56,57]。原因就是，大多数持续性根尖周病变是无症状的，许多患者并不寻求治疗。

根管外科的预后

之前所描述的技术和材料的革新使得根管外科的预后有了显著的改善[58,59]。因此，一些作者将现代根管外科称为显微外科，以区别没有使用放大镜、超声设备和MTA的旧的技术。现代根管外科的预后可能改善90%。从文献中很难看出哪些创新对预后的改善贡献最大。例如，有随机临床试验用MTA与以前用过的SuperEBA（乙氧基苯甲酸树脂加强型氧化锌丁香油）（Harry J. Bosworth Company，Skokie，IL）进行根尖倒充填，比较结果两者并没有差异[60]。因此，大家普遍认为提高的成功率与去骨较少（可能导致更快的愈合）和更精细的操作技术（包括更好的可视性，通过非手术方法无法完成的超声根尖洞型预备）有关。

手术中使用内镜和牙科放大镜，两者相比，对根尖手术结果的改善并没有显著性差异[61]。然而，与显微镜放大16倍和24倍的效果相比，内镜在放大64倍的情况下对根尖部位裂隙的识别更准确[62]。在根尖手术过程中，通常使用亚甲蓝对牙根进行染色，以确定是否有垂直根折或牙本质微小裂隙。近年来有研究表明，根端牙本质缺陷对根尖手术的预后有重要影响[63]。

年轻恒牙的牙髓感染

年轻恒牙牙髓感染是一种困难的临床状况，一般发生于儿童或青少年，多由牙外伤、龋病或牙齿发育异常造成。对于这类感染，传统的根管消毒和根管充填并不可行，因为不存在根尖结构来阻挡材料对根尖周组织的刺激。考虑到病人的年龄，通常不建议拔牙用固定桥或种植体来修复。因此，针对这种情况，不断有替代的疗法以及方法学被提出。

如果牙髓还有活力，用盖髓术或活髓切断术来促进牙根的继续发育和成熟。即使在牙髓活力降低的情况下，如牙齿完全脱位后立即再植或年轻恒牙的移植术后，牙髓也会自发性地进行血管重建，其结果是可以预见的[64]。然而，当牙髓受到感染，细菌生物膜形成，接下来就会出现根尖周病变。所以必须早期发现这一状况，以避免牙齿出现快速吸收（见图10-4）。对于这样的病例，传统的根尖诱导形成术的目的是消毒根管，并在根管内放置氢氧化钙18～24个月，希望产生一个矿化的根尖屏障，以阻挡牙胶超充。然而，研究表明这种方法的成功率很低[65]，可能是因为氢氧化钙长期封药会使牙本质的再生能力降低[66]。

在过去的15～20年里，MTA根尖诱导形成术（也称为根尖屏障术）一直是治疗这些病例的方法之一。这项技术也包括传统的根管预备和消毒，然后放置一个根尖基质（如胶原蛋白产品），然后在基质上方放置MTA并压实，厚度达3～5mm。这一治疗过程分一到两次完成，不需要等待很长时间。研究表明，该技术有不错的成功率，与传统的非手术根管治疗方法结果相似[67,68]。

然而，年轻恒牙经MTA根尖诱导形成术后仍然存在结构脆弱的根本性问题。尽管在术后几年里预后良好，但由于患者年龄小，我们希望能终身保留这些治疗后的牙齿。然而，随着患者年龄的增长，功能需求的提高，由于牙齿机械强度方面的问题而导致牙齿丧失的风险变得很高。因此，在过去的十年里，有大量的个案报告、病例系列报告和队列研究其内容涉及用次氯酸钠和局部抗生素进行根管消毒，然后刺激根尖部产生血凝块，再用MTA和修复材料覆盖血凝块[64,69,70]（图10-8）。很明显，这些病例所要求的消毒水平要高于传统的根管治疗，以避免残留细菌在其中生长，而生长的细菌会杀死正在发育的组织。然而，高浓度的次氯酸盐会阻止干细胞附着在牙本质上，并破坏牙本质内部的生长因子，而这些生长因子被认为有助于牙本质的再生[71]。因此，提倡使用低浓度的次

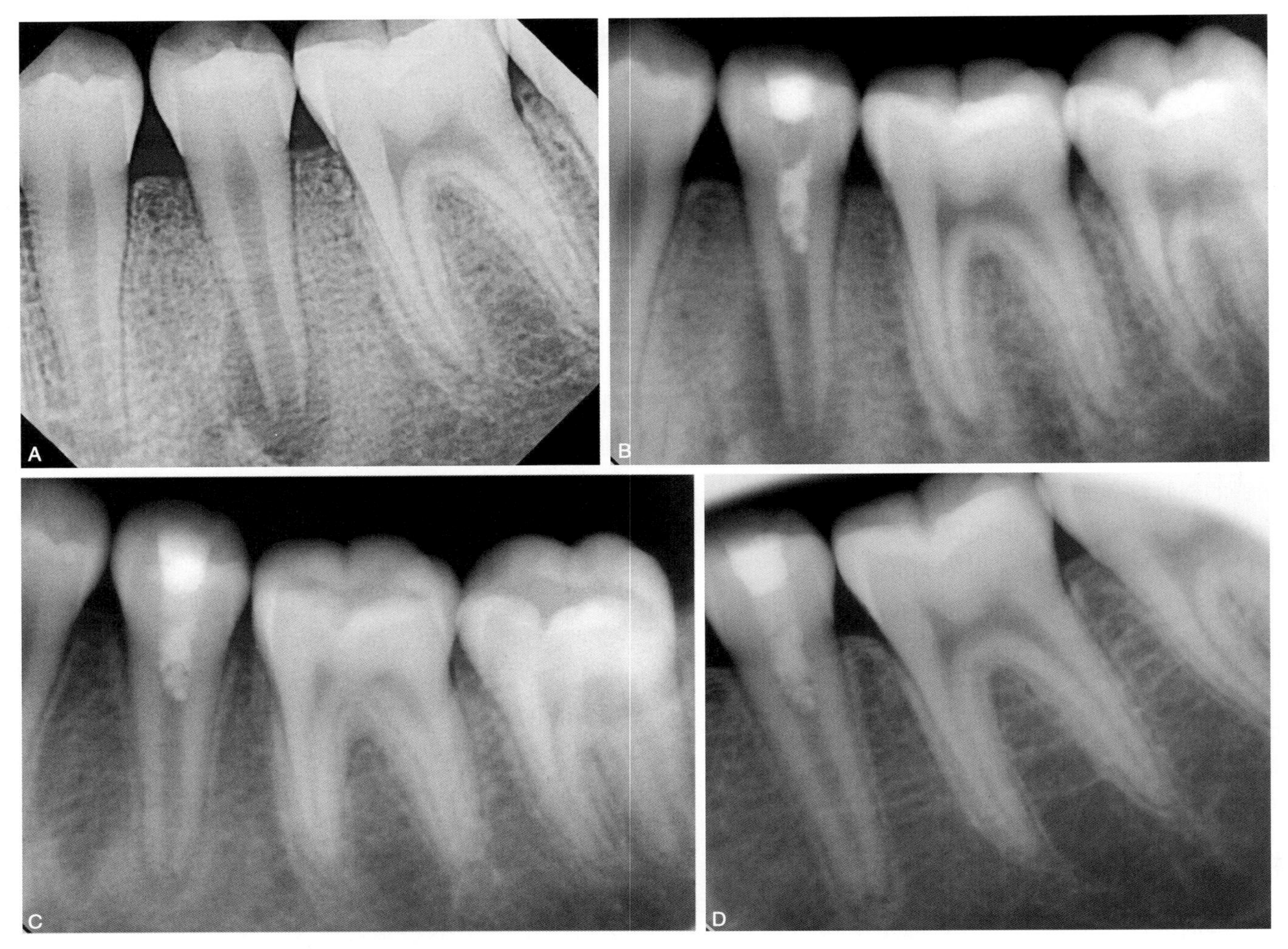

图 10-8 A. 一例青少年患者，双侧下颌第二前磨牙因畸形中央尖导致牙髓坏死和慢性根尖周脓肿。B. 进行牙髓再生治疗，采用三联抗生素糊消毒，用次氯酸和 EDTA 大量冲洗，然后诱导产生血凝块，用 MTA 覆盖，最后充填。C. 6 个月后随访显示根尖周围病变缩小，根尖持续发育。D. 1 年后随访，根尖周病变愈合，硬骨板连续，牙根继续形成。患者无症状，无异常探诊或任何窦道（Courtesy Dr. Prashant Verma.）

氯酸盐，而且只在第一次就诊时使用。抗生素主要用三联抗生素糊（米诺环素、环丙沙星和甲硝唑的混合物），是大约 20 年前由日本的一个小组研发的[72,73]。还被推荐使用的其他抗生素，如双抗菌素糊剂（不含米诺环素以免牙齿染色）[74]或阿莫西林-克拉维酸钾[75]。最近的研究表明，形成糊剂所需的抗生素浓度对根尖乳头中的干细胞有很强的毒性，而根尖乳头被认为是诱导牙髓血管重建的祖细胞[76]。因此，目前的研究集中在开发新的临床方案，最大限度地提高抗菌效果，同时不干扰根管环境为发育中的重要组织提供适当的生态位的能力，以促进牙根的发育和成熟[64]。

牙髓牙周联合感染

牙髓感染和牙周感染两者在发病机制、临床表现和治疗预后方面常常存在相关性。普遍认为，存在于坏死和感染的牙髓、根尖周脓肿以及龈沟内的微生物存在显著的重叠[77,78]。可培养的细菌，如牙龈卟啉单胞菌、中间普雷沃菌、福赛斯坦纳菌、齿垢密螺旋体、具核梭形杆菌等革兰氏阴性厌氧菌是这两种感染的重要致病菌。在创伤性损伤中，龈沟被认为是细菌的来源，细菌进入失活的牙髓腔，从而引发感染。细菌可以通过牙本质小管（特别是当牙本质暴露区域没有牙骨质覆盖时）、侧支根管或进入根尖孔的牙周血管侵入牙髓。

慢性根尖周脓肿感染向阻力最小的区域发展突破，形成窦道引流。偶尔，这条通路会通向牙周组织，形成一个孤立的深袋或探诊缺损，这与牙髓坏死或持续存在的根管感染有关。与牙周病引起的牙周袋相比，这种孤立的牙周袋具有完全不同的特征。它的基底狭窄，因为起源于根尖区域，所以很深。该牙齿的其他部位和其他牙齿一般不会被累及。类似深袋也常发生于根管治疗后的牙齿，因为根纵裂而导致持续感染。这种感染通常被称为原发性根管感染、继发性牙周感染，除了根纵裂所导致的感染不能被有效消除之外，这种病变对根管治疗有良好的反应。临床上，广泛型牙周炎会导致原发性牙周感染、继发性根管感染。在这种情况下，细菌可通过根尖途径直接侵入牙髓[80]。这样的病例其牙周病变一般预后很差，因此牙髓的状况对治疗计划并不重要。

研究表明，根管治疗的效果与术前有无根尖周病变和有无牙周病密切相关[81-83]。其原因可能是，同一个患者这两种疾病的致病微生物存在相似性；死髓牙由于缺乏牙本质液和牙髓的免疫应答，细菌可以自由地通过牙本质小管[84]。

（张宪梅 译）

参考文献

1. Hecova H, Tzigkounakis V, Merglova V, et al.: A retrospective study of 889 injured permanent teeth, *Dent Traumatol* 26:466–475, 2010.
2. Peciuliene V, Reynaud AH, Balciuniene I, et al.: Isolation of yeasts and enteric bacteria in root-filled teeth with chronic apical periodontitis, *Int Endod J* 34:429–434, 2001.
3. Razavi A, Gmur R, Imfeld T, et al.: Recovery of *Enterococcus faecalis* from cheese in the oral cavity of healthy subjects, *Oral Microbiol Immunol* 22:248–251, 2007.
4. Michaelson PL, Holland GR: Is pulpitis painful? *Int Endod J* 35:829–832, 2002.
5. Lipton JA, Ship JA, Larach-Robinson D: Estimated prevalence and distribution of reported orofacial pain in the United States, *J Am Dent Assoc* 124:115–121, 1993.
6. Quiñonez C, Gibson D, Jokovic A, et al.: Emergency department visits for dental care of nontraumatic origin, *Community Dent Oral Epidemiol* 37:366–371, 2009.
7. Nalliah RP, Allareddy V, Elangovan S, et al.: Hospital emergency department visits attributed to pulpal and periapical disease in the United States in 2006, *J Endod* 37:6–9, 2011.
8. Allareddy V, Lin CY, Shah A, et al.: Outcomes in patients hospitalized for periapical abscess in the United States: an analysis involving the use of a nationwide inpatient sample, *J Am Dent Assoc* 141:1107–1116, 2010.
9. Shah AC, Leong KK, Lee MK, et al.: Outcomes of hospitalizations attributed to periapical abscess from 2000 to 2008: a longitudinal trend analysis, *J Endod* 39:1104–1110, 2013.
10. Caplan DJ, Chasen JB, Krall EA, et al.: Lesions of endodontic origin and risk of coronary heart disease, *J Dent Res* 85:996–1000, 2006.
11. Krall EA, Abreu Sosa C, Garcia C, et al.: Cigarette smoking increases the risk of root canal treatment, *J Dent Res* 85:313–317, 2006.
12. Segura-Egea JJ, Jimenez-Pinzon A, Rios-Santos JV, et al.: High prevalence of apical periodontitis amongst smokers in a sample of Spanish adults, *Int Endod J* 41:310–316, 2008.
13. Segura-Egea JJ, Jimenez-Pinzon A, Rios-Santos JV, et al.: High prevalence of apical periodontitis amongst type 2 diabetic patients, *Int Endod J* 38:564–569, 2005.
14. Britto LR, Katz J, Guelmann M, et al.: Periradicular radiographic assessment in diabetic and control individuals, *Oral Surg Oral Med Oral Pathol Oral Radiol Endod* 96:449–452, 2003.
15. de Paula-Silva FW, Wu MK, Leonardo MR, et al.: Accuracy of periapical radiography and cone-beam computed tomography scans in diagnosing apical periodontitis using histopathological findings as a gold standard, *J Endod* 35:1009–1012, 2009.
16. Bauman R, Scarfe W, Clark S, et al.: Ex vivo detection of mesiobuccal canals in maxillary molars using CBCT at four different isotropic voxel dimensions, *Int Endod J* 44:752–758, 2011.
17. Andrews CH, England Jr MC, Kemp WB: Sickle cell anemia: an etiological factor in pulpal necrosis, *J Endod* 9:249–252, 1983.
18. Goon WW, Jacobsen PL: Prodromal odontalgia and multiple devitalized teeth caused by a herpes zoster infection of the trigeminal nerve: report of case, *J Am Dent Assoc* 116:500–504, 1988.
19. Jespersen JJ, Hellstein J, Williamson A, et al.: Evaluation of dental pulp sensibility tests in a clinical setting, *J Endod* 40:351–354, 2014.
20. Petersson K, Soderstrom C, Kiani-Anaraki M, et al.: Evaluation of the ability of thermal and electrical tests to register pulp vitality, *Endod Dent Traumatol* 15:127–131, 1999.
21. Weisleder R, Yamauchi S, Caplan DJ, et al.: The validity of pulp testing: a clinical study, *J Am Dent Assoc* 140:1013–1017, 2009.
22. Andreasen JO, Borum MK, Jacobsen HL, et al.: Replantation of 400 avulsed permanent incisors. 2. Factors related to pulpal healing, *Endod Dent Traumatol* 11:59–68, 1995.
23. Rampado ME, Tjaderhane L, Friedman S, et al.: The benefit of the operating microscope for access cavity preparation by undergraduate students, *J Endod* 30:863–867, 2004.
24. Pettiette MT, Delano EO, Trope M: Evaluation of success rate of endodontic treatment performed by students with stainless-steel K-files and nickel-titanium hand files, *J Endod* 27:124–127, 2001.
25. Gondim Jr E, Setzer FC, Dos Carmo CB, et al.: Postoperative pain after the application of two different irrigation devices in a prospective randomized clinical trial, *J Endod* 36:1295–1301, 2010.
26. Pawar R, Alqaied A, Safavi K, et al.: Influence of an apical negative pressure irrigation system on bacterial elimination during endodontic therapy: a prospective randomized clinical study, *J Endod* 38:1177–1181, 2012.
27. Nusstein J, Kennedy S, Reader A, et al.: Anesthetic efficacy of the supplemental X-tip intraosseous injection in patients with irreversible pulpitis, *J Endod* 29:724–728, 2003.
28. Nusstein J, Reader A, Nist R, et al.: Anesthetic efficacy of the supplemental intraosseous injection of 2% lidocaine with 1:100,000 epinephrine in irreversible pulpitis, *J Endod* 24:487–491, 1998.
29. Matthews R, Drum M, Reader A, et al.: Articaine for supplemental buccal mandibular infiltration anesthesia in patients with irreversible pulpitis when the inferior alveolar nerve block fails, *J Endod* 35:343–346, 2009.
30. Rogers BS, Botero TM, McDonald NJ, et al.: Efficacy of articaine versus lidocaine as a supplemental buccal infiltration in mandibular molars with irreversible pulpitis: a prospective, randomized, double-blind study, *J Endod* 40:753–758, 2014.
31. Hasselgren G, Reit C: Emergency pulpotomy: pain relieving effect with and without the use of sedative dressings, *J Endod* 15:254–256, 1989.
32. Baumgartner JC, Xia T: Antibiotic susceptibility of bacteria associated with endodontic abscesses, *J Endod* 29:44–47,

2003.
33. Jungermann GB, Burns K, Nandakumar R, et al.: Antibiotic resistance in primary and persistent endodontic infections, *J Endod* 37:1337–1344, 2011.
34. Walton R, Fouad A: Endodontic interappointment flare-ups: a prospective study of incidence and related factors, *J Endod* 18:172–177, 1992.
35. Cope A, Francis N, Wood F, et al.: Systemic antibiotics for symptomatic apical periodontitis and acute apical abscess in adults, *Cochrane Database Syst Rev* 6:CD010136, 2014.
36. de Chevigny C, Dao TT, Basrani BR, et al.: Treatment outcome in endodontics: the Toronto study–phase 4: initial treatment, *J Endod* 34:258–263, 2008.
37. Ng YL, Mann V, Gulabivala K: A prospective study of the factors affecting outcomes of nonsurgical root canal treatment: part 1: periapical health, *Int Endod J* 44:583–609, 2011.
38. Ricucci D, Russo J, Rutberg M, et al.: A prospective cohort study of endodontic treatments of 1,369 root canals: results after 5 years, *Oral Surg Oral Med Oral Pathol Oral Radiol Endod* 112:825–842, 2011.
39. de Chevigny C, Dao TT, Basrani BR, et al.: Treatment outcome in endodontics: the Toronto study–phases 3 and 4: orthograde retreatment, *J Endod* 34:131–137, 2008.
40. Chugal NM, Clive JM, Spangberg LS: A prognostic model for assessment of the outcome of endodontic treatment: Effect of biologic and diagnostic variables, *Oral Surg Oral Med Oral Pathol Oral Radiol Endod* 91:342–352, 2001.
41. Ricucci D, Siqueira Jr JF, Bate AL, et al.: Histologic investigation of root canal-treated teeth with apical periodontitis: a retrospective study from twenty-four patients, *J Endod* 35:493–502, 2009.
42. Siqueira Jr JF, Rocas IN, Ricucci D, et al.: Causes and management of post-treatment apical periodontitis, *Br Dent J* 216:305–312, 2014.
43. Siqueira JFJ, Rocas IN, Ricucci D: Biofilms in endodontic infection, *Endodontic Topics* 22:33–49, 2012.
44. Nair P: Light and electron microscopic studies of root canal flora and periapical lesions, *J Endod* 13:29–39, 1987.
45. Sunde PT, Olsen I, Gobel UB, et al.: Fluorescence in situ hybridization (FISH) for direct visualization of bacteria in periapical lesions of asymptomatic root-filled teeth, *Microbiology* 149:1095–1102, 2003.
46. Arnold M, Ricucci D, Siqueira Jr JF: Infection in a complex network of apical ramifications as the cause of persistent apical periodontitis: a case report, *J Endod* 39:1179–1184, 2013.
47. Ricucci D, Siqueira Jr JF: Fate of the tissue in lateral canals and apical ramifications in response to pathologic conditions and treatment procedures, *J Endod* 36:1–15, 2010.
48. Sjogren U, Figdor D, Persson S, et al.: Influence of infection at the time of root filling on the outcome of endodontic treatment of teeth with apical periodontitis, *Int Endod J* 30:297–306, 1997.
49. Molander A, Warfvinge J, Reit C, et al.: Clinical and radiographic evaluation of one- and two-visit endodontic treatment of asymptomatic necrotic teeth with apical periodontitis: a randomized clinical trial, *J Endod* 33:1145–1148, 2007.
50. Sathorn C, Parashos P, Messer HH: How useful is root canal culturing in predicting treatment outcome? *J Endod* 33:220–225, 2007.
51. Waltimo T, Trope M, Haapasalo M, et al.: Clinical efficacy of treatment procedures in endodontic infection control and one year follow-up of periapical healing, *J Endod* 31:863–866, 2005.
52. Saini HR, Tewari S, Sangwan P, et al.: Effect of different apical preparation sizes on outcome of primary endodontic treatment: a randomized controlled trial, *J Endod* 38:1309–1315, 2012.
53. Ray HA, Trope M: Periapical status of endodontically treated teeth in relation to the technical quality of the root filling and the coronal restoration, *Int Endod J* 28:12–18, 1995.
54. Tronstad L, Asbjornsen K, Doving L, et al.: Influence of coronal restorations on the periapical health of endodontically treated teeth, *Endod Dent Traumatol* 16:218–221, 2000.
55. Aquilino SA, Caplan DJ: Relationship between crown placement and the survival of endodontically treated teeth, *J Prosthet Dent* 87:256–263, 2002.
56. Salehrabi R, Rotstein I: Endodontic treatment outcomes in a large patient population in the USA: an epidemiological study, *J Endod* 30:846–850, 2004.
57. Salehrabi R, Rotstein I: Epidemiologic evaluation of the outcomes of orthograde endodontic retreatment, *J Endod* 36: 790–792, 2010.
58. Azarpazhooh A: Surgical endodontic treatment under magnification has high success rates, *Evid Based Dent* 11:71–72, 2010.
59. Setzer FC, Kohli MR, Shah SB, et al.: Outcome of endodontic surgery: a meta-analysis of the literature–Part 2: Comparison of endodontic microsurgical techniques with and without the use of higher magnification, *J Endod* 38:1–10, 2012.
60. Song M, Kim E: A prospective randomized controlled study of mineral trioxide aggregate and super ethoxy-benzoic acid as root-end filling materials in endodontic microsurgery, *J Endod* 38:875–879, 2012.
61. Taschieri S, Del Fabbro M, Testori T, et al.: Endodontic surgery using two different magnification devices: preliminary results of a randomized controlled study, *J Oral Maxillofac Surg* 64:235–242, 2006.
62. von Arx T, Kunz R, Schneider AC, et al.: Detection of dentinal cracks after root-end resection: an ex vivo study comparing microscopy and endoscopy with scanning electron microscopy, *J Endod* 36:1563–1568, 2010.
63. Tawil PZ, Saraiya VM, Galicia JC, et al.: Periapical microsurgery: the effect of root dentinal defects on short- and long-term outcome, *J Endod* 41:22–27, 2015.
64. Fouad AF, Verma P: Healing after regenerative procedures with and without pulpal infection, *J Endod* 40:S58–S64, 2014.
65. Cvek M: Prognosis of luxated nonvital maxillary incisors treated with calcium hydroxide and filled with gutta-percha. A retrospective clinical study, *Endod Dent Traumatol* 8:45–55, 1992.
66. Andreasen JO, Farik B, Munksgaard EC: Long-term calcium hydroxide as a root canal dressing may increase risk of root fracture, *Dent Traumatol* 18:134–137, 2002.
67. Mente J, Leo M, Panagidis D, et al.: Treatment outcome of mineral trioxide aggregate in open apex teeth, *J Endod* 39:20–26, 2013.
68. Pace R, Giuliani V, Nieri M, et al.: Mineral trioxide aggregate as apical plug in teeth with necrotic pulp and immature apices: a 10-year case series, *J Endod* 40:1250–1254, 2014.
69. Diogenes AR, Ruparel NB, Teixeira FB, et al.: Translational science in disinfection for regenerative endodontics, *J Endod* 40:S52–S57, 2014.
70. Kahler B, Mistry S, Moule A, et al.: Revascularization outcomes: a prospective analysis of 16 consecutive cases, *J Endod* 40:333–338, 2014.
71. Fouad AF: The microbial challenge to pulp regeneration, *Adv Dent Res* 23:285–289, 2011.
72. Hoshino E, Kurihara-Ando N, Sato I, et al.: In-vitro antibacterial susceptibility of bacteria taken from infected root dentine to a mixture of ciprofloxacin, metronidazole and minocycline,

Int Endod J 29:125–130, 1996.
73. Sato T, Hoshino E, Uematsu H, et al.: In vitro antimicrobial susceptibility to combinations of drugs on bacteria from carious and endodontic lesions of human deciduous teeth, *Oral Microbiol Immunol* 8:172–176, 1993.
74. Iwaya SI, Ikawa M, Kubota M: Revascularization of an immature permanent tooth with apical periodontitis and sinus tract, *Dent Traumatol* 17:185–187, 2001.
75. Nosrat A, Li KL, Vir K, et al.: Is pulp regeneration necessary for root maturation? *J Endod* 39:1291–1295, 2013.
76. Ruparel NB, Teixeira FB, Ferraz CC, et al.: Direct effect of intracanal medicaments on survival of stem cells of the apical papilla, *J Endod* 38:1372–1375, 2012.
77. Rupf S, Kannengiesser S, Merte K, et al.: Comparison of profiles of key periodontal pathogens in periodontium and endodontium, *Endod Dent Traumatol* 16:269–275, 2000.
78. Hsiao WW, Li KL, Liu Z, et al.: Microbial transformation from normal oral microbiota to acute endodontic infections, *BMC Genomics* 13:345, 2012.
79. Grossman LI: Origin of microorganisms in traumatized, pulpless, sound teeth, *J Dent Res* 46:551–553, 1967.
80. Langeland K, Rodrigues H, Dowden W: Periodontal disease, bacteria, and pulpal histopathology, *Oral Surg Oral Med Oral Pathol* 37:257–270, 1974.
81. Jansson L, Ehnevid H, Lindskog S, et al.: Relationship between periapical and periodontal status. A clinical retrospective study, *J Clin Periodontol* 20:117–123, 1993.
82. Jansson L, Ehnevid H, Lindskog S, et al.: The influence of endodontic infection on progression of marginal bone loss in periodontitis, *J Clin Periodontol* 22:729–734, 1995.
83. Jansson L, Sandstedt P, Laftman AC, et al.: Relationship between apical and marginal healing in periradicular surgery, *Oral Surg Oral Med Oral Pathol Oral Radiol Endod* 83:596–601, 1997.
84. Langeland K: Tissue response to dental caries, *Endod Dent Traumatol* 3:149–171, 1987.

第 11 章　牙周组织感染

James A. Katancik, Akshay Kumarswamy, Grishondra Branch-Mays, Joseph V. Califano

牙周组织感染

牙周疾病在世界范围内的患病率均很高，可以累及成人、青少年、儿童。因为牙周疾病在人群中的普遍性，因此早期诊断和治疗极其重要。牙周疾病是多因素的，可表现为急性或慢性炎症反应。本章讨论牙周组织的急性和慢性感染。

牙周解剖概述

牙周组织是由牙龈、牙周韧带（PDL）、牙骨质和牙槽骨组成的复杂结构（图 11-1）。牙周组织的主要功能是将牙齿附着在骨组织上，并为下方结构提供隔绝口腔微生物的屏障。

牙龈上皮由复层鳞状上皮构成，主要为正角化和不全角化上皮。牙龈覆盖牙槽嵴冠方牙根表面和牙槽骨，包括上皮和结缔组织。牙龈上皮（口腔面）在龈沟内接近牙根表面（牙釉质和牙骨质）的部位变为龈沟上皮和结合上皮，后者最终与牙根依靠半桥粒结合。龈沟是结合上皮冠方的浅沟，外侧是龈沟上皮，内侧是牙根表面，冠方通向口腔。结合上皮由牙龈嵴上结缔组织纤维支撑。

这些组织在牙菌斑和牙周组织上皮下成分之间创造一个原始的屏障。根方，牙周韧带（结缔组织附着）连接牙骨质和牙槽骨，为上下颌骨内的牙齿提供功能性支撑。埋入牙槽骨和牙骨质的牙周韧带称为穿通纤维或 Sharpey 纤维[1]。除了为牙齿提供支持之外，牙周组织的独特结构也可分散咀嚼力。

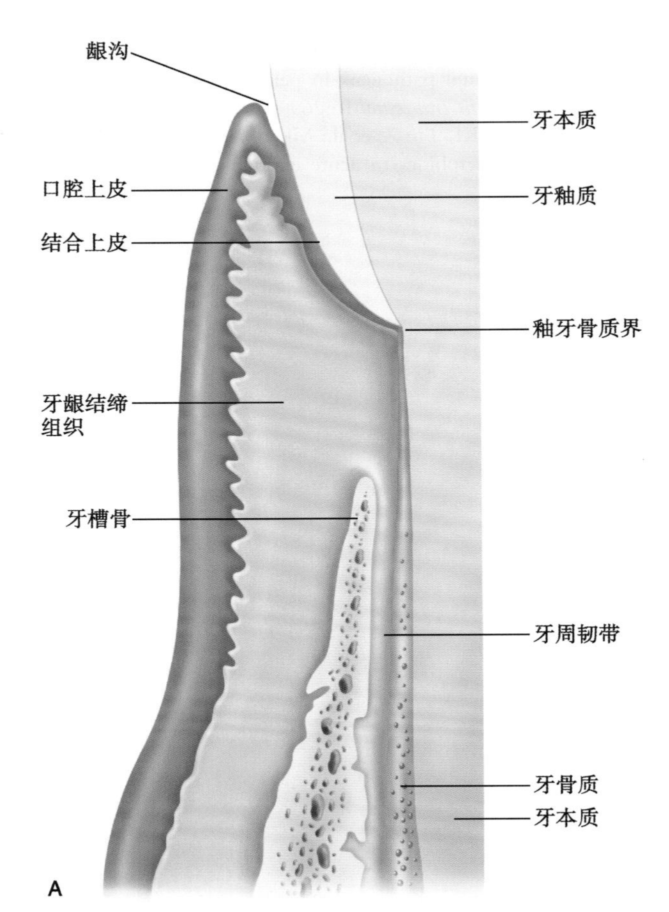

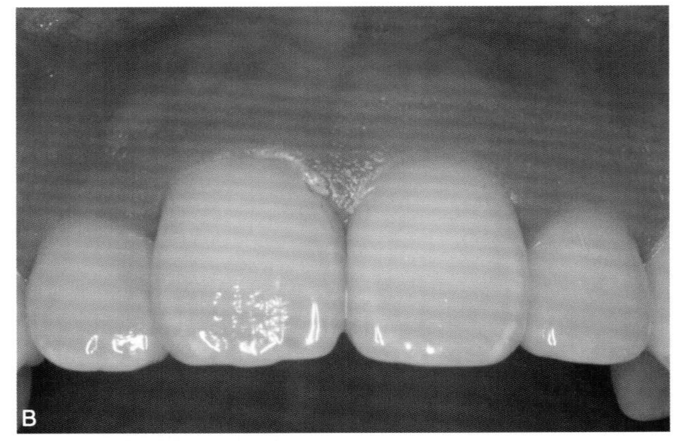

图 11-1　健康牙周组织。**A.** 健康牙龈横断面示意图。**B.** 健康牙龈（A From Rose LF, Mealey BL, Genco RJ, et al: *Periodontics: medicine, surgery and implants*, St. Louis, 2004, Mosby.）

牙周组织的微生物学

牙菌斑是牙龈炎和牙周炎的始动因子。牙菌斑是附着于牙齿和牙齿修复体表面的主要由微生物及其细胞外基质组成的软性物质。牙菌斑具有生物多样性、异质性，并且是随着时间推移会改变的有组织的结构[2]。牙菌斑大量聚集时，牙龈出现炎症而导致牙龈炎，如果未加治疗，则会进展为牙周炎[3-5]。有证据表明去除牙菌斑可逆转牙龈组织的炎症过程[6,7]。

如果牙周健康患者预防性洁治后，牙菌斑聚集 21 天（如实验性牙龈炎研究），则细菌种群在牙齿表面以一种特殊的可预测的方式连续定植，牙菌斑得以建立[7]。早期定植细菌以革兰氏阳性球菌和杆菌为主导。其中多数是兼性厌氧菌，例如血链球菌和内氏放线菌。这些菌种可以吸附于附着在牙齿表面的唾液蛋白上。一旦这些早期定植菌附着于牙齿，其他细菌通过依次附着于先前集聚的细菌表面而成为牙菌斑的一部分。这种不同细菌连续聚集的基础是每一种细菌能够附着于先前附着于菌斑的细菌上。细菌聚集后形成复杂的生物膜（图 11-2）。另外，随着菌斑累积，氧含量和底物的可用性等环境因素也在改变。导致这种改变的部分原因是牙龈炎症和龈沟上皮溃疡。随着菌斑继续累积，革兰氏阴性球菌、菌丝、杆菌（如中间普雷沃菌、具核梭形杆菌、直肠弯曲菌、牙龈卟啉单胞菌、福赛坦氏菌），最后是螺旋体（如齿垢密螺旋体），相继成为牙菌斑或生物膜的一部分。这些后来加入的细菌包括专性厌氧菌和能动菌。针对不同牙周病诊断，相应牙菌斑的主要菌种见框 11-1（对每种牙周疾病，常见的细菌在列表的顶部）。

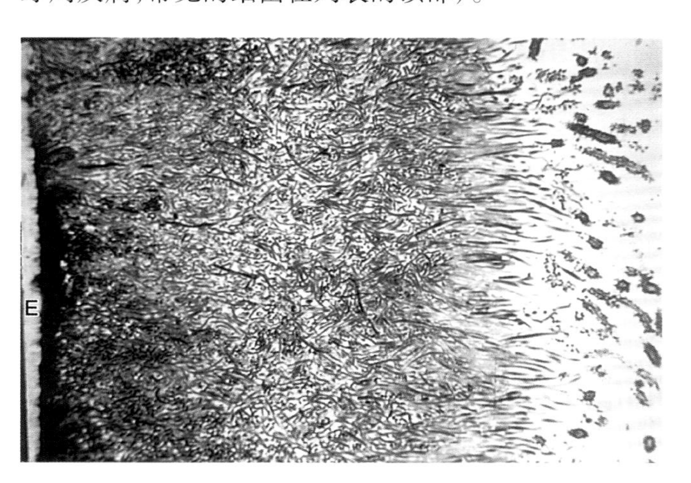

图 11-2　牙菌斑生物膜。E 代表釉质表面。（From Listgarten M：Structure of the microbial flora associated with periodontal health and disease in man. A light and electron microscopic study，*J Periodontol* 47：1-18，1976.）

对不同个体而言，组成牙菌斑的细菌种类差异很大，这取决于宿主的口腔卫生水平和基因组成。针对牙周健康个体和不同程度牙龈炎、慢性牙周炎和侵袭性牙周炎患者口中牙菌斑的细菌组成，人们进行了广泛性研究。鉴定细菌种类的方法包括用代谢方式培养和鉴定细菌[8]、免疫荧光法、DNA 探针[9,10]、16sRNA 聚合酶链式反应[11,12]。细菌培养已经鉴定将近 500 种与牙龈炎和牙周炎相关的细菌，但是，这个数字仅限于实验室可以培养出的微生物[8]。通过聚合酶链式反应，估计牙菌斑中的细菌种类超过 700 种[11,12]。

很多经过聚合酶链反应鉴定的细菌种类尚未被报道和研究，因为它们不能被培养，因此对它们所知甚少。关于哪种细菌是牙周炎的致病菌或病因，还存在很多争议。尽管有些研究者认为某些细菌主要导致牙周炎中牙周组织的破坏，目前的共识是牙菌斑是必需的，但仅此并不足以导致牙周附着丧失。牙周炎相关的细菌对牙周组织可能有直接作用，但是，牙周炎可能主要是免疫反应的结果[13]，这一点后续还会讨论。对所有的个体来说，菌斑累积导致牙龈炎。某些患者只表现为牙龈炎。而有些免疫系统调节失常的患者，自身组织遭到破坏。很可能许多细菌种类，特别是那些与疾病更相关的细菌（如：革兰氏阴性专性厌氧菌、能动菌、螺旋体）更易引发免疫反应调节失常，导致某些个体的自身组织遭到破坏。

如果个体口腔卫生很好，则牙菌斑积累程度很低，大部分菌斑能通过每天的刷牙和牙线清洁而去除。这种情况下，牙菌斑主要由先前描述的最初定植菌构成。但是这种程度的口腔卫生在人群中并不常见。多数个体的牙菌斑均比较成熟。很多个体的牙菌斑生物膜只有通过专业的口腔护理中才被彻底清除（如定期成人预防性洁治、刮治或根面平整）。因此，人群中普遍存在不同程度的牙龈炎，其中大部分人还存在牙周炎，即部分牙周支持组织（如结缔组织和牙槽骨）破坏丧失[14]。

最近，有研究发现病毒在牙周疾病的发生和进展中起着一定作用[15,16]。有研究者已经发现疱疹病毒，尤其是巨细胞病毒、EB 病毒，和牙周炎存在关联。他们推测牙周病相关的细菌和上述病毒的联合感染可能在牙周炎的病因方面起到重要的作用。

有研究调查了 HIV 感染患者的牙周状态[17]，也对 HIV 感染患者牙周疾病的治疗进行了讨论[18]。这类患者牙龈炎和牙周炎的患病率、严重程度和特点似乎与 HIV 阴性者对照组没有区别[17]。只有很小一部分 HIV 阳性者存在特殊的牙周疾病，如 HIV 相关性牙龈炎和牙周炎[18]。这类疾病有坏死性溃疡性牙周疾病

框 11-1 牙菌斑的主要菌种

健康牙周组织	牙龈炎	慢性牙周炎	局限型侵袭性牙周炎	广泛型侵袭性牙周炎
内氏放线菌	内氏放线菌	优杆菌 DO6	具核梭形杆菌	内氏放线菌
血链球菌	大肠杆菌	内氏放线菌	缠结优杆菌	具核梭形杆菌
小金氏菌	小金氏菌	具核梭形杆菌	胆怯优杆菌	血链球菌
具核梭形杆菌	血链球菌	缠结优杆菌	内氏放线菌	微小消化链球菌
口腔链球菌	黄褐二氧化碳噬纤维菌	直肠弯曲菌	龈乳杆菌	纤细拟杆菌
中间链球菌	衣氏放线菌	小韦荣球菌	微小消化链球菌	简明弯曲菌
放线菌 血清型 963	牙龈二氧化碳噬纤维菌	龈乳杆菌	优杆菌 DO6	胆怯优杆菌
微小消化链球菌	生痰二氧化碳噬纤维菌	口腔链球菌	中间普雷沃菌	口腔链球菌
链球菌 DO6	有害新月形单胞菌	胆怯优杆菌	中间链球菌	龈乳杆菌
麻疹孪生球菌	直肠弯曲菌	微小消化链球菌	链球菌 D39	生痰新月形单胞菌
黄褐二氧化碳噬纤维菌	纤细拟杆菌	口腔普雷沃菌	栖牙普雷沃菌	中间链球菌
惰性嗜血杆菌	变黑普雷沃菌	龈沟梭形杆菌	龈沟乳杆菌	龋齿放线菌
副流感嗜血杆菌	口腔链球菌	龈沟乳杆菌	短优杆菌	龈沟乳杆菌
表皮葡萄球菌	短优杆菌	放线菌 血清型 963	龈沟梭形杆菌	缠结优杆菌
牙龈二氧化碳噬纤维菌	轻链球菌	栖牙普雷沃菌	口腔普雷沃菌	小韦荣球菌
直肠弯曲菌	胆怯优杆菌	厌氧消化链球菌 ID	小韦荣球菌	变黑普雷沃菌
纤细拟杆菌	麻疹孪生球菌	藏匿优杆菌	有害新月形单胞菌	龈沟梭形杆菌
龋齿放线菌	卡氏口腔杆菌	龋齿放线菌	痤疮丙酸杆菌	黄褐二氧化碳噬纤维菌
痤疮丙酸杆菌	痤疮丙酸杆菌	伴放线放线杆菌	贪婪丙酸杆菌	直肠弯曲菌
栖牙普雷沃菌	惰性嗜血杆菌	迈耶放线菌	藏匿优杆菌	牙龈卟啉单胞菌
胆怯优杆菌	简明弯曲菌	普雷沃菌 M1	衣氏放线菌	非典型韦荣球菌
兼性革兰氏阴性杆菌 D24	龋齿放线菌	中间普雷沃菌	黄褐二氧化碳噬纤维菌	衣氏放线菌
有害新月形单胞菌	生痰新月形单胞菌	血链球菌	生痰新月形单胞菌	厌氧消化链球菌 ID
粪链球菌	颊纤毛菌	短优杆菌	解优杆菌	杰锐斯放线菌
兼性革兰氏阳性球菌 D40	放线菌	纤细拟杆菌	纤细拟杆菌	藏匿优杆菌
迈耶放线菌	迈耶放线菌	口腔普雷沃菌	直肠弯曲菌	厌氧消化链球菌 I1
华纳葡萄球菌	尤里优杆菌	黄褐二氧化碳噬纤维菌	变黑普雷沃菌	麻疹孪生球菌
砂优杆菌	损伤新月形单胞菌	牙龈卟啉单胞菌	厌氧消化链球菌 I1	损伤新月形单胞菌
纤毛菌 D16	福氏新月形单胞菌	有害新月形单胞菌	厌氧消化链球菌 ID	解优杆菌
	龈沟梭形杆菌	有害新月形单胞菌	颊普雷沃菌	栖牙普雷沃菌
	藏匿优杆菌	害肺小杆菌	迈耶放线菌	迈耶放线菌
	曲形弯曲菌	厌氧消化链球菌 I1	曲形弯曲菌	变形链球菌
	口腔普雷沃菌	痤疮丙酸杆菌	微小链霉菌	短优杆菌
	微小消化链球菌	衣氏放线菌	弯曲菌 X	生痰二氧化碳噬纤维菌
	龈沟乳杆菌	产黑素普雷沃菌	轻链球菌	齿双歧杆菌
	兼性血清型 963 革兰氏阳性球菌 D40	中间链球菌	副血链球菌	牙龈二氧化碳噬纤维菌
	缠结优杆菌	麻疹双球菌	害肺小杆菌	洛氏普雷沃菌
	弯曲菌 X	弯曲菌 X	杰锐斯放线菌	优杆菌 D33
	非典型金氏菌	生痰新月形单胞菌	坦纳普雷沃菌	放线菌 DO1
	头葡萄球菌	解优杆菌	口腔链球菌	轻链球菌
	黏液奈瑟菌	多毛拟杆菌	牙龈卟啉单胞菌	尤里优杆菌
	杆菌 D06	链球菌 SM		有害新月形单胞菌
	丙酸丙酸杆菌			优杆菌 D13
	福氏拟杆菌			乔格放线菌
	栖牙普雷沃菌			害肺小杆菌
	普雷沃菌 DIC20			中间普雷沃菌
				双歧杆菌 D02A

(后面讨论)的特点,相应牙菌斑生物膜中常存在白色念珠菌。研究表明多数典型的 HIV 阳性牙龈炎和牙周炎患者口中的细菌与 HIV 阴性者类似[19]。只有 10% 个体的牙菌斑生物膜中存在数量明显的酵母菌。HIV 阳性者牙菌斑生物膜中唾液支原体显著高于 HIV 阴性患者[19]。

牙周组织的慢性感染

慢性牙周感染常见,包括菌斑性龈炎和几种牙周炎。菌斑性龈炎在人群中很普遍。除了牙龈炎,大部分人还有牙周炎。但这些炎症通常是无症状的,经常只是在常规检查中被牙医发现。经过专业的牙齿清洁和改进口腔卫生维护措施,牙龈炎可完全逆转。与之相反,牙周炎可导致牙齿周围的牙周结缔组织和牙槽骨的永久性破坏,如果不予治疗,最终牙齿会脱落。牙周组织破坏通常进展很慢,但也可能在短时间内快速破坏。牙周炎常常没有症状,因此定期常规牙周检查对牙周炎的早期发现和治疗很重要,以避免牙周组织的永久性丧失。

菌斑性龈炎

组织学上,健康牙龈的上皮下结缔组织包含致密结缔组织纤维束,称为牙龈纤维。其中的一些纤维混合穿通纤维进入牙根冠方、釉牙骨质界(cementoenamel junction, CEJ)的正上方,在牙龈和牙齿之间建立了结缔组织附着。结合上皮经半桥粒于牙龈纤维冠方附着于牙齿。上皮附着于 CEJ 冠方的釉质(见图 11-1)。这些组织具有正常水平的血供和最低数目的免疫细胞(如中性粒细胞、巨噬细胞、淋巴细胞及浆细胞)。临床健康牙龈呈粉红色,有生理性的点彩,致密连续,有正常的组织外形。牙周探诊发现牙龈和上皮附着的位置位于 CEJ 或 CEJ 冠方的龈沟内结合上皮内。某些情况下,牙周探针会穿入结合上皮(图 11-4)。龈沟上皮完整,探诊无出血。

如前所述,牙菌斑累积导致牙龈炎,其严重程度依赖于牙菌斑的数量以及宿主固有的激发原始炎症免疫反应的倾向。随着牙菌斑的积累,所有人都会发生牙龈炎,但是相同数量的牙菌斑的作用下,由于遗传因素、全身状况(如糖尿病、青春期或月经期不同的促性腺激素水平)和环境因素(如吸烟、牙齿修复体外形欠佳、牙结石)的不同,不同个体的牙龈炎症的程度也不同。组织学上,牙龈炎症导致牙龈结缔组织纤维密度降低,牙龈组织血供增加,血管扩张和血管通透性增加,导致牙龈组织水肿。龈沟上皮溃疡和正常只伸展至上皮下结缔组织的钉突变长,上皮基底细胞增殖长入结缔组织。上皮下结缔组织内免疫细胞浸润,包括中性粒细胞、巨噬细胞、淋巴细胞和浆细胞,其中浆细胞数目最多。临床上,牙龈呈现红色或紫红色,广泛水肿,牙龈肿大伴外形改变(图 11-3)。由于上皮

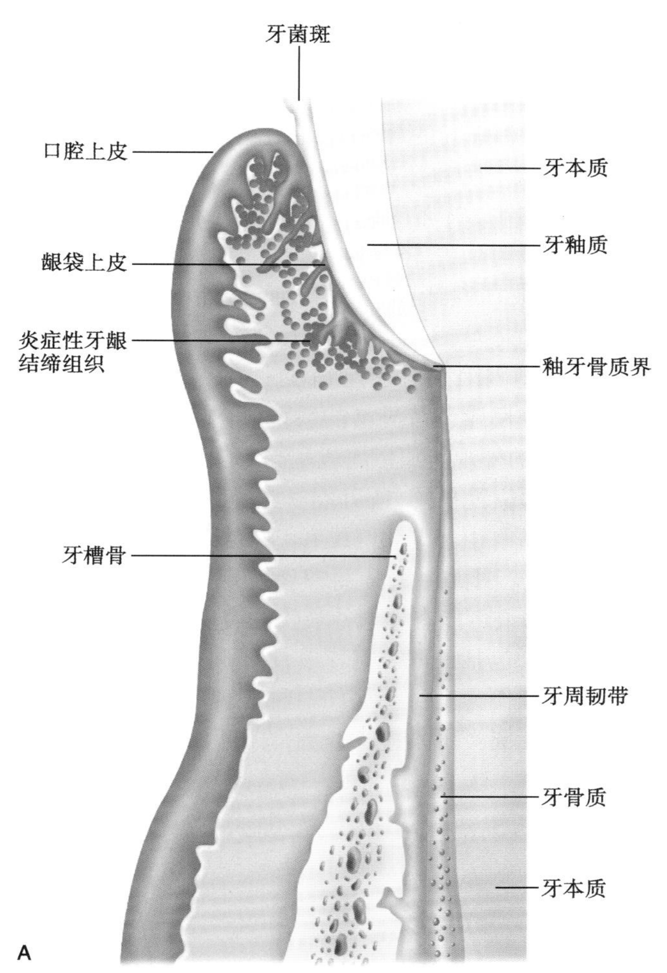

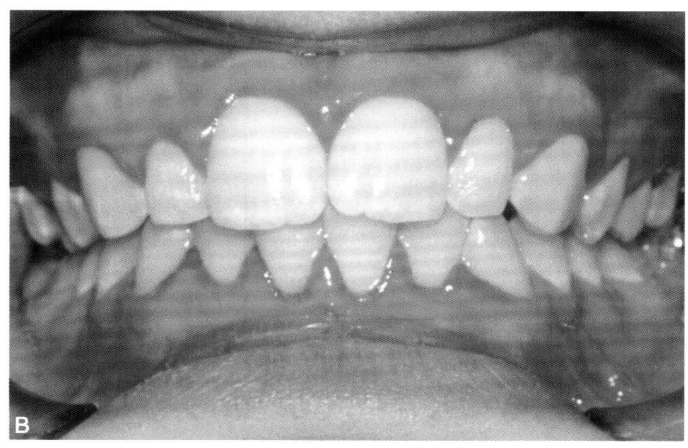

图 11-3 牙龈炎。A. 牙龈炎横断面示意图。B. 牙龈炎。(A From Rose LF, Mealey BL, Genco RJ, et al: *Periodontics: medicine, surgery and implants*, St. Louis, 2004, Mosby. B From Neville BW, Damm DD, Allen CM: *Oral and maxillofacial pathology*, ed 3, St. Louis, 2009, Saunders.)

溃疡、结缔组织密度降低、牙龈炎导致的水肿，牙周探诊时探针经常可以插入结合上皮甚至牙龈结缔组织（图 11-4）。但是结缔组织附着仍在 CEJ 水平，没有附着丧失。牙龈龈沟衬覆的龈沟上皮溃疡，探诊可能出血。

牙周炎

菌斑性龈炎存在的前提下，某些个体出现了牙周炎，导致 CEJ 根方的牙龈结缔组织纤维剥离、牙槽骨吸收和连接牙根和牙槽骨的 PDL 纤维剥离。根据附着丧失的多少，破坏的范围可累及几个或所有牙齿，破坏的程度可以是轻度、中度或重度。很明确的是，一些人对破坏性牙周炎易感，而另外一些人则不易感。基因和环境因素共同决定个体对牙周炎的易感性[13,20]。基因因素可能与宿主对存在于龈沟内的牙菌斑的免疫反应调节异常的遗传倾向有关[13,20-23]。临床上，牙龈的外观与龈炎表现相同。龈边缘位置可能与牙龈炎中的位置相同，或可能有龈退缩，或牙间乳头变钝（图 11-5）。由于牙龈纤维和 PDL 纤维附着丧失和牙槽骨吸收（见图 11-4），牙周探诊发现探针止于 CEJ 根方。影像学上可能有牙槽骨吸收的表现（见图 11-5）。

牙周炎包括三种类型：慢性牙周炎、侵袭性牙周炎和牙周炎作为全身疾病的一种表现[24]。

慢性牙周炎可发生于恒牙萌出后的任何年龄段，但多起始于成年早期或老年人。因为有快速附着丧失期和稳定期，牙周附着丧失和牙槽骨吸收的速度相对较慢。有证据显示大约 50% 的慢性牙周炎有遗传背景[25]。

侵袭性牙周炎同样可发生于任何年龄，表现为牙周附着快速丧失。通常于发育期开始发病，在青春期和成年早期牙周组织出现严重破坏。侵袭性牙周炎通常是家族性的，其家族表现模式符合常染色体显性遗传[20,26]。其牙周破坏形式分为广泛型和局限型，并可同时出现于同一家庭的兄弟姐妹当中。一些学者认为侵袭性牙周炎有独特的细菌病因学，其主导细菌为伴放线放线杆菌[27]。其他研究没有发现牙龈炎、慢性牙周炎和侵袭性牙周炎的牙菌斑中的细菌种类有统计学差异[8]。

牙周炎作为全身疾病的一种表现，是一组与孟德尔遗传状态的基因变异或缺陷有关的罕见疾病，包括掌跖角化-牙周破坏综合征、白细胞黏附缺陷综合征、周期性中性粒细胞减少症和埃勒斯-当洛斯综合征（Ehlers-Danlos syndrome）[24,28]。遗传缺陷影响吞噬细胞功能、免疫调节或结缔组织代谢。这些患者通常存在始于乳牙列的重度牙周炎，且进展迅速[28]。其他类型牙周炎不伴有非口腔疾病，而这些患者经常表现为在其他解剖区域难以控制的细菌感染。对于这些患者来说，保存其自然牙列的治疗通常是不成功的。

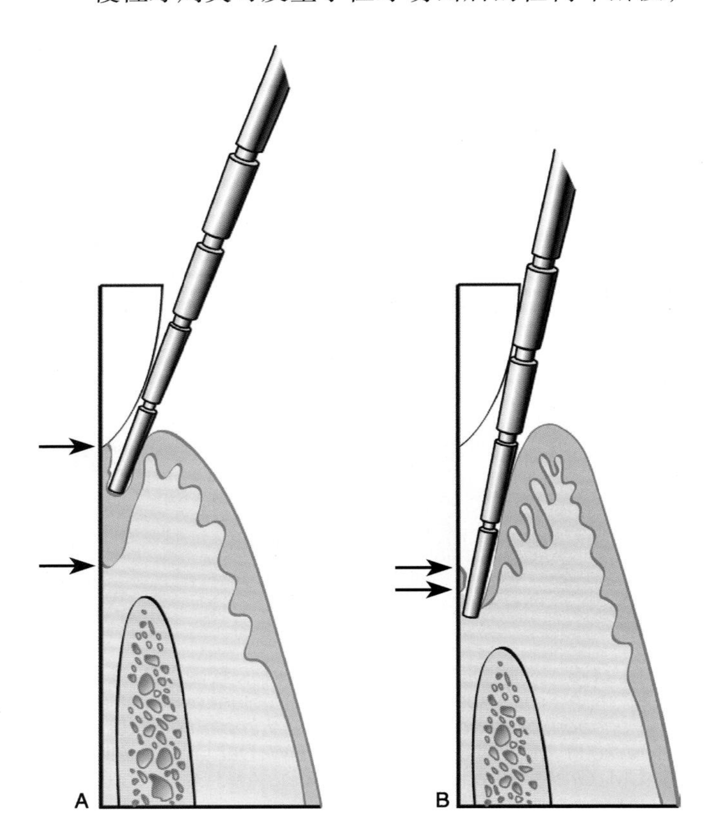

图 11-4 健康牙龈、牙龈炎和牙周炎的牙周探诊示意图。A. 健康牙龈或牙龈炎位点的探诊。B. 牙周炎位点探诊（From Newman MG，Takei HH，Klokkevold PR，et al：*Carranza's clinical periodontology*，ed 12，St. Louis，2015，Saunders.）

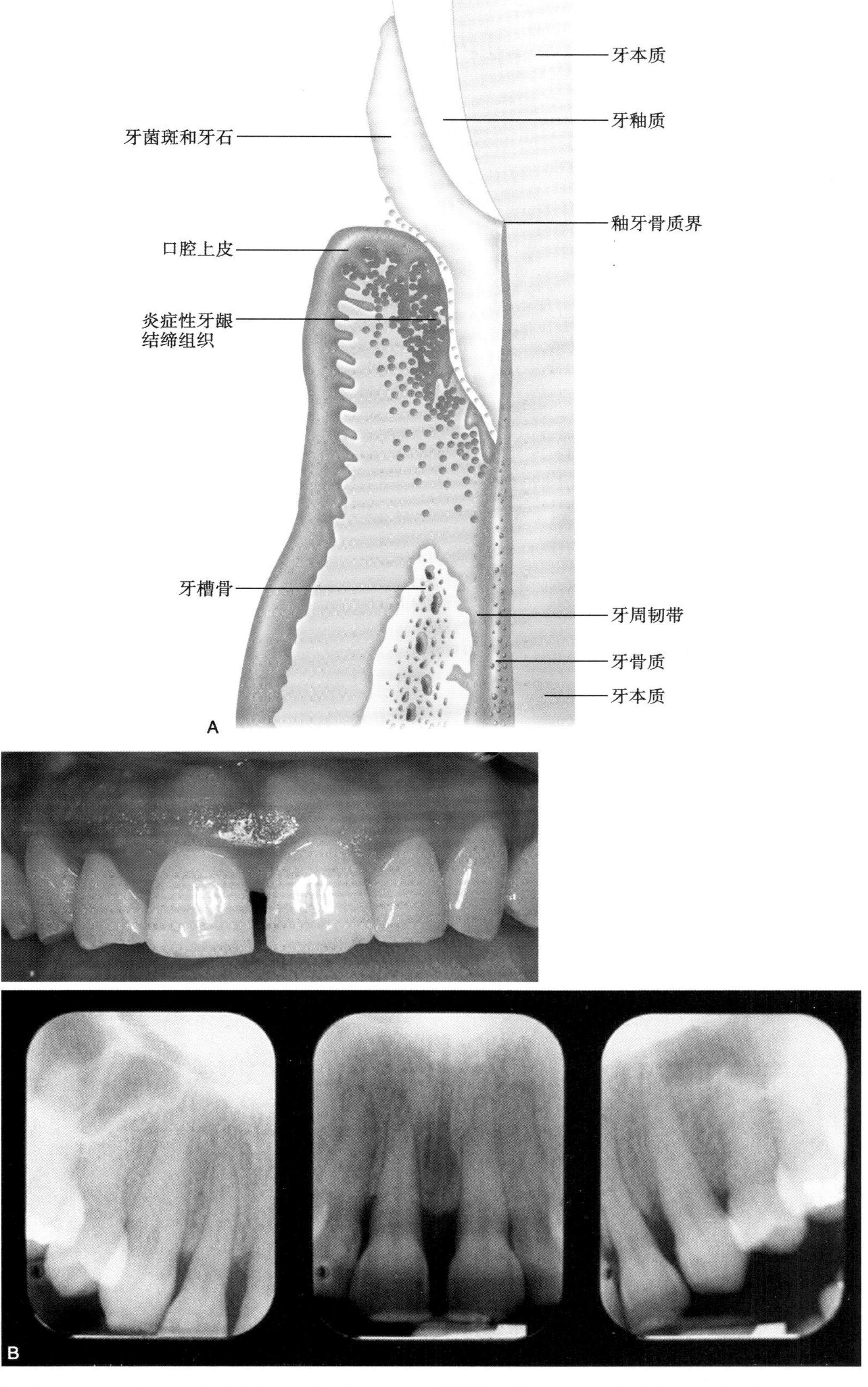

图 11-5　牙周炎。A. 牙周炎横断面示意图。B. 牙周炎（A From Rose LF, Mealey BL, Genco RJ, et al: *Periodontics: medicine, surgery and implants*, St. Louis, 2004, Mosby.）

牙周疾病的病因学

牙周疾病的发病机制是多因素和复杂的。针对牙周炎相关微生物的宿主反应在很大程度上可以成功地将牙菌斑内的细菌限制在龈沟或牙周炎病损内。与急性细菌感染通过免疫反应清除病原体不同的是，尽管有固有免疫和获得性免疫，但牙菌斑持续存在于牙齿表面，导致牙周组织的持续慢性炎症。而这种慢性炎症在一些患者中得到放大，并导致结缔组织附着丧失和牙槽骨吸收（如牙周炎），而对于另一些患者来说，仅造成牙龈出现炎症而无附着丧失（如牙龈炎）。看来，对于牙周炎这一结果，牙菌斑是必要条件，但并不是充分条件[13,20-23]。

如第 1 章中所讨论的，几种免疫机制作为固有免疫的组成部分对机体组织中的细菌和其他微生物做出反应。病原体相关分子模式（PAMP），包括许多针对病原体独特的分子，可被模式识别受体（PRR）识别。PRR 包括 Toll 样受体（TLR）、NOD 样受体（NLR）、RIG 样受体（RLR）和 FMLP 受体。它们被发现存在于很多细胞上，包括巨噬细胞、中性粒细胞、成纤维细胞、上皮细胞、内皮细胞、树突状细胞，均被发现存在于牙周组织中。因为这些细胞上的受体被 PAMP 吸引，这些受体的信号转导导致促炎细胞因子基因表达。这些细胞因子包括肿瘤坏死因子 α（TNF-α）、I 型干扰素、白介素（interleukin，IL）-1、IL-6、IL-8、IL-12。这些细胞因子可激活吞噬细胞，招募吞噬细胞至感染部位，增强细胞对病毒感染的抵抗力，激活自然杀伤细胞，支持针对病原体的获得性免疫的发展。另外，补体蛋白如第 1 章中所述被激活。这一过程中的补体蛋白，如 C3a、C3b、C5a，也充当趋化因子和调理素，促进血管扩张，增加血管通透性。脂质介质（如花生四烯酸代谢物），如前列腺素、白细胞三烯酸，也被巨噬细胞释放，也有促炎症反应的作用。

因为牙菌斑细菌不能被固有免疫清除，而是持续存在于牙周病损中，针对牙菌斑细菌的特殊的获得性免疫应答会发生。获得性免疫应答由机体高度调控，既能够预防自身免疫，又能够防止病原体被清除后仍然存在强烈的免疫反应。这种机制很大程度上取决于辅助 T 细胞亚群的水平。辅助 T 细胞亚群彼此协调以产生针对特殊感染（如细菌性、病毒性、细胞外和细胞内）的独特的免疫应答。为调节对感染的免疫反应，特殊的辅助 T 细胞亚群可能主导该反应。例如针对牙周炎，免疫反应可能由 Th17T 辅助细胞亚群主导，促进炎症反应，广泛征募吞噬细胞至牙周组织，并产生 IL-17、IL-21、IL-26、TNF-α、RANKL 来继续增强破骨细胞活性[23]。

尽管其机制并未完全明确，新的证据提示牙周炎患者的免疫调节过程可能与牙龈炎患者的不同，表现为免疫应答失调，从而导致牙周结缔组织附着丧失和牙槽骨吸收[13,20-23]。

牙龈炎和牙周炎的治疗方法

牙龈炎和牙周炎患者的治疗细节已在美国牙周学会共识中加以详述[29]。下面将简短讨论这一主题。

牙龈炎和牙周炎的治疗始于清除牙菌斑和牙石，牙石是牙菌斑钙化而成，因此更加难以清除。要通过专业手段来清洁牙齿表面（例如刮治或刮治结合根面平整），通过口腔卫生指导来改善的刷牙和牙线清洁牙间隙等措施以帮助患者提高家庭护理的成效。对牙龈炎患者来说，上述措施就是所需要的治疗。对一些轻度牙周炎患者，只需要有限的口腔维护，为患者制定一个口腔健康维护计划，并在适当间隔内由专业牙医对其进行个性化的治疗。

重度牙周炎需要其他治疗手段以维护牙周健康。除了上述治疗手段，初始牙周治疗可包括全身或局部应用抗生素。对许多牙周炎患者，需要手术翻瓣以暴露根面来达到有效清创的目的。术中可行骨切除术以更大程度地减小牙周袋以利于口腔卫生维护。某些情况下，可以通过再生性外科手术减小牙周袋，即利用相关技术、设备、材料和生物制剂来促进组织愈合，来达到组织再生的目的[29]。

不论主动治疗的类型如何，牙周健康维护的长期效果在很大程度上取决于患者对其牙周维护计划的依从性。

急性牙周组织感染

急性牙周感染是指牙周膜及相关结构快速发生的感染，可伴随疼痛或不适，可能与先前存在的牙龈炎或牙周炎有关系。急性感染可以局限发生或广泛存在，可伴有全身症状。尽管少于牙龈炎和牙周炎等慢性牙周感染，急性牙周感染的情况在日常口腔诊疗过程中常能碰到。与慢性感染相比，急性感染患者寻求治疗的心情更加急迫。急性感染必须及时治疗，因为急性感染可迅速破坏牙周附着和支持骨。治疗必须着眼于其微生物相关的病因，最常见的是细菌或病毒。一旦急性感染被控制，临床医生需要关注并处理可能存在的慢性疾病。

牙周脓肿

牙周脓肿是牙周组织的局限性化脓性感染，常见于中重度慢性牙周炎患者。牙周组织脓肿可根据发生的部位分类。牙龈脓肿局限于边缘龈和牙间乳头。牙周脓肿，可能最常见，位于邻近牙周袋的组织内，可累及牙周韧带和邻近牙槽骨。冠周脓肿发生于覆盖在部分萌出牙齿的软组织内，最常见于第三磨牙（如智齿）[30]。脓肿部位可表现为以下症状和体征：肿胀，化脓，软组织发红，凸起或疏松，压痛，受累牙叩痛明显。

牙龈脓肿

牙龈脓肿是累及边缘龈或龈乳头的局限性、疼痛、进展迅速的病变，经常发生于先前无病变区（图 11-6）。最常见的病因是异物嵌顿，如爆米花、牙刷毛或贝类的壳碎片[31]。最初，脓肿表现为红肿，表面光亮。在 24～48 小时内，脓肿出现波动感和脓头，表面出现破口，有脓性分泌物渗出。如果病变继续进展，则病变通常自发破溃。症状可包括牙髓敏感[31]。牙龈脓肿的诊断依据患者的主诉、病史及临床检查。牙龈脓肿的治疗包括局部清理去除异物，通过龈沟建立引流，必要时行脓肿切开引流。一般来说，牙龈脓肿可在有效治疗后 24～48 小时内缓解[32,33]。

牙周脓肿

牙周脓肿是邻近牙周袋的组织内的局限性化脓性感染，可导致牙周韧带和牙槽骨的快速破坏（图 11-7）。临床特征包括以下症状和体征：牙龈肿胀、光亮，疼痛、触痛，化脓性渗出和探诊深度增加。受累牙齿叩诊敏感并可能松动。

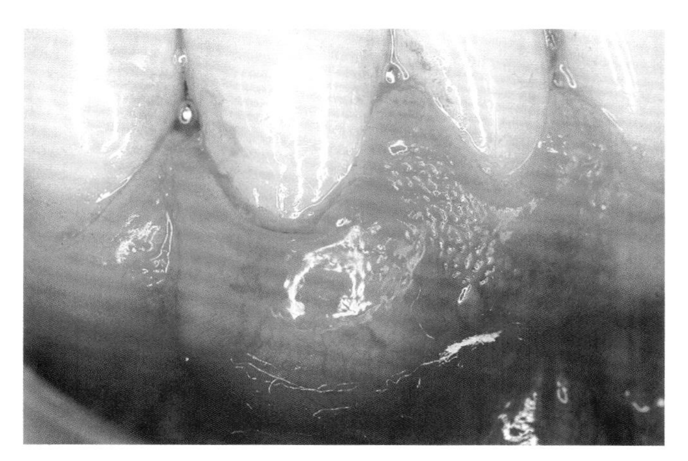

图 11-6　牙龈脓肿（From Newman MG, Takei HH, Klokkevold PR, et al: *Carranza's clinical periodontology*, ed 12, St. Louis, 2015, Saunders.）

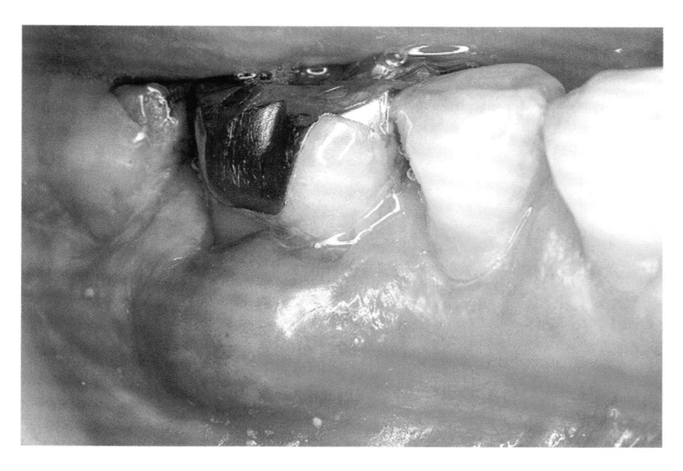

图 11-7　牙周脓肿（From Newman MG, Takei HH, Klokkevold PR, et al: *Carranza's clinical periodontology*, ed 12, St. Louis, 2015, Saunders.）

导致脓肿形成的病因包括牙菌斑、不完全刮治和根面平整后牙周袋开口闭合、根分叉病变、牙齿解剖因素如根沟、全身应用抗生素、牙髓病变和糖尿病。有人提出牙周袋口的闭合和牙周袋菌群的改变可导致感染扩散至周围牙周组织内[34-36]。也有人认为，对严重牙周炎，只全身抗生素治疗而不行刮治和根面平整，可促进牙周脓肿形成[37-39]。尽管牙周脓肿常发生于先前存在牙周病的患者，但是也可出现在没有发生过慢性牙周炎的部位。它可以发生牙周炎未经治疗期间、刮治和根面平整期间以及牙周维护期间[40,41]。慢性牙周炎患者可能没有意识到自己患有牙周脓肿，但会因脓肿急性发作和疼痛就诊。根分叉病变牙齿、解剖变异牙齿和既往有牙周脓肿的牙齿更易发生牙周脓肿[42,43]。类似牙龈脓肿，异物嵌入与牙周脓肿的发生也有关。

牙周脓肿的诊断有一定挑战性，因为其临床表现类似牙髓病、牙周牙髓联合病变和根纵裂。确诊需包括仔细检查受累位点，包括探诊看是否有附着丧失、触诊、叩诊、牙髓状态评估、牙齿松动度和合适的影像学评估。

牙周脓肿治疗的目标是尽快消除急性症状和体征。治疗方法包括通过牙周袋内清创、清除菌斑、牙石和其他刺激物、必要时切开脓肿等建立引流。其他治疗包括牙周袋抗菌剂冲洗、限制性调𬌗、抗菌药物治疗、患者舒适度管理。也可以考虑手术清创。如果受累牙齿还存在进展性的附着丧失和牙槽骨吸收，则无保留希望，可考虑拔除患牙。针对可能存在的慢性牙周炎，全面的牙周评估应该在缓解急性症状后进行。

全身抗生素适用于牙周脓肿伴全身症状和不能建立充分引流的情况。抗生素使用周期和种类有所不同，因为牙周脓肿是混合细菌感染，可以经验性选择青霉素类抗生素，但也推荐用四环素和甲硝唑[44]。

冠周脓肿（冠周炎）

冠周脓肿是部分萌出牙冠周围软组织内的局限性化脓性感染（图 11-8）。冠周脓肿最常见于部分萌出的下颌第三磨牙，即覆盖部分牙冠的龈瓣感染。部分萌出的下颌第三磨牙周围牙龈红肿、触痛。另外，患者可能表现为化脓、牙关紧闭、发热、不适或淋巴结肿大[45]。当上方上颌第三磨牙咬在龈瓣上，造成发炎的软组织创伤时，疼痛会加剧。这种类型的脓肿的致病菌主要是厌氧菌，螺旋体也很常见。冠周脓肿常见于年轻患者，与第三磨牙萌出的时间一致[46]。冠周脓肿的评估应包括：确定附着丧失、触诊、叩诊、是否化脓，评估邻牙牙髓状态，牙齿松动度和影像学评估。脓肿位于下颌第三磨牙，偶尔位于下颌第二磨牙，这一点可辅助明确诊断。冠周脓肿的治疗包括镇痛药、抗生素治疗、冲洗或轻柔清创，如果对颌第三磨牙对下方龈瓣持续造成创伤，则需拔除。一旦急性感染控制，明确的治疗通常是拔除受累第三磨牙，如果正常萌出不可能的话。这个决定需要仔细分析牙弓空间限制和受累第三磨牙的角度。如果病因未除，则感染容易复发。替代治疗包括暴露部分萌出牙冠的软组织，如果位置和牙弓间隙合适；但是牙冠萌出不足会导致软组织增生和感染复发。

坏死性牙周病

坏死性牙周病的临床表现和病程较为独特。数据表明，坏死性牙周病的病因和发病机制也与其他牙周病不同。坏死性溃疡性龈炎（necrotizing ulcerative gingivitis，NUG）是坏死性牙周病的一种，坏死局限于牙龈组织，而坏死性溃疡性牙周炎（necrotizing ulcerative periodontitis，NUP）包括临床附着丧失和牙槽骨吸收。

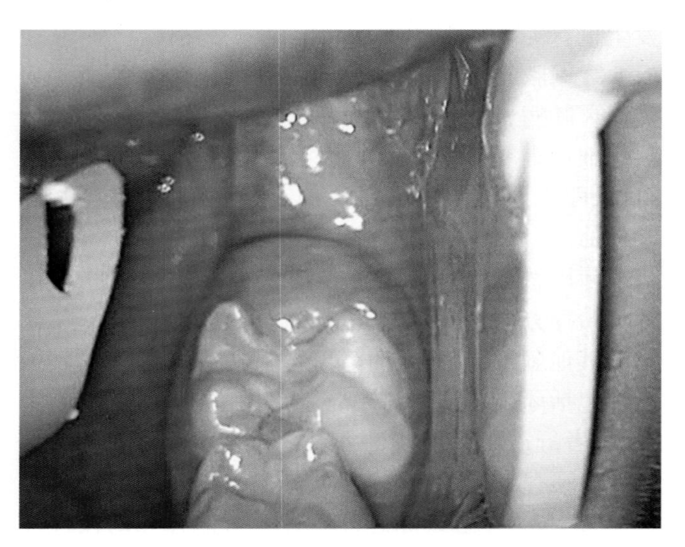

图 11-8 冠周脓肿（From Convissar RA：*Principles and practice of laser dentistry*，ed 2，St. Louis，2016，Mosby.）

坏死性溃疡性龈炎

坏死性溃疡性龈炎发病急促，典型的临床特点为牙龈疼痛、牙间乳头坏死（"穿凿样"龈乳头）和出血（图 11-9）。坏死和溃疡的龈乳头和边缘龈可被黄白色或灰色伪膜覆盖。疼痛剧烈并且突然发作，是其关键的诊断依据，因为对于菌斑性龈炎和慢性牙周炎，几乎不存在这一症状。坏死性溃疡性龈炎又称为奋森龈炎（Vincent gingivitis）和战壕口炎[47]。NUG 的发生与先前存在的牙龈炎、组织创伤、心理压力增加、免疫力低下、吸烟和营养不良有关。特别是急性心理压力似乎是一个诱发因素，能造成不良饮食习惯、吸烟增加和不良口腔卫生。对于更严重病例，还有其他症状和体征，包括口臭、发热、淋巴结肿大和全身不适。对于 NUG 患者，附着丧失和牙槽骨吸收很罕见，可能与多次发作或与已经存在的牙周炎相叠加有关。

NUG 是一种感染疾病，与梭形杆菌-螺旋体菌群最为相关。牙龈病变分为四区：

1. 细菌区：大量不同形态类型的细菌；
2. 富中性粒细胞区：细胞间存在中性粒细胞和大量螺旋体；
3. 坏死区：分解的细胞、大量螺旋体和梭形杆菌；
4. 螺旋体浸润区：组织成分得以很好地保留，但

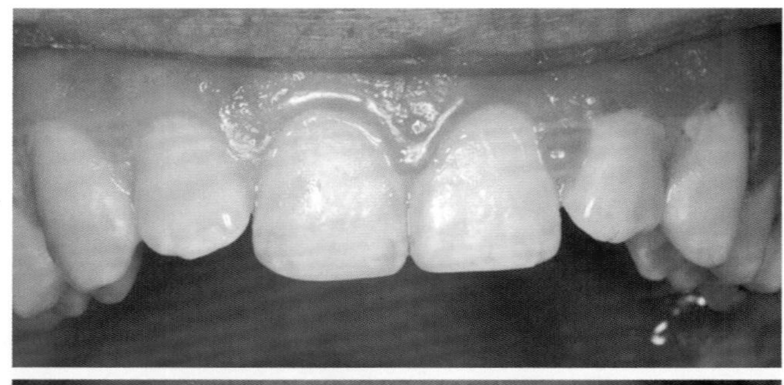

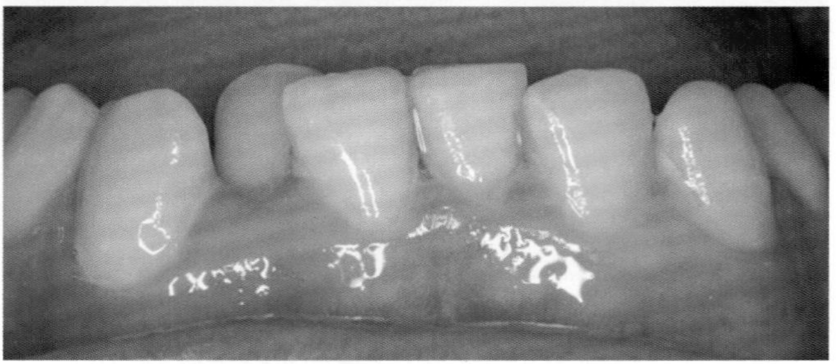

图 11-9 坏死性溃疡性龈炎

邻近的非坏死的结缔组织区域中有螺旋体、球菌和杆菌浸润[48]。

微生物学研究证明 NUG 病损中存在一个厌氧菌群，由密螺旋体、月形单胞菌属、具核梭形杆菌、中间普雷沃菌和牙龈卟啉单胞菌组成。NUG 不具传染性[49]。

免疫抑制导致中性粒细胞功能减低，包括趋化功能、吞噬能力和杀菌能力。另外，NUG 中淋巴细胞功能改变和保护性抗体缺乏也有报道[50]。

治疗以保守治疗为主，包括牙周刮治、抗菌剂冲洗和全身应用抗生素（如果必要）。压力和营养不良等内在原因也应给予重视。一般来说，NUG 的症状和体征通常在给予恰当的治疗一周后即可消失。在正确的家庭和专业维护下，NUG 导致的软组织缺损可再生。

坏死性溃疡性牙周炎

坏死性溃疡性牙周炎（NUP）是一种严重的快速进展的疾病，在游离龈、附着龈和牙槽黏膜上出现特征性的红斑，还存在广泛的软组织坏死，牙周附着严重丧失和无明显深牙周袋形成（图 11-10）[51]。NUP 的患病率和流行病学数据在全身健康人群中并不明确。临床观点认为，未经治疗的 NUG 可自然发展为 NUP，但不是一定会发展为 NUP。与之相比，NUP 具有与 NUG 不同的社会和临床流行病学特征、微生物学和免疫学特征，是一种进展性更强的破坏性疾病[52]。

证据显示免疫抑制是 NUP 的危险因素。HIV 感染合并 NUP 的患者中，CD4+细胞计数小于 200/mm^3 的可能性要高出二十倍。但是，大多数 HIV 感染且 CD4+细胞计数小于 200/mm^3 的患者并未合并 NUP，提示 NUP 的病因和发病机制中还有其他因素存在[53]。数据显示免疫抑制状态可改变疾病进展的速度，但是疾病的初始临床表现可能是其微生物病因的功能表现。

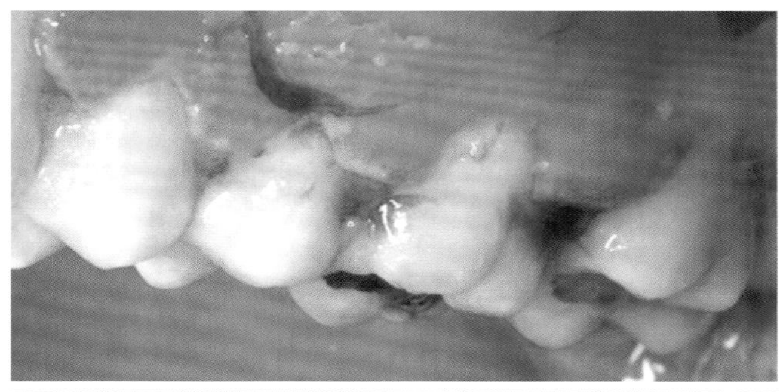

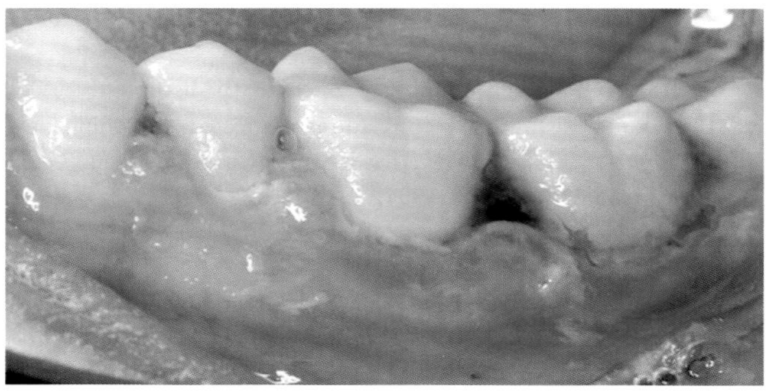

图 11-10 坏死性溃疡性牙周炎

牙周牙髓脓肿

除了通过根尖孔，牙周组织和牙髓组织还可通过很多管道相交通，尤其是双根分叉处和磨牙的三根分叉处的通路。这些管道可以成为牙髓感染和牙周组织感染相互扩散的通道。坏死牙髓来源的根尖肉芽肿范围较广，能沿着牙根侧面扩散导致牙槽嵴广泛吸收[54]。牙周和牙髓的交通，通过舌沟、牙根或牙齿折断、牙骨质发育不良、牙根形态异常、中间根分叉嵴和创伤性牙根吸收这些情况，还会导致牙周来源的牙髓病变[55]。多数情况下，侧支根管与牙周病变的发生相关，可导致根间骨和根分叉处骨破坏。

牙髓来源的牙周损伤可能发生于牙髓病早期阶段。根尖病变也可沿牙周膜扩散和引流，而出现临床可检查到的通向根分叉或牙齿其他部位的瘘管。牙周炎症沿根尖孔或侧支根管直接扩散到牙髓，包括后续可造成牙髓坏死，这已被证实。但是也观察到重度牙周炎患牙的牙髓状况经常是正常的[56]。牙周炎症对牙髓的初始影响可能是使其发生退化变性。

急性牙槽脓肿常由多种细菌共同造成，与牙周疾病类似。梭形杆菌、普雷沃菌、卟啉单胞菌、消化链球菌和链球菌是能被分离出来的主要的菌属。螺旋体也存在于感染根管内。急性根尖周感染经常与特殊的厌氧菌有关，尤其是牙龈卟啉单胞菌和牙髓卟啉单胞菌[30]。一般来说，坏死牙髓中的微生物没有深牙周袋中的复杂[57,58]。急性根管感染会导致牙周附着快速和广泛的破坏。牙源性脓肿可形成于牙周组织的不同水平，可发生于牙颈部到根尖的任何位置，并能够沿着这一路径在任何部位通过牙周袋或牙龈组织引流。可表现为探诊深度增加、溢脓、牙齿动度增加、牙周附着丧失。

牙根纵裂同样可表现为牙周牙髓联合病变。根折通常发生于根管治疗后的牙齿。咬合疼痛是常见的主诉，冷热敏感、牙龈肿胀和牙周脓肿或瘘管同样常见。根裂区常可探及狭窄或局限的深牙周袋。

牙周牙髓联合病变可表现为根尖区扩大伴深牙

周袋继发形成。明确牙髓活力和牙周探诊特点对诊断和治疗来说是必不可少的。牙周探诊深度增加，但牙髓活力正常提示病变为牙周来源，但是多根牙的牙髓部分坏死可混淆诊断。孤立的深窄牙周袋伴严重局限性骨吸收通常与牙髓病变有关，但是环形的深牙周袋更可能是慢性牙周炎的特征。

原发性疱疹性龈口炎

原发性疱疹性龈口炎是由 1 型单纯疱疹病毒引起口腔感染（图 11-11）。在原发性感染中，病毒沿感觉神经和交感神经上行，继续潜伏在神经节中。日光、创伤、发热和应激等很多刺激因素可导致继发性感染。继发性疱疹性龈口炎可发生于腭部、牙龈或口腔黏膜。

原发性疱疹性龈口炎表现为牙龈和邻近口腔黏膜的广泛红斑，伴不同程度的水肿和牙龈出血。最初的病毒感染表现为牙龈、唇颊黏膜、软腭、咽、舌下黏膜或舌的球形成簇小水疱。大约 24 小时后，水疱溃破后出现疼痛的小溃疡，边缘环形隆起，中央部分呈现黄色或灰白色。水疱破溃引起的疼痛、颈部淋巴结炎、体温升高高达 105℉（40.5℃）和全身不适。整个病程约 7～10 天。

早期诊断很重要，抗病毒药物治疗通过缓解症状和可能减少复发来改变疾病的病程。原发性疱疹性龈口炎是可传染的。急性疱疹性龈口炎通常发生于婴幼儿和儿童，大部分成人由于儿童时期单纯疱疹病毒亚临床感染而存在免疫力。复发性疱疹性龈口炎的发生可能与免疫力低下有关。皮肤也能发生继发性疱疹感染，例如唇疱疹。

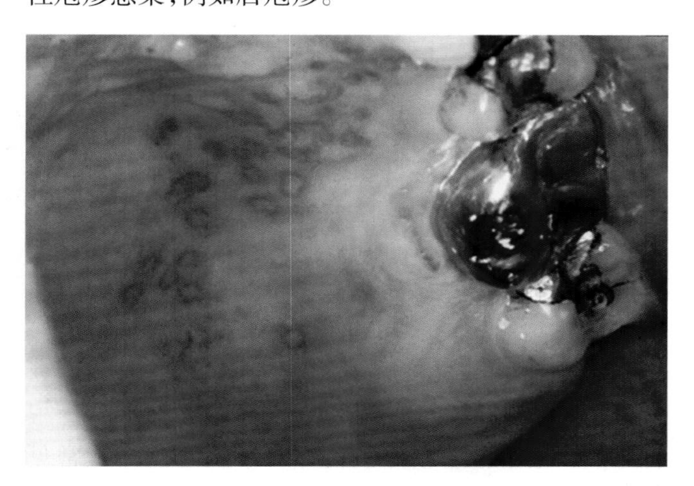

图 11-11 疱疹性龈口炎（From Newman MG，Takei HH，Klokkevold PR，et al：*Carranza's clinical periodontology*，ed 10，St. Louis，2006，Saunders.）

特异细菌引起的牙龈病

特异细菌引起的牙龈疾病包括性传播疾病，如淋病（淋病奈瑟菌）和梅毒（梅毒螺旋体）。口腔病变继发于全身感染或直接发生感染。链球菌牙龈炎或龈口炎表现为急性症状的发热、不适、急性炎症相关的疼痛、弥漫性牙龈红肿伴牙龈出血和偶发的牙龈脓肿形成。这些牙龈感染通常继发于扁桃体炎，与 A 组 β 溶血性链球菌感染相关。

真菌性牙龈病

真菌性牙龈疾病常见于免疫力低下或因长期使用抗生素而导致口腔菌群紊乱的患者。最常见的口腔真菌感染是由白色念珠菌引起的念珠菌病。普通念珠菌感染表现为牙龈、舌或口腔黏膜的白色斑片，能被纱布擦去，留下红色、出血的表面（图 11-12）。HIV 感染患者的念珠菌感染表现为附着龈红斑，即被称为牙龈线性红斑或 HIV 相关性龈炎。

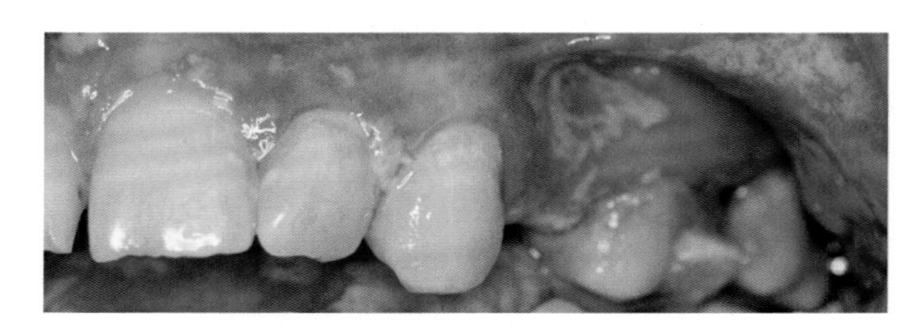

图 11-12 念珠菌病（From Neville BW，Damm DD，Allen CM：*Oral and maxillofacial pathology*，ed 4，St. Louis，2016，Saunders.）

（韩小东 译）

参考文献

1. Fiorellini JP, Kao DWK, Kim DM: Anatomy of the periodontium. In Newman MG, Takei H, Klokkevold P, et al.: *Carranza's clinical periodontology*, ed 11, St. Louis, 2012, Elsevier.
2. Listgarten MA: The structure of dental plaque, *Periodontol* 2000(5):52–65, 1994.
3. Anerud A, Boysen H, Dunford RG, et al.: The natural history of periodontal disease. The correlation of selected microbiological parameters with disease severity in Sri Lankan tea workers, *J Clin Periodontol* 22:678–974, 1995.
4. Loe H: Human research model for the production and prevention of gingivitis, *J Dent Res* 50:256–264, 1971.
5. Emslie RD, Green JC, Held AJ, et al.: Epidemiological studies of periodontal diseases, *Am J Public Health* 58:1713–1722, 1968.
6. Lindhe J, Axelsson P: Effect of controlled and hygiene procedures on caries and periodontal disease in adults, *J Clin Periodontol* 5:133–151, 1978.

7. Loe H, Theilade E, Jensen SB: Experimental gingivitis in man, *J Periodontol* 36:177–187, 1965.
8. Moore LVH, Moore WEC: The bacteria of periodontal diseases, *Periodontol* 2000(5):66–77, 1994.
9. Haffajee AD, Cugini MA, Smith C, et al.: Microbial complexes in subgingival plaque, *J Clin Periodontol* 25:134–144, 1998.
10. Colombo AP, Boches SK, Cotton SL, et al.: Comparisons of subgingival microbial profiles of refractory periodontitis, severe periodontitis, and periodontal health using the human oral microbe identification microarray, *J Periodontol* 80:1421–1432, 2009.
11. Choi BK, Paster BJ, Dewhirst FE: Diversity of cultivable and uncultivable oral spirochetes from a patient with severe destructive periodontitis, *Infect Immun* 62:1889–1895, 1994.
12. Aas JA, Paster BJ, Stokes LN, et al.: Defining the normal bacterial flora of the oral cavity, *J Clin Microbiol* 43:5721–5732, 2005.
13. Preshaw P, Taylor JJ: Periodontal pathogenesis. In Newman MG, Takei H, Klokkevold P, et al.: editors: *Carranza's clinical periodontology*, ed 11, St. Louis, 2012, Elsevier.
14. Eke PI, Dye BA, Wei L, et al.: Prevalence of periodontitis in adults in the United States: 2009 and 2010, *J Dent Res* 91: 914–920, 2012.
15. Contreras A, Botero JE, Slots J: Biology and pathogenesis of cytomegalovirus in periodontal disease, *Periodontol* 2000(64):40–56, 2014.
16. Slots J: Human viruses in periodontitis, *Periodontol* 2000(53): 89–110, 2010.
17. Riley C, London JP, Burmeister JA: Periodontal health in 200 HIV-positive patients, *J Oral Pathol Med* 21:124–127, 1992.
18. Ryder MI: Periodontal management of HIV-infected patients, *Periodontol* 2000(23):85–93, 2000.
19. Moore LV, Moore WE, Riley C, et al.: Periodontal microflora of HIV positive subjects with gingivitis or adult periodontitis, *J Periodontol* 64:48–56, 1993.
20. Kinane DF, Shjiba H, Hart TC: The genetic basis of periodontitis, *Periodontol* 2000(39):91–117, 2005.
21. Taylor JJ, Preshaw PM, Donaldson PT: Cytokine gene polymorphism and immunoregulation in periodontal disease, *Periodontol* 2000(35):158–182, 2004.
22. Cekici A, Kantarci A, Hasturk H: Inflammatory and immune pathways in the pathogenesis of periodontal disease, *Periodontol* 2000(64):157–180, 2014.
23. Gaffen SL, Hajishengallis G: A new inflammatory cytokine on the block: rethinking periodontal disease and the Th1/Th2 paradigm in the context of Th17 cells and IL17, *J Dent Res* 87: 817–830, 2008.
24. Armitage GC: Development of a classification system for periodontal diseases and conditions, *Ann Periodontol* 4:1–6, 1999.
25. Michalowicz BS, Diehl SR, Gunsolley JC, et al.: Evidence of a substantial genetic basis for risk of adult periodontitis, *J Periodontol* 71:1699–1707, 2000.
26. Marazita ML, Burmeister JA, Gunsolley JC, et al.: Evidence for autosomal dominant inheritance and race-specific heterogeneity in early-onset periodontitis, *J Periodontol* 65:623–630, 1994.
27. Zambon JJ: *Actinobacillus actinomycetemcomitans* in human periodontal disease, *J Clin Periodontol* 12:1–20, 1985.
28. Hart TC, Atkinson JC: Mendelian forms of periodontitis, *Periodontol* 2000(45):95–112, 2007.
29. Rosen PS: Treatment of plaque-induced gingivitis, chronic periodontitis, and other clinical conditions, *J Periodontol* 72:1790–1800, 2001.
30. Lang N, Soskolne WA, Greenstein G, et al.: Consensus report: abscesses of the periodontium, *Ann Periodontol* 4:83, 1999.
31. Melnick PR, Takei HH: Treatment of periodontal abscess. In Newman MG, Takei H, Klokkevold P, et al.: editors: *Carranza's clinical periodontology*, ed 11, St. Louis, 2012, Elsevier.
32. Van House RL, Gillette WB: Ill effects of improper hygiene procedure, *J Am Dent Assoc* 101:476–480, 1980.
33. Hilgeman JL, Snyder JD, Ahl DR: Periodontal emergencies, *Dent Clin North Am* 30:459–472, 1986.
34. Rosenberg ES, DeHaven H, Kareha MJ: Therapeutic considerations in the management of a periodontal abscess with an intrabony defect, *J Clin Perio* 8:375–386, 1981.
35. Sims TN, Newman MG: The predominant cultivable microbiota of the periodontal abscess, *J Periodontol* 50:350–354, 1979.
36. Cobb CM, Killoy WJ, DeWitt GV: The acute periodontal abscess: microbial penetration of the tissue wall, *Int J Periodontics Restorative Dent* 5:38–51, 1985.
37. Paunio K, Helovuo H: Effects of penicillin and erythromycin on the clinical parameters of the periodontium, *J Periodontol* 60:467–472, 1989.
38. Hakkarainen K, Paunio K, Helovuo H: Changes in the prevalence of subgingival enteric rods, staphylococci and yeasts after treatment with penicillin and erythromycin, *Oral Microbiol Immunol* 8:75–79, 1993.
39. Lange DE, Muller RF, Topoll HH: Multiple periodontal abscesses after systematic antibiotic therapy, *J Clin Periodontol* 17:268–272, 1990.
40. Dello Russo MM: The post-prophylaxis periodontal abscess: etiology and treatment, *Int J Periodontics Restorative Dent* 1:29–37, 1985.
41. Davies RM, Smith RG: Acute lateral periodontal abscesses, *Br Dent J* 161:176–178, 1986.
42. Lainson PA: Spivey JD McLeod DE: Tooth loss due to periodontal abscess: a retrospective study, *J Periodontol* 68:963–966, 1997.
43. Low SB, Chace R: Survival characteristics of periodontally involved teeth. A 40 year study, *J Periodontol* 64:701–705, 1993.
44. Roldan S, Gonzalez I, Sanz M, et al.: The periodontal abscess. (I) Clinical and microbiological findings, *J Clin Periodontol* 27: 387–394, 2000.
45. Phillips C, Proffit WR, Koroluk LD, et al.: Effect of quality of life measures on the decision to remove third molars in subjects with mild pericoronitis symptoms, *J Oral Maxillofac Surg* 72: 1235–1243, 2014.
46. Oderinu HO, Oluseye SB, Taiwo OA, et al.: Indications for extraction of permanent teeth in a Nigerian teaching hospital: a 16-year follow-up study, *Nig Q J Hosp Med* 18:128–132, 2008.
47. Johnson BD, Engel D: Acute necrotizing ulcerative gingivitis. A review of diagnosis, etiology, and treatment, *J Periodontol* 57:141–150, 1986.
48. Maltha JC, Mikx FHM, Kuijpers FJ: Necrotizing ulcerative gingivitis in beagle dogs. III. Distribution of spirochetes in interdental gingival tissue, *J Periodont Res* 20:522–531, 1985.
49. Rosebury T: Is Vincent's infection a communicable disease? *J Am Dent Assoc* 29:823–834, 1942.
50. Cogen RB, Stevens Jr AW, Cohen-Cole S, et al.: Leukocyte function in the etiology of acute necrotizing ulcerative gingivitis, *J Periodontol* 54:402–407, 1983.
51. The American Academy of Periodontology: *Glossary of periodontal terms*, ed 3, Chicago, 1992, The American Academy of Periodontology. p38.
52. Novak MJ: Necrotizing ulcerative periodontitis, *Ann Periodontol* 4:74–77, 1999.
53. Riley C, London JP, Burmeister JA: Periodontal health in 200 HIV-positive patients, *J Oral Pathol Med* 21:124–127, 1992.
54. Bender IB, Seltzer S: The effect of periodontal disease on the

pulp, *Oral Surg Oral Med Oral Pathol* 33:458–474, 1972.
55. Dongari A, Lambrianidis T: Periodontally derived pulpal lesions, *Endod Dent Traumatol* 4:49–54, 1988.
56. Langeland K, Rodrigues H, Dowden W: Periodontal disease, bacteria and pulpal histopathology, *Oral Surg Oral Med Oral Pathol* 37:257–270, 1974.
57. Lewis MAO, MacFarlane TW, McGowan DA: A microbiological and clinical review of the acute dentoalveolar abscess, *Br J Oral Maxillofac Surg* 28:359–366, 1990.
58. Brook I, Frazier EH, Gher ME: Aerobic and anaerobic microbiology of the periapical abscess, *Oral Microbiol Immunol* 6: 123–125, 1991.

第12章 牙源性筋膜间隙感染

Tyler T. Boynton, Elie M. Ferneini, and Morton H. Goldberg

牙齿保健主要包括牙齿感染性疾病的治疗，或修复和更换由于细菌感染而造成的牙列缺失。口面部感染的预防和治疗包括牙齿保健的各个方面：龋病、牙髓病、牙龈牙周病理状态、外伤、重建和种植手术。外科医生进行口内或口周手术时常规要面对牙源性感染潜在的致病菌群。本章重点讨论牙源性感染的病因、临床表现、解剖因素及治疗。

牙齿感染性疾病从人类存在就开始困扰人类。不难想象原始人因牙折、龋齿或牙周疾病而出现疼痛和面部肿胀的画面。确实，牙齿感染性疾病是人类最常见的疾病之一，并且在发展中国家它是常见的死亡原因之一。美国中西部出土的印第安人遗骸和早期埃及人的遗骸显示有牙槽脓肿及窦道造成的骨破坏以及骨髓炎造成的颌骨损毁。

局部感染的治疗可能是人类实施的第一种手术，很可能是用锋利的石头或尖锐的树枝切开膨隆的脓肿。时至今日，局部感染治疗的原则仍是相同的，幸运的是，治疗技术有了进步。但是直到20世纪初期，Ludwig在近70年以前所描述过的牙齿感染与严重的威胁生命的颈部肿胀之间存在的因果关系才得以明确[1]。尽管治疗方法有进展，但是手术刀、拔牙钳、牙髓扩大针以及抗生素的合理使用仍是牙源性感染治疗的核心。

尽管牙齿保健在西方国家取得了巨大进展，包括饮水加氟、龋齿的早期处理、牙周预防，感染仍是牙科治疗面临的主要问题。尽管青霉素被认为是期待已久的治疗牙齿感染的灵丹妙药，但是自青霉素使用以来，口腔菌群的细菌谱以及对其复杂性的理解也经历了快速进展的过程。

前抗生素时代，已知最严重的牙源性感染是链球菌感染，但是与身体其他部位相同，口腔细菌的抗生素耐药性问题很快变得很明显。20世纪50、60年代耐青霉素葡萄球菌感染的严重流行，最终由不能被葡萄球菌青霉素酶分解的半合成抗生素解决。这些抗生素的广泛使用造成当前肠道来源的（革兰氏阴性）细菌和条件致病菌感染的流行，包括耐万古霉素肠球菌和耐甲氧西林葡萄球菌。突变、选择性遗传压力导致细菌对多种抗生素产生耐药性，细菌种群间的DNA交换使情况更为复杂。

自然厌恶真空，即便是生物学真空也不例外。某种致病细菌菌种衰落产生的空生态位很快被其他细菌填补。人类口腔是一个支撑多达400种微生物的生物系统。对于现代口腔菌群演化来说，牙源性细菌感染是其不断变化、但是可以测量的一个反映形式[2-4]。

在过去的50年里，危险的和危及生命的牙源性感染时有报道，并且跟各种细菌菌种相关，有条件致病菌、院内感染细菌以及厌氧菌。它们包括：大肠杆菌、假单胞菌、变形杆菌、沙雷菌、不动杆菌（米玛菌）、克雷伯菌、艾肯菌，拟杆菌（普雷沃菌）、棒状杆菌和其他不太常见的细菌。举例说明，假单胞菌曾被认为是一种罕见的口腔暂住菌，但是目前在健康个体唾液中的检出率为5%～10%。类似的改变可在咽部菌群中观察到，这可能跟抗生素诱导的正常菌群减少、住院期间获得新的菌群及免疫抑制剂的使用有关。需氧型革兰氏阴性杆菌栖息于5%的正常非住院人群的咽部，但定植于超过60%的福利院的老人和患有严重疾病的住院患者、手术后的患者及从事重症监护的医务人员的咽部。

然而，全身其他部位均健康的牙源性感染者中最常被检出的微生物是需氧型和厌氧型链球菌、拟杆菌、梭菌、艾肯菌及需氧厌氧混合菌群[5]。唾液和菌斑中细菌数目的定量估计高达10^{11}/mL。在牙周袋深处，每克被刮出物质所含的厌氧菌的数目高达10^{11}/mL的1.8倍，几乎与人类粪便中的厌氧菌浓度相同。考虑到大量细菌旺盛地生长在湿润、温暖、黑暗并遍布碎屑的口腔中，防止颊部咬伤或乳牙脱落等常见的微小创伤造成严重感染的全身和口腔的宿主防御机制的效力是非常有效的。

从分子遗传学方法（包括细菌鉴定的基因测序）收集的最新研究数据表明，人类口咽部的微生物群落中可能有多达400种细菌。

牙齿感染的途径

牙髓或牙周组织的细菌性感染的病因、诊断及治疗将不在此赘述(详见第10、11章)。

狭窄的根尖孔不足以充分引流感染的牙髓,但可作为细菌的蓄水池,足以让细菌进入牙周组织和骨组织,这就解释了单独使用抗生素治疗牙槽脓肿的引流瘘管时,一旦引流停止,髓室中的细菌就会从未治疗的牙髓中再次进入根尖周组织,导致感染再次发生。牙髓感染而不是牙周感染所造成的严重牙齿感染更容易扩散至牙槽窝外。一旦感染扩散至根尖孔外,特定感染过程的病理生理过程可能会有所不同,这取决于微生物的数量和毒性、宿主的抵抗力以及所涉及区域的解剖结构(图12-1)。

如果感染一直局限在根尖,则有可能形成慢性根尖周感染。骨质破坏到一定程度会在牙片上显示出周围骨白线清晰的透影区。这个过程代表了局灶性骨感染,但是龋齿相关的普通透影区不应与真性的骨髓炎的影像学表现相混淆。

一旦感染扩散超出根尖,则可进入更深层的骨髓腔,并发展为广泛的骨髓炎。更常见的是,感染穿过牙槽骨形成瘘管并进入周围软组织。这种现象通常与突发的软组织肿胀、骨内压力减小有关,其结果为疼痛减轻。瘘管可以穿破黏膜或皮肤,形成脓肿的自然引流(图12-2)。此类牙源性皮肤瘘管其外观表现为起皱、溃烂以及缓慢硬化,而经常被轻率地(或没有经验)诊断为硬下疳或癌症等。这种情况下,如果仔细进行临床检查,并辅助X线检查,则完全可以避免一些不必要的、费时和昂贵的诊断程序比如活检。当面部肿胀和存在瘘管作为首发症状时,牙齿感染应该作为可能的诊断而被考虑。

一旦扩散至牙槽骨外,感染则可能局限为脓肿或通过软组织扩散形成蜂窝织炎,或两者并存。在日常

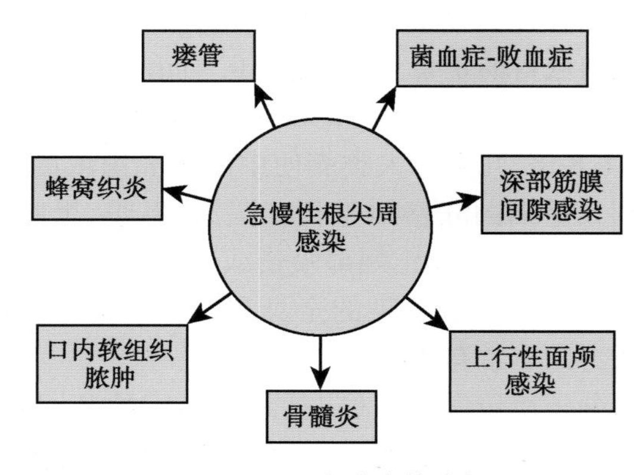

图12-1 牙齿感染的途径

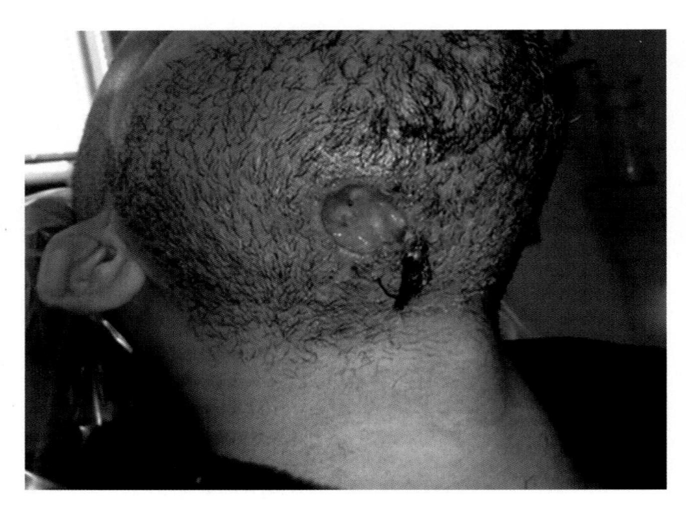

图12-2 慢性牙源性下颌下皮肤瘘管

临床工作中,脓肿和蜂窝组织炎经常被混淆或混用。脓肿是指一个厚壁的腔隙,其内含有脓液;而蜂窝织炎是指颜色发红、边界不清的黏膜下或皮下感染。葡萄球菌经常与脓肿形成有关。葡萄球菌产生能使经柠檬酸或草酸处理过的血液中的纤维蛋白沉积的凝固酶。链球菌更多地与蜂窝织炎相关,因为它们能产生链激酶(纤溶酶)、透明质酸酶、链道酶等酶类。这些酶能分解纤维蛋白与结缔组织基质和溶解细胞碎片,从而促进细菌的快速侵袭。这些细菌并不限于一种反应。口腔感染经常由混合菌群所造成的,或表现为非典型方式的细菌感染。由于内部没有血供或血供很少,厚壁的脓肿对抗生素治疗的反应较慢或较差,而蜂窝织炎通常对抗生素治疗的反应较好,甚至不需手术引流。

丹毒是一种特殊形式的蜂窝织炎(淋巴管炎),由β溶血性链球菌引起。起因是面部的一些微小皮肤损伤破坏了防御细菌的屏障。丹毒表现为明显的皮下组织间质性水肿,但发生坏死的情况比较少见。丹毒典型的表现为界限清楚的水肿硬结,由于血管舒张呈现鲜红色。丹毒通常与毒血症相关。

牙源性感染的治疗

牙源性感染的治疗可涉及内科治疗、手术治疗、牙齿治疗及其组合。如果感染来源能被彻底清除,则牙齿任何部位的感染都需要明确的治疗。一旦患牙确定,则需清除感染牙髓、龈下刮治或拔除患牙。牙齿治疗方法的选择需要根据以下因素来做出判断,包括感染的范围、患者全身健康状况、张口受限的程度和牙齿保留的生物力学方面的考量。但是,最后一个

因素不能影响外科医生的判断，从而损害患者的整体健康。临床医生诊断牙齿疾病时不能只关注局部，而忽略了全局，因为严重感染会导致严重的后果。拔除患牙是建立引流最快捷的方法，同时还能彻底去除髓室和根管内的微生物病灶。有时，牙髓治疗同样可以清除感染来源。

有可靠证据表明拔除感染的下颌磨牙可增加牙槽骨骨炎的发生率。因此，弥漫性或深部感染急性期拔牙时需使用抗生素，尤其是感染涉及下颌第三磨牙的情况。

切开引流

切开引流可以排除有毒的脓性物质、降低组织压力、使得含抗生素和防御成分的血流更好地灌注，并增加感染区组织的氧含量。

牙齿治疗的同时，应进行脓肿的手术引流。切开引流是最古老、通常也是最简单的手术治疗方式。快速切开牙槽骨附近的口腔黏膜，就足以引流出“黄稠脓”——这是一个 18 世纪的描述性和感叹性的短语。那个时代，通过切开脓肿引流脓液而能迅速解除患者的痛苦并可能治愈疾病，这样的外科医生确实值得称赞，因此也比那些提前切开脓肿或切开位置选择错误的业务不熟练的同行们更加有名气。

对于正确地引流深部脓肿来说，掌握全面的面颈部解剖知识是必须的，但是局限于牙槽区域的脓肿的切开引流对外科医生来说，并没有解剖上的难度。手术刀与感染之间只隔一层薄薄的膨隆的黏膜。最好是在脓肿自行破溃引流之前、出现波动感时切开引流。尽管在脓肿早期、典型波动感出现之前手术引流也有效，但最好是在这一体征出现的最早期阶段切开引流。

切开引流的原则如下：

1. 尽可能将切口设计于健康的皮肤和黏膜表面。在组织坏死或开始穿孔的波动感最明显处切开可能会导致后期出现皱缩且不美观的瘢痕。

2. 尽量将切口选择于不影响美观的区域，如下颌下或自然皮肤皱褶处。

3. 尽可能将切口选择于重力低位以依赖重力引流。

4. 用闭合的手术钳或手指钝性分离深部组织，探查脓腔的所有部分以便打开和消灭脓腔的所有分隔，并分离至病源牙的牙根处。

5. 放置引流物并用缝线固定。

6. 双侧下颌下间隙同时感染，可以考虑贯通引流。

7. 引流物放置时间不宜过长，当引流量减少时应及时取出。引流物本身可以产生某些渗出物，并能成为继发细菌感染的通道[6]。

8. 在无菌条件下每天清理创口边缘，清除血凝块和脓痂。

针对局部脓肿，可以选择置入 CT 引导的导管来进行引流。导管经皮在 CT 引导下置入颈深部脓肿。CT 引导可以精确定位脓腔，而不需广泛分离并避免后续产生瘢痕。一些符合条件的患者，该操作可以在 CT 室进行。通过穿刺，很容易获取标本并进行革兰氏染色和培养，并且导管可以留置继续引流脓液。

对脓肿进行热敷“拔”脓一直存在广泛的讨论和争议。通过热敷可以扩张小血管，增加血流及其弥散能力，从而增强机体的抵抗力，所以从生理学角度来说，热敷用于感染似乎是合理的。但是，希望通过热水漱口将口外脓肿转变为口内脓肿是没有根据的，没有任何科学证据表明脓肿热敷可以达到预期的效果。

用高速牙钻在牙槽骨开窗，这一操作尽管不常用，但是偶尔也可用于缓解疼痛。开窗术最好通过根尖水平的软组织引流伤口来进行。局限性牙槽脓肿的内科治疗主要是支持治疗：水化、软食、镇痛和保持口腔卫生。

抗生素治疗

对于局限性的和容易引流的牙槽脓肿，抗生素治疗可能没有必要，因为手术引流和牙齿治疗可以解决大多数患者的感染问题。存在免疫力低下和存在全身症状和体征（例如张口受限或体温升高）的脓肿和蜂窝织炎的患者，通常需要抗生素治疗。范围较广的非局限性的脓肿和弥漫性蜂窝织炎需要抗生素治疗。

对于宿主防御机能减低的患者，例如存在控制较差的糖尿病、免疫抑制或无免疫力、肾透析、患有重病或住院患者等，其牙槽感染需要辅助性抗生素治疗，因为在上述情况下，即使一个微小的病灶可能也会发展成突发的、无法控制的脓毒症。致命性的牙齿感染可见于免疫抑制患者[7-11]。

治疗牙源性感染，理想的抗生素治疗方案取决于明确的细菌培养和药敏试验结果。因为大多数牙槽感染患者是就诊于诊所的身体健康的非住院患者，所以细菌培养不是常规检查，通常也无此必要。如果抗生素的选择是基于科学数据和当前口腔感染相关微生物的临床经验，务实合理的经验性抗生素治疗在伦理上和法律上都是可以接受的。

口腔感染相关菌群的不断变化已被充分记录在案。许多研究显示，对于正常免疫能力的患者来说，大多数感染是需氧菌和厌氧菌的混合感染。绝大多数都存在厌氧菌。最常被持续分离出的细菌是 α-、β-、γ-需氧型链球菌、厌氧型链球菌（消化链球菌）、拟杆菌（卟啉单胞菌、普雷沃菌）、梭菌及艾肯菌。其次是脆弱拟杆菌，它是一种正常情况下定植于肠道和盆腔的革兰氏阴性厌氧杆菌。与抗生素时代的前几十年相比，目前金黄色葡萄球菌和表皮葡萄球菌等皮肤微生物已相对少见，但在儿童非牙源性面部感染中的检出率还很高。偶尔还会分离出革兰氏阳性需氧棒状杆菌和厌氧丙酸杆菌。

青霉素作为牙齿感染的经验性抗生素选择已有近 50 年的历史，并且一直有很好的疗效。但是，在环境选择或基因突变的影响下，不管是热带雨林泥土里的微生物，还是现代人类龈沟里的微生物，所有生态系统里的微生物种群都能够并且确实在不断进化。在对青霉素的敏感性方面，一些口腔微生物种群已经发生深刻而明显的改变。能够产生 β-内酰胺酶的细菌，如类杆菌，现在经常被发现对青霉素不敏感，系列文献报道表明存在 40% 的耐药率。即使曾对青霉素非常敏感的链球菌，偶尔也有青霉素耐药的报道。有报道曾观察到几种克林霉素耐药的拟杆菌菌株[12-14]。

颌面外科医生应该以批判性的眼光看待和解释这些数据。如果 40% 的拟杆菌耐药，则剩下的 60% 应该对药物敏感。这个比例说明，用青霉素或阿莫西林治疗需氧菌和厌氧菌混合感染仍然具有肯定的疗效。

机体正常的体液和细胞免疫机制对消灭入侵的微生物的作用远比实验室所用的抗生素纸片重要得多。此外，取材（脓液）进行细菌培养通常表明对患者已经进行了手术引流（或穿刺抽脓），而这一外科操作对成功治疗牙槽感染所起的作用和正常的防御机制同样重要。

因为这些感染多数是由需氧菌和厌氧菌造成的混合感染，因此促进不同种类微生物生长的细菌协同作用可以被青霉素所破坏。不管需氧链球菌是否为厌氧菌生产必须的营养物质、提供酶、清除代谢产物，是否降低组织中氧张力，它们被青霉素破坏后都会间接地减少厌氧菌的生长和繁殖。

因此，对于机体抵抗力正常的绝大多数牙槽感染的患者来说，青霉素或阿莫西林仍旧是经验性抗生素用药的选择种类。Moenning 在 1989 年曾经简洁而科学地表达过如下观点“青霉素目前对多数牙源性感染无效这一说法是不负责任的，考虑用其他抗生素替代青霉素作为轻中度牙源性感染（机体抵抗力正常的患者）的一线用药也为时尚早，如果还要考虑费用和药物毒性的话，更是如此”[15]。到了 2015 年这一结论仍然有效。对于门诊患者，如果出现严重和难以控制的感染，则必须进行细菌培养和药敏试验。甲硝唑是青霉素的有效补充，可以增强杀灭厌氧菌的能力。口服克林霉素对杀灭需氧菌和厌氧菌都非常有效，但是必须考虑其费用和可能的副作用。如果持续使用一种 β 内酰胺类抗生素（例如青霉素）2~3 天，牙源性感染仍然没有缓解，则应该考虑更换另一种 β 内酰胺类抗生素或 β 内酰胺酶稳定的抗生素（例如克林霉素）[16]。

抗生素治疗的悖论经常出现这样的临床状况：问题 A 的解决方案会产生问题 B。最近的研究表明，使用抗厌氧菌抗生素（克林霉素、甲硝唑、阿莫西林克拉维酸）可以造成已经定植有这些细菌的患者（如：重症监护室的患者）耐万古霉素肠球菌对其粪便进行高密度定植，因此增加感染的发病率和死亡率，并造成其他患者和重症监护室工作人员细菌定植的风险[17]。

红霉素吸收效果较差，治疗牙源性感染不如青霉素或克林霉素有效。但是其他大环内酯类抗生素（阿奇霉素）比红霉素容易被患者耐受，因此有较高的服药依从率[18]。阿莫西林-克拉维酸（安灭菌）是一种有效的 β-内酰胺酶抑制剂，但是费用高并且适用于治疗严重感染，所以不建议用于常规牙源性感染。一代、二代头孢菌素同样对牙源性感染有效。四环素不推荐用于严重厌氧菌感染的治疗，但是其类似物—米诺环素和多西环素对轻度牙槽感染有效。

对于因牙源性感染和宿主抵抗力低下（包括胰岛素依赖型糖尿病病人、慢性酒精中毒者、静脉注射毒品者、最近曾住院的病人及 4 周前预防性使用过抗生素的病人）而需住院治疗的病人，可以单独给予克林霉素、或克林霉素和甲硝唑或庆大霉素联合使用、或第一、二代头孢菌素、或不经肠道给予氨苄西林舒巴坦（优立新）。喹诺酮类对厌氧菌的效果有限，因此很难判断它们对牙源性感染的效果。

尽管第四代喹诺酮类药物对厌氧菌有效，但对某些病人，可以产生严重的肝毒性。对青霉素治疗反应较慢的顽固性感染以及抵抗力低下的患者，需要做需氧菌和厌氧菌的细菌培养和药敏试验，以决定是否需要使用青霉素以外的抗生素。

抗生素治疗的使用、滥用以及抗生素使用的适应证已在第 8 章中详细讨论。在下列情况下，应联合外科手术，从治疗性和预防性角度应用抗生素：

1. 急性牙源性蜂窝织炎；

2. 急性冠周炎，伴体温升高和牙关紧闭；

3. 深筋膜间隙感染；

4. 上下颌骨或其他面骨开放性或复合性骨折；

5. 广泛的、深在的或陈旧性（>6 小时）口面部撕裂伤；

6. 免疫力低下患者的牙齿感染或口腔颌面部手术术后；

7. 一些心脏瓣膜病或人工瓣膜置换后的病人牙科手术术后预防用药，以及一些Ⅱ类手术切口和所有的Ⅲ类、Ⅳ类手术切口。

不管是内科治疗（抗生素），外科治疗（切开引流、拔牙或牙髓治疗），或者两者都需要，另一个重要决定是病人是需要住院治疗，还是只需要门诊处理。最近的研究表明因牙源性疼痛或感染就诊的病人占急诊科成人和儿童就诊量的 2%。据此推断，每年可能有数十万的该类病人去急诊科就诊，而且要花费大量的时间和金钱用于负担过重的医疗机构。

一所大学医院报告每年有 40 例病人因严重牙源性感染而住院。其他研究表表明，14% 的住院病人平均气管插管时间为 2.3 天，在重症监护室平均停留 3 天。住院天数与受累筋膜间隙的数目相关。在住院时间大于 5 天的病人中，55% 的患者与第三磨牙拔除术前或术后感染有关。超过 70% 牙源性深部间隙感染住院病人没有保险的，但是 22% 的患者享受医疗保险。报告的住院费用从 18 000 美元到 28 000 美元，其中一例高达 611 000 美元[19]。

牙源性感染患者无论是非卧床治疗（诊所、急诊）还是住院治疗，是由多种因素决定的，取决于公认的标准，尽管外科医生的判断也会起一定的作用。一个或多个深部间隙感染病人的住院治疗标准包括：

1. 气道梗阻，或基于临床检查提示气道的通畅性即将受到威胁，包括呼吸困难、吞咽困难、舌体移位、悬雍垂偏斜和严重张口受限[在做治疗计划（包括麻醉）时，CT 扫描来确认气道是否狭窄。如果不能吞咽口服抗生素，则应考虑将患者收入院治疗]；

2. 严重脱水或电解质失衡；

3. 合并症（如：血糖失控）；

4. 核心体温大于 101℉（38.3℃）；

5. 白细胞计数升高；

6. 坏死性筋膜炎；

7. 下行性纵隔炎或上行性眶-脑感染；

8. 意识状态改变或迟钝；

9. 社会或精神问题（如：无家可归、精神病），或门诊治疗依从性较差。

典型病例报告见附录 1。

牙槽感染的解剖因素

牙槽脓肿的位置与病源牙牙根的解剖位置有关，与肌肉附着尤其有关，特别是颊肌和下颌舌骨肌（图 12-3）。尽管弥漫性感染能导致出现某些异于常理的诊断，但是急性牙脓肿或瘘管远离病源部位这种情况

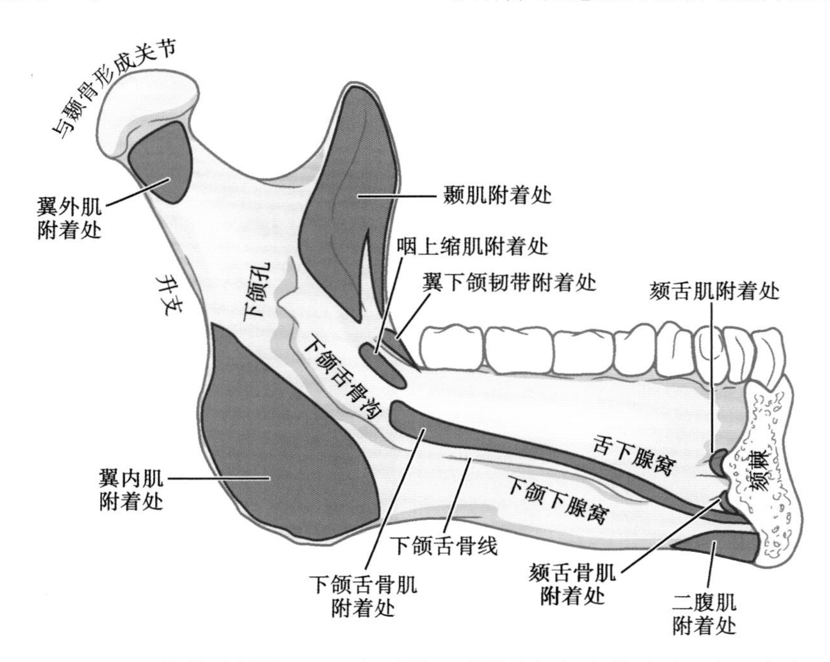

图 12-3 下颌骨舌侧面显示下颌舌骨肌附着处与根尖的关系。这是决定是舌下间隙还是颌下间隙感染的重要因素

还是比较少见的。当脓肿发生于一个不常见部位时，熟悉牙根解剖对于正确诊断是有帮助的。感染通常沿阻力最小的路径扩散，表 12-1 中的数据源于临床经验和实际解剖。例如，硬腭后部的任何急性肿胀或瘘管形成提示应立刻检查邻近上颌磨牙的腭根。

下颌切牙和尖牙感染通常表现为唇龈沟红色隆起的肿块。这些感染很明显，也易于手术引流。最好切开至骨面，但是应避免在下颌尖牙-前磨牙区域深部进行锐性分离，以避免损伤下唇的感觉神经（颏神经）。如果感染向深部扩散至颏肌起点，则颏下间隙被累及。下颌前牙舌侧感染很少见，通常来源于牙周感染而不是根尖周感染，常规舌侧牙龈切口足够引流，除非感染累及舌下间隙。

下颌前磨牙一般出现颊侧感染，适用于颊侧前庭沟切开，但必须注意避免损伤颏神经。如果感染向下扩散，外侧至颊肌、舌侧至下颌舌骨肌，则会出现颊间隙和下颌下间隙的深部感染。

下颌第三磨牙感染常来自牙周（冠周炎），但是如果龋齿侵犯了萌出或部分萌出的牙齿的牙髓，感染则来自根尖周。来自下颌第三磨牙的感染可以累及颊侧前庭沟、颊侧筋膜间隙、咀嚼肌间隙和咽部间隙。

上颌牙感染的临床表现也与其根尖的解剖位置有关（图 12-4、图 12-5）。上颌切牙和尖牙牙根更靠近菲薄的唇侧骨板而不是相对较厚的腭侧骨板，因此其感染常表现为唇龈沟隆起的黏膜下（前庭沟）脓肿或瘘管。起源于牙槽骨的上唇肌肉相对薄弱，对感染的扩散几乎没有影响。上唇或面中部也可发生一般意义上的蜂窝织炎，但是感染很少穿通进入鼻底。锐性切开唇龈沟内的脓肿就可以轻松完成引流。当上前牙的感染向腭侧扩散，其表现可以是腭前部分轻微肿胀或大的膨隆（图 12-6）。切开腭侧黏膜足以引流脓液。切口应平行于腭部血管以避免损伤。

表 12-1 牙脓肿的位置

牙位	常见脓肿部位	少见脓肿部位
下颌切牙	唇侧	舌侧
下颌尖牙	唇侧	舌侧
下颌前磨牙	颊侧	舌侧
下颌磨牙	颊侧	舌侧
上颌切牙	唇侧	腭侧
上颌尖牙	唇侧	腭侧
上颌第一前磨牙	唇侧（颊根）	——
	腭侧（腭根）	——
上颌第二前磨牙	颊侧	腭侧
上颌磨牙	颊侧（颊根）	——
	腭侧（腭根）	——

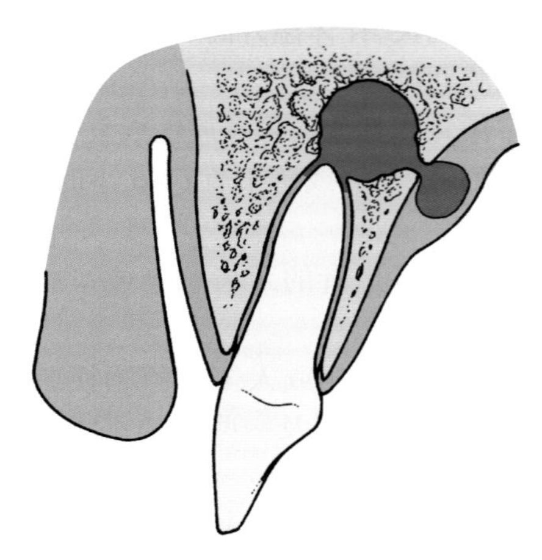

图 12-4 上颌尖牙根尖周感染在其腭侧形成牙槽脓肿的示意图（From Hupp JR，Ellis E，Tucker MR：*Contemporary oral and maxillofacial surgery*，ed 6，St Louis，2014，Mosby.）

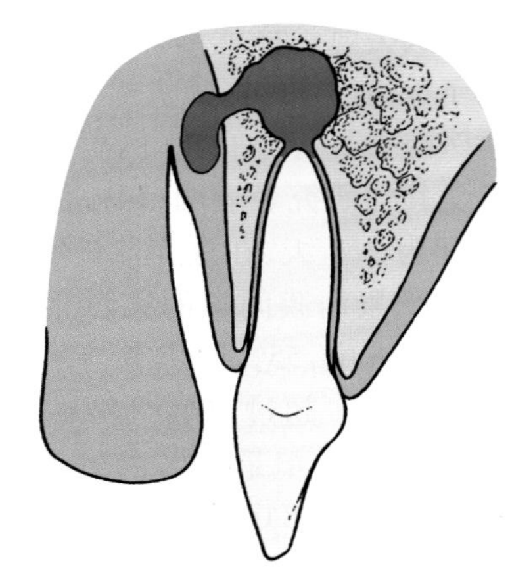

图 12-5 上颌切牙根尖周感染在其唇侧形成牙槽脓肿的示意图（From Hupp JR，Ellis E，Tucker MR：*Contemporary oral and maxillofacial surgery*，ed 6，St Louis，2014，Mosby.）

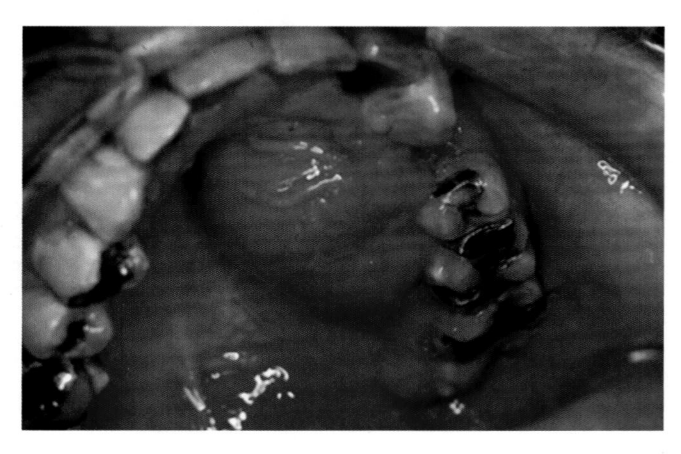

图 12-6 源自前磨牙（牙根）的腭侧牙槽脓肿（From Topazian RG，Goldberg MH，Hupp JR：*Oral and maxillofacial infection*，ed 4，Philadelphia，2002，Saunders.）

上颌前磨牙和磨牙通常为多根牙，因此牙源性感染可以向颊侧或腭侧扩散。上颌前磨牙来源的感染通常扩散至龈颊沟的结缔组织内，还可向上扩散导致眼睑水平的蜂窝织炎。此时最好在龈颊沟高位波动感明显处切开引流。尽管颊肌附着点通常位于上颌前磨牙根尖之上，但是上颌前磨牙感染仍会扩散至颊间隙。

上颌磨牙感染可以从牙槽骨向其颊侧、腭侧或后方扩散。脓肿最常位于龈颊沟，经常扩散至颊间隙。磨牙感染腭侧扩散非常少见，考虑和多数磨牙腭根的长度有关。感染向上扩散至上颌窦的情况也不多见。感染向后可扩散至咀嚼肌间隙和咽部间隙，向上可扩散至颞下间隙。

对于所有的牙源性感染，仔细检查通常会发现存在深龋、牙周炎症以及阻生或折断的牙齿等原因。寻找蜂窝织炎或脓肿的病因时，也不应忽略骨折或牙龈创伤。仔细检查口腔，配合影像学检查，对所有修复后的牙齿更要关注，这些都有助于确定感染来源。对于面部感染，一个容易忽视的原因是明显向颊侧或腭侧异位的上颌阻生智齿，它可以造成颊黏膜糜烂、蜂窝织炎、深部间隙感染和严重的张口受限。由于这种情况下很难对口腔后部实施充分的检查，加之影像学检查不足，此时只有那些有经验、执着、勤于思考的检查者才能成功发现感染的病因。

筋膜间隙感染

当牙齿感染向深部软组织扩散而不是通过口腔或皮肤表面向外突破时，筋膜间隙能被累及（框 12-1）。沿着筋膜表面的结缔组织，感染通过阻力最小的路径走行，向远离病源牙的部位进行扩散，造成严重的感染，甚至导致死亡。全面掌握面颈部解剖知识对正确预测感染的扩散路径和对深部感染实施恰当的引流都是必须的。

感染能否扩散至深部筋膜间隙取决于疏松结缔组织存在与否及其类型。筋膜之间是结缔组织，以利于肌肉的运动和收缩。包绕和分隔肌肉的筋膜和筋膜平面为感染从面颈部浅表扩散至深部提供了解剖学上的通道。深筋膜间隙的描述本质上是对围绕或分隔特定空间解剖边界的各种筋膜的解剖学讨论。筋膜“间隙”的概念是基于解剖学家的知识，即所有间隙都是潜在的，直到筋膜被脓液、血液、引流物或外科医生的手指分开，它们才变成真性的间隙。

框 12-1　筋膜间隙的临床意义

面部
- 颊间隙
- 尖牙间隙
- 咀嚼肌间隙
  - 咬肌间隙
  - 翼肌间隙
  - 颧颞间隙

舌骨上
- 舌下间隙
- 下颌下间隙
  - 下颌下
  - 颏下
- 咽侧间隙
- 扁桃体旁间隙

舌骨下
- 内脏前间隙（气管前）

全颈间隙
- 咽后间隙
- 危险间隙
- 颈鞘间隙

这里主要讨论牙源性筋膜间隙感染。牙齿感染是筋膜间隙感染最常见的原因，因此如果不包括明确的牙科治疗，筋膜间隙感染的治疗是不完善的。但是，颈部深筋膜间隙感染也可能由以下原因造成：咽部和扁桃体感染、创伤、修复重建手术、癌症手术及大唾液腺的涎腺炎。

本章描述的每个筋膜间隙感染都是临床实体，附录 1 中的病例报告描述了每种间隙感染的独特的临床特征。筋膜间隙感染的治疗包括手术治疗，其治疗原则如前所述，除此之外，还应注意：

1. 因为血运差，抗生素进入致密筋膜间隙的量很有限。穿过厚壁脓肿的抗生素也很少。“平均”剂量可能不足。

2. 筋膜间隙感染的治疗依靠充分的、开放的及重力低位的引流。

3. 为了充分暴露深部脓腔，有时需要设计大的手术切口。

4. 筋膜间隙是连续的，感染很容易从一个间隙扩散至另一个间隙。必要时需设计多个切口，因为感染经常累及多个间隙。

5. 原发的和扩散的间隙均应切开引流。

6. 感染所致的肿胀可以造成面颈部解剖结构被严重扭曲。

7. 必要时再次手术扩创引流。

8. 牙源性间隙感染最常累及下颌下间隙、颏下间隙和颊间隙，其次为咀嚼肌间隙、咽旁间隙和颞间隙，最少见的为咽后间隙和尖牙间隙。

视诊和触诊就能诊断浅表牙槽感染和筋膜间隙感染（如颊间隙、尖牙间隙、颏下间隙），但是不能明确诊断深部间隙感染。如果存在吞咽困难、呼吸困难、持续白细胞计数与体温升高和不缓解的张口受限，则提示需要重复进行深部间隙 CT 或 MRI 检查，因为浅表间隙感染的存在，甚至浅表间隙切开引流，可能会掩盖合并的或继发的深部间隙感染。

尖牙间隙

牙源性感染不常累及到尖牙间隙，鼻部感染涉及这一间隙的情况更少见。上颌尖牙感染通常表现为唇龈沟肿胀，较少出现腭侧肿胀（图 12-7）。但是，上唇提肌覆盖尖牙根尖。该肌肉起自上颌骨壁尖牙窝，最终插入口角，与口轮匝肌和颧肌纤维混合。

如果尖牙感染穿破肌肉起点上方的上颌骨外层骨皮质，则潜在的尖牙间隙被累及。尖牙间隙是真的筋膜间隙还是仅仅是一个肌肉分隔仍存在争议，但是该间隙的脓肿需要手术切开引流。尖牙间隙感染能导致明显的眼睑蜂窝织炎。最好经口内入路，在上颌唇侧前庭沟通过锐性和钝性分离后建立引流。该入路也可用于上颌窦前壁开窗术或根尖切除术。经皮引流可选择在鼻旁入路，但不是重力低位引流，而且术后瘢痕比较明显。

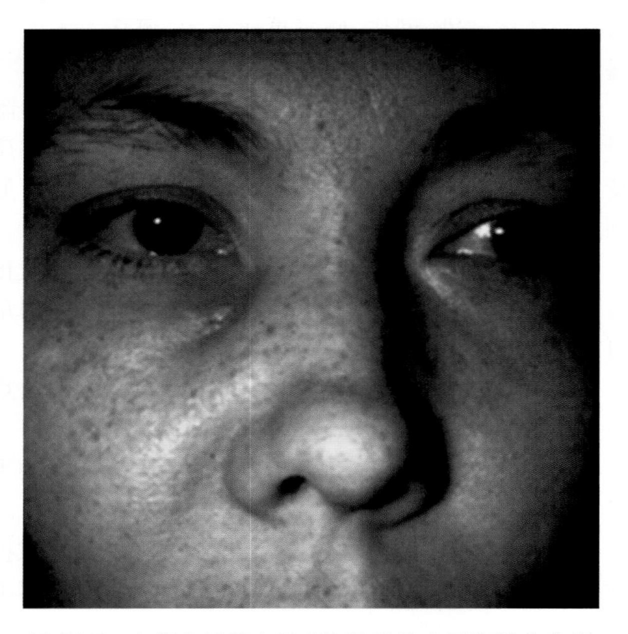

图 12-7 上颌尖牙根尖周感染导致的尖牙间隙高位慢性瘘管（From Topazian RG, Goldberg MH, Hupp JR: *Oral and maxillofacial infection*, ed 4, Philadelphia, 2002, Saunders.）

典型病例见附录 1。

海绵窦血栓形成

尽管上行性感染（静脉窦血栓形成）不是筋膜间隙感染，但其病因可能是牙源性的。来源于上颌牙、上唇、鼻或眼眶的感染，可通过无瓣膜的面前或面后静脉上行造成海绵窦感染，其死亡率非常高。任何出现海绵窦血栓形成初始症状的患者，包括眼球突出、发热、意识模糊、眼肌麻痹或动眼、滑车及外展神经麻痹，特别是在上颌感染和拔牙术后，应立刻请神经外科会诊（见第 21 章）[20]。

颊间隙

上下颌前磨牙和磨牙倾向于向外侧和颊侧引流。根尖与颊肌起点（上下颌牙槽突的外表面）的关系决定了感染是向口内颊侧前庭沟扩散，还是向深部颊间隙扩散。磨牙感染向上可于颊肌的上颌起点上方突破骨面引流，或向下可于颊肌的下颌起点下方突破骨面进入颊间隙。

颊间隙内有颊脂垫、腮腺导管和面动脉（颌外动脉）。因为存在明显的颊部肿胀以及前磨牙或磨牙的感染，所以颊间隙感染很容易诊断。如果出现波动感，则需经皮切开引流。试图通过热水含漱来将脓肿引向口内是徒劳的，经口切开脓肿要穿过黏膜、黏膜下和颊肌进行，引流很困难。

经皮切开的部位需低于波动感最明显的部位，应钝性分离，根据间隙感染的深度和边界充分引流。脓腔内的脓液使得颊间隙明显扩张（图 12-8、图 12-9）。操作过程中应避免损伤面神经的分支。常规切开引流的部位要低于腮腺导管口。颊间隙穿刺抽脓很容易操作。

流感嗜血杆菌引起的非牙源性颊间隙感染或颊部蜂窝织炎并不少见，这一点需要引起关注。该类型感染常见于婴儿和三岁以下儿童，其特点是在出现临床体征前至少持续 24 小时的高热，然后迅速出现的暗红色肿胀，易与牙源性感染或丹毒混淆。常合并中耳炎或近期患过中耳炎。现在流感嗜血杆菌感染常对氨苄西林耐药，但对阿莫西林-克拉维酸钾（安灭菌）或头孢克洛等头孢菌素反应较好。该类感染也可见于年长的儿童（图 12-10）。

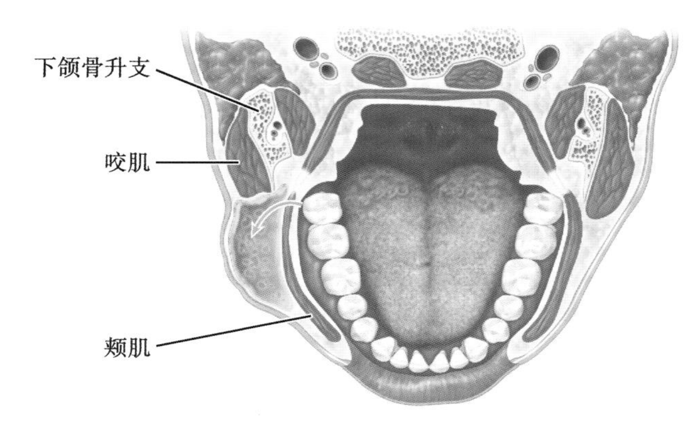

图 12-8 颊间隙脓肿解剖(From Hargreaves KM, Cohen S: *Cohen's pathways of the pulp*, ed 10, St Louis, 2011, Mosby.)

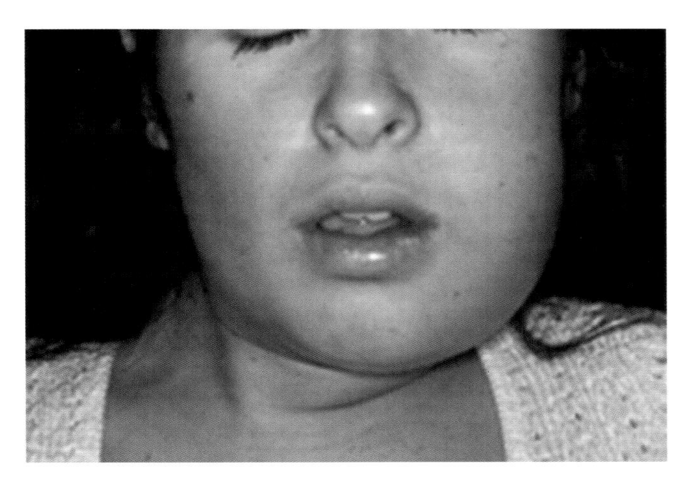

图 12-9 颊间隙感染。注意颊部广泛红肿

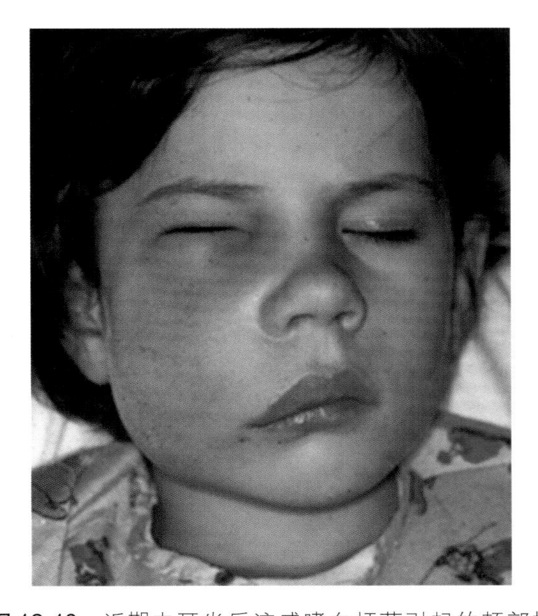

图 12-10 近期中耳炎后流感嗜血杆菌引起的颊部蜂窝织炎(From Topazian RG, Goldberg MH, Hupp JR: *Oral and maxillofacial infection*, ed 4, Philadelphia, 2002, Saunders.)

复发性颊间隙脓肿可以作为克罗恩病的一个并发症而发生。克罗恩病是一种节段性透壁性肠病,其临床病程包括间歇性腹痛、发热、体重减轻和腹泻。其特征性表现是炎症性肉芽肿,可发生于从口腔到肛门的整个胃肠道。颊黏膜的肉芽肿性病变和溃疡可以进展为真性颊间隙脓肿。即使给予抗生素、皮质类固醇药物或手术治疗,肉芽肿新脓肿复发的比率仍很高。

典型病例见附录1。

咀嚼肌间隙

咀嚼肌(咬肌、翼内外肌及颞肌)间隙很好区分,但是它们可相互交通,并与颊间隙、下颌下间隙及咽旁间隙交通。感染可能局限于某个间隙,或很容易扩散至其他某个或所有间隙。

咀嚼肌中,只有咬肌外侧和翼内肌内侧覆有真性筋膜。Sicher[21]认为颞筋膜是颧弓的悬吊式支撑结构,而不是肌肉的鞘膜。尽管颞肌与咬肌肌纤维之间几乎不存在间隙,但是颞肌与翼肌之间存在相当大的间隙。间隙中的脂肪结缔组织向前延伸至翼突下颌缝部位颊肌的边缘。

咀嚼肌间隙作为一个整体以筋膜为界,内含咀嚼肌、颌内动脉和下颌神经。如果再分,咬肌间隙的外侧以咬肌为界,内侧以下颌升支为界;而翼肌间隙的内界为翼肌,外界为下颌骨。两个间隙向上与颞浅和颞深间隙交通,向前与颊间隙交通,向后与咽外侧间隙交通。感染也可以向腮腺和下颌下间隙扩散。

咀嚼肌间隙感染最常来源于磨牙,其中第三磨牙(智齿)最常见。咀嚼肌间隙感染的原因常为第三磨牙龈瓣的冠周炎和龋源性牙槽脓肿;也可源于下颌神经阻滞麻醉污染或邻近间隙的感染扩散;还可源于咀嚼肌的直接创伤或该区域的手术(例如,神经外科颞颅骨瓣制备术后或正颌术后)。

颞下间隙感染也可源于颞下颌关节手术或关节镜检查。可能的原因是由外耳道的细菌污染(链球菌、葡萄球菌、嗜血杆菌、变形杆菌和假单胞菌等)。

临床上,咀嚼肌间隙感染的标志是张口受限,同时,张口受限也是咀嚼肌间隙感染的必要条件。如果不存在张口受限,则这些间隙并没有被感染所累及。但是免疫抑制的患者例外,可能不会出现炎症反应的典型体征或深部间隙感染的独特表现。

肿胀可能不是咀嚼肌间隙感染的显著体征,尤其是咬肌间隙感染。感染的过程发生在坚厚的肌肉深面，所以肿胀被肌肉所掩盖而不明显。这与颊间隙感染明显不同，肿胀是颊间隙感染的主要特征。

咀嚼肌间隙的手术入路因肌肉对感染的阻隔而变得复杂。口内切口引流整个咀嚼肌间隙是可能的，偶尔也是可行的，但是口外切口引流操作更容易，也更安全。有些学者建议沿翼突下颌缝做切口，可以暴露引流所有咀嚼肌间隙。该切口在尸体上操作似乎可行，但在牙关紧闭的患者嘴里做这一切口非常困难。口内入路术后会因持续的渗血或脓液渗出而可能危及气道，并且对于口内切口，引流条也难以维持固定，并且可能因一时的疏忽而发生误吞。

咬肌间隙和翼肌间隙可以在下颌角外侧经浅表切开和深部钝分离而到达，应避免损伤面神经下颌缘支。该入路允许于下颌角下缘肌肉附着处对咬肌间隙和翼肌间隙进行低位引流。切开引流时，在下颌角处可以给予适当的局麻（图 12-11、图 12-12）。

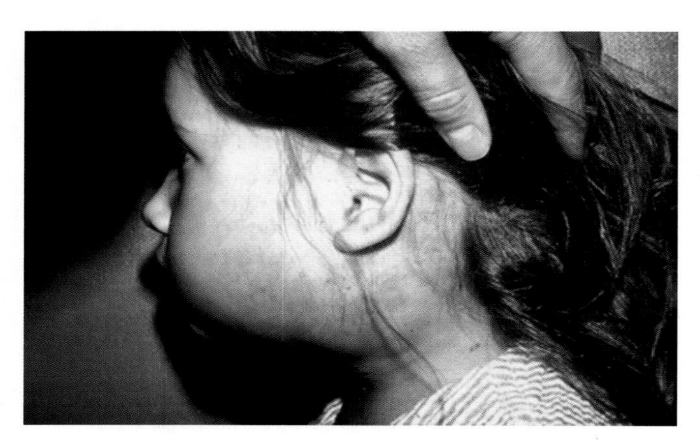

图 12-11 一例 5 岁儿童，由下颌乳磨牙感染导致的咀嚼肌间隙感染（From Topazian RG，Goldberg MH，Hupp JR：*Oral and maxillofacial infection*，ed 4，Philadelphia，2002，Saunders.）

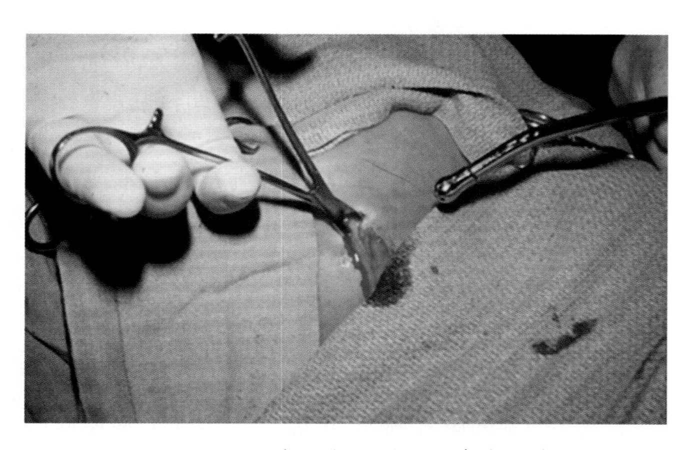

图 12-12 图 12-11 中儿童咀嚼肌间隙感染的切开引流。钝性分离至咬肌间隙后，脓液流出（From Topazian RG，Goldberg MH，Hupp JR：*Oral and maxillofacial infection*，ed 4，Philadelphia，2002，Saunders.）

对于颞间隙感染，尽管可以通过 Sicher 所说的口内切口切开引流，但是还可以在颧弓稍上方经皮切开引流。该切口应与颧弓平行，因而也与面神经颧支平行而不是垂直。

典型病例见附录 1。

下颌下间隙和舌下间隙

下颌下间隙和舌下间隙，尽管是不同的解剖结构，但是可以将它们看作是一个外科单位，因为二者相邻并且牙源性感染时经常同时受累。两者的命名有时会出现混乱，因为一些解剖学者将这两个间隙统一称为“下颌下间隙”。

构成口底的下颌舌骨肌是诊断和手术治疗下颌下和舌下间隙感染的关键结构。下颌舌骨肌将上方的舌下间隙和下方的下颌下间隙隔开。这一肌肉从后向前斜向下走行附着于下颌骨的舌侧面。下颌前磨牙和第一磨牙的根尖位于下颌舌骨肌附着部位的上方，因此，这些牙齿来源的感染穿破舌侧骨质后容易扩散至上方的舌下间隙（图 12-3）。两侧口底之间由疏松结缔组织而不是真性筋膜隔开，因而感染可以轻易向两侧扩散。

舌下间隙向前与颏下间隙交通。此处，舌下间隙感染可来源于切牙的感染，尤其是牙周感染；舌下间隙向后在下颌舌骨肌后缘和舌骨小翼附近与咽旁间隙交通。

舌下间隙感染临床表现为口底质硬、色红、触痛明显的肿胀区域，开始时肿胀接近下颌骨，逐渐向中线或远处扩散。后期患者舌体抬高明显（图 12-13）。舌下间隙感染需与下颌下腺导管结石所致的蜂窝织炎鉴别。

舌下间隙感染需经口内切口引流，切口应平行于下颌下腺导管。如果下颌下间隙也需引流，则可经下颌下入路同时引流两个间隙。

下颌下间隙被下颌舌骨肌肌纤维与上方的舌下间隙分隔开。下颌下间隙的牙源性感染经常由第二和第三磨牙引起（偶尔由第一磨牙引起），因为它们的根尖位于该肌肉附着的下颌舌骨肌线的下方。下颌下间隙的外界为下颌下皮肤、浅筋膜、颈阔肌、颈深筋膜浅层和下颌骨下缘。下颌下间隙内含下颌下腺及其淋巴结、面动脉、下颌下腺导管的近中部分和走行于下颌下腺深面与下颌舌骨肌下方的舌神经和舌下神经（图 12-14、图 12-15）。

如果表现为典型的下颌下区域肿胀，无论质硬还是质软，并且在下颌磨牙区存在相关的病灶牙，就应考虑下颌下间隙感染的诊断。感染可能与邻近间隙

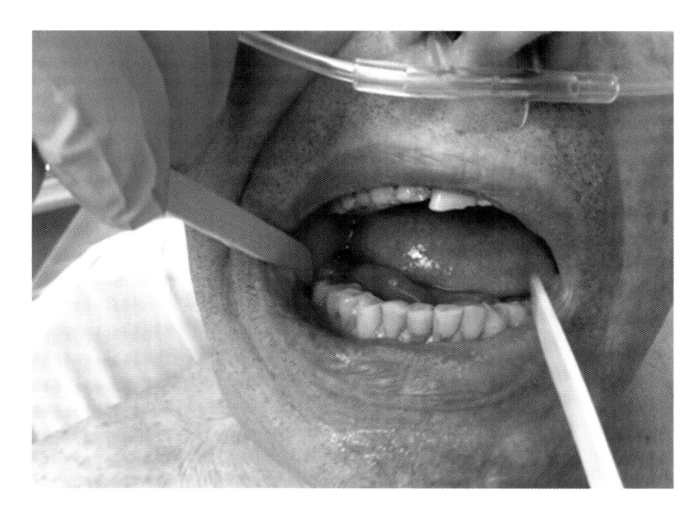

图 12-13　舌下间隙感染的临床表现，舌下组织肿胀变硬，导致舌体抬高

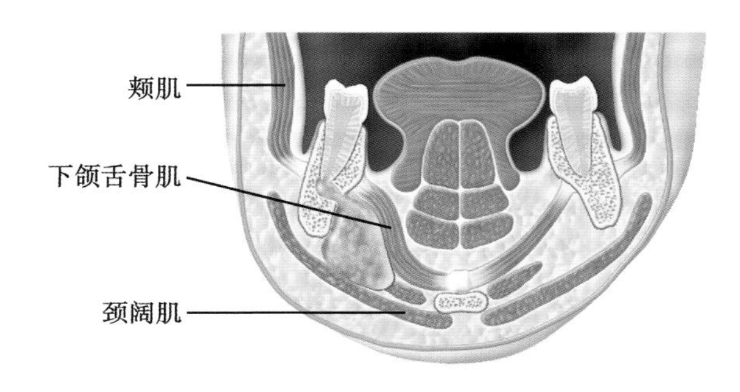

图 12-14　来源于下颌磨牙的颌下间隙感染示意图。经皮肤和颈阔肌切开引流（From Hargreaves KM，Cohen S：*Cohen's pathways of the pulp*，ed 10，St Louis，2011，Mosby.）

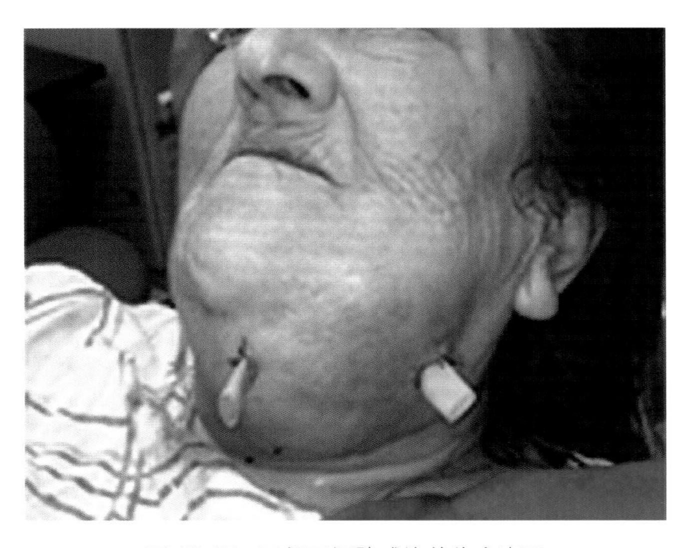

图 12-15　下颌下间隙感染的临床表现

的脓毒症有关，如来自舌下间隙、颏下间隙和咀嚼肌间隙。下颌下间隙感染也可扩散至任何邻近间隙，包括咽部间隙。感染还经常越过中线，扩散至对侧下颌下间隙。如果感染累及双侧下颌下间隙、舌下间隙和颏下间隙，就是所谓的路德维希咽峡炎（脓性颌下炎）。

鉴别诊断包括急性涎腺炎、舌下创伤或异物以及下颌下淋巴结炎，这些疾病会产生继发的蜂窝织炎进一步混淆诊断。

牙源性下颌下间隙感染的治疗包括切开引流、抗生素和病灶牙的确定性治疗。应选择口外切口进行引流，切口位于下颌骨下方并平行于下颌下缘。钝性分离到达间隙深部以及前后边界。深部的小脓腔需用闭合的血管钳探入，向各个方向分离，但应避免损伤下颌下腺、面动脉和舌神经。手术不应扩展至对侧间隙，除非已被感染累及。但是，与治疗路德维希咽峡炎一样，必要时双侧放置引流物。

典型病例见附录 1。

颏下间隙

颏下间隙是颏部的一个潜在筋膜间隙，偶尔被感染累及，感染直接来源于下颌切牙或间接来源于下颌下间隙感染。颏下间隙位于颏部下方，上界为皮肤和颏肌，外界为二腹肌前腹，深面为下颌舌骨肌，下界为颈深筋膜、颈阔肌、浅筋膜和皮肤。颏下间隙感染易扩散至一侧或双侧下颌下间隙。

切牙感染经下颌骨唇侧，低于肌肉附着处突破骨皮质，累及颏下间隙。颏部肿胀明显，质硬，色红（图 12-16）。经皮切开引流是最有效的引流路径。在颏部

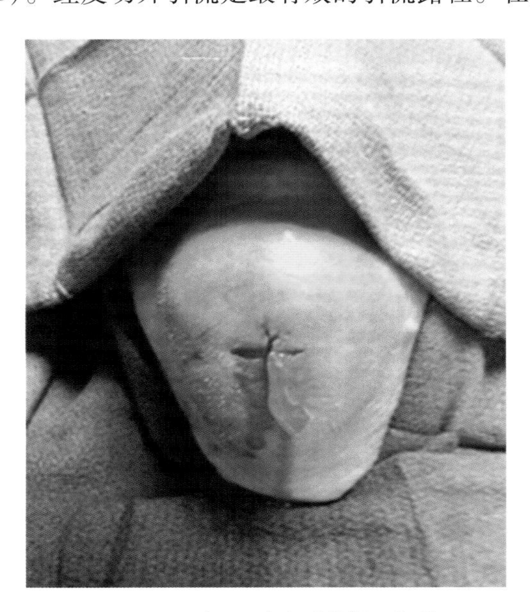

图 12-16　切开引流后的颏下间隙

最低处，沿自然皮纹水平切开可以进行重力引流，并且瘢痕不明显。颏下间隙也可经口内唇侧前庭沟穿颏肌路径加以引流，但是不能建立重力引流。

典型病例见附录1。

阻生第三磨牙相关感染

下颌第三磨牙是常见的感染源，即使全身健康的患者也是这样。在西方社会，现代牙科保健和氟化饮用水大面积推广导致龋齿发生明显减少，并有效地预防了第一、二磨牙的早失，但是阻生第三磨牙的发生率变得很高。阻生第三磨牙常伴发冠周炎(图12-17)。从细菌性角度来说，湿润、乏氧的冠周龈瓣下方有大量的细菌定居，内含常见的混合性需氧-厌氧菌群，会导致组织破坏和程度类似于急性坏死性溃疡性龈炎的疼痛[22]。如果第三磨牙冠周炎出现体温升高或张口受限或淋巴结肿大时，建议使用抗生素。感染早期，轻柔的机械冲洗和清理与切开引流同样有效，如果上颌第三磨牙与下颌水肿的龈瓣有接触，则需拔除上颌第三磨牙或降低牙尖处理。下颌第三磨牙的拔除则需待张口受限缓解至可以手术操作时再进行。

冠周炎偶尔会迅速扩散，原因是下颌第三磨牙恰好位于咀嚼肌间隙、下颌下间隙和颊间隙的交界处，而且还毗邻咽旁间隙、腮腺、下颌下间隙和其他间隙(图12-18)[23]。同时感染也是拔牙后潜在的严重并发症，是一个涉及手术的风险/收益比和手术相关法医学方面的重要问题。

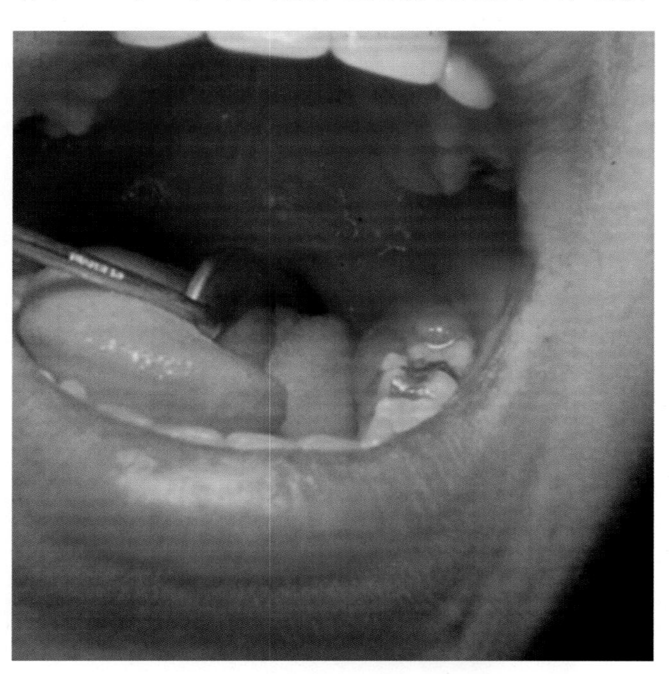

图12-17 下颌第三磨牙冠周炎。注意肿胀已扩散至下颌骨的舌侧

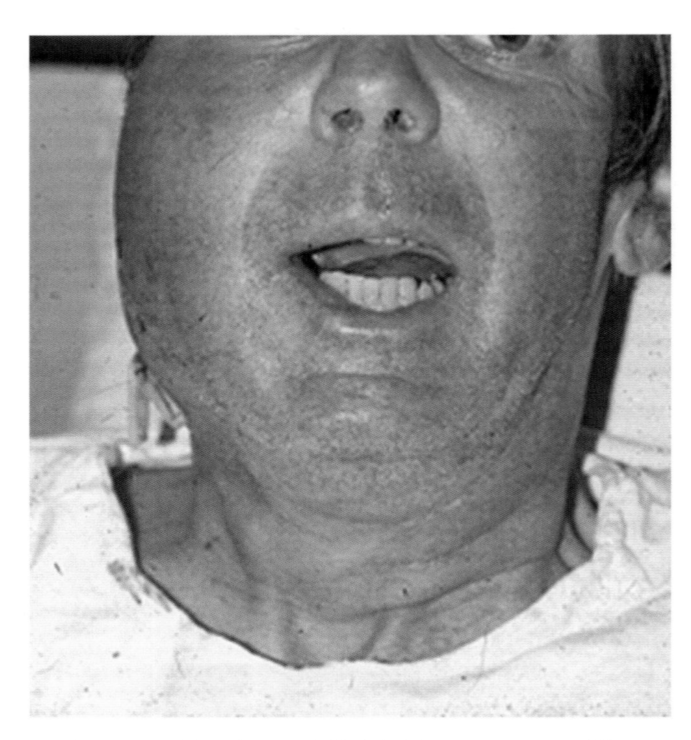

图12-18 第三磨牙导致的全间隙(pan-space)感染，包括颊间隙、腮腺间隙、咀嚼肌间隙、下颌下间隙和舌下间隙(From Topazian RG, Goldberg MH, Hupp JR: *Oral and maxillofacial infection*, ed 4, Philadelphia, 2002, Saunders.)

对于第三磨牙手术时预防性使用抗生素，仍存在争议。如果手术时存在冠周炎或近期发生过冠周炎，则需使用抗生素治疗。但是，拔除无症状的和完全阻生的第三磨牙属于清洁-污染手术，而不是污染手术，并且采用或不采用预防性抗生素治疗，两者的功效均有数据支持。如果术中下颌骨骨髓腔被广泛暴露，再加上拔牙时间过长，术后应"预防性"使用抗生素。但是，真正的预防性应用抗生素应在术前进行[24]。第三磨牙拔除术后使用抗生素并不能改变感染的发生率。支持和反对的争议还在继续进行。

青霉素(或阿莫西林)仍然是可供选择的抗生素，术前1小时给予阿莫西林2g口服，之后2小时再给予第二剂，不需继续服用。或者，只给予青霉素G 2g静滴1次即可。青霉素过敏的患者，建议克林霉素600mg口服或静滴1次即可。

不论是否使用抗生素，第三磨牙拔除术后的感染率为4.2%~6.3%，但是大多数研究结果都受到质疑，因为他们不能明确哪些患者有冠周炎病史以及拔牙部位是否被充分清洗[25]。

路德维希咽峡炎

路德维希咽峡炎（Ludwig's angina；即脓性颌下炎）是指双侧下颌下、舌下和颏下间隙急性发作、触之较硬、毒性明显的蜂窝织炎。早在 1796 年，拔除化脓期的患牙就属于禁忌证，因为"拔牙会引起广泛的炎症和咽峡炎，甚至达到危险的程度"。甚至在第一次书面描述这一疾病之前，学者就总结出其具有 3F 的特点：它很可怕（feared），很少产生波动感（fluctuant），但经常是致命的（fatal）。一种令人产生窒息感觉的疾病（angina，即咽峡炎）就始终与 1836 年第一次全面描述它的作者名字（Ludwig，即路德维希）结合起来[1]。

对该疾病最初的记录一直没有改进，直到威廉·弗里德里希·冯·路德维希对该疾病的观察报告出版，当时他是符腾堡国王的宫廷医生和符腾堡王国医学会主席。尽管在治疗和降低死亡率方面有了很大的提高，但他的描述在今天看来依然是正确的。路德维希并没有提出一个科学上有效的疾病病因的假说，但他说"它本身有别于其他有症状的颈部炎症或唾液腺的特发性肿胀"[25a]。对于治疗，他推荐局部和全身放血，使用软化膏药，内服和外用汞剂、起疱剂、泻药、利尿剂。他描述了 N. N. 小姐的治疗情况。她患有路德维希咽峡炎，并接受了上述治疗，其治疗包括水蛭吸血、麦麸膏药、牙石催吐剂、干热疗法、蜀葵和蜂蜜水漱口、杏仁油、吐根，最后"于肿胀中心处覆盖一块六克洛兹（Krenzer）硬币大小的硝酸银，最终使皮肤坏死"。由于（或尽管）进行了上述治疗（化学性切开引流），N. N. 小姐最终幸存下来，而且"在发病三周后，仍能感觉到硬结的最后痕迹，患者已经恢复了健康和体力"。

差不多 60 年之后，牙齿疾病与路德维希咽峡炎之间的因果关系才被揭示出来。路德维希的时代，龋齿在人群中很普遍，而和他同名的咽峡炎相对并不多见。因此，他从未意识到两者之间的联系。在当时的情况下，疾病的微生物理论尚未被提出，抗生素尚未被发现，麻醉学还不存在，以及外科医生在未明确发现"黄稠脓"时，并不情愿切开引流，N. N. 小姐能活下来确实很幸运。奇怪的是，路德维希本人因咽喉发炎而于 1865 年逝世，享年 75 岁。

今天，路德维希咽峡炎是一种以牙齿感染为主要病因的疾病。某些病例报道显示牙源性感染比例可达 90%，包括原发性牙齿感染和拔牙后感染。就像 1943 年有学者认为"拔牙后导致患者出现路德维希咽峡炎的牙医很不幸，这更像是火车事故一样的偶然事件，而不是他的责任"[26]。

其他的病因包括下颌下腺涎腺炎、下颌骨复合骨折、口腔软组织裂伤、口底穿通伤和口腔恶性肿瘤继发感染。路德维希咽峡炎曾发生于一例新生儿。假性路德维希咽峡炎（pseudo-Ludwig's angina）被用于称呼非牙源性路德维希咽峡炎，它们也被称为假性路德维希现象（pseudo-Ludwig's phenomena）。

幸运的是，在当今预防性牙齿保健和抗生素治疗的时代，路德维希咽峡炎发病率始终很低。在前抗生素时代，据报道路德维希咽峡炎的死亡率大于 50%，但应用青霉素后降为 5%。多数早期病例因未能在感染快速向深部扩散前使用抗生素而治疗失败。该类患者在所有口腔颌面外科住院患者中的比例小于 1%，最常见于机体状况不佳的患者。如果不予治疗，路德维希咽峡炎的死亡率接近 100%。真性路德维希咽峡炎必须入院治疗。

双侧舌下间隙、下颌下间隙感染伴明显水肿、舌体抬高、气道阻塞和脓液较少是路德维希咽峡炎的临床特征。颏下间隙同时出现肿胀，脓毒症快速扩散可累及咀嚼肌和咽部间隙。

微生物的真正的宿主（牙齿）被认为是该疾病的致病因素。因为路德维希咽峡炎常源于牙齿感染，据报道，手术引流后的渗出物培养结果显示链球菌或混合口腔菌群是最常见的病原菌。近年报道的路德维希咽峡炎的病原菌还包括葡萄球菌、革兰氏阴性肠道微生物（如大肠杆菌和假单胞菌）、厌氧菌（包括拟杆菌和消化链球菌属）。这些微生物的检出可提示抗生素时代口腔菌群正在改变或显示更加精细的现代培养技术。产黑素普雷沃菌、口腔普雷沃菌、腐蚀普雷沃菌在路德维希咽峡炎或其他牙源性感染中也被检出。从针对类似梅勒尼溃疡的皮肤感染的研究中得到的实验数据表明普雷沃菌（产黑素普雷沃菌）、厌氧性链球菌等厌氧菌、梭菌螺旋体和所有常见的微生物之间存在协同关系或强制协同关系。动物实验表明不包含普雷沃菌的口腔菌群混合物不能导致具有穿透性的皮下感染，但是加入普雷沃菌后就可以产生皮下感染。不管厌氧菌的角色如何，不管是主导还是协同，在对取自路德维希咽峡炎或其他严重牙源性感染的标本进行培养时，都不应忽略对厌氧菌的寻找（见 Geisler 等[27]、Chow 等[28]的报告）。

路德维希咽峡炎的治疗包括对初期病例的早期诊断、保持气道的通畅、长期应用大剂量抗生素、拔除病源牙、水化治疗、早期切开引流（病情危重之时，快速拔牙比耗时的牙齿治疗更合理）。经验性抗生素治疗（静脉）路德维希咽峡炎应大剂量使用，种类包括青霉素加甲硝唑,或单独使用克林霉素或亚胺培南。

建立和维持气道通畅是治疗的先决条件。感染早期死于气道阻塞而不是脓毒症的可能性更大。在20世纪,对于该类疾病,气管切开术几乎成为常规。但在感染的晚期阶段,广泛的颈部水肿和组织变形导致气管切开很难操作。由于舌体肿胀抬高和声门水肿,试图盲目进行气管插管可能比较耗时,还不一定成功,并且充满了危险,尤其是由经验不丰富的麻醉医师来操作时。如果感染已经侵及咽旁间隙或咽后间隙,则存在咽旁或咽后膨隆的脓肿破裂的可能。如果时间允许,应该拍颈部软组织平片和CT扫描。纤维喉镜检查对路德维希咽峡炎的气道管理是有用的,但需要经验丰富的麻醉医师操作,患者必须配合并给予术前用药。深度吸入麻醉的患者行气管插管容易成功,通常可以避免行气管切开术。不推荐使用镇静剂和麻醉剂,因为会使呼吸系统更快的恶化(见第32章)。

尽管某些专家推荐使用高剂量的抗生素治疗而不行手术切开除非波动感形成,但是多数外科医生的经验是,完全形成的路德维希咽峡炎需要迅速充分地切开,因为波动感并不常见而且经常较晚出现。路德维希咽峡炎是深部筋膜的弥漫性蜂窝织炎。70%的病例需要切开引流。必须充分引流双侧下颌下间隙、舌下间隙和继发累及的间隙。如果出现牙关紧闭,则需引流咀嚼肌间隙。对路德维希咽峡炎,谨慎且经验丰富的外科医生能认识到一句格言所包含的智慧:"切开的机会就是治愈的机会。"

路德维希咽峡炎切开引流的经典入路是在颏部和舌骨中间水平切开,但是实践证明,这种"割喉式"切口没有必要,也不美观。双侧切口进入双侧下颌下间隙,向中线方向钝性分离,双侧放置引流物并在中线处汇合。上述操作结合舌下间隙充分引流,可以缓解水肿组织对气道的过大的压力,并取出脓液为革兰氏染色和细菌培养提供标本(图12-19)。

通过上述入路,应切开颈阔肌、舌骨上筋膜,还应切开下颌下腺筋膜。还需分开下颌舌骨肌,以进入舌下间隙。将闭合的血管钳插入下颌舌骨肌的中缝,向前至舌体底部的舌骨,进行分离。一般来说,分离过程中几乎没有脓液流出,因为感染常为筋膜间隙的蜂窝织炎而不是真性脓肿。但是在某些病例,尤其是感染晚期或完全成熟的路德维希咽峡炎,会有脓液溢出。

可以尝试对深部筋膜间隙进行穿刺抽脓,有时可以避免开放引流手术。但是,路德维希咽峡炎是一种快速扩散的、深在的蜂窝质炎,一般不会形成局限的脓腔或形成波动感,不适合穿刺引流,即使是在CT引导下进行穿刺。

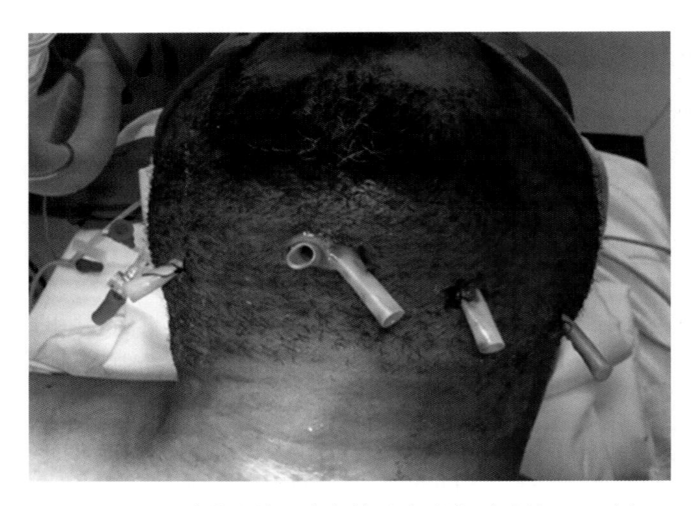

图12-19 路德维希咽峡炎的手术治疗,包括切开双侧下颌下间隙并放置引流物,双侧的切口在中线处在皮肤深面相交通,引流颏部间隙

经过充分引流和抗生素治疗后,路德维希咽峡炎的后遗症并不常见。但是,如果引流不充分或过早关闭手术切口会导致感染复发。后期阶段感染可向其他筋膜间隙扩散,全身脓毒症是始终存在的危险。未拔除病源牙也会导致感染复发。由于美观原因或需修复狭窄的腮腺导管,有必要二期修复瘢痕。

路德维希咽峡炎的死亡率随着及时外科手术、气道维护技术和抗生素治疗的出现而降低。但是,附录1中讨论了三个死亡病例,以说明该病的潜在或实际的致命性。

咽部间隙感染

咽旁间隙(咽上颌间隙)是一个颈外侧区间隙,呈倒立的锥形,底为颅骨,其尖部达舌骨,内侧与颈动脉鞘相邻,外侧为咽缩肌。出于手术需要和解剖研究的目的,咽旁间隙分为咽旁前和咽旁后间隙两部分。

咽旁间隙感染可来源于咽炎、扁桃体炎、腮腺炎、中耳炎、乳突炎和牙齿感染,尤其是由咀嚼肌间隙感染扩散而来。疱疹性龈口炎累及冠周组织据报道也是咽旁间隙脓肿的原因之一。咽旁前间隙感染的患者可表现为疼痛、发热、寒战、咽侧壁向内侧膨出伴悬雍垂向对侧偏斜、吞咽困难、下颌角下方肿胀,且常出现张口受限(图12-20)。咽旁后间隙感染无张口受限和明显的肿胀,但在感染的晚期阶段,会出现呼吸道梗阻、颈内静脉感染性血栓形成和颈动脉出血。CT和MRI检查有助于诊断咽旁间隙感染,可以显示是否合并其他深部间隙感染,是否存在大血管壁的感染性侵蚀。

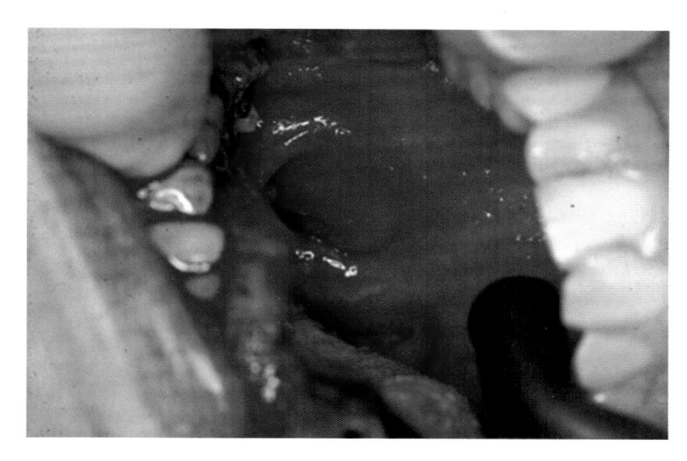

图 12-20 第三磨牙拔除后，后期出现咽旁间隙脓肿。注意咽侧壁、软腭及扁桃体区域膨隆伴悬雍垂移位（From Topazian RG, Goldberg MH, Hupp JR: *Oral and maxillofacial infection*, ed 4, Philadelphia, 2002, Saunders.）

咽旁间隙感染的治疗包括抗生素治疗、手术引流和气管切开（如果必要）。切开引流可以选择口内入路，即咽侧壁切口，或口外入路，即牵开胸锁乳突肌后在舌骨外侧尖端附近暴露颈鞘，沿着二腹肌后缘钝分离可以到达咽旁间隙。口内外联合入路时，于翼突下颌缝外侧黏膜做切口，然后将大弯钳沿后下方向插入翼内肌的内侧。钳尖持续前伸，可通过在下颌角与胸锁乳突肌之间的皮肤切口穿出。

典型病例见附录 1。

咽后间隙感染

食管和气管被颈深筋膜中层包绕。一条厚的结缔组织带从食管向外侧延伸至颈动脉鞘，因此形成了一个颈前部间隙称为气管前间隙（内脏前间隙）和一个颈后部间隙称为咽后间隙（内脏后间隙）。咽后间隙位于食管和咽的后部，向上达颅底，向下达上纵隔。

临床上，咽后间隙感染最常来源于儿童的鼻部和咽部感染（扁桃体炎）、牙齿感染通过临近间隙扩散而来、食管外伤或异物，以及结核病。感染可以通过淋巴通道扩散累及咽后淋巴结而致该间隙感染。咽后间隙的特征性临床表现为吞咽困难、呼吸困难、颈强直、食管反流和发热。咽部检查可见咽后壁膨隆，由于存在椎前筋膜中缝的缘故，因此通常膨隆一侧更明显。颈侧方软组织的影像学检查非常有用，可以显示咽后间隙明显增宽，其宽度远远超出了正常成人在第二椎骨水平该间隙正常 3～6mm 的宽度（或儿童 > 14mm，图 12-21）。对成人来说，正常间隙宽度在 C_2 水平是 6mm，在 C_6 水平是 20mm。通过平片和 CT 检查，还能发现椎前软组织中有气体影像，以及正常颈椎前曲的外形丧失。CT 扫描能发现咽后间隙以及该间隙向下延伸的部位是否存在感染。

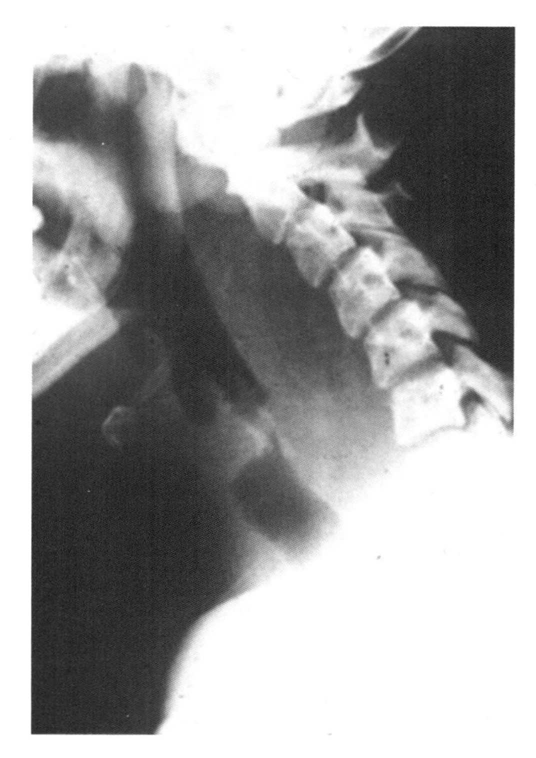

图 12-21 下颌第三磨牙拔除引起的咽后间隙脓肿。注意广泛的软组织肿胀伴气管移位（From Topazian RG, Goldberg MH, Hupp JR: *Oral and maxillofacial infection*, ed 4, Philadelphia, 2002, Saunders. Courtesy John F. DuPont, Jr.）

尽管有报道称 10%～40% 的咽后间隙感染仅通过药物可以治愈，但这也只是早期诊断和及时应用抗生素治疗的效果。咽后间隙感染通常需要及时进行切开引流，并没有时间允许延迟、讨论和专家委员会来做决定。由于在气管插管过程中，可能出现脓肿破裂脓液流出，所以许多麻醉医师不愿意冒着脓液被误吸或阻塞气道的风险去进行气管插管。这种情况下，可以选择气管切开。局麻下，患者处于明显的头低脚高位，在持续进行吸引下，可以行经口切开引流。经口切开引流可沿咽后黏膜中线切开，然后钝分离打开脓腔。

口外入路可以更好地进行低位重力引流。沿胸锁乳突肌前缘平行切口，下方达舌骨水平，将胸锁乳突肌和颈动脉鞘向侧方牵拉，用手指向深部钝性分离，避开损伤舌下神经，到达下咽部水平。继续向深部达下咽缩肌，然后打开咽后间隙脓肿。深面放置引流物，直到所有感染的临床和实验室指标均趋于正常。对少数病例，CT 引导下进行穿刺抽脓可以有效避免开放引流手术。各种原因造成的咽后间隙感染的总死亡率将近 10%。

典型病例见附录 1。

纵隔炎

颈深间隙感染扩散至纵隔的征兆是胸痛、严重呼吸困难、持续发热、影像学上纵隔增宽。有一种很少见的情况是，牙源性感染直接从颈鞘内的血管周围间隙沿大血管向下扩散导致纵隔炎(图 12-22)。吸毒者将毒品注射至颈部大血管可能导致颈深部间隙感染，包括颈动脉间隙，并可能出现颈静脉感染性血栓形成。

牙源性感染扩散至纵隔应引起足够的重视，因为它出现于其他筋膜间隙感染之后，而且这些间隙感染可能已经被充分引流。因此，纵隔炎可能作为间隙感染的晚期并发症，如果患者出现恶性高热伴胸骨下疼痛，应高度怀疑纵隔炎。纵隔炎表现为进行性的脓毒症、纵隔脓肿、胸腔积液、脓胸、纵隔静脉受压致回心血流减少和心包炎，最终导致死亡。

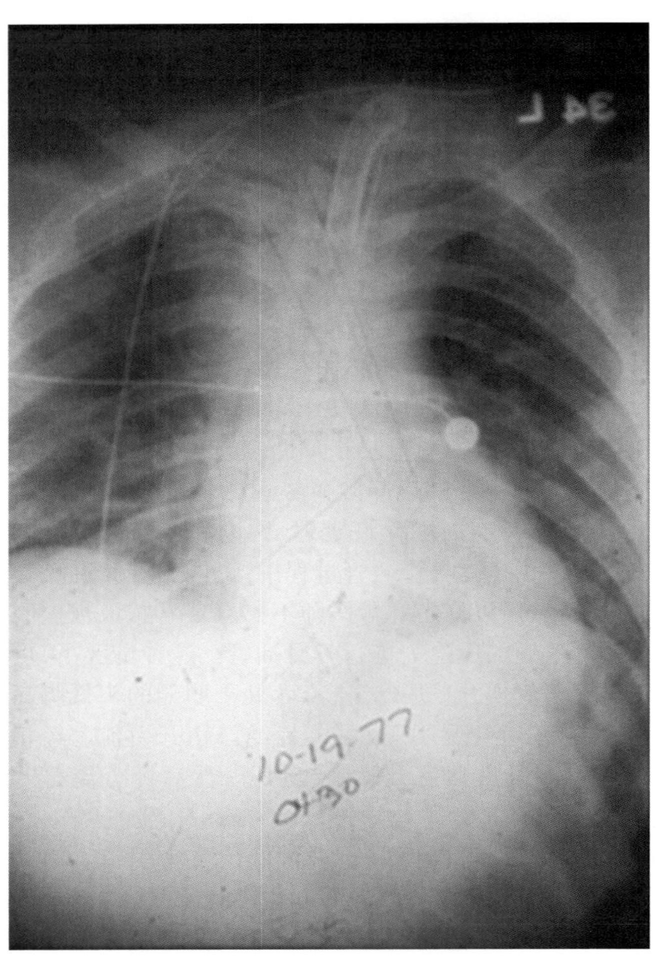

图 12-22 咽后间隙感染导致的纵隔炎(From Topazian RG, Goldberg MH, Hupp JR: *Oral and maxillofacial infection*, ed 4, Philadelphia, 2002, Saunders.)

牙源性坏死性纵隔炎与需氧菌和厌氧菌协同侵入远离正常口腔环境的易感组织有关[29-32]。在口腔内，它们被动共生，远离口腔，它们协同入侵和攻击其他组织。

化脓性纵隔炎的治疗包括大量、长期的抗生素治疗和纵隔手术切开引流。长期治疗期间，应定期获取培养标本。

典型病例见附录 1。

总结

抗生素治疗出现后，牙源性感染的发生率和严重程度已经降低。但是，这些感染的发病率和死亡率仍然保持较高的水平。牙科医生和内科医生必须对这些感染潜在的严重性保持足够的警惕，一定不要把它们看作简单的牙齿脓肿。牙源性感染的治疗包括牙科，内科或外科，门诊或住院治疗。如何选择合理的治疗方案要根据以下指标来做出选择：感染的严重程度和解剖位置、患者健康状况、患者对治疗的反应和根据临床判断或实验室检查发现的病原微生物。除了感染的来源之外，小的表浅的牙源性感染与深部间隙感染差别很大。

深部间隙感染必须及时诊断和按照急诊进行处理。必须控制全身基础性疾病，建立通畅的气道，行诊断性影像学检查，以及深部引流。重复的诊断和治疗措施是必须，直至感染治愈(临床症状、影像学表现均消失，实验室检查指标正常)。

(韩小东 译)

参考文献

1. Ludwig WF: Medicinishe correspondenz, *Blatt de Wurtembergischen Arztlichen Vercins* 6:26, 1836.
2. Seppanen L, Rautemaa R, Lindqvist C, et al.: Changing clinical features of odontogenic maxillofacial infections, *Clin Oral Invest* 14:459, 2010.
3. Storoe W, Haug RH, Lillich TT: The changing face of odontogenic infections, *J Oral Maxillofac Surg* 59:739, 2001.
4. Yuvaraj V, Mohan A, Pasupathy S: Microflora in maxillofacial infections—a changing scenario? *J Oral Maxillofac Surg* 70:119–125, 2012.
5. Al-Qamachi LH, Aga H, McMahon J, et al.: Microbiology of odontogenic infections in deep neck spaces: a retrospective study,

Br J Oral Maxillofac Surg 48:37, 2010.

6. Bouloux GF, Wallace J, Xue W: Irrigating drains for severe odontogenic infections do not improve outcome, *J Oral Maxillofac Surg* 71:42–46, 2013.
7. Carey JW, Dodson TB: Hospital course of HIV-positive patients with odontogenic infections, *Oral Surg Oral Med Oral Pathol Oral Radiol Endod* 91:23, 2001.
8. Chen MK, Wen YS, Chang CC, et al.: Deep neck infections in diabetic patients, *Am J Otolaryngol* 21:169, 2000.
9. Huang TT, Tseng FY, Liu TC, et al.: Deep neck infection in diabetic patients: comparison of clinical picture and outcomes with nondiabetic patients, *Otolaryngol Head Neck Surg* 132:943, 2005.
10. Rao DD, Desai A, Kulkarni RD, et al.: Comparison of maxillofacial space infection in diabetic and nondiabetic patients, *Oral Surg Oral Med Oral Pathol Oral Radiol Endod* 110:e7, 2010.
11. Zheng L, Yang C, Zhang W, et al.: Is there association between severe multispace infections of the oral maxillofacial region and diabetes mellitus? *J Oral Maxillofac Surg* 70:1565–1572, 2012.
12. Kuriyama T, Nakagawa K, Karasawa T, et al.: Past administration of beta-lactam antibiotics and increase in the incidence of beta-lactamase-producing bacteria in patients with odontogenic infections, *Oral Surg Oral Med Oral Pathol Oral Radiol Endod* 89:186, 2000.
13. Kuriyama T, Karasawa T, Nakagawa K, et al.: Bacteriology and antimicrobial susceptibility of gram-positive cocci isolated from pus specimens of orofacial odontogenic infections, *Oral Microbiol Immunol* 17:132, 2002.
14. Kuriyama T, Karasawa T, Nakagawa K, et al.: Bacteriologic features and antimicrobial susceptibility in isolates from orofacial odontogenic infections, *Oral Surg Oral Med Oral Pathol Oral Radiol Endod* 90:600, 2000.
15. Moenning JE, Nelson CL, Kohler RB: The microbiology and chemotherapy of odontogenic infections, *J Oral Maxillofac Surg* 47:976, 1989.
16. Brook I, Lewis MAO, Sandor GKB, et al.: Clindamycin in dentistry: more than just effective prophylaxis for endocarditis? *Oral Surg Oral Med Oral Pathol Oral Radiol Endod* 100:550, 2005.
17. Donskey CJ, Chowdhry TK, Hecker MT, et al.: Effect of antibiotic therapy on the density of vancomycin-resistant enterococci in the stool of colonized patients, *N Engl J Med* 343:2000, 1925.
18. Al-Belasyand FA, Hairam AR: The efficacy of azithromycin in the treatment of acute infraorbital space, *J Oral Maxillofac Surg* 70:310–316, 2003.
19. Ahmad N, Abubaker AO, Laskin D, et al.: The financial burden of hospitalization associated with odontogenic infections, *J Oral Maxillofac Surg* 71:656, 2013.
20. Desa V, Green R: Cavernous sinus thrombosis: current therapy, *J Oral Maxillofac Surg* 70:2085–2091, 2012.
21. Sicher H: *Oral anatomy*, St Louis, 1965, Mosby.
22. Peltroche-Llacsahuanga H, Reichhart E, Schmitt W, et al.: Investigation of infectious organisms causing pericoronitis of the mandibular third molar, *J Oral Maxillofac Surg* 58:611, 2000.
23. Oshima A, Ariji Y, Goto M, et al.: Anatomical considerations for the spread of odontogenic infection originating from the pericoronitis of impacted mandibular third molar: computed tomographic analyses, *Oral Surg Oral Med Oral Pathol Oral Radiol Endod* 98:589, 2004.
24. Halpern LR, Dodson TB: Does prophylactic administration of systemic antibiotics prevent postoperative inflammatory complications after third molar surgery? *J Oral Maxillofac Surg* 65:177, 2007.
25. Ren YF, Malmstrom HS: Effectiveness of antibiotic prophylaxis in third molar surgery: a meta-analysis of randomized controlled clinical trials, *J Oral Maxillofac Surg* 65:1909–1921, 2007.

25a. Burke J: Angina Ludovici: a translation, together with a biography of Wilhelm Frederick von Ludwig, *Bull Hist Med* 7:1115–1126, 1939.

26. Williams AC, Guralnick WC: The diagnosis and treatment of Ludwig's angina, *N Engl J Med* 228:443, 1943.
27. Geisler PJ, Wheat P, Williams RA, et al.: Isolation of anaerobes in Ludwig's angina, *J Oral Surg* 37:60, 1979.
28. Chow AW, Roser SM, Brady FA: Orofacial odontogenic infections, *Ann Intern Med* 88:392, 1978.
29. Colmenero Ruiz C, Labajo AD, Yanez Vilas I, et al.: Thoracic complications of deeply situated serious neck infections, *J Craniomaxillofac Surg* 21:76, 1993.
30. Zeitoun IM, Dhanarajani PJ: Cervical cellulitis and mediastinitis caused by odontogenic infections: report of two cases and review of the literature, *J Oral Maxillofac Surg* 53:203, 1995.
31. Cai XY, Zhang WJ, Zhang ZY, et al.: Cervical infection with descending mediastinitis: a review of six cases, *Int J Oral Maxillofac Surg* 35:1021, 2006.
32. Pappa H, Jones DC: Mediastinitis from odontogenic infection. A case report, *Br Dent J* 198:548, 2005.

第 13 章　颌骨骨髓炎和骨坏死

Michael T. Goupil, Mohammad Banki, Elie M. Ferneini

颌骨骨髓炎在西方社会相对少见，这主要是由于抗生素的出现，以及获得牙科保健和预防牙科疾病战略的改善。然而，对于发展中国家和获得保健服务较为有限的人群，颌骨骨髓炎仍很常见。

骨坏死的最终原因是骨骼的血流发生改变。这可能是多因素造成的结果，包括创伤、感染、放射和药物。免疫系统受损也是一个因素[1]。

本章将综述颌骨骨髓炎和骨坏死，重点是其病因、诊断和治疗。本章还将阐述骨坏死的非感染性病因，因为它们容易被误认为是感染过程。

感染性骨髓炎

骨髓炎是骨髓的一个炎症过程，由细菌感染造成骨质破坏。骨髓炎可扩散至皮质骨和骨膜。由于抗生素的使用，骨髓炎的发生率已经降低[2-4]。

文献关于骨髓炎的分类很多。但是，归根结底，骨髓炎可分为两大类：急性和慢性。急性骨髓炎的特征是发热、乏力、面部蜂窝织炎、张口受限和白细胞增多。慢性骨髓炎最常继发于急性骨髓炎。急性骨髓炎和慢性骨髓炎的分界期是 4 周。继发性慢性骨髓炎的特征是肿胀、深部疼痛、溢脓、口内或口外瘘管、骨不愈合和表面软组织创面。没有急性期的原发性慢性骨髓炎也有报道[5]。

骨髓炎治疗的关键是早期发现。明确致病微生物可能比较困难，但对选择合适的抗生素很重要。手术治疗是治疗计划中不可缺少的部分[6]。

急性骨髓炎

急性骨髓炎需要细菌侵入骨组织。致病菌通常来源于病源牙的牙髓或牙周感染。致病菌侵入通常需要经过一个创伤事件，如拔牙或骨折。这一事件又反过来引起骨髓内出现炎症过程。组织水肿是炎症的一种表现，并导致血流淤滞。血流淤滞会减少骨质的营养供应，进一步导致骨坏死。血流淤滞还干扰白细胞向该区域的募集，进一步损害机体产生免疫反应的能力。缺乏血流和有效氧供的减少会促进厌氧菌生长[5]。

龋齿仍被认为是世界范围内最常见的感染之一。甚至随着抗生素的广泛使用和医疗服务的改善，人们可能期望骨髓炎的发生率会降低。需要考虑的另一个因素是机体控制牙源性感染转化为急性骨髓炎的能力。以下是骨髓炎形成的促进因素：

1. 系统性疾病，如糖尿病或酗酒，会导致免疫反应受损；

2. 损害微循环或大循环的疾病，如镰状细胞病或潜在的胶原血管病；

3. 骨病，如骨硬化病[2]。

临床表现包括深部剧痛、间歇高热、下唇麻木或感觉异常、牙关紧闭、白细胞计数增加、红细胞沉降加快，通常有一个明确的病因。感觉异常通常继发于水肿和下牙槽神经管和神经受压。早期发现和诊断基于高度的怀疑[3,7]。

在急性骨髓炎早期阶段，X 线平片包括曲面体层片不具有诊断价值。病变发生 4~7 天，甚至更长时间后，骨骼流失足够的钙质，病变才能通过影像学检查显示出来。急性骨髓炎的后期阶段，X 线平片上即可显示出不规则的透射区。这种 X 线透影区常见于病源牙附近，常为近期拔牙创[2,5]。

磁共振成像（MRI）对骨髓腔内的炎症检测敏感度很高。对于急性骨髓炎来说，MRI 被认为是最有效的能早期诊断的影像学检查手段。但对于制订治疗计划，MRI 并不是最好辅助手段。由于骨质广泛的水肿，通过 MRI 的显像，医师可能会高估骨髓炎的范围[2,5,8]。

高分辨率的 CT 也可以在 X 线平片显示阳性结果之前显示骨改变。薄断层 CT 可以明确显示小块死骨、感染的边界以及皮质骨破坏。同时，CT 在制定手术治疗方案中也是必不可少的[2,8]。

同位素扫描（闪烁扫描术）曾是诊断急性骨髓炎

的影像学技术。但是因为缺乏特异性，同位素扫描已被更加可靠的技术所取代。但如果怀疑多灶性病变，同位素扫描术仍是有用的[2,8]。

因为骨髓炎是一种感染，因此明确致病菌仍认为是金标准。由于获取标本时容易被口腔正常菌群污染，因此明确致病菌通常很困难。因此常需要手术以获取相对无污染的标本，因为只有标本没有被正常口腔菌群污染，微生物学检查才有用。最常见的致病菌是草绿色链球菌和口腔厌氧菌，如消化链球菌属、梭菌属和普雷沃菌属。放线菌和侵蚀艾肯菌可能是原始标本的污染物，但是如果抗生素治疗剂量不足时，它们就会变得越来越重要。如果牙种植体涉及感染，则应考虑金黄色葡萄球菌和凝固酶阴性葡萄球菌存在于感染当中。与微生物实验室密切合作有助于保证标本被恰当处理、微生物培养的时间足够长，并在必要时使用特殊的技术[3,4,8,9]。

急性骨髓炎的治疗取决于早期发现[6]。骨髓炎尽管是一种感染，但应该被认为是外科疾病。治疗目的在于获取无污染的标本进行微生物学评估，标本也应进行组织学研究。当细菌培养无效时，组织学分析可发现放线菌和结核病。经验性抗生素治疗首选阿莫西林克拉维酸或克林霉素，直至获得细菌培养和药敏试验结果。

基于 CT 检查的手术治疗有其他两个目的。清除感染的骨质可以减少生物负载，并使宿主的免疫应答更加有效。因为骨髓炎的始动因子之一是血供受损，手术治疗应减轻骨髓腔内的压力，并改善炎症区的血供。死骨切除术、碟形手术和去皮质术均可达到上述目的[3]。

消除感染的主要原因是所有感染治疗的基础。如果最初的感染源来自牙齿，则必须加以解决。拔除患牙通常是首选的治疗方法(图 13-1)。

患者的免疫系统状况也应被考虑，例如是否存在人类免疫缺陷病毒(HIV)感染、糖尿病等未诊断的疾病。通过营养评估和明确是否存在药物滥用等问题，来优化全身健康状况。早期应请感染疾病相关专家和内科专家会诊。

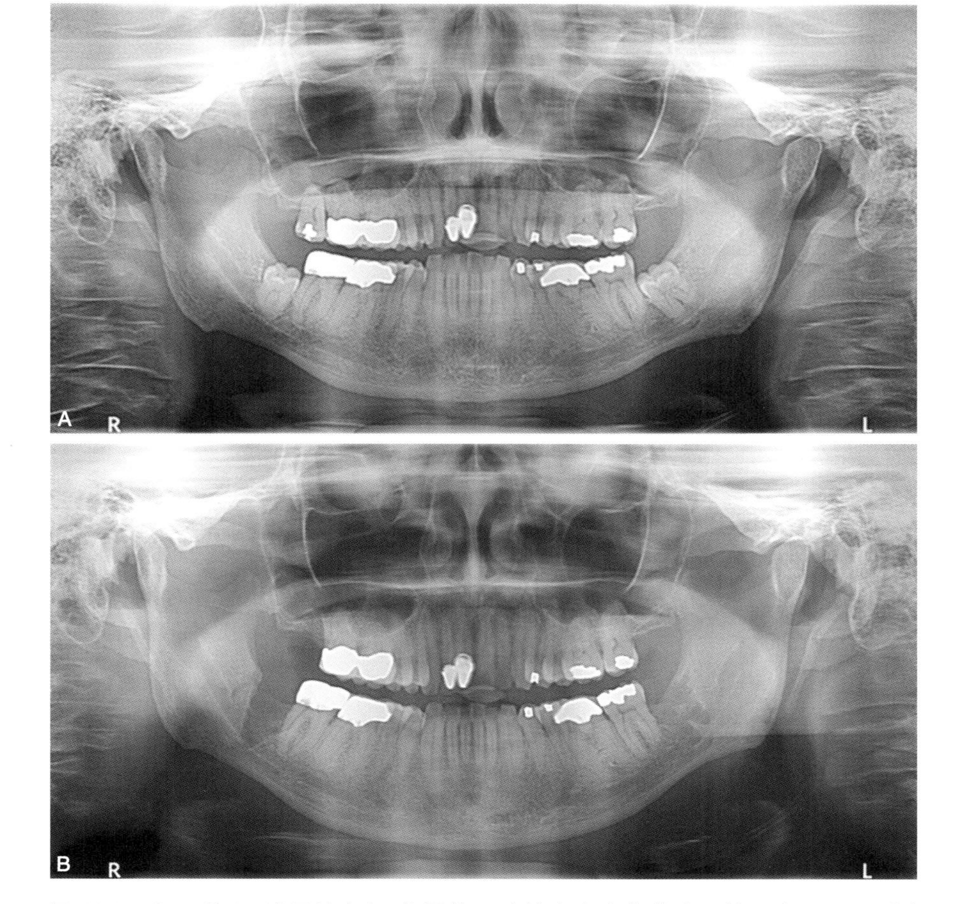

图 13-1　A. 一位 65 岁男性患者，曲面体层片检查有症状的右下第三磨牙。B. 手术拔除右下第三磨牙 1 周后的曲面体层片

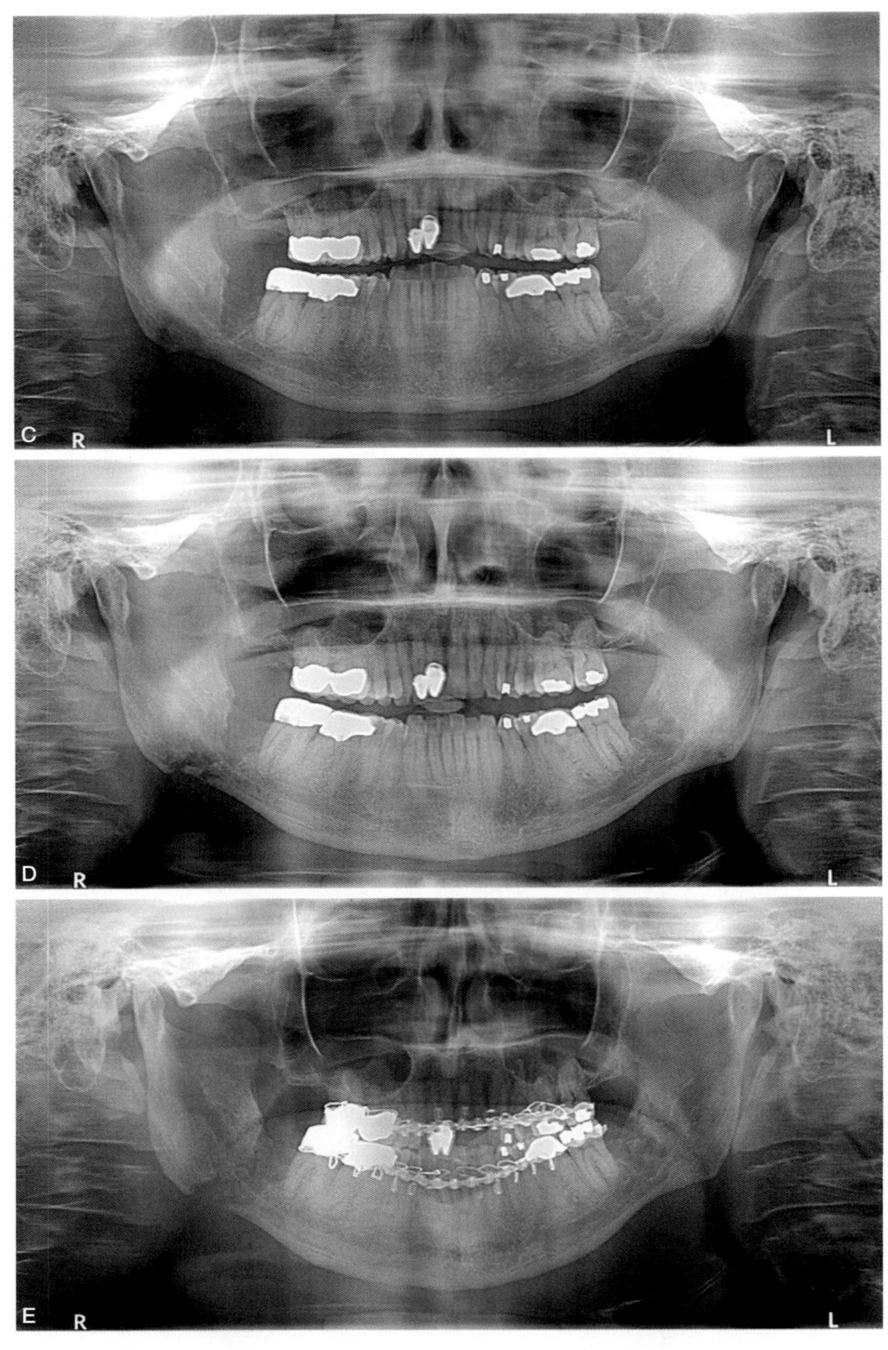

图 13-1(续) C. 术后 4 周的曲面体层片。D. 术后 8 周曲面体层片显示右下颌角非移位性骨折，透影区提示溶骨性破坏，骨边缘不齐提示有死骨形成。E. 颌间结扎后的曲面体层片

继发性慢性骨髓炎

慢性骨髓炎可以粗略地定义为病变持续时间超过 1 个月的骨髓炎。慢性骨髓炎之前必须有一个急性期，这样才能诊断继发性慢性骨髓炎。原发性慢性骨髓炎比较少见，将在后面加以讨论。继发性慢性骨髓炎的特征是细菌定植的死骨形成，并且无法单独通过抗生素治愈[5]。

继发性慢性骨髓炎表现为面部肿胀、疼痛、可能存在口内瘘口溢脓、死骨暴露和软组织创面不愈合。其疼痛的特点可能随感觉异常的变化而变化。病史显示急性骨髓炎的症状和体征已至少持续了 1 个月之久。在急性阶段，可能已经用抗生素治疗过。初期治疗无效可能有多种原因：致病菌未明确或致病菌发生

改变，抗生素种类选择不恰当，抗生素剂量或使用时间不足，未能及时发现能改变机体启动充分免疫反应的辅助因素[3]。

因为骨髓炎从急性期转变为慢性期的周期被粗略定义为 1 个月，所以急、慢性骨髓炎的症状、体征和其他诊断标准互相有重叠。影像学检查和活检可以排除恶性疾病的可能。对于难以进行培养的微生物(如放线菌和分枝杆菌)，通过活检，可以获取无污染的标本以用于细菌培养和组织学分析。

手术治疗是继发性慢性骨髓炎治疗中不可缺少的部分。X 线平片，包括曲面体层片，仍然在骨髓炎患者的评估中发挥作用。它们可显示颌骨的骨折，该骨折可能是骨髓炎的病因，也可能是骨髓炎造成的病理性骨折。薄断层 CT 对制订手术计划非常有用。CT 还有助于评价手术效果和进一步制订颌骨重建计划。

对于继发性慢性骨髓炎的治疗，需要考虑四个方面：手术治疗、抗生素治疗、患者的免疫反应和高压氧治疗。

手术

手术是有效治疗骨髓炎所必需的手段，并且会产生多个积极的效果。去除感染的死骨可减少需要机体免疫系统处理的生物负载。手术还可以得到用于微生物检测的无污染的骨组织。骨髓炎的成因之一就是局部缺乏足够的血供。血供减少抑制了机体为病变骨组织运送营养的能力，妨碍机体的免疫系统发挥作用，并使得局部抗生素的浓度无法达到正常水平。手术治疗应考虑增加感染区的血供，还应该考虑术后骨的稳定性。存在的骨折必须予以固定。手术的目标之一就是防止术后出现病理性骨折。

针对该类型的骨髓炎，有几种有效的手术方案，它们可以单独使用或联合使用。碟形手术是对颌骨“揭顶”以暴露骨髓腔，并进行彻底清创，创腔内填塞而不缝合，以便残留的死骨进一步排出。死骨切除术是去除明显无活力的骨质。去皮质术是首选的治疗方案，就是去除慢性感染的骨皮质，暴露骨髓腔。经过积极彻底的清创，同期关闭伤口。去皮质术的目的之一是改善感染区的血供。对广泛而严重的骨髓炎，可以考虑骨切除术，就是切除所有的感染和无活力的骨质。切除术后骨骼的稳定性的恢复是后续重建手术计划的内容。骨移植和种植体植入也是修复重建计划的组成部分[3-5]。

抗生素治疗

抗生素治疗也是有效治疗的必要手段。抗生素的选择成为一种挑战。患者可能已经经过不恰当的抗生素治疗，细菌可能对常规、主要的抗生素产生了耐药。或者主要的致病菌可能已经被杀灭，现在的致病菌是一种条件致病菌或以前的污染菌。随着软组织破坏和骨面暴露，其他微生物可能对该部位造成污染，污染菌可能来自口腔和/或皮肤。

为了选择合适的抗生素，术中应小心深入骨感染区深部，获取无污染得标本用于微生物分析。外科医生和实验室之间必须进行协调，以便对样本进行适当的培养和敏感性测试。厌氧菌的鉴定需要特别注意，需要长时间培养。在明确致病微生物方面，组织学检查也有一定的意义[6]。

还需要其他一些实验室检查，以监测治疗的效果。必须监测抗生素的血药浓度，尤其是在治疗的早期。白细胞计数和红细胞沉降率并不是评估治疗效果的最敏感的指标。C 反应蛋白浓度是更可靠的评估疗效的指标[5,10]。

尽管抗生素使用的最佳周期并不明确，但是目前的共识是至少需要持续 6 周的治疗。治疗的时长还可根据患者的临床症状和体征、CT 复查结果和 C 反应蛋白的数值来确定。

改变的免疫反应

对于继发性慢性骨髓炎，必须考虑免疫反应的改变。牙源性感染的治疗效果通常是很明确的，尤其是联合合适的抗生素治疗后。如果给予合适的治疗后感染并没有缓解，此时必须考虑机体的免疫系统是否出现了问题。要详细地询问病史，可能发现存在药物滥用或/和营养不良的情况。还可能由于患者对骨髓炎急性期的治疗缺乏依从性。实验室检查可明确未经诊断的糖尿病或 HIV 感染。可能的情况下，应优化患者的机体免疫力。

高压氧

高压氧治疗也应作为一种辅助治疗手段，尤其是在先前急性期骨髓炎的治疗有效的情况下。骨髓炎的前兆之一是血供减少，这一特点在慢性期可能变得更为明显。高压氧可增加感染区的氧供。增加的氧供可以改善缺氧组织的细胞代谢，并对厌氧微生物有负面影响。高压氧还能促进新生血管生成[4,7]。

原发性慢性骨髓炎

慢性骨髓炎可以自始至终没有任何急性骨髓炎前驱发作的表现。患者可以无症状，其骨髓炎只是在常规的口腔影像学检查中被发现。局限性硬化性骨髓炎(致密性骨炎)影像学上表现为牙根尖周围骨质硬化。

儿童慢性复发性骨髓炎通常是多灶性的。该类型的骨髓炎可影响下颌骨,见于青春期前和青春期。适合采用放射性核素显像进行评估。这是一种没有明确感染源的炎症过程。可能经血行性播散。

弥漫性硬化性骨髓炎主要见于女性下颌骨。它是一种累及骨的感染过程,影像学表现为特征性骨质硬化。很可能由放线菌和侵蚀艾肯菌引起。该类型骨髓炎可表现为疼痛,口腔内骨暴露可继发正常口腔菌群的感染。治疗的目的通常是缓解症状,包括抗生素治疗和手术清创[9,11]。

放射性骨坏死

放射性骨坏死(osteoradionecrosis,ORN)是头颈部癌症治疗后出现的最严重的并发症之一。ORN 被定义为在一个照射野内,不愈合的骨面暴露于黏膜或皮肤之外至少 3 个月。明确 ORN 诊断之前,须切取活检,排除恶性肿瘤复发。放疗剂量小于 50Gy,放疗剂量大于 60Gy,则可能出现骨坏死[12]。

ORN 最初被认为是继发于感染,但是情况并非如此,任何合并的感染都是坏死的骨质又被污染的细菌所感染。过去的 30 年,关于 ORN 的病因,认为是继发于放射性动脉内膜炎的一种低氧含量、低血供和低细胞的病理状态。而近来的文献认为病因要么是破骨细胞的活性受到干扰,类似药物性骨坏死,要么是一种纤维萎缩机制在起作用。不管 ORN 的病因机制如何,血供不足在 ORN 的发生、发展以及其治疗方案的选择中均起重要作用。多数 ORN 与创伤事件相关,包括牙拔除或牙周疾病。自发性 ORN 也是可能的[12-14]。

ORN 的诊断应依靠病史和临床检查。患者可表现出多种症状,包括疼痛、麻木、牙关紧闭、恶臭和瘘管。在放射区域内有死骨外露。常规的影像学检查,包括曲面体层片,可见不均匀的溶骨区和透影区相互间杂分布,还可显示 X 线阻射的死骨影像。X 线平片检查可能会低估病变的程度,CT 则更敏感。CT 能显示软组织的炎性反应,这有助于与复发的肿瘤相鉴别。CT 还能很好地显示死骨块以及皮质骨破坏的情况,这对 ORN 分期和治疗计划的制订都很重要。随着小体积锥形束 CT 技术的进展,这种影像检查手段被认为是检查骨坏死的一线影像技术,不论骨髓炎的病因如何(图 13-2、图 13-3)。

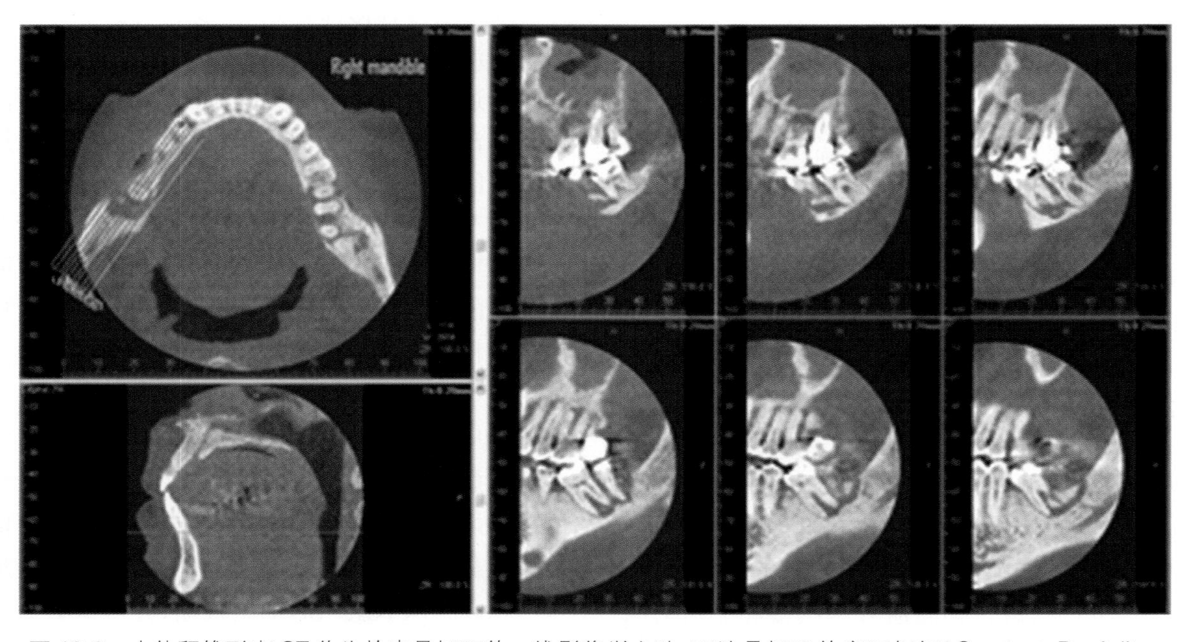

图 13-2 小体积锥形束 CT 作为检查骨坏死的一线影像学方法,不论骨坏死的病因如何(Courtesy Dr. Aditya Tadinada,University of Connecticut.)

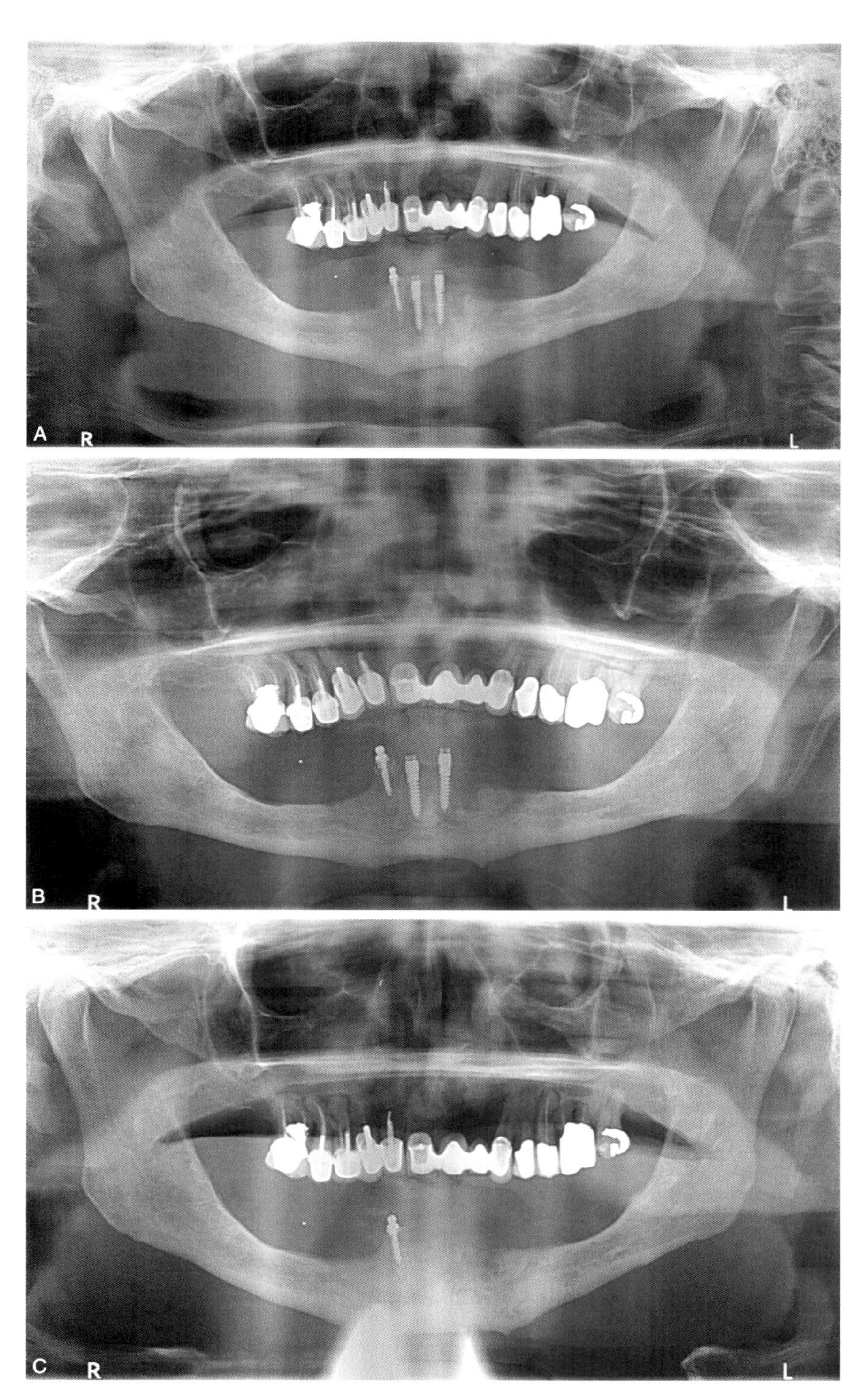

图 13-3　A. 曲面体层片显示下颌骨前部 X 线透射影区和不规则骨边界。B. 曲面体层片显示左侧下颌骨种植体周围较大范围 X 线透射影区。C. 曲面体层片显示清创和取出松动的种植体术后

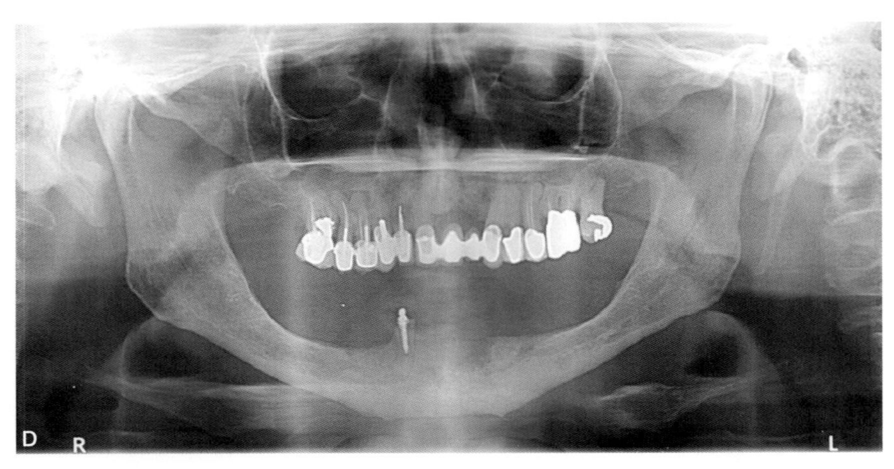

图 13-3(续) D. 治疗 18 个月后的影像学表现

锝放射性核素扫描可以比常规检查更早发现骨改变,但是对评价手术效果没有帮助。镓扫描尽管对诊断没有价值,但是可以用来评估手术切除是否充分。检查部位如果有镓浓聚,提示需要进一步手术。在 ORN 明确诊断之前,还需要取活检以排除肿瘤复发[14,15]。

分期

一种常用的分期方法是基于骨坏死对高压氧治疗的反应。考虑到可能的病因从动脉内膜炎诱导的低氧、低血供、低细胞机制转变为成纤维细胞或破骨细胞活性被干扰的观点,分期应以骨坏死的表现为依据[13]。

Ⅰ期(轻度):小的、局灶性死骨暴露,覆盖的皮肤或黏膜不愈合。

Ⅱ期(中度):死骨的范围更大、更深,同时累及皮质骨和骨髓质,软组织破坏的大小为中等。

Ⅲ期(重度):全层骨坏死,伴下颌下缘吸收、瘘管或病理性骨折。

治疗

治疗应考虑多个因素,分期是其中一种。需要全面评估患者。营养状况对 ORN 的进展和对患者治疗的反应都很重要。由于原发肿瘤或 ORN 本身的原因,患者不能进食进而导致营养不良。口腔卫生差与 ORN 的发生、发展和治疗能否成功直接相关。患者糟糕的口腔卫生可能是由疼痛和组织破坏程度造成的。还应评估患者是否存在其他影响治疗的情况:患者年龄、目前或既往的癌症治疗情况,及其他免疫缺陷。

应用抗生素常常是治疗计划的一部分。尽管 ORN 并不继发于感染,但坏死骨可以继发由正常口腔菌群导致的感染。抗生素用于二重感染的治疗或辅助手术治疗。局部应用抗菌剂,如 0.12% 葡萄糖氯己定漱口,应该作为改善口腔卫生的措施之一。

在过去的几十年里,高压氧疗法一直是许多医疗中心治疗骨坏死的主要方法。高压氧治疗的基本原理是增加血液组织梯度,从而增强氧向缺氧区域的扩散,刺激成纤维细胞活性和胶原生成,并促进血管生成。增加的氧张力也具有杀菌和抑菌作用。即使在 ORN 病因学模式发生转变的情况下,高压氧也需要被视为一种潜在的治疗方式来补偿血管功能不全[13]。

治疗的首要目标应该是缓解患者的症状和提高生活质量。治疗前,需要考虑疾病的分期、合并症、预期寿命、家庭支持、患者意愿和合理的治疗选择。ORN 是一种难治性疾病并可能需要长期治疗,而且治疗计划需要不断调整。Jacobson 等人提出的改良的治疗方法似乎是合理的[13]。

Ⅰ期

治疗包括局部清创和使用抗菌漱口液改善口腔卫生。发生二重感染时,需要全身使用抗生素。可以考虑进行 20 次高压氧治疗。如果 20 次后有愈合的迹象,应再进行 10 次高压氧治疗,以保证完全愈合。

Ⅱ期

手术治疗应选择死骨切除术和清创术,范围应达到渗血的正常骨质,并同期关闭软组织创口。如果局部软组织量不足,应转软组织局部瓣来关闭伤口。全身应用抗生素并联合抗菌漱口液漱口。如果进行辅助性的高压氧治疗,应在术前 20 次高压氧治疗,术后再做 10 次高压氧治疗。制订手术计划时,需考虑到影像学检查显示的死骨范围一般比实际情况要小。因为大量骨被去除，下颌骨易发生骨折，需要某种形式的稳定。如果死骨切除术和清创术无法达到正常渗血的骨边缘，则需要按照Ⅲ期病变加以治疗。

Ⅲ期

手术需要扩大切除，去除所有失活的软硬组织并同期进行重建。如果重建需要血管化游离组织移植，就没有必要进行高压氧治疗。颌骨重建同期植入牙种植体是一种合理的治疗方法。

ORN 的治疗比较困难和耗时。因为其他的联合因素，成功的治疗并不一定能提高患者的生活质量。缓解症状可能是唯一的选择。

预防

放疗之前，详细的牙科评估很关键。开始放疗前，要发现并治疗潜在的牙源性感染。没有保留价值的牙齿应在颌骨放疗前至少 21 天拔除。如果放疗前不能拔牙，拔牙应在 4 个月的放疗过程中完成。必须要保持良好的口腔卫生，尤其是放疗损伤唾液腺所造成的口干症增加了牙齿龋坏的可能性[13]。

预防性高压氧治疗不再被认为是标准的治疗程序。如果需要在放疗区域内进行广泛的口腔手术操作时，如多个牙拔除或隆突切除，尤其是放疗剂量大于 50Gy 时，还应考虑术前进行高压氧治疗。应该轻柔处理软硬组织，这一点再怎么强调也不为过。尽可能一期关闭创口[14,16]。

药物性颌骨骨坏死

随着 21 世纪的到来，临床医生发现一些骨坏死的患者没有放射暴露史，临床过程也不同于常见的骨髓炎。这类患者的共同之处是使用了用于治疗一系列疾病的双膦酸盐药物，该类药物最常用于治疗恶性肿瘤骨转移和骨质疏松。

以往文献已经证明骨坏死可能与药物有关。最明显的实例是类固醇使用后可造成无菌性骨坏死。骨坏死的风险和每日剂量、累积剂量、最大剂量、给药途径及类固醇药物所治疗的系统性疾病有关[17]。

对于药物引起的骨坏死，学者提出了不同的理论。这些理论包括骨代谢紊乱，抗血管生成导致血供减少，正常的愈合反应发生变化，对于颌骨来说，黏膜对创伤的敏感性发生了变化。使问题得以复杂化的是，患者的免疫系统改变是其潜在疾病的一部分，以及患者的基因构成的异常[18-22]。

诊断

药物性骨坏死的诊断需要满足三个标准：

1. 死骨经破损的黏膜暴露于口腔环境中超过 8 周；

2. 无头颈部放射治疗史；

3. 使用过或正在使用可能导致骨坏死的药物，尤其是双膦酸盐、RANKL 抑制剂和抗血管生成药物。

患者可能存在不同的症状，包括疼痛、肿胀、感觉迟钝和溢脓。一般来说，既往有创伤史，最常见的是拔牙。临床检查显示外露骨可能继发感染。X 线平片显示存在虫蚀样骨破坏，偶有死骨形成。死骨与“正常骨”之间界限不清（图 13-4）[9,18]。

治疗

治疗的目的是提高生活质量和预防颌骨进一步坏死。与治疗相关的因素有患者的疼痛程度和合并的感染情况。

Ⅰ期：轻度[2]

在Ⅰ期，患者无症状，少量骨外露，并且无感染。无需手术，除非外露骨刺激邻近结构（如舌）。这种情况下，可以去除少量骨。应保持良好的口腔卫生并用抗菌含漱液漱口。

Ⅱ期：中度

在Ⅱ期，外露骨疼痛、感染。继续保持良好的口腔卫生，口服抗菌药物。去除死骨，降低锐利的骨边缘。针对放线菌属、艾肯菌属和莫拉菌属，全身应用抗生素治疗。

Ⅲ期：重度

在Ⅲ期，相对保守的治疗已经不能控制疼痛和继发的感染，而这些症状已经明显改变了患者的生活质量。需要积极的手术治疗，包括清创术、病变切除术和组织移植重建术[18,20]。

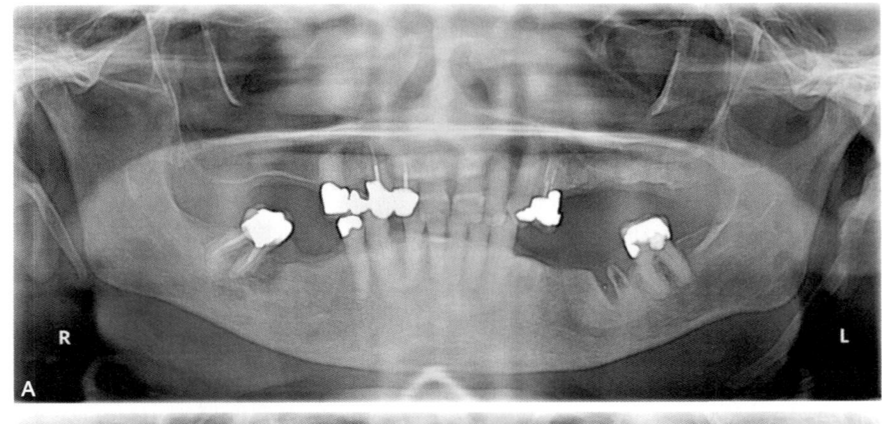

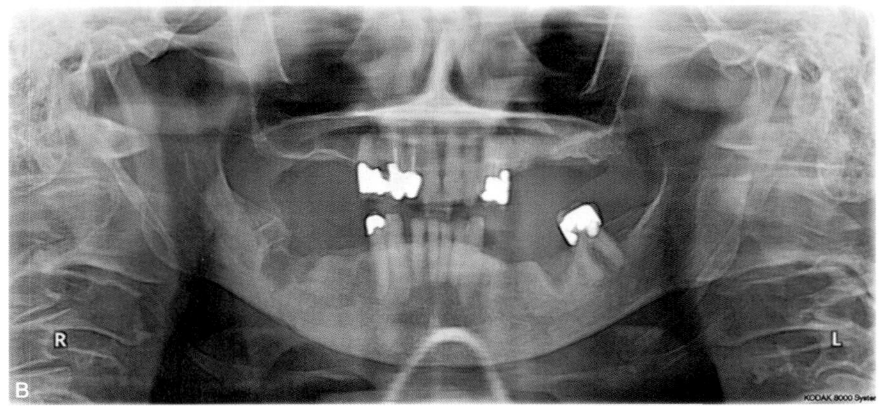

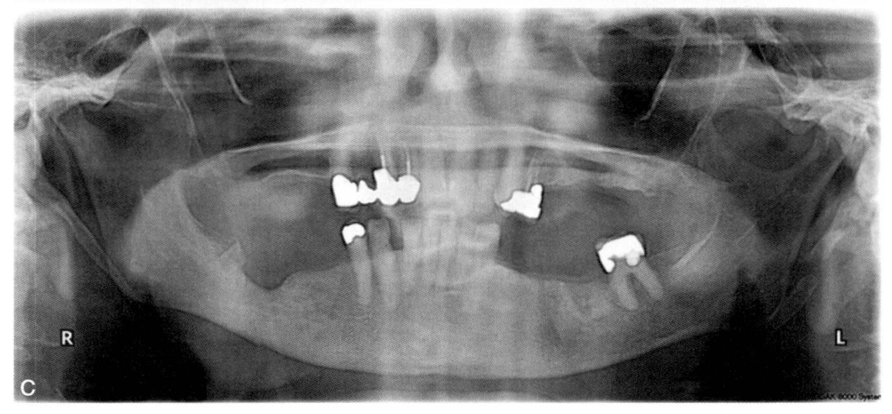

图 13-4 A. 一例 85 岁女性患者，曲面体层片显示需要拔除的有症状的右下第二磨牙。患者的病史提示她使用阿仑膦酸钠治疗骨质疏松，症状出现之前已停药 1 年。但是患者使用依那西普治疗类风湿关节炎。B. 拔牙术后 2 周的曲面体层片显示下颌骨内广泛的 X 线透射影区和不规则的骨边缘。临床检查可见，拔牙部位有一个 5mm 大小的暴露的牙槽骨，右侧颌下区有一个口腔-皮肤瘘管。患者诊断为药物性下颌骨骨坏死，伴放线菌二重感染。患者给予长期抗生素治疗。C. 颌骨骨坏死症状出现 24 个月后的曲面体层片显示拔牙窝愈合，无 X 线透射区或不规则骨边缘。临床上，患者无症状，没有瘘管的复发

（韩小东 译）

参考文献

1. Assouline-Dayan Y, Chang C, et al.: Pathogenesis and natural history of osteonecrosis, *Semin Arthritis Rheum* 32:94–124, 2001.
2. Schuknecht B, Valavanis A: Osteomyelitis of the mandible, *Neuroimaging Clin N Am* 13:605–618, 2003.
3. Topazian RG: Osteomyelitis of the jaws. In Topazian RG, Goldberg MH, Hupp JR, editors: *Oral and maxillofacial infections*, ed 4, Philadelphia, 2002, Saunders.
4. Wallace-Hudson J: Osteomyelitis. In Fonseca RJ, editor: *Oral and maxillofacial surgery: surgical pathology*, vol. 5. Philadelphia, 2000, Saunders.
5. Baltenssperer MM, Eyrich GH: In *Osteomyelitis of the Jaws*, Springer-Verlag, 2009.
6. Lew DP, Waldvogel FA: Osteomyelitis, *Lancet* 364:369–379, 2004.
7. Hudson JW: Osteomyelitis of the jaws: a 50-year perspective, *J Oral Maxillofac Surg* 52:1294–1301, 1993.
8. McNally M: Nagarajah: (iv) Osteomyelitis, *Orthopedics Trauma* 25:416–429, 2010.
9. Chiu CT, Chiang WE, Chuang CY, et al.: Resolution of oral bisphosphonate and steroid-related osteonecrosis of the jaws: a serial case analysis, *J Oral Maxillofac Surg* 68:1055–1063, 2010.
10. Lazzarini L, Lipsky BA, Mader JT: Antibiotic treatment of osteomyelitis: What have we learned form 30 years of clinical trials? *Int J Infect Dis* 9:127–138, 2005.
11. Bevin CR, Inwards CY, Keller EE: Surgical management of primary chronic osteomyelitis: a long-term retrospective analysis, *J Oral Maxillofac Surg* 66:2073–2085, 2008.
12. Bagan JV, Scully C, Zapater E, et al.: Osteoradionecrois of the jaws, *Clin Rev Bone Miner Metab* 9:47–53, 2011.
13. Jacobson AS, Buchbinder D, Hu K, Urken ML: Paradigm shifts in the management of osteoradionecrosis of the mandible, *Oral Oncol* 46:795–801, 2010.
14. O'Dell K, Sinha L: Osteoradionecrosis, *Oral Maxillofac Surg Clin North Am* 23:455–464, 2011.
15. Chrcanovic BR, Reher P, Sousa AA, et al.: Osteonecrosis of the jaws: a current overview. Part 1: physiology and risk and predisposing factors, *J Oral Maxillofac Surg* 141:3–16, 2010.
16. Lubek JE, Hancock K, Strome SE: What is the value of hyperbaric oxygen therapy in the management of osteoradionecrosis of the head and neck? *Laryngoscope* 123:555–556, 2013.
17. Powell C, Chang C, Naguwa SM, et al.: Steroid induced osteonecrosis: an analysis of steroid risk, *Autoimmun Rev* 9:721–743, 2010.
18. Shannon J, Shanon J, Modelevsky S, et al.: Bisphosphonates and osteonecrosis of the jaws, *J Am Geriatr Soc* 59:2350–2355, 2011.
19. Landesberg R, Woo V, Cremers S, et al.: Potential pathophysiological mechanisms in osteonecrosis of the jaws, *Ann N Y Acad Sci* 1281:62–79, 2011.
20. Ruggiero SL: Bisphosphonate-related osteonecrosis of the jaw: an overview, *Ann N Y Acad Sci* 1281:62–79, 2011.
22. Ruggiero SL, Dodson TB, Fantasia J, et al.: American Association of Oral and Maxillofacial Surgeons Position Paper on Medication-Related Osteonecrosis of the Jaws – 2014 Update, *J Oral Maxillofac Surg* 72:1938–1956, 2014.

第 14 章　唾液腺感染

Thomas Schlieve, Antonia Kolokythas, Michael Miloro

唾液腺感染

大唾液腺的大部分非肿瘤性疾病包括腮腺、下颌下腺和舌下腺(少见)的急慢性感染。大唾液腺感染的病因分为细菌性、病毒性和分枝杆菌来源。尽管所有大小唾液腺均可被感染累及,但是腮腺和下颌下腺感染最常见,表现为急性细菌性腮腺炎和急性细菌性下颌下腺炎。唾液腺炎的病因与很多因素有关,包括唾液流量减少(脱水、营养不良、阻塞、药物副作用)、导管或导管口创伤(职业性、习惯性、牙源性)、唾液分泌受阻(导管创伤、黏液栓子、唾液腺结石病、胶原血管病)。这些因素是唾液腺感染性疾病分类的基础(框 14-1)。

框 14-1　唾液腺感染的分类

细菌性感染
- 急性细菌性腮腺炎
- 慢性复发性腮腺炎
- 急性化脓性下颌下腺炎
- 慢性复发性下颌下腺炎
- 儿童慢性复发性腮腺炎
- 急性过敏性唾液腺炎(放射性腮腺炎)
- 放线菌病
- 猫抓病

病毒性感染
- 流行性腮腺炎
- 良性淋巴上皮病(HIV 感染)
- 巨细胞病毒
- 柯萨奇病毒 A 组
- 甲型流感病毒
- 埃可病毒

真菌性感染

分枝杆菌感染
- 结核分枝杆菌
- 非典型分枝杆菌

寄生虫感染
- 免疫介导的感染
- 系统性红斑狼疮
- 舍格伦综合征(干燥综合征)
- 坏死性涎腺化生
- 结节病

必须区分唾液腺感染与良恶性肿瘤等原因导致的唾液腺肿大。下颌下腺感染一般是阻塞性的,而腮腺感染一般是非阻塞性的。涎管炎(唾液腺导管系统的炎症)也可伴发急性发作。

急慢性唾液腺炎受几个因素的影响,包括患者年龄、既往内外科治疗史、免疫状态、体液平衡、用药史和过敏史。唾液腺感染的其他致病因素包括先天性或获得性导管异常、异物存在影响腺体和/或导管、牙齿治疗、系统性肉芽肿性疾病、人类免疫缺陷病毒(human immunodeficiency virus, HIV)、面部创伤和近期住院史。

总论

常规患者评估包括全面的病史和体格检查,还应该关注患者的主诉。唾液腺炎初始症状一般为腺体肿胀后刺激其包膜上的神经而引起的疼痛。可以用症状持续的时间来评估疾病的慢性程度,症状超过 1 个月则为慢性。

病史可以为唾液腺肿大患者的评估提供相应的信息,因为多种内科疾病可以引发急性唾液腺感染(框 14-2)。急性细菌性腮腺炎很容易发生在体质虚弱、液体摄入不足和液体平衡改变导致脱水的住院患者。餐后下颌下腺肿痛的患者最可能患有急性阻塞性下颌下腺唾液腺结石病。既往有唾液腺结石即可辅助诊断。儿童出现急性唾液腺肿胀伴压痛的提示其可能患有流行性腮腺炎。急性唾液腺水肿的患者应询问是否接触过动物,尤其是猫。吹奏管乐的乐手在音乐会后如果出现双侧腮腺区肿胀,可能是由于气体大量进入腮腺筋膜而出现了典型的“吹喇叭综合征”。近期接受过牙科治疗,牙齿粘过正畸托槽,或有慢性咬颊的习惯,如果出现了唾液腺肿大,则可能是由于创伤因素所导致细菌侵入导管系统并出现逆行性唾液腺炎。尽管牙源性因素不常见,但还是应该通过牙齿检查、影像学检查和牙髓活力测试来排除任何

框 14-2　唾液腺感染的危险因素

- 脱水
- 近期手术和麻醉
- 慢性疾病
- 老年
- 早产儿
- 放射治疗
- 免疫力低下
- 长期住院
- 肾衰竭
- 肝衰竭
- 充血性心力衰竭
- 糖尿病
- 甲状腺功能减退
- 营养不良
- 唾液腺结石病
- 口腔感染
- 口腔肿瘤
- 人类免疫缺陷病毒
- 干燥综合征
- 抑郁
- 精神障碍
- 厌食症，暴食症
- 高尿酸血症
- 高脂血症
- 囊性纤维化
- 铅中毒
- 库欣病
- 药物

可能的牙源性因素。位于外眦至口角的连线的近中、横跨耳屏至人中中点连线的面部裂伤可造成腮腺导管离断，而形成潴留性唾液腺囊肿，导致腮腺区肿胀。异物（例如：尘土、玻璃、牙刷毛、食物碎屑等）可以物理性阻断唾液分泌。患有胶原血管病或自身免疫病的患者很可能出现唾液腺阻塞，而导致唾液腺炎（例如：结节病与舌下腺囊肿形成相关）。最后，还应准确采集患者的药物治疗史，因为很多药物可以导致唾液流量减少和逆行性唾液腺炎（框 14-3）。任何相关的症状和体征应该被记录，包括疼痛（特别是餐后疼痛提示阻塞性现象）、发热、乏力、出汗、寒战、恶心。

框 14-3　唾液腺感染相关的药物

- 抗组胺药
- 利尿剂
- 三环类抗抑郁药
- 巴比妥类
- 吩噻嗪类
- 降压药
- 抑制唾液分泌药物
- 抗胆碱能类
- 化疗药物

病史采集完成后，然后进行物理检查，在触诊和可能出现医源性水肿之前，首先进行视诊明确双侧腺体的外观和大小是否对称。和炎症相关的主要症状和体征均应记录在案，包括水肿、红斑、触痛、皮温升高，并排除唾液腺肿瘤的可能。唾液腺感染常表现为唾液腺弥漫性、触痛、有症状的肿胀，而唾液腺肿瘤常表现为腺体内孤立的肿块，伴或不伴症状。还应记录面部创伤的表现，包括撕裂伤、瘀斑或擦伤（例如：猫抓伤或穿刺伤）。

临床检查包括口外检查及口内检查。对于大唾液腺的触诊，应采用双合诊轻柔触诊检查腺体、导管和导管口。从后向前挤压腺体时，医生必须仔细观察其自发和诱发的唾液分泌情况，是否有黏液栓子、小的结石或絮状物排出，以及导管口是否有脓性分泌物。对于紧张焦虑的患者，还应考虑患者对检查的拟交感神经反应也会导致唾液分泌减少。最后，还应除外能造成下颌下或面后部肿胀的任何可能的牙源性感染源（继发性深部间隙感染）。

应该慎重决定用器械对导管口和导管进行探查。如果存在导管结石，或者黏液栓子需要取出，以及导管狭窄需要扩张，机械性探查可以起到诊断和治疗的作用。相反地，这一操作也可以将导管口附近正常定植的细菌带入导管而造成逆行性污染。导管探查不适用于儿童流行性腮腺炎以及急性细菌性腮腺炎。最后，头颈部检查还应包括面部、耳前和颈部的触诊，以明确是否合并淋巴结肿大。

唾液腺影像学检查应基于病史和临床检查，有助于对唾液腺肿大的诊断。平片检查可显示位于腺体和导管系统内的唾液腺结石（图 14-1、图 14-2）。但只有 80%～85% 的结石是 X 线阻射的，并能在平片上得

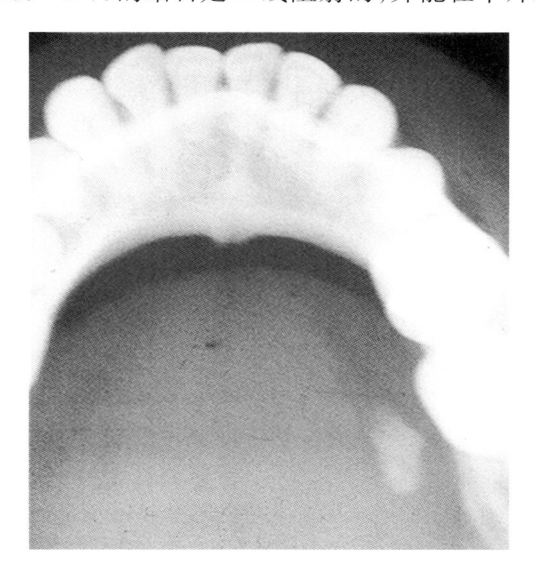

图 14-1　下颌𬌗片示下颌下腺导管结石

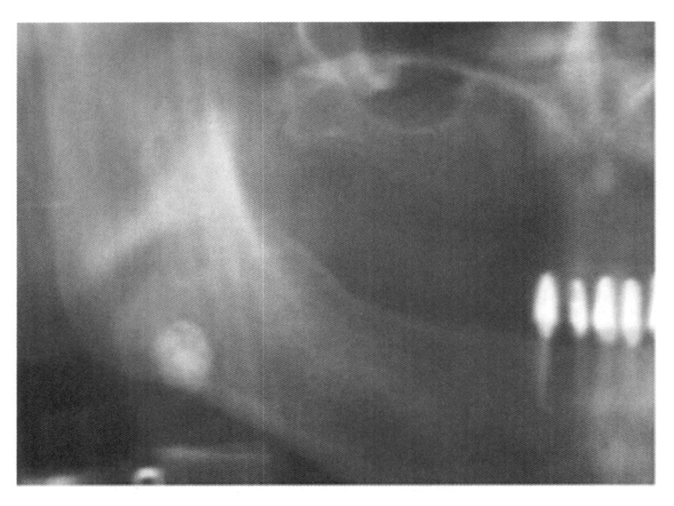

图 14-2 曲面体层片示下颌下腺腺体内结石

以显示。下颌咬合片可用于检查下颌下腺和舌下腺腺体和导管内的结石。鼓腮位（患者用力鼓腮以使软组织扩展至升支和颧骨外）可以检查腮腺腺体和导管内的结石。根尖片和曲面体层片检查偶尔可以发现大唾液腺系统内的结石。

CT 比唾液腺造影能更好地分辨腺体组织和邻近组织。虽然 CT 检查增加了射线暴露，但是一种微创的检查手段。CT 扫描能辨别腺体内和腺体外病变。例如，咬肌间隙感染的临床表现与急性腮腺炎类似，但是 CT 软组织窗就能加以鉴别。CT 能显示平片不能显示的下颌下腺后部腺门处的结石。由于增强 CT 无法显示腺体内小的钙化灶，所以应首选非增强 CT 来检查腺体结石。还可以应用三维 CT 来检查唾液腺，可以从三维的角度显示导管的异常和腺体实质结构的改变[1]。

超声是一种简单的、非侵入性的影像学技术，可用于评估腮腺和下颌下腺的肿块。超声能分辨实性、囊性肿块，脓腔引流时定位脓腔。超声可显示腮腺、下颌下腺囊肿、结石、扩张的导管和脓肿。但是，超声检查的图像分辨率较差，并且受操作者水平影响较大。

磁共振成像（magnetic resonance imaging，MRI）能提供非常高的软组织分辨率，并且没有辐射，且不需使用对比剂。MRI 用于唾液腺感染性病变的检查作用有限，但是最近磁共振唾液腺造影术的使用越来越普遍，因为它能很好地显示唾液腺导管的解剖结构。几项研究表明快 T2 加权 MRI 可以很好地显示唾液腺导管结构，并发现结石[2]。

过去的十年中，唾液腺镜技术已经发展成为一项用于诊断和治疗唾液腺疾病的微创技术。唾液腺疾病的诊断和介入治疗可以通过各种唾液腺镜来实现。一种直径 1mm 的半刚性内镜结合探查和手术装置，并带有冲洗设备，能在直接可视化的条件下进行导管检查和治疗。网篮、扩张器、球囊导管、激光可用于粉碎和取出结石，扩张狭窄的导管，冲洗碎屑，清除黏液栓子，以及放置支架以维持导管的通畅和完整性，并避免主要的并发症。通过唾液腺内镜介入治疗后，应放置导管支架以防止水肿导致的导管狭窄，并有利于唾液冲洗残余的结石碎片。唾液腺镜唯一的禁忌证是急性腮腺炎。相对禁忌证包括导管内腔不能充分扩张、唾液腺结石直径大于 1cm 和腺实质内的结石。唾液腺内镜技术可用于诊断和治疗慢性复发性腮腺炎，并有可能取代唾液腺造影术[3-7]。

唾液腺造影术曾经被认为是诊断和唾液腺放射学的金标准。但是，目前 CT、MRI 及唾液腺镜已经很大程度上取代了它。唾液腺造影术可用于检查 X 线透射性结石、黏液栓子或狭窄。它能非常好地显示唾液腺实质和导管系统的解剖细节，同时可评估由于阻塞性、创伤性、炎症性和肿瘤疾病导致的腺体实质和导管损伤的严重程度。唾液腺造影使用含有 28%～38% 碘浓度的水溶性造影剂。由于造影剂中含有高浓度碘剂，因此急性唾液腺炎禁忌采用唾液腺造影检查，因为造影剂可渗到炎症或损伤的腺体和导管包膜之外，进而造成严重的疼痛、并可能导致软组织破坏损伤，伴异物反应和腺体坏死。唾液腺造影的其他禁忌证包括碘过敏、甲状腺检查之前。唾液腺造影除了可用于诊断结石和黏液栓子，还可以排出小的结石或黏液栓子，从而缓解唾液分泌的物理性阻塞，而起到治疗的作用。绝大多数造影剂被认为有抑菌作用（有些含有抗生素），但是其在腺体内的抑菌活性尚未得到证实。唾液腺造影可用于确定慢性和复发性感染或炎症过程造成的导管和腺体的破坏程度。唾液腺炎是腺体的腺泡实质炎症，可造成腺泡萎缩导致的囊状扩张，唾液腺造影显示正常的腺体导管系统的树枝状结构被“修剪”（图 14-3）。造影剂不能进入腺体的外周小导管。典型的涎管炎（炎症破坏了导管系统）在涎管 X 线造影片上显示为腊肠样表现（图 14-4）。慢性炎症和为了对抗阻塞而反复尝试将唾液泵出体外，而最终导致导管正常结构和弹性丧失。腺实质内的脓腔可表现为一个透影区，其外周正常腺体结构被压缩和移位。最后，检查后（排空后期）造影剂残留在腺体系统提示剩余唾液腺功能的减退。过去，唾液腺造影联合 CT 和 MRI 以提高影像分辨率和检查的细节。但是，现在随着 CT 的进展，如多层螺旋扫描和亚毫米级层厚图像的获取，限制了这些技术的联合应用。

放射性同位素扫描，或唾液腺闪烁扫描法，可用于检查唾液腺实质。这种检查依赖于唾液腺组织对放射性元素（放射性碘）的选择性浓聚，其选择性和甲

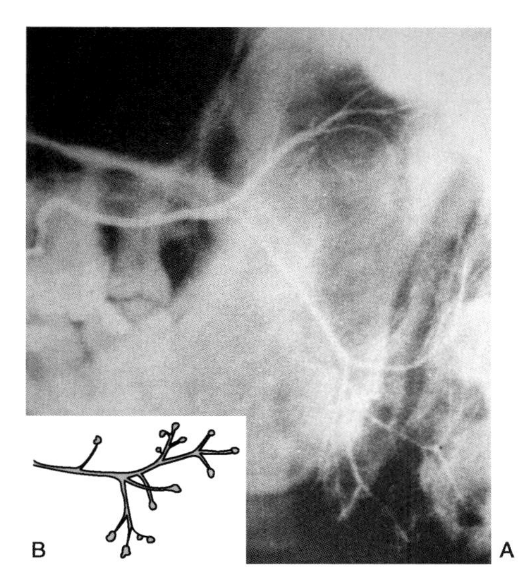

图 14-3　A. 慢性腮腺炎伴腺泡破坏。B. 示意图显示腺泡破坏类似树枝被修剪(From Hupp JR, Ellis E, Tucker MR: *Contemporary oral and maxillofacial surgery*, ed 6, St. Louis, 2014, Mosby.)

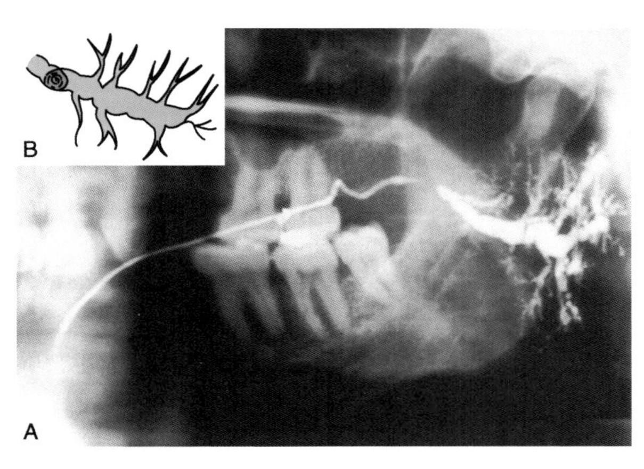

图 14-4　A. 左侧腮腺唾液腺造影片，显示导管的“腊肠样”表现，提示阻塞性疾病引起导管损伤，修复性纤维化引起导管不规则狭窄(涎管炎)。B. 示意图显示导管系统梗阻伴近端扩张(From Hupp JR, Ellis E, Tucker MR: *Contemporary oral and maxillofacial surgery*, ed 6, St. Louis, 2014, Mosby.)

状腺组织的类似。一般来说，静脉注射放射性同位素(^{99m}Tc 高锝酸盐)可检查良性的混合瘤、腺淋巴瘤和恶性的唾液腺肿瘤等腺体内病变。急性炎症时，腺体摄取^{99m}Tc 的量增加，而慢性炎症和瘢痕导致的腺体功能低下时，腺体摄取^{99m}Tc 的量减少。唾液腺同位素扫描的优点是所有的腺体可同时成像，但该检查的主要问题是显示细节较差，因此限制了其应用。

实验室检查可辅助诊断唾液腺感染。急性细菌性唾液腺炎时，外周血白细胞会增加，而病毒性唾液腺炎时，外周血白细胞可减少、淋巴细胞可增多。此外，流行性腮腺炎时，血清淀粉酶水平会升高，并且感染一周时会达到峰值。而急性细菌性腮腺炎时，血清淀粉酶水平正常。唾液化学分析，用于检测唾液的电解质组成，可测量随唾液流速变化，其中的钠离子和钾离子浓度的变化。一般来说，非炎症性唾液腺疾病会导致钾离子浓度升高(正常钾离子浓度：腮腺为 25mmol/L；下颌下腺为 20mmol/L)，而炎症性唾液腺炎会导致钾离子浓度降低和钠离子浓度升高(正常钠离子浓度：腮腺为 7mmol/L；下颌下腺为 5mmol/L)。复发性腮腺炎时，蛋白浓度升高(>4g/L)。胶原蛋白性唾液腺炎(如系统性红斑狼疮)时氯离子浓度高于正常值 2~3 倍。唾液腺炎时唾液流量可能减少。

细菌学检查对于唾液腺感染的诊断至关重要。常规获取脓液(如吸引、自发性、引流)后快速进行革兰氏染色，需氧菌、厌氧菌、真菌培养和抗生素药敏试验。如果怀疑分枝杆菌感染，可采用抗酸染色技术。唾液腺肿大的鉴别诊断包括很多会导致临床混淆的疾病(框 14-4)。一般来说，缺乏基本的炎症体征可以排除肿瘤和系统疾病。许多全身疾病可导致唾液腺病(或非炎症性唾液腺肿大)。良性肿瘤通常表现为生长缓慢的无痛性实性肿块，而恶性肿瘤可表现为生长较快、神经受损(如面神经功能减弱)、疼痛或与基底组织粘连。进食后腺体肿胀和疼痛通常提示存在阻塞性唾液腺炎的可能。推荐一种评价唾液腺肿大的流程，见图 14-5。

框 14-4　唾液腺肿大的鉴别诊断

- 唾液腺感染(见框 14-1)
  - 唾液腺良性肥大
  - 激素性
  - 神经激素性
  - 酶功能不全性
  - 营养不良性
  - 黏液黏稠病(囊性纤维性变)
  - 药源性
- 唾液腺结石病
- 唾液腺囊肿
- 导管狭窄
- 黏液囊肿
- 舌下腺囊肿
- 导管粗大
- 流涎
- 口干症
- 创伤
- 牙源性感染(继发性间隙感染)
- 唾液腺良性肿瘤
- 唾液腺恶性肿瘤
- 脂肪瘤
- 纤维瘤
- 间叶组织肿瘤(血管瘤、神经纤维瘤)
- 淋巴结增生
- 反应性淋巴结炎
- 传染性单核细胞增多症
- 淋巴上皮囊肿
- 皮样囊肿
- 表皮样囊肿
- 淋巴瘤

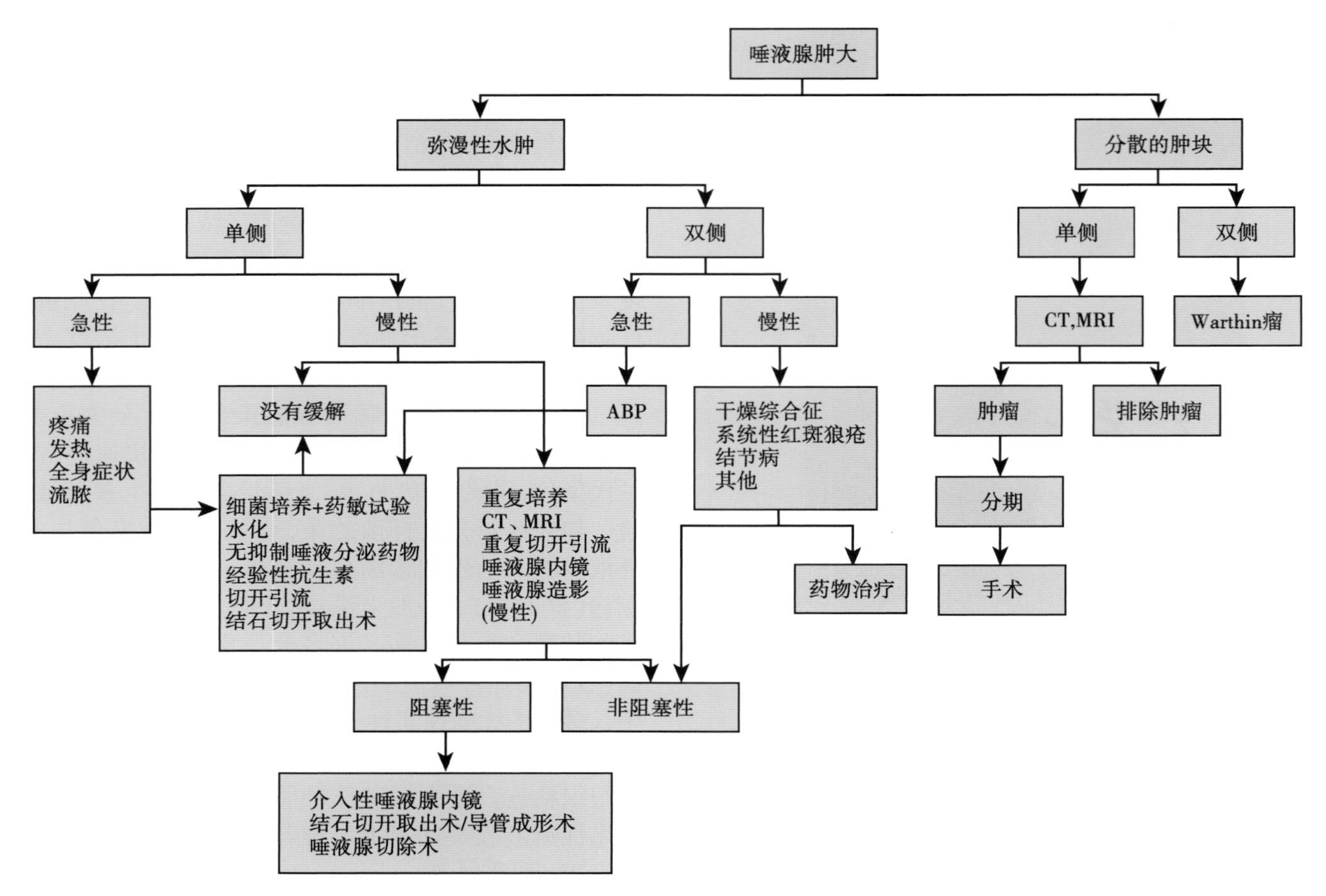

图 14-5 唾液腺肿大的评估和处理流程

细菌性唾液腺感染

急性细菌性腮腺炎

急性细菌性腮腺炎(acute bacterial parotitis,ABP)的历史与现代医学的历史相平行。第一例 ABP 于 1829 年在《柳叶刀》上加以报道,该病例最终出现坏疽性感染伴面瘫。当时的治疗方法包括水蛭吸血、药膏外敷和手术引流[8]。Brodie 于 1834 年将 ABP 与病毒性流行性腮腺炎区分开来[9]。这种疾病曾经被称为化脓性腮腺炎、外科腮腺炎。之所以被称为外科腮腺炎,是由于过去其原因常为术后血容量减少和脱水。在现代外科手术和抗生素出现之前,ABP 是腹部手术或腹部创伤的一种常见的并发症,死亡率接近 50%。在 20 世纪中期水电解质平衡的生理机制被阐明之前,术后脱水的情况很常见。术后对显性和隐性手术液体丧失补充不足,导致术后腮腺通过其导管发生逆行性感染。唾液分泌会显著减少,当总的体液量丧失≥8%或更多时,唾液分泌甚至会停止。另外,禁食会导致唾液分泌减少,以及饮食及咀嚼对口腔的清洁作用降低。1818 年 7 月,美国前总统 Garfield 遭遇枪杀被射中腹部。因此进行了开腹探查手术,然后出现了腹膜炎和脱水,并于 10 周后死于脓毒症,据推测就是化脓性腮腺炎所致。

1919 年,有人报道在中东地区的 7 例由于长时间日晒导致的 ABP,与脱水及其导致的口干症有关[10]。到 20 世纪 30 年代晚期和第二次世界大战期间,静脉液体复苏在围手术期已成为常规,术后 ABP 的发生率显著下降。到 1955 年,由于常规围手术期预防性和治疗性应用抗生素,ABP 被 Robinson 称为"正在消失的疾病"[11]。但是到 1958 年,Petersdorf 等[12]报道了 7 例青霉素耐药的葡萄球菌性腮腺炎;到 20 世纪 60 年代早期,大量 ABP 病例被报道[13,14]。目前,0.03% 的患者因 ABP 住院,其中术后患者占 30%~40%[15]。

在过去的几十年中,口腔菌群发生了巨大的变化。这种变化在很大程度上是由于免疫功能低下患者和重症监护病房的重症患者中医院感染和机会性感染的发病率增加,这些患者的口腔被几十年前在口腔环境中很少被发现的微生物所定植。另外,随着直接针对某些口腔常驻菌群(如链球菌)的抗生素的应用，其空间被其他细菌（如革兰氏阴性肠道细菌、大肠杆菌、克雷伯菌、流感嗜血杆菌、类白喉菌、奈瑟菌）和医源性因素诱导的基因改变的细菌（如耐青霉素葡萄球菌）所占据。最后，随着培养技术和实验室分析能力的提高，对腮腺导管分泌液和经皮针吸材料中的厌氧菌（如普雷沃菌、卟啉单胞菌、梭形杆菌、消化链球菌）分离鉴定有所增加。采用当前技术从 ABP 分离出的最常见的细菌是金黄色葡萄球菌。革兰氏阴性杆菌（如普雷沃菌、卟啉单胞菌）、梭形杆菌和消化链球菌也较为常见。采用抽吸培养技术，每个标本可获得约 1.7 个菌株，其中 47% 产生 β-内酰胺酶。在这些抽吸物中，100% 的金黄色葡萄球菌和 50% 的普雷沃菌和卟啉单胞菌产生 β-内酰胺酶[16,17]。

新生儿很少发生 ABP。新生儿 ABP 常发生于出生后 2 周，经常出现于早产儿。与出生有关的暂时性菌血症被认为在新生儿 ABP 的发生中起一定作用。但是，与成人 ABP 类似，新生儿 ABP 多数情况下归因于脱水。新生儿 ABP 典型的表现为腮腺区肿胀和发红，腮腺导管内可能有脓性分泌物。但是与成人 ABP 不同的是，新生儿 ABP 常发生于双侧腮腺。尽管新生儿 ABP 最常见的细菌是金黄色葡萄球菌，但是也可分离出大肠杆菌、假单胞菌、肺炎杆菌及其他细菌。全身应用抗生素和补液治疗通常可控制疾病的发展，极少数情况需要手术引流。

近年来，ABP 表现为以下两种形式：医院获得性感染和社区获得性感染。但是大多数之前的临床和报道的证据均表明，从医院获得性腮腺炎患者中培养出的最常见的细菌是金黄色葡萄球菌。很多情况下，对于身体虚弱和免疫力低下的患者，其腮腺炎是由革兰氏阴性菌引起的，如假单胞菌、克雷伯菌、大肠杆菌、变形杆菌、艾肯菌和流感嗜血杆菌。尽管罕见，真菌性腮腺炎和分枝杆菌腮腺炎也有报道[16-23]。

有几个因素使得腮腺易于感染。逆行性感染是公认的 ABP 最主要的原因；急性疾病、手术、创伤或脓毒症导致的脱水可以使唾液流量减少，因此影响了唾液经过腮腺导管时的正常冲洗作用。另一个观点是腮腺唾液的内在抑菌活性比其他唾液腺分泌的唾液低。浆液性腮腺唾液包含少量的 IgA、唾液酸（凝集细菌）、溶酶体和糖蛋白，它们可结合腮腺导管上皮细胞并阻止细菌黏附[24]。健康患者的腮腺唾液中含有高浓度的纤连蛋白，可促进链球菌和金黄色葡萄球菌在腮腺导管口周围发生黏附[24,25]。相反，低浓度的纤连蛋白促进假单胞菌和大肠杆菌的黏附。这一现象解释了脱水导致革兰氏阳性细菌感染性腮腺炎的发生，而虚弱和免疫力低下患者易发生革兰氏阴性细菌感染性腮腺炎[25,26]。对危重患者，革兰氏阴性杆菌与口咽细胞的黏附性增加[27]。随着腮腺唾液流量减少，细菌逆行性侵入导管和腺体，并最终导致 ABP 的发生。这是由免疫力低下的宿主的口腔常驻菌群暴露于医院和重症监护室机会致病菌所造成的。

社区获得性 ABP 比医院获得性 ABP 常见得多。所有与医院获得性 ABP 相关的细菌均可导致社区获得性 ABP，但是最常见的是金黄色葡萄球菌。结石等原因造成的腮腺导管阻塞比下颌下腺导管阻塞少见，脱水或体液失衡导致唾液流量减少而形成的黏液栓子也会导致腮腺导管阻塞。唾液淤滞可能是一些药物的抑制唾液分泌的副作用所致，这些药物有：利尿剂、抗组胺药、三环类抗抑郁药、β 阻滞剂降压药、抗胆碱能药及吩噻嗪类药。这些药物会使唾液黏度增加，导致唾液淤滞，并可能导致黏液栓形成。腮腺的血行性感染不可能发生于成人。5%～10% 的 ABP 可能是由于腮腺导管创伤导致。导管创伤，以及随后出现的管周水肿可能导致唾液分泌的部分阻塞。创伤可来源于牙齿、正畸矫治器、咬颊、牙刷、牙科治疗时空气吹入导管和“吹喇叭综合征”。该综合征应区别于 ABP，因为它仅仅是组织气肿导致的腮腺积气、体格检查有捻发音且缺乏 ABP 的基本症状[28]。如果出现唾液淤滞和细菌感染，则腮腺积气会导致 ABP。最后，口腔卫生差和免疫力低下状态（如糖尿病、营养不良、急慢性腹泻导致的脱水）是 ABP 的诱发因素。

ABP 的诊断包括病史采集、体格检查、实验室检查和必要的影像学检查。近期手术史或既往患过 ABP，这些信息很重要。对术后患者，ABP 通常发生在术后第 3 天之后，常在术后第 5～7 天之间。还应明确患者是否存在免疫力低下或正在使用抑制唾液分泌的药物。ABP 发病突然，迅速耳前区很快出现红肿和疼痛，常发生在就餐时。腮腺自身的炎症造成腮腺被神经支配的包膜受到牵拉而导致疼痛。ABP 的临床症状一般很典型（图 14-6）。腮腺肿大，可能导致耳垂外侧移位，腮腺区压痛。可累及双侧腮腺（表明是全身性疾病）。如果单侧腮腺感染，右侧腮腺感染多于左侧。男性多见，平均发病年龄为 60 岁。

如果腮腺导管通畅，采用双合诊，口内外联合由后向前挤压腮腺时，可见脓性分泌物从导管口溢出。一般来说，对于 ABP，禁忌用泪道探针探查腮腺导管和进行导管冲洗。尽管探查导管可以扩张狭窄的部位，并可使小黏液栓子排出，但是也有将脓性分泌物带入导管和腺体的风险。如果存在明确的感染，可能

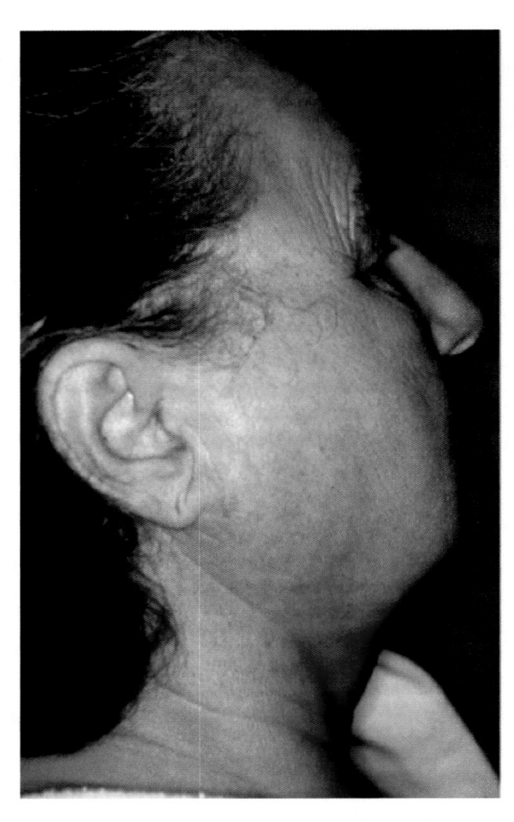

图 14-6 急性细菌性腮腺炎的临床表现

会出现发热、寒战、出汗等全身症状。脱水可通过口腔干燥和皮肤弹性减弱来判断。实验室检查可能显示白细胞增多,尤其是不成熟多形核白细胞。对于真性 ABP,杆状核粒细胞会明显增多。在电解质检查中,血细胞比容升高、血尿素氮水平升高、尿比重升高、尿流率降低和可能存在的浓缩性碱中毒进一步证实了脱水的存在。影像学检查很少能发现腮腺导管内的结石。ABP 禁忌行唾液腺造影。唾液腺造影术禁忌时,可采用超声检查探测是否有唾液腺结石,或明确腺体内是否有积液,因为腮腺内筋膜致密,临床触诊检查积液很困难。CT 检查可发现脓肿形成(图 14-7)或肿瘤,并可鉴别继发的间隙感染(咬肌间隙、咽旁间隙、翼下颌间隙感染)和腺体 ABP。MRI 能更好地显示软组织病变(肿瘤)和组织层面。

细菌学检查对 ABP 的诊断至关重要。脓性分泌物的革兰氏染色可以简单快速识别潜在的病原菌。但是细菌培养和药敏试验应尽快进行。细菌培养可以证实革兰氏染色的结果,并识别具体的病原菌,而药敏试验则可以决定抗菌药物的最佳选择。如果在细菌培养和药敏试验期间经验性选择的抗生素不能有效地控制感染,则抗感染治疗应根据细菌培养和药敏试验结果来进行。对细菌学检验,最好的取材方法

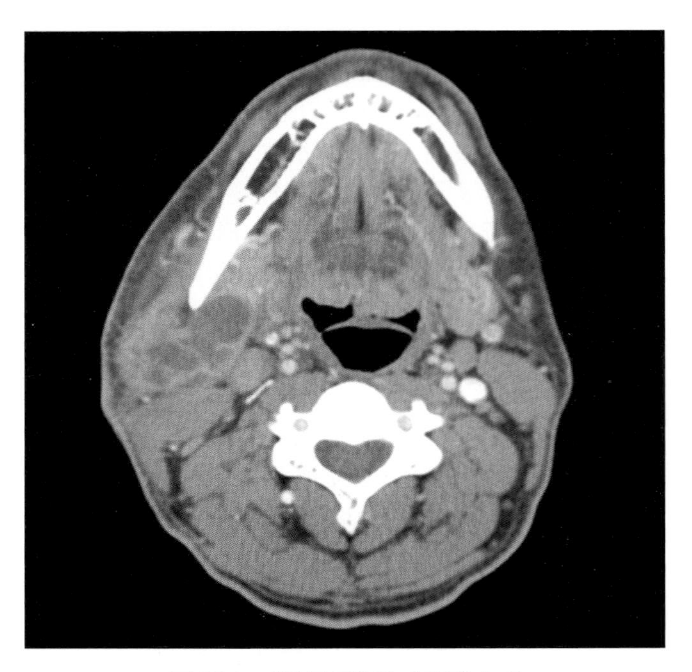

图 14-7 CT 显示腮腺内积液表现

是在超声引导下经皮穿刺抽吸,这样可以精确定位脓腔。但是无超声引导下经皮穿刺取材优于经口内入路穿刺取材。如果未吸到脓液,则可以在同一位置注射 0.5ml 无菌生理盐水并反复吸取,将抽出的液体作为培养材料。也可用细的导管伸入腮腺导管,经导管吸取脓液,但是这种操作有可能将口腔内的细菌带入导管内。很多情况下,经皮抽吸很难获得足够的材料进行细菌培养,厌氧培养的标本可能不合格。如果需要手术切开引流,可直接通过暴露的腮腺筋膜针吸脓液取材培养,而无需超声引导[29]。

ABP 的治疗包括特异性和非特异性治疗。非特异性治疗包括停用抑制唾液分泌的药物、增加液体摄入、热敷、口腔冲洗、促唾液分泌(如无糖柠檬汁或甘油拭子)和必要的镇痛剂。放疗曾一度被认为是治疗的主要手段,现在已经不再被认可。20 世纪早期到中期,放疗对 ABP 的治疗效果与同时期水电解质平衡概念的引入和逐渐被理解和接受有关。补液水化治疗仍然是 ABP 治疗的基础,但对于年龄较大、身体虚弱、可能无法合理重新分配液体负荷、可能存在急性心脏超负荷和衰竭以及造成肺水肿的危险的患者,必须慎用。通过仔细监测尿量、尿比重、电解质和中心静脉压,以避免液体超负荷。应在与开处方的临床医生协商并确定适当的替代药物后,停用(或改变剂量)具有抑制唾液分泌副作用的药物。这些措施(补液水化和更换药物)应同时使用,以增加唾液流量,同时降低唾液黏度,最终恢复唾液生理性冲洗作用。另外,使用

氯己定含漱剂漱口以改善口腔卫生,可以减少口腔细菌数目和细菌继续逆行性定植进入腮腺的可能。ABP 的特殊治疗包括清除导管内的阻塞物,如黏液栓子(导管探查、导管冲洗,如果可能,内镜下操作)或结石(内镜或开放性导管手术)。这些侵入性操作必须在经验性应用抗生素治疗之后进行。

及时的菌种特异性抗菌治疗是 ABP 治疗的关键。可以根据革兰氏染色结果来选择抗菌药物的种类。或者,也可以根据前面所讨论的目前与 ABP 相关的细菌,包括 β 内酰胺酶产生菌,来选择相应的抗菌药物。在过去,对社区获得性 ABP 和可疑葡萄球菌感染的医院获得性 ABP 的病例,一种半合成的抗葡萄球菌青霉素(甲氧西林、苯唑西林或双氯西林)或第一代头孢菌素(头孢氨苄)被认为是经验性抗菌治疗合理的选择。如果确定是耐甲氧西林金黄色葡萄球菌(MRSA)感染,可选择万古霉素或利奈唑胺治疗。目前的抗菌趋势表明 β-内酰胺酶抑制剂是经验性抗菌治疗合理的首选用药,如阿莫西林和克拉维酸(安灭菌)用于门诊口服治疗轻症的 ABP,氨苄西林和舒巴坦(优立新)用于住院治疗。克林霉素可用于严重青霉素过敏的患者。由于具有较高的细菌耐药性,应避免使用红霉素。阿奇霉素或克拉霉素等其他大环内酯类抗生素可作为替代药物,用于门诊治疗社区获得性 ABP,因为它们有合适的抗菌谱和用药频率,以提高依从性。对于医院获得性 ABP、免疫力量低下患者的社区获得性 ABP、疗养院患者(由于 MRSA 感染率较高)或出现了全身性脓毒症或检测出非常规细菌感染(例如假单胞菌)应考虑抗生素联合用药。抗生素必须在 ABP 的症状和体征消失后至少再使用一周。如果 ABP 难治或反复,应重复进行脓液细菌培养和 CT 或超声检查,应考虑腺体实质内是否有脓肿形成(图 14-8)。

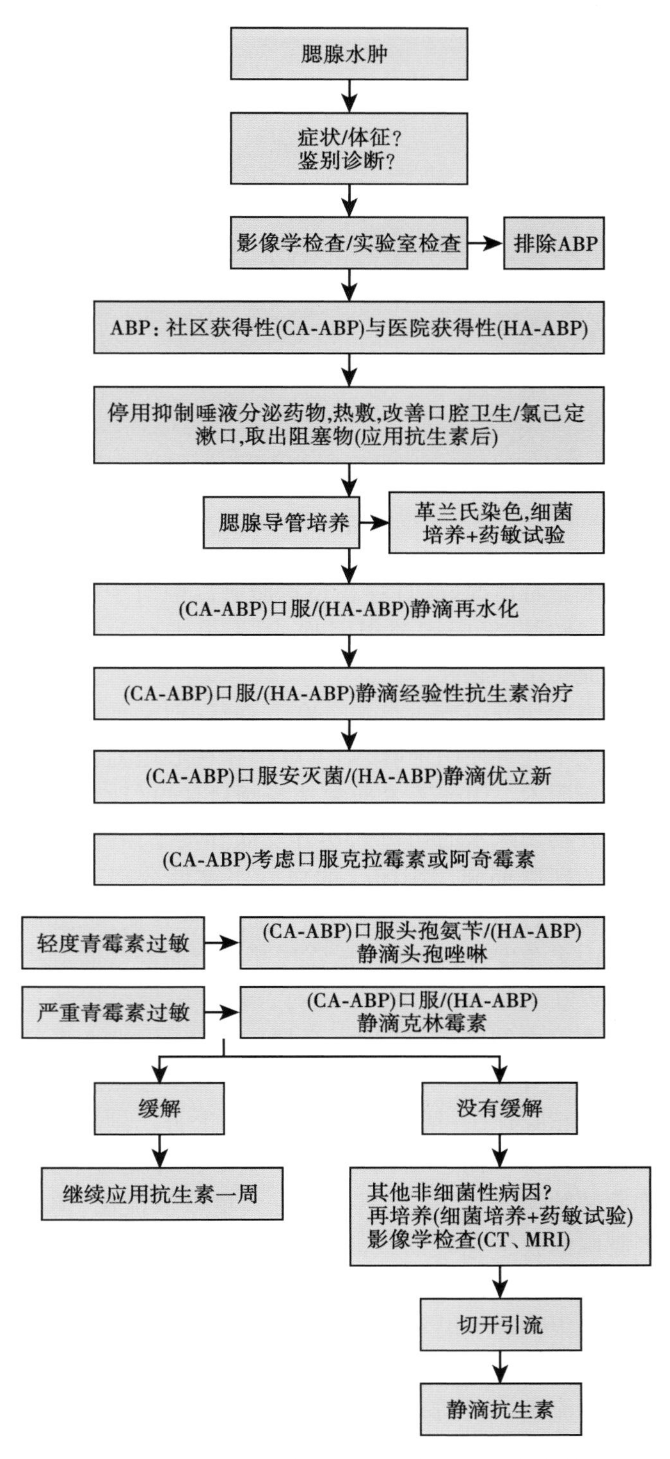

图 14-8　急性细菌性腮腺炎(ABP)的治疗流程

虽然采用了补液和抗生素治疗,但感染持续进展,从局部扩展到临近的筋膜间隙,出现涉及颞下颌关节的下颌骨骨髓炎、面瘫、颈内静脉血栓形成、坏死性筋膜炎、全身血行性脓毒症、气道阻塞(咽侧及咽后间隙受累)、多器官功能不全综合征和死亡。因此,如果非特异性和特异性治疗在 72~96 小时内没有改善临床症状,或者疼痛和水肿加重,或者温度和白细胞计数升高,或者出现了并发症,此时,手术治疗非常必要,且可以挽救生命。手术切开引流治疗 ABP 的机会比过去没有抗生素治疗的时期要少很多。由于抗生素的过度使用导致细菌耐药株不断出现,切开引流变得更加必要,并且手术医师应该熟悉这些治疗方法。腮腺被致密的纤维结缔组织包膜所包绕,而且腺体内有很多纤维结缔组织分隔,使得临床检查时无法扪及脓肿的波动感,脓肿自发破溃引流也基本不可能。手术暴露很有必要,以保证致密腮腺筋膜下所有的小脓腔均被开放引流。小脓腔可通过 CT 或术前或术中超声检查来确定。如果腮腺炎很严重,需要手术治疗,在超声引导下针吸引流(可同期置入或不置入引流管)对于某些病例,是恰当的治疗方式(图 14-9)。这

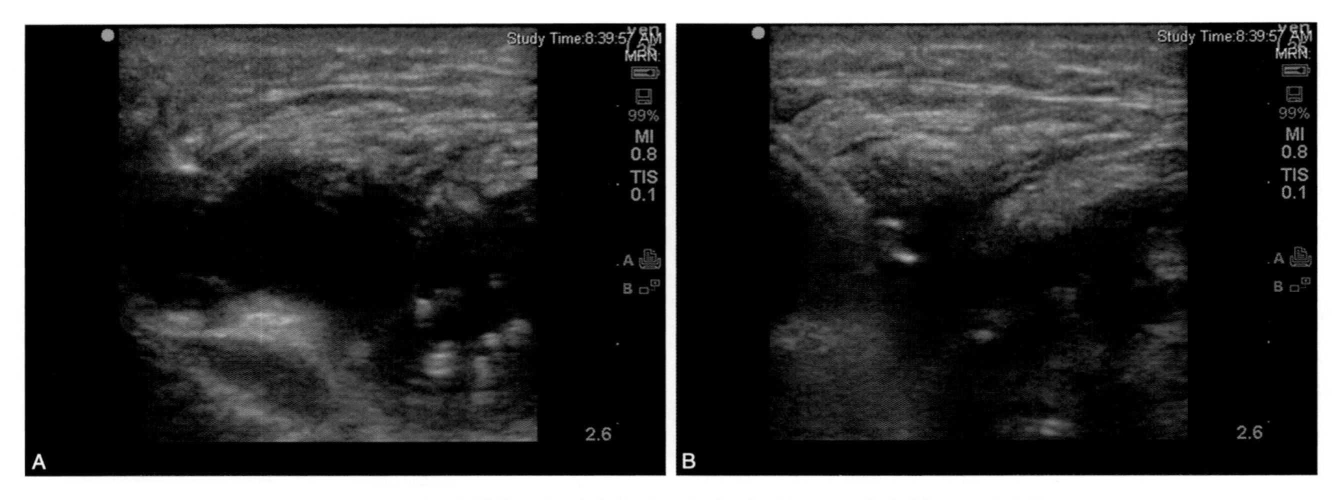

图 14-9 A. 超声影像示腮腺内积液。B. 超声引导下经皮穿刺置入引流管

些患者全身情况好，且存在单房脓肿。但对于腺体内的多房脓肿，针吸引流很困难，因为很难有效地穿刺和引流每个小脓腔[29-31]。

腮腺切开引流通常在全麻下进行，但是如果患者的情况不允许使用全麻，则可以选择在心电监护下局麻进行手术。引流手术通常选择颌后切口（改良腮腺浅叶肿物切除术的切口），切开皮肤和皮下组织，暴露下方的腮腺筋膜。用闭合的血管钳钝性分离进入腮腺筋膜，以避免损伤大的血管和面神经分支，在腮腺实质内多角度进行分离，充分打开各个脓腔。脓肿引流可以在术中超声引导下进行。超声引导可以快速识别腮腺内的脓腔、减少不必要的分离、识别血管结构和确保所有脓腔均被引流[29]。还应注意副腮腺内可能有脓腔存在，其位于颧弓或颧弓上方。副腮腺脓腔需要将切口向上适当延伸，才能暴露并充分引流。腮腺脓肿切开后，尽管不一定有大量脓液流出，但是经腮腺筋膜穿孔处的浆液性引流也足以缓解腺体内的压力，疼痛、肿胀和发热症状得以快速缓解，白细胞计数也很快趋于正常。引流切口保持开放，用生理盐水纱布填塞，纱布每日更换 2~3 次。也可以在脓腔中置入引流条，以保持持续引流，等无明显液体引出即可撤出引流条，但这可能会导致后期出现小的瘢痕和美观问题。唾液腺囊肿和涎瘘等手术并发症并不常见。

急性细菌性下颌下腺炎

急性细菌性下颌下腺炎（acute bacterial submandibular sialadenitis，ABSS）多数与下颌下腺导管的物理性阻塞有关。多发生于下颌下腺腺体和导管系统中（占所有唾液腺结石病的 80%），其原因如下所述，下颌下腺位置低于其导管系统，因此对于站立位的人体，其唾液流动必须对抗重力。下颌下腺导管的长度也增加了唾液在导管系统内停留的时间，会导致微小结石形成和发生凝聚，从而对唾液的分泌造成机械性阻塞，最终导致 ABSS[32]。下颌下腺导管还存在两个急性弯曲：一个位于下颌舌骨肌后缘靠近腺体，另一个位于靠近导管向上进入口底的出口部位。存在括约机制的下颌下腺导管口是导管的一个物理狭窄。和其他大的唾液腺相比，下颌下腺分泌的碱性唾液中含有更高浓度的钙盐（碳酸盐、磷酸盐、草酸盐）。上述这些因素均可能导致唾液瘀滞，钙盐沉积、结晶、形成结石，阻塞唾液分泌，并最终造成感染。对于 ABSS，男性发病率是女性的两倍，年龄以 30~50 岁多见。左侧下颌下腺容易累及，如果没有其他系统性疾病，很少累及双侧下颌下腺。同一腺体内可存在多发性结石形成，20% 的病例存在 2 个结石，将近 5% 的病例超过 2 个结石。随着唾液腺镜的出现，多发结石的发生率也在增加。部分原因是腮腺和下颌下腺导管内的阴性结石的发生率较高，还有就是直视下发现结石的能力有所提高，因而保证了取石后，没有结石残留，而高达 18% 的传统导管切开取石术术后会残留结石。不常见于腮腺、舌下腺及小唾液腺。慢性结石形成会导致导管溃疡和狭窄，进而出现导管阻塞。

ABSS 的典型特征是进食时下颌下腺区域疼痛和肿胀（图 14-10），这是由于分泌的唾液在导管内受到阻塞所致。患者以前可能有类似发作的病史。颈部相应的淋巴结可能肿大。ABSS 是一种社区获得性疾病，和 ABP 不同，它与脱水和住院关系不大。导管口可见脓性分泌物溢出，但多数情况下，导管被完全阻塞。取到的任何脓性分泌物应送检，做革兰氏染色、

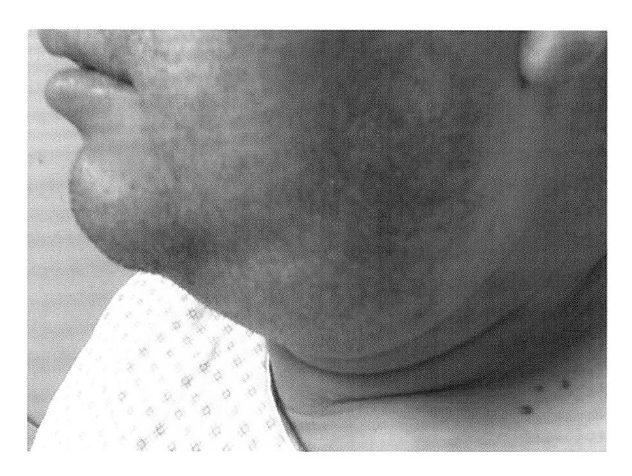

图 14-10 左侧急性细菌性下颌下腺炎

细菌培养和药敏试验。但是经口内收集到的材料都会被口腔菌群污染。因此，多数下颌下腺导管分泌物的培养结果为混合菌群感染，其中包含革兰氏阳性球菌，金黄色葡萄球菌和消化链球菌最常见。在 56% 的分离菌株中存在产 β-内酰胺酶的细菌[17]。因此，根据感染的严重程度，ABSS 的经验性抗生素治疗其抗生素的选择与 ABP 类似，包括广谱青霉素+β-内酰胺酶抑制剂，第一代头孢菌素，克林霉素或阿奇霉素。唾液腺结石病引起的 ABSS 的诊断可由下颌横断𬌗片来进一步确诊(见图 14-1)。只有 80% 的结石是 X 线阻射性的，但是最新的唾液腺内镜检查数据显示，下颌下腺中 X 线透射性的结石的比例为 32%，因此 X 线阻射性的结石的比例可能不到 80%。CT 检查对于显示后部近心段导管内的结石或腺门部的结石很有意义。

ABSS 的治疗方法包括抗生素治疗、补液、避免使用抑制唾液分泌的药物以及取出结石(如果存在的话)。下颌下腺导管远端 1/3 的前部结石可以在门诊局麻下取出。操作过程包括用泪腺探针扩张导管口，按摩腺体，由近端向远端挤压导管排出结石。可以在可疑结石部位的近端应用缝线结扎，以防止结石向近端移位至腺门。如果该方法不成功，则需行导管切开取石术，也就是经口腔黏膜切开导管管壁进行取石，尝试经手术开放的切口轻柔挤出结石，然后行导管成形术或导管改道术，即将导管切开取石术切开的导管边缘与口腔黏膜创缘相互缝合。

这一手术方法的优点是改变了导管的解剖，以利于预防结石病复发。导管成形术可以有效缩短下颌下腺导管的总长度，消除狭窄的导管开口和开口附近的明显弯曲，因此唾液可经新建的无括约机制的开口流出。导管成形术后，可将一个塑料导管作为支架插入导管，以确保通向口腔的造瘘口保持通畅。鼓励患者使用促进唾液分泌的药物或食物，如柠檬汁、甘油拭子、柑橘类水果，以促进术后唾液分泌。除了导管切开取石术和导管成形术之外，唾液腺内镜手术是一种微创的技术，可用于门诊检查导管是否异常或是否存在息肉，取出结石和异物，扩张狭窄导管，冲洗导管以冲出黏液栓子。唾液腺内镜手术的成功率很高，所以该技术是诊断和治疗唾液腺疾病一种有用的辅助手段[4,5,7]。位于下颌下腺导管中 1/3 或近中 1/3 的结石(和复发性 ABSS)，口内入路取石较为困难，因此一般在手术室，于全麻下经口外切口摘除下颌下腺和结石。尽管下颌下腺切除术有多种风险(口外瘢痕，舌下神经及面神经下颌缘支损伤，面动脉和舌深动脉损伤)，但远不如腮腺切除术危险。

慢性复发性细菌性腮腺炎

慢性复发性细菌性腮腺炎(chronic rrecurrent bacterial parotitis，CRBP)被定义为反复发作的 ABP，中间隔以缓解期。CRBP 通常由 ABP 发作导致，但也可能是特发性的，或由于舍格伦综合征，先天性导管畸形、狭窄、创伤(如来自正畸矫治器的创伤)，腮腺导管异物(包括牙刷刷毛、爆米花核、青草、稻草和鱼骨)，或是病毒性腮腺炎的后遗症。经典的 CRBP 分为两类：成人 CRBP 和儿童 CRBP。成人 CRBP 与金黄色葡萄球菌感染的关系更密切，而儿童 CRBP 的主要致病菌是草绿色链球菌，常在 3~6 岁发病。

儿童 CRBP，男性稍多于女性，常为单侧腮腺肿大，在青春期腮腺功能恢复后可能自发缓解。儿童 CRBP 延续至青春期后仍不缓解多见于女性。CT 或 MRI 检查可用于鉴别儿童慢性腮腺感染和腮腺肿瘤。尽管革兰氏阳性球菌是这一疾病过程中最常见的致病菌，但其他细菌，包括免疫功能抑制患者的机会致病菌，也可 CRBP 中被检出。腮腺感染在疾病的不同时期可能表现为亚临床状态，因此，在临床缓解期，腺体可能表现为潜伏性感染。CRBP 可导致腺体实质破坏和功能丧失。

CRBP 的典型特征是单侧或双侧腮腺肿胀，可持续数天、数周或数月，其间有发作期和缓解期。发作期可出现全身症状，白细胞计数和红细胞沉降率可能升高。唾液腺造影可显示导管系统扩张，腺体和导管系统内造影剂瘀积，可能形成囊腔[33]。唾液腺 ^{99}Tc 高锝酸盐同位素扫描可用于评估腺体功能完整性和监测自发性功能恢复的情况。

CRBP 的治疗与病因一样有争议。关于 CRBP 的病因的,一个理论是源于细菌感染,因此治疗包括菌种特异性全身抗生素治疗,如果可能,应根据细菌培养和药敏试验结果选择抗生素的种类。应清除导管系统的异物。对于儿童 CRBP,可能需要间断性全身应用抗生素直至患儿年龄到青春期。与 ABP 的治疗相类似,必要时使用镇痛药,避免出现脱水,停止使用抑制唾液分泌的药物。缓解期内,可向导管内滴注抗生素。上述治疗可于急性期后 1~2 周进行[34]。该操作过程包括将一根 50 号的聚乙烯管插入腮腺导管。在管周组织内注射 2% 利多卡因局部麻醉。冲洗液内含有四环素或红霉素。一般来说,对于成年患者,导管系统注入 3~4mL 浓度为 15mg/mL 的冲洗液,而儿童则注入 1.5~2.5mL 的浓度为 10mg/mL 的冲洗液。冲洗液在导管内保留 5~10 分钟。每天冲洗 1 次,持续 3~5 天。

关于 CRBP 病因的第二个理论是,该疾病是由导管畸形、狭窄、阴性结石或黏液栓子引起的炎症所致。据文献报道,抗生素溶液冲洗导管和生理盐水冲洗导管对缓解 CRBP 症状的效果是相同的[35]。这一结果提示产生预期效果的是冲洗而不是抗生素。另外,使用类固醇可减少炎症反应,并联合导管冲洗,唾液腺造影或唾液腺内镜以清除导管内沉淀的物质,可改善患者症状,而不需使用抗生素。随着唾液腺内镜在这些患者诊治中广泛的应用,结果证明高达 63% 患者无法通过标准 X 线片、唾液腺造影和超声检查发现腺体内存在的结石。另外,导管狭窄症状可经导管扩张和支架技术加以改善,从而使唾液腺内镜成为 CRBP 患者的理想治疗方法[5-7,35,36]。

以前该疾病治疗的目的是通过结扎腮腺导管、牺牲舌咽神经或对腮腺进行低剂量放射治疗,来达到对腮腺的破坏和使其萎缩。目前提倡对其他类型的非手术治疗无效的病例,实施保留面神经的腮腺切除术。

慢性复发性下颌下腺炎

慢性复发性下颌下腺炎(chronic recurrent submandibular sialadenitis,CRSS)与复发性唾液腺结石病有关,通常出现于 ABSS 急性发作之后。CRSS 比 CRBP 常见。唾液腺造影显示存在唾液腺炎和导管扩张的表现,腺体排空迟缓提示腺体功能较差。CRSS 的治疗包括经验性抗生素治疗、促进唾液分泌、补液、导管切开取石术(如果必要)。最终,如果反复发作或下颌下腺功能丧失,需行下颌下腺摘除术。有趣的是,长期存在的 CRSS 会在下颌下三角区形成质硬、肿瘤样肿块,被称为库特纳(Kuttner)肿瘤[37]。

放线菌病

临床上非常少见,放线菌(如衣氏放线菌、内氏放线菌、丙酸放线菌、黏液放线菌、龋齿放线菌、麦氏放线菌、埃氏放线菌)能侵入唾液腺并造成感染。最易累及的唾液腺是腮腺,腮腺放线菌感染在面颈部放线菌病中的比例可高达 10%。放线菌是口腔常驻菌群,能导致唾液腺的急慢性感染,且难以与其他类型唾液腺炎相鉴别。细菌侵入唾液腺实质可源于牙源性感染或扁桃体炎。诊断依靠革兰氏染色、活检、培养和药敏试验。放线菌是革兰氏阳性、微需氧型、非抗酸的细菌,细菌培养生长缓慢并可出现典型的“硫黄颗粒”——放线菌丝的积聚物。取自瘘管的培养材料可能被污染,培养结果为混合菌群。唾液腺造影可显示腺体实质内局限性破坏性唾液腺炎。其治疗与面颈部放线菌病的治疗相同,包括切开引流(必要的情况下)、长期(4~6 个月)大剂量的青霉素治疗(其他抗生素也曾被使用,包括红霉素和四环素)。避免脱水对防止疾病进展为慢性、不可逆的唾液腺炎也很重要。

猫抓病

猫抓病(cat-scratch disease)于 1931 年首次报道。直至 1983 年,其病因才被阐明,当时通过浸银染色法检测到小型革兰氏阴性多形性杆菌。尽管初次所描述的猫阿菲波菌随后被证实不是致病菌,但是通过进一步试验发现了主要病原——汉赛巴尔通体(*Bartonella henselae*)。猫抓病是儿童和青少年慢性淋巴结肿大最常见的病因,大约 80% 的患者年龄小于 21 岁,经常表现为肢体远端抓伤部位感染 2 周后出现局部淋巴结肿大触痛。损伤的部位常位于手、胳膊和胸部,最初损伤后 3~10 天才被注意到,65% 的患者临床可见损伤部位。大约 33%~50% 的患者出现发热,33% 的患者出现不适或疲劳,绝大多数无病态表现。颈部淋巴结肿大,直径为 1~10cm 不等,表面皮肤红斑。尽管猫抓病首先累及耳前和颈部淋巴结链,但是接下来会直接累及唾液腺,多数是腮腺。传统上,猫抓病的诊断基于以下四个标准:有与猫的接触史和原发接触部位,猫抓病皮肤试验阳性(Rose-Hangar 皮内实验),除外其他原因引起的淋巴结肿大,活检示典型的组织学特征(浸银染色巴尔通体阳性)。近来,因为担心传播其他疾病和疾病早期常会出现假阴性结果,Rose-Hangar 皮内试验(标本取自患者脓液)已被酶联免疫吸附试验和聚合酶链反应(polymerase chain reaction,PCR)所替代。从累及的淋巴结直接取材活检或细针吸取材活检，可进行浸银染色法和 PCR 检查（如果必要）。组织学上，猫抓病表现为高度特征性的星状微脓肿，周边包绕肉芽肿性炎症。猫抓病通常有自限性，2~6 个月内症状会消失，但是还应使用镇痛剂和退热药。抗生素治疗有争议，只对免疫力低下个体有明确的作用。最常用的抗生素是红霉素、多西环素、利福平，也可用庆大霉素、复方新诺明、喹诺酮。细针吸抽取坏死组织和脓液比开放引流更有优势，可以减少瘘管形成的可能[38,39]。

急性过敏性唾液腺炎和放射性腮腺炎

这种情况很少见，免疫性疾病可累及大唾液腺。这种情况可发生于远处器官根治性放疗后，对代谢产物的过敏性反应。尽管食物过敏很少见，但重金属和药物（包括碘剂、氯霉素、土霉素、硫脲嘧啶）过敏更常见。临床表现为急性唾液腺肿大，多见于腮腺，增强静脉肾盂造影后出现呼吸困难。其病程通常有自限性。

病毒性唾液腺感染

病毒性唾液腺炎、流行性腮腺炎

病毒性腮腺炎是一种急性、非化脓性、可传染的感染性疾病，主要累及腮腺组织，通常在冬春季节流行。尽管流行性腮腺炎通常认为是一种儿童疾病，好发于6~8 岁儿童，无明显性别倾向，但实际上，它可发生于任何年龄段患者，包括儿童期未感染流行性腮腺炎的成人。流行性腮腺炎通常由副黏病毒引起，副黏病毒是一种与流感和副流感病毒组相关的 RNA 病毒。其他多种非副黏病毒也能造成与流行性腮腺炎类似的肿胀，包括柯萨奇病毒 A 组、柯萨奇病毒 B 组、EB 病毒、流感、副流感病毒（1 型、3 型）、埃可病毒、淋巴细胞性脉络丛脑膜炎病毒和 HIV。如果对副黏病毒的初次检测结果呈阴性，则可考虑对这些病毒做血清学检测[40-42]。副黏病毒可经唾液和尿液传播。从接触到出现症状和体征之间的病毒潜伏期为 15~18 天。流行性腮腺炎包括一个持续 24~48 小时的前驱期，症状包括发热、寒战、头疼和耳前区触痛。感染的临床特征是快速出现的单侧或双侧腮腺疼痛、肿胀，但皮色不红，肿胀明显时，可使耳垂发生移位。导管内出现脓性分泌物的情况少见。因为流感病毒和其他病毒也能感染腮腺，流行性腮腺炎病毒的血清学滴度有助于明确诊断。对免疫球蛋白（Ig）G 和 IgM 腮腺炎病毒抗体的检测可以明确感染或提供既往感染或免疫的证据。对病毒进一步的检测，可分离培养病毒或通过对喉部、唾液或尿液标本进行 PCR 以检测病毒的核酸。实验室检查一般无特异性，但可出现白细胞减少伴淋巴细胞相对增多。血清淀粉酶水平可能升高，但与胰腺炎无关，其峰值出现在感染的第一周。而急性细菌性腮腺炎不会导致血清淀粉酶水平升高[40]。对 12 个月大的儿童进行麻疹腮腺炎风疹疫苗（measles-mumps-rubella，MMR）的常规接种，可以根除流行性腮腺炎。该病常在 5~10 日内自行缓解，针对疼痛和发热进行对症治疗，同时避免脱水，这些措施都是必要的。持续或反复的肿胀提示可能出现了儿童慢性细菌性唾液腺炎。

如果出现全身性病毒血症，流行性腮腺炎可引发几种严重的并发症。流行性腮腺炎性胰腺炎表现为自发腹痛、压痛和血清淀粉酶升高。糖尿病是流行性腮腺炎性胰腺炎不常见的并发症。大约 20% 的成年男性流行性腮腺炎患者会出现睾丸炎，表现为睾丸肿大、压痛。其中半数患者会出现睾丸萎缩，如果是双侧睾丸萎缩，则会导致不育。阴茎勃起异常是流行性腮腺炎性睾丸炎少见的并发症。脑膜脑炎是病毒性流行性腮腺炎的一种少见的后遗症，表现为颈项强直、嗜睡和头疼。脑膜脑炎一般为轻度，并具自限性，但会引发严重脑炎。流行性腮腺炎的其他少见并发症包括流行性腮腺炎性甲状腺炎、心肌炎、肾炎和肝炎[40]。

HIV 相关性唾液腺感染

大约 5%~10% 的 HIV 阳性患者可有头颈部症状。这些症状包括口干、腮腺腺体内、颈部淋巴结肿大、无痛性腮腺肿大伴或不伴囊肿形成。细针穿刺结果显示囊液淀粉酶阳性有助于确诊。免疫荧光检测显示其特征为受累腮腺腺泡组织内弥漫性淋巴细胞浸润，但是没有发现干燥综合征患者存在的抗 Ro、抗 La 自身抗体。在 HIV 的作用下，腮腺可发生良性淋巴上皮病变（benign lymphoepithelial lesions，BLL）。良性淋巴上皮病变-弥漫性淋巴细胞浸润会导致腺泡萎缩、导管增生和肌上皮岛形成。腮腺实质内 CD8 淋巴细胞浸润也能导致淋巴上皮囊肿形成。事实上，在多达 5% 的 BLL 病变中，可出现恶性淋巴瘤，最常见的是非霍奇金淋巴瘤。大约 1% 的 BLL 病变会进展为癌症。因此，BLL 必须列入腮腺肿大的鉴别诊断中。其诊断需依靠 CT 扫描、细针吸取活检和 MRI。囊性病变的治疗包括观察、连续引流或硬化治疗[43]。

巨细胞病毒

唾液腺包涵体疾病可由巨细胞病毒导致。该病毒是一种疱疹病毒的亚型，可造成隐形发病。多数感染者无症状，除了免疫功能低下的患者（特别是艾滋病晚期）。病毒传播可以通过血液或器官移植进行，唾液腺经常被累及。一种单核细胞增多症样综合征表现为发热、咽炎和淋巴结肿大三联征，但传染性单核细胞增多症的异嗜性抗体检测是阴性的。唾液腺包涵体病没有特殊的治疗，巨细胞病毒对阿昔洛韦等抗病毒药耐药，免疫功能低下患者需要静脉注射更昔洛韦或缬更昔洛韦来治疗。

唾液腺分枝杆菌感染

结核分枝杆菌

唾液腺结核分枝杆菌原发感染并不常见。结核病有两种不同的类型：一种是浸润的、播散型，另一种是局限的、结节型。播散型经血行传播，而局限型则经淋巴传播。通常单侧腮腺和耳前淋巴结受累，呈急性或慢性感染表现。继发性唾液腺结核分枝杆菌感染与活动肺结核有关，多数累及下颌下腺和颈部淋巴结链，出现引流病变即淋巴结核（结核性淋巴结炎）。诊断依赖胸片、全血干扰素试验阳性、纯化蛋白衍生物皮内试验阳性及痰抗酸杆菌检出阳性。治疗与肺结核的治疗类似，长期多种药物治疗。应该咨询传染病专业人员，因为这些患者必须上报至当地卫生委员会及疾病控制和预防中心。

非典型分枝杆菌感染

非典型分枝杆菌同样可以感染唾液腺，包括下颌下腺和腮腺。这类感染最常见于儿童和免疫力低下患者（鸟型结核分枝杆菌）。皮肤试验能帮助诊断，手术切除罕见有适应证，是抗菌治疗的辅助手段。

唾液腺寄生虫感染

丝虫病

唾液腺发生丝虫病蠕虫感染的病例也有报道。已知八种丝虫线虫以人体作为最终的宿主。丝虫病是非洲和中美洲的地方病。明确诊断需行感染唾液腺结节的活检。实验室检查结果显示嗜酸性粒细胞增多。治疗包括抗寄生虫药，如伊维菌素、乙胺嗪或阿苯达唑，和唾液腺结节切除。

免疫性唾液腺疾病

胶原蛋白唾液腺炎（系统性红斑狼疮）

所有的胶原血管病均可影响唾液腺，包括硬皮病、皮肌炎、多肌炎，但是系统性红斑性狼疮最常见。系统性红斑狼疮必须与干燥综合征鉴别。胶原蛋白唾液腺炎最常见于四、五十岁的女性。该病可累及所有大唾液腺，通常表现为腺体缓慢增大。诊断需要识别潜在的系统性疾病，唾液生化检查结果显示钠离子和氯离子水平高于正常水平 2~3 倍。治疗应针对全身性疾病进行治疗。

结节病

结节病是慢性肉芽肿性疾病，以非干酪样肉芽肿为特征，高达 6% 的病例会累及唾液腺。黑福特综合征（Heerfordt syndrome）或眼色素层腮腺热综合征，占其中 10%，包括腮腺肿大、眼色素层炎和面神经麻痹三联征。结节病的病因不明确，最常见于三、四十岁患者，黑人患者比白人患者常见。初始症状表现为前驱期的全身发热、不适、无力、恶心、盗汗，可能持续数周到数月。典型的胸片特征是对称性双侧肺门淋巴结肿大。腮腺肿大通常是无痛的，质硬，双侧累及，并可累及下颌下腺。诊断方面，组织病理学表现缺乏干酪样坏死和抗酸杆菌的证据以区别于结核病。实验室检查可能提示高钙血症、血清碱性磷酸酶升高、血清血管紧张素转化酶浓度升高。Kveim 试验（结节病抗原试验）是指皮内注射人类结节病组织抗原，但是只有 75% 的病例显示阳性。结节病的治疗包括早期应用激素或甲氨蝶呤，尤其是存在眼色素层炎（可导致青光眼）和面瘫的情况。

肉芽肿性多血管炎

肉芽肿性多血管炎（韦格纳肉芽肿）初始症状极为多变。如果该病治疗不及时，其发病率和死亡率很高，因此必须及时诊断和治疗。如果腮腺被累及，则表现为单侧腮腺肿块，疼痛明显。应询问是否有其他与韦格纳肉芽肿相关的表现，如鼻炎、草莓牙龈炎、听力丧失、巩膜炎。胞浆抗中性粒细胞胞浆抗体血清学检测和病理标本活检可以明确诊断。作为一种系统性炎症性坏死性血管炎，可累及多个器官。快速进展的肾小球肾炎和肺出血是其最严重的并发症。治疗包括使用大剂量激素、环磷酰胺和甲氨蝶呤进行免疫抑制治疗。在诊断试验和有效治疗出现之前，该病的平均存活时间只有 5 个月，2 年死亡率大于 90%[44,45]。

（韩小东 译）

参考文献

1. Kawamata A, Ariji Y, Langlais RP: Three dimensional computer tomography imaging in children, *Dent Clin North Am* 44:395, 2000.
2. Yousem DM, Kraut MA, Chalian AA: Major salivary gland imaging, *Radiology* 216:19, 2000.
3. Marchal F, Becker M, Dulguerov P, et al.: Interventional sialoendoscopy, *Laryngoscope* 110:318, 2000.
4. Nahlieli O, Baruchin AM: Endoscopic technique for the diagnosis and treatment of obstructive salivary gland disease, *J Oral Maxillofac Surg* 57:1394, 1999.
5. Ardekian L, Klein HH, Araydy S, et al.: The use of sialendoscopy for the treatment of multiple salivary gland stones, *J Oral Maxillofac Surg* 72:89–95, 2014.
6. Baurmash HD: Chronic recurrent parotitis: a closer look at its origin, diagnosis, and management, *J Oral Maxillofac Surg* 62:1010–1018, 2004.
7. Nahlieli O, Baruchin AM: Long-term experience with endoscopic diagnosis and treatment of salivary gland inflammatory diseases, *Laryngoscope* 110:988–993, 2000.
8. Hotel Dieu: Parotits terminating in gangrene, *Lancet* 2:540, 1829.
9. Brodie BC: Inflammation of the parotid gland and salivary fistulae, *Lancet* 1:450, 1834.
10. Cope VZ: Acute necrotic parotitis, *Br J Surg* 7:130, 1919.
11. Robinson JR: Surgical parotitis, a vanishing disease, *Surgery* 38:703–707, 1955.
12. Petersdorf RG, Forsyth BR, Bernanke D: Staphylococcal parotitis, *N Engl J Med* 259:1250–1254, 1958.
13. Krippaehne WW, Hunt TK, Dunphy JE: Acute suppurative parotitis: a study of 161 cases, *Ann Surg* 156:251–257, 1962.
14. Spratt JS: The etiology and therapy of acute pyogenic parotitis, *Surg Gynecol Obstet* 112:391, 1961.
15. Rice D: Nonneoplastic diseases of the salivary glands. In Bailey BJ, editor: *Head and neck surgery: otolaryngology*, Philadelphia, 2014, Wolters Kluwer Health/Lippincott Williams & Wilkins.
16. Brook I: Aerobic and anaerobic microbiology of suppurative sialadenitis, *J Med Microbiol* 51:526–529, 2002.
17. Brook I: Anaerobic bacteria in upper respiratory tract and head and neck infections: microbiology and treatment, *Anaerobe* 18:214–220, 2012.
18. Brook I, Frazier EH, Thompson DH: Aerobic and anaerobic microbiology of acute suppurative parotitis, *Laryngoscope* 101:170–172, 1991.
19. Brook I, Finegold SM: Acute suppurative parotitis caused by anaerobic bacteria: report of two cases, *Pediatrics* 62:1019–1020, 1978.
20. Marioni G, Rinaldi R, de Filippis C, et al.: Candidal abscess of the parotid gland associated with facial nerve paralysis, *Acta Otolaryngol* 123:661–663, 2003.
21. Masters RG, Cormier R, Saginur R: Nosocomial gram-negative parotitis, *Can J Surg* 29:41–42, 1986.
22. Pruett TL, Simmons RL: Nosocomial gram-negative bacillary parotitis, *JAMA* 251:252–253, 1984.
23. Raad II , Sabbagh MF, Caranasos GJ: Acute bacterial sialadenitis: a study of 29 cases and review, *Rev Infect Dis* 12:591–601, 1990.
24. Carlson E, Ord R: Infections of the salivary glands. In Carlson E, Ord R, editors: *Textbook and color atlas of salivary gland pathology*, Ames, Iowa, 2008, Wiley-Blackwell.
25. Aly RL, Levit S: Adherence of *Staphylococcus aureus* to squamous epithelium: role of fibronectin and teichoic acid, *Rev Infect Dis* 9(Suppl 4):S341–S350, 1987.
26. Simpson WA, Courtney HS, Beachey EH: *Fibronectin: a modulator of the oropharyngeal bacterial flora. Microbiology 1982*, Washington, DC, 1982, American Society for Microbiology, p 344.
27. Johanson WG, Pierce AK, Sanford JP: Changing pharyngeal bacterial flora of hospitalized patients. Emergence of gram-negative bacilli, *N Engl J Med* 281:1137–1140, 1969.
28. Mandel L: Wind parotitis, *N Engl J Med* 289:1094–1095, 1973.
29. Graham SM, Hoffman HT, McCulloch TM, et al.: Intraoperative ultrasound-guided drainage of parotid abscess, *J Laryngol Otol* 112:1098–1100, 1998.
30. Yeow KM, Liao CT, Hao SP: US-guided needle aspiration and catheter drainage as an alternative to open surgical drainage for uniloculated neck abscesses, *J Vasc Interv Radiol* 12:589–594, 2001.
31. Yeow KM, Hao SP, Liao CT: US-guided percutaneous catheter drainage of parotid abscesses, *J Vasc Interv Radiol* 11:473–476, 2000.
32. Epivatianos A, Harrison JD, Dimitriou T: Ultrastructural and histochemical observations on microcalculi in chronic submandibular sialadenitis, *J Oral Pathol* 16:514–517, 1987.
33. Patey DH: Inflammation of the salivary glands with particular reference to chronic and recurrent parotitis, *Ann R Coll Surg Engl* 36:26–44, 1965.
34. Quinn JH, Graham R: Recurrent suppurative parotitis treated by intraductal antibiotics, *J Oral Surg* 31:36–39, 1973.
35. Antoniades D, Harrison JD, Papanayotou P, et al.: Treatment of chronic sialadenitis by intraductal penicillin or saline, *J Oral Maxillofac Surg* 62:431, 2004.
36. Nahlieli O, Schacham R, Yoffe B, et al.: Diagnosis and treatment of strictures and kinks in salivary gland ducts, *J Oral Maxillofac Surg* 57:484, 2001.
37. Yoshihara T, Kanda T, Yaku Y, et al.: Chronic sialadenitis of the submandibular gland (so-called Küttner tumor), *Auris Nasus Larynx* 10:117–123, 1983.
38. English CK, Wear DJ, Margileth AM, et al.: Cat-scratch disease. Isolation and culture of the bacterial agent, *JAMA* 259: 1347–1352, 1988.
39. Lamps LW, Scott MA: Cat-scratch disease: historic, clinical, and pathologic perspectives, *Am J Clin Pathol* 121(Suppl):S71–S80, 2004.
40. McQuone SJ: Acute viral and bacterial infections of the salivary glands, *Otolaryngol Clin North Am* 32:793–811, 1999.
41. Brill SJ, Gilfillan RF: Acute parotitis associated with influenza type A: a report of twelve cases, *N Engl J Med* 296:1391–1392, 1977.
42. Buckley JM, Poche P, McIntosh K: Parotitis and parainfluenza 3 virus, *Am J Dis Child* 124:789, 1972.
43. Berg EE, Moore C: Office-based sclerotherapy for benign parotid lymphoepithelial cysts in the HIV-positive patient, *Laryngoscope* 119:868–870, 2009.
44. Frantz MC, Frank H, vonWeyhern C, et al.: Unspecific parotitis can be the first indication of a developing Wegener's granulomatosis, *Eur Arch Otorhinolaryngol* 265:131–134, 2008.
45. Saha AK, Rachapalli S, Steer S, et al.: Bilateral parotid gland involvement in Wegener's granulomatosis, *Ann Rheum Dis* 68:1233–1234, 2009.

第 15 章　鼻和鼻窦感染

Kyle Johnson, Kourosh Parham

鼻腔和鼻窦的感染非常常见，美国每年有超过3 100万的患者被诊断为鼻-鼻窦炎，多达七分之一的成年人被侵袭[1]。事实上，这类感染比上述统计结果更为普遍，因为该统计数据主要基于细菌病因学，当把病毒病因纳入考虑范围时，整个美国人口可能每人每年都经历过这种感染。每年大约有58亿美元用于成人鼻窦炎的诊断和治疗，主要以门诊和急诊就诊为主，但也包括每年近50万例手术治疗。在美国，有超过五分之一的抗生素处方用于鼻窦炎的治疗，使鼻窦炎成为抗生素使用的第五大常见诊断[2]。此外，因鼻窦炎间接导致的社会资源消耗包括美国每年约7 300万限制活动日，同时也对全国范围内的社区及医院的抗生素耐药性产生了不可估量的影响。本章将讨论鼻和鼻窦感染的病理生理学及治疗。

鼻和鼻窦的解剖和生理

鼻为位于面中份前部略似锥形的结构（图 15-1）。它由上部的骨性结构和下部的软骨支架构成，外覆面部皮肤，内衬呼吸道纤毛上皮。鼻中隔由骨、软骨中线结构及其表面的黏膜软骨层构成，中分鼻腔为左右两部分。鼻腔外侧壁的骨性凸起称为鼻甲或鼻甲骨（图 15-2）。每侧有三或四个鼻甲，分别为上、中、下鼻甲，少数人会出现第四鼻甲即最上鼻甲。这些鼻甲被覆呼吸上皮，用以调节鼻循环过程中鼻腔的阻力和气流，在此过程中，双侧鼻甲通过黏膜充血交替肿大，类似于生殖系统的勃起组织。鼻腔黏膜表面积经鼻甲增大后，可以提高进入上呼吸道空气的温度和湿度。下鼻甲的前方、鼻中隔和鼻腔外侧壁的下方构成一个对气流产生最高阻力的区域，称为内鼻阀。这一区域有着特殊的临床意义，任何原因导致的该区域肿胀均可引起显著的鼻塞。下鼻甲前部的鼻腔构成鼻前庭。

鼻窦由四对位于面部骨骼中的含气空腔组成（图 15-3）。鼻窦根据它们所在的面部骨骼命名，分别为上颌窦、筛窦、额窦和蝶窦。鼻窦的功能尚未完全确定，

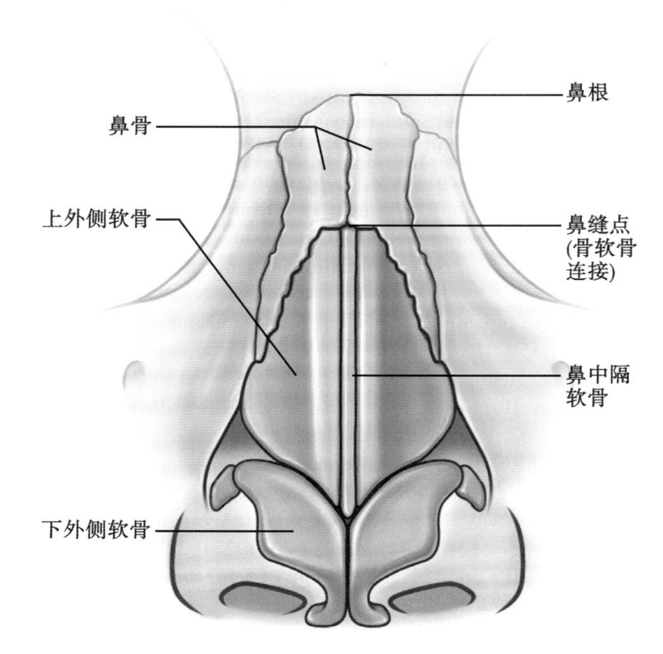

图 15-1　鼻部骨及软骨结构（From Aston SJ, Steibrech DS, Walden JL: *Aesthetic plastic surgery*, Philadelphia, 2009, Saunders.）

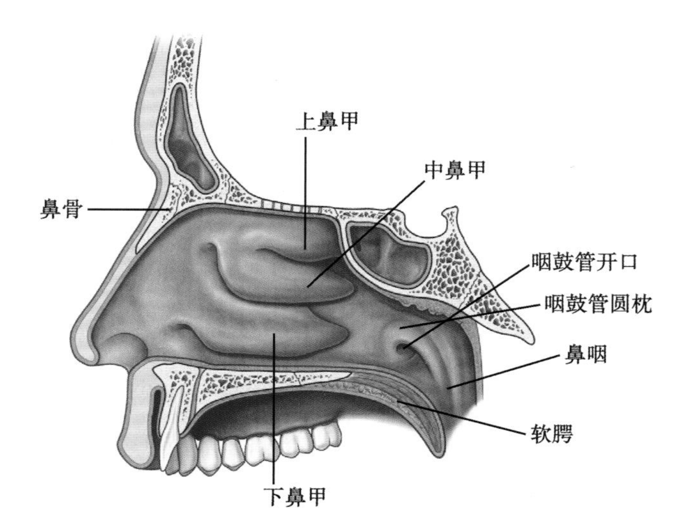

图 15-2　右侧鼻腔外侧壁解剖（From Drake RL, Vogl AW, Mithell AWM: *Gray' s anatomy for students*, ed 3, Philadelphia, 2015, Churchill Livingstone.）

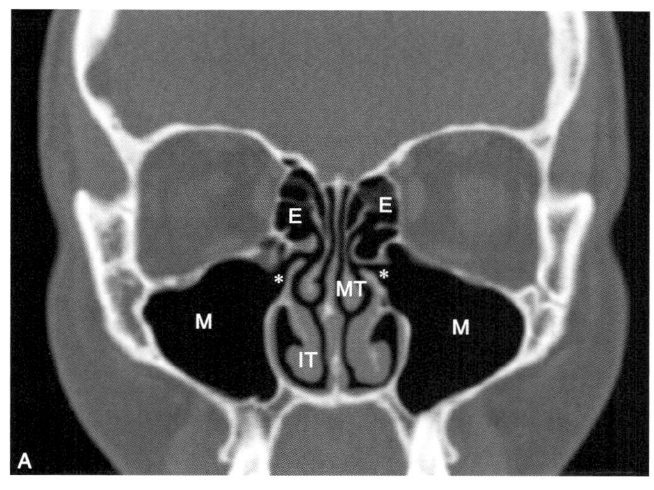

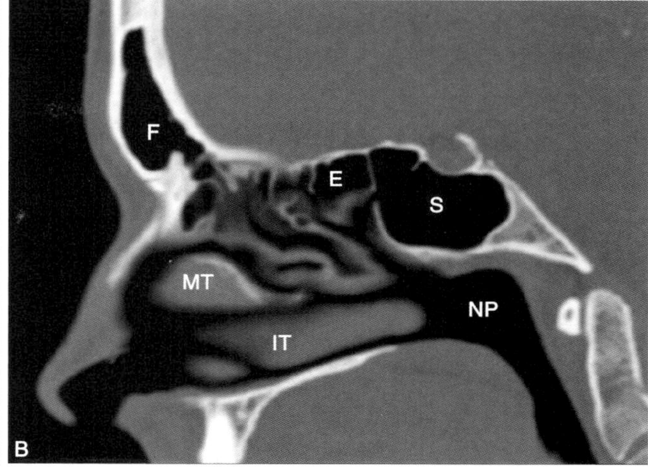

图 15-3　无鼻窦炎症状患者的鼻窦非增强 CT 显示窦腔气化良好，无气液平面或窦内黏膜增厚。A. 冠状位。B. 矢状位。E：筛窦气房；F：蝶窦；IT：下鼻甲；M：上颌窦；MT：中鼻甲；NP：鼻咽；S：蝶窦。＊标记为上颌窦开口

据推测，面部含气空腔的存在有很多好处，如发音时产生共鸣，头部减重，为保护颅内容物避免创伤提供受力缓冲区[3]。鼻窦内衬纤毛呼吸上皮，将各窦腔产生的黏液运送至窦口或窦孔。这种黏膜纤毛输送继续沿鼻侧壁进行，向后至咽腔，最终黏液被吞咽。每天大约产生 1～2L 的鼻腔黏液。窦腔开口的肿胀可阻碍黏液纤毛运输过程，后续会出现鼻窦炎患者所经历的发胀、压迫感和疼痛症状。额窦和蝶窦最后气化，气化过程到青春期才开始。因此，儿童鼻窦疾病主要发生在上颌窦和筛窦，而额窦和蝶窦疾病几乎全部发生于成人。

病因和病理生理学

鼻旁窦急性感染最常见的原因是病毒感染。其中一小部分病例（0.5%～3%），存在细菌和病毒的混合感染。对于初次发作的急性细菌性鼻窦炎（acute bacterial rhinosinusitis，ABRS）成人患者来说，肺炎双球菌、流感嗜血杆菌和卡他莫拉菌检出的比率分别为 20%～43%、22%～25% 和 2%～10%[4]。卡他莫拉菌更常见于儿童患者。金黄色葡萄球菌和不同种类的厌氧菌也常从窦腔分泌物中分离出来。

慢性鼻窦炎（chronic rhinosinusitis，CRS）具有更加复杂的病理生理学特点，很可能代表一个疾病谱。在医学文献中，主要将有鼻息肉的慢性鼻窦炎（CRS with nasal polyposis，CRSwNP）和不存在鼻息肉的慢性鼻窦炎（CRSsNP）加以区分。但是，这种分类对于疾病谱来说，有点过于简单。对于慢性鼻窦炎来说，存在多种影响因素，就是感染自身也不一定代表核心因素。对慢性鼻窦炎分泌物进行培养，其结果为多种微生物混合感染，同时包括需氧和厌氧病原菌。但是，在正常的窦腔中也能分离出多种微生物。这一结论不得不让人质疑细菌感染在慢性鼻窦炎的发病机制方面是否起作用。其他可能的影响因素包括宿主对链格孢属真菌的过度反应，葡萄球菌超抗原所产生的外毒素，宿主对正常菌群或普通病原菌的免疫反应发生变化，例如类花生酸通路缺陷，黏液纤毛输送功能失调，鼻窦黏膜炎症，以及生物膜的存在和发展[2]。此外，宿主的其他疾病，如过敏性鼻炎、糖尿病和免疫抑制，也会对慢性鼻窦炎或复发性急性鼻窦炎的严重程度和发作频率造成影响[2]。

急性鼻窦炎

病史及体格检查

鼻窦炎的主诉包括鼻塞、流涕、面部疼痛、发胀或有压迫感、发烧、全身乏力、疲劳、口臭、嗅觉减退、嗅觉丧失、上颌牙齿疼痛，以及耳部发胀或疼痛。对于感染的类型来说，症状持续时间很重要：急性感染持续不超过 4 周，慢性感染持续超过 3 个月，亚急性感染持续的时间位于两者之间。临床检查所见包括发烧、鼻甲肿胀、鼻腔异常分泌物、后鼻滴涕，以及面颊、前额或牙齿有压痛。其他提示存在涉及多个窦腔的复杂感染的临床检查包括眼球突出、眶周肿胀和瘀斑、眼外肌运动受限或其他脑神经病变，以及颈项强直。

对于上述可能存在的病史和检查所见，三联征：

①鼻塞,②混浊或脓性鼻腔分泌物,③面部疼痛、发胀或压迫感持续存在小于4周,2007年被美国耳鼻喉头颈外科学会(AAO-HNS)成人鼻窦炎临床实践指南推荐作为成人细菌性鼻窦炎最敏感和最具有特异性的诊断标准。有趣的是,病毒性感染鼻腔分泌物更常表现为清亮的液体,由于黏液中存在细菌,黏液并没有混浊的表现,更确切地说,是由于黏液中存在中性粒细胞,中性粒细胞并不特殊存在于细菌感染,也可能存在于病毒性鼻窦炎(viral rhinosinusitis,VRS)中。因此,单纯依靠鼻腔分泌物的颜色并不能鉴别感染是细菌性的还是病毒性的。但是,在调查研究中显示,与其他临床检查结果相比较,鼻腔或口咽后部的脓性分泌物和窦腔抽吸物细菌培养结果阳性以及与成人细菌性鼻窦炎相一致的影像学所见具有更高的关联性[2]。历史上,曾经利用一系列大小不一的标准来鉴别病毒性和细菌性急性鼻窦感染。但是,近期出版的文献主要关注成人细菌性鼻窦炎的三个主要的症状和体征。结果显示,上述三个临床表现的存在和培养结果以及影像学所见存在高度的相关性[5,6]。值得注意的是,对于成人细菌性鼻窦炎和病毒感染的鉴别诊断中,发烧的敏感性和特异性大约只有50%,因此,单纯存在或缺少发烧这一症状,对于诊断和排除细菌性感染来说,证据并不充分。

对于鉴别急性病毒性和细菌性感染,症状的发展变化是另外一个重要的区别所在。病毒性感染一般倾向于在7~10天之内改善和痊愈,而成人细菌性鼻窦炎的特点是症状持续超过10天,没有改善,或症状存在所谓的“再次恶化”,即患者的症状经过最初的改善之后,在10天内再次加重。尽管单纯发烧不能鉴别病毒性和细菌性感染,在发病最初的3~4天内,存在更为严重的症状和体征,同时有体温升高(≥39℃),还有鼻腔脓性分泌物或面部疼痛的患者,在发病10天之内抗菌治疗有效[7]。因此,对病程和患者症状的严重程度进行评价,是鉴别病毒性和细菌性鼻窦炎另一个重要的线索。图15-4总结了鼻窦炎的诊断和治疗流程。

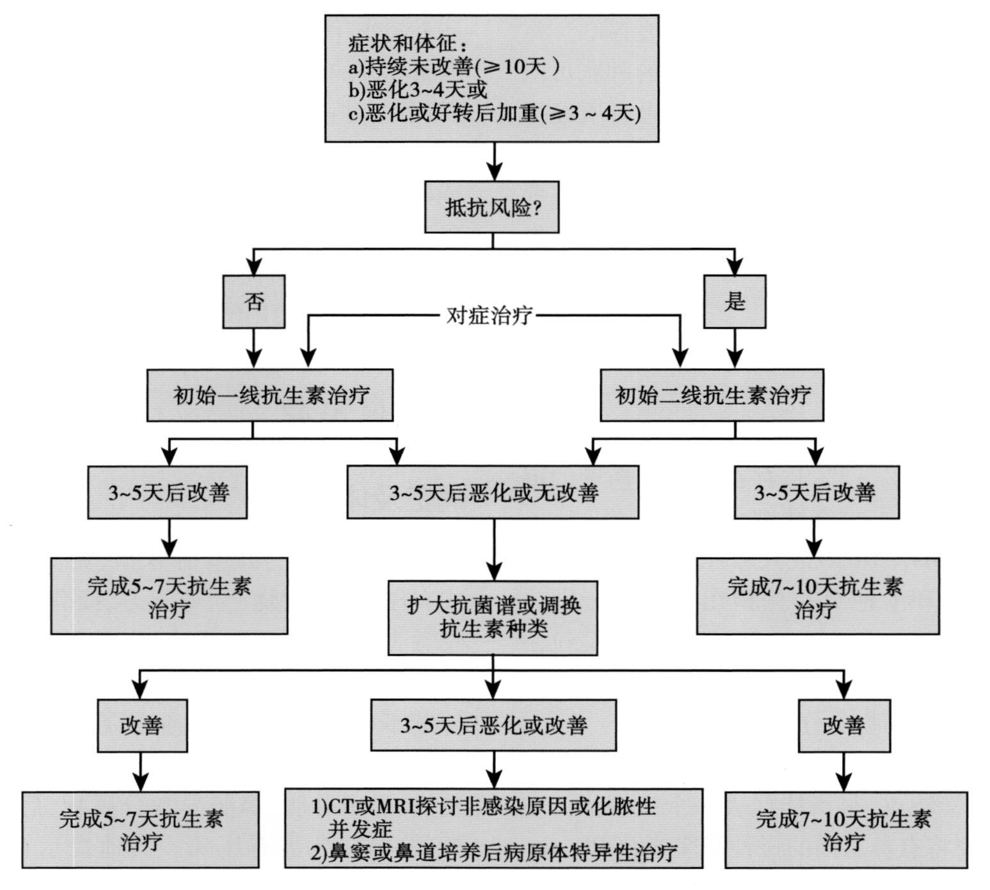

图15-4 急性细菌性鼻-鼻窦炎治疗决策树(Adapted from Chow AW, Benninger MS, Brook I, et al: Infectious Diseases Society of America: IDSA clinical practice guideline for acute bacterial rhinosinusitis in children and adults, *Clin Infect Dis* 54(8): e72-e112, 2012.)

培养物

直接窦腔吸取物，主要来自上颌窦，是诊断急性细菌性鼻窦炎的“金标准”，在鼻窦疾病的研究中占据主导地位，但在临床实践中很少使用。从鼻腔或鼻咽部获取的液体进行的培养和从窦腔直接吸取的液体两者的关联性很差，同样，在临床试验中也不能很明确对 ABRS 和 VRS 进行鉴别诊断。其他研究已经证实，通过内镜获得的中鼻道培养物和直接吸取物有更好的相关性，但考虑到这一操作过程费时、价高以及对患者可能会造成疼痛，还有，它所需要的一些设备对大多数基层医生的诊所来说并不常用[8]，所以，该技术还有待于在简单 ABRS 的治疗中确立自己的地位。但是，对于那些经验性应用一线和二线抗菌药物治疗失败的病例，下一步应该采取培养物指导的疗法。在这种情况下，根据美国感染性疾病学会（IDSA）的指南，窦腔穿刺仍然被认为是“金标准”，内镜引导的中鼻道提取物培养被认为是其替代方法[7]。

影像学检查

对于急性鼻窦炎的诊断来说，并不推荐使用影像学检查，主要因为它不能区分病毒性和细菌性感染。但是，对于存在窦外并发症的可疑 ABRS，表现有严重的头痛、眼球突出、脑神经麻痹或面部肿胀，采用增强 CT 或钆增强的 MRI 可疑诊断和显示窦外病变的范围，并可以帮助制定合理的治疗计划。CT 检查优于 MRI，利用 CT 扫描数据可以制定手术计划和进行术中导航[2]。再者，CT 检查容易进行，对于儿童来说，一般不需要采用镇静的手段。CT 检查还能帮助快速明确诊断，如果必要，能加快外科治疗的进程。但是，MRI 作为一种补充的影像学检查手段，也不应被忽视，尤其在可疑存在颅内并发症时，这一点将在并发症章节进行讨论。

治疗：药物治疗

抗生素

对于 VRS，抗生素不起作用。对于诊断为 VRS 的患者，其支持治疗将在后面加以讨论。由于阿莫西林价格低廉、安全有效以及宽窄合适的抗菌谱，长期以来一直被作为 ABRS 的一线抗生素。美国感染病学会（IDSA）于 2012 年发表的关于 ABRS 临床实践指南中，考虑到 ABRS 感染中 β-内酰胺耐药的流感嗜血杆菌和卡他莫拉菌有增多的趋势，对于儿童和成人患者，建议用标准剂量的阿莫西林-克拉维酸替代阿莫西林作为一线治疗用药。吸入氟喹诺酮（左氧氟沙星和莫西沙星）和多西环素针对造成简单 ABRS 的普通病原菌来说，均具有良好的活性。因此，对于青霉素过敏的患者，它们是可供选择的替代药物。第三代口服头孢菌素头孢克肟或头孢泊肟，可与克林霉素联合用于非Ⅰ型青霉素过敏儿童，或青霉素不敏感的肺炎链球菌流行比率较高的地区。但是，针对 ABRS 来说，口服头孢菌素不再推荐作为经验性单一用药[7]。传统上作为青霉素过敏患者其他替代用药，但目前由于对肺炎链球菌和卡他莫拉菌耐药性过高而不再推荐使用的有甲氧氨苄嘧啶-磺胺甲噁唑和大环内酯类药物（阿奇霉素和克拉霉素）。美国 SAHP 的指南推荐，对现有鼻窦炎症状开始前 4~6 周内已经接受抗生素治疗的患者使用氟喹诺酮类或高剂量阿莫西林/克拉维酸[（4g/250mg）/d 或成人每 12 小时口服 2 片缓释片，儿童 90mg/（kg·d）]。美国感染病学会（IDSA）扩大了高剂量阿莫西林/克拉维酸的适应证范围，包括居住在青霉素不敏感的侵袭性肺炎链球菌流行率较高的（>10%）地区的患者；存在严重感染的患者[定义为全身中毒性反应伴高热（≥39℃）或化脓性并发症]；患者小于 2 岁或大于 65 岁；参加日托的儿童；最近曾住院或免疫功能低下的患者[7]。

目前，关于抗生素的使用时间还没有达成共识。大部分临床试验中抗生素给药时间为 10 天。其他的试验使用了更短期的抗生素治疗，结果表明抗生素（阿奇霉素、泰利霉素或头孢呋辛）治疗时间为 6~10 天和 3~5 天，在治疗结束 3 周时，效果无显著差异[9]。值得注意的是，短期抗生素治疗的相关副作用，如腹泻、恶心、呕吐及阴道异常分泌物的发生率较低。事实上，一些作者主张症状不严重（轻度至中度疼痛，体温低于 38.5℃）的患者，可以采用“观察和等待”的方法，而症状比较严重及诊断后 7 天内症状无改善或加重的患者，应使用抗生素。数据资料显示，ABRS 患者症状不严重时，初始治疗使用安慰剂 7~12 天后，73%的患者症状有改善，这也支持了上述方法[10]。因此，IDSA 指南推荐，无并发症的 ABRS 成年患者，抗生素使用疗程为 5~7 天（表 15-1、表 15-2）。然而，在儿童群体中，短期使用抗生素治疗的有效性证据不足，IDSA 推荐的 7~10 天仍是 ABRS 儿童患者的最佳用药时间[7]。

表 15-1 儿童急性细菌性鼻-鼻窦炎抗生素治疗方案

适应证	一线(每日剂量)	二线(每日剂量)
初始经验性治疗	阿莫西林/克拉维酸[45mg/(kg·d)PO bid]	阿莫西林/克拉维酸[90mg/(kg·d)PO bid]
B-内酰胺类过敏		
Ⅰ型超敏反应		左氧氟沙星[10~20mg/(kg·d)PO 每 12~24h]
非Ⅰ型超敏反应		克林霉素[30~40mg/(kg·d)PO tid]加 头孢克肟[8mg/(kg·d)PO tid]或头孢泊肟[10mg/(kg·d)PO bid]
抗生素耐药性风险或失败的初始治疗		阿莫西林/克拉维酸[90mg/(kg·d)PO bid] 克林霉素[30~40mg/(kg·d)PO tid]加 头孢克肟[8mg/(kg·d)PO tid]或头孢泊肟[10mg/(kg·d)PO bid]
		左氧氟沙星[10~20mg/(kg·d)PO 每 12~24h]
严重感染需住院治疗		氨苄西林/舒巴坦[200~400mg/(kg·d)IV 每 6h]
		头孢曲松[50mg/(kg·d)IV 每 12h]
		头孢噻肟[100~200mg/(kg·d)IV 每 6h]
		左氧氟沙星[10~20mg/(kg·d)IV 每 12~24h]

bid,每日两次;IV,静脉注射;PO,口服;tid,每日三次。

Adapted from Chow AW, Benninger MS, Brook, et al: Infectious Diseases Society of American: IDSA clinical practice guideline for acute bacterial rhinosinusitis in children and adults. *Clin Infect Dis* 54(8): e72-e112, 2012.

表 15-2 成人急性细菌性鼻-鼻窦炎抗生素治疗方案

适应证	一线(每日剂量)	二线(每日剂量)
初始经验性治疗	阿莫西林/克拉维酸(500mg/125mg PO tid,或 875mg/125mg PO bid)	阿莫西林/克拉维酸(2 000mg/125mg PO bid)
		多西环素(100mg PO bid 或 200mg PO qd)
β-内酰胺类过敏		多西环素(100mg PO bid 或 200mg PO qd)
		左氧氟沙星(500mg PO qd)
		莫西沙星(400mg PO qd)
抗生素耐药性风险或失败的初始治疗		阿莫西林/克拉维酸(2 000mg/125mg PO bid)
		左氧氟沙星(500mg PO qd)
		莫西沙星(400mg PO qd)
严重感染需住院治疗		氨苄西林/舒巴坦(1.5~3g IV 每 6h)
		左氧氟沙星(500mg PO 或 IV qd)
		莫西沙星(400mg PO 或 IV qd)
		头孢曲松(1~2g IV 每 12~24h)
		头孢噻肟(2g IV 每 4~6h)

bid,每日两次;IV,静脉注射;PO,口服;tid,每日三次。

Adapted from Chow AW, Benninger MS, Brook, et al: Infectious Diseases Society of American: IDSA clinical practice guideline for acute bacterial rhinosinusitis in children and adults. *Clin Infect Dis* 54(8): e72-e112, 2012.

使用相同的数据和原理，在开始适当的经验性抗菌治疗 48~72 小时症状恶化，或在抗生素治疗开始后 3~5 天症状未能改善时，临床医生应考虑到非细菌性原因引起的感染或病原体对最初使用的抗生素耐药。如果患者最初使用的是阿莫西林/克拉维酸，临床医生应怀疑为对 β-内酰胺类、大环内酯类、四环素类或磺胺类耐药的产 β-内酰胺酶的流感嗜血杆菌、卡他莫拉菌或肺炎链球菌造成的感染，在评估可疑 ABRS 的最初治疗失败的研究中，这些微生物已经从抽吸物中被鉴定出来[11]。因此，IDSA 指南推荐改用二线抗生素（见表 15-1）治疗时间为 7~10 天，而不是常规的 5~7 天[7]。如果治疗失败，特别是症状恶化时，提示临床医生需评估鼻窦炎可能的并发症，如严重头痛、眼外肌运动受限、眼球突出、精神状况改变、视力改变、眶周水肿、红斑或炎症。这项调查可能包含进一步的诊断研究，如前所述。

辅助治疗

缓解症状是 ABRS 和 VRS 治疗的目的之一。ABRS 和 VRS 症状的缓解应优先水化（例如每天 6~8 杯水），和通过建立健康的生活方式（包括充足的睡眠和营养以及避免刺激物，如吸烟）来优化免疫系统功能。其他治疗可包括局部或全身使用减充血剂缓解鼻塞症状，并可能阻止继发的细菌感染，尽管这些方法并没有被证实能够持续地阻止 ABRS 的进展，羟甲唑啉和去氧肾上腺素是局部鼻腔减充血喷雾剂，两者的优点是全身吸收少，可忽略不计，而且在改善鼻塞症状方面，往往被比口服减充血剂更有效。然而，局部减充血剂并没有被证实可以阻止 ABRS 的进展，现有数据不足以支持其作为缓解症状的辅助用药[2]。一个重要的考虑是，使用局部减充血喷雾剂后，可能会出现药物性鼻炎或反弹性鼻充血。因此，临床医生常会限制其使用时间，一次 3~5 天。再者，喷雾剂本身可引起鼻窦黏膜的进一步炎症。全身使用减充血剂，虽然避免了药物性鼻炎的风险，但高血压患者应避免使用，因为它们可能会使高血压病情加重。指南在是否推荐使用减充血剂方面意见不一，AAO-HNS 指南将减充血剂作为一种选择，而最近发布的 IDSA 指南完全反对其使用。

全身和局部使用类固醇类药物也用作辅助治疗手段，来改善急性鼻窦炎患者的症状。从理论上讲，过敏性鼻炎患者存在过敏反应，使用类固醇可以减轻鼻黏膜的肿胀。但医学文献并不支持全身使用类固醇药物来治疗 VRS，并且也没有足够的证据支持局部类固醇喷雾剂在该类疾病中的使用[12]。对于 ABRS，目前还没有试验来研究全身使用糖皮质激素类药物的效果，但有几项研究评估了局部皮质类固醇喷雾剂联合抗生素治疗的优点。研究的药物包括莫米松、氟替卡松、氟尼缩松和倍氯米松。其中一项高质量的研究明确显示，与接收阿莫西林或安慰剂的患者相比，每天使用两次局部糠酸莫米松鼻喷雾治疗非重症的 ABRS 患者时，平均症状评分在第 2~15 天期间有显著改善[13]。有严重过敏性鼻炎病史的患者最有可能受益于鼻内局部类固醇喷雾剂。

鼻腔盐水冲洗是另一种辅助治疗措施，可能有助于改善急性鼻窦炎患者生活质量和降低症状的严重程度。两例临床试验表明，急性鼻窦炎患者经高渗盐水（3%~5%）鼻腔冲洗后，其黏膜纤毛运输功能及症状均有适度改善[14,15]。然而，另一项单独的随机对照试验发现，对普通感冒或急性鼻窦炎的患者，使用高渗盐水、普通盐水冲洗或单纯观察时，其结果并无差别[16]。在结论为盐水冲洗有效的研究中，急性鼻窦炎频发的患者经鼻腔盐水冲洗后往往有最大程度的改善，而这些患者应该是临床医生特别推荐了该项治疗的患者[14,15]。

抗组胺药因其干燥作用，也被用于对症治疗急性鼻窦炎，但支持这一用法的数据尚不足。到目前为止，没有已发表的研究明确评估该类药物在 VRS 治疗中可能的优势。对于 ABRS，没有研究支持非特应性患者使用抗组胺药，这些药物实际上可能通过干燥鼻腔黏膜和加重鼻充血，而使症状加重。然而，在一项随机对照试验中，与安慰剂联合抗生素及口服类固醇类相比，氯雷他定联合抗生素及口服类固醇用于伴有急性鼻窦炎的过敏患者时，鼻塞及打喷嚏的症状均有改善[17]。因此，抗组胺治疗，特别是第二代 H1-拮抗剂，与第一代药物相比，其嗜睡及抗胆碱能的副作用均有降低，可能会考虑用于存在明显过敏因素的患者，对非特应性患者则可能没有帮助。

最后，疼痛的管理在这些患者中也是一个需要考虑的重要问题，因为疼痛通常是患者就医的主要因素。对于急性鼻窦炎患者，还没有资料来具体评估不同的疼痛治疗方法的疗效，但对乙酰氨基酚和非甾体抗炎药单独使用通常足以控制轻度至中度的疼痛。与阿片类药物（例如对乙酰氨基酚或布洛芬与可待因、羟考酮或氢可酮联合）的固定联合用药可适用于中度疼痛患者。口服药无效的重度疼痛患者，临床医生应考虑是否有其他可能的病因，包括发生窦外并发症的可能性。

慢性鼻窦炎和复发性急性鼻窦炎

慢性鼻窦炎(CRS)和复发性急性鼻窦炎(recurrent acute rhinosinusitis,RARS)需要不同的治疗方法,因此需要与 VRS 和 ABRS 分开考虑。这些疾病过程对公众健康和福祉的影响可能更为显著。患者除了鼻窦症状的主诉之外,还会经历情绪恶化、身体疼痛、精力下降以及身体和社会功能下降等问题。此外,治疗 CRS 和 RARS 的相关费用较高,因为需要多科室就医,接受处方和非处方药物治疗以及手术治疗(在急性鼻窦炎诊疗中很少需要手术介入,除非有窦外并发症)。

病史与体格检查

CRS 的症状与 ARS 的较为相似,其中,鼻塞(81%~95%),面部充血、压迫、胀满感(70%~85%),脓涕(51%~83%),以及嗅觉减退(61%~69%)最为常见[18]。如果两种或两种以上上述症状持续存在两周或更长时间,即对诊断 CRS 高度敏感;然而,患者可能还有其他主诉,如头痛、发热、咳嗽、口臭、乏力、牙痛及其他非特异性症状。这些症状的鉴别诊断范围广泛,包括变态反应性鼻炎、非变态反应性鼻炎、血管运动性鼻炎、嗜酸细胞增多性非变态反应性鼻炎、鼻中隔畸形、变应性真菌性鼻窦炎,侵袭性真菌性鼻窦炎和其他非鼻源性原因引起的面部疼痛,如血管神经性头痛、偏头痛、三叉神经痛和其他面痛综合征。因此,与急性鼻窦炎不同,仅凭症状不足以诊断 CRS,诊断最终需要鼻窦炎症的客观检查结果[19,20]。这些结果包括中鼻道或筛窦内的脓性黏液或水肿,鼻腔或中鼻道息肉,或 X 线检查提示鼻窦内存在炎症。

当 ABRS 一年发作 4 次或 4 次以上,两次发作期间没有鼻窦炎的症状或体征时即可诊断为 RARS。在文献中,专家们讨论了是否将 RARS 的发作次数设定为一年发作 2~4 次之间。研究评估了普通感冒,发现感冒的平均发病率为每成人每年 1.4~2.3 次。鉴于细菌感染使病毒性上呼吸道感染复杂化的概率为 0.5%~2%[21],预计成年人平均罹患 ABRS 感染的概率小于一年 1 次。此外,病毒感染性疾病有时很难和 ABRS 进行鉴别,设定最低一年 2 次感染(普通感冒的自然频率),很容易导致对 RARS 的过度诊断。出于这些原因,一个多学科专家小组和 AAO-HNS 确定每年大于等于 4 次感染时方可诊断为 RARS。此外,每次急性发作都必须符合上一节中 ABRS 的诊断标准,才能诊断 RARS[2]。因此,应鼓励临床医生确认是否存在真正的细菌感染以明确诊断,虽然比较困难,但可以请耳鼻咽喉科医师协助会诊。

治疗 CRS 和 RARS 的另一个重要考量是,这些疾病比单纯急性鼻窦炎更容易合并其他因素而诱发更严重的疾病。这些因素包括变态反应性鼻炎、囊性纤维化、免疫功能低下、纤毛运动异常和解剖变异。变态反应性鼻炎可造成水肿阻塞鼻窦开口,而诱发 RARS 和 CRS。囊性纤维化已经被确认与 CRS 密切相关。CRS 和 RARS 患者存在免疫球蛋白 A(IgA)和 IgG 缺乏的免疫缺陷状态[22]。CRS 患者黏液纤毛运输时间延长可能是因为黏膜纤毛运动障碍。研究发现手术矫治解剖性鼻窦阻塞可以改善 CRS 客观检查指标[23]。为此,临床医生需要在 RARS 和 CRS 患者中评估这些疾病影响因素。

诊断性试验

鼻内镜检查

与 ARS 相比,鼻内镜作为一种诊断技术在 CRS 诊疗中有着明确的作用,可提供窦腔内炎症的客观资料,表现为中鼻道或筛窦区域内脓性黏液或水肿,以及鼻腔或中鼻道内的息肉。前鼻镜检查,包括一个光源和一个扩张鼻前庭的器械,仅能进行鼻腔前三分之一的评估。鉴于 RARS 或 CRS 患者可能存在潜在的原因,此评估不能提供足够的信息来指导疾病的治疗。鼻内镜检查是使用刚性或软性带照明设备的内镜观察鼻腔后部和鼻咽的一种可视化检查手段,许多情况下,可以观察鼻窦引流通路,包括蝶筛隐窝处的蝶窦开口、钩突、半月裂孔和中鼻道内的筛泡,需在诊室内,在局部减充血剂和麻醉喷雾下进行操作。经鼻内镜检查获得的信息对以下病变的手术方案的设计至关重要,包括:鼻中隔后部偏曲;鼻腔、中鼻道或蝶筛隐窝息肉;肿瘤;软组织肿块;异物;组织坏死;脓性分泌物以及与自身免疫性或肉芽肿性疾病相关的表现。此外,鼻内镜检查下可以直接取材培养。也可以进行活检,但可发生相应的并发症,如中枢神经系统结构损失,眶内容物损伤以及可能危及生命的出血,使得内镜活检常需要在手术室内在全麻进行[24]。使用鼻内镜检查确诊 CRS 和 RARS 的其他不利因素包括:设备昂贵,使用和维护均需要培训,以及使用过程中可能会出现一些轻微的并发症,如出血和患者轻度不适。由于这些原因,将患者转诊给耳鼻喉科医生进行鼻内镜检查是诊断 CRS 和 RARS 的有效辅助手段。

影像

非增强 CT 被认为是评估鼻窦情况的影像学的

“金标准”（图 15-5）。医学文献对使用非增强 CT 评估 CRS 或 RARS 患者提供了强有力的支持。这项检查的优势是，在评估窦口是否通畅，显示鼻窦息肉病、黏膜增厚及解剖变异时，能提供很好的解剖细节。CT 扫描提供的优秀的解剖细节也可为内镜手术提供图像引导。CT 影像也可用于排除一些和 CRS 或 RARS 表现相似更让人焦虑的疾病，如侵袭性感染或肿瘤性疾病。骨结构的破坏、病变波及窦外组织及局部侵袭提示临床医生疾病可能为恶性，需要进一步行 MRI 检查，而 MRI 不常用于鼻窦疾病的评估[2]。

在医学文献中，对于使用 CT 扫描还是鼻内镜检查来评估和监测 CSR、RARS 患者，还存在一定的争议。与 CT 相比，鼻内镜的优势在于没有射线暴露及更高的阳性预测值[25]。另一方面，一份最近出版的成本分析估计，在经初级保健医师治疗或转诊给耳鼻喉科专家之前，如果使用非增强 CT 确诊了 CRS，每位患者平均可以节省 326~503 美元不等[26]。

变态反应和免疫功能检查

伴有免疫功能障碍或过敏反应的患者常存在更严重或频繁发作的 RARS 以及 CRS 的急性发作。变态反应性鼻炎与 CRS 关系尤其密切，与对照组相比，CRS 患者中变态反应性鼻炎更为普遍，同时，变态反应性鼻炎患者中 CRS 的患病率也高于对照组[27]。此外，同时患变态反应性鼻炎和 CRS 的患者的症状比非过敏性鼻炎联合 CRS 患者的症状更为严重[28]。因此，临床医生应考虑对 CRS 和 RARS 患者进行变态反应皮肤测试，并建议采取如避免过敏原和/或免疫疗法的治疗策略。然而，对于接受避免过敏原和/或免疫调节治疗的过敏患者，很少有证据支持 RARS 和 CRS 的症状出现改善[29]。

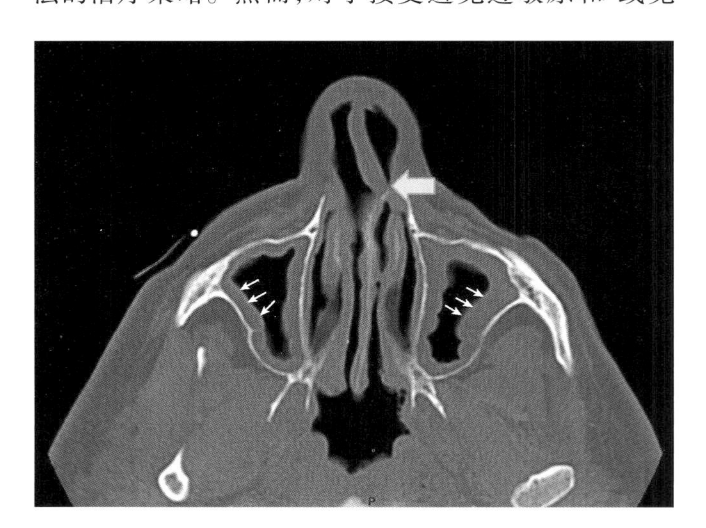

图 15-5　慢性鼻窦炎患者非增强 CT 轴位图像显示上颌窦黏膜明显增厚（小箭头）及鼻中隔左偏（大箭头）

CRS 和 RARS 的患者如果对积极治疗无效，则应怀疑患者是否存在免疫缺陷。30% ~68% 的 HIV 感染患者患有 CRS 或 RARS[30]。一项研究发现，对药物及手术治疗效果欠佳的鼻窦炎患者，其中有 10% 和 6% 的比率最终被分别诊断为常见变异型免疫缺陷和 IgA 缺乏[22]。低丙种球蛋白血症是另一种常见的与 RARS 相关的原发性免疫缺陷。提示可能存在免疫缺陷的其他线索包括同时存在的感染，如支气管炎、支气管扩张或复发性中耳炎。在这一背景下，临床医生需要考虑实验室检查如定量免疫球蛋白测定，破伤风类毒素和肺炎球菌疫苗的免疫前和免疫后特异性抗体反应，以及迟发性超敏皮肤试验和 T 细胞的流式细胞仪计数等检测 T 细胞数量和功能的试验[2]。

治疗

治疗 RARS 和 CRS 最主要的策略是防止其复发或急性发作。使用肥皂和水或含酒精的手消液来保持良好的手卫生，可以有效降低 ABRS 发作前病毒感染的风险。对于 ABRS、RARS 和 CRS，吸烟者的患病率高于非吸烟者，因此戒烟也是一项有必要与患者讨论的重要预防措施[31]。胃食管反流病（gastroesophageal reflux disease，GERD）也可能与鼻窦炎有关，一些证据表明，GERD 患者使用质子泵抑制剂（proton-pump inhibiter，PPI）可以预防 CRS[32]。

鼻腔盐水冲洗

在 CRS 和 RARS 的治疗中，鼻腔盐水冲洗的应用有完善的疗效记录。鼻腔盐水冲洗的潜在好处包括改善黏膜纤毛功能、减少鼻黏膜水肿以及机械性冲洗感染碎片及过敏原。还有一些数据表明，使用盐水冲洗鼻腔时可以降低对其他药物的依赖[33]。鼻腔盐水冲洗的方法包括喷雾剂、雾化、鼻腔冲洗器和冲洗球灌洗。一些研究报道，高渗盐水比等渗盐水冲洗鼻腔能更显著改善症状，但其数据不足以明确高渗盐水较等渗盐水在鼻腔冲洗中更有优势[34]。鼻腔盐水冲洗的副作用包括鼻腔刺激、鼻腔出血、鼻腔灼热感、流泪、头痛及鼻溢液[2]。

抗生素

抗生素治疗是 CRS 和 RARS 急性发作治疗方案的重要组成部分。然而鉴于其慢性病程，CRS 需要长期抗生素治疗。研究特别评估了慢性鼻窦炎不伴鼻息肉患者长期使用大环内酯类抗生素治疗的效果，其有效率为 60% ~80%[35]。常用的治疗方案为期 12

周，开始的2周，红霉素口服，每日2次，每次500mg；随后的10周，每日两次每次250mg，但其他大环内酯类药物（阿奇霉素、罗红霉素、克拉霉素）效果也令人满意。也有研究证实，甲氧苄啶-磺胺甲噁唑与大环内酯类疗效相当[36]。长期使用抗生素似乎具有更好的疗效，在一项研究中，经长达一年的抗生素治疗后获得较好的效果[37]。短期抗生素治疗常在病情加重时使用，文献中的抗生素治疗方案包括环丙沙星、阿莫西林/克拉维酸和头孢呋辛持续使用9～14天，每一种方案中，鼻窦炎急性加重和复发都有所好转[38]。合并鼻息肉的患者（CRSwNP）使用抗生素效果不理想，仅显示息肉的尺寸略有缩小或者生活质量的改善在统计学上并不显著[39]。局部抗生素制剂也已进行了相关的研究，但迄今为止的数据远不足以支持其效果优于单纯盐水洗鼻[40]。

皮质类固醇类

皮质类固醇类药物是治疗CRS的主要手段。有大量数据支持在鼻内局部使用类固醇治疗伴有或不伴有鼻息肉的患者。没有研究证明一种制剂优于另一种制剂，除了第二代皮质类固醇如莫米松、氟替卡松和环索奈德的全身吸收可忽略不计外，第一代类固醇的全身吸收率可高达34%～39%，如布地奈德、倍他米松、倍氯米松、曲安奈德及地塞米松。局部类固醇有很多给药途径，包括鼻腔气雾剂，都保（布地奈德都保，AstraZeneca，London，England）和喷雾剂，其中喷雾剂向鼻窦输送药物的效果最差。值得注意的是，无论鼻窦手术前以任何方式给药，药物渗透性都低至2%～3%，鼻窦手术后药物对鼻窦的渗透性会得到显著改善[41]。类固醇鼻腔喷雾剂的副作用一般很小，包括含鼻腔刺激或干燥以及鼻出血，如前所述。

口服皮质类固醇有时可用于治疗CRS。很少有数据支持其用于无鼻息肉的患者[42]。然而，越来越多的数据显示口服类固醇可以快速缩小鼻息肉，改善局部类固醇治疗的给药环境[43]。医学文献中的经典疗程为开始每天30～50mg，然后逐渐减少，持续约2周。

手术

如前所述，手术通常是CRS长期治疗的重要组成部分，特别是可以作为一种有效的手段，使药物更好地进入窦腔发挥作用[41]。鼻窦手术也被证实可以安全有效地改善伴或不伴息肉的CRS患者的症状评分和生活质量[44]。由于我们对病理生理学进展的理解以及解决这些问题的能力在不断改变，手术的确切作用在文献中仍然存在争议。许多作者主张，在最大限度的药物治疗失败后，手术是终极手段[45]，同时也有大量的数据说明，早期手术联合药物维持治疗与单独药物治疗同样有效，而前者可能还具有改善鼻塞的额外效果[46]。

牙源性鼻窦炎

鼻窦感染另一个应该考虑的重要原因为牙齿感染。牙源性上颌窦炎通常对初期药物及手术治疗反应性较差，并且常局限于单侧上颌窦。多达半数的患者主诉有持续的腐败性气味，只有三分之一的患者主诉上颌牙痛[47]。牙齿检查显示牙齿有叩痛，但不幸的是，这一检查所见对于鉴别上颌窦炎也非常不敏感。事实上，牙科曲面体层皮片在检测上颌窦炎的牙源性病因时，效果非常之不好，并且CT扫描窦腔时，牙齿病变通常首先就被忽略。尽管如此，如果高度怀疑病因为牙齿来源，CT识别牙源性上颌窦炎的敏感性几乎为100%[48]。通常为多种微生物的混合感染，由口咽正常菌群参与。可在内镜引导下取材培养，但一般不能分离出厌氧病原体。抗生素治疗通常推荐使用如克林霉素或阿莫西林/克拉维酸，因为它们可以很好地覆盖典型的口腔菌群[38]。

真菌性鼻窦炎

真菌是一类可能引起鼻窦通道感染的重要病原菌。感染可以为侵袭型或非侵袭型，侵袭型感染几乎只局限于免疫功能受损的患者。真菌感染可以进一步分为局部真菌定殖、真菌球、变应性真菌性鼻-鼻窦炎（allergic fungal rhinosinusitis，AFRS）、急性侵袭型真菌性鼻-鼻窦炎、慢性侵袭型真菌性鼻-鼻窦炎或肉芽肿侵袭型真菌性鼻-鼻窦炎。

局部真菌定植

局部真菌定殖最常发生在曾经接收过手术的窦腔，相应部位的黏液纤毛清除功能不良。随后，真菌在鼻或鼻窦内的黏液或黏液痂中生长。尽管它可能引起恶臭，但通常没有症状，这就是为什么该疾病总是在鼻内镜检查偶然被诊断[50]。检查结果可见，大量肉眼可见的真菌菌丝的聚集，常表现为鼻窦黏膜表面成团的霉菌。治疗包括简单的清创和后续窦腔冲洗，以防止黏液痂和真菌重新聚集。

真菌球

真菌球由真菌菌丝非侵袭型密集性聚集而形成，

通常很少涉及其他及多个鼻窦，常孤立存在于单个上颌窦中。诊断标准包括：①X 线表现为窦腔呈均匀或不均匀的混浊状态；②窦腔内黏液脓性干酪样或黏土样物质；③窦腔黏膜表面存在密集的真菌菌丝；④黏膜非特异性慢性炎症；⑤嗜酸性粒细胞、肉芽肿或变应性黏蛋白无明显优势；以及⑥组织病理学上，无真菌侵及黏膜[51]。曾经还有几个其他术语被用来描述这一病变，如分支菌病、曲霉肿及慢性非侵袭性肉芽肿，但最近的出版物试图将其统一为真菌球[49]。患者通常无症状，但一些患者可发展为慢性黏液脓性鼻漏。治疗为手术治疗，清除窦腔内的真菌内容物，鉴于疾病明确无侵袭性，无需后续治疗。复发很少见，据报道复发率大约为 1%。并发症也不常见，但有报道称在大量的免疫抑制后，可能变为侵袭性感染。

变应性真菌性鼻-鼻窦炎

一些个体可能会发展成针对真菌的由 IgE 介导的变态反应。致敏个体可能会表现为广泛的鼻窦炎症，并伴有黏液性分泌物阻塞窦腔的引流通道。真菌在窦腔内继续增殖，导致宿主对真菌的免疫反应和相关的局部破坏性免疫反应。这种增殖可以持续造成鼻窦扩张和骨质侵蚀。临床症状轻微，与伴或不伴有鼻息肉的 CRS 症状一致，常发生在年轻、有明显特应性体质但具有正常免疫功能的患者中。然而，有时患者可能会表现出更明显的症状和体征，如急性视力丧失、明显的面部畸形或者完全性鼻阻塞[52]。该疾病还具有一定的地域倾向，温暖潮湿的气候中易发病，如印度和美国南部。

AFRS 的诊断标准最初由 Bent 和 Kuhn[53]提出，包括：①Ⅰ型真菌超敏反应；②鼻息肉；③CT 检查有特征性表现；④直接镜检或培养可见真菌；以及⑤包含真菌成分的变应性黏蛋白，但无组织侵犯（图 15-6）[3]。但是，已手术患者可无鼻息肉。此外，自从诊断标准提出后，其他研究者发现许多患者缺少一种或多种上述指标，但疾病表现却相似。对于那些不具有Ⅰ型真菌超敏反应的患者，这类疾病被命名为嗜酸性真菌性鼻-鼻窦炎[54]；对于既无超敏反应也无明确真菌菌丝的患者，则为嗜酸性黏液性鼻-鼻窦炎[55]。国际人类和动物真菌学学会于 2009 年召开会议，对这些术语达成了共识。他们决定，这些疾病的定义很不明确，需进一步的研究来完善这些标准以区分各类疾病[49]。然而，这三者之间存在大量的重叠，特别是对于黏稠的嗜酸性黏蛋白的存在，其定义为黏液中存在嗜酸性粒细胞或嗜酸性粒细胞的降解产物。这种黏

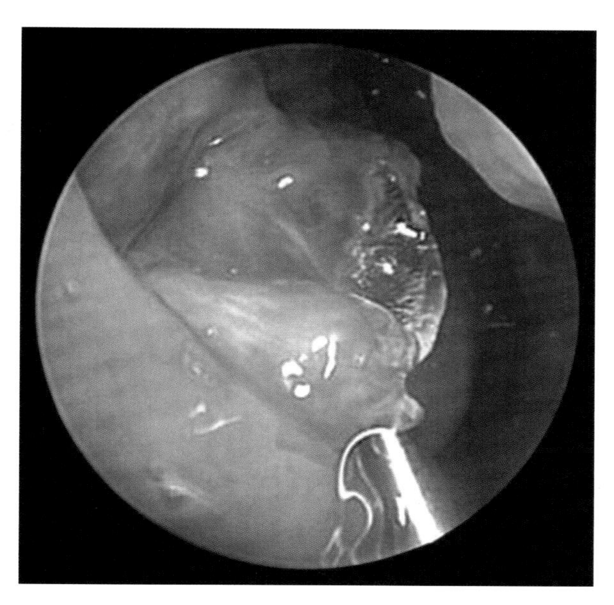

图 15-6　儿童变应性真菌性鼻-鼻窦炎患者经鼻内镜可见过敏性黏蛋白（From Thorp BD，McKinney KA，Rose AS，Ebert Jr CS：Allergic fungal sinusitis in children，*Otolaryngol Clin N Am* 45：631-643，2012.）

蛋白通常较为黏稠，颜色为棕色至黑色，其黏稠度与花生酱类似。

特征性 CT 表现包括鼻窦的单侧或不对称性受累；鼻窦、眼眶及颅底骨壁扩张和增厚；软组织密度不均匀，一般没有真菌球中常见的金属密度影像。MRI 检查显示，T1 表现为窦腔中央低密度，T2 表现为明显的信号空洞，而在钆增强的 T1 序列中表现为周边信号增强[56]。

实验室和免疫学检查对明确 AFRS 的诊断具有特殊意义。将手术时获得的嗜酸性黏蛋白进行培养，常培养出曲霉菌属，以及链格孢属、双极霉属、弯孢霉属、拟青霉属、镰刀菌属及丝孢菌属[50]。确认Ⅰ型超敏反应可以通过皮肤测试或体外测试来完成，如改良放射变应原试验（mRAST）或免疫 CAP 试验（Pharmacia Diagnostics AB，Uppsala，Sweden）。这些测试通常对多种真菌变应原都具有敏感性。黏蛋白的组织病理学检查显示存在大量嗜酸性粒细胞，及典型的嗜酸性粒细胞分解产物夏科-莱登晶体[57]。组织病理学分析中，常需要特殊染色来鉴定真菌菌丝。

治疗方法类似于非真菌性 CRS。患者初期通常采用鼻盐水清洗、局部类固醇、短期口服类固醇和抗生素进行治疗。许多患者需要手术来改善鼻窦引流，并尽可能多地清除抗原和炎症负荷。随后需要像非真菌性 CRS 那样，继续进行积极的药物治疗。脱敏疗法的作用尚未得到随机对照试验的证实，但回顾性资料显示，该疗法可能有利于降低症状评分，改善内镜观

察到的鼻内炎症表现,减少再次手术的需求[58]。针对抗真菌治疗作用的研究还很缺乏。然而,有少量研究证实鼻腔局部使用氟康唑和大剂量口服伊曲康唑或伏立康唑对治疗有效[59]。但还需要更多的研究来明确抗真菌治疗在 AFRS 患者治疗中的作用。

急性侵袭型真菌性鼻-鼻窦炎

急性侵袭型真菌性鼻-鼻窦炎为局部侵袭性疾病,大多发生于免疫功能低下的患者。它与慢性真菌感染的区别在于病程不足 4 周。病情可以在数小时内迅速进展,并可能危及患者生命。患有中性粒细胞功能障碍或中性粒细胞减少症的患者易感,如血液系统恶性肿瘤、再生障碍性贫血、不可控糖尿病和血色素沉着症,以及正在接受抗肿瘤化疗或器官移植后的患者。然而,该疾病也被报道可作为 HIV 感染的并发症而发生,亦可发生于免疫功能尚正常的宿主[60]。毛霉菌属是典型的致病病原体,但最近曲霉菌的报道越来越多,根霉菌属也在最常被分离的微生物之列[50]。患者通常具有非特异性症状,因此,任何免疫功能低下伴发烧及鼻窦症状的患者,均需高度怀疑并尽早诊断。

影像学检查也常显示为相对非特异性的表现,如不同程度的软组织浑浊,特别在上颌窦和筛窦。其他所见更能提示为急性侵袭型真菌性鼻-鼻窦炎,如骨质侵蚀、面部软组织增厚、窦周脂肪软组织浸润块。不幸的是,这些症状往往在疾病晚期才会出现(图 15-7)[61]。MRI 可用于评估病变是否波及眶内或颅内。活检可以明确诊断,但常需要在内镜辅助下完成,需注意局部坏死或缺血区域,这些区域在活检时通常不会出血。然后将组织样品送去进行显微镜检查、组织病理学检查和培养。受累组织的显微镜检查结果以真菌成分侵入血管、血管炎伴血栓形成、出血、组织坏死和急性中性粒细胞浸润为特征[62]。组织培养是鉴定致病病原体的必要手段。

治疗包括尽量逆转潜在的免疫功能低下的状态,开始全身抗真菌治疗,并对所有失活组织积极手术清创。两性霉素 B 或伏立康唑常为首选药物,根据培养结果进行治疗[63]。抗真菌治疗的持续时间仍然不能确定,但口服抗真菌药物往往持续到免疫抑制状态改善为止。可是,免疫抑制的持续往往预示着疾病预后不良,文献报道的死亡率高达 50%[64]。与积极的手术清创相关的严重并发症也是一个需要考虑重要因素,因为如果要确保干净的边缘,就必须要摘除眶内容,切除大部分腭部甚至上颌骨。

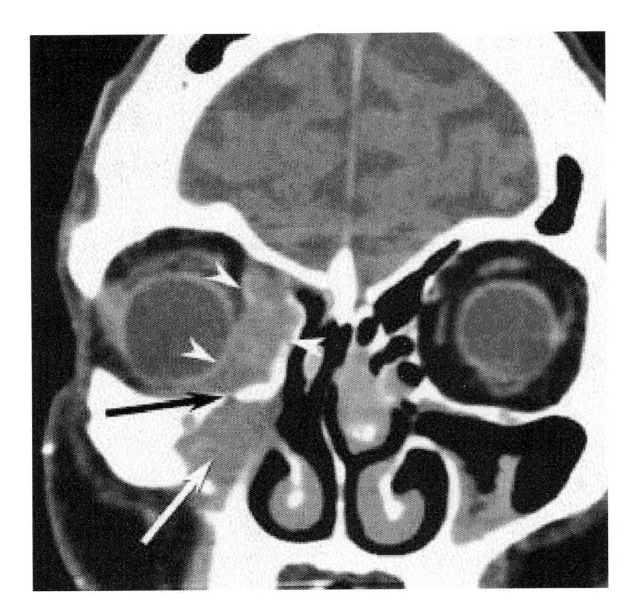

图 15-7 侵袭性真菌性鼻窦炎患者冠状位增强 CT。白色长箭头表示感染过程已从上颌窦侵及眶内侧壁(白色无尾箭头);黑色箭头表示因感染通过的眶底裂隙(From Branstetter Ⅳ BF, Weissman J L: Role of MR and CT in the paranasal sinuses, *Otolaryngol Clin N Am* 38:1279-1299, 2005.)

慢性侵袭性真菌性鼻-鼻窦炎

慢性侵袭性真菌性鼻-鼻窦炎病程较长,超过 12 周。它的发作频率远低于急性侵袭型,并且更易感染免疫抑制不明显的患者,如糖尿病、长期使用皮质类固醇类和艾滋病患者[65]。所有的鼻窦都可能被累及,但筛窦和蝶窦是最常感染的部位,眼眶受累并不罕见。X 线检查可见窦腔内软组织密度影。典型的组织病理学表现为菌丝密集堆积并伴有炎症反应,偶见血管受侵,局部结构可受累[49]。培养物中最常被分离的细菌为曲霉菌属,也有存在毛霉菌属、青霉菌属和念珠菌属的报道。治疗方法与侵袭型 APRS 相似,包括感染组织手术清创和全身抗真菌治疗[66]。幸运的是,其预后明显优于侵袭型 AFRS,但有些患者可能会复发。

肉芽肿性侵袭性真菌性鼻-鼻窦炎

该疾病特征为病程持续至少 12 周,但只侵犯免疫功能正常的患者。其临床特点为颊部、眼眶、鼻部或鼻窦中缓慢生长的纤维性肿块,常伴有明显的眼球突出。由于未知的原因,这种疾病主要发现于苏丹、印度、巴基斯坦和沙特阿拉伯,黄曲霉菌是培养中被分离出的最常见致病病原体[50]。CT 表现通常与慢性侵袭性真菌性鼻-鼻窦炎相似,但特征性的组织病理学以非干酪样肉芽肿和朗格汉斯巨细胞为特点,有时可见血管炎、血管增生和血管周围纤维化[49]。手术切除所有病变组织结构来进行治疗。据报道,复发率高达80%,但有资料建议,术后可以全身应用伊曲康唑来降低复发率[67]。

鼻窦炎并发症

鼻窦炎的并发症在抗生素时代非常罕见。其并发症通常分为眼眶并发症和颅内并发症,前者的发生频率远高于后者[68]。眼眶并发症在儿童群体中更常见,而成人眼眶并发症往往比儿童更为严重。颅内并发症在青少年中较儿童更为常见,而且往往是由ABRS引起,而有颅内并发症老年患者常继发于以前的慢性鼻-鼻窦炎。由于不明原因,鼻窦炎的窦外并发症男性多于女性。由于鼻窦与眼眶、颅底相毗邻,很容易理解为何感染可以从鼻窦扩散至这些邻近的结构。然而,直接扩散被认为是例外而非常规。扩散通常继发于逆行性血栓性静脉炎,即炎症是通过存在于鼻窦内、眼眶和颅底的广泛的无瓣膜的静脉网进行扩散[69]。筛窦炎是鼻窦炎眼眶并发症的最常见的原因[70],而额窦炎则与颅内并发症关系最为密切[71]。Chandler 分类中,ABRS 的眼眶并发症包括:①眶隔前蜂窝织炎,②眼眶蜂窝织炎,③骨膜下脓肿,④眼眶脓肿,⑤海绵窦血栓形成。这种分类模式并不代表感染从一个阶段到下一个阶段的自然进展过程。相反,它是通过评估眼眶被感染累及的程度,来辅助确定治疗方案的一个有用框架。鼻窦炎的颅内并发症包括脑膜炎、大脑炎、硬膜外脓肿、硬膜下积脓、脑脓肿和 Pott 膨胀瘤。然而,还需要重点考虑的是,鼻窦炎复杂病例更多是由葡萄球菌属和链球菌属感染引起,而耐甲氧西林金黄色葡萄球菌(MRSA)、米勒链球菌、多种微生物及厌氧菌感染也越来越普遍。鼻窦炎眼眶并发症的预后通常良好,自抗生素出现以来,现代的死亡率和致盲率几乎为零[72]。然而,颅内并发症往往预后较差,8% ~ 45% 的患者出现持续性神经功能障碍,死亡率往往高于 10%[73]。

眶隔前蜂窝织炎

在解剖学上,眼眶与邻近结构之间被眶骨膜这一保护屏障所分隔,简单讲,构成骨性眼眶的骨骼的骨膜即为眶骨膜。在前方,这一保护鞘与眼眶外部骨骼的骨膜合并形成眶隔。局限于眶隔前部软组织的感染称为眶隔前蜂窝织炎,也包括眶隔前脓肿。眶隔前蜂窝织炎的患者表现为眼睑红肿和触痛。此时,应仔细进行眼科检查,以评估患者视力和眼外肌运动功能,并及时请眼科医生会诊。除了排除眼眶受累外,一般不需要影像学检查。但是,当患者出现一些不容忽视的体征或症状,如复视、视力下降,眼外肌功能受限或眼球突出时,应及时进行影像学检查。增强 CT 与 MRI 均可显示眼睑肿胀,眶周软组织增厚和水肿,但眶内结构无异常[69]。治疗一般包括全身和局部使用广谱抗生素,抗菌谱需覆盖上呼吸道典型菌群,疾病预后良好。

眼眶蜂窝织炎

眼眶蜂窝织炎患者表现为眶隔后眶内容物炎症和水肿。根据眶内炎症的程度,这些患者将出现不同程度的眼球突出和眼外肌功能受限。对于这类患者,影像学检查可以确定感染的程度,并在增强 CT 中显示眶脂肪水肿绞窄,在 MRI 上表现为不明确的 T2 高信号,同时在 T1 加权像表现为对比增强(图 15-8)[69]。这些炎

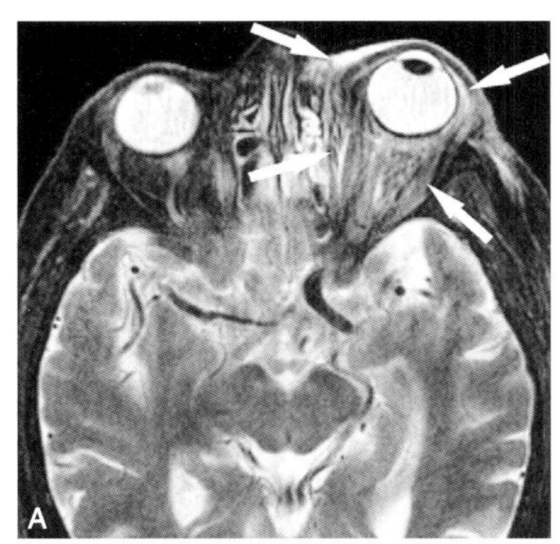

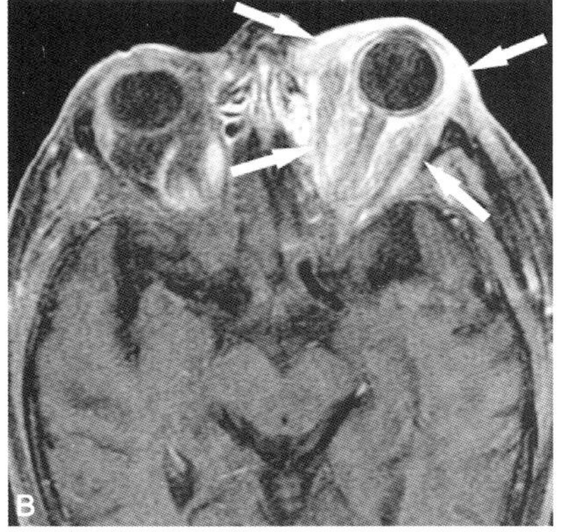

图 15-8 55 岁男性慢性全鼻窦炎出现眼眶蜂窝织炎。A. 轴位 T2 加权像脂肪抑制序列显示左侧眼眶脂肪及眶外肌弥漫性水肿(箭头)。B. 增强轴位 T1 加权图像显示整个眶隔后组织浸润增强(箭头),但无离散的脓腔影像(From Hoxworth JM, Glastonbury CM: Orbital and intracranial complications of acute sinusitis, *Neuroimaging Clin N Am* 20:511-526, 2010.)

性改变可弥漫分布于整个眼眶，或局限于眼眶内与感染鼻窦相邻的区域。治疗措施包括时常评估眼外肌运动及视力，联合静脉注射抗生素，同时治疗鼻窦感染。除非症状恶化，提示治疗失败和感染加重，一般不考虑手术。如果需要确定感染是否进展到需要眼眶减压或切开邻近的骨膜下脓肿（下面讨论）时，应重复进行影像学检查。

骨膜下脓肿

骨膜下脓肿的临床表现轻微，且难与轻度眼眶蜂窝织炎相区别。根据脓肿大小和眼眶受压的程度，可能还存在明显的眼球突出、眼球运动明显受限和视力丧失。这些脓肿最常由筛窦炎经筛骨纸板扩散而来，少数分别由相邻的额窦炎或上颌窦炎经眶顶或眶底扩散而来。感染的进程受到弹性眶骨膜的限制，眶骨膜被从骨面剥离并向内侧移位。应进行颌面部增强CT检查，其影像学表现显示病变范围可以从一个小范围边缘强化液体聚集区到大范围梭形病变区域，并有明显眼眶占位效应（图15-9）。冠状位及矢状位CT图像可以很好地显示微小脓肿，尤其是来源于额窦或上颌窦的微小脓肿[69]。其治疗方法与眼眶蜂窝织炎相同，但常通还包括手术治疗，开放窦腔的引流通道，对大的脓肿进行减压以缓解眶内容物受压的情况。视力下降20/60甚至更多，还有即使进行了充分的初期药物治疗，症状依然持续进展，也是后续手术的重要

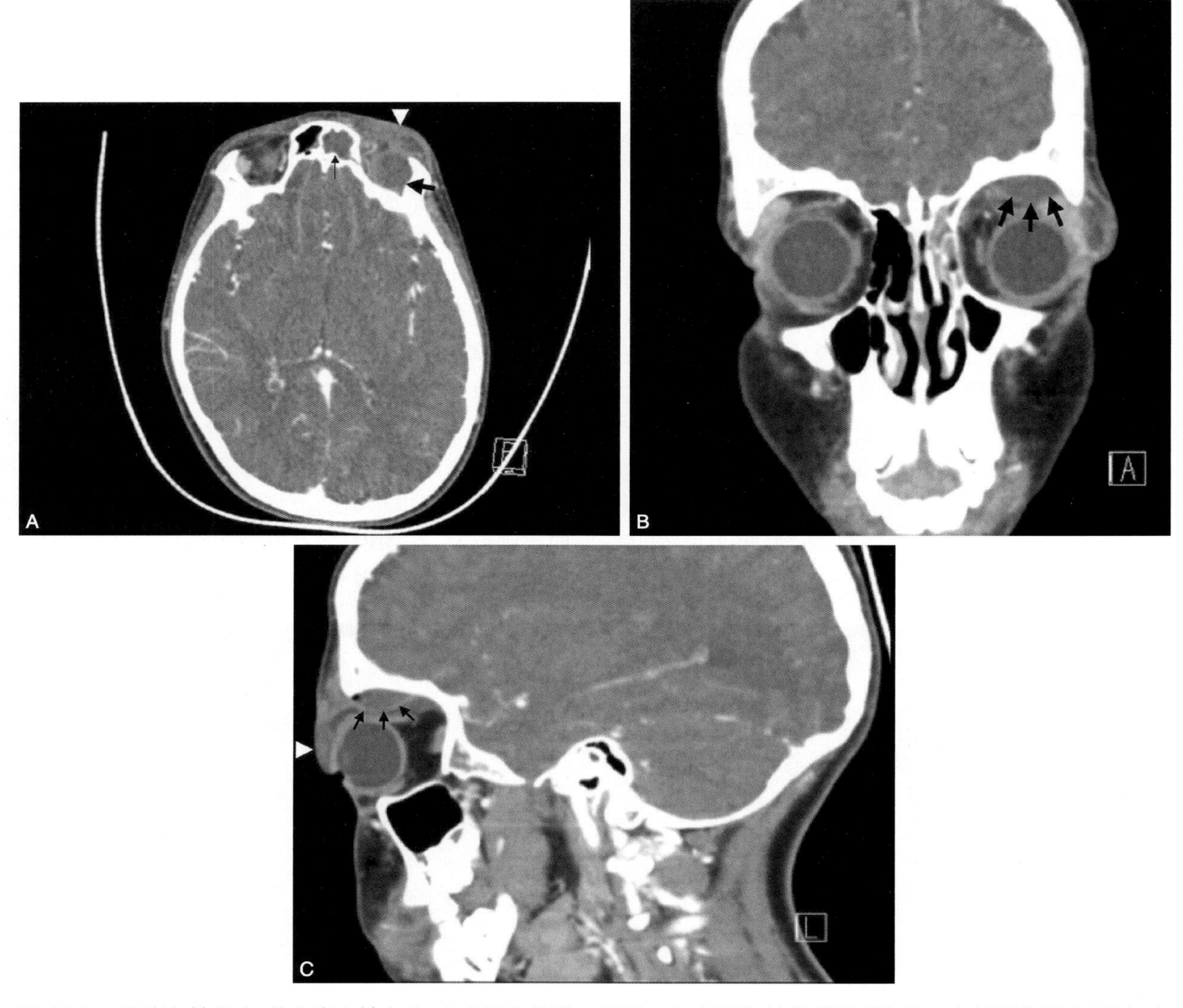

图15-9 11岁急性额窦、筛窦炎女性患儿，出现眶内骨膜下脓肿。A. 颌面部轴位增强CT显示左侧额窦混浊（黑色小长箭头），上眼睑水肿（白色无尾箭头），眼眶积液（黑色大长箭头）。B. 冠状位重建CT显示左眼眶上部梭形边缘增强积液影（黑色箭头），左侧筛窦气房混浊。C. 矢状位重建CT显示左眼眶上部梭形边缘增强积液影（黑色长箭头），上眼睑水肿（白色无尾箭头）。眶隔脂肪其他部分暗影无水肿。注意，检查所有三个位面的图像有助于明确脓肿的范围，并能识别仅从轴位平面图像检查时可能遗漏的积液影像

指标[74]。对术中引流的脓液进行培养可以指导抗生素的选择，并协助临床医师为病情稳定而出院的患者选择合适的口服抗生素。术后需要进行严密的临床评估以排除早期复发，重复进行影像学检查对于评估病复发是有必要的。

眼眶脓肿

眼眶脓肿的患者表现为眼球突出、眼肌麻痹和视觉障碍。眶尖综合征的出现就是感染对第Ⅱ、Ⅲ、Ⅳ、Ⅵ脑神经及第Ⅴ脑神经的眼支产生压迫所致，当这些神经通过视神经孔和眶上裂离开颅底时。应进行颌面部及眼眶增强 CT 检查。MRI 可以用于进一步评估颅内病变（图 15-10）。影像学表现为眼眶脂肪内边缘被强化的液体聚集区，伴周围广泛炎症[69]。治疗方法包括脓肿切开引流，包括或不包括病变鼻窦清创，对鼻窦炎进行药物治疗，包括使用口服减充血剂和静脉注射广谱抗生素，最终根据培养结果指导抗生素应用。

海绵窦血栓形成

海绵窦血栓形成典型的临床表现为发热、头痛、眶周肿胀、复视、球结膜水肿和眼球突出。临床可见脑神经麻痹的症状，最常波及外展神经，但也可累及第三、四、五脑神经。急性鼻窦炎如果出现双侧脑神经急性受累，被认为是海绵窦血栓形成的特异性临床表现。增强 CT 的检查所见可不明显，尤其是在疾病早期，但可能存在海绵窦强化不均匀减弱和增厚，并存在最大尺寸大于 7mm 的透影区时，提示海绵窦血栓形成，特别是透影区靠近海绵窦后部时[75]。海绵窦增宽还可能导致窦侧面呈现凸面轮廓。眼上静脉、岩下窦和蝶顶窦的充盈缺损或扩张这些表现均可提示放射科医生注意可能存在海绵窦血栓形成[69]。MRI 所见与 CT 类似，增强 T1 加权像也显示沿海绵窦外侧缘的硬脑膜增强，在冠状位影像上显示同一区域的凸度增加（图 15-11）。治疗常需静脉注射抗生素、鼻窦手术、减充血剂和盐水冲洗窦腔。大多数患者不需要因血栓形成而进行抗凝治疗。海绵窦炎症恶化可能导致同侧的颈内动脉狭窄或闭塞，因此，经常性的神经系统检查是治疗的重要组成部分。

Pott 膨胀瘤

额窦炎患者可继发额骨骨膜下脓肿，被称为 Pott 膨胀瘤，Percivall Pott 爵士于 18 世纪首次描述了这类脓肿，该类疾病并由此而得名。额窦感染可以导致血栓性静脉炎，通过无瓣膜的板障静脉向前扩散至骨膜下间隙，向后进入硬膜下或蛛网膜下腔，这一过程中

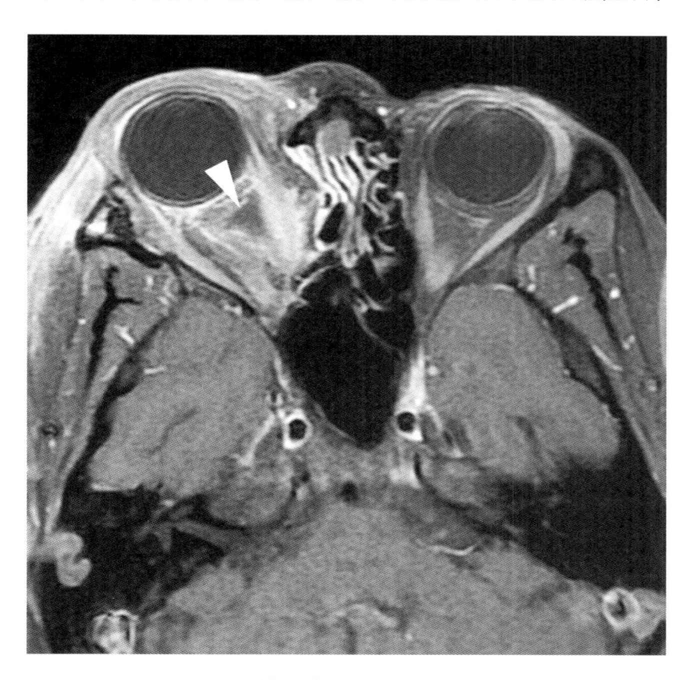

图 15-10 34 岁女性患者，颌面部骨折切开复位内固定术后 4 天出现眼眶脓肿。增强轴向 T1 加权 MRI 像显示边缘增强的积液影（箭头）。同时存在内直肌明显强化和增厚（From Hoxworth JM, Glastonbury CM: Orbital and intracranial complications of acute sinusitis, *Neuroimaging Clin N Am* 20:511-526, 2010.）

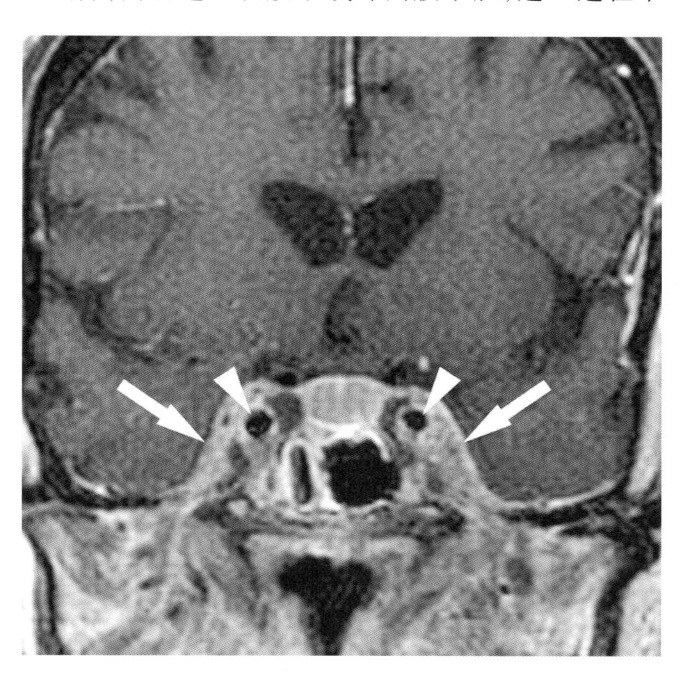

图 15-11 62 岁女性患者有慢性鼻窦炎史，出现海绵窦血栓形成。增强的冠状位 T1 加权脂肪饱和状态 MRI 图像显示双侧海绵窦外侧凸起（长箭头），还可见颈内动脉正常流空（无尾箭头）（From Hoxworth JM, Glastonbury CM: Orbital and intracranial complications of acute sinusitis, *Neuroimaging Clin N Am* 20:511-526, 2010.）

额窦的前后骨壁可能受到明显侵蚀破坏。Pott 膨胀瘤患者表现为头痛、发热、鼻塞和溢液、额部肿胀，并有额窦及肿胀部位压痛[76]。患者也可能表现出局灶性神经系统症状和意识水平下降，这也提醒检查者可能存在颅内结构受累。X 线检查可用于明确诊断并评估是否存在颅内病变。增强 CT 可显示额骨骨膜下间隙内边缘增强的积液影像（图 15-12）。CT 也有助于明确额窦前后壁的骨破坏情况，评估是否存在颅内轴外积液和脑实质受累。然而，MRI 对颅内病变具有更高的敏感性和特异性，也有助于明确额骨骨髓炎，骨髓炎表现为明显的骨髓水肿和额骨强化[69]。治疗涉及经验性广谱抗生素静脉注射，随后根据术中引流物培养结果调整用药，脓肿及感染鼻窦的手术引流和感染骨的清除。

硬膜外脓肿和硬膜下积脓

硬膜外脓肿患者常出现头痛这一良性临床表现，缺乏中枢神经系统症状。脓肿积聚在颅骨和硬脑膜（其部分由颅骨骨膜构成）之间，被颅骨骨缝限制。CT 显示为梭形低密度积液影，MRI 显示 T2 高信号，T1 可变信号，强化后 T1 序列边缘增强[69]。

硬膜下积脓是鼻-鼻窦炎最常见的颅内并发症[73]。如果在发病后 24～48 小时内未经治疗，患者可能会出现癫痫、局灶性神经功能损伤和昏迷，因为感染可通过硬膜下间隙迅速扩散，导致颅内压增高。在非增强 CT 上，可表现为一个小的低密度新月形积液影，可以越过骨缝，通常在幕上室内。MRI 影像与前述硬膜外脓肿相似，如果两者都比较小，且不位于颅骨骨缝之上，将很难进行区分（图 15-13）[69]。硬膜外和硬膜下感染性积液的治疗包括静脉注射抗生素和鼻窦及颅内积液引流术。

脑膜炎

患者有发热、头痛及脑膜刺激征的典型体征时，常很容易被诊断为脑膜炎，这是一种鼻-鼻窦炎少见的孤立的并发症，常伴随硬膜下积脓。影像学检查一般不能显示这一病变，但 CT 或 MRI 可能会提示脑膜强化或脑积水[77]。腰椎穿刺可以帮助确定诊断，治疗常规为内科治疗，手术少见。

脑炎和脑脓肿

脑炎和脑脓肿患者可表现为发热、头痛及局灶性神经功能受损症状，相比儿童，上述经典三联症更常见于成人。即使患者没有鼻窦炎，新发作的癫痫也可提示临床医生考虑颅内感染的可能。然而，鼻-鼻窦炎还是导致大脑脓肿的最常见的疾病[78]。如果脓肿破溃进入脑室系统，患者病情可能迅速恶化。增强 CT 可显示脑实质内存在一个边缘增强的病损，有时很难与囊性肿瘤区分。增强 MRI 扫描显示脓肿部位 T1 低信号，T2 高信号（图 15-14）。广泛弥散受限有助于 MRI 鉴别脓肿和囊性肿瘤[79]。治疗仍然需要静脉注射广谱抗生素，联合鼻窦和脑实质脓肿的手术引流。

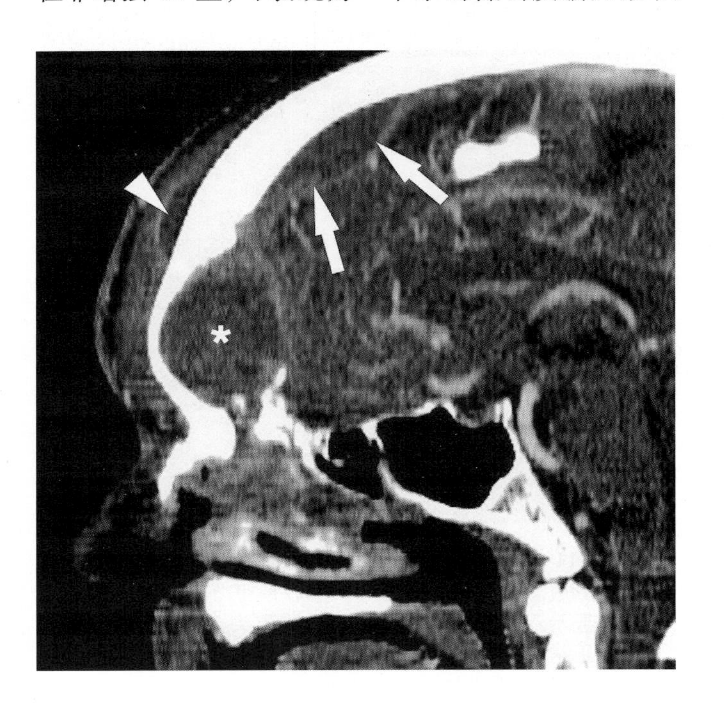

图 15-12　46 岁男性慢性鼻-鼻窦炎患者，出现 Pott 膨胀瘤及颅内硬膜外脓肿。矢状位增强 CT 显示额窦扩张伴后壁侵蚀，但前壁较少被波及（星号）。额骨表面的边缘增强积液影像符合额骨骨膜下脓肿或 Pott 膨胀瘤（无尾箭头）。同时还存在颅内硬膜外脓肿（长箭头）（From Hoxworth JM，Glastonbury CM：Orbital and intracranial complications of acute sinusitis，Neuroimaging Clin N Am 20：511-526，2010.）

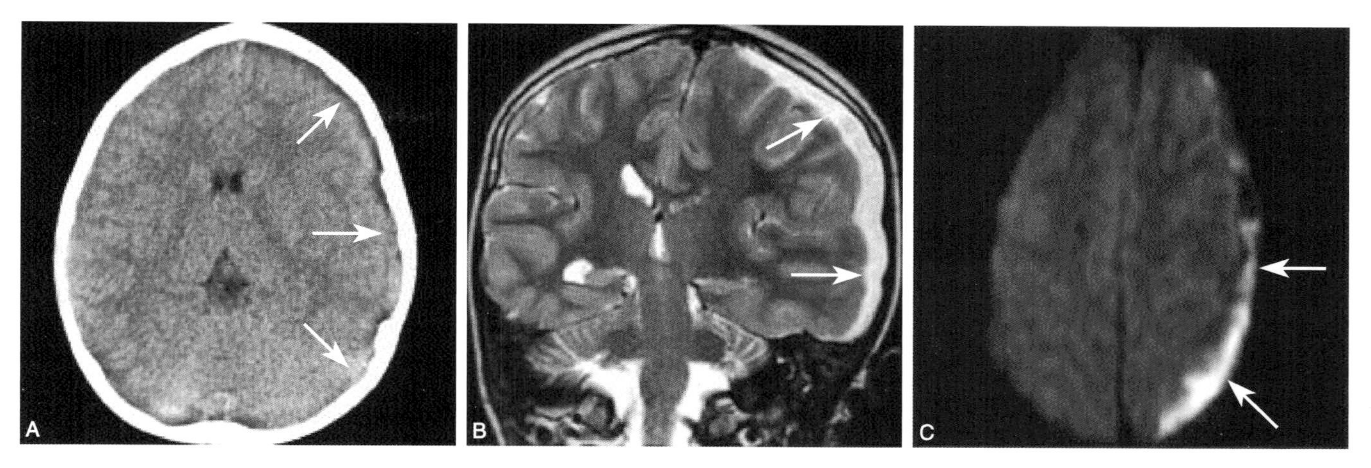

图 15-13 5 岁男性患儿，硬膜下积脓伴眶周肿胀和癫痫发作。A. 非增强轴位 CT 显示弥漫性脑肿胀，中线轻度向右偏移，左侧可见一个薄层中至低密度积液影（箭头）。B. 脑 T2 加权轴位 MRI 图像显示左侧硬膜下明显凸形积液影像（箭头）。C. 弥散加权像显示弥散受限，有助于鉴别积脓和积液（箭头）（From Hoxworth JM，Glastonbury CM：Orbital and intracranial complications of acute sinusitis，*Neuroimaging Clin N Am* 20：511-526，2010.）

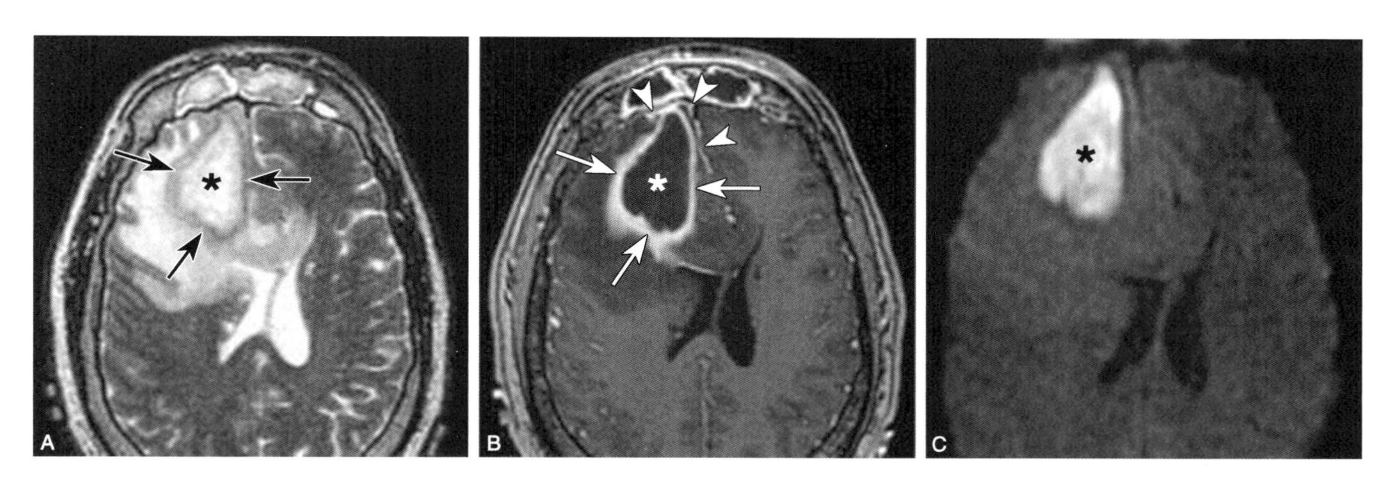

图 15-14 55 岁男性患者出现脑脓肿，最初的诊断为额部高级别神经胶质瘤。A. T2 加权序列。B. 增强后 T1 成像。C. 弥散加权序列。病损表现为 T2 高信号和 T1 低信号（星号），T2 时病损边缘与正常脑白质等信号或稍高信号，增强后 T1 信号提高（长箭头）。硬脑膜强化（无尾箭头）和弥散受限，结合鼻窦混浊，有助于鉴别感染性脓肿与肿瘤（From Hoxworth JM，Glastonbury CM：Orbital and intracranial complications of acute sinusitis，*Neuroimaging Clin N Am* 20：511-526，2010.）

鼻部软组织感染

鼻前庭炎、鼻疖和鼻脓肿

鼻部软组织像面部其余部分的软组织一样，容易发生蜂窝织炎感染。然而，鉴于鼻前部软组织即鼻前庭部位存在毛囊，鼻疖就成了另一种类型的鼻部软组织感染。这种感染表现为自发疼痛、触痛、常伴明显的红斑，使鼻尖呈现出“红鼻子驯鹿鲁道夫”外观。当感染局限于鼻翼侧壁的软组织内时，称为前庭炎。感染偶尔可能发展为脓肿。包括甲氧西林耐药菌株在内的金黄色葡萄球菌是最常见的致病因素，社区获得性 MRSA（CA-MRSA）也越来越普遍[80]。增强 CT 有助于明确脓肿是否形成。局部和口服抗生素是治疗的选项。克林霉素被认为是一种有效的抗菌药物，但对这种药物的耐药性正在增加。据报道，甲氧苄啶-磺胺甲基异噁唑、四环素、利福平是 CA-MRSA 感染治疗中耐药较少的药物[80]。外用莫匹罗星也被认为是这些感染的一线治疗药物。感染经过早期诊断和充分治疗后，预后良好。但是，由于连接鼻部和颅内硬膜静脉窦包括海绵窦的静脉没有静脉瓣，患者应被告知不要试图去弄破或挤压该区域的任何脓肿，恰当的药物或手术治疗（即必要时切开引流），或两者联合，均应及时进行。

鼻中隔脓肿

鼻中隔是位于中线的软骨和骨性间隔，每侧都覆盖有黏软骨膜-黏骨膜。感染可向深部进展至黏软骨膜,往往由鼻中隔创伤或手术形成的鼻中隔血肿发展而来,鼻中隔成形术后脓肿的发生率约为 0.4% ~ 12%。常规术后抗生素预防似乎并没有降低这一比率[81]。患者主诉鼻塞,也可能表现为发热和面部疼痛。治疗包括及时手术切开引流(可联合鼻腔填塞),及全身抗生素治疗,通常选择针对金黄色葡萄球菌敏感的药物,因为该细菌是鼻软组织感染的常见病原体[82]。如果不予治疗,其潜在的并发症包括鼻中隔穿孔和鼻背支持丧失导致鞍鼻畸形,还可能进展为海绵状窦血栓形成、脑膜炎或血栓性静脉炎逆行进入颅腔形成脑脓肿[83]。

鼻孢子菌病

鼻孢子菌病是由西伯鼻孢子菌感染引起的良性疾病,可以侵犯鼻、咽喉、耳或男女性的生殖器官。它是印度和斯里兰卡的地方性疾病,但在欧洲、非洲和美洲也均有病例报道[84]。这种感染可引起黏膜的慢性局限性病变,常导致感染区域出现息肉样软组织肿块。感染被认为是病原体从其天然水生栖息地进入损伤的上皮而获得的。孢子菌在黏膜下生长,形成直径为 10~200mm 的厚壁孢子囊。这些孢子囊大体为白色小点,内部可见更小的白点。这些更小的白点通常被称为子细胞或孢子。这些白点通常让那些有蒂或无蒂的脆性血管性息肉看起来像草莓。在患者出现鼻塞、鼻衄或非常明显的肿块等症状之前,随着病情的进展,感染可能会持续数年。通过组织活检和标准苏木精-伊红染色或真菌染色的特征性表现来确诊疾病。影像学检查有助于明确病变的范围。局部扩大切除并电灼处理病变的基底是已知唯一的治疗方法。孢子菌对培养条件要求极为苛刻,以致培养分离菌株的努力无法成功,从而阻碍了在体外测试抗菌制剂敏感性的尝试,然而,经验性辅助治疗,即使用抗麻风药氨苯砜以及抗真菌药灰黄霉素、两性霉素 B、甲氧苄啶-磺胺嘧啶及葡萄糖酸锑钠,联合局部手术治疗据报道可获得不同程度的成功[84]。该疾病的并发症包括复发或通过自体接种,血行性、淋巴通道、或性接触传播[85]。

结核病

结核病是由结核分枝杆菌引起的疾病,可以累及内鼻或外鼻。当病变累及内鼻时,首要侵犯目标是鼻中隔软骨和下鼻甲的前部,一般不累及鼻底[85]。鼻内结核的症状为疼痛,鼻溢液和鼻中隔穿孔。鼻外结核,患者表现为寻常狼疮,即一种慢性进展的皮肤结核,表现为表面平滑、棕红色、柔软或质脆的结节,或表面覆盖有鳞片的斑块状病损。鼻部结核可来源于其他感染器官的血行或淋巴通道扩散,也可由另一感染个体直接接种,原发性鼻结核非常罕见。感染通常由一个柔软脆弱的结节进展而来,破坏软骨,导致鹦鹉嘴样鼻畸形、睑外翻和嘴唇萎缩。诊断通常需要组织活检,因为通过拭子和鼻腔分泌物成功分离杆菌的可能性较小。利福平、异烟肼、吡嗪酰胺和乙胺丁醇的四种药物联合应用通常有很好的效果,但晚期的病损可能会留下如前所述的瘢痕和畸形[86]。

麻风病

在麻风病的进展过程中,麻风分枝杆菌侵犯鼻部是一种非常常见的早期表现,症状可包括慢性鼻塞、结痂、间歇性鼻出血、嗅觉减退、嗅觉丧失和鼻溢液[85]。鼻腔分泌物中含有大量的分枝杆菌,被认为在该病传播过程中起着重要的作用。麻风病性鼻炎可能与其他类型的慢性鼻-鼻窦炎表现一致,会有鼻腔结痂或鼻中隔穿孔。更具体的表现包括多发结节或斑块,以及鼻黏膜黄色增厚,后来下鼻甲和鼻中隔前部出现广泛的结节化。如果不予治疗,疾病往往会持续进展破坏鼻中隔软骨,致鼻中隔穿孔、鞍鼻畸形和萎缩性鼻炎。组织活检可以确诊该病,鼻拭子可用于分离和确定致病的病原体。治疗方案为利福平、氯法齐明和氨苯砜联合应用,疗程 12 个月[87]。治愈率良好,但萎缩性鼻炎和鼻中隔穿孔及其所致的鞍鼻畸形等后遗症会持续存在。

梅毒

梅毒患者中,病变侵犯鼻和鼻腔并不常见,患者最常见的症状是硬下疳、腹股沟淋巴结肿大和继发广泛的皮肤黏膜病变。然而,经性传播的梅毒螺旋体侵犯鼻中隔,造成软骨破坏,随后出现鼻中隔穿孔和鞍鼻畸形[85]。其他可能的表现在文献中也有描述,包括平滑的鼻内肿块和颈部淋巴结肿大[88]。通过快速血浆反应素(rapid plasma reagin,RPR)环状卡片试验或性病研究实验室(venereal disease research laboratory,VDRL)试验结果阳性可以诊断梅毒,荧光密螺旋体抗体吸附、定量 VDRL/RPR、微红细胞凝集法测定梅毒螺旋体、梅毒螺旋体血凝试验(*Treponema pallidum* hemagglutination assay,TPHA)、梅毒螺旋体明胶颗粒凝集试验(*Treponema pallidum* particle agglutination test,TPPA)这些检测方法也可证实疾病的存在[88]。第一线治疗为青霉素 G 单药治疗。

利什曼病

另一组易侵犯鼻部引起感染的微生物为原生动物利什曼原虫。数种利什曼原虫可能导致人类患病，包括引起大多数感染的热带利什曼原虫，其他不常致病的种类也已被分离出来，如婴儿利什曼原虫、杜氏利什曼原虫和巴西利什曼原虫。该病由白蛉叮咬传播，可以表现为几种类型之一，即内脏、皮肤、黏膜皮肤类型，每种类型都会有多种可能的变化[85]。黏膜皮肤利什曼病（mucocutaneous leishmaniasis，ML）在美洲更常见，易侵犯鼻和鼻腔；而内脏利什曼病主要发生在印度半岛和苏丹；皮肤利什曼病在地中海国家较常见。鼻 ML 最常因深部的软骨破坏造成鼻中隔穿孔和面部畸形，其中巴西利什曼原虫是已报道的最常见的导致鼻中隔穿孔的原因。鼻内肿块是另一个可能的检查所见（图 15-15）。影像学检查可以进一步显示肿块（图 15-16）。活检和培养可有助于确认病原体，但聚合酶链反应的敏感度为 80%～98%，是组织培养敏感性的两倍[89]。由于鉴定病原体的试验的特殊性，如果患者有在流行地区的潜在暴露史，医生应高度怀疑患者患有该疾病。抗寄生虫的五价锑化合物是治疗该疾病的首选药物，包括葡萄糖酸锑钠和葡甲胺锑。治愈率很好，但疾病所致的畸形可能无法避免，除非早期进行诊断和治疗。

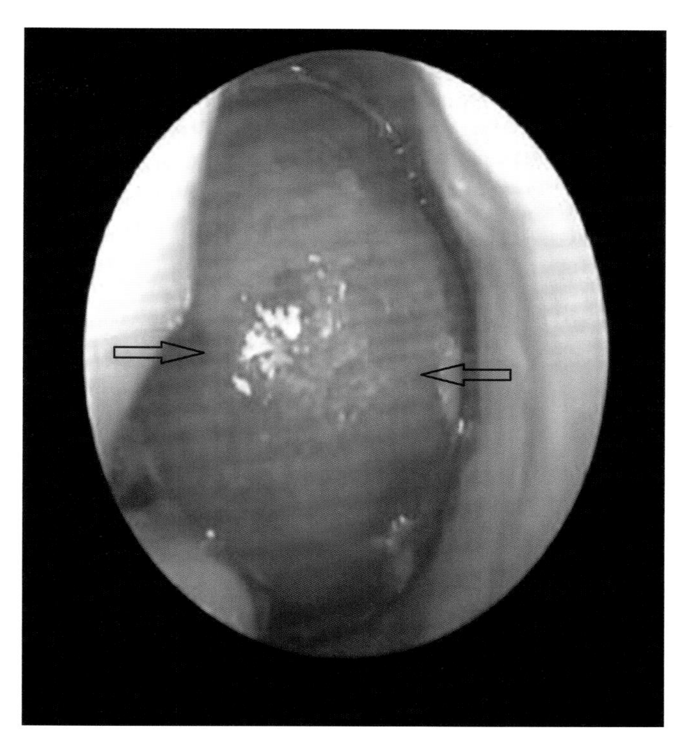

图 15-15　黏膜利什曼病患者，内镜下可见左侧鼻腔被充血的软组织肿块阻塞（箭头）（From Gul HC，Tosun F，Karakas A，et al：A case of mucosal leishmaniasis：mimicking intranasal tumor with perforation of septum，*J Microbiol Immunol infect* S1684-1182：230-232，2013.）

鼻硬结病

鼻硬结克雷伯菌是一种非洲、亚洲、东欧、南美洲和中美洲热带和温带地区特有的地方性革兰氏阴性细菌，当被人体吸入后，可导致一种缓慢进展的疾病，即鼻硬结病。许多现代的作者更愿意把这种疾病简称为硬结病，因为尽管感染主要侵犯鼻腔（95%～100%），但也侵及鼻咽（18%～43%）、口咽部（13%～35%）、喉部（15%～40%）、气管（12%）及支气管（2%～7%），而

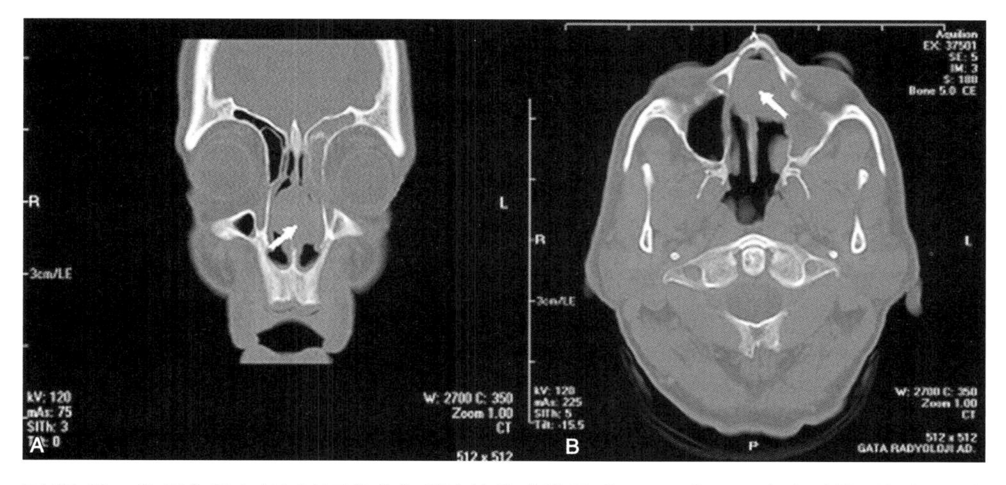

图 15-16　鼻部病损患者（A）冠状位和（B）轴位非增强 CT 显示软组织密度肿块（箭头）阻塞左侧鼻腔，侵蚀并穿透鼻中隔至右侧鼻腔（From Gul HC，Tosun F，Karakas A，et al：A case of mucosal leishmaniasis：mimicking intranasal tumor with perforation of septum，*J Microbiol Immunol Infect* S1684-1182：230-232，2013.）

且病变常发生于两种上皮的移行区域(例如鳞状上皮、纤毛上皮和呼吸道上皮)[90]。由于不明的原因,男性更易出现鼻和咽部硬结病(男女比为2∶1),而女性更易发生喉气管硬结病(女男比为4∶1)。两者都在10~20岁及30~40岁期间高发。在最初出现临床症状时,患者可能处于疾病(鼻炎)的第一阶段,表现为鼻塞、结痂和臭味。当疾病发展到肉芽肿阶段时,患者开始出现更明显的鼻塞、畸形、鼻出血、嗅觉丧失或软腭麻木等症状。肉芽组织形成的肿块包含浆细胞、拉塞尔小体(一种椭圆小体,被认为代表变性的浆细胞)和米库利奇细胞(一种大的组织细胞,其泡沫样细胞质中含有鼻硬结克雷伯菌)。最终,硬化阶段可导致遍及上呼吸消化道的瘢痕形成,患者可表现为鼻前庭狭窄和声音嘶哑,甚至可能出现喘鸣。MRI可在T1加权像上显示高强度信号,有助于确定病变范围[90]。活检组织经培养明确诊断后,选择四环素治疗该病。当瘢痕导致鼻和上呼吸道狭窄时,可行手术治疗以恢复功能。不幸的是,即使进行恰当的治疗,疾病仍表现为一种进行性、缓解-复发相间的过程[85]。

(王舒婷 译)

参考文献

1. Anand VK: Epidemiology and economic impact of rhinosinusitis, *Ann Otol Rhinol Laryngol Suppl* 193:3–5, 2004.
2. Rosenfeld RM, Andes D, Bhattacharyya N, et al.: Clinical practice guideline: adult sinusitis, *Otolaryngol Head Neck Surg* 137(3 Suppl):S1–31, 2007.
3. van Cauwenberge P, Sys L, De Belder T, Watelet JB: Anatomy and physiology of the nose and the paranasal sinuses, *Immunol Allergy Clin North Am* 24:1–17, 2004.
4. Brook I: Microbiology and management of sinusitis, *J Otolaryngol* 25:249–256, 1996.
5. Berg O, Carenfelt C: Analysis of symptoms and clinical signs in the maxillary sinus empyema, *Acta Otolaryngol* 105:343–349, 1988.
6. Lindbaek M, Hjortdahl P, Johnsen UL: Use of symptoms, signs, and blood tests to diagnose acute sinus infections in primary care: comparison with computed tomography, *Fam Med* 28:183–188, 1996.
7. Chow AW, Benninger MS, Brook I, et al.: Infectious Diseases Society of America: IDSA clinical practice guideline for acute bacterial rhinosinusitis in children and adults, *Clin Infect Dis* 54(8):e72–e112, 2012.
8. Benninger MS, Payne SC, Ferguson BJ, et al.: Endoscopically directed middle meatal cultures versus maxillary sinus taps in acute bacterial maxillary rhinosinusitis: a meta-analysis, *Otolaryngol Head Neck Surg* 134:3–9, 2006.
9. Ah-see K: Sinusitis (acute), *Clin Evid* 15:1–11, 2006.
10. Rosenfeld RM, Singer M, Jones S: Systematic review of antimicrobials for patients with acute rhinosinusitis, *Otolaryngol Head Neck Surg* 137(3 Suppl):S32–S45, 2007.
11. Nava JM, Bella F, Garau J, et al.: Predictive factors for invasive disease due to penicillin-resistant *Streptococcus pneumoniae*: a population-based study, *Clin Infect Dis* 19:884–890, 1994.
12. Malm L: Pharmacological background to decongesting and anti-inflammatory treatment of rhinitis and sinusitis, *Acta Otolaryngol* 515(Suppl):53–55, 1994.
13. Meltzer EO, Charous BL, Busse WW, et al.: Added relief in the treatment of acute recurrent sinusitis with adjunctive mometasone furoate nasal spray. The Nasonex Sinusitis Group, *J Allergy Clin Immunol* 106:630–637, 2000.
14. Inanli S, Ozturk O, Korkmaz M, et al.: The effects of topical agents of fluticasone propionate, oxymetazoline, and 3% and 0.9% sodium chloride solutions on mucociliary clearance in the therapy of acute bacterial rhinosinusitis in vivo, *Laryngoscope* 112:320–325, 2002.
15. Rabago D, Zgierska A, Mundt M, et al.: Efficacy of daily hypertonic saline nasal irrigation among patients with sinusitis: a randomized controlled trial, *J Fam Pract* 51:1049–1055, 2002.
16. Adam P, Stiffman M, Blake Jr RL: A clinical trial of hypertonic saline nasal spray in subjects with the common cold or rhinosinusitis, *Arch Fam Med* 7:39–43, 1998.
17. Haye R, Lingass E, Hoivik HO, et al.: Azithromycin versus placebo in acute infectious rhinitis with clinical symptoms but without radiological signs of maxillary sinusitis, *Eur J Clin Microbiol Infect Dis* 17:309–312, 1998.
18. Bhattacharyya N: The economic burden and symptom manifestations of chronic rhinosinusitis, *Am J Rhinol* 17:27–32, 2003.
19. Stankiewicz JA, Chow JM: Nasal endoscopy and the definition and diagnosis of chronic rhinosinusitis, *Otolaryngol Head Neck Surg* 126:623–627, 2002.
20. Arango P, Kountiakis SE: Significance of computed tomography pathology in chronic rhinosinusitis, *Laryngoscope* 111:1779–1782, 2001.
21. Gwaltney Jr JM: Acute community-acquired sinusitis, *Clin Infect Dis* 23:1209–1223, 1996.
22. Chee L, Graham SM, Carothers DG, et al.: Immune dysfunction in refractory sinusitis in a tertiary care setting, *Laryngoscope* 111:233–235, 2001.
23. Sipila J, Antila J, Suonpaa J: Pre- and postoperative evaluation of patients with nasal obstruction undergoing endoscopic sinus surgery, *Eur Arch Otorhinolaryngol* 253:237–239, 1996.
24. Orlandi RR: Biopsy and specimen collection in chronic rhinosinusitis, *Ann Otol Rhinol Laryngol* 113(Suppl):24–26, 2004.
25. Wuister AM, Goto NA, Oostveen EJ, et al.: Nasal endoscopy is recommended for diagnosing adults with chronic rhinosinusitis, *Otolaryngol Head Neck Surg* 150:359–364, 2014.
26. Leung RM, Chandra RK, Kern RC, et al.: Primary care and upfront computed tomography scanning in the diagnosis of chronic rhinosinusitis: a cost-based decision analysis, *Laryngoscope* 124:12–18, 2014.
27. Newman LJ, Platts-Mills TAE, Phillips CD, et al.: Chronic sinusitis; relationship of computed tomographic findings to allergy, asthma, and eosinophilia, *JAMA* 271:363–368, 1994.
28. Krouse JH: Computed tomography stage, allergy testing, and quality of life in patients with sinusitis, *Otolaryngol Head Neck Surg* 123:389–392, 2000.
29. Fokkens W, Lund V, Bachert C, et al.: EAACI position paper on rhinosinusitis and nasal polyps: executive summary, *Allergy* 60:583–601, 2005.
30. Zurlo JJ, Feuerstein IM, Lebovics R, et al.: Sinusitis in HIV infection, *Am J Med* 93:157–162, 1992.
31. Lieu JE, Feinstein AR: Confirmations and surprises in the association of tobacco use with sinusitis, *Arch Otolaryngol Head Neck Surg* 126:940–946, 2000.
32. Weaver EM: Association between gastroesophageal reflux and

sinusitis, otitis media, and laryngeal malignancy: a systematic review of the evidence, *Am J Med* 115:81S–89S, 2003.

33. Papsin B, McTavish A: Saline nasal irrigation, *Can Fam Physician* 49:168–173, 2003.
34. Tomooka LT, Murphy C, Davidson TM: Clinical study and literature review of nasal irrigation, *Laryngoscope* 110:1189–1193, 2000.
35. Fokkens WJ, Lund VJ, Mullol J, et al.: European position paper on rhinosinusitis and nasal polyps 2012, *Rhinol Suppl* (23)1–298, 2012.
36. Videler WJ, van Hee K, Reinartz SM, et al.: Long-term low-dose antibiotics in recalcitrant chronic rhinosinusitis: a retrospective analysis, *Rhinology* 50:45–55, 2012.
37. Albert RK, Connett J, Bailey WC, et al.: Azithromycin for prevention of exacerbations of COPD, *N Engl J Med* 365:689–698, 2011.
38. Mandal R, Patel N, Ferguson BJ: Role of antibiotics in sinusitis, *Curr Opin Infect Dis* 25:183–192, 2012.
39. Van Zele T, Gevaert P, Holtappels G, et al.: Oral steroids and doxycycline: two different approaches to treat nasal polyps, *J Allergy Clin Immunol* 125:1069–1076, e4, 2010.
40. Desrosiers MY, Salas-Prato M: Treatment of chronic rhinosinusitis refractory to other treatments with topical antibiotic therapy delivered by means of a large-particle nebulizer: results of a controlled trial, *Otolaryngol Head Neck Surg* 125:265–269, 2001.
41. Grobler A, Weitzel EK, Buele A, et al.: Pre- and postoperative sinus penetration of nasal irrigation, *Laryngoscope* 118:2078–2081, 2008.
42. Lal D, Hwang PH: Oral corticosteroid therapy in chronic rhinosinusitis without polyposis: a systematic review, *Int Forum Allergy Rhinol* 1:136–143, 2011.
43. Hissaria P, Smith W, Wormald PJ, et al.: Short course of systemic corticosteroids in sinonasal polyposis: a double-blind, randomized, placebo-controlled trial with evaluation of outcome measures, *J Allergy Clin Immunol* 118:128–133, 2006.
44. Hopkins C, Browne JP, Slack R, et al.: The national comparative audit of surgery for nasal polyposis and chronic rhinosinusitis, *Clin Otolaryngol* 31(5):390–398, 2006.
45. Ragab SM, Lund VJ, Scadding G: Evaluation of the medical and surgical treatment of chronic rhinosinusitis: a prospective, randomised, controlled trial, *Laryngoscope* 114:923–930, 2004.
46. Georgalas C, Cornet M, Adriaensen G, et al.: Evidence-based surgery for chronic rhinosinusitis with and without nasal polyps, *Curr Allergy Asthma Rep* 14:427, 2014.
47. Ferguson BJ, Narita M, Yu VL, et al.: Prospective observational study of chronic rhinosinusitis: environmental triggers and antibiotic implications, *Clin Infect Dis* 54:62–68, 2012.
48. Longhini AB, Ferguson BJ: Clinical aspects of odontogenic maxillary sinusitis: a case series, *Int Forum Allergy Rhinol* 1:409–415, 2011.
49. Chakrabarti A, Denning DW, Ferguson BJ, et al.: Fungal rhinosinusitis: a categorization and definitional schema addressing current controversies, *Laryngoscope* 119:1809–1818, 2009.
50. Callejas CA, Douglas RG: Fungal rhinosinusitis: what every allergist should know, *Clin Exp Allergy* 43:835–849, 2013.
51. deShazo RD, O'Brien M, Chapin K, et al.: Criteria for the diagnosis of sinus mycetoma, *J Allergy Clin Immunol* 99:475–485, 1997.
52. Manning SC, Vuitch F, Weinberg AG, Brown OE: Allergic aspergillosis: a newly recognized form of sinusitis in the pediatric population, *Laryngoscope* 13:191–195, 1989.
53. Bent JP, Kuhn FA: Diagnosis of allergic fungal sinusitis, *Otolaryngol Head Neck Surg* 111:580–588, 1994.
54. Ponikau JU, Sherris DA, Kern EB, et al.: The diagnosis and incidence of allergic fungal sinusitis, *Mayo Clin Proc* 74:877–884, 1999.
55. Ferguson BJ: Eosinophilic mucin rhinosinusitis: a distinct clincopathological entity, *Laryngoscope* 110:799–813, 2000.
56. Manning SC, Merkel M, Kriesel K, et al.: Computed tomography and magnetic resonance diagnosis of allergic fungal sinusitis, *Laryngoscope* 107:170–176, 1997.
57. Katzenstein AL, Sale SR, Greenberger PA: Allergic aspergillus sinusitis: a newly recognized form of sinusitis, *J Allergy Clin Immunol* 72:89–93, 1983.
58. Bassichis BA, Marple BF, Mabry RL, et al.: Use of immunotherapy in previously treated patients with allergic fungal sinusitis, *Otolaryngol Head Neck Surg* 125:487–490, 2001.
59. Sacks PL, Harvey RJ, Rimme J, et al.: Topical and systemic antifungal therapy for the symptomatic treatment of chronic rhinosinusitis, *Cochrane Database Syst Rev* 8: CD008263, 2011.
60. Mignogna MD, Fortuna G, Leuci S, et al.: Mucormycosis in immunocompetent patients: a case-series of patients with maxillary sinus involvement and a critical review of the literature, *Int J Infect Dis* 15:e533–e540, 2011.
61. DelGaudio JM, Swain Jr RE, Kingdom TT, et al.: Computed tomographic findings in patients with invasive fungal sinusitis, *Arch Otolaryngol Head Neck Surg* 129:236–240, 2003.
62. deShazo RD, O'Brien M, Chapin K, et al.: A new classification and diagnostic criteria for invasive fungal sinusitis, *Arch Otlaryngol Head Neck Surg* 123:1181–1188, 1997.
63. Herbrecht R, Denning DW, Patterson TF, et al.: Invasive fungal infections group of the European Organisation for Research and Treatment of Cancer and the Global Aspergillus Study Group. Voriconazole versus amphotericin B for primary therapy of invasive aspergillosis, *N Engl J Med* 347:408–415, 2002.
64. Valera FC, do Lago T, Tamashiro E, et al.: Prognosis of acute invasive fungal rhinosinusitis related to underlying disease, *Int J Infect Dis* 15:e841–e844, 2011.
65. Montone KT, Livolsi VA, Feldman MD, et al.: Fungal rhinosinusitis: a retrospective microbiologic and pathologic review of 400 patients at a single university medical center, *Int J Otolarngol*, 2012: 684835, 2012.
66. Li Y, Li Y, Li P, Zhang G: Diagnosis and endoscopic surgery of chronic invasive fungal rhinosinusitis, *Am J Rhinol Allergy* 23:622–625, 2009.
67. Gumaa SA, Mahgoub ES, Hay RJ: Postoperative responses of paranasal *Aspergillus* granuloma to itraconazole, *Trans R Soc Trop Med Hyg* 86:93–94, 1992.
68. Mortimore S, Wormald PJ: The Groote Schuur hospital classification of the orbital complications of sinusitis, *J Laryngol Otol* 111:719–723, 1997.
69. Hoxworth JM, Glastonbury CM: Orbital and intracranial complications of acute sinusitis, *Neuroimaging Clin N Am* 20:511–526, 2010.
70. Schramm VL, Myers EN, Kennerdell JS: Orbital complications of acute sinusitis: evaluation, management, and outcome, *Otolaryngology* 86:ORL221–230, 1978, 2010.
71. Goldberg AN, Oroszlan G, Anderson TD: Complications of frontal sinusitis and their management, *Otolaryngol Clin North Am* 34:211e25, 2001.
72. Sultesz M, Csakanyi Z, Majoros T, et al.: Acute bacterial rhinosinusitis and its complications in our pediatric otolaryngological department between 1997 and 2006, *Int J Pediatr Otorhinolaryngol* 73:1507–1512, 2009.
73. Bayonne E, Kania R, Tran P, et al.: Intracranial complications of rhinosinusitis. A review, typical imaging data and algorithm of management, *Rhinology* 47(1):59–65, 2009.
74. Younis RT, Lazar RH, Bustillo A, et al.: Orbital infection as a

complication of sinusitis: are diagnostic and treatment trends changing? *Ear Nose Throat J* 81:771e5, 2002.

75. Schuknecht B, Simmen D, Yuksel C, et al.: Tributary venosinus occlusion and septic cavernous sinus thrombosis: CT and MR findings, *AJNR Am J Neuroradiol* 19:617e26, 1998.
76. Bambakidis NC, Cohen AR: Intracranial complications of frontal sinusitis in children: Pott's puffy tumor revisited, *Pediatr Neurosurg* 35:82e9, 2001.
77. Herrmann BW, Chung JC, Eisenbeis JF, et al.: Intracranial complications of pediatric frontal rhinosinusitis, *Am J Rhinol* 20:320e4, 2006.
78. Kocaeli H, Hakyemez B, Bekar A, et al.: Unusual complications and presentations of intracranial abscess: experience of a single institution, *Surg Neurol* 69:383e91, 2008.
79. Bukte Y, Paksoy Y, Genc E, et al.: Role of diffusion-weighted MR in differential diagnosis of intracranial cystic lesions, *Clin Radiol* 60:375e83, 2005.
80. Earley MA, Friedel ME, Govindaraj S, et al.: Community-acquired methicillin-resistant *Staphylococcus aureus* in nasal vestibular abscess, *Int Forum Allergy Rhinol* 1:379–381, 2011.
81. Ketcham AS, Han JK: Complications and management of septoplasty, *Otolaryngol Clin North Am* 43:897–904, 2010.
82. Alshaikh N, Lo S: Nasal septal abscess in children: from diagnosis to management and prevention, *Int J Pediatr Otorhinolaryngol* 75:737–744, 2011.
83. Cochran CS, Landecker A: Prevention and management of rhinoplasty complications, *Plast Reconstr Surg* 122:60e–67e, 2008.
84. Das S, Kashyap B, Barua M, et al.: Nasal rhinosporidiosis in humans: new interpretations and a review of the literature of this enigmatic disease, *Med Mycol* 49:311–315, 2011.
85. Zargari O, Elpern DJ: Granulomatous diseases of the nose, *Int J Dermatol* 48:1275–1282, 2009.
86. Alavi SM, Nashibi R: Nasal tuberculosis in a 56 year old woman, *Caspian J Intern Med* 5:49–51, 2014.
87. Suzuki J, Oshima T, Watanabe K, et al.: Chronic rhinosinusitis in ex-lepromatous leprosy patients with atrophic rhinitis, *J Laryngol Otol* 127:265–270, 2013.
88. Pan X, Zhu X, Li QQ: Syphilis manifesting as a nasopharyngeal carcinoma with cervical lymphadenopathy: a case report, *Exp Ther Med* 3:1023–1025, 2012.
89. Gul HC, Tosun F, Karakas A, et al.: A case of mucosal leishmaniasis: mimicking intranasal tumor with perforation of septum, *J Microbiol Immunol Infect* S1684-1182:230–232, 2013.
90. Abdel Razek AA: Imaging of scleroma in the head and neck, *Br J Radiol* 85:1551–1555, 2012.

第 16 章　口咽和扁桃体感染

James Naples,Kourosh Parham

简介

口咽和扁桃体感染很常见,且治疗费用不菲。急性咽炎常见于儿童和成年人,是内科最常见的就诊疾病之一,每年大约有 1 500 万该类患者到门诊就诊[1]。它常被认为是一种儿童群体好发的疾病,估计每年有 730 万儿童就医,占所有门诊就诊儿童的 37%[2,3]。儿童发病年龄常为 5~12 岁,每年的发病率约为 12.8/100 000[4]。该病同样常见于成人,发病率为 4.7/100 000[4]。

由于门诊就诊患者中咽炎患者占很大比例,因此该病对经济有明显的负面影响。绝大部分的经济负担来自脓毒性咽喉炎患儿的父母无法正常工作。在美国,这部分经济损失约为每年 22 400 万~53 900 万美元[5,6]。

急性口咽部感染的致病因素多种多样,即使对非常有经验的临床医生来说,区分这些病原体也是一种挑战。患者一般会表现出一系列症状,但该类疾病通常有自限性。病毒性咽炎比细菌性咽炎更常见(表 16-1)[7-9]。如果治疗不当,细菌感染可造成不良的全身和局部后遗症。在当今这个抗生素逐渐耐药的时代,对咽炎的检查必须彻底,治疗方案的选择必须非常谨慎。医生对治疗过程详尽的考虑能最终提高其诊断能力,并能更明智的选择抗生素。

咽炎确实会出现并发症,虽然总体来说不常见,但可以危及生命。感染迅速扩散所造成的化脓性并发症,如果不及早发现,会造成气道的问题[10]。当然,在评价急性口咽感染时,还需要考虑细菌性和病毒性咽炎的全身性、非化脓性的并发症。幸运的是,抗生素疗法的改进和对症状恶化的及早发现降低了咽炎并发症的发生率[10]。

显然,口咽和扁桃体急性感染在头颈部疾病中占有重要的地位,而随着人类乳头瘤病毒是口咽癌的病原体的观点被提出后,口咽感染这一主题被进一步拓宽。在本章,我们将集中讨论急性口咽感染。总结相关的检查诊断方法以及内科和外科治疗手段。最后,我们将讨论具体的并发症,以及如何预防和治疗这些并发症。

表 16-1　急性咽部感染的病因

细菌	病毒	非典型细菌
A 组 β 溶血性链球菌	腺病毒	支原体肺炎
C 组链球菌	1 型和 2 型单纯疱疹病毒	肺炎衣原体
淋病奈瑟菌	柯萨奇病毒	鹦鹉热衣原体
白喉棒状杆菌	鼻病毒	
坏死性梭形杆菌	冠状病毒	
土拉热弗朗西丝菌	甲型流感和乙型流感病毒	
鼠疫耶尔森菌	副流感病毒	
梅毒螺旋体	呼吸道合胞病毒	
混合厌氧菌	EB 病毒	
	巨细胞病毒	
	人类免疫缺陷病毒	

From Weber R:Pharyngitis,*Prim Care Clin Office Pract* 41:91-98,2014.

解剖

咽部的解剖很复杂,因为在这个狭小的解剖空间内存在很多结构。咽部可以分为三个区域:鼻咽,口咽,喉咽。口咽起自双侧舌腭弓(内有腭舌肌),包含扁桃体,所以扁桃体感染是口咽感染的一种类型。上界从软腭向咽后壁延伸,与鼻咽分开。下界自舌骨向后至咽后壁,位于喉咽上方(图 16-1)。口咽主要的结构包括软腭/悬雍垂、舌根、扁桃体、咽侧/后壁[11]。

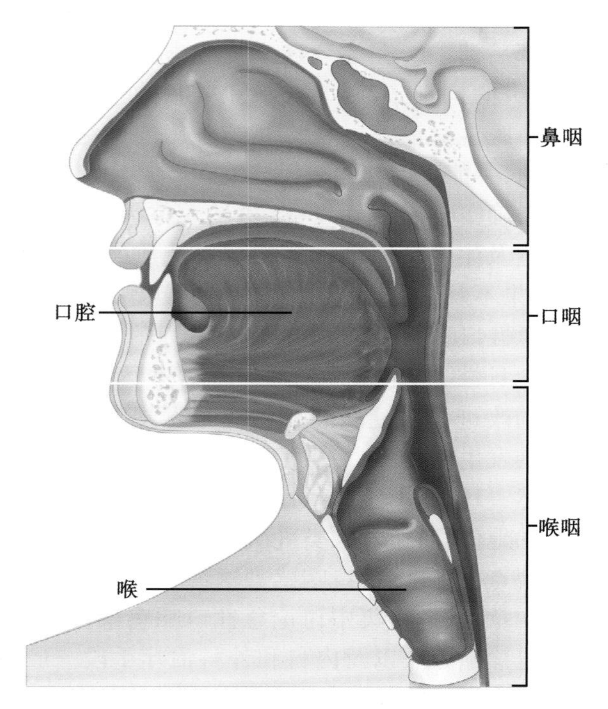

图 16-1 解剖显示与其他上呼吸消化道解剖相关的口咽的界限(From Goldman L, Schafer AI: *Goldman's Cecil medicine*, ed 24, Philadelphia, 2012, Saunders.)

口咽的血供主要来自颈外动脉的咽升动脉分支,其感觉神经由包含第Ⅸ和Ⅹ对脑神经的舌咽神经丛支配[5]。颈部淋巴回流汇入颈部单侧Ⅱ、Ⅲ、Ⅳ区,这解释了为何口咽感染可以导致颈前部淋巴结肿大。

病因学

病毒

病毒是口咽和扁桃体感染最常见的原因[1,4-6,12,13]。这些感染常表现为一系列和感冒和上呼吸道疾病相关的症状,但也有一些病毒感染需要特别的关注和不同的治疗。最常见的致病病毒为呼吸道病毒,例如:鼻病毒、腺病毒、冠状病毒、副流感病毒、流感病毒、呼吸道合胞病毒,这些病毒会造成不同类型的普通感冒,它们通常有自限性,几乎没有临床意义,因为它们不需要来自临床医师的任何干预。造成口咽感染,并有更多临床意义的病毒有:EB 病毒(EBV)、人类免疫缺陷病毒(HIV)、巨细胞病毒(CMV)和单纯疱疹病毒。

EBV(导致单核细胞增多症)是一种疱疹病毒。该病毒感染 B 细胞后,B 细胞是病毒的储存宿主。感染的 B 细胞在人体内终生循环。人体内的 T 细胞会攻击受感染的 B 细胞,在急性期,通常会导致感染,并出现多器官系统受损的严重并发症。感染通常发生在 10~20 岁期间,除了咽扁桃体炎,患者还出现疲劳和颈部淋巴结肿大的非特异性症状。数据显示,全球范围内高达 95% 的成年人受到 EBV 的感染[14],在某些情况下,其并发症可能危及生命,如上呼吸道梗阻和脾破裂[12,14]。

HIV 病毒是获得性免疫缺陷综合征的病原体,可随着急性逆转录病毒综合征而出现急性的表现[12,13]。症状包括发热、咽炎、皮疹、头痛、淋巴结肿大[15]。这些症状会在病毒潜伏后几天内出现,但通常在感染后 3~5 周出现[12],这些症状的出现是因为免疫系统对大量病毒的反应。细胞因子和炎症介质释放,初期表现为非特异性症状。HIV 感染可模拟 EBV 和单核细胞增多症,其症状除了不适和疲劳之外,还有咽痛和咽炎。

单纯疱疹病毒 1 型(HSV-1)是另一种引起急性口咽感染的病毒。该病毒感染表现为口腔病变、伴有前驱症状的咽炎,以及淋巴结肿大[16]。这种感染被称为疱疹性龈口炎,临床症状严重,可造成疼痛和脱水。它常见于儿童,口腔表现为疼痛肿胀的囊泡,其基底为红斑,但也有部分患者表现为无症状的血清转化[16]。病毒所造成的囊泡有助于将其和其他导致咽炎和扁桃体炎的原因区分开来。

CMV 感染常发生于免疫缺陷的患者身上,但该病毒也可感染免疫功能正常的患者。事实上,据报道,在全球范围内 CMV 血清阳性率在 60%~100% 不等。大多数免疫功能正常的患者表现为良性的病程,但对于部分严重病例,表现类似单核细胞增多症型感染,出现咽炎[17]。

细菌

许多细菌可以导致咽炎和扁桃体炎,但绝大部分病例是由 A 群链球菌(group A *Streptococcus*, GAS)引起的。据估计,15%~36% 的儿童咽喉痛由 GAS 引起[9,18]，而在成人中，GAS 导致的咽炎比例为 5%～15%。总体来说，无论年龄大小，GAS 造成的咽炎的比例为 15%～30%[12]。

这类病原体引起的感染好发于 5～15 岁的儿童[10]，常见于冬季和早春季节。与病毒感染不同，该类感染通常没有前驱症状、咳嗽和鼻塞。GAS 值得临床重视的原因是，它可以引起非化脓性并发症，如风湿热、链球菌感染后肾小球肾炎。事实上，治疗 GAS 咽炎的重要原因之一就是预防风湿热的发生。幸运的是，这类并发症很少见，尤其在发达国家[6,7,19]。

C 群和 G 群 β-溶血性链球菌被认为是大约 5% 的咽炎和口咽感染的病原菌[4,12]，但临床表现一般比较轻微，也可引起非化脓性的并发症，如风湿热[7]。对于口咽感染的病例，其他应该关注的细菌包括放线菌、淋病奈瑟菌、白喉杆菌、肺炎衣原体和肺炎支原体。这些细菌引起的咽炎占比小于 1%[12]。

诊断上述其他类型细菌引起的咽炎比较困难，在做出诊断之前，临床怀疑和推测是必要的。放线菌属是口腔正常菌群之一，然而它可以引起口腔和口咽的急性化脓性感染。一般来说，感染可发生于免疫缺陷的患者，但它可表现为儿童反复发作的扁桃体炎[20]。诊断放线菌感染需要活检，病变组织存在黄色的硫磺样颗粒[21]。这类感染在一些患者中也可表现为扁桃体肿块和淋巴结肿大，甚至被怀疑为恶性肿瘤（图 16-2）。对于考虑淋病奈瑟菌感染的患者，需要详细询问

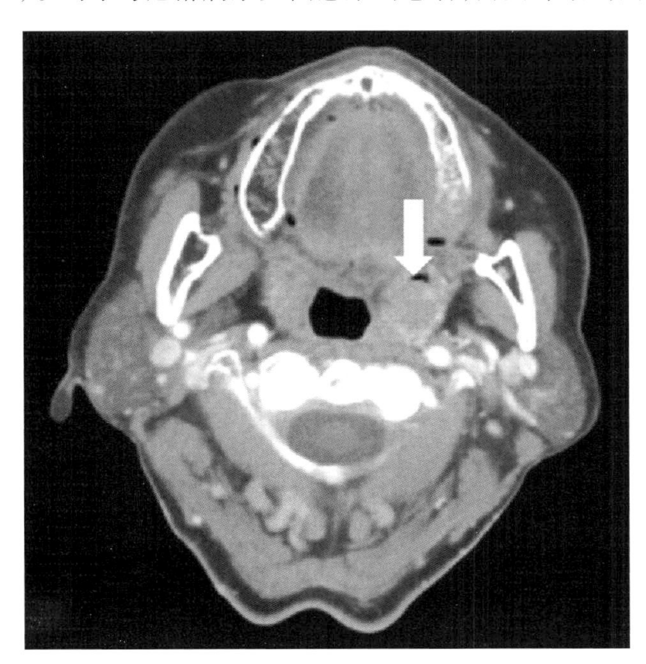

图 16-2　放线菌感染。注意左侧不对称性占位和边缘增强（白色箭头）。活检标本显示硫磺样颗粒和放线菌病，没有恶性肿瘤的证据

其性史。预防白喉的儿童疫苗的出现，在预防白喉方面起到了巨大的作用，而白喉是一种危及生命的咽部感染的病因。白喉通常表现为口咽部覆盖灰色的假膜，可引起呼吸困难，通常需要气管插管和气道保护。"行走性肺炎"的病史可能是衣原体或肺炎支原体感染的诊断依据。

病史和查体

正确的诊断离不开病史和体格检查。由细菌和病毒引起的急性口咽和扁桃体感染常常表现出细微的差异，很难区别。急性感染往往发生于较年轻的人群，但当它们发生于成年人中时，致病微生物往往是不同的，随着疾病表现的不同，这些菌株对治疗有更强的抵抗力[4,22]。

询问就诊者是否接触患者有助于临床医生诊断感染，但不一定能明确致病微生物。许多症状，例如咽痛、发热、疲劳和吞咽疼痛，是相互重叠的。重要的是要询问症状持续的时间、是否反复出现，因为这些关键点可以提醒医生发现感染的来源染以及采取不同的治疗方案。症状的时间和季节性有助于确定特定的病原微生物。GAS 和许多其他呼吸道病毒感染多发生在冬季和初秋，而 EBV 和 HIV 感染可随时发生。

细菌和病毒引起的感染的检查结果往往很相似。检查结果包括口咽部红斑、扁桃体渗出物、悬雍垂肿大、颈部淋巴结肿大。在检查疑似口咽部感染的患者时，不要忽视牙关紧闭、颈部疼痛、声音改变这些体征，因为它们可能提示咽炎并发症的存在。

将 GAS 造成的口咽感染与其他原因导致的口咽感染区分开来非常重要，因为治疗链球菌性咽炎的原因之一就是预防非化脓性炎症的出现，如 GAS 引起的风湿热。GAS 感染常出现咽喉痛而无咳嗽症状[10]。临床医生试图建议一套诊断标准，以帮助诊断链球菌性咽炎，但其实用性尚不确定。这些标准，即 Centor 标准，包含了一个基于提示 GAS 细菌性咽炎的症状和体征的 4 分制评分量表。在某些文献报道中，该评分系统显示出较高的阴性预测率（81%），而与之相反，其阳性预测值为 48%[5]。

一些研究表明，即使符合上述 4 项标准的患者，其咽部取材培养的阳性率仍小于 60%，而后者是诊断的金标准[1]。评分系统对诊断 GAS 咽炎时的作用在于，它有助于将患者患病可能性分为高、中、低三个层次。这些标准有助于指导进一步检查，并和其他相关信息

一起来明确诊断[1,5]。单独采用这些标准会导致误诊,增加不必要的抗生素使用。需要注意的是,GAS在儿童/青少年、成人中的表现往往是不同的,所以该标准不一定适用于所有患者。然而,现在有一种新的评分标准可单独考虑患者的年龄(表16-2)。

对于许多引起口咽和扁桃体感染的病毒来说,其病史往往差别不大,包括上呼吸道疾病的症状,例如:咳嗽、鼻炎、鼻塞。对一些更严重的病毒感染,如EBV和HIV感染,都有明显的疲劳和全身症状。EBV的易感人群的年龄一般在10~20岁之间,15~24岁高发,多发生于大学生和有亲密接触的人群中[14]。因为发病初期的症状更像良性、自限性疾病,所有临床医生在诊断时更应该持谨慎和怀疑的态度。

这些毒性更强的病毒的检查所见涉及范围更广,除头颈部外还包括其他器官系统。因此一旦怀疑EBV、CMV或HIV感染,应进行全面检查。EBV感染表现为双侧扁桃体肿大和渗出、腭部出血点、皮疹、脾肿大,15%~65%的患者可出现这些症状(图16-3)[14]。HIV感染可在急性逆转录病毒综合征过程中表现出类似单核细胞增多症样感染。根据患者的病史,如果怀疑HIV感染,应该进行系统检查,因为在急性期过后,病毒有一段潜伏期,一般几年内都不会出现系统性症状[15]。CMV可引起咽炎,症状包括血管炎、肝脏疾病和疲劳[17]。

如果怀疑有淋病奈瑟菌感染,就需要充分了解病史。除了咽炎之外,还存在相关的全身症状和体征,如关节炎或泌尿系统症状,如排尿疼痛、异常分泌物。因此,如果在询问病史时涉及这些症状,则应予以重视。

表16-2 中心标准

标准*	分值
发热	1
无咳嗽	1
颈前淋巴结炎	1
扁桃体渗出物	1
年龄(岁)	
2~14	1
15~44	0
≥45	-1

From Weber R: Pharyngitis, *Prim Care Clin Office Pract* 41: 91-98, 2014.

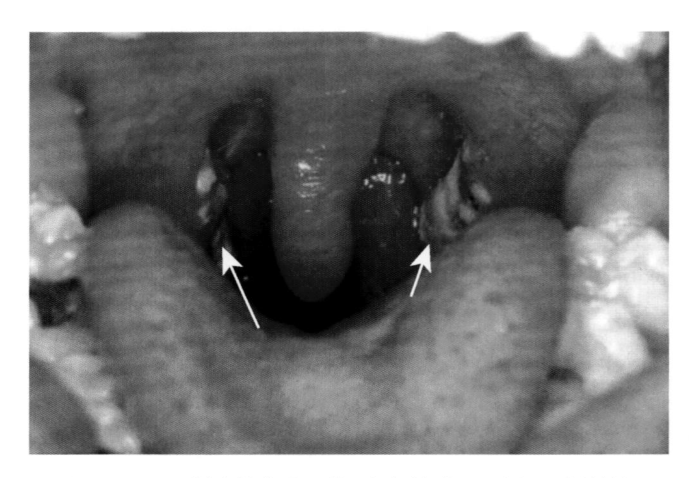

图16-3 双侧扁桃体分泌物(白色箭头)。这是一例单核细胞增多症伴扁桃体红肿和渗出(From Belleza W, Kalman S: Otolaryngologic emergencies in the outpatient setting, *Med Clin North Am* 90: 329-353, 2006. Courtesy Joydeep Som, MD)

在发达国家,白喉随着疫苗的出现已成为了历史。但是,对于未接种过疫苗或来自不发达国家的患者,如果出现相应的症状,则应予以重视。典型的表现是,患者口咽部覆盖有较厚的灰色假膜,假膜可被刮掉,创面可出血和发生组织水肿。口咽部的假膜常常会导致气道堵塞而危及生命。该细菌具有心脏毒性和神经毒性,因此必须进行详细的病史调查和体格检查[12]。

诊断

细菌源性

尽管根据病史和体格检查可以诊断急性口咽感染,但重要的是要确定病原微生物。为了避免出现非化脓性并发症和风湿性心脏病,应排除GAS感染。由于GAS感染没有特异性的症状,临床判断并不是一种准确诊断的有效手段[6],因此建立了不同的实验室检查方法来明确诊断。

临床评分系统的正确使用有助于指导下一步的治疗。如果满足2~3个Centor标准,应进行快速抗原检测试验(rapid antigen detection test, RADT)。如果满足4个标准,可开始进行针对GAS感染的经验治疗或进行RADT[1]。RADT是一种咽拭子检测,通过特异性的抗体酶免疫分析法来检测细胞壁碳水化合物抗原[10,12]。该检测的敏感性为70%~90%[1,10,12],然而其特异性却高达95%以上[1,7,10]。因此,RADT阳性且有咽炎症状的患者需要进行抗生素治疗。没有任何症状的患者不需要进行 RADT 检测，因为没有症状但 RADT 检测为阳性往往提示患者为病原体携带者，而非严重感染。如果患者患有 GAS 咽炎的可能性较大，则该检测的诊断能力就越强[7]。如果 RADT 结果为阴性，则应进行咽部取材培养，进行更明确的检测。咽部细菌培养是诊断 GAS 咽扁桃体炎的金标准。用于培养的咽拭子需要从咽或扁桃体的表面收集样本，从口腔其他部位收集的样本会降低诊断的准确性[1,10]。使用这种检测流程，诊断的敏感性和特异性均大于 95%，是最经济有效的诊断方法[10]（参见文献 Kociolek LK，Shulman ST：In the clinic. Pharyngitis，*Ann Intern Med* 157：ITC3-1-ITC3-16，2012.）。

咽部细菌培养需要用时 24~48 小时才能出结果，在 RADT 结果阴性的情况下，在咽拭子细菌培养结果出来之前，没有必要使用抗生素。治疗延误并不会影响非化脓性并发症的发生率，如风湿性心脏病或链球菌感染后肾小球肾炎[1,10]。目前的问题是是否需要治疗 GAS 感染，因为在发达国家，GAS 感染后的风湿性心脏和肾病发病率非常低[7,10]。先 RADT 后细菌培养这一流程对儿童可能更有用，但对成人却没有必要。部分文献建议成人 RADT 阴性时，不用做咽部细菌培养，因为 GAS 感染发病率很低，而风湿性心脏病的发病率则更低[1]。

对于其他少见的细菌感染，需要做细菌培养来明确诊断。淋病奈瑟菌可以将咽拭子取材在塞耶-马丁琼脂中培养获得，需要注意的是，可能会发生该细菌的无症状定植[2]。白喉假膜的培养需要用勒夫勒（Loeffler）或者亚碲酸盐选择性的培养基[6,12]。

病毒源性

对于多种引起急性口咽和扁桃体感染的呼吸道病毒，目前尚无诊断试验可以应用。鉴于绝大多数病毒性感染都有自限性，不论既无成本效益，也没有必要去明确病毒类型，但是，要特别注意 EBV 和 HIV 的检查。

如果怀疑 EBV 是急性咽扁桃体的病因，实验室检查非常有必要。EBV 感染常常引起感染性单核细胞增多症，因此有必要进行全血细胞计数和分类检查。与细菌性口咽部感染导致的核左移白细胞增多不同，全血细胞计数一般显示为明显的淋巴细胞增多[5]，提示 EBV 感染单核细胞增多症。部分文献报道，对于高度怀疑 EBV 感染的患者，淋巴细胞计数大于 4.0×10^9/L 是一个可靠的感染预测指标，但是，还需要更有特异性的检测明确诊断[23]。外周血涂片中非典型性淋巴细胞超过 10% 也是 EBV 感染的有力证据。

进一步的检测包括抗原-抗体相互作用。EBV 诱导了针对病毒抗原的异嗜性抗体，这些抗体和来自绵羊和马的红细胞抗原发生交叉反应，大约 90% 的感染患者在发病的前第 2~3 周内都存在这种抗体[12,14]。异嗜性抗体检测的敏感度和特异度分别为 85% 和 94%。当然还有传染性单核细胞增多症检测试剂盒可用于筛查 EBV 感染。儿童通常不会产生异嗜性抗体，因此假阴性结果在这个年龄组更常见[12]。部分文献报道指出，12 岁大的儿童中只有 25%~50% 该抗体阳性[14]。需要特别强调的是，有症状的患者在病毒感染的初期，这些检测结果可能是阴性的，因此，阴性结果并不一定排除 EBV 感染。

EBV 感染单核细胞增多症需结合临床表现、非典型性淋巴细胞增多及异嗜性抗体阳性来综合诊断。对病毒衣壳抗原的抗体效价检测是诊断 EBV 感染的验证性试验。免疫球蛋白 M（IgM）在初次感染后 4~8 周内出现，如果在外周血中检测到 IgM 就可以诊断为急性感染。免疫球蛋白 G（IgG）在人的外周血中终生存在，但在感染初期并不存在，因此对诊断急性感染并无帮助。

如果患者出现类似单核细胞增多症的症状，但异嗜性抗体阴性提示并非 EBV 感染，则应怀疑 HIV 和 CMV 感染。CMV 通常是该类患者的病因，这一点对孕妇特别重要，因为可能对胎儿造成危险。通过 IgM 和 IgG 抗体检测可以确诊[5,17]。美国疾病预防和控制中心建议，检测应从检测 HIV-1、HIV-2 抗体和 HIV-1 p24 抗原的联合免疫分析开始，所有在初次试验中有反应的样本都要进行补充试验，用免疫分析法将 HIV-1 和 HIV-2 抗体区分开来。在初始免疫测定中呈阳性的标本和在对抗体鉴别试验中呈阴性或不确定的标本，均要进行 HIV-1 核酸检测。

治疗（药物对比手术）

急性口咽和扁桃体感染的治疗取决于致病微生物。细菌性感染需要应用抗生素，而病毒性感染有自限性。治疗口咽和扁桃体感染是有争议的，因为大量抗生素应用已经引起了人们对微生物耐药性增加的担忧。因此，建议仅对细菌培养阳性的病例使用抗生素治疗，包括 GAS 感染[19]。治疗的基本原理是预防感染性并发症和缩短症状持续时间。对治疗成本效益的研究表明，对有症状的成年患者采用经验性抗生素治疗是无效的，还会导致不必要的抗生素过度使用和药物治疗副作用的增加[10]。

药物治疗

A 组链球菌是咽扁桃体炎的最常见的病因，因此，针对该微生物的治疗措施已经进行过深入研究。事实上，它也是唯一常见的有抗生素治疗指征的致病微生物[18]。已经证明，即使是细菌性感染也有自限性，因此，治疗的目标主要是预防口咽感染的并发症[1,12]。青霉素曾经是治疗该类微生物感染的主流选择，尚未见到 GAS 感染患者对青霉素耐药的报告[4-6]。对青霉素耐受的患者，可将青霉素作为一线用药，10 天一个疗程，每天 3～4 次[4,6,24]。阿莫西林也常作为治疗 GAS 感染的一线用药，每日用药一次。对于口咽部 GAS 严重感染的患者，10 天一个疗程的阿莫西林治疗效果与青霉素的治疗效果相当[1,25]。如果患者为 EBV 感染，而却按照细菌性咽炎应用了抗生素，在给予阿莫西林或氨苄青霉素治疗时，患者会出现斑丘疹，这可作为诊断 EBV 感染的辅助证据。

口服头孢菌素可作为第二个合理的治疗选择，因为该类抗生素可以很好地覆盖 GAS，彻底杀灭病原微生物[26]。对青霉素过敏的 GAS 口咽炎患者，口服大环内酯类抗生素是最好的选择。最常用的大环内酯类药物是阿奇霉素和克拉霉素，相比红霉素来说它们的副作用较小。一般情况下，阿奇霉素治疗疗程为 5 天，每天一次，使用方便。据报道，短期应用大环内酯类药物会产生耐药性，而青霉素类药物则没有这种情况[12,26]。同时，该类药物价格较高，因此一般用于对青霉素过敏的患者，而不作为一线用药。

除了应用抗生素针对病原微生物之外，类固醇药物还可以用来辅助治疗 GAS 咽炎患者。对于成年患者中，在急性感染期间，使用单剂量的类固醇进行治疗。类固醇的应用已被深入研究，其作用机制被认为是通过一种抗炎作用来进行调节的，有助于减轻口咽部严重感染产生的疼痛症状。激素治疗可以通过口服或肌内注射进行，来帮助减轻急性感染的疼痛症状，效果明显[27-29]。有关该药物使用的数据较混杂，在 GAS 咽炎的治疗方面，可预期的效果并不理想[30]。部分病例还可出现有害的副作用，因此是否使用该类药物由临床医生来判断决定。

对于 EBV 感染和单核细胞增多症，类固醇的使用效果并不确定。对于并不复杂的情况，该药物的有效性并不明确，该类药物并无多大治疗价值，但是，对于严重扁桃体肿大导致呼吸道阻塞的患者来说，确实有明确的治疗效果。抗病毒药物已被证明对 EBV 无效[12,14]。和其他病毒引发的疾病一样，该病毒引发的感染也有自限性，类固醇药物多用于缓解症状而非常规使用。

外科治疗

对于反复发作的急性咽扁桃体炎患者，尽管使用了多个疗程的抗生素，但仍持续发作，可考虑行扁桃体切除术。扁桃体切除术的其他手术指征包括咽扁桃体化脓性并发症，如扁桃体周围脓肿。反复感染的患者行扁桃体切除术的标准存在争议。然而，目前建议的扁桃体切除术的指征为：咽炎每年发作 7 次；或每年发作 5 次，连续 2 年；或每年发作 3 次，连续 3 年[31]——这就是所谓的 Paradise 标准。围绕这一题目的大部分争论都集中在一个事实上，那就是急性咽扁桃体炎没有一个基于临床标准的通用的定义。在定义这些手术标准的研究中，没有必要记录感染的原因[32]。

扁桃体切除术的预期效果是减少口咽部感染的发作频率和严重程度，最长可达术后两年[33]。但是，手术效果可能被低估了，因为研究者只纳入了病情严重的复发性感染的病例[32]。

外科治疗存在一定的风险。扁桃体切除术的风险包括疼痛、脱水，以及需要外科介入才能控制的出血。因此，治疗方案需要慎重选择。一般在进行扁桃体切除术之前，可以先密切观察一年。

并发症

急性口咽感染和扁桃体炎的并发症可分为两种不同的类型：化脓性并发症和非化脓性并发症。在工业化国家，化脓性并发症较多见而非化脓性并发症较少见。随着抗生素的应用，并发症的发病率已大幅下降，然而，如果不能确诊这些并发症，可能会造成严重的后遗症。

化脓性并发症

急性咽炎的常见并发症为脓肿和颈深部间隙感染。头颈部复杂的解剖和筋膜层次为感染的扩散创造了很多通道。颈深间隙感染有多种类型，儿童和成人中最常见的一种类型为扁桃体周围脓肿（peritonsillar abscess，PTA；图 16-4）[34]。然而，急性咽炎所造成的感染可以扩散到咽旁间隙、颊间隙、咀嚼肌间隙、咽后间隙、危险间隙、椎前间隙、颈动脉间隙。每个间隙都有其独特的范围，部分间隙的感染如果处理不当会危及生命。一项从 1994 年至 2004 年的系列文献综述发现，当

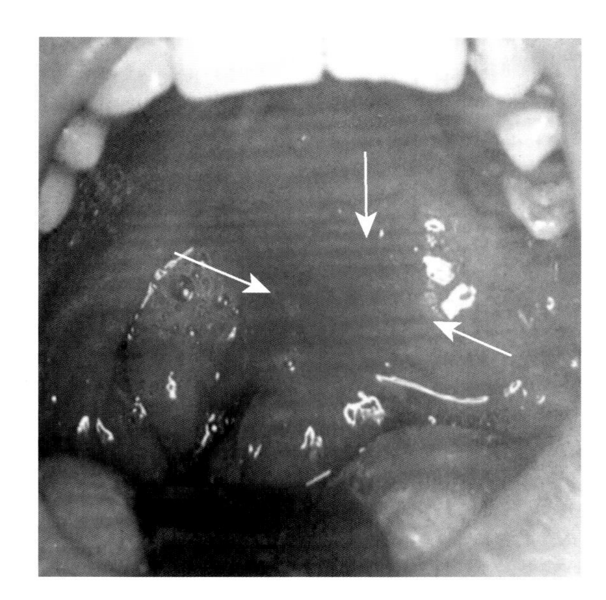

图16-4 左侧扁桃体周围脓肿，表现为膨隆和软腭红斑（白色箭头），悬雍垂右偏（From Belleza W, Kalman S: Otolaryngologic emergencies in the outpatient setting, *Med Clin North Am* 90:329-353, 2006. Courtesy Joydeep Som, MD.）

发生危及生命的并发症时，死亡率为6.1%~41.7%[35]。

自从应用青霉素后，急性咽炎所造成的这些并发症显著下降，而牙源性间隙感染有增加的趋势[8,35]。这就强调了在询问病史和体格检查时要对牙齿状况进行全面的评估。类似的，有复杂内科疾病如糖尿病或艾滋病的患者往往有非典型并发症出现[8]。

诊断这些并发症常常需要依靠病史和体格检查。在评价深部间隙的状况时，除了张口受限或声音改变之外，如果出现颈部疼痛、活动受限，常常提示深部间隙受累。有研究试图应用临床数据来预测哪些患者将会发生化脓性并发症，然而目前来看，作为预测工具用处并不大[36]。间隙感染的诊断经常需要依靠增强CT，且它已成为明确颈深部化脓性间隙感染的标准手段[8]。影像学检查在咽后间隙、危险间隙、椎前间隙感染的评估中特别重要，因为这些间隙感染可以扩散到胸腔。简单的扁桃体周围脓肿例外，可以不需要影像学检查。

另一个需要临床医生注意的化脓性并发症是Lemierre综合征，该综合征是由扁桃体周围脓肿扩散至扁桃体静脉和颈内静脉所致（图16-5），感染扩散到静脉系统会导致静脉血栓形成，而发生脓毒症栓塞和呼吸衰竭[37]。这种并发症在前抗生素时代更常见，但目前也会发生。与该综合征相关的典型的致病微生物是厌氧菌-坏死性梭形杆菌，然而，其他微生物感染和多菌感染也可造成这一综合征（图16-6）。

诊断急性咽炎所导致的化脓性并发症和颈深间隙感染非常重要，因为治疗通常需要程序化或外科干预。静脉注射青霉素类抗生素（如氨苄青霉素舒巴坦钠）或克林霉素，可作为一线抗生素使用。克林霉素可以为脓肿的多菌环境提供良好的厌氧菌覆盖。研究分析发现唯一对深部间隙感染并发症的预后有显著影响的因素是受累间隙的数目为一个以上，然而，患有内科合并症、白细胞增多症及需要内科和外科共同治疗的患者，住院时间可能会增加[35]。

对于临床医师来说，何时应该怀疑发生了颈深间隙感染，这一点怎么强调也不过分。尽管药物治疗减少了这些并发症的发生，但这些并发症仍有发生，治疗不及时甚至会出现严重的后遗症。

非化脓性并发症

急性风湿热和肾小球肾炎是急性口咽部感染最令人关注的非化脓性并发症。如何治疗这类并发症和做什么检查超出了本章的范围。但临床医师必须认识到存在全身并发症这一事实。发病机制是由于链球菌抗体在不同器官中的交叉反应和分子模拟[38]。传统意义上，急性咽扁桃体炎的非化脓性并发症正是这种自限性疾病需要治疗的原因所在。随着抗生素的应用，一些研究报告称，与不使用抗生素相比，抗生素的应用使风湿热的发病率降低了80%[10]。

急性风湿热会导致一系列非特异性症状，包括关节炎、心肌炎、皮下结节和舞蹈病，这些症状通常在急性GAS咽炎发生后2~3周内出现。它们在发达国家很少见；但在许多地区，如撒哈拉以南非洲、印度和澳大利亚，急性GAS口咽感染引发的风湿性心脏病是获得性心脏病的主要原因[10]，它同样是一些发展中地区心血管疾病死亡的首要原因[38]。几乎没有证据支持治疗GAS引发的急性咽炎可以预防急性肾小球肾炎这一观点[10,12]。

非化脓性并发症也可与非GAS感染所致的急性咽扁桃体感染联合发生。对于EBV感染，全身并发症例如脾破裂可发生于0.5%~1%的原发性EBV感染的病例中[14]。EBV还可能造成多种血液并发症，例如溶血性贫血、血小板减少症和溶血性尿毒症综合征。另外EBV咽扁桃体炎可叠加细菌性咽炎，引起颈深部间隙脓肿。

了解这些潜在的非化脓性并发症至关重要，因为它们的治疗会很复杂，并涉及多个临床科室。及时的诊断可以预防并发症或系统性疾病引发的器官衰竭。

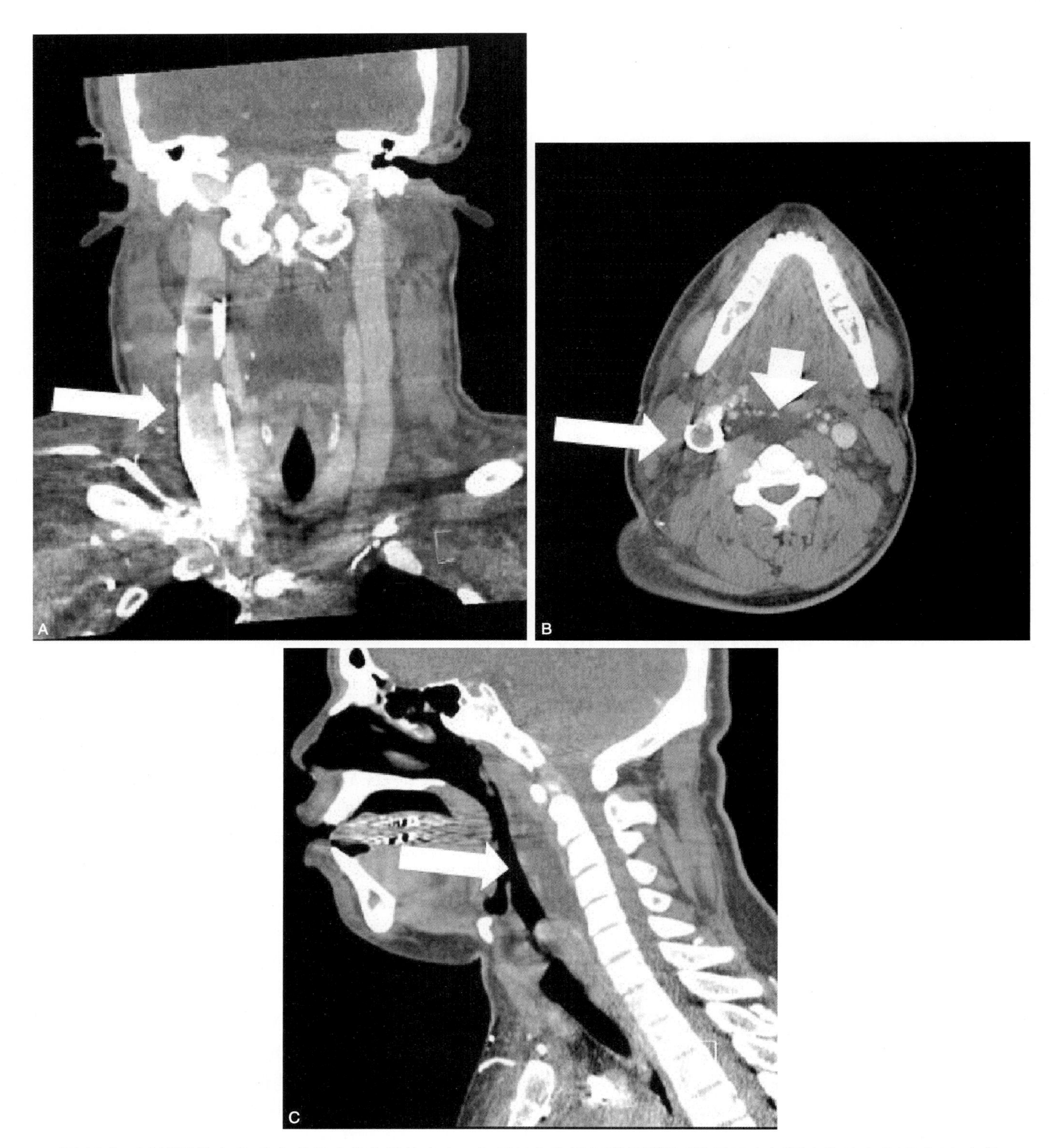

图 16-5 24 岁男性患者，有复发性扁桃体炎的病史。A. 冠状位软组织颈部增强 CT 显示右侧颈内静脉血栓形成（白色箭头），由于急性扁桃体炎导致咽后蜂窝织炎。B. 轴位 CT 显示咽后蜂窝织炎（白色短箭头）、扁桃体水肿和右侧颈内静脉血栓形成（白色长箭头）。C. 矢状位 CT 显示咽后蜂窝织炎（白色箭头）

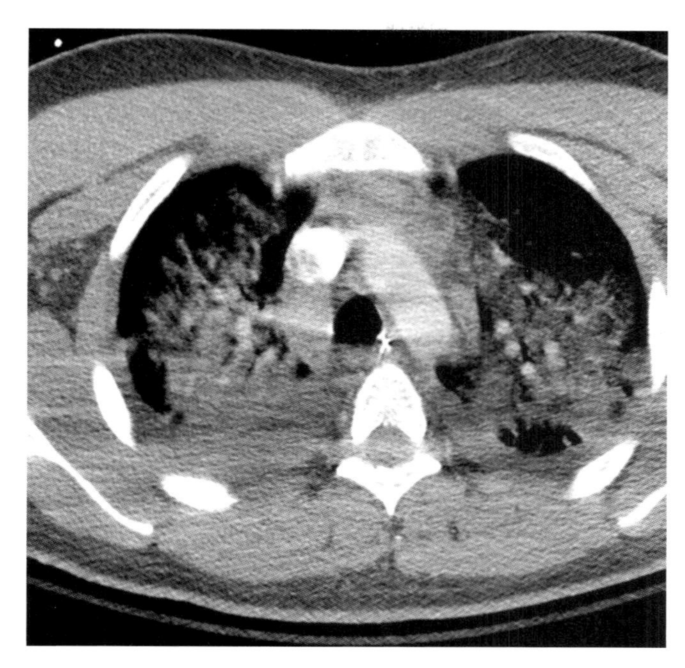

图 16-6 患有厌氧性扁桃体炎(坏死性梭形杆菌)和脓毒症的 17 岁男性患者,双侧广泛性气体混浊影像与急性呼吸窘迫综合征相一致

结论

每年内科门诊就诊的患者中大部分是口咽和扁桃体感染的患者。其致病微生物可能是细菌、病毒或二者兼备。尽管病毒感染更常见,但细菌性感染往往需要更加复杂的检查,因为治疗失败可能会导致严重的后果,因此通常需要更多的检查。病毒性感染应给予支持治疗,但一定不要忽视 EBV 和 HIV 作为潜在致病微生物可导致咽炎的发生。GAS 咽炎是最常见的细菌性口咽感染,快速而准确的诊断是关键,抗生素治疗有助于预防化脓性和非化脓性并发症。通过快速抗原检测和咽部细菌培养可以快速诊断该疾病。一旦确定了病原微生物,应尽快开始使用抗生素,可选择青霉素或头孢菌素。对反复感染或化脓性并发症,需要考虑手术治疗。对临床医生来讲,必须在及时治疗和过于激进和增加抗生素耐药性之间权衡。将来,该领域的研究将会继续把急性咽炎和扁桃体炎作为一个课题来加以讨论。

(陈晨 译)

参考文献

1. Kociolek LK, Shulman ST: In the clinic. Pharyngitis, *Ann Intern Med* 157:ITC3-1-ITC3-16, 2012.
2. Murray PR, Rosenthal KS, Pfaller MA: *Medical microbiology*, ed 6, Philadelphia, 2009, Mosby–Elsevier, p 947.
3. Cirilli AR: Emergency evaluation and management of the sore throat, *Emerg Med Clin North Am* 31:501–515, 2013.
4. Mitchell MS, Sorrentino A, Centor RM: Adolescent pharyngitis: a review of bacterial causes, *Clin Pediatr (Phila)* 50:1091–1095, 2011.
5. Pfoh E, Wessels MR, Goldmann D, et al.: Burden and economic cost of group A streptococcal pharyngitis, *Pediatrics* 121:229–234, 2008.
6. Wessels MR: Clinical practice. Streptococcal pharyngitis, *N Engl J Med* 364:648–655, 2011.
7. Chan TV: The patient with sore throat, *Med Clin North Am* 94:923–943, 2010.
8. Murray RC, Chennupati SK: Chronic streptococcal and non-streptococcal pharyngitis, *Infect Disord Drug Targets* 12:281–285, 2012.
9. ESCMID Sore Throat Guideline Group, Pelucchi C, Grigoryan L, et al.: Guideline for the management of acute sore throat, *Clin Microbiol Infect* 18(Suppl. 1):1–28, 2012.
10. Vieira F, Allen SM, Stocks RM, et al.: Deep neck infection, *Otolaryngol Clin North Am* 41:459–483, vii, 2008.
11. Lee KJ: *Essential otolaryngology head and neck surgery*, New York, 2012, McGraw Hill ebook library, Medical primary care, McGraw Hill Professional, p 1 (xvii, 1117 p. ill).
12. Bisno AL: Acute pharyngitis, *N Engl Med* 344:205–211, 2001.
13. Weber R: Pharyngitis, *Prim Care* 41:91–98, 2014.
14. Luzuriaga K, Sullivan JL: Infectious mononucleosis, *N Engl J Med* 362:1993–2000, 2010.
15. Hernandez-Vargas EA, Middleton RH: Modeling the three stages in HIV infection, *J Theor Biol* 320:33–40, 2013.
16. Usatine RP, Tinitigan R: Nongenital herpes simplex virus, *Am Fam Physician* 82:1075–1082, 2010.
17. Rafailidis PI, Mourtzoukou EG, Varbobitis IC, et al.: Severe cytomegalovirus infection in apparently immunocompetent patients: a systematic review, *Virol J* 5:47, 2008.
18. Rufener JB, Yaremchuk KL, Payne SC: Evaluation of culture and antibiotic use in patients with pharyngitis, *Laryngoscope* 116:1727–1729, 2006.
19. Martin JM, Green M: Group A Streptococcus, *Semin Pediatr Infect Dis* 17:140–148, 2006.
20. Melgarejo-Moreno P, Hellin Meseguer D, Marco Garrido A, et al.: A correlation between age and *Actinomyces* in the adenotonsillar tissue of children, *B-ENT* 2:95–97, 2006.
21. Carinci F, Polito J, Pastore A: Pharyngeal actinomycosis: a case report, *Gerodontology* 24:121–123, 2007.
22. Brook I, Foote Jr PA: Comparison of the microbiology of recurrent tonsillitis between children and adults, *Laryngoscope* 96:1385–1388, 1986.
23. Biggs TC, Hayes SM, Bird JH, et al.: Use of the lymphocyte count as a diagnostic screen in adults with suspected Epstein-Barr virus infectious mononucleosis, *Laryngoscope* 123:2401–2404, 2013.
24. Zoorob R, Sidani MA, Fremont RD, et al.: Antibiotic use in acute upper respiratory tract infections, *Am Fam Physician* 86:817–822, 2012.
25. Feder Jr HM, Gerber MA, Randolph MF, et al.: Once-daily therapy for streptococcal pharyngitis with amoxicillin, *Pediatrics* 103:47–51, 1999.
26. Shulman ST: Evaluation of penicillins, cephalosporins, and macrolides for therapy of streptococcal pharyngitis, *Pediatrics* 97(6 Pt 2): 955–959, 1996.
27. O'Brien JF, Meade JL, Falk JL: Dexamethasone as adjuvant ther-

apy for severe acute pharyngitis, *Ann Emerg Med* 22:212–215, 1993.

28. Wei JL, Kasperbauer JL, Weaver AL, et al.: Efficacy of single-dose dexamethasone as adjuvant therapy for acute pharyngitis, *Laryngoscope* 112:87–93, 2002.
29. Tasar A, Yanturali S, Topacoglu H, et al.: Clinical efficacy of dexamethasone for acute exudative pharyngitis, *J Emerg Med* 35: 363–367, 2008.
30. Wing A, Villa-Roel C, Yeh B, et al.: Effectiveness of corticosteroid treatment in acute pharyngitis: a systematic review of the literature, *Acad Emerg Med* 17:476–483, 2010.
31. Oomen KP, Modi VK, Stewart MG: Evidence-based practice: pediatric tonsillectomy, *Otolaryngol Clin North Am* 45:1071–1081, 2012.
32. Darrow DH, Siemens C: Indications for tonsillectomy and adenoidectomy, *Laryngoscope* 112(8 Pt 2 Suppl. 100):6–10, 2002.
33. Ramos SD, Mukerji S, Pine HS: Tonsillectomy and adenoidectomy, *Pediatr Clin North Am* 60:793–807, 2013.
34. Baldassari C, Shah RK: Pediatric peritonsillar abscess: an overview, *Infect Disord Drug Targets* 12:277–280, 2012.
35. Staffieri C, Fasanaro E, Favaretto N, et al.: Multivariate approach to investigating prognostic factors in deep neck infections, *Eur Arch Otorhinolarygnol* 271:2061–2067, 2014.
36. Little P, Stuart B, Hobbs FD, et al.: Predictors of suppurative complications for acute sore throat in primary care: prospective clinical cohort study, *BMJ* 347:f6867, 2013.
37. Ridgway JM, et al.: Lemierre syndrome: a pediatric case series and review of literature, *Am J Otolaryngol* 31:38–45, 2010.
38. Chakravarty SD, Zabriskie JB, Gibofsky A: Acute rheumatic fever and streptococci: the quintessential pathogenic trigger of autoimmunity, *Clin Rheumatol* 33:893–901, 2014.

第17章 喉炎、会厌炎和气管炎

Timothy O'Brien

喉和气管的感染表现多样,从病毒性疾病,如普通的感冒,到由细菌感染引起的水肿所导致的危及生命的气道阻塞。本章讨论儿童和成人这些部位的感染。

解剖

喉位于第4、5、6颈椎前方。喉上与口咽相邻,后下方为喉咽,下方连接气管。喉是由多块软骨,一块骨(舌骨),以及多条韧带和肌肉组成。喉的支架是由软骨和舌骨构成。舌骨不与其他骨形成关节,而是通过肌肉和韧带与其他结构相连。舌骨和家禽的叉骨类似。

甲状软骨和环状软骨构成喉的主要支架。甲状软骨上方的切迹形成了喉结的突起。环状软骨是成人气道中最狭窄的部分,因为它是气道中唯一完整的环形软骨(而气管环是拱形结构,并不是完整的环状结构)。

会厌由弹性纤维软骨构成,表面覆以黏膜。于会厌软骨茎的下方变细。它有两个面,其舌面位于口咽边界,其喉面是喉的组成部分。会厌的前方是会厌前间隙,是恶性肿瘤在该区域扩散的常见通路。会厌谷位于舌根基底与会厌舌面基底之间。手术时,常将喉镜镜片置于此处,保护患者气道的安全,以利于气管插管,杓状软骨位于喉的后方,它是成对的三棱锥型软骨,坐落于环状软骨的后部。杓状软骨可以向前摇摆和做旋转运动,使声带内收和外展。喉具有三个功能——吞咽、发声和呼吸,这三个功能全部依赖于声带的运动。喉部的固有肌肉与声带运动相关。真正的声带运动不仅仅是内收和外展而是三维方向上复杂的运动。每一侧的声带都主要由甲杓肌、韧带和纤维弹性上皮层构成。

喉可分为三部分:声门上区、声门区和声门下区。声门上区包括从会厌的顶端向下沿杓状会厌皱襞直至假声带(室带)。声门区由真声带和后联合构成。声门下区始于真声带平面以下,从鳞状上皮与呼吸上皮结合处向下至环状软骨的下缘(图17-1)。

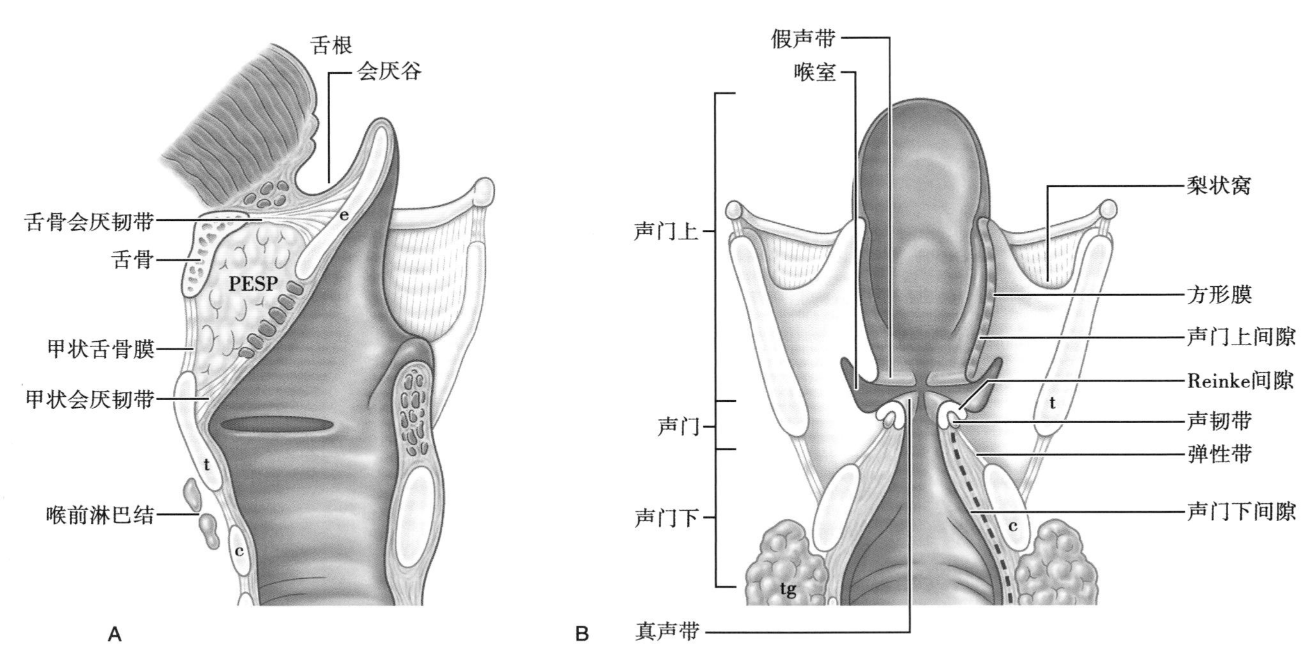

图17-1 A. 喉的矢中切面。注意会厌软骨下方层面的窗孔样结构。B. 喉的冠状切面(From Gnepp DR: *Diagnostic surgical pathology of the head and neck*, ed 2, Philadelphia, 2009, Saunders/Elsevier.)

声门上喉炎(包括会厌炎)

声门上喉炎表现为会厌的炎症和水肿,通常会累及杓状会厌皱襞和杓状软骨。关于乔治·华盛顿的死因还有一段有趣的历史,很多消息来源认为会厌炎是这位美国第一任总统的死因。但是,随着对他的死亡事件的深入调查,也提出了其他可能的死因,如扁桃体周围脓肿或路德维希咽峡炎[1]。也许多达 3.5L 的放血量会把加速他死亡的责任转移到他的主治医生身上。

流行病学和病因学

关于会厌炎,最令人恐慌的记忆是在 20 世纪大部分时间里儿童的患病。传统上认为,在 75%~90% 的病例中,感染的原因都是 B 型流感嗜血杆菌(Hib)[2]。在 20 世纪 80 年代 Hib 疫苗问世之前,该病最好发的年龄为 2~5 岁。随着疫苗的应用,Hib 感染减少,儿童中会厌炎的发病率显著下降。该疫苗目前分别在儿童 2、4、6 个月大时进行接种。疫苗接种计划开始的前 2 年,会厌炎的发病率下降了 75%。到 1996 年,5 岁以下儿童的侵袭性 Hib 疾病的发生率惊人地下降了 99%[3]。

其他一些致病菌也与此病相关,如酿脓链球菌、肺炎链球菌、金黄色葡萄球菌、非典型流感嗜血杆菌、副流感嗜血杆菌、假单胞菌属、克雷伯菌属和卡他莫拉菌。非典型流感嗜血杆菌是接受过疫苗的儿童中最常见的致病菌。成人的发病率没有发生变化,大约为每年 1~4 例/100 000 人。成人更容易感染上述前两种链球菌。在非温带气候区发病有轻微的季节性差异[4]。

非感染因素也常引起会厌炎。咽喉部创伤可引起声门上喉炎。儿童误吞异物后又将其排出,会引起延迟性水肿。成人吸入软性毒品或其他药品、气体或烟雾均可导致声门上水肿[5]。在成年患者中,声门上水肿还与血管性水肿或血管紧张素转化酶抑制剂的使用有关[6]。

症状

喉咙痛是会厌炎最常见的症状,整个病程都会疼痛。患者嗓音低沉是其典型的临床表现,通常被描述为"含热土豆"语音。声门上喉炎引起水肿使上呼吸道体积发生变化,影响了病人声音的共鸣,从而产生了低沉的声音。如果存在这种声音变化,临床医生应该警惕存在严重感染的可能。会厌炎患者由于无法处理自身分泌的唾液,通常易流口水。颈淋巴结肿大和发热也是常见的临床表现。当存在严重的气道不畅时,儿童或成人会出现喘鸣体位或三脚架体位(图 17-2)。三脚架体位也被称为嗅物位。该体位为患者面朝前就坐,双手放于膝盖,颈部前伸,头部轻度伸展。喘鸣声和喘鸣体位的存在通常预示存在严重的水肿,气道梗阻的情况已经非常紧急。这是真正意义上的临床急症。值得注意的是,患有会厌炎的儿童有一个症状确定不会出现,就是会厌炎不会出现咳嗽症状,但咳嗽是喉气管支气管炎的典型症状。

诊断

对于病态面容的儿童,如果存在喘鸣音、强迫体位和流涎的表现,可单纯依据病史及临床检查作出诊断。正常面容的大龄儿童、青少年或成人突然出现声音低沉伴喉咙疼痛,来诊所或急症室就诊,这种情况更常见。但是,对于一个健康面容的病人,简单的口咽部检查即可区分是常见的急性扁桃体炎,还是更低位的、更严重的感染,比如声门上喉炎。感染造成的急性扁桃体肥大同样会导致声音低沉和严重的喉咙疼痛,但是除了可能会出现短暂的阻塞性睡眠呼吸暂停外,很少会造成任何形式的气道不畅。当病人突然出现声音低沉和喉咙疼痛,同时口咽检查结果正常时,在没有被明确排除之前,应考虑存在声门上区的感染。

如果怀疑会厌炎或声门上喉炎时,一般扁桃体和口咽表现正常,没有渗出或肥大。诊断时,可考虑拍摄颈部侧位片,但是如果临床上强烈怀疑为会厌炎,

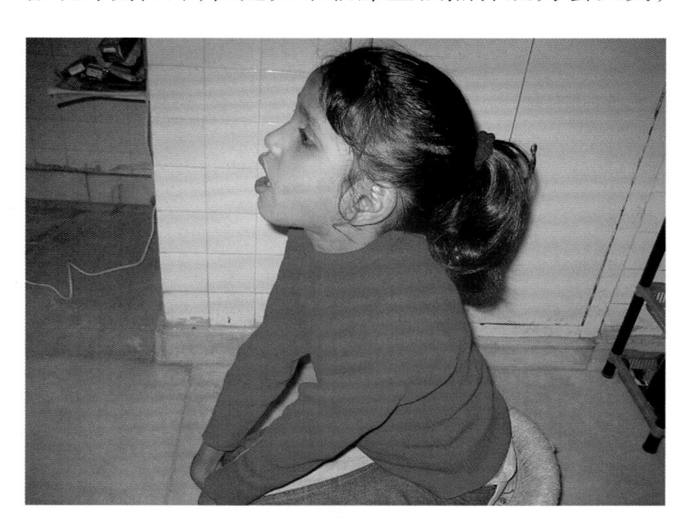

图 17-2 呈现三脚架体位的儿童(From Subramaniam R: Acute upper airway obstruction in children and adults, *Trends Anaesthsia Crit Care* 1:67-73,2011.)

而拍片可能会对在手术室中维持患者气道的时机造成延误，则不应考虑该项检查。会厌炎很容易在颈部侧位片上加以显示。在声门上喉炎中，会厌通常表现为增大和增厚，在 X 线片上就出现了教学中经典的“拇指指纹征”（图 17-3）。颈部计算机断层扫描（CT）对会厌炎的诊断并非必要，而且由于要采取仰卧位进行检查，可能反而会加重病人的呼吸困难。但是，CT 扫描有助于对颈深部间隙和咽旁或咽后脓肿的诊断。然而，对于会厌炎病人来说，仰卧在 CT 床上进行扫描往往会加重其呼吸困难，因此通常不推荐。

治疗

在声门上喉炎的治疗过程中，气道管理是其中最关键的步骤。当怀疑存在会厌炎时，应请麻醉师和耳鼻喉科医师进行会诊和进一步评估（图 17-4）。对于怀疑存在急性会厌炎的儿童更应如此。对有三脚架体位或喘鸣表现的儿童，尤其需要给予特别小心的处理。对于可能存在气道障碍或梗阻的所有患者，在紧急情况下，建立静脉给药的通路极为重要；然而，对于有相关表现的儿童，静脉通路的建立往往需要延迟进行。儿童的紧张情绪会加重已有的气道不畅，甚至导致气道完全梗阻。建立静脉通路，口咽部检查或测量直肠体温，甚至拍摄颈部侧位片往往都应推迟进行。相反，考虑即将出现急性呼吸衰竭，为稳定气道，应请耳鼻喉科医师紧急会诊。

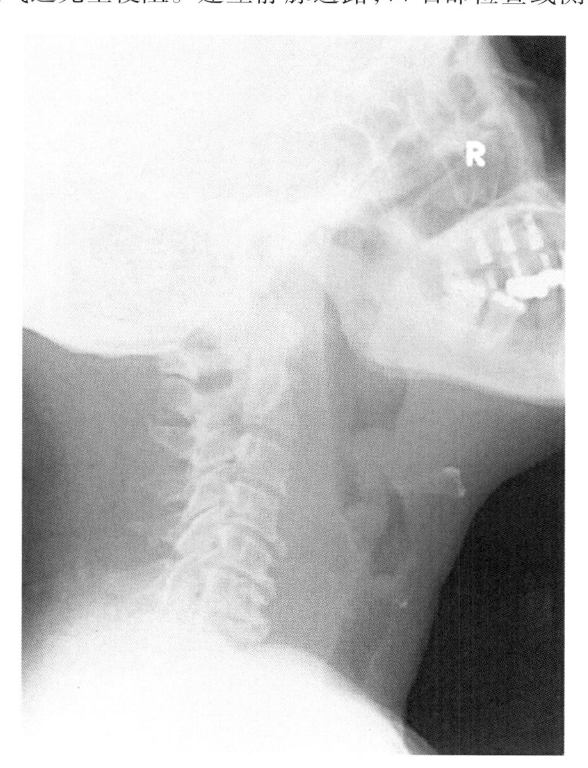

图 17-3　颈部侧位片显示会厌水肿典型的指纹征（From Sobol SE，Zapata S：Epiglottitis and croup，*Otolaryngol Clin North Am* 41：551-566，2008. Courtesy M. Bitner，MD，MEd，FACEP.）

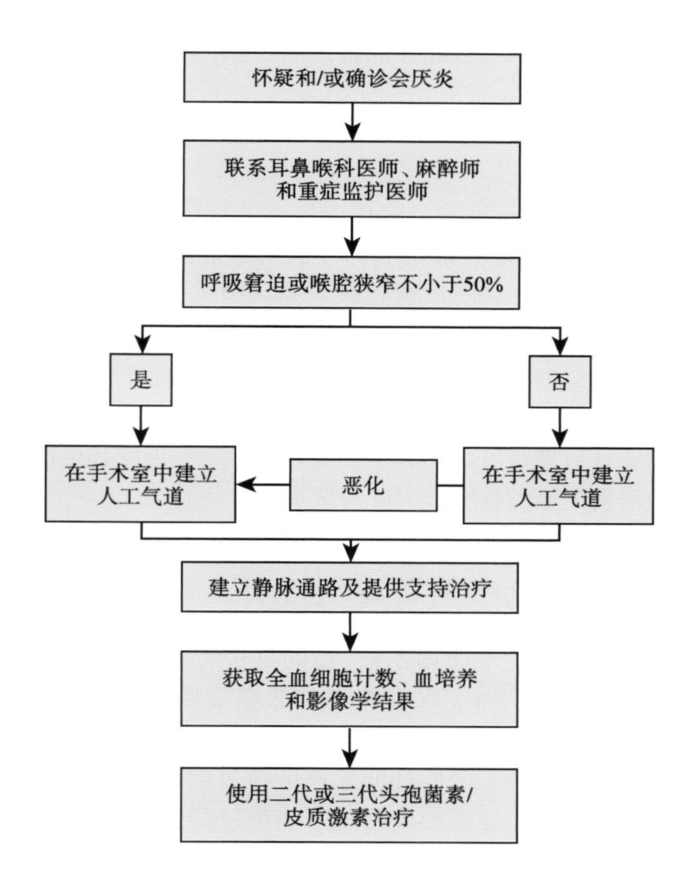

图 17-4　会厌炎的治疗流程

当存在气道水肿时，通常会使用氦氧混合气（30%～40% 氧气和 60%～70% 氦气的混合）作为临时过渡，直至完成气管插管或气管切开。氦氧混合气体由小分子构成（与大气中的氮氧混合气不同），更易穿过狭窄的气道。

有喘鸣或强迫呼吸体位的儿童，通常在手术室内，在监护设备下进行气管插管以保护气道。一般不用其他麻醉药物，而是通过吸入麻醉气体使儿童镇静。该方法使儿童在维持自主呼吸的同时，又有足够的镇静作用以完成喉镜检查和气管插管。气管插管时，可获取声门上喉炎的培养拭子以进行微生物培养。如果气管插管存在困难或无法进行时，可行气管切开术，成人患者还可行环甲膜切开术或针式导管喷射通气。如果通气口也出现不畅，针式导管喷射通气会导致气胸的产生。

重症患者通常需要稳定气道 24～72 小时。一般在重症监护室床旁，镇静下用喉镜进行检查和评估，可以在拔管前观察和记录声门上水肿的改善状况。对成人而言，在重症监护室严密监护下，采用保守的气道管理措施一般能够取得成功，尽管有时也需要气管插管。

抗生素

传统上，标准的经验性抗生素治疗选择第三代头孢菌素，如头孢曲松钠。也可选用氨苄西林-舒巴坦。通常会联合甲硝唑以覆盖厌氧菌。为减少水肿，一般会静脉注射类固醇激素，尽管目前并没有随机对照试验来支持和反对这一疗法。庆幸的是，我们正处于后Hib疫苗时代，病情非常严重的情况已不常见。然而，随着反对接种疫苗的趋势日益增长，将来儿童有可能会出现严重的传统的Hib会厌炎[7]。

喉炎（包括喉气管支气管炎）

喉炎是一个通用术语，指的是声带的炎症，通常会导致发声困难。喉炎有很多非感染性病因。急性过度发声，比如喊叫，往往会导致急性炎症甚至出血，进而引起声嘶。慢性过度发声可导致声带结节、囊肿或息肉。老年患者如果出现不能恢复的发声困难，尤其还有明显吸烟史，提示可能存在喉癌。本章节重点讨论感染性因素造成的喉炎。

喉气管支气管炎通常被称为哮吼（croup）。哮吼是儿童最常见的喉部炎症性疾病，15%的儿科呼吸道疾病与其有关。在非温带气候地区，冬季是明显的季节性发病高峰期。哮吼好发年龄为6个月到3岁。作为一种病毒性感染，哮吼具有很高的流行性。新生儿的声门下区直径为4mm，儿童约为8mm，成人约为14mm。声门下区的炎症和水肿，例如直径1mm的环形水肿，将会使新生儿声门下区的横截面积减少75%，儿童减少44%，成人减少面积小于25%[8]。声门下区由于被完整的环状软骨环所局限，造成水肿不能向外扩张。声门下区的上皮组织疏松地附着于下方的软骨膜，并且该区还存在大量的黏液腺体[9]。

症状

哮吼初期表现为一系列常见的上呼吸道疾病的症状。患儿可能出现轻咳、低热和鼻炎（可能）。随着炎症和水肿的加重，患儿会出现声嘶、呼吸困难、喘鸣和典型的犬吠样咳。喘鸣可以是吸气性的或双相性的。哮吼应与会厌炎鉴别。会厌炎常在几小时内迅速进展，患儿可出现流涎或强迫体位，但无咳嗽症状[10]。哮吼患儿会出现典型的哮吼样咳，而且症状是在数天内逐渐加重。哮吼患儿可以处于正常的仰卧位。

疑患哮吼的儿童，可以拍摄正、侧位胸片和正、侧位颈部X线片。在侧位片上会厌呈弯曲状，而正位片上可出现“尖塔征”（图17-5）。该征象提示声门下狭窄，有助于与声门上喉炎相鉴别。

大多数患儿在门诊进行治疗。是否需要住院治疗，取决于呼吸困难的严重性，以及急诊治疗有无好转。雾化吸入是最常见的治疗方法，能够稀释黏液，促进排痰，从而改善气道阻塞的症状。雾化吸入外消旋肾上腺素能够减少组织水肿，暂时缓解症状。还可以口服及注射皮质类固醇治疗，激素注射给药主要在急诊或病房采用。退烧药和消肿药也经常用作辅助治疗选项。

内镜作为一种诊断工具以及气管插管中的治疗手段，对于该疾病来说并不必要，但对于药物及雾化治疗后病情仍然加重的患者是一种治疗选择。病情严重的患者可能会出现继发性细菌感染，需要进行细菌培养和气道清理。对于哮吼反复发作的儿童，可在发作间隔期内，请耳鼻喉科医师进行喉镜和支气管镜检查，以寻找解剖学易感因素，如声门下囊肿或狭窄。

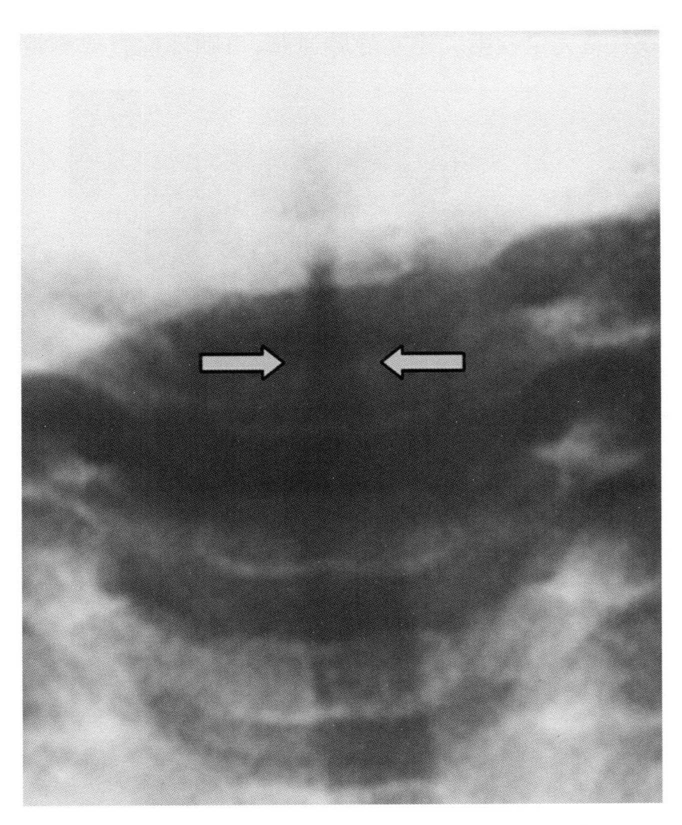

图17-5 在正位胸片上可见“尖塔征”（箭头）（From Sobol SE，Zapata S：Epiglottitis and croup，*Otolaryngol Clin North Am* 41：551-566，2008. Courtesy M. Bitner，MD，MEd，FACEP.）

这些患儿可能有先天性的气道狭窄。这种情况下，小范围的水肿就足以使患儿产生哮吼的症状，也就解释了疾病为何反复发作。有气管插管史的患者，即便是新生儿或婴儿，都更有可能存在声门下狭窄。

细菌性气管炎

细菌性气管炎比较少见，但儿童来说，是一种很严重的感染。它应被列为儿童急性喘鸣的鉴别诊断之一。细菌性气管炎和双重感染相关，后者会导致气管内存在较厚的膜状分泌物，通过咳嗽难以有效清除。患儿的症状已经持续数天，这可提示发生了病毒性上呼吸道感染。经过 2~3 天的前驱期，细菌性气管炎的患儿会突然出现高热、呼吸困难和全身中毒表现。针对哮吼的常用治疗方法一般无明显效果。在 33%~75% 的病例中均可分离出金黄色葡萄球菌。其他经过培养分离出的细菌包括：流感嗜血杆菌，A 组链球菌，肺炎链球菌，草绿色链球菌，克雷伯菌属，大肠杆菌和奈瑟菌属。

胸片通常会显示为声门下狭窄、气管内混浊（提示存在膜状分泌物）。支气管镜检是诊断的“金标准”。除其诊断价值外，支气管镜还经常作为一种必要的治疗手段。脱落的黏膜经常会阻塞气管腔，必须通过钳夹或吸引的方式予以清除，分泌物应送微生物培养。一般来说，还需后续的内镜下清理。儿童一般需要 3~7 天的气管插管。针对金黄色葡萄球菌感染，一般选择青霉素或第一代头孢菌素进行抗生素治疗。如果存在耐甲氧西林金黄色葡萄球菌（MRSA）时，则应选择万古毒素治疗。细菌性气管炎的死亡率为 3%~4%，目前似乎正在改善，并且年龄偏大、病情不严重似乎是该病目前的趋势。

其他类型的感染性喉炎

真性声带的真菌感染并不少见。该感染往往与吸入性类固醇的使用有关，尤其是吸入类固醇粉末后。患者声嘶超过 1 周，以及正在使用吸入性类固醇的患者，应请耳鼻喉科医师进行喉部检查。念珠菌性喉炎的治疗通常包括口服氟康唑作为局部用药，但是服用抗真菌药物不能充分覆盖咽部。其他真菌感染，如芽生菌病、组织胞浆菌病和球孢子菌病，在喉部感染中同样少见。

（周伟 译）

参考文献

1. Morens DM: Death of a president, *N Engl J Med* 341:1845–1849, 1999.
2. Shad RK, Roberston DW, Jones DT: Epiglottitis in the *Haemophilus influenzae* type B vaccine era. Changing trends, *Laryngscope* 114:557–560, 2004.
3. Progress toward elimination of *Haemophilus influenzae* type b invasive disease among infants and children—United States, 1998–2000, *MMWR Morb Mortal Wkly Rep* 51:234–237, 2002.
4. Berger G, Landau T, Berger S: The rising incidence of adult acute epiglottitis and epiglottic abscess, *Am J Otolaryngol* 24:374–383, 2003.
5. Sataloff RT: Upper airway distress and crack cocaine use, *Otolaryngol Head Neck Surg* 111:115, 1994.
6. Chan NJ, Soliman AM: Angiotensin converting enzyme inhibitor-related angioedema: onset, presentation, and management, *Ann Otol Rhinol Laryngol* 124:89–96, 2015.
7. Hammer LD, Curry ES, Harlor AD, et al.: Increasing immunization coverage, *Pediatrics* 125:1295–1304, 2010.
8. Salamone FN, Bobbitt DB, Myer III CM, Rutter MJ: Bacterial tracheitis reexamined: Is there a less severe manifestation? *Otolaryngol Head Neck Surg* 131:871–876, 2004.
9. Sobel SE, Zapata S: Epiglottitis and croup, *Otolaryngol Clin North Am* 41:551–566, 2008.
10. Hermansen MN, Schmidt JH, Krug AH, et al.: Low incidence of children with acute epiglottis after introduction of vaccination, *Danish Med J* 61:A4788, 2014.

第18章　甲状腺感染

Jacob Gady, Robert Piorkowski

甲状腺疾病主要包括甲状腺炎（肉芽肿性，亚急性，淋巴细胞性和放射性）、自身免疫性疾病（桥本甲状腺炎）、格雷夫斯病（甲状腺功能亢进）、原发性和转移性肿瘤、囊肿内出血、胺碘酮相关的甲状腺毒症、梗死、淀粉样变性和结节病。甲状腺血供和淋巴循环丰富，碘含量高，因而抗感染能力强[1,2]。甲状腺感染和脓肿约占甲状腺外科疾病的0.7%[1-3]。尽管这类感染很少见，但重要的是要意识到甲状腺感染确实存在。

甲状腺感染可继发于先天性或解剖结构的异常，及免疫缺陷宿主的播散性感染，有时候还可能是特发的感染。甲状腺感染有可能造成严重的问题，甚至死亡[4-9]。当临床医生对有甲状腺疾病指征的患者进行评价时，可以根据性别、年龄、伴随疾病来判断是否存在甲状腺感染或脓肿。

甲状腺感染可存在下列一种或多种临床症状：①颈前部急性肿胀；②疼痛；③吞咽疼痛；④发热[1-10]。一般情况下，这些患者甲状腺功能正常[1-12]。因为疾病本身的原因或治疗所致，约2%～3%的患者存在暂时性或永久性甲状腺功能减退，5%的患者存在甲状腺功能亢进。大多数患者会出现轻中度白细胞增多、红细胞沉降速率加快及C型反应蛋白升高[1,7,9,12]。

超声往往是影像学检查的首选。超声可显示为低回声或不均匀回声区。如果探测到脓腔，可尝试采用细针吸引流脓液并做细菌培养。增强CT及MRI检查可以辅助诊断（图18-1）。如果怀疑存在先天畸形，直接喉镜检查和钡餐检查可显示瘘道（图18-2）[1-4,7-12]。

在某些情况下，全身应用抗生素可有效控制甲状腺感染，然而，手术干预往往还是必要的。在没有细菌培养和药敏试验结果的情况下，经验性抗生素治疗针对甲状腺脓肿中最常见的病原菌，包括金黄色葡萄球菌和链球菌[2,3,7,9,12-18]。不常见的病原菌包括克雷伯菌属、沙门菌属、诺卡菌属、不动杆菌属、流感嗜血杆菌、大肠杆菌、侵蚀艾肯菌及真菌。多达30%的甲状腺化脓性感染的病例为多种微生物混合感染[2,3,7,9,12-18]。手术干预的手段包括：活检、切开引流及颈部开放手术，应根据具体情况加以选择。

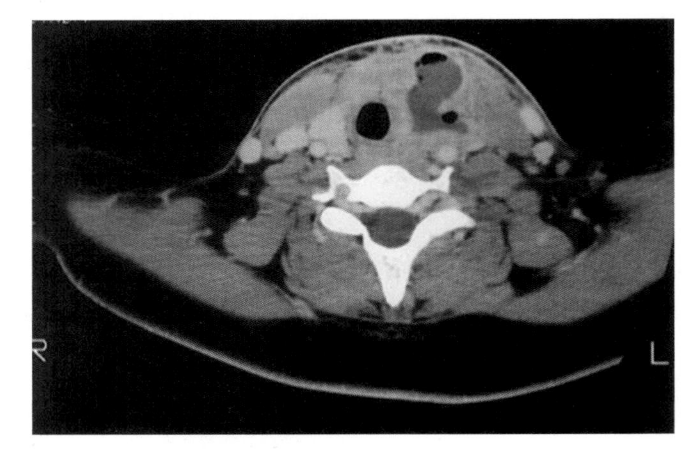

图18-1　CT扫描显示源自梨状窝的复发性脓肿（From Houghton DJ, Gray HW, MacKenzie K: The tender neck: thyroiditis or thyroid abscess? *Clin Endocrinol* 48:521-524, 1998.）

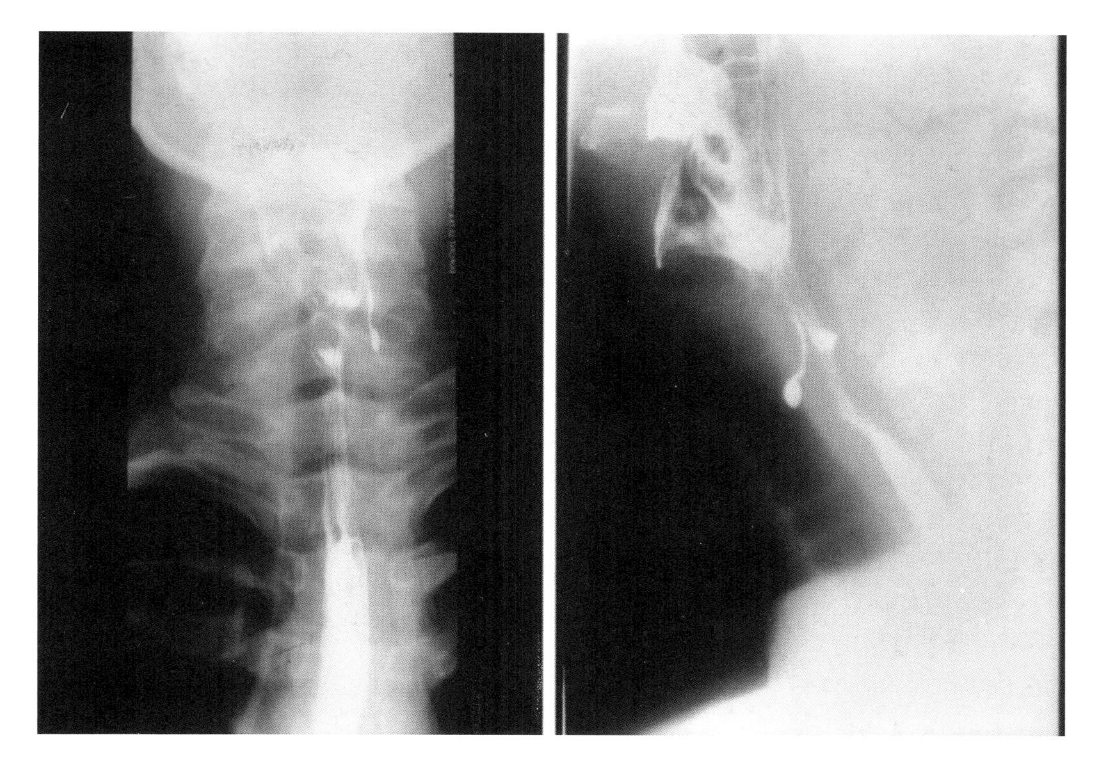

图 18-2 钡餐的正位和侧位平片显示起自左梨状窝的窦道(From Houghton DJ, Gray HW, MacKenzie K: The tender neck: thyroiditis or thyroid abscess? *Clin Endocrinol* 48:521-524, 1998.)

与甲状腺感染相关的先天性或解剖性畸形

先天性畸形会导致甲状腺感染,如鳃裂窦道、鳃裂囊肿或鳃裂瘘。特别是,鳃囊畸形与颈部脓肿以及急性化脓性甲状腺炎有关[19,20]。鳃裂囊肿与外界不相通,因此内部存在分泌物。鳃裂窦道与皮肤或者咽部(尤其是下咽部)相通。鳃裂瘘可通过甲状腺周围组织或甲状腺实质,内与咽部相通,外与皮肤相连。绝大多数的鳃裂畸形来源于第四鳃弓,另外少部分来源于第三鳃弓[10-21]。

鳃弓畸形最常累及梨状隐窝。梨状隐窝内界为杓状会厌襞,外侧为甲状软骨和甲状舌骨膜。梨状隐窝瘘是第三和第四咽囊的残余。梨状隐窝瘘道通常向前下走行,穿过甲状腺周围组织或甲状腺实质。如果瘘道出现炎症,临近组织肿胀会造成瘘道阻塞,并可发展为急性感染[20-25]。

与儿童和成人甲状腺脓肿有关的最常见的先天性畸形是第四鳃弓畸形(图 18-3)。第四鳃弓畸形来源于梨状隐窝尖端,在喉上神经的下方穿过环甲膜。第三和第四鳃弓畸形的临床表现随年龄而异。新生儿可出现呼吸困难和呼吸衰竭。儿童(8 岁或以上)表现为急性发作的颈部疼痛(通常在左侧)、肿胀、化脓性甲状腺炎、发热、红细胞沉降加快、C 反应蛋白和白

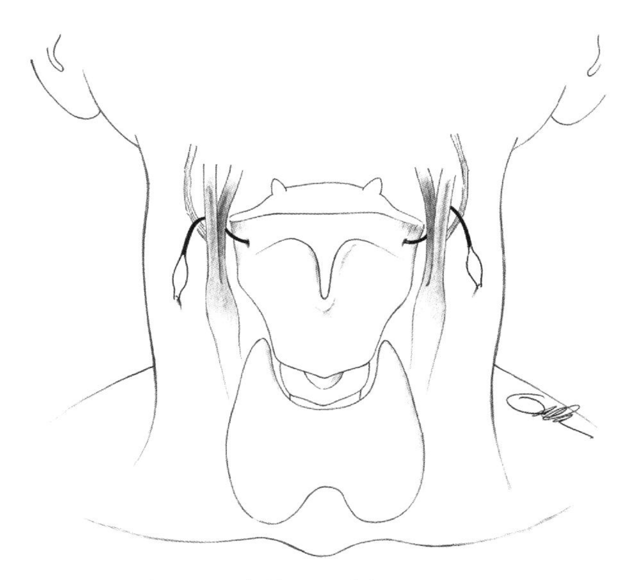

图 18-3 第四鳃弓瘘的起止路径(From Nicoucar K, Giger R, Pope HG, et al: Management of congenital fourth branchial arch anomalies: a review and analysis of published cases. *J Pediatr Surg* 44:1432-1439, 2009.)

细胞计数增加[20-26]。

第三鳃弓畸形来源于梨状隐窝基底部,在喉上神经的上方走行,可表现为颈部脓肿或急性化脓性甲状腺炎。绝大多数第三鳃弓畸形发生在左侧,一般在儿童时期被发现。然而,Nicoucar 等学者[22]发现出现急

性化脓性甲状腺炎症状的患儿年龄偏大(8 岁或以上),这些患者表现为颈部急性肿痛,新生儿和婴幼儿可表现为呼吸窘迫[22-26]。

与鳃弓畸形感染相关的典型的微生物是金黄色葡萄球菌和链球菌,不常见的微生物包括克雷伯菌、大肠杆菌、铜绿假单胞菌、嗜血杆菌、侵蚀艾肯菌、柠檬酸杆菌属、变形杆菌等[2,3,7,9,12-18]。

对于儿童和成年患者,如果存在复发性颈部脓肿或化脓性甲状腺炎,尤其是位于左侧的感染,应首先进行直接喉镜检查、钡餐检查和/或 CT 扫描,来除外梨状隐窝瘘。CT 扫描、钡餐检查或^{99}锝甲状腺扫描有助于诊断。CT 扫描可以显示梨状隐窝瘘的部位和范围,特别是在做完钡餐检查后,即刻做 CT 检查效果更佳(图 18-1 和图 18-2)。细针吸抽出脓液或液体有助于指导诊疗,并减少水肿对临近组织的压迫。传统的 X 线片检查似乎对诊断没有帮助[4-12]。

治疗仍然是手术和内科治疗相联合。典型的手术方式包括切开引流,颈部开放手术,可切除或不切除部分甲状腺,另外,也有报道在内镜下行瘘道烧灼术。Nicoucar 等[22]发现 64% 的患者最初接受了切开引流手术,94% 的患者需要额外的手术,包括切开引流和颈部开放手术。对接受内镜下烧灼术的 7 例患者的研究发现,其中 4 个患者随访 18 个月,没有复发迹象。颈部开放性手术并切除瘘道有很好的疗效,是目前首选的治疗方法[21]。

甲状腺结核性感染

有多个病例报告描述急性甲状腺结核性脓肿或结核性甲状腺炎。通常情况下,它们与身体其他部位的结核灶有关。但是,也有病例报道表明并没有在身体其他部位发现结核灶[27,28]。

这些病例表现为急性颈部肿胀,周期少于 1 个月,伴有红斑、疼痛、发热、并常常在受累侧有颈部淋巴结病。实验室检查通常提示甲状腺功能正常,可能会有白细胞增多,红细胞沉降率及 C 反应蛋白升高。这类患者需要做酶联免疫吸附试验检测是否感染人类免疫缺陷病毒(HIV)。

超声检查表现为不规则、囊性肿块,存在片状低密度区,受累腺体无强化区。这类患者需行胸部影像学检查,胸部 CT 或正位胸片可选择其一。增强 CT 扫描有时会显示甲状腺内的脓肿(图 18-4)[27-29]。

同其他感染一样,该类型的感染也需要手术切开引流,腺体的病变区域应被切除。

除革兰氏染色和细菌培养和药敏实验外,还需要

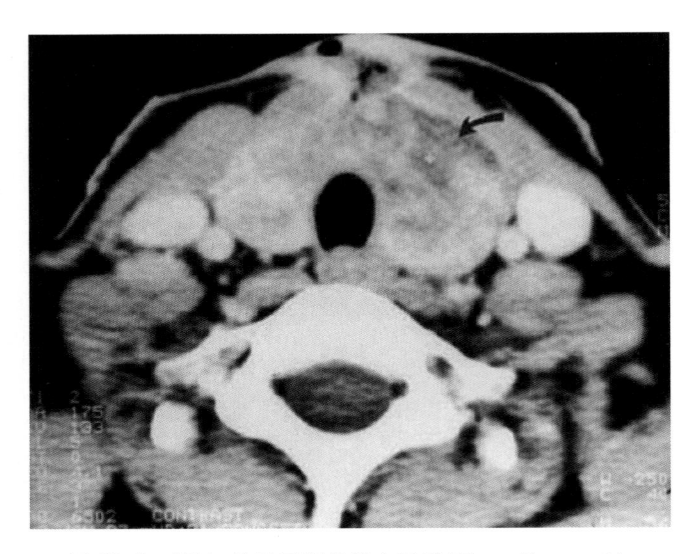

图 18-4 CT 扫描显示甲状腺内脓肿(From Parmar H, Hashmi M, Rajput A, et al: Acute tuberculous abscess of the thyroid. *Australas Radiol* 46: 186-188, 2002.)

进行组织病理学检查。甲状腺结核的组织学检查显示以下五种病理学改变:①腺体内多发病灶,与粟粒性结核有关;②甲状腺肿大伴干酪样坏死;③冷结节形成,有时出现在腺体表面;④慢性纤维性结核;⑤急性脓肿形成。组织病理学检查显示正常甲状腺滤泡内存在上皮样细胞、多核巨细胞[29]。

抗酸杆菌革兰氏染色阳性,结核杆菌培养结果也为阳性。绝大多数患者对外科治疗联合抗结核化学治疗反应良好,并最终得以治愈。

免疫功能缺陷患者的甲状腺感染

甲状腺感染很罕见,但确实存在,特别是对于有免疫功能缺陷的患者。除了先天性畸形外,自身免疫疾病、接受器官移植长期应用免疫抑制剂、长期应用皮质类固醇及晚期获得性免疫缺陷综合征的患者均有较高的患病风险。免疫功能缺陷患者的甲状腺感染通常来自临近组织扩散或淋巴和血液播散[12-19]。

患者可表现为颈前区疼痛、水肿、红斑、吞咽疼痛,常有发热。细菌感染较真菌感染更多见,且似乎更常见于有甲状腺病史的患者。免疫功能缺陷患者的甲状腺感染所分离出的细菌种类与本章前面讨论的细菌种类类似。治疗方案一般是联合抗菌药物、切开引流、甲状腺全或部分切除。

已有大约 40 例免疫功能缺陷患者罹患真菌性甲状腺感染的病例见诸报道。最常被分离出的真菌为曲霉菌,其次是念珠菌属、球孢子菌属、新型隐球菌、波氏假性阿利什利菌。真菌性甲状腺感染的患者就诊时可表现为甲状腺功能正常、功能减退或功能亢

进，还可表现有白细胞增多、红细胞沉降率及 C 反应蛋白升高[12-19]。

免疫功能缺陷患者需要考虑急性甲状腺炎发生的可能。如果临床表现支持甲状腺感染但影像学检查腺体结构正常，临床医生需要积极进行超声引导下的细针吸穿刺。绝大多数病变符合血行性播散或局部脓肿侵及所致。

治疗包括抗真菌治疗，例如氟康唑、两性霉素 B 药物治疗。手术治疗为切开引流脓肿或积液，可能联合部分或全部甲状腺切除。

大部分甲状腺疾病是非感染性的。但是，患者可能表现出类似感染的临床症状，为临床诊断造成一定的干扰。因此认识和掌握一些常见甲状腺疾病很重要，包括：自身免疫疾病（桥本甲状腺炎），甲状腺炎［肉芽肿性甲状腺炎、亚急性（de Quervain）甲状腺炎、淋巴细胞性甲状腺炎、放射性甲状腺炎］，甲状腺功能亢进（格雷夫斯病）。

甲状腺功能减退可以是因为甲状腺代谢功能出生缺陷或酶缺乏而导致的先天性甲状腺功能减退。在世界范围内，碘缺乏是甲状腺功能减退的主要原因。获得性甲状腺功能减退可由手术或放射线所致，或是继发性的［如促甲状腺激素（TSH）缺乏］，或是自身免疫原因。最常见的自身免疫性甲状腺功能减退为桥本甲状腺炎[30-32]。

患有桥本甲状腺炎的患者可表现为无痛性、弥漫性甲状腺肿大。这类患者一般为 40~60 岁之间的女性，部分患者在产后会出现与桥本甲状腺炎相类似的自身抗体。血清学分析显示循环内存在自身抗体，包括：抗微粒体抗体、抗甲状腺过氧化物酶抗体、抗甲状腺球蛋白抗体。在疾病早期阶段，患者可出现甲状腺功能亢进（桥本甲亢）。实验室检查发现由受损甲状腺滤泡分泌的三碘甲状腺素（T_3）和甲状腺素（T_4）升高，促甲状腺激素（TSH）降低。大多数患者会出现甲状腺功能减退，T_3 和 T_4 降低，TSH 升高。可存在一系列症状，包括乏力，畏寒，体重增加，黏液性水肿，脱发。这些患者需要接受甲状腺激素补充治疗[30-34]。

亚急性肉芽肿性（de Quervain）甲状腺炎也可表现为颈前部疼痛和甲状腺肿大，这种疾病似乎与近期的病毒感染有关系，特别是上呼吸道感染。该病变在 40~50 岁的女性身上更多见。甲状腺检查可发现甲状腺功能亢进，甲状腺球蛋白和甲状腺滤泡释放的 T_3 和 T_4 增加，TSH 水平降低。超声检查提示甲状腺低回声，甲状腺扫描发现甲状腺放射性核素摄取减少。这类疾病有自限性，很少造成长期甲状腺功能障碍。通常不需要外科治疗，可应用抗炎药物，部分严重病例可进行全身激素治疗[34-37]。

亚急性淋巴细胞性甲状腺炎常表现为甲状腺的无痛性肿大。像大多数甲状腺疾病一样，亚急性淋巴细胞性甲状腺炎常见于 40~60 岁的女性。这类疾病通常有自限性，但患者会出现暂时性的甲状腺功能亢进或甲状腺功能减退[33,34,37,38]。

格雷福斯病（甲状腺功能亢进）最常见于 30~60 岁的女性，它可能与甲状腺炎或甲状腺毒症有关。患者可出现以下一种或多种症状：甲状腺功能亢进、弥漫性甲状腺肿大、突眼、黏液性水肿。该疾病的治疗通常包括抗甲状腺药物、放射性 ^{131}碘消融和/或手术。抗甲状腺药物有甲氧咪唑和丙硫氧嘧啶（PTU），这两种药物通过抑制甲状腺过氧化物酶来阻止 T_3 和 T_4 的合成。如果抗甲状腺药物无效，患者需要接受 ^{131}碘治疗或手术治疗。手术治疗适用于药物治疗无效或毒性格雷夫斯病。手术治疗包括甲状腺次全切除或近全切除术[33,34,38]。

（陈晨 译）

参考文献

1. Cawich SO, Hassranah D, Naraynsingh V: Idiopathic thyroid abscess, *Int J Surg Case Rep* 5:484–486, 2014.
2. Fonseca IF, Avvad CK, Sanchez EG, et al.: Acute suppurative thyroiditis with multiple complications, *Arq Bras Endocrinol Metabol* 56(6):388–392, 2012.
3. Jonas NE, Fagan JJ: Internal jugular vein thrombosis: a case study and review of the literature, *Internet J Otorhinolaryngol* 6:2, 2007.
4. Thanos L, Mylona S, Kalioras V, et al.: Potentially life-threatening neck abscesses: therapeutic management under CT guided drainage, *Cardiovasc Intervent Radiol* 28(2):196–199, 2005.
5. Deshmukh HG, Verma A, Siegel LB, et al.: Stridor: the presenting feature of a thyroid abscess, *Postgrad Med J* 70:847–850, 1994.
6. Desouza RF, Dilip A, Mervyn C: Thyroid abscess with cutaneous fistula: case report and review of the literature, *Thyr Sci* 3(11): 1–4, 2008.
7. Paes JE, Burman KD, Cohen J, et al.: Acute bacterial suppurative thyroiditis: a clinical review and expert opinion, *Thyroid* 20: 247–255, 2010.
8. Sioka E, Efthimiou M, Skoulakis C, et al.: Thyroid abscess requiring emergency intervention, *J Emerg Med* 43(6):e455–e456, 2011.
9. Houghton DJ, Gray HW, MacKenzie K: The tender neck: thyroiditis or thyroid abscess? *Clin Endocrinol* 48:521–524, 1998.
10. Ilyin A, Zhelonkina N, Severskaya N, et al.: Nonsurgical management of thyroid abscess with sonographically guided fine needle aspiration, *J Clin Ultrasound* 35:333–337, 2007.
11. Schweitzer VG, Olson NR: Thyroid abscess: otolaryngol, *Head Neck Surg* 89(2):226–229, 1981.
12. Cespedes C, Duran P, Uribe C, et al.: Thyroid abscess: a case series and literature review, *Endocrinol Nutr* 60(4):190–196, 2013.
13. Echevarria Villegas MP, Franco Vicarioo R, Solano Lopez Q, et al.: Acute suppurative thyroiditis and *Klebsiella pneumoniae*

sepsis: a case report and review of the literature, *Rev Clin Esp* 190(May 9):458–459, 1992.

14. Yoshino Y, Inamo Y, Fuchigami T, et al.: A pediatric patient with acute suppurative thyroiditis caused by *Eikenella corrodens*, *J Infect Chemother* 16:353–355, 2010.
15. Svenungsson B, Lindberg AA: Acute suppurative salmonella thyroiditis: clinical course and antibody response, *Scand J Infect Dis* 13(4):303–306, 1981.
16. Jacobs A, Gros DAC, Gradon JD: Thyroid abscess due to *Acinetobacter calcoaceticus*: case report and review of the causes of and current management strategies for thyroid abscesses, *South Med J* 96(3):300–307, 2003.
17. Parmar H, Hashmi M, Rajput A, et al.: Acute tuberculous abscess of the thyroid, *Australasian Radiology* 46:186–188, 2002.
18. Goldani LZ, Zavascki AP, Maia AL: Fungal thyroiditis: an overview, *Mycopathologia* 161:129–139, 2006.
19. McAninch EA, Xu C, Lagari VS, et al.: Coccidiomycosis thyroiditis in an immunocompromised host post-transplant: case report and literature review, *J Clin Endocrinol Metab* 99(5):1573–1542, 2014.
20. Suprabha J, Vijay K, Shital P: Acute bacterial thyroid abscess as a complication of septicemia, *IDCP* 9:383–386, 2000.
21. Seo JH, Park YH, Yang SW, et al.: Refractory acute suppurative thyroiditis secondary to pyriform sinus fistula, *Ann Pediatr Endocrinol Metab* 9:104–107, 2014.
22. Nicoucar K, Giger R, Pope HG, et al.: Management of congenital fourth branchial arch anomalies: a review and analysis of published cases, *J Pediatr Surg* 44:1432–1439, 2009.
23. Pereira KD, Losh GG, Oliver D, et al.: Management of anomalies of the third and fourth branchial pouches, *J Pediatr Otorhinolaryngol* 68:43–50, 2004.
24. Prasad TRS, Chong CL, Mani A, et al.: Acute suppurative thyroiditis in children secondary to pyriform sinus fistula, *Pediatr Surg Int* 23:779–783, 2007.
25. Kubota M, Suita S, Kamimura T, et al.: Surgical strategy for the treatment of pyriform sinus fistula, *J Pediatr Surg* 32:34–37, 1997.
26. Wang HK, Tiu CM, Chou YH, et al.: Imaging studies of pyriform sinus fistula, *Pediatr Radiol* 33:328–333, 2003.
27. Miyauchi A, Matsuzuka F, Kuma K, et al.: Piriform sinus fistula: an underlying abnormality common in patients with acute suppurative thyroiditis, *World J Surg* 14:400–405, 1990.
28. Parmar H, Hashmi M, Rajput A, et al.: Acute tuberculosis abscess of the thyroid gland, *Australas Radiol* 47:186–188, 2002.
29. Das DK, Pant CS, Chachra KL, et al.: Fine needle aspiration cytology diagnosis of tuberculous thyroiditis: a report of eight cases, *Acta Cytol* 36:517–522, 1992.
30. Johnson AG, Phillips ME, Thomas RJS: Acute tuberculous abscess of the thyroid gland, *Br J Surg* 60:667–669, 1993.
31. Caturegli P, DeRemigis A, Rose NR: Hashimoto thyroiditis: clinical and diagnostic criteria, *Autoimmun Rev* 13(4-5): 391–397, 2014.
32. Lorini R, Gastaldi R, Traggiai C, et al.: Hashimoto's thyroiditis, *Pediatr Endocrinol Rev* 1(suppl 2):205–211, 2003.
33. Fink H, Hintze G: Autoimmune thyroiditis (Hashimoto's thyroiditis): current diagnosis and therapy, *Med Klin (Munich)* 105(7):485–493, 2010.
34. Longo D, Fauci A, Kasper D, et al.: *Harrison's principles of internal medicine*, ed 18, New York, 2011, McGraw-Hill.
35. Kumar V, Abbas AK, Fausto N, et al.: *Robbins & Cotran pathologic basis of disease*, ed 8, St Louis, 2010, Saunders.
36. Harach HR, Williams ED: The pathology of granulomatous diseases of the thyroid gland, *Sarcoidosis* 7(1):19–27, 1990.
37. Sheu SY, Schmid KW: Inflammatory disease of the thyroid gland: epidemiology, symptoms and morphology, *Pathologe* 24(5):339–347, 2003.
38. Singer PA: Thyroiditis. acute, subacute, and chronic, *Med Clin North Am* 75(1):61–77, 1991.

第 19 章　耳和乳突感染

James Naples, Marc D. Eisen

耳和乳突感染包括许多感染类型。急性耳感染可分为急性外耳道炎(acute otitis externa, AOE)和急性中耳炎(acute otitis media, AOM)。急性中耳炎最常见的原因是细菌性感染,儿童尤其如此[1-3]。在美国,急性中耳炎也是儿童应用抗生素最常见的原因[4]。一旦 AOM 扩散进入乳突腔,则会导致 AOM 最常见的并发症:急性乳突炎[5,6]。AOE 可发生于儿童和成人,通常是一种简单的感染。但是对于免疫缺陷或者糖尿病患者,可造成严重的后遗症。

这类感染通常基于临床表现来进行诊断,而在 AOM 的诊断中,影像学检查可辅助判断感染是否累及乳突,以及是否合并颅内并发症[7,8],另外,对于 AOE 并发症的评价,不同类型的影像学检查也可起到一定的作用[9]。

AOM 和乳突炎的致病细菌包括肺炎链球菌、卡他莫拉菌和流感嗜血杆菌。然而,随着肺炎球菌结合疫苗的出现,急性中耳炎和乳突炎的致病微生物中肺炎链球菌的比例有所下降[10]。AOE 的治疗并没有受到疫苗的影响。金黄色葡萄球菌和假铜绿单胞菌与这类感染有关。

治疗方式根据感染的种类和疾病的累及范围而不同。有些指南建议 2 岁以上儿童的简单 AOM 不需要任何治疗,只需一段时间的观察[1,2,4]。当 AOM 或 AOE 出现急性乳突炎等并发症时,就需要抗生素治疗,但 AOM 病原菌的变化使抗生素的选择变得复杂。对于急性耳感染和乳突炎,不仅需要内科治疗,手术及程序治疗也很重要[11-13]。

由于毗邻颅内容物,急性耳感染和乳突炎的并发症可危及生命。外耳感染的并发症通常有自限性,但在恰当的抗生素治疗出现之前,死亡病例并不罕见。对于 AOM 和乳突炎来说,其并发症可分为颅内并发症和颅外并发症。如果不予处理,神经系统并发症可出现并迅速进展。

概述

在本章节讨论所有的耳部感染是不可能的,这里我们讨论的重点是急性感染。慢性中耳感染和胆脂瘤属于不同的话题,不在本章讨论之列。关于成人 AOM 和乳突炎的文献较少,因此,大部分的讨论是基于儿童群体。AOM 和 AOE 是两个独立的病变,将分别进行讨论。这里会对耳和乳突的相关解剖作简要介绍,之后介绍各类型感染的流行病学。然后,重点关注每种类型感染的病理生理学和致病微生物。影像学检查的角色可以讨论,但需要强调的是完善的体格检查是基础,影像学检查只是补充,而不能替代前者。最后,还将讨论治疗方案的选择(药物和手术)及并发症,重点是 AOM 的并发症:乳突炎。本章的目的是概述 AOM 和 AOE 的病因、病理、诊断和治疗。

解剖[14]

耳和乳突的解剖结构复杂,有时令人困惑。对于这种复杂性,一种合理的学习方法是由外到内对解剖结构进行梳理,从外耳开始,接着是中耳,最后是乳突腔(图 19-1)。

耳的外部解剖结构由许多软骨脊组成。外耳道(external ear canal, EAC)外侧起自外耳门,向内延伸至鼓膜(tympanic membrane),长度约 2.5cm,由外侧的软骨部分和内侧骨性结构构成。覆盖在软骨部分的皮肤包含皮脂腺和顶分泌腺,并有毛囊,而内侧骨性部分表面的皮肤没有毛发或腺体。耳的血供来自颈外动脉的耳后动脉和颞浅动脉。外耳的淋巴引流因部位而不同。外耳道的前部、上部和耳屏引流至耳前淋巴结,耳甲腔和对耳轮部位的淋巴向后引流入乳突淋巴结,外耳道下方和耳轮的淋巴引流入耳下淋巴结。

中耳可以分为三个独特的空间:中鼓室、下鼓室、鼓室上隐窝。中鼓室外界为鼓膜,前界为咽鼓管,后界毗邻面神经。中鼓室向下延伸至鼓膜下环。下鼓

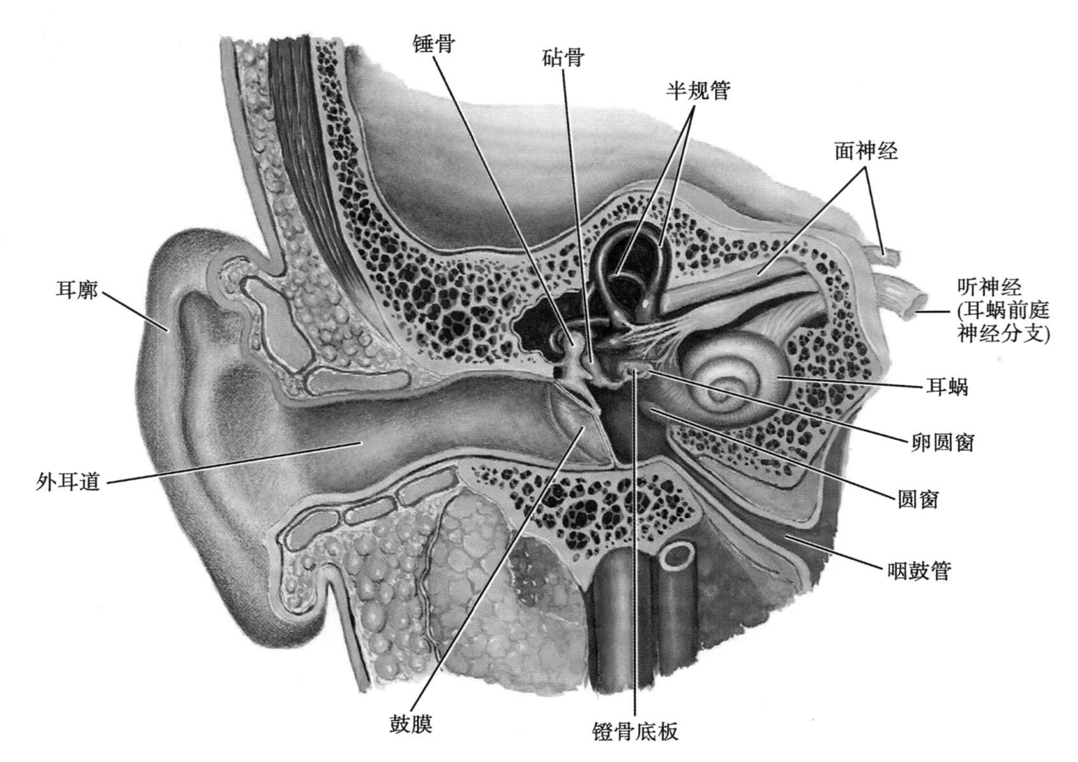

图 19-1 外耳和中耳的解剖(From Ball JW, Dains JE, Flynn JA, et al: *Seidel's guide to physical examination*, ed 8, St Louis, Mosby, 2015.)

室下界为颈静脉球,下内界为耳蜗,上界为中鼓室。最后,鼓室上隐窝由听骨链及其韧带和黏膜皱襞组成,其外侧边界为乳突腔,而后界为进入乳突腔之前的入口。鼓室上隐窝的内界和下界分别为半规管和砧骨窝。中耳的动脉血供通过颈内动脉和颈外动脉的分支供给。鼓膜前动脉和耳深动脉为来自颈外动脉的上颌动脉的分支,还有岩上动脉及鼓室上动脉,为来自颈内动脉的脑膜中动脉的分支,为中耳的动脉血供来源。淋巴回流汇入颈浅淋巴结。

在考虑中耳感染时,重要的是要记住乳突是中耳的延伸。乳突是颞骨的一个气化区域,通过乳突窦入口与中耳相通。其内界包括半规管和前庭,而外界为分开颞骨鳞部和岩部的一薄层骨板,即 Körner 隔。乳突的气化程度与临床密切相关,因为它是患者中耳通气能力的一个指标。

急性中耳炎

流行病学

急性耳部感染和乳突炎的发病率因病人年龄不同而有差异。AOM 更易发生于年幼的儿童,其原因在于儿童的咽鼓管位置更加水平。随着生长发育,其位置逐渐垂直,允许更多的气体进入中耳。AOM 在 6~24 个月大小的婴幼儿中特别常见,也是儿童时期最常见的细菌感染[1,2,15,16]。一些研究表明,多达 80%~85% 的儿童在 3 岁以前都要经历 AOM 的发作[17,18],而那些参加日托和有兄弟姐妹的儿童感染的风险更高[15,19]。肺炎球菌结合疫苗(pneumococcal conjugate vaccine, PCV)于 2000 年首次引入美国,它覆盖了该微生物的 7 种血清型(PCV-7)。PCV-13 于 2010 年推出,针对不同的血清型,其覆盖范围更广。自从 2000 年引入 PCV-7 疫苗以来,耐药侵袭性肺炎球菌感染的比例已经下降。而且自从推出更新的 PCV-13 疫苗以来,与 AOM 相关的卫生保健费用也有下降的趋势。然而,病原体的血清型正在发生变化,这改变了其生物组成和治疗的有效性。与儿童相比,成人中 AOM 的发病率有所下降,其下降的原因主要来自解剖学方面。

病理生理学

急性中耳感染是由连接鼻咽和中耳的咽鼓管功能障碍引起的。正常的中耳是无菌的,通过正常功能的咽鼓管进行充气。当腭帆张肌和腭帆提肌收缩时,咽鼓管打开。当咽鼓管出现水肿或炎症(通常是由于上呼吸道感染引起)时,中耳充气的正常机制就会被破坏。中耳形成负压，鼻咽分泌物中的微生物逆流进入中耳，这为细菌生长和 AOM 的发生创造了理想的环境[3,20]。前驱的上呼吸道感染也会诱发呼吸黏膜上皮的损伤，破坏了中耳黏膜纤毛正常的清除功能[3,16]。特别是对于咽鼓管处于水平位的儿童，问题尤为突出。需要注意的是，咽鼓管功能障碍还可能由多种其他病变引起，如唇裂或腭裂、鼻咽肿块、过敏或反流[18,21]。

微生物学

传统上认为引起 AOM 最常见的细菌是肺炎链球菌，与 AOM 相关的其他病原菌包括流感嗜血杆菌、卡他莫拉菌和金黄色葡萄球菌。自从 2000 年肺炎球菌疫苗 PCV-7 和 2010 年 PCV-13 问世以来，AOM 的微生物学特点发生了变化。肺炎链球菌感染的发病率有所下降，而新的数据表明，不可分型的流感嗜血杆菌现在是与 AOM 有关的细菌的主要菌株，而卡他莫拉菌感染的发病率相对增加[16,18,22]。还有一种趋势是，出现了毒力更强的肺炎链球菌菌株，而血清型 19A 是链球菌感染的常见的致病菌（图 19-2）[10,18]。AOM 的致病微生物只能通过鼓室穿刺来确定，但因为并不能影响治疗，因此很少有必要进行穿刺术。对 AOM 并发症，如乳突炎的研究发现其微生物学显示出与 AOM 的微生物学类似的趋势。然而，最近的研究报道发现疫苗接种后，仍可继续感染肺炎链球菌[23]。疫苗的应用并没有减少乳突炎患者的人数，而致病微生物却表现出抗生素耐药的趋势[22]。单纯病毒直接导致 AOM 的机制并不明确，可能的原因是病毒使患者容易发生细菌感染，而病毒分离株尚未见报道，且临床意义不大。

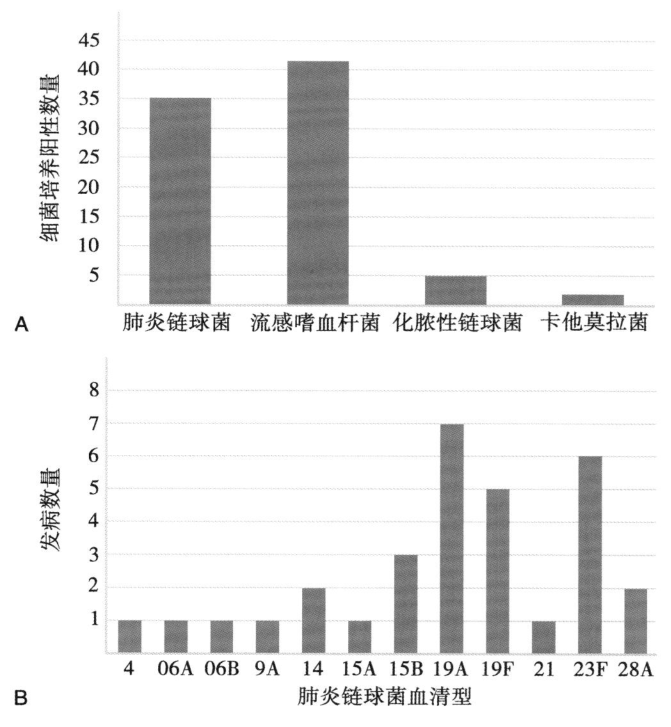

图 19-2 A. 急性中耳炎（AOM）细菌培养阳性的数量。需要注意自从引入肺炎球菌疫苗后，流感嗜血杆菌已经变得越来越普遍。B. 肺炎链球菌血清型分布。自从肺炎球菌疫苗出现以来，引起 AOM 的血清型已经转变，以 19A 型血清型最为普遍（From Parra MM, Aguliar GM, Echaniz-Aviles G, et al: Bacteriology and serotypes of acute otitis media in Mexican children, *Vaccine* 29:5544-5549, 2011.）

诊断

AOM 也是临床诊断，耳镜检查对全面评价中耳和鼓膜很关键。如果没有检查鼓膜，就不可能诊断 AOM。症状包括新发作的耳痛（<48 小时），这通常会引起发热、易怒和失眠[3,16,19,24]。先前通常有上呼吸道感染病史，医生需要在耳镜下检查鼓膜膨隆、鼓膜红斑、耳漏，中耳内是否有积液或脓液（图 19-3）[25]。如果采用气压式耳镜，由于中耳感染，鼓膜动度减小。如果有耳漏，应怀疑鼓膜穿孔可能。临床症状的敏感性和特异性很难解释清楚，儿童患者尤其如此。然而，耳痛、摩擦耳朵、过多哭闹、呕吐是最具针对性的症状[16]。在急性炎症期间，由于受累中耳内存在液体，受累侧听力会下降，然而，在急性炎症期通常不进行测试。在中耳炎发作后可能会出现持续性渗液。

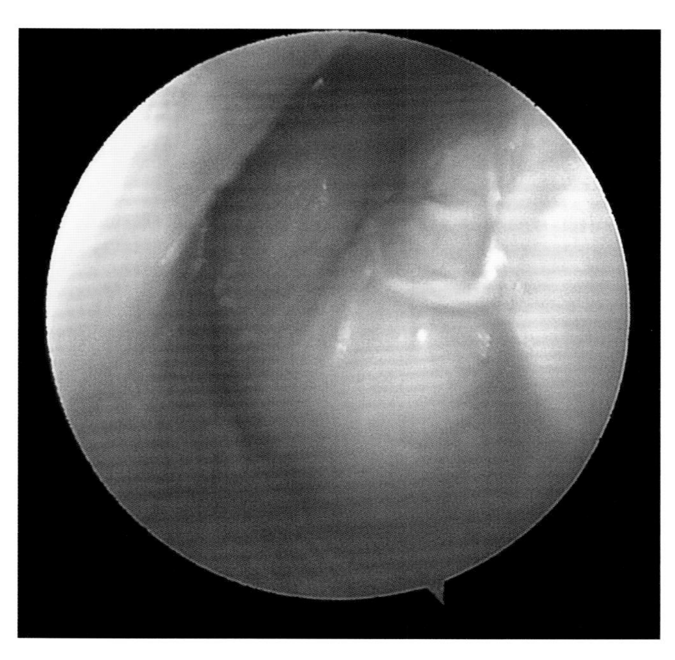

图 19-3 耳镜检查所见，注意鼓膜膨隆和中耳积脓（From Lambert E, Soham R: Otitis media and ear tubes, *Ped Clin North Am* 60:809-826, 2013.）

因此,未治疗的 AOM 应进行听力测定和鼓室导抗测试。如果出现持续性浆液渗出,则为分泌性中耳炎(otitis media with effusion,OME),应与 AOM 相区别。有时很难区分 AOM 和 OME,特别是鼓膜的收缩和表面红斑可与鼓膜膨隆类似。耳镜检查可以区分这两种诊断:收缩的鼓膜可随着负压而发生移动,而膨隆的鼓膜则不会。

治疗

内科治疗

AOM 的口服抗生素治疗一直存在相当大的争议。在这个抗生素耐药性日益增加的时代,已经为儿童患者制定了相应的指南,以帮助减少抗生素使用。在选择治疗方案时,该指南考虑了年龄、症状的严重程度和诊断的确定性[25]。对于 2 岁以上感染程度较轻或诊断不明确的儿童,观察是一个合理的选择,但一定要对任何加重的症状进行密切随访。如果这个年龄组患儿感染严重(如体温>39℃,严重耳痛),建议使用抗生素治疗[16,24]。对不足 2 岁有明确感染和 AOM 的儿童,应给予抗生素治疗[16,25]。2 岁以上儿童观察和 2 岁以下儿童开始治疗的原因在于,根据数据显示在年幼时有 AOM 危险因素的儿童,随着年龄的增长,患复发性中耳炎的风险也会增加。尽管引入了这一指南,但依从性因专业而异,当 AOM 需要观察时依从率很低[4,26]。值得注意的是,尽管指南推荐应该有一个观察期,但有研究表明,与安慰剂相比,抗生素减少了增加其他治疗的可能性,并促进了症状的改善[1,2]。

如果开始抗菌治疗,一线治疗应选择大剂量阿莫西林[80~90mg/(kg·d)]。这种疗法可很好地覆盖肺炎链球菌(一种常见的 AOM 病原体),并保证了中耳感染区有适当的药物剂量[1]。流感嗜血杆菌和卡他莫拉菌可产生 β-内酰胺酶,单独使用阿莫西林的疗效有所降低,但并非完全没有作用。单用阿莫西林可以作为经验性治疗、然而,当怀疑上述病原体感染时,需要添加 β-内酰胺酶抑制剂[16,18]。这些病原微生物感染更易发生于 AOM 高风险的患者身上[15]。研究建议,如果在过去一个月内使用阿莫西林,就不应该再次使用[18]。

头孢菌素类抗生素可作为阿莫西林的替代品。通常可选用头孢呋辛或头孢地尼。药物过敏的交叉反应只有 10%~15%,对于过敏患者仍可以选择其他类型的头孢菌素。肌注头孢曲松也是阿莫西林的合理替代品,至少需要 2~3 次注射,并进行注射后随访。研究发现,大环内酯类抗生素也是有效的,但和阿莫西林克拉维酸钾相比,临床失败率较高[18,24]。另一种可选择抗生素是克林霉素,尽管不能完全覆盖流感嗜血杆菌、卡他莫拉菌,但它可以和头孢菌素类联合使用,增加微生物覆盖范围[18]。

尽管经过了适当的抗生素治疗,仍持续存在感染迹象的患者,仍应考虑临床治疗失败。如果遇到这种情况,下一步可进行鼓膜穿刺术和细菌培养。对于依从性好的患者,该检查可以常规在耳鼻喉科医师的诊室内进行,但它对鼓膜和中耳有一定的风险。鼓膜穿刺术的作用似乎并不优于单纯抗生素治疗[13,16]。

外科治疗

对简单的 AOM 病例,手术治疗有一定局限性。鼓膜造孔置管术可开放鼓膜,引流中耳分泌物,缓解中耳负压。儿童在手术室操作,而成人在门诊进行即可。鼓膜造孔置管术的适应证一直以来存在争议。复发性 AOM,定义为在 6 个月内发作 3 次或在过去的 12 个月发作 4 次,是鼓膜造孔置管术的适应证。然而,近期的指南建议,复发性 AOM,如果没有中耳积液,则不是鼓膜造孔置管术的适应证,因为这种疾病的自然病史这样的,没有渗出物,表明咽鼓管功能正常[27]。如果有中耳积液,就应该鼓膜置管。在某些人群中,如人工耳蜗植入患者,AOM 可能是一个更严重的问题,应考虑紧急切开引流中耳脓液。因为存在严重的、危及生命的潜在并发症的风险,因此观察期不适用于这类人群[28]。

乳突炎:急性中耳炎的并发症

急性中耳炎可以扩散到中耳之外,形成并发症。中耳和乳突感染的传播,以及超出乳突的界限的感染传播,存在多种途径。由于颅内结构相邻,感染的传播会造成严重的后果。解剖性传播较常见,但它也可以通过骨侵蚀或血栓性静脉炎直接传播[8]。如果 AOM 严重到一定程度,可以通过乳突窦入口至乳突气房进行传播。如果中耳分泌的黏液和渗出物造成乳突窦入口堵塞,会在乳突内发生持续的炎症。酸中毒可造成局部缺血,导致骨吸收和乳突气房间隔破坏,而出现急性乳突炎[6,8,29]。

急性乳突炎是儿童疾病,主要是因为儿童更容易发生急性中耳炎。急性乳突炎的发生率自 20 世纪上半叶前抗生素时代以来迅速下降。一些报告显示,自从使用磺胺类药物以来,AOM 的住院人数下降了 50%,乳突切除术数的数量减少了 80%[29]。然而,最近的一些证据表明,其发病率正在上升[6,8,30,31]。发病率增长可能是由于治疗流程的改变，取消了部分 AOM 患者的抗生素治疗，也可能是由于 PCV-7 的应用增加了微生物的毒力[31,32]。无论病因如何，要注意这一最近的趋势，因为急性乳突炎是一种不能忽视的诊断，可引发危及生命的并发症。

乳突炎，类似急性中耳炎（AOM）和急性外耳道炎（AOE），是一种临床诊断。现已证明，在许多病例中，急性乳突炎不需要计算机断层扫描（CT）或磁共振成像（MRI）也可以诊断[33]。然而，这是有争议的。乳突炎的典型表现是耳痛、发热、耳后肿胀、乳突压痛（图 19-4）[5]。一项研究表明疼痛是最常见的症状，其次为持续发热[29]。对诊断为 AOM 的病例，同时出现乳突炎的症状，临床医生应该怀疑存在乳突炎。需要注意的是，乳突炎可以在 AOM 充分治疗的过程中发生，掩盖了中耳乳突炎的表现[6]。鼓膜通常表现为充血和膨隆，同时伴有中耳化脓，但鼓膜也可能正常。因此，临床医生的合理怀疑对诊断很重要。

CT 扫描通常可显示乳突内的骨分隔破坏、混浊区域以及乳突小房内积液（图 19-5）。CT 扫描通常被用来评估乳突炎的并发症。影像学检查的作用在于鉴别这些并发症[7,8]。如果怀疑有颅内侵犯，应进行 MRI 检查，因为它可以提供更多颅内容物软组织的信息。患者可出现颅内并发症，但几乎没有任何症状，因此，如果怀疑乳突炎，应尽早进行影像学检查。最后，如果静脉注射抗生素无效，或神经系统检查结果异常，应行影像学检查对可疑的并发症进行评估[5]。

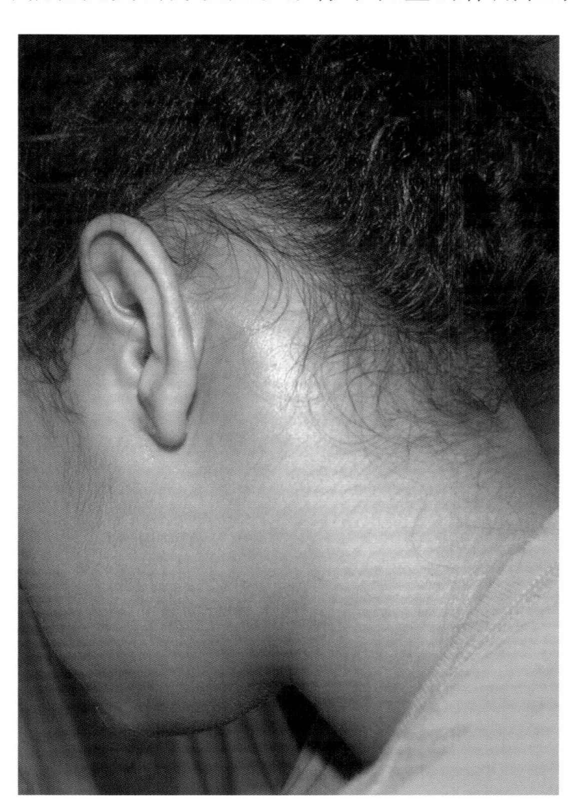

图 19-4　急性乳突炎表现为患侧耳后红肿（From Neslon D, Jeanmonod R: Bezold abscess: a rare complication of mastoiditis, *Am J Emerg Med* 31: 1626. e3-1626. e4, 2013.）

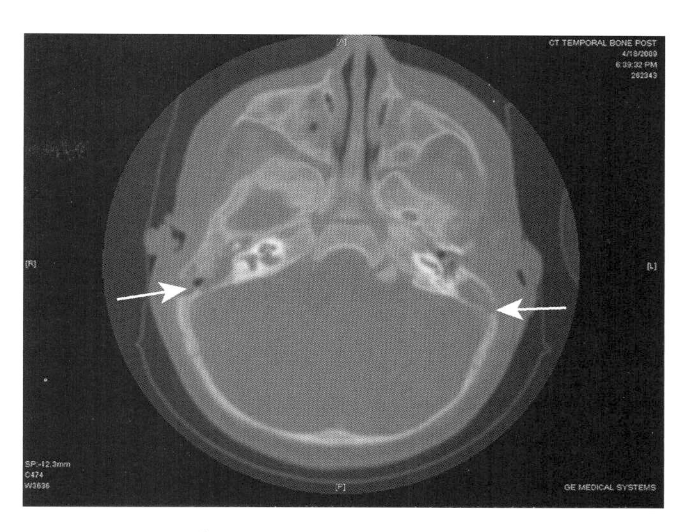

图 19-5　计算机断层扫描显示融合性乳突炎，从中耳延伸至双侧乳突气房的积液伴骨小梁破坏（白色箭头）（From Alwedyani E, AlSanosi A: Bilateral simultaneous acute coalescent mastoiditis: a rare complication, Inter J Ped Otorhinolaryngol Extra 6: 226-228, 2011.）

乳突炎的治疗

以往，乳突炎需要手术治疗，而目前，随着有效的静脉抗生素的治疗，乳突炎正变得更适合采用药物保守治疗联合鼓膜切开术，无需乳突切开术。鼓膜切开术联合抗生素被许多人认为是一线治疗方案，对简单的乳突炎患者来说，已被证明是恰当的治疗方法[5,6,34]。值得注意的是，正如急性乳突炎在不同年龄组表现不同，不同年龄组对治疗的反应也不同。年幼的儿童对抗生素治疗的反应更迅速，而年龄较大的患者则更需要外科手术引流[5]。治疗急性乳突炎，有多种合适的抗生素可供选择。因为急性乳突炎通常是由 AOM 扩散来的，所以两者的病原体也相似。Geva 等[6]报道使用阿莫西林-克拉维酸、头孢呋辛治疗急性乳突炎的频率较高。由于存在并发症的风险，应使用广谱抗生素来治疗乳突炎患者[34]。抗生素治疗无效提示出现了耐药的肺炎球菌，需要适当更换抗生素[6]。如果抗生素治疗 48 小时后无效，应考虑手术干预。如果行鼓膜切开术时未做细菌培养的话，应在手术干预时取材进行培养。

在静脉注射抗生素出现之前，急性乳突炎是 AOM 的常见并发症，2%～6% 的患者发生了乳突炎的颅内并发症[7,12]。因此，乳突切开术是这种疾病常见的治疗方法。随着抗生素的使用，这一手术的使用逐渐减少[29]。一般来说，急性乳突炎的并发症需要手术治疗，无论是颅内并发症还是颅外并发症。手术治疗的另一个适应证是抗生素和鼓膜切开置管术治疗失败[12]。手术方式取决于并发症的类型。手术治疗前，影像学检查是很有必要，因为它有助于确定病变的范围，并能确定是颅外还是颅内并发症[7,8]。如果有外在的脓肿，是切开引流的指征，而颅内或神经系统并发症，需要乳突切开术，同时可以放置通气管[12]。如果有颅内脓肿形成，神经外科干预可能是必要的。

急性中耳炎和乳突炎的其他并发症

在 AOM 中，可能发生危及生命的并发症，这些并发症与感染扩散到邻近的结构有关。感染可以扩散进入颅骨和周围的结构中，也可能从所覆盖的软组织表面扩散出来。已经对颅内和颅外并发症进行了很好的分类，下面将讨论各种并发症。

颅内

脑膜炎

脑膜炎是 AOM 和乳突炎最常见的颅内并发症。感染常见的扩散途径是通过血行或直接从颞骨内扩散而来。诊断应根据临床表现，并用影像学检查来排除造成类似症状的其他原因。影像学检查显示硬脑膜处影像增强和厚度增加[8]。静脉注射抗生素和类固醇是必要的，类固醇有助于减少神经和听觉并发症[35]。

侧窦或乙状窦血栓形成

当 AOM 或乳突炎穿过颞骨骨质扩散入颅内，可发生周围硬脑膜窦的血栓性静脉炎，这容易诱发血栓和潜在的严重并发症，对于存在乳突炎和一种“尖桩篱栅”模式的发热，并伴有头痛的患者，应怀疑可能发生了这种并发症。增强 CT 影像显示存在充盈缺损（图 19-6），MRI 显示受影响的硬膜窦内有流空现象。这种并发症的治疗存在争议，是否应该在乳突切开术的同时，对硬膜窦进行手术处理，这一点尚未达成共识。如果存在感染性栓子播散的可能，则应该考虑结扎相关的血窦。但是，这不是常规[35]。针对这种并发症，还需要考虑抗凝治疗。

硬脑膜外脓肿或脑脓肿

感染可通过周围的骨结构继续扩散，造成感染合并，形成脓肿。根据脓肿的扩散程度将其分为硬膜外或颅内脓肿。硬膜外脓肿往往起病隐匿，与脑脓肿相比，症状和体征轻微。脑脓肿可由感染的血行播散而引起，更可能来源于慢性中耳炎，但也可并发于 AOM，是 AOM 第二种最常见的颅内并发症[35]。这些并发症最常发生于颅后窝，并经增强 CT 或 MRI 加以诊断[8]。MRI 对脑脓肿的诊断更具优势，CT 有助于显示乳突的骨性结构[35]。通常需要行乳突切开术，并需要与神经外科医师进行合作。

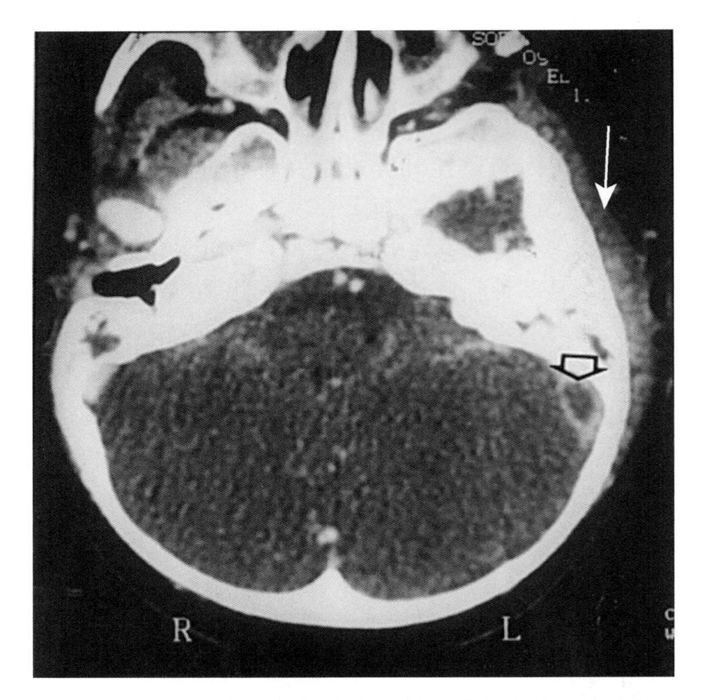

图 19-6 乳突炎并发症：侧窦血栓形成和骨膜下脓肿。硬脑膜窦内有一个留空（宽空心箭头）。感染颅外扩散至骨膜下间隙伴皮肤软组织炎症改变（长箭头）（From Kaplan DM, Kraus M, Puterman M, et al: Otogenic lateral sinus thrombosis in children, *Inter J Ped Otorhinolaryngol* 49: 177-183, 1999.）

耳源性脑积水

耳源性脑积水是一种罕见的、知之甚少的并发症，被描述为具有脑积水的症状和体征，但脑脊液开放压力正常，脑室无扩张。这是一种排除性的诊断，很可能只有高度怀疑此病的医生才会做出这样的诊断。耳源性脑积水可能与矢状窦的刺激、阻断了蛛网膜绒毛对脑脊液的吸收有关。与其他原因引起的颅内压增高一样，表现为头痛、视力改变、恶心呕吐等神经症状。紧急处置是必要的，以保存视力，往往需要乳突切开术[35]。

颅外（颞外）

AOM 和乳突炎的颅外并发症可进一步分为颞外和颞内并发症。

骨膜下脓肿

骨膜下脓肿是乳突脓肿最常见的类型。它是感染侵蚀乳突表面骨质向外扩散所致[36]，这在儿童中耳炎患者中常见，但也可见于慢性中耳炎患者。临床上，受累的耳后会出现脓肿的体征，患者也会有感染的表现。同时进行CT扫描以确定脓肿的整体范围，同时排除其他疾病（图19-6）。治疗方案趋向保守治疗，无需完整的乳突切开术，需要静脉注射抗生素，并可以考虑行鼓膜切开引流脓液。如果最初的保守治疗无效，需要行乳突切开术[3]。

贝佐尔德脓肿

AOM或中耳乳突炎通过乳突尖扩散，造成脓肿进入颈部，深达胸锁乳突肌，称为贝佐尔德脓肿（Bezold abscess），由19世纪的耳科医生Friedrich Bezold提出[36]。该类型脓肿形成的病理与感染造成的骨侵蚀相似。贝佐尔德脓肿和骨膜下脓肿的唯一区别是位置不同。尽管这种疾病的病理生理学已经被详细描述，但在有抗生素和影像学的时代却很少发生，1975—1991年仅报道了7例。治疗方案包括颈部入路切开引流及乳突切开术[35]。

颅外（颞内）

面瘫

面神经穿过中耳和颞骨，被骨管包围，称为面神经管。当AOM引起水肿，压迫神经时，会导致面神经无力或轻度麻痹。骨管常出现小面积的开裂，易发生AOM的并发症。这种并发症更容易发生在骨管先天性裂开的儿童身上，而且面瘫往往是暂时性的。通常需要治疗，包括鼓膜切开置管术和抗生素治疗[35]。影像学检查有助于评估是否存在胆脂瘤和慢性中耳疾病的其他特征，慢性中耳疾病可能需要更广泛的手术治疗。对于面神经管裂开的患者来说，急性感染可引起面瘫；同时，慢性中耳炎侵蚀面神经管也可引起面神经功能减弱，将这两者区分开来很重要，因为二者的治疗方案不同。对于面瘫患者，眼睛的保护很重要。面瘫通常是暂时的，持续时间很少超过3周[14,35]。

急性化脓性迷路炎

急性化脓性迷路炎常见于有潜在的先天性耳畸形或曾接受过耳科手术的患者。据报道，这是AOM最常见的颅外并发症[37]。通过与其他并发症相类似的机制，感染常通过迷路内的开裂区域侵入。患者表现出急性前庭症状，包括眩晕、恶心、呕吐和听力丧失。听力丧失是永久性的。该疾病无需影像学检查，尽管许多患者在急诊室，由于病情评估的需要而接受了影像学检查。然而，它可能有助于鉴别急性感染性迷路炎和胆脂瘤侵蚀迷路引起的感染。治疗AOM是唯一必要的干预措施[14]。尽管会对患者造成困扰，但当感染消退后，前庭神经系统将受到中枢补偿。

岩尖炎

当AOM感染侵蚀到气化良好的颞骨岩尖部，它会产生一系列复杂的症状，可伴有或不伴有乳突炎症状。临床上这里的感染扩散可表现为岩骨尖（Gradenigo）综合征：由三叉神经第二支激惹引起眶后疼痛，展神经麻痹，同时伴有患侧中耳流脓[8,14]。

急性外耳道炎

流行病学

急性外耳道炎可以发生在任何年龄组，但往往发生在儿童和青少年组，第二个发病高峰时65岁以上老年人[20]。其易感因素与年龄组有关。配戴助听器的成年患者，因为其反复轻微的外耳道创伤，患病风险特别高。患有先天性耳畸形的儿童，如外耳道狭窄，也有风险。棉签引起的自我损伤和在夏天游泳时外耳道暴露于游泳池也是外耳道炎的危险因素[20,38]。

病理生理学

病原菌侵入外耳道往往是由局部外伤或接触污染的水所致。外耳道的解剖结构和化学环境也容易引起感染。狭窄的外耳道阻碍了耳内碎片的自然迁徙机制，导致外耳道易于感染，而听障人士使用助听器则是人为创建了一个类似的情况。由于外耳道软骨部的皮脂腺分泌耵聍等产物，外耳的正常pH呈弱酸性，而这种酸性环境并不适合细菌繁殖。然而，当这种环境被破坏时，pH发生变化，就创造一个更有利于细菌生长的环境[9,20]。随着细菌的生长，局部出现炎症和水肿，从而加重感染和相应症状。感染通过外耳道软骨部和骨部结合处的Santorini裂而扩散。如果感染沿着外耳道骨部继续向内蔓延，此处只有皮肤覆盖于骨膜和骨的表面，此处的感染可以引起剧痛。如果感染继续扩散，深面的颞骨可发生骨髓炎，造成一种可怕并发症：恶性外耳道炎。

微生物学

AOE最常见的致病微生物是铜绿假单胞杆菌和金黄色葡萄球菌[20,39]，然而，目前病原微生物有变化的趋势：铜绿假单胞菌的减少伴随金黄色葡萄球菌的增加[40]。病原体发生这种变化的原因尚不清楚，但可能与频繁使用氟喹诺酮类药物而产生的耐药模式有关。如果AOE患者抗生素滴耳不能解决问题，应考虑继发真菌感染的可能[20]。尽管临床症状很相似，然而，真菌感染瘙痒可能会更加明显。所分离的真菌通常是念珠菌。

诊断

急性外耳道感染是指外耳道弥漫性炎症，在过去3周内迅速发作，并伴有管炎的症状和体征。AOE的特点是耳屏和耳廓触痛，或程度与检查结果不相符[38]，症状还包括外耳道瘙痒、流脓和胀满感[20]。对于简单的AOE来说，它是一个临床诊断，而无需影像学或其他检查，除非存在诱发因素使得感染侵及深部骨组织和发展为恶性外耳道炎[9]。病史往往会包括游泳或接触水、水灌入耳道，或用棉签清理外耳道。检查时，观察外耳结构可发现水肿、红斑和流脓。耳镜检查可评估鼓膜的情况，排除鼓膜穿孔所致的中耳的慢性渗出。耳廓和耳屏的触诊往往会引起患者的极度不适，但有助于诊断。可以采取细菌培养来确认感染，然而，对于简单的病例并不必要。临床医生应保持警惕，不要忽视引起外耳道炎症的其他原因，如接触性皮炎、湿疹，或其他更严重的疾病，如癌症或单纯疱疹病毒引起的Ramsay Hunt综合征[20,38]。

治疗

内科治疗

简单的AOE有三种治疗方式：耳道清洁，使用耳道外用制剂，给予镇痛药和镇静药（表19-1）。耳道清洁是通过清除阻塞物，促进外耳道正常迁移功能的恢复。由于极度疼痛，病人往往难以耐受清理外耳道的操作。对于疼痛的管理，一般可用麻醉止痛药来控制症状，临床上不应忽视这方面的治疗[20,38]。

酸性pH通常会产生一个不利于微生物的环境，阻止微生物的生长。因此，使用醋酸溶液是合理的首选处理方案，这种治疗创造了一个类似于外耳道自然环境的环境，也可以选用醋酸氢化可的松制剂，它对那些疼痛轻微、症状不明显的AOE患者最有用。

外耳炎的治疗局部外用制剂众多，但很少有临床证据表明哪种效果更好[14,38]。有很多种外用抗生素制剂，有些只含有抗生素，有些有抗生素和类固醇，有的只含有类固醇。重要的是，抗生素制剂应对假单胞菌属有效，因为该菌是AOE最常见的病原微生物。

新霉素/多黏菌素/氢化可的松和喹诺酮类抗生素滴剂是两种现成的有效的外用制剂。新霉素有潜在的耳毒性，有证据表明应该避免用于鼓膜穿孔的患者[38]，这就要求在使用这种药物之前，应对鼓膜进行检查。

氧氟沙星是治疗AOE常用的一种滴剂，尚无耳毒性风险，可用来治疗有鼓膜穿孔的患者。环丙沙星是另一种喹诺酮类制剂，可联合地塞米松或氢化可的松，这些类固醇制剂用来治疗外耳道肉芽时，被认为优于非类固醇制剂。其他抗生素选择包括妥布霉素-地塞米松和庆大霉素，对于抗生素耐药的情况，它们可增加覆盖范围。然而，这些制剂应谨慎使用，因为两者都是氨基糖苷类抗生素，与新霉素滴剂一样，应避免用于有鼓膜穿孔的患者[14,38]。

比较耳用制剂治疗效果发现，和新霉素/多黏菌素/氢化可的松制剂相比，Ciprodex（环丙沙星-地塞米松）已被证明可以更快地减轻疼痛和感染[41]，然而，新霉素/多黏菌素/氢化可的松制剂更便宜。对于简单的AOE，没有必要口服抗生素，除非感染范围已经超出了外耳道，或其他患者因素增加了疾病的复杂性[38]。研究表明，单独外用抗生素与外用联合口服抗生素相比，两者的治疗效果无明显差异[42]。已证明，与抗生素和类固醇制剂相比，醋酸制剂的疗效较差，原因是症状持续时间更长[20]。

表19-1 简单急性外耳道炎的治疗方式

成分	品牌	剂量	注意事项
2%醋酸	Vosol	3~5滴/4~6h	如果鼓膜破裂会有刺激痛
2%醋酸/氢化可的松	Vosol HC	3~5滴/4~6h	如果鼓膜破裂会有刺激痛
新霉素/多黏菌素B/氢化可的松	Cortisporin	3~4滴/6~8h	潜在的耳毒性
环丙沙星/氢化可的松	Cipro HC	3~4滴/12h	7天疗程足够
环丙沙星/地塞米松	Ciprodex	3~4滴/12h	7天疗程足够
氧氟沙星	Floxin Otic	10滴/d	7天疗程足够

From Wipperman J：Otitis externa，*Prim Care* 41（1）：1-9，2014.

外科治疗

很少有 AOE 外科治疗的指征。AOE 的并发症，如顽固性恶性外耳道炎的病例，可能需要手术清理耳道，但随着抗铜绿假单胞菌抗生素治疗的进步，目前该并发症已很罕见[43]。

并发症

恶性外耳道炎

AOE 的并发症很少见，然而，在免疫缺陷或控制不佳的糖尿病的患者中，AOE 可通过临近组织的扩散发展为恶性外耳道炎，并危及生命。其本质上是颞骨骨髓炎，一般由铜绿假单胞菌引起，然而，现在耐甲氧西林金黄色葡萄球菌也是致病微生物之一[40]。它的发生是 AOE 通过骨软骨交界处的皮肤向深部扩散而造成。外耳道的局部环境易使患者发生恶性外耳道炎。例如，糖尿病患者和免疫功能低下的患者产生的耵聍 pH 较高，同时伴有白细胞功能不良[9]。临床上恶性外耳炎的表现有所不同，然而，耳痛始终存在，中耳溢脓患者常有难治性 AOE 的病史。在感染扩散的骨软骨交界处可能有肉芽组织，颅神经病变较为常见，由于毗邻颞骨，最常见的是面神经麻痹[43]。

恶性外耳道炎没有单独的确诊性诊断试验。对于那些疼痛程度与检查结果不相符，尤其是糖尿病患者和免疫缺陷患者，临床医师应高度怀疑是否存在该疾病。一旦怀疑恶性外耳道炎，检查应包括：实验室检查，如红细胞沉降率和全血细胞计数；影像学检查，如 CT 扫描。血沉通常会升高，全血细胞计数可能正常，CT 扫描可显示非特异性骨改变。虽然不是诊断性检查，但 CT 扫描对于疾病追踪和定位很有用（图 19-7）[43]。核医学检查有助于诊断疑似恶性外耳道炎。锝-99m（^{99m}Tc）亚甲基二膦酸盐扫描敏感性较好但特异性不强。经过适当的治疗后^{99m}Tc 扫描结果仍保持阳性，因此不能用来监测疾病的进展情况[9]。另一方面，镓-67（^{67}Ga）扫描可用于追踪感染的进展情况，因为感染一旦缓解，扫描结果将为阴性。因此，每 4~6 周随访时，可行 Ga-67 扫描以帮助决定治疗的周期。

糖尿病患者的治疗需要严格地控制血糖。在开始使用氟喹诺酮类药物之前，长期静脉注射抗铜绿假单胞菌的抗生素是主要的治疗方法。随着喹诺酮类药物的使用，导致静脉注射抗生素如青霉素类、氨基糖苷类抗生素减少，其有益之处在于避免了药物的耳毒性和肾毒性副作用[9,43]。口服氟喹诺酮类药物如环丙沙星至少 6 周。如果后续随访时^{67}Ga 扫描提示还存在病变，应继续口服治疗，直到进一步的扫描显示病变消失[44]。

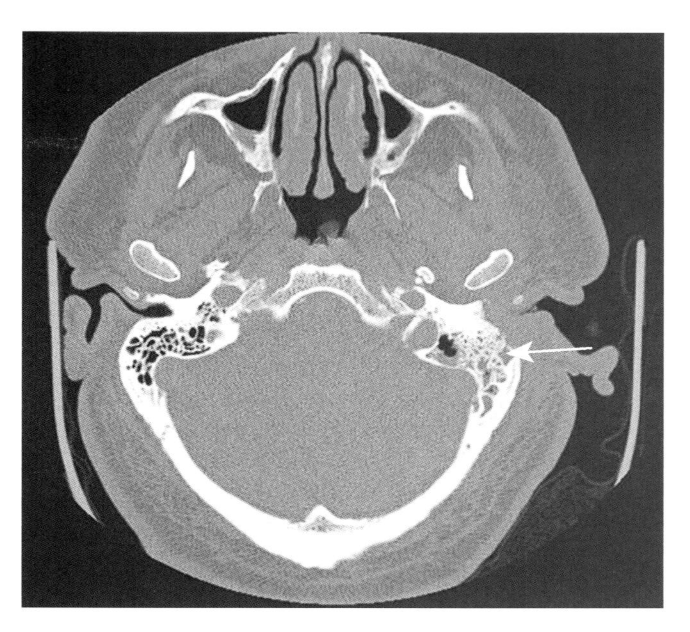

图 19-7　恶性外耳道炎。外耳道后壁骨质被侵蚀破坏，炎症扩展至乳突皮质（白色箭头）（From Carfrae MJ, Kesser BW: Malignant otitis externa, *Otolaryngol Clin North Am* 41:537-549, viii-ix, 2008.）

结论

耳部急性感染是一种常见的疾病。中耳炎由于咽鼓管解剖结构的原因，在儿童中更常见。对于许多病例来说，往往只需要药物治疗并有自限性，但也可出现严重的并发症和后遗症需要手术干预。重要的是要预先意识到潜在的并发症的发生，因为如果不及时发现，并发症可以迅速发展，导致严重的神经系统的问题。乳突炎作为一种并发症，可以看作是 AOM 的延续。乳突炎的治疗方案越来越趋向保守，而效果满意。急性中耳炎和乳突炎的治疗方案可能会不断发展，原因是抗生素耐药性的增加，疫苗的使用使得微生物环境不断变化。

AOE 是一种常见的临床疾病，在各年龄组中都存在，某些人群易患这种感染。由临床评估后作出诊断，该疾病通常并不复杂，局部治疗的效果良好。对免疫系统受损的患者，需要考虑感染可能扩散，超出外耳道的范围，造成深面的颞骨发生骨髓炎。并发症的治疗仍然是使用抗生素，很少需要手术介入。与急性中耳炎（AOM）一样，引起急性外耳道炎（AOE）的微生物也在变化，金黄色葡萄球菌在感染中所起到的作用比以前更大。

在这个抗生素和预防措施如疫苗不断进步的时代,这些急性感染的情况很可能会改变。临床医生有责任了解这些疾病的演变,以预防急性并发症。这样做是一项挑战,也是一项值得做的事业。采用新方法去解决老问题是治疗这些感染的未来。

(陈晨 译)

参考文献

1. Tahtinen PA, Laine MK, Huovinen P, et al.: A placebo-controlled trial of antimicrobial treatment for acute otitis media, *N Engl J Med* 364:116–126, 2011.
2. Hoberman A, Paradise JL, Rockette HE, et al.: Treatment of acute otitis media in children under 2 years of age, *N Engl J Med* 364:105–115, 2011.
3. Hendley JO: Clinical practice. Otitis media, *N Engl J Med* 347:1169–1174, 2002.
4. Celind J, Sodermark L, Hjalmarson O: Adherence to treatment guidelines for acute otitis media in children. The necessity of an effective strategy of guideline implementation, *Int J Pediatr Otorhinolaryngol* 78:1128–1132, 2014.
5. Chesney J, Black A, Choo D: What is the best practice for acute mastoiditis in children? *Laryngoscope* 124:1057–1058, 2014.
6. Geva A, Oestreicher-Kedem Y, Fishman G, et al.: Conservative management of acute mastoiditis in children, *Int J Pediatr Otorhinolaryngol* 72:629–634, 2008.
7. Luntz M, Bartal K, Brodsky A, et al.: Acute mastoiditis: the role of imaging for identifying intracranial complications, *Laryngoscope* 122:2813–2817, 2012.
8. Minks DP, Porte M, Jenkins N: Acute mastoiditis–the role of radiology, *Clin Radiol* 68:397–405, 2013.
9. Carfrae MJ, Kesser BW: Malignant otitis externa, *Otolaryngol Clin North Am* 41:537–549, viii-ix, 2008.
10. Kyaw MH, Lynfield R, Schaffner W: Effect of introduction of the pneumococcal conjugate vaccine on drug-resistant, *Streptococcus pneumoniae, N Engl J Med* 354:1455–1463, 2006.
11. Shaikh N, Hoberman A, Kearney DH, et al.: Videos in clinical medicine. Tympanocentesis in children with acute otitis media, *N Engl J Med* 364(2):e4, 2011.
12. Zanetti D, Nassif N: Indications for surgery in acute mastoiditis and their complications in children, *Int J Pediatr Otorhinolaryngol* 70:1175–1182, 2006.
13. Perkins JA: Medical and surgical management of otitis media in children, *Otolaryngol Clin North Am* 35:811–825, 2002.
14. Flint PW, Cummings CW: *Cummings otolaryngology: head and neck surgery,* Philadelphia, 2005, Mosby–Elsevier, p 3.
15. Gisselsson-Solen M, Henriksson G, Hermansson A, et al.: Risk factors for carriage of AOM pathogens during the first 3 years of life in children with early onset of acute otitis media, *Acta Otolaryngol* 134:684–690, 2014.
16. Pichichero ME: Otitis media, *Pediatr Clin North Am* 60:391–407, 2013.
17. Marom T, Tan A, Wilkinson GS, et al.: Trends in otitis media-related health care use in the United States, 2001-2011, *JAMA Pediatr* 168:68–75, 2014.
18. Thomas NM, Brook I: Otitis media: an update on current pharmacotherapy and future perspectives, *Expert Opin Pharmacother* 15:1069–1083, 2014.
19. Lustig LR, Niparko JK: *Clinical neurotology: diagnosing and managing disorders of hearing, balance and the facial nerve*, London and New York, 2003, Martin Dunitz, p 356.
20. Lee H, Kim J, Nguyen V: Ear infections: otitis externa and otitis media, *Prim Care* 40:671–686, 2013.
21. Sone M, Kato T, Nakashima T: Current concepts of otitis media in adults as a reflux-related disease, *Otol Neurotol* 34:1013–1017, 2013.
22. Choi SS, Lander L: Pediatric acute mastoiditis in the post-pneumococcal conjugate vaccine era, *Laryngoscope* 121:1072–1080, 2011.
23. Zevallos JP, Vrabec JT, Williamson RA, et al.: Advanced pediatric mastoiditis with and without intracranial complications, *Laryngoscope* 119:1610–1615, 2009.
24. Harmes KM, Blackwood RA, Burrows HL, et al.: Otitis media: diagnosis and treatment, *Am Fam Physician* 88:435–440, 2013.
25. American Academy of Pediatrics Subcommittee on Management of Acute Otitis: Diagnosis and management of acute otitis media, *Pediatrics* 113:1451–1465, 2004.
26. Stewart MG, et al.: Practice patterns versus practice guidelines in pediatric otitis media, *Otolaryngol Head Neck Surg* 124:489–495, 2001.
27. Rosenfeld RM, Schwartz SR, Pynnonen MA, et al.: Clinical practice guideline: tympanostomy tubes in children–executive summary, *Otolaryngol Head Neck Surg* 149:8–16, 2013.
28. Rubin LG, Papsin B: Committee on Infectious Diseases and Section on Otolaryngology-Head and Neck Surgery: cochlear implants in children: surgical site infections and prevention and treatment of acute otitis media and meningitis, *Pediatrics* 126:381–391, 2010.
29. Harley EH, Sdralis T, Berkowitz RG: Acute mastoiditis in children: a 12-year retrospective study, *Otolaryngol Head Neck Surg* 116:26–30, 1997.
30. Luntz M, Brodsky A, Nusem S, et al.: Acute mastoiditis–the antibiotic era: a multicenter study, *Int J Pediatr Otorhinolaryngol* 57:1–9, 2001.
31. Benito MB, Gorricho BP: Acute mastoiditis: increase in the incidence and complications, *Int J Pediatr Otorhinolaryngol* 71:1007–1011, 2007.
32. Daniel M, Gautam S, Scrivener TA, et al.: What effect has pneumococcal vaccination had on acute mastoiditis? *J Laryngol Otol* 127(Suppl 1):S30–S34, 2013.
33. Anthonsen K, Høstmark K, Hansen S, et al.: Acute mastoiditis in children: a 10-year retrospective and validated multicenter study, *Pediatr Infect Dis J* 32:436–440, 2013.
34. Tamir S, Shwartz Y, Peleg U, et al.: Shifting trends: mastoiditis from a surgical to a medical disease, *Am J Otolaryngol* 31:467–471, 2010.
35. Smith JA, Danner CJ: Complications of chronic otitis media and cholesteatoma, *Otolaryngol Clin North Am* 39:1237–1255, 2006.
36. Spiegel JH, Lustig LR, Lee KC, et al.: Contemporary presentation and management of a spectrum of mastoid abscesses, *Laryngoscope* 108:822–828, 1998.
37. Wu JF, Jin Z, Yang JM, et al.: Extracranial and intracranial complications of otitis media: 22-year clinical experience and analysis, *Acta Otolaryngol* 132:261–265, 2012.
38. Rosenfeld RM, Schwartz SR, Cannon CR, et al.: Clinical practice guideline: acute otitis externa, *Otolaryngol Head Neck Surg* 150(1 Suppl):S1–S24, 2014.
39. Schaefer P, Baugh RF: Acute otitis externa: an update, *Am Fam Physician* 86:1055–1061, 2012.
40. Hobson CE, Moy JD, Byers KE, et al.: Malignant otitis externa:

evolving pathogens and implications for diagnosis and treatment, *Otolaryngol Head Neck Surg* 151:112–116, 2014.

41. Roland PS, Younis R, Wall GM: A comparison of ciprofloxacin/dexamethasone with neomycin/polymyxin/hydrocortisone for otitis externa pain, *Adv Ther* 24:671–675, 2007.
42. Roland PS, Belcher BP, Bettis R, et al.: A single topical agent is clinically equivalent to the combination of topical and oral antibiotic treatment for otitis externa, *Am J Otolaryngol* 29:255–261, 2008.
43. Rubin Grandis J, Branstetter BFT, Yu VL: The changing face of malignant (necrotising) external otitis: clinical, radiological, and anatomic correlations, *Lancet Infect Dis* 4:34–39, 2004.
44. Courson AM, Vikram HR, Barrs DM: What are the criteria for terminating treatment for necrotizing (malignant) otitis externa? *Laryngoscope* 124:361–362, 2014.

第 20 章　眼眶感染

Katherine J. Zamecki

眼眶感染是所有面部感染中最严重的感染类型之一。其原因是感染过程可能会影响视力，再者，感染邻近并容易扩散波及中枢神经系统。本章将讨论眼眶感染的病因、诊断和治疗。主要集中于细菌感染，并涉及眼眶真菌感染的内容。

细菌性眼眶蜂窝织炎

对于所有波及眼眶的感染性疾病来说，细菌性感染是目前为止临床最常见的感染类型。侵及眶隔后部组织的细菌性感染被定义为眼眶蜂窝织炎。眼眶蜂窝织炎应和隔前蜂窝织炎相鉴别，后者是局限于眼睑的浅表感染，常由皮肤感染（例如继发性感染性睑腺炎、昆虫咬伤）、穿通性损伤（例如手术）或异物引起。患有隔前蜂窝织炎的患者可能表现为明显的红斑、水肿和眼睑硬化，以及机械性上睑下垂，但是其眼球保持正常，且运动自如。与之相反，眼眶蜂窝织炎侵及眶隔后部结构，常造成球结膜水肿（结膜下积液）、眼肌麻痹、眼球轴向或非轴向突出，以及眶内压或眼内压增大（图 20-1）。与隔前蜂窝织炎相比，患者典型的表现为更加疼痛，出现更为严重的中毒症状。

眼眶蜂窝织炎需要紧急处理，因为如果不处理或处理不到位，它可以导致失明，出现严重的并发症，甚至死亡。该感染必须早期诊断和治疗，采用恰当的抗生素治疗，应住院并密切观察受累的视觉系统。

绝大部分眼眶蜂窝织炎的病因为内源性的，比如来源于临近的鼻旁窦，其中筛窦最为常见。感染还可以继发于创伤（包括手术损伤）[1,2]、急性泪囊炎、牙源性脓肿扩散、眶内异物以及潜在的脓毒症的转移播散。有几种原因容易造成感染向眼眶扩散，它们包括筛骨纸板太薄不能有效地将眼眶和相邻的筛窦隔开，眼静脉系统和面静脉、翼静脉以及颅内静脉系统存在吻合支。另外，眼眶缺乏引流感染性物质的淋巴组织。只有少数眼眶蜂窝织炎的病例最终发展成眶内

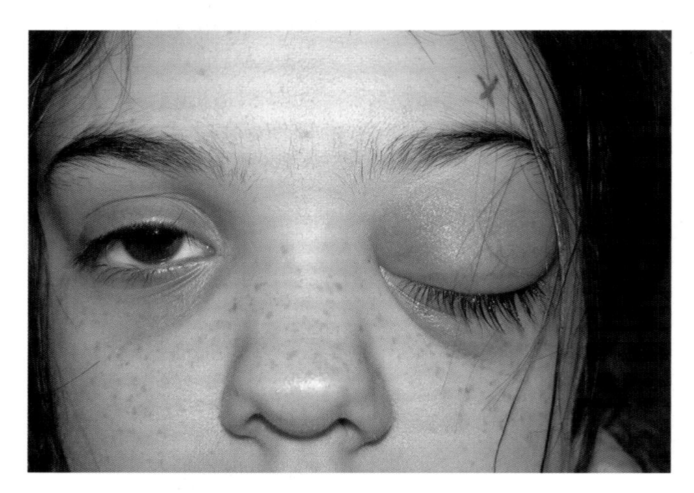

图 20-1　左侧眼眶蜂窝织炎，眼睑存在严重的红肿，并有机械性上睑下垂

脓肿，但它是非常严重的并发症，需要手术切开引流（图 20-2）。

对于儿童和成人来说，骨膜下脓肿是眼眶蜂窝织炎的并发症。它最常见于急性细菌性鼻窦炎的扩散。骨膜下脓肿更多见于儿童患者，可能是因为儿童眼眶的眶骨膜更厚、更具弹性。当相邻鼻窦（筛窦最常见）的脓性物质穿过菲薄的筛骨纸板，然后聚集在骨膜下潜在的间隙内，而出现特征性的凸起外形，并增加了眼眶影像的不透明度（图 20-3）。大约 15% 的儿童眼眶蜂窝织炎可发生骨膜下脓肿，其中 15%～30% 会出现不同的视力方面的后遗症[3]。骨膜下脓肿最常位于内直肌附近，可导致眼球非轴向突出，以及眼球向脓肿侧转动受限。

骨膜下脓肿的微生物学检查结果与患者的年龄有关。在一项涉及 37 例免疫功能正常的骨膜下脓肿患者的回顾性研究中，Harris 证实了上述结论[4]。年龄小于 9 岁的患者常为单一病原菌感染，培养结果为阴性。年龄大于 9 岁的患者常为多种病原菌感染，可培养出厌氧菌。这就可以解释为什么年幼的儿童对单纯静脉滴注抗生素保守治疗的效果更好。

骨膜下脓肿的治疗应参照下列因素，例如脓肿的

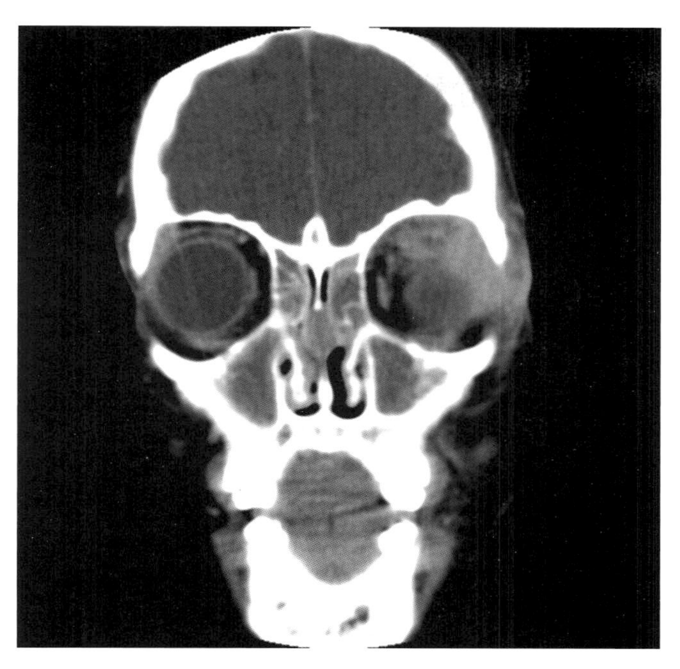

图 20-2 增强冠状位 CT 图像显示左侧眼眶外上方存在一个有分隔的增强团块，符合眼眶脓肿的 CT 表现

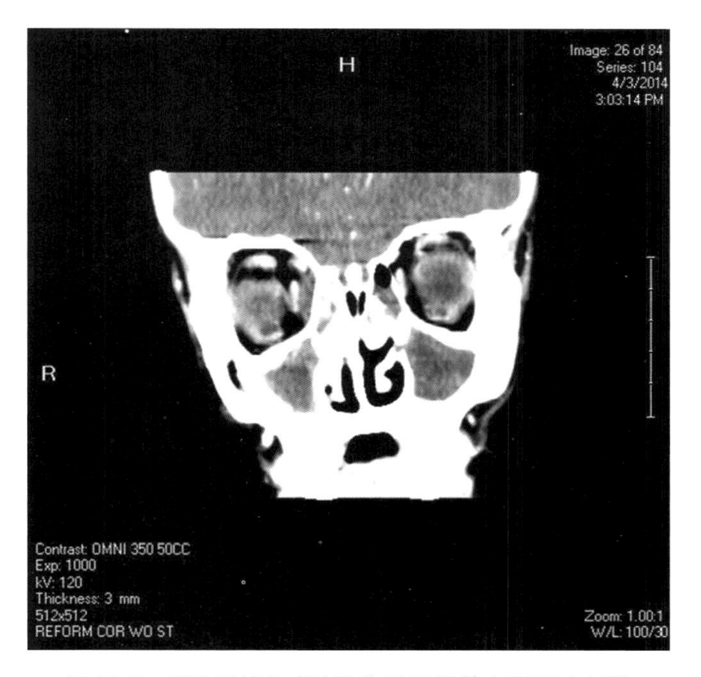

图 20-3 增强冠状位 CT 图像显示沿着右眼眶内侧壁存在一个骨膜下脓肿，注意双侧上颌窦和筛窦均表现混浊

大小、脓肿在眶内的位置、根据患者的年龄和病史而预期的微生物学结果以及患者的视力情况[5]。治疗策略可分为以下三种类型：密切观察；急诊（24 小时之内）切开引流；紧急（即刻）切开引流[4,6]。如果脓肿较小，位于眶内壁，患者年龄小于 9 岁，而且没有出现视力损害，合适的治疗方法为经静脉滴注广谱抗生素，同时密切观察，但是其中一些患者还需要手术干预。如果出现视力损伤（例如相对性瞳孔传入障碍、视力下降、色觉减弱），适当的抗生素治疗对患者无效，或者患者的临床症状加重，就要考虑及时进行手术切开引流。如果脓肿较大，感染的来源或患者的年龄提示多种微生物-厌氧菌感染，有证据提示存在额窦炎，脓肿不位于眶内壁，或者检查结果提示有视力损伤，此时应即刻手术切开引流，以防止出现永久的视力损伤以及其他潜在的严重并发症。手术切开引流可以通过内镜辅助进行或通过外侧切开进行。所采用的外科技术由脓肿的部位和局部解剖决定。

对于该疾病的治疗，目前没有一个普遍接受的指南，每一个病例都必须单独加以对待。有些年幼的患儿，其骨膜下脓肿需要切开引流，而有些大一些的患儿对保守治疗有效果。但是，第一要务是及时和准确的发现任何视力损伤的蛛丝马迹，或者其他严重的并发症，例如感染向颅内扩散。常需要因人而异的施治以及眼科医生和其他外科医生联合施治。

微生物学

对于眼眶蜂窝织炎来说，最常见的致病微生物是葡萄球菌和链球菌。相对少见的致病微生物包括 B 型流感嗜血杆菌（HiB）、假单胞菌、克雷伯菌、肠球菌、消化链球菌、梭形杆菌和拟杆菌[7-10]。1985 年随着 HiB 疫苗的出现，对于儿童眼眶蜂窝织炎来说，流感嗜血杆菌由最常见的致病因素转变为非常少见的病因[11]。最近，随着肺炎链球菌疫苗在儿童身上应用的不断增多，肺炎双球菌作为致病因素也出现了相似的下降趋势。

近年来，由耐甲氧西林金黄色葡萄球菌（MRSA）造成的眼眶蜂窝织炎的发生率有所增加[12-15]。一项针对儿童蜂窝织炎的回顾性研究中，其中 36% 的病例培养出了 MRSA[10]。各种 MRSA 感染有所增加的情况是一个公共健康问题，因为目前对于该类感染有效的抗生素数量有限。MRSA 导致的眼周感染其预后可能不好。Rutar 等[15]报告了一例由社区获得性 MRSA 所致的眼眶蜂窝织炎最终导致双眼失明。在一项涉及 15 例 MRSA 培养结果阳性的眼眶蜂窝织炎患者的回顾性研究中，Mathias 等[16]发现眼睑水肿是主要的临床表现，伴发的鼻旁窦病变发病率较低（儿童组 17%；成人组 22%），儿童组泪腺脓肿的比例较高（一般来说，对于眼眶蜂窝织炎来说是一个罕见的临床表现），27% 的病例存在多发眼眶脓肿，27% 的患者最终视力为光感或更差。上述这项研究只是一个小型的回顾性研究,所以需要更大型的研究项目。但是,作者得出结论说,如果没有合并鼻旁窦病变,发病之前没有遭受创伤或发生过上呼吸道感染,而存在多发眼眶脓肿,此时应怀疑存在 MRSA 眼眶蜂窝织炎。其治疗包括充分合理的抗菌药物覆盖,如果出现脓肿,及时手术干预。

A 组 β-溶血性链球菌在很罕见的情况下可导致眼周坏死性筋膜炎。头颈部区域的坏死性筋膜炎很少见(占 10%),但是可以造成严重的后果,包括失明[17]。感染可发生在健康人或患有慢性疾病的患者身上,可出现于微小创伤或手术之后。眼睑坏死性筋膜炎更少见,但存在 10% 的死亡率[18]。它可发生于双侧眼周区域,可出现于睑成形术和泪囊鼻腔吻合术之后[18]。Elner 等[19]描述了 7 例眼周坏死性筋膜炎,其中 6 例单眼出现失明。视力丧失最常见的原因是视网膜中央动脉阻塞。如果感染快速扩展,组织发绀,应怀疑坏死性筋膜炎的诊断。患者需要进行全身监测,因为可能合并感染性休克。治疗包括全身抗菌药物治疗以及外科清创。清创的程度由感染的程度决定。对于严重的眼周感染,治疗可能要包括眶内容物剜除。对于存在可疑肺外结核临床病史的免疫功能低下的患者,结核分枝杆菌作为非典型病原体应加以考虑。

检查

在明确感染的严重性、发生不利后遗症的可能性以及治疗方面,对眼眶蜂窝织炎患者的检查至关重要。眼眶蜂窝织炎患者常表现有全身症状,例如发热和白细胞计数增高,血培养也可能为阳性。详细询问病史可以揭示感染可能的来源。很多患者近期有上呼吸道感染的病史或存在活动性鼻窦炎症的表现。

眼科检查应包括测量视力、评价眼球动度、是否有瞳孔传入缺陷、评价色觉(两眼分别评价)、测量眼压,还有如果眼底扩张,应仔细检查视神经。最好由眼科专业人员密切随访患者。如果出现任何视神经损伤的表现,例如视力下降、存在相对性传入性瞳孔缺陷、色觉下降或视神经肿胀,就需要采用外科手段积极进行治疗。

对于眼眶筋膜室综合征、眶尖综合征和海绵窦血栓的患者,由于这些问题可导致严重的并发症,甚至可能造成死亡,也应积极治疗。应根据患者的具体临床表现和受关注程度的不同,每数小时或每天检查一次。应由一名检查者持续对患者进行检查,这样可以很好地观察患者的情况是好转还是恶化。针对特殊的客观检查结果,检查者应及时记录,以方便查找。绝大部分时间让患者保持头高位,以避免眼眶或眶周水肿加重,而这种表现可能被误认为是病情加重。

对每一个患者,均应进行影像学检查,以明确诊断和评价眼眶和鼻旁窦病变的范围。如果临床检查提示存在脓肿,诊断不明确,或者怀疑可能是其他眼眶病变(例如特发性眼眶炎症、肿瘤),或者经过恰当的抗生素治疗,患者的病情还是持续加重,此时影像学检查就非常重要。上述最后一种情形,应高度怀疑存在眼眶脓肿。眼眶和鼻窦层厚为 3mm 的增强 CT 扫描是首选的影像学检查方案。脓肿在 CT 上表现为射线阻射区域,并存在增强区域和可能存在气液平面。如果需要对海绵窦和颅内结构进行成像,或者 CT 检查没有发现脓肿,但是临床高度怀疑存在脓肿[20],此时应选择 MRI 联合钆剂及脂肪抑制进行检查。对于年幼患儿,CT 检查如果有射线暴露的顾虑,也可以选择 MRI 检查。最近,弥散加权成像的 MRI 被证明在诊断脓肿方面有效[21]。弥散加权成像的优势是无需注射对比剂,并且数据采集迅速。如果单纯的临床检查不能区分眼眶蜂窝质炎和眼眶其他炎症性病变,影像学检查还可以帮助对其进行鉴别。但是和影像学检查相比,临床检查应该更值得信赖。病变的影像学证据可能不能反映临床症状的改善,还可以使治疗决策变得困难,尤其是要考虑进行手术干预或口服糖皮质激素治疗时。

治疗

在抗生素时代之前,17% 的眼眶蜂窝织炎的患者死于脑膜炎,20% 的患者视力丧失。目前,由于迅速采用广谱抗生素静脉治疗以及密切观察,上述严重后遗症已经很罕见了。对于存在颅内扩散可能性的感染,所选的抗生素应能很好地透过血脑屏障进入中枢神经系统。如果怀疑厌氧微生物或耐药微生物(如 MRSA)感染,应选择合适的抗生素。应进行血培养,如果结果阳性,有助于选择有效的抗生素治疗。无需常规进行血培养,因为血培养检出率较低,尤其是儿童患者[10]。为了提高阳性培养结果的可能性,最好在静脉给予抗生素之前抽血进行血培养。建议请抗感染专业医师进行会诊,尤其针对非典型的病例,例如免疫功能不全的患者或非典型微生物感染的患者。一般来说,静脉滴注抗生素应该一直持续到患者体温正常以及眼眶蜂窝织炎症状明显改善。随着病情的好转，眶周和眶内水肿减轻，眼球动度改善，疼痛减轻。对于骨膜下脓肿的患儿来说，食欲恢复和全身状况改善是病情得以缓解的指标[22]。此时，患者可以改为口服抗生素，并可以考虑出院。一般情况下抗生素治疗周期为 2~3 周。

如果明确存在眼眶脓肿，需要紧急切开引流以减少严重并发症的发生机会。还应进行术中培养，以帮助后期调整抗生素治疗方案。骨膜下脓肿首先应该采用静脉滴注抗生素治疗，并密切观察（见骨膜下脓肿部分）。如果出现任何提示病情加重的临床征象，也需要及时切开引流。厌氧菌导致的筋膜室综合征需要采用外眦切开和下眦离断来减轻眶内的压力。应由耳鼻喉科专家对鼻窦进行评价，对容易导致患者出现复发性鼻窦炎的深部结构性畸形给予矫治。

应用激素辅助治疗严重的眼眶炎症（常合并眼眶蜂窝织炎）越来越引起大家的关注。众所周知，严重的持续性炎症可以导致并发症的发生。由印度学者 Pushker[23] 主导的一个小样本的前瞻性随机对照临床研究比较了经静脉滴注广谱抗生素，同时口服或不口服激素的两组患者的疗效。患者对抗生素治疗有临床效果后开始激素治疗。辅助口服激素治疗的患者在治疗后 3 个月较少出现上睑下垂、眼球突出和眼外肌运动障碍，和对照组相比，数据有统计学差异。这些患者视力恢复得更快，眼眶水肿和疼痛缓解得更为迅速。两组患者最终视力恢复的结果相同。作者主张针对眼眶蜂窝织炎，应该明智地选择口服激素治疗，建议进一步对这一课题进行研究。Yen 等[24]通过一项小样本回顾性研究发现，在治疗儿童骨膜下脓肿的早期阶段，经静脉给予激素治疗，没有不良反应。在治疗早期未给予静脉激素治疗组中，更多的患者在门诊进行静脉抗生素治疗，但是两组患者的脓肿最终都得以治愈。遗憾的是，由于该研究是小样本回顾性研究，严重限制了其结论的可靠性。今后，应该进行随机对照和前瞻性研究来明确是否和何时开始辅助激素治疗，采用多大的剂量，持续时间多长等。

眼眶感染过程中，眼及其附器可能需要支持性治疗。如果眼球突出造成睑裂闭合不全，常需要对眼球进行润滑，以减小角膜暴露所造成的伤害。如果暴露性角膜病变很严重，已经威胁视力，需要进行暂时性睑缘缝合，这一操作可在床旁进行。如果结膜有明显的炎症，需要使用抗生素-激素滴眼液滴眼。

并发症

由眼眶蜂窝织炎所引起的并发症可以分为视力方面的和神经系统方面的并发症。对于患者来说，这两方面的并发症都很严重，但有幸的是，这两方面的并发症都很罕见。

对于 11% 的眼眶蜂窝织炎的患者，视力损害由不同的机制造成，表现为不同的损伤程度[25]。视力损伤并发症，由眼球突出和睑裂闭合不全所造成的角膜暴露到脓肿导致视神经损伤从而出现失明，严重程度不同。眼眶筋膜室综合征可继发于眼眶感染所伴随的水肿和炎症，它可以造成视神经受压、眼内压升高以及眼外肌和眼球缺血。眼内或眶内血管可以出现炎症相关的阻塞，而造成严重的视力下降。极少情况下，感染扩散至眼内，造成急性眼内炎，后者视力方面的预后很差。当炎症或感染物质浸润或压迫眶尖，波及三叉神经的分支，造成视力丧失、眼肌麻痹以及感觉障碍，即为眶尖综合征。

神经系统相关的并发症包括脑膜炎、颅内脓肿、海绵窦血栓形成和由于中枢神经系统受损所继发的并发症。由于血栓性静脉炎、感染通过眼眶的骨性裂隙直接进入颅腔，或者骨髓炎，可以造成中枢神经系统受累[26]。据报道，在接受抗生素治疗的眼眶蜂窝织炎的患者中，脑膜炎的发生比例为 1.9%[27]。患者可能表现为精神状态改变、发热、嗜睡、颈项强直以及可能出现局灶性神经病变的体征。脑膜炎常采用内科手段治疗。颅内脓肿的形成大约发生在 3% 的眼眶蜂窝织炎（或鼻窦炎）患者身上，而且这样的患者几乎总是需要神经外科手术干预[28]。正如前面提到的，发生在眶顶的骨膜下脓肿可以增加向颅内扩散的机会，应该被密切监测。海绵窦血栓形成是眼眶蜂窝织炎的一种并发症，其发生率为 19.2%。表现为单侧眼球突出、眼肌麻痹以及多个颅神经麻痹[23]。对侧的海绵窦可以迅速受累，常存在脑膜刺激征。海绵窦血栓形成应和眶尖综合征相鉴别，后者视神经直接受累。

真菌性眼眶蜂窝织炎

眼眶真菌感染不常见，常由鼻腔、鼻窦和颅底真菌感染继发而来。这是一种潜在的严重的感染类型，有很高的死亡率，常发生在免疫功能低下的患者身上，尽管有不同类型的曲霉菌病影响免疫功能正常的患者。常见的真菌包括曲霉菌和来自毛霉菌属的部分菌类。眼眶原发性真菌感染可继发于眼眶异物。治疗方法包括静脉抗真菌治疗和手术清创，尤其是毛霉菌感染，因为该菌是一种特殊类型的侵袭性微生物。清创术可能需要剜除眶内容物，以减小感染进一步扩散的风险。不幸的是，还没有明确的指南来明确何时需要行剜除术，何时不需要。每一个患者都应该进行个体化的治疗[29]。

（安金刚 译）

参考文献

1. Strul S, McCracken MS, Cunin K: Orbital cellulitis and intraconal abscess formation after strabismus surgery in an adult patient, *J AAPOS* 18:82–84, 2014.
2. Dhrami-Gavazi E, Lee W, Garg A, et al.: Bilateral orbital abscesses after strabismus surgery, *Ophthal Plast Reconstr Surg*, 2014.
3. Rahbar R, Robson CD, Petersen RA, et al.: Management of orbital subperiosteal abscess in children, *Arch Otolaryngol Head Neck Surg* 127:281–286, 2001.
4. Harris GJ: Subperiosteal abscess of the orbit: age as a factor in the bacteriology and response to treatment, *Ophthalmology* 101: 585–595, 1994.
5. Garcia GH, Harris GJ: Criteria for nonsurgical management of subperiosteal abscess of the orbit: analysis of outcomes 1988-1998, *Ophthalmology* 107:1454–1458, 2000.
6. Harris GJ: Subperiosteal abscess of the orbit: older children and adults require aggressive treatment, *Ophthalmic Plast Reconstr Surg* 17:395–397, 2001.
7. Brook I: Microbiology and antimicrobial treatment of orbital and intracranial complications of sinusitis in children and their management, *Int J Pediatr Otorhinolaryngol* 73:1183–1186, 2009.
8. Botting AM, McIntosh D, Mahadevan M: Paediatric pre- and postseptal periorbital infections are different disease. A retrospective review of 262 cases, *Int J Pediatr Otorhinolaryngol* 72:377–383, 2008.
9. Liao S, Durand ML, Cunningham MJ: Sinogenic orbital and subperiosteal abscesses: microbiology and methicillin-resistant *Staphylococcus aureus* incidence, *Otolaryngol Head Neck Surg* 143:392–396, 2010.
10. McKinley SH, Yen MT, Miller AM, et al.: Microbiology of pediatric orbital cellulitis, *Am J Ophthalmol* 144:458–497, 2007.
11. Barone SR, Aiuto LT: Periorbital and orbital cellulitis in the Haemophilus influenzae vaccine era, *J Pediatr Ophthalmol Strabismus* 34:293–296, 1997.
12. Shome D, Jain V, Natarajan S, et al.: Community-acquired methicillin-resistant *Staphylococcus aureus* (CAMRSA)—a rare cause of fulminant orbital cellulitis, *Orbit* 27:179–181, 2008.
13. Miller A, Castanes M, Yen M, et al.: Infantile orbital cellulitis [letter], *Ophthalmol* 115:594, 2008.
14. Vazan DF, Kodsi SR: Community-acquired methicillin-resistant *Staphylococcus aureus* orbital cellulitis in a non-immunocompromised child, *J AAPOS* 12:205–206, 2008.
15. Rutar T, Zwick OM, Cockerham KP, et al.: Bilateral blindness from orbital cellulitis caused by community-acquired methicillin-resistant *Staphylococcus aureus, Am J Ophthalmol* 140:740–742, 2005.
16. Mathias MT, Horsley MB, Mawn LA, et al.: Atypical presentations of orbital cellulitis caused by methicillin-resistant *Staphylococcus aureus, Ophthalmol* 119:1238–1243, 2012.
17. Childers BJ, Potyondy LD, Nachreiner E, et al.: Necrotizing fasciitis: a fourteen-year retrospective study of 163 consecutive patients, *Am Surg* 68:109–116, 2002.
18. Bilyk JR: Periocular infection, *Curr Opin Ophthalmol* 18:414–423, 2007.
19. Elner VM, Demirici H, Nerad JA, et al.: Periocular necrotizing fasciitis with visual loss: pathogenesis and treatment, *Ophthalmology* 113:2338–2352, 2006.
20. McIntosh D, Mahadevan M: Failure of contrast enhanced computed tomography scans to identify an orbital abscess. The benefit of magnetic resonance imaging, *J Laryngol Otol* 122:639–640, 2008.
21. Sepahdari AR, Aakalu VK, Kapur R, et al.: MRI of orbital cellulitis and orbital abscess: the role of diffusion-weighted imaging, *Am J Roentgenol* 193:W244–W250, 2009.
22. Greenberg MF, Pollard ZF: Nonsurgical management of subperiosteal abscess of the orbit [letter], *Ophthalmology* 108:1167–1168, 2001.
23. Puchket N, Tejwani LK, Bajaj MS, et al.: Role of oral corticosteroids in orbital cellulitis, *Am J Ophthalmol* 156:178–183, 2013.
24. Yen MT, Yen KG: Effect of corticosteroids in the acute management of pediatric orbital cellulitis with subperiosteal abscess, *Ophthalmic Plast Reconstr Surg* 21:363–367, 2005.
25. Patt BS, Manning SC: Blindness resulting from orbital complications of sinusitis, *Otolaryngol Head Neck Surg* 104:789–795, 1991.
26. Hartstein ME, Steinvurzel MD, Cohn CP: Intracranial abscess as a complication of subperiosteal abscess of the orbit, *Ophthalmol Plast Reconstr Surg* 17:398–403, 2001.
27. Kloeck CE, Rubin PAD: Role of inflammation in orbital cellulitis, *Int Ophthalmol Clin* 46:57–68, 2006.
28. Lerner DN, Choi SS, Zalzal GH, et al.: Intracranial complications of sinusitis in childhood, *Ann Otol Rhinol Laryngol* 104:288–293, 1995.
29. Hargrove RN, Weslet RE, Klippenstein KA, et al.: Indications for orbital exenteration in mucormycosis, *Ophthalmic Plast Reconstr Surg* 22:286–291, 2006.

第 21 章　脑与脑膜感染

Ryan Zengou, Matthew Anderson

一个健康的、正常运作的大脑对生命至关重要。因此，脑或脑膜的感染通常是致命的，需要迅速诊断和治疗。虽然该部位的感染可以是原发性的，但由于其血管丰富且与其他容易感染的部位相邻，因此许多脑部感染是由血行性传播或直接扩散而来。本章讨论了大脑及包裹大脑的脑膜发生感染的病理生理学特点及其治疗。

脑膜炎

脑膜炎是一种发生于软脑膜的炎症，每年有数百万人发病。脑膜炎的两种最常见的致病菌为肺炎球菌（图 21-1）和脑膜炎球菌（图 21-2）。脑膜炎是与神经外科手术相关的最危险的院内感染之一。与神经外科手术相关的脑膜炎的危险因素有：脑脊液漏，非选择性外科手术，清洁-污染伤口和感染伤口，手术时长超过 4 个小时以及多次手术[1]。造成感染的典型病原微生物包括革兰氏阴性菌（肺炎克雷伯菌，大肠杆菌，假单胞菌属和不动杆菌属）以及革兰氏阳性菌（金黄色葡萄球菌，凝固酶阴性葡萄球菌，肺炎链球菌，B 型链球菌）[2]。因此，抗生素预防性治疗很重要。预防应用抗生素应针对医院内最常见的致病微生物。许多外科医生在麻醉诱导时使用氯唑西林或阿米卡星其中一种，并在术后 24 小时内结束用药。一般认为神经外科手术和脑膜炎相关的原因在于脑脊液漏，而非手术本身[3]。

社区获得性脑膜炎的症状（头痛，颈项强直，发热，意识障碍）与术后脑膜炎的症状有很大区别[2]。发热或术后恢复延迟提示可能存在脑膜炎。如果怀疑脑膜炎，应立即加以鉴别，因为许多患者，尤其是患有糖尿病或心肺疾病的患者，不会出现典型的脑膜炎症状。如果怀疑患者存在脑膜炎，应进行腰椎穿刺以鉴别是细菌还是病毒感染，这一点很重要。在细菌性脑膜炎中，脑脊液开放压力升高（$>180mmH_2O$），白细胞计数升高（$0.01 \sim 10\times10^9/L$），中性粒细胞比例升高（>80%），蛋白升高（1～1.5g/L），葡萄糖含量下

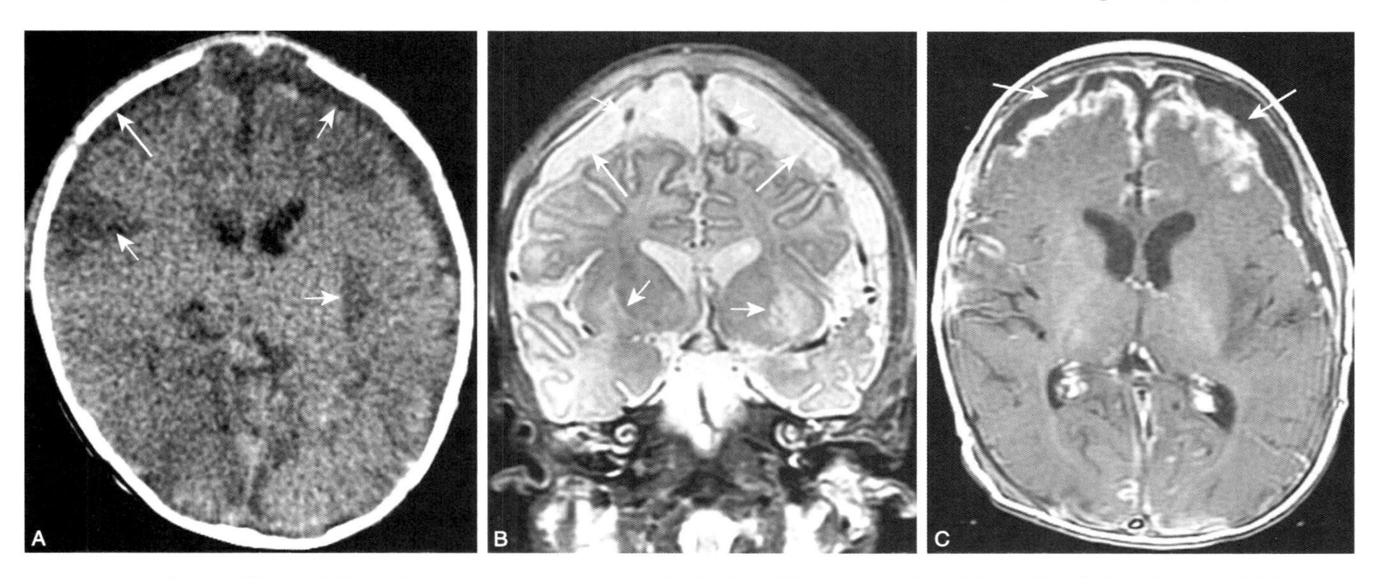

图 21-1　肺炎球菌性脑膜炎。CT 扫描（A）、冠状 T2 加权像（B）和钆增强 T1 加权像（C）显示增强的硬脑膜下积液影像（A 至 C，上方的长箭头和短箭头），静脉血栓形成（B，上方的短箭头和无尾箭头），以及梗死（A 和 B，下方的短箭头）（From Blickman JG, Parker BR, Barnes PD: *Pediatric radiology: the requisites*, ed 3, Philadelphia, 2007, Mosby.）

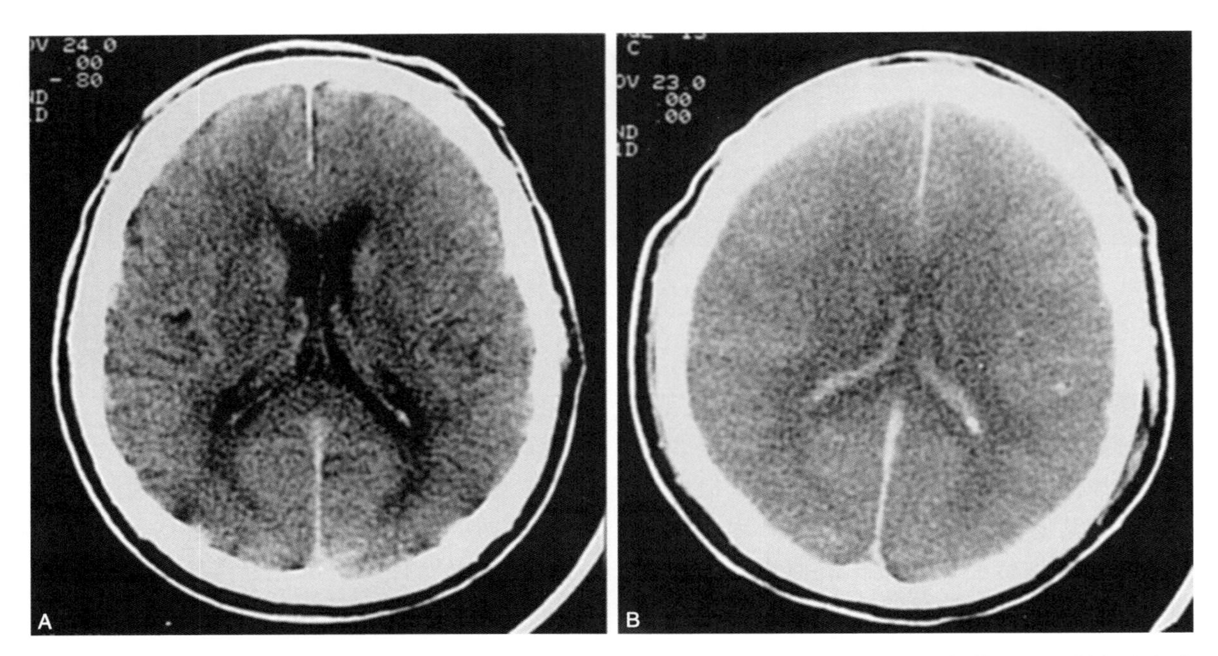

图 21-2 肺炎球菌性脑膜炎患者。A. CT 扫描显示中等程度的皮质萎缩。B. 3 天后 CT 扫描显示双侧大脑半球弥漫性肿胀，同时脑室系统消失（From Bennett JE，Dolin R，Blaser MJ：*Mandell，Douglas，and Bennett' s principles and practice of infectious diseases*，ed 8，Philadelphia，2015，Saunders.）

降（<40mg/dL 或 2.22mmol/L），脑脊液/血清葡萄糖比低于 0.4。相反，病毒性脑膜炎的患者，其脑脊液检查可发现白细胞计数中度升高，脑脊液淋巴细胞为 0.025～0.5×10^9/L，蛋白含量正常或轻度升高（0.2～0.8g/L），葡萄糖浓度正常，以及革兰氏染色阴性[4]。

神经外科术后脑膜炎的初步治疗应包括针对铜绿假单胞菌和其他革兰氏阴性菌的头孢他啶，以及针对金黄色葡萄球菌和其他革兰氏阳性菌的万古霉素[5]。一旦得到革兰氏染色和脑脊液培养的结果，即可相应地选择窄谱抗生素。腰椎穿刺完成和抗生素开始使用后，应进行脑膜炎的影像学检查。对于神经外科术后感染脑膜炎的患者，影像学检查较为重要，用来确定细菌可能的侵入位置。此外，不论是神经外科手术相关或不相关的脑膜炎患者，一旦出现脑积水，都需要神经外科手术干预。患者因感染而接受治疗时，应进行脑室造瘘术。一旦感染被清除，如果自然分流不能恢复，则需进行脑室-腹腔分流术[6]。

对于神经外科手术后的患者，应对脑膜炎保持高度的警惕，因为漏诊会导致严重的并发症甚至死亡。这些并发症包括（不限于）：癫痫，感觉神经性耳聋，智力障碍，脑水肿和颅神经麻痹[7]。因此，正确识别脑膜炎的症状并及时治疗极为重要。

脑炎

脑炎是一种弥漫性的脑实质炎症，临床表现为脑功能障碍。它通常由病毒引起[8]。脑炎区别于脑膜炎和大脑炎的主要特点是脑炎伴有脑损伤。脑炎患者最常见的症状是发热，同时伴有头痛、意识水平改变和脑功能障碍[9]。如果患者开始出现脑膜刺激征的表现（颈项强直、畏光和头痛），那么感染可能已扩散至脑膜。一旦脑炎感染扩散至脑膜，此时则称为脑膜脑炎。病毒性脑炎最常见的病原有单纯疱疹病毒（HSV-1 和 HSV-2）、水痘-带状疱疹病毒（VZV）、EB 病毒（EBV）、巨细胞病毒（CMV）、人疱疹病毒（HHV-6 最常见）。已知能够引起脑炎的细菌包括立克次体、埃立克体和伯氏疏螺旋体。脑炎也可由原生生物、真菌和寄生虫引起[9]。

病史和体格检查对于确定感染的病原微生物非常重要。细菌性脑炎通常起病急促，而病毒性脑炎发病方式较为隐蔽。如果出现了脑炎的临床症状，同时伴有颅神经损伤，李斯特菌病应作为鉴别之首[10]。如果患者出现了脑炎伴有小脑综合征，应对其进行水痘-带状疱疹病毒的检测[11]（图 21-3）。伴有呼吸道损伤的脑炎提醒临床医生注意可能存在支原体、结核或腺病毒感染[10]。其他重要的病史线索包括发病季节（如蚊虫季节提示虫媒病毒）、地理位置（如在加利福尼亚或亚利桑那等西部地区提示西尼罗病毒）[12]、动物接触史（动物咬伤可怀疑狂犬病毒）。体格检查也有助于鉴别脑炎的病因。腮腺炎的存在提示流行性腮腺炎病毒，按皮节分布的成簇水疱提示水痘-带状疱疹病

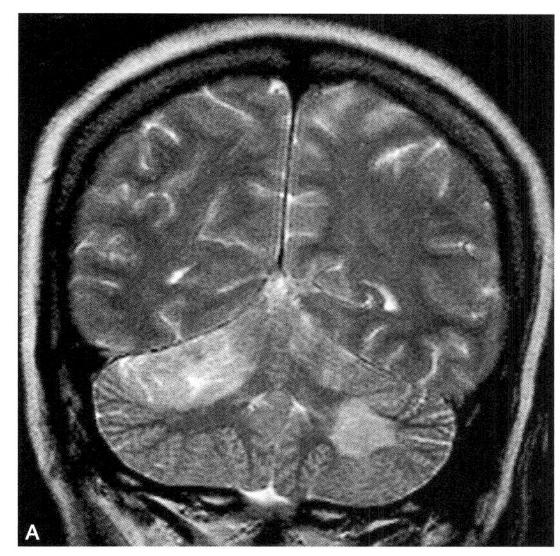

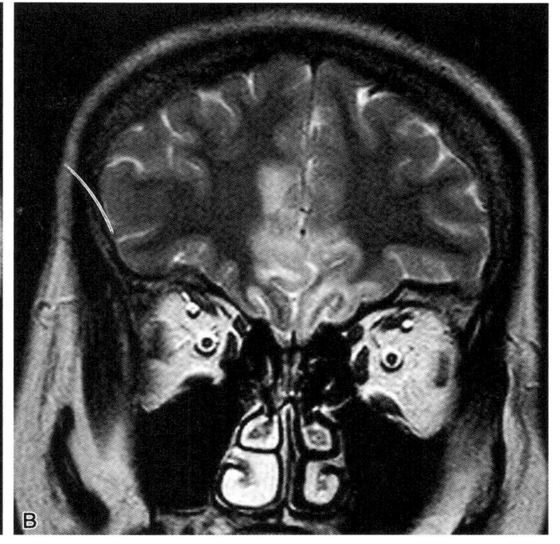

图 21-3　VZV 脑炎。经枕叶（A）和额叶（B）的冠状 T2 加权像显示小脑和额叶的灰质皮层和皮质下白质受累（From Bulakbasi N，Kocaoglu M：Central nervous system infections of herpesvirus family，*Neuroimag Clin North Am* 18（1）：53-84，2008.）

毒感染，而由松弛性麻痹发展为脑炎提示西尼罗病毒[13]。明确脑炎的病因对于防止进一步接触病原微生物，以及选择正确的治疗手段都很重要。

脑炎患者的初步诊断性检查应包括：全血细胞计数，代谢全谱，凝血分析，血培养，脑脊液的细胞计数、糖、蛋白、微生物培养、HSV 聚合酶链反应（PCR），脑电图（electroencephalogram，EEG），MRI 或 CT（可增强）[8]。影像学检查也有助于明确脑炎的病因。HSV 脑炎一般始于颞叶前部，并延伸至眶下皮层、扣带回和脑岛[10]。

脑炎的治疗应根据其病原体而有针对性地进行，但急性病毒性脑炎患者，在诊断性研究（影像学检查和脑脊液 PCR）明确其他病因之前，一般先以单纯疱疹病毒性脑炎为诊断而进行阿昔洛韦（acyclovir）治疗。对于其他病因，大多是支持性治疗[14]。支持疗法包括静脉滴注甘露醇和/或类固醇以治疗颅内压升高，如果有癫痫发作，应使用抗惊厥药，还应纠正水电解质紊乱[15]。

脑炎的并发症包括颅内压升高、脑梗死、脑静脉血栓形成、抗利尿激素分泌失调综合征（syndrome of inappropriate secretion of antidiuretic hormone，SIADH）、吸入性肺炎、弥散性血管内凝血，这些都需要在重症监护室进行密切监测。除此之外，脑炎的长期后遗症包括注意力不集中、行为与言语障碍和失忆[14]。

脑干脑炎

脑干脑炎（rhombencephalitis，RE）是指发生于后脑或菱脑的炎症性疾病。最常见的病因是感染，同时自身免疫性疾病和副肿瘤综合征也是致病因素。不管病因如何，75% 的病例存在某种类型的颅神经麻痹。感染性病因也常常造成小脑共济失调和意识状态的改变。

RE 最常见的病因是单核细胞增生性李斯特菌（图 21-4）。李斯特菌性 RE 会侵袭免疫功能正常的患者，其前驱症状通常表现为头痛、发热、恶心、呕吐、不适，持续 1～15 天，随后出现脑干功能障碍。脑干功能障碍包括单侧颅神经功能缺陷（第 7 对颅神经最常见），常伴有同侧长束征、小脑功能障碍、呼吸衰竭和脑膜刺激征。脑脊液培养是最特异的诊断试验。MRI 异常表现包括后脑和高位颈髓的信号强度增高；有些病例在 T2 加权像和液体衰减反转恢复（FLAIR）序列上可显示出环形强化的脓肿影像。早期应用抗生素可降低死亡率，死亡率在 20%～30%。大约 55% 的康复患者会有神经系统后遗症。

脑干脑炎的病毒性病因包括肠道病毒 71 型（EV71）和不常见的 HSV。EV71 在亚太地区有规律地流行，最近在欧洲国家也有发生。感染 EV71 的患者主要为儿童和青少年，会出现手足口病、脑干脑炎和肺水肿。神经系统症状包括肌肉阵挛性抽搐、震颤、共济失调、颅神经麻痹、昏迷和呼吸衰竭。HSV 患者会出现神经眼科症状和其他的颅神经功能障碍。有些病例会同时出现颞叶和额叶的炎症。依靠脑脊液分析、MRI 和病毒分离（如果可能），可作出诊断。EV71 脑干脑炎没有标准的治疗方法，尽管有传闻支

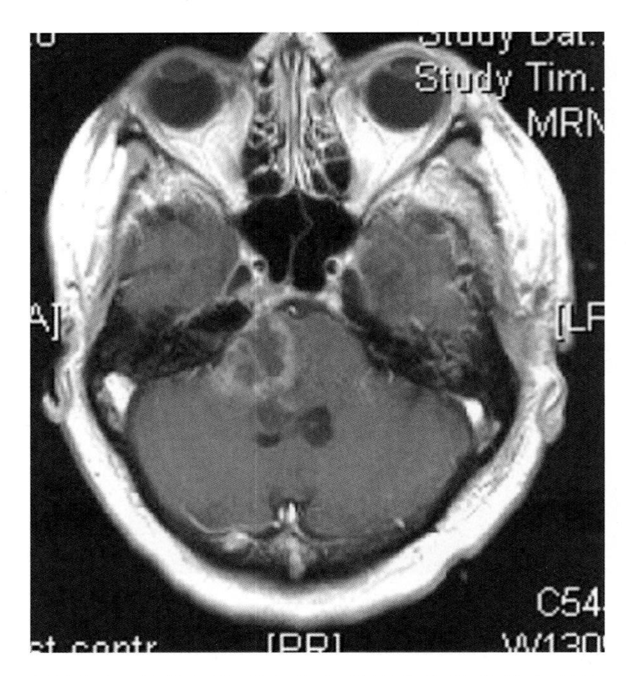

图 21-4 单核细胞增生性李斯特菌脑干脑炎患者的MRI影像。患者的症状包括面部麻木、周围性面神经无力和反应迟钝(From Pruitt AA: Neurologic infectious disease emergencies, *Neuro Clin* 30(1):129-159, 2012.)

持静脉注射免疫球蛋白。对于HSV脑干脑炎,使用阿昔洛韦治疗可降低死亡率。

大脑炎

大脑炎被定义为发生在脑实质区域的界限不清的急性炎症,同时伴有局部血管通透性增加。如果不进行干预,这些局部的炎症区会在10到15天内进展为化脓性脑脓肿。大脑炎分为两个阶段:早期阶段的特点是中性粒细胞聚集、组织坏死和水肿;晚期阶段以淋巴细胞和巨噬细胞的聚集为主。脓肿形成后,其周围可出现血管丰富的纤维壁。除了研究脑脓肿的文献,很少讨论大脑炎。

大脑炎有三种感染途径。第一,25%~50%的病例的感染是由来自中耳、鼻窦或口腔等颅外病灶的感染扩散所致;第二,15%~30%的病例感染是由远处感染的血行性播散;第三条感染途径是由于创伤或手术所致的脑实质直接暴露所致,占全部病例的8%~19%。在70%的细菌性脑脓肿中可培养出链球菌。其他致病菌取决于感染的来源。脑脓肿在男性中比女性更常见,多见于老年或幼年男性。脑脓肿的症状不具备特异性,包括头痛与同侧的剧烈疼痛,约50%的患者存在局灶性神经功能障碍和发热。相比于CT,MRI是更好的诊断方式,因为它对早期大脑炎的诊断更敏感。大脑炎可通过合理选择的抗生素进行治疗。一旦大脑炎进展至脓肿阶段,通常会选择手术引流。

脑脓肿

脑脓肿是脑实质内形成的脓腔(图21-5)。脑脓肿有多种病因。最常见的形式是来自临近结构脓肿的扩散,比如鼻窦脓肿、中耳炎或牙源性感染[16]。它们也可以通过血行性传播而来,如慢性肺部感染、腹腔内感染或心内膜炎等[16]。手术或创伤后的直接污染也可引起脑脓肿,但相对少见。容易发生脑脓肿的患者包括免疫功能低下者、肺动静脉畸形患者和先天性心脏畸形的患者[6]。脓肿从大脑炎和广泛脑白质水肿的阶段,最终发展为影像可见的封闭的脓腔。病原微生物的种类取决于感染的来源。对于有鼻窦、肺部感染或先天性心脏畸形的患者,链球菌是最可能的病因。并发心内膜炎的患者,草绿色链球菌和金黄色葡萄球菌是最常见的病因。有头部穿通伤或近期接受神经外科手术的患者,金黄色葡萄球菌、链球菌、铜绿假单胞菌和肠杆菌是脑脓肿最常见的病因。

脑脓肿往往发生于三十岁之前[17]。虽然脑脓肿有多种临床表现,但最典型的为孤立性肿块综合征,伴有颅内压升高(头痛、恶心、呕吐)、癫痫发作和进行性视神经功能障碍。疼痛通常发生于脓肿同侧,可为

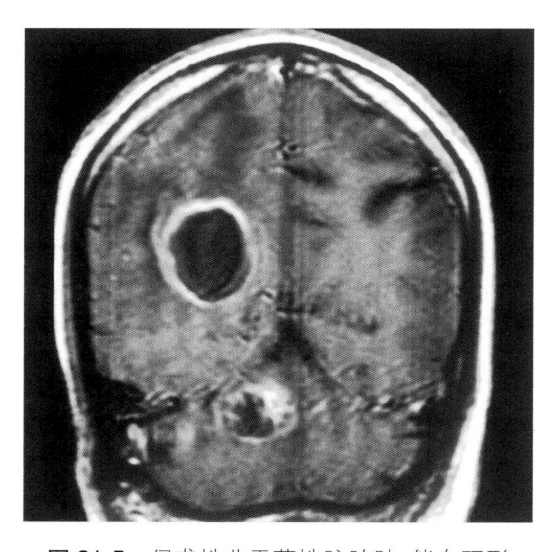

图 21-5 侵袭性曲霉菌性脑脓肿,伴有环形强化和广泛性水肿(From Bennett JE, Dolin R, Blaser MJ: *Mandell, Douglas, and Bennett's principles and practice of infectious diseases*, ed 8, Philadelphia, 2015, Saunders.)

渐进或突然出现。然而，额叶脓肿在较长时间内往往不会表现出任何症状。小脑脓肿可伴有颅神经麻痹、步态障碍或脑积水表现（头痛或精神状态改变）[18]。此外，如发热等感染的症状，对于脑脓肿的患者，并不总是存在。

对于脑脓肿，增强 CT 是很有价值的初步诊断方法，因为它能快速提供脓肿的位置、大小、数量、占位效应、移位和脑室破裂等信息[17]。虽然增强 MRI 更为敏感，但在紧急情况下并不实用。一般来说，注入造影剂后，脓肿的 CT 表现为增厚的、弥散性的环形强化病损[17]。然而，在感染早期的大脑炎阶段，注入造影剂后，病变可能只表现为未强化的不规则低密度区[19]。而一旦病变成熟并被纤维组织脓腔壁所包绕局限，增强影像就显示为一个薄的环形增强影像，环的厚度可不均匀。CT 的应用大大降低了感染的死亡率。

一旦确诊为脑脓肿，应立即进行治疗。除非病情严重、患者临床情况不稳定，或手术在数小时内无法进行，否则神经外科手术后应立即应用抗生素[16]。如果病原微生物未知，建议对所有直径大于 1cm 的脓肿进行针吸，以确定病原微生物并进行针对性的药物治疗[16]。如果病原微生物已知，治疗则取决于病变的大小和范围。小脓肿（病损小于 2.5cm）和处于大脑炎阶段的病变往往对单纯的药物治疗（即合理的抗生素治疗和对症治疗）反应良好[20]。如果存在多个脓肿，应将最大的脓肿吸出并随即给予抗生素治疗，同时每周 CT 扫描以监测脓肿大小变化[20]。出现以下情况时，应开颅切除脓肿：抗生素治疗 2 周后脓肿仍扩大；抗生素治疗 3~4 周后脓肿未缩小；影像检查脓肿大于 2.5cm；脓肿呈多房表现；脓肿较大且有明显的占位效应[16,17]。此外，建议最好切除小脑内的所有脓肿。如果脓肿表浅，不位于脑组织功能区，和/或是由真菌或结核引起，这些情况不需要完全切除脓肿[16]。

脑囊虫病

脑囊虫病（图 21-6）是由猪带绦虫幼虫引起的脑实质的感染。它是中枢神经系统最常见的寄生虫感染，全世界大约 250 万人受累。它在非洲北海岸、印度和南部非洲最为流行[21]。人类绦虫携带者，比如猪，排出的粪便中带有猪带绦虫卵，人可以通过摄取猪带绦虫卵而患病，也就是说通过肛-口污染，不吃猪肉的人也可以发生自体感染。吞入囊蚴后，囊虫胚会经血液传播至身体的各个部位并形成包囊。根据包囊在脑中存在的位置不同，发病症状也不同。一般来说，如果包囊位于脑实质，患者会出现癫痫和头痛；而包囊位于脑实质之外时，患者会表现出颅内压升高或脑积水的症状，同时伴有精神状态的改变[22]。临床怀疑此病时，可进行影像学检查和血清诊断以证实。在成像方面，CT 对于检测脑实质的钙化效果最佳，而 MRI 对脑室内包囊的检测最为敏感[23]。血清诊断方面，目前最可靠且可行的免疫学试验是酶联免疫电转移印斑法（enzyme linked immunoelectrotransfer blot，EITB），它能够检测出猪带绦虫包囊的抗体[22]。治疗药物包括阿苯达唑或吡喹酮，如果患者出现癫痫症状，还可应用抗癫痫药物[22]。病情复杂时才会考虑手术治疗。内镜手术可用于摘除脑室内游离的包囊。如果内镜治疗不成功，有脑室系统阻塞和脑积水的患者可选择脑室-腹腔分流术。另外，内部有幼虫头节的大囊应完全切除[6]。

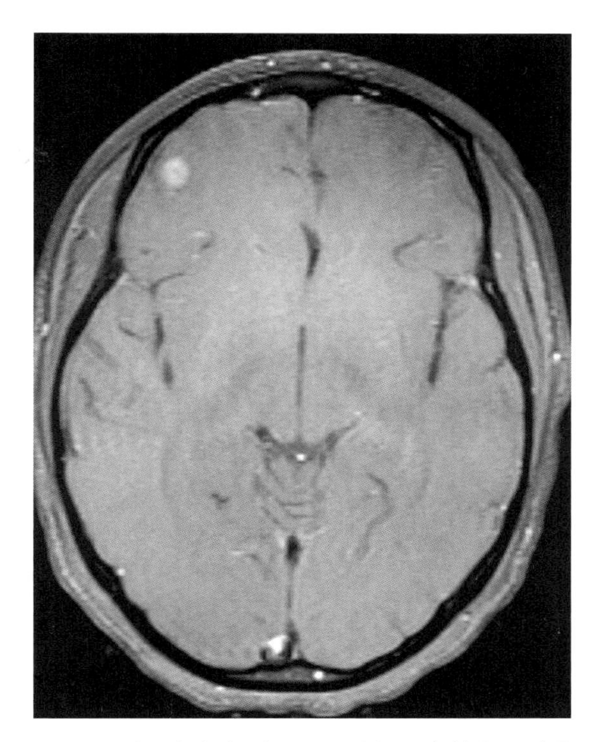

图 21-6　神经囊虫病，发生于 1 例 13 岁的非洲移民，患者出现癫痫发作。在增强自旋回波 T1 加权像上右额叶区可见较均匀实性增强（From Dahmoush HM，Vossough A，Roberts TPL：Pediatric high-field magnetic resonance imaging，*Neuroimag Clin North Am* 22（2）：297-313，2012.）

朊病毒疾病

朊病毒疾病比较罕见而且很独特，因为其病原体是一种异常的、突变形式的细胞蛋白，能够抵抗蛋白水解。在与正常蛋白质相互作用下，这种异常蛋白会发生构象变化，促进更多异常蛋白的形成。朊病毒的这种特点，结合其抗蛋白水解的能力，使其在神经元中不断累积。尽管潜在的机制还没有完全被阐明，但这一过程最终会导致神经元死亡。已知这种疾病的潜伏期长达几十年。

库鲁病，一种巴布亚新几内亚特有的朊病毒疾病，被认为是通过现已消失的食人仪式在人际间传播。最新确认的病例发生于 2004 年，据认为有超过 50 年的潜伏期。库鲁病的发病有明确的阶段。早期特点是震颤、共济失调和姿态不稳。随后由于症状加重而失去行走能力，并出现无意识的运动。痴呆症发生于该病晚期，患者通常在发病后的 9～24 个月死于肺炎。

克-雅病（Creutzfeldt-Jakob disease，CJD）是另一种朊病毒疾病，有多种类型。这里讨论的是医源性类型，发生于各种治疗程序之后，例如：使用尸体来源的人垂体激素、硬脑膜移植、肝移植，使用受到污染的神经外科手术器械或深部电极植入。目前克雅氏病的医源性传播已经得到控制。但是，仍有病例出现，与库鲁病相似，可能是由于漫长的潜伏期造成的。克雅氏病的典型表现为快速的、渐进性的智力衰退和肌阵挛。脑组织活检是诊断的金标准。不幸的是，目前还没有有效的治疗方法，而且，患者在症状出现后一年内死亡。

进行性多灶性脑白质病

进行性多灶性脑白质病（progressive multifocal leukoencephalopathy，PML）（图 21-7）是一种机会性感染，涉及 JC 多瘤病毒（JC 病毒）的再活化（童年时有无症状的原发感染），造成中枢神经系统的脱髓鞘。在免疫功能严重低下的个体中，病毒可以再活化并转播至中枢神经系统，引发以少突胶质细胞溶解为特征的感染。在人类免疫缺陷病毒（HIV）感染人群中，PML 的患病率约为 5%。PML 典型的表现为亚急性的神经系统缺陷，如精神状态改变、神经眼科症状、偏瘫、共济失调和偶发性癫痫。神经影像学检查结果显示为沿多个血管区分布的多灶性病变，无增强或肿块占位效应。虽然脑活检是诊断的金标准，但会带来严重的并发症，并提高死亡率。考虑到这些情况，脑脊液分析可作为可靠的诊断方法。PML 没有明确的治疗方法。治疗的主要目的是提高免疫力。

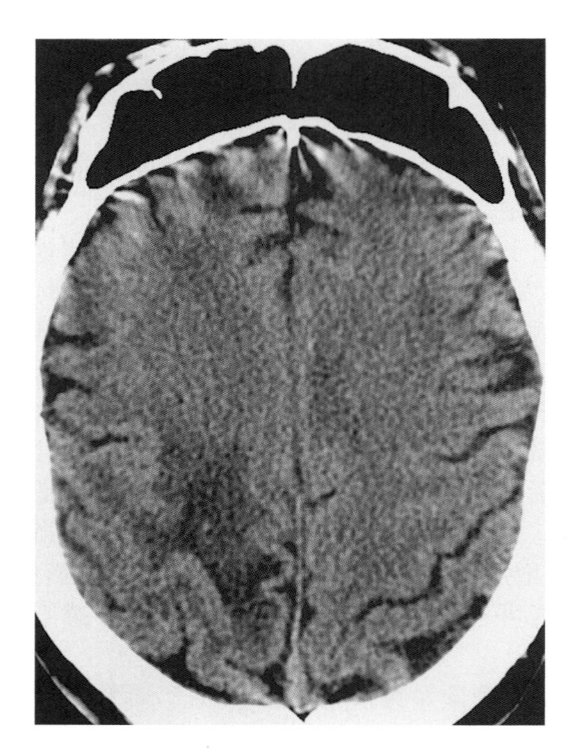

图 21-7 CT 影像显示典型的 PML 的低密度病变特征，累及右后额叶的皮质下白质，表面皮质未受累，未形成占位效应（From Shah R，Bag AK，Chapman PR，et al：Imaging manifestations of progressive multifocal leukoencephalopathy，*Clin Radiol* 65（6）：431-439，2010.）

免疫抑制相关的感染

弓形虫脑炎

刚地弓形虫是一种胞内原生动物寄生虫，可在免疫功能正常的患者身上无症状存在。摄入被猫粪便中的卵囊污染的水和食物，或者食用含有弓形虫包囊的未煮熟的肉或生肉，是引起感染的常见途径。在免疫功能低下的人群中，弓形虫可以重新激活并引起感染，最常见的表现是脑脓肿。弓形虫脓肿的特点为中心区坏死，周围为炎性组织[10]。神经囊尾蚴病的临床病程从隐性期经过数周可发展为急性精神错乱状态，同时伴有/不伴有局灶性神经功能障碍[24]。该病的其他表现还包括颅神经功能障碍、感觉异常、运动障碍和小脑征[24]。

对于新诊断为 HIV 感染的患者，筛查弓形虫很重要，因为弓形虫脑炎常常发生于弓形虫隐性感染的患者[25]。如果患者初诊 HIV 测试阳性，弓形虫免疫球蛋白 G（IgG）阳性，并且 CD4 细胞计数不足 $0.1\times10^9/L$，那么该患者应开始使用甲氧苄啶-磺胺甲噁唑（TMP-SMX）进行预防性治疗。对于弓形虫脑炎患者，可以在其增强 T1 加权像上观察到“偏心靶征”，但是，在 T2 加权像上由高信号区和低信号区构成的“同心靶征”对脑弓形体病更具有特异性[26]。通常，这些病变会有水肿的表现；但明确诊断需要脑组织活检。已有研究表明，当临床表现（CD4 计数<0.1×10⁹/L，弓形虫血清 IgG 抗体阳性，患者未接受过有效的弓形虫预防措施）和影像学检查都提示弓形虫感染时，口服磺胺嘧啶和乙胺嘧啶联合治疗是有效的[27]。如果患者在治疗后没有改善，则应进行脑组织活检以排除中枢神经系统淋巴瘤[27]。

巨细胞病毒脑炎

HIV 相关巨细胞病毒（CMV）感染是晚期 AIDS 不常见的并发症，并且由于采用了高效抗逆转录病毒治疗（HAART），其发病率已经降低。该疾病通常发生于 CD4 计数低于 0.1×10^9/L 的患者，由 CMV 的血行性传播引起[28]。人体通常在免疫正常状态下被感染；一旦宿主免疫功能受损，例如罹患 AIDS，病毒就会被重新激活。CMV 感染可造成多种中枢神经系统受损表现。它可以引起局灶性脑实质坏死、灰质或白质的小胶质结节或脑室脑炎，伴有室管膜内层和室周脑组织的局灶性或弥散性破坏[29]。存在中枢神经系统损害的患者往往会出现精神状态的改变，这可能会与 HIV 痴呆相混淆。CMV 脑炎的诊断需要检测白细胞中的 pp65 抗原，同时，脑脊液分析显示蛋白水平升高和单核细胞增多，或者在脑脊液中存在 CMV 的 PCR，均可进一步证实这一诊断[30-32]。对大脑半球和脑干的 CT 或 MRI 检查显示脑炎或脑室炎有助于诊断。一旦确诊为 CMV 脑炎，患者应开始使用更昔洛韦（ganciclovir）或膦甲酸（foscarnet）进行积极治疗，因为即使采取抗逆转录病毒疗法，该病的预后成功率也只有约 50%[32]。

结核性脑膜炎

结核是一种由分枝杆菌引起的感染，其发病率在全球仍持续上升。尽管中枢神经系统结核有三种类别（结核性脑膜炎、颅内结核瘤和结核性脊髓蛛网膜炎），但结核病最严重的肺外表现是结核性脑膜炎，它具有很高的死亡率，并给许多幸存者们带来了慢性神经系统后遗症[33]。结核可以通过多种途径到达脑膜。一种情况是，结核病灶可能形成于大脑的脑膜、软膜下或室管膜下区域，之后破裂进入蛛网膜下腔或脑室系统，导致脑膜炎的发生[34]。另一种情况是，结核瘤破裂进入蛛网膜下隙的血管中，可导致脑膜继发受累[34]。一旦结核病灶进入蛛网膜下腔，会形成黏稠、胶状的炎性渗出物，从而导致脑积水、脑梗死，个别情况下会形成脓肿。结核性脑膜炎患者的症状可分为三个阶段。在第一阶段，患者的神志清醒，没有局灶性神经系统症状。处于第二阶段的患者表现为嗜睡和意识模糊，可出现轻微的局灶性神经系统症状，如颅神经麻痹或轻偏瘫。最后，在第三阶段，患者表现为谵妄、恍惚、昏迷、癫痫、多发性颅神经麻痹和/或偏瘫[35]。结核性脑膜炎的病程通常是慢性的。由于结核性脑膜炎通常不会表现出典型的脑膜炎症状，因此对于特定人群，如免疫功能低下者，应保持高度的警惕性。由于治疗效果很大程度上取决于开始治疗时该疾病所处的阶段，因此对感染进行早期诊断非常重要。结核的诊断包括脑脊液分析和影像学检查。脑脊液分析包括结核分枝杆菌的培养和药敏试验。增强 MRI 对于结核性脑膜炎来说是可靠的影像学手段。它能够显示出脑桥周围、中脑周围池和大脑外侧裂的脑膜增厚。脑膜增厚常伴有第三脑室和侧脑室的扩张[34]。该病的治疗采取药物的四联疗法：异烟肼、利福平、吡嗪酰胺和氟喹诺酮（莫西沙星或左氧氟沙星）[33]。脑积水患者可能需要对脑室系统进行手术减压[6]。

隐球菌性脑膜炎

隐球菌是一种有荚膜的腐生型酵母菌，它通过悬浮的孢子传播，传播至中枢神经系统时会导致脑膜炎。在免疫功能缺陷的机体，由于细胞介导的免疫功能受损，新型隐球菌会引起脑膜炎。隐球菌性脑膜炎主要流行于东南亚和东非地区[36]。患者通常会出现为期数周的亚急性头痛、发热、萎靡不振和精神状态改变。值得注意的是，脑膜炎“典型”特征（如颈强直）并不普遍[37]。眼部症状，如视神经乳头水肿和眼色素层炎伴多灶性脉络膜炎，是隐球菌性脑膜炎的常见症状[37]。隐球菌性脑膜炎的诊断是通过脑脊液印度墨汁染色和血清隐球菌抗原检测来实现[36]。影像学检查并非必要，但有助于发现该病的并发症。氟胞嘧啶和两性霉素 B 仍然是免疫缺陷患者诱导治疗的主要药物[38]。此外，积极治疗感染引起的脑脊液压力升高是治疗环节中重要的部分，并且通常需要进行连续腰穿，必要时放置分流器[38]。由于预后不良，预防程序对于具有感染该病原体风险的免疫缺陷患者而言极为重要。其中一项预防方案致力于治疗无症状的感染患者，而另一项预防方案的目的是使用氟康唑治疗所有 CD4 计数低于 $0.1\times10^9/L$ 的患者[38]。不幸的是，这两项方案显现出不同的效果，而寻找一项更为有效的预防方案仍未果。

（周伟 译）

参考文献

1. Srinivas D, Veena Kumari HB, Somanna S, et al.: The incidence of postoperative meningitis in neurosurgery: an institutional experience, *Neurology India* 59(2):195, 2011.
2. Morris A, Low DE: Nosocomial bacterial meningitis, including central nervous system shunt infections, *Infect Dis Clin North Am* 13(3):735–750, 1999.
3. Korinek AM, Baugnon T, Golmard JL, et al: Risk factors for adult nosocomial meningitis after craniotomy role of antibiotic prophylaxis, 58(7):126—133, 2006.
4. Longo DL, Harrison TR: *Harrison's principles of internal medicine*, New York, 2012, McGraw-Hill.
5. Weisfelt M, Van De Beek D, Spanjaard L, et al.: Nosocomial bacterial meningitis in adults: a prospective series of 50 cases, *J Hosp Infect* 66(1):71–78, 2007.
6. Heth JA: Neurosurgical aspects of central nervous system infections, *Neuroimag Clin North Am* 22(4):791–799, 2012.
7. Pfister HW, Feiden W, Einhaupl KM: Spectrum of complications during bacterial meningitis in adults: results of a prospective clinical study, *Arch Neurol* 50(6):575–581, 1993.
8. Simon DW, Da Silva YS, Zuccoli G, et al.: Acute encephalitis, *Crit Care Clin* 29(2):259–277, 2013.
9. Bloch KC, Glaser C: Diagnostic approaches for patients with suspected encephalitis, *Curr Infect Dis Rep* 9(4):315–322, 2007.
10. Sarrazin JL, Bonneville F, Martin-Blondel G: Brain infections, *Diag Intervent Imag* 93(6):473–490, 2012.
11. Whitley RJ: Viral encephalitis, *N Engl J Med* 323(4):242–250, 1990.
12. Hayes EB, Komar N, Nasci RS, et al.: Epidemiology and transmission dynamics of West Nile virus disease, *Emerg Infect Dis* 11(8):1167–1173, 2005.
13. Gray TJ, Webb CE: A review of the epidemiological and clinical aspects of West Nile virus, *Int J Gen Med* 7:193–203, 2014.
14. Chaudhuri A: Diagnosis and treatment of viral encephalitis, *Postgrad Med J* 78(924):575–583, 2002.
15. Kennedy PGE: Viral encephalitis, *J Neurol* 252(3):268–272, 2005.
16. Brouwer MC, Tunkel AR, McKhann GM, et al.: Brain abscess, *N Engl J Med* 317(18):1756–1758, 2014.
17. Quintana LM: Brain abscess: aspiration versus excision, *W Neurosurg* 76(5):388–389, 2011.
18. Shaw MD, Russell JA: Cerebellar abscess. a review of 47 cases, *J Neurol, Neurosurg Psych* 38(5):429–435, 1975.
19. Britt RH, Dieter R, Enzmann DR: Clinical stages of human brain abscesses on serial CT scans after contrast infusion, *J Neurosurg* 59(6):972–989, 1983.
20. Moorthy RK, Rajshekar V: Management of brain abscess: an overview, *Neurosurg Focus* 24:1–6, 2008.
21. Zymberg ST: Neurocysticercosis, *W Neurosurg* 79(2):S24.e5–S24.e8, 2013.
22. Coyle CM, Tanowitz HB: Diagnosis and treatment of neurocysticercosis, *Interdiscip Perspect Infect Dis* 1–9:2009, 2009.
23. Sehgal R, Goyal K, Mewara A: Neurocysticercosis: a disease of neglect, *Tropic Parasitol* 3(2):106, 2013.
24. Montoya JG, Liesenfeld O: Toxoplasmosis, *Lancet* 363(9425): 1965–1976, 2004.
25. Yan J, Huang B, Liu G, et al.: Meta-analysis of prevention and treatment of toxoplasmic encephalitis in HIV-infected patients, *Acta Tropica* 127(3):236–244, 2013.
26. Mahadevan A, Ramalingaiah AH, Parthasarathy S, et al.: Neuropathological correlate of the "concentric target sign" in MRI of HIV-associated cerebral toxoplasmosis, *J Magnet Res Imag* 38(2):488–495, 2013.
27. Luft BJ, Hafner R, Korzun AH, et al.: Toxoplasmic encephalitis in patients with the acquired immunodeficiency syndrome, *N Engl J Med* 329(14):995–1000, 1993.
28. Springer KL, Weinberg A: Cytomegalovirus infection in the era of HAART: fewer reactivations and more immunity, *J Antimicrob Chemo* 54(3):582–586, 2004.
29. Arribas JR, Storce GA, Clifford DB, et al.: Cytomegalovirus encephalitis, *Ann Intern Med* 125(7):577, 1996.
30. Debiasi RL, Kleinschmidt-Demasters BK, Weinberg A, et al.: Use of PCR for the diagnosis of herpesvirus infections of the central nervous system, *J Clin Virol* 25:5–11, 2002.
31. Castagnola E, Cappelli B, Erba D, et al.: Cytomegalovirus infection after bone marrow transplantation in children, *Hum Immunol* 65(5):416–422, 2004.
32. Kirubakaran SI: Update: cytomegalovirus infection in HIV-infected patients: a review, *Clin Microbiol News* 26(18):137–144, 2004.
33. Van T, Farrrar J: Tuberculous meningitis, *J Epidemiologic Comm Health* 68:195–196, 2013.
34. Patkar D, JNarang J, Yanamandala R, et al.: Central nervous system tuberculosis, *Neuroimag Clin North Am* 22(4):677–705, 2012.
35. Kent SJ, Crowe SM, Yung A, et al.: Tuberculous meningitis: a 30-year review, *Clin Infect Dis* 17(6):987–994, 1993.
36. Bicanic T, Harrison TS: Cryptococcal meningitis, *Br Med Bull* 72(1):99–118, 2005.
37. Sloan DJ, Parris V: Cryptococcal meningitis: epidemiology and therapeutic options, *Clin Epidemiol* 6:169–182, 2014.
38. Jarvis JN, Dromer F, Harrison TS, et al.: Managing cryptococcosis in the immunocompromised host, *Curr Opin Infect Dis* 21(6):596–603, 2008.

第22章 面部皮肤和头皮感染

Ali Banki, Frank M. Castiglione JR.

口腔颌面部表皮组织最重要的功能是作为潜在感染性微生物的防护屏障。当这个防护屏障被打破，则下覆的软组织可能被感染，导致严重的感染性疾病，甚至死亡。尽管面部软组织可以复原并抵抗感染，但在感染性微生物定植和扩散时，可能发生多种疾病。

面部皮肤、筋膜和肌肉解剖

皮肤是人体最大的器官，由两层组织及各种附属物构成。当这两层组织的完整性遭到破坏，则可能发生感染。除了可防止感染，皮肤在体温和体液调节，以及感觉功能方面也非常重要。

皮肤的外层，即表皮，位于基底膜浅面，皮肤基底层中含有生发细胞。这些细胞在产生覆盖角质层的角质蛋白中起重要作用。皮肤的内中胚层，即真皮，位于表皮的基底膜下方，分为乳头状、中间层和网状层，其中含有胶原蛋白和弹性纤维。真皮内有许多附属器，包括毛囊、外分泌和顶分泌的汗腺以及神经末梢，许多这些附属器也延伸到真皮下方的浅筋膜。

尽管T细胞、B细胞功能对皮肤感染的免疫反应有重要作用，但表皮内无血管、神经或淋巴管，这些细胞多来源于表皮的基底细胞层。另外，皮肤的动脉供应来自与真皮交界的浅筋膜层中的扁平血管丛。血流量由血管内皮细胞周围的平滑肌控制，通过血流的充盈程度来帮助调节皮肤温度。此处也有小静脉和淋巴管与动脉伴行。真皮内的淋巴管没有瓣膜，而浅筋膜淋巴管有瓣膜。

颌面部区域存在汗腺、皮脂腺和毛囊，主要位于真皮层，但可深达浅筋膜层，浅面进入表皮细胞内。

筋膜是纤维结缔组织，位于身体许多部位浅层、深层以及浆膜下。但颌面部无深筋膜。面部横纹肌细长的细胞被非细胞的肌膜所覆盖，然后被肌外膜所包绕，肌外膜内包含肌肉和神经。面部肌肉位于浅筋膜深部，骨膜浅面。

软组织感染的病理生理学

皮肤的屏障功能有很多特点，如分泌低pH的皮脂和脂肪酸以减少感染。预防皮肤感染的最重要因素是皮肤的整体完整性。当皮肤完整性受到破坏时，皮肤常驻细菌和暂住细菌可侵入组织。潮湿和遮盖等局部因素也会影响皮肤的完整性，通过病态的脱屑，干扰天然有益的脱皮过程。此外，相关的皮肤疾病如湿疹可诱发皮肤出现病原体感染，如葡萄球菌感染。

外角质层的酸性pH被称为酸性外膜，它在防御微生物和作为抑制皮肤通透性的屏障方面非常重要。屏障脂质是该层的一部分，需要酸性环境。因为皮脂、汗液分泌和角质层的存在，正常皮肤的pH为5.4~5.9。

皮肤感染的发生取决于细菌的特点和细菌生长的环境。经常用六氯苯酚等抗菌溶液擦洗皮肤，可能有助于减少皮肤细菌的数量。研究表明，发生感染需要的细菌浓度为2×10^9/mL。当皮肤上存在异物，如污垢或缝合材料，导致感染所需的细菌接种量就会减小。

局部免疫主要取决于组织的血供。由于头颈部的血供丰富，与背部和下肢等血供依赖部位相比，皮肤感染更少见。降低头颈部感染率的其他因素有局部菌群的致病性、皮肤受伤的可能以及局部细菌浓度相关。

保持表皮完整性是防止皮肤和邻近软组织感染的最重要因素。当上皮被切口、创伤、病变或刺激物破坏后，细菌就可能侵入组织。

表皮抗菌肽（antimicrobial peptides，AMP）和朗格汉斯细胞是防御细菌的最重要因素。这些AMP是由角质形成细胞、中性粒细胞、皮脂腺细胞或汗腺产生。表达抗菌活性的皮肤肽有抗菌肽和B防御素两大类。疾病的严重程度和AMP的产生水平之间呈反比关系[1]。

软组织感染的表现

下面介绍几种用来描述软组织病变的术语。斑是皮肤表面平的、面积小于 1cm 的病变。在感染过程中，通常由于血管扩张而产生红斑，或由于组织梗死而产生蓝黑斑。

风团是由真皮和表皮水肿导致的隆起的丘疹或斑块，通常用来描述常由过敏反应导致的荨麻疹样病变。此外，一些感染表现为斑丘疹（如猩红热）。丘疹是直径小于 1cm 的实性隆起的病变。疱（<0.5cm）和大疱（>0.5cm）是突起的、充满液体的病变，通常内含血清液，病变可位于表皮内或表皮下。脓疱是含有脓性物的疱。痂是由疱或脓疱破裂产生。溃疡是由于组织破坏而出现的上皮连续性断裂的区域。鳞屑为表皮角蛋白细胞脱落和堆积产生，有时会自然脱落或被呈薄片状刮除。

与皮肤的体征相比，感染的皮下表现缺少特异性。蜂窝组织炎是皮肤及皮下组织发红、压痛，常继发于链球菌或葡萄球菌感染。结节是由皮肤和皮下组织中的细胞肿胀和聚集，而引起的实体病变。这种病变常见于肉芽肿性感染。脓肿是脓性物质在表皮和皮下组织内局限性汇集所致。坏疽是指血流受损或细菌感染导致机体组织坏死，这一过程可以涉及皮下组织、筋膜和肌肉。血流量的减少导致区域性坏疽，出现蓝黑色变色。当组织中有气体积聚时，就会出现捻发音。当原发性感染的引流区域内的淋巴周围组织出现肿胀和压痛，就发生了淋巴结炎。

仅通过皮肤检查，很难明确引起这些病变的感染性病原体的性质。细菌培养和药敏试验以及活检，对鉴别感染性微生物的性质非常有必要。

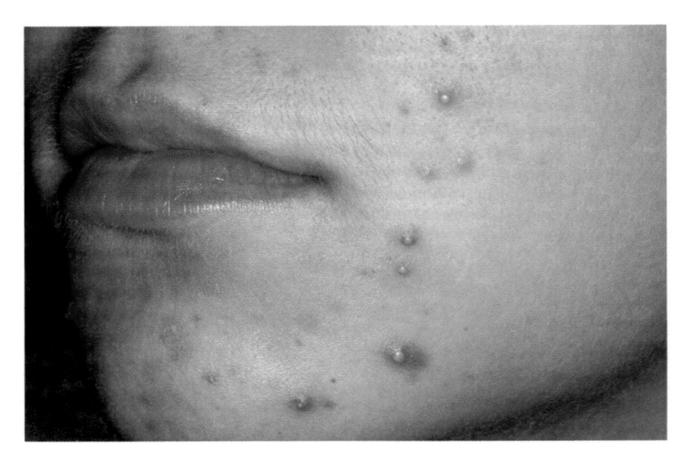

图 22-1 轻度痤疮，存在丘疹、脓疱、黑头粉刺（From Habif TP：*Clinical dermatology：a color guide to diagnosis and therapy*，ed 5，St Louis，2010，Elsevier.）

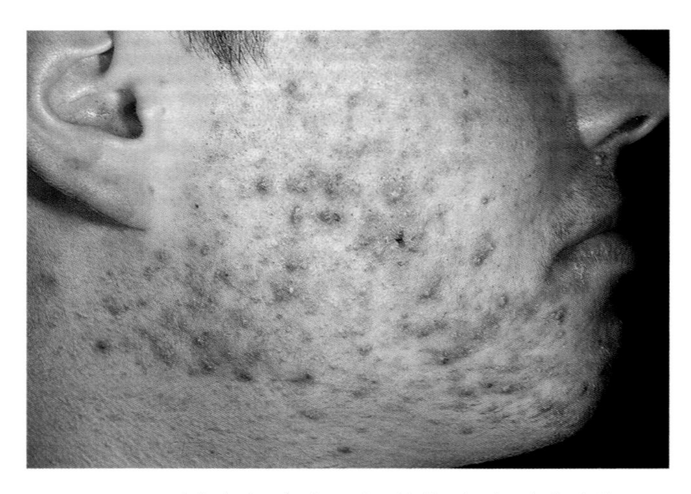

图 22-2 重度痤疮，存在丘疹、结节、囊肿，遍布全脸，瘢痕广泛（From Habif TP：*Clinical dermatology：a color guide to diagnosis and therapy*，ed 5，St Louis，2010，Elsevier.）

痤疮

寻常痤疮是头颈和躯干部的一种毛囊皮脂腺分泌失调性疾病，特点是激素刺激皮脂腺，导致皮脂和角质阻塞导管。当表面被油脂封闭，痤疮丙酸杆菌在内部增殖。该菌产生脂肪酶，水解皮脂，在毛囊内形成游离脂肪酸。这个过程产生了炎症反应，表现为丘疹和囊肿（图 22-1、图 22-2）[2,3]。

临床表现与诊断

痤疮通常是一种青少年和年轻人的疾病，但它也可以在成人期持续存在。它一般是由于皮脂腺受到过度刺激，有时也可能与女性激素异常（多囊卵巢囊肿综合征）[4]和情绪紧张[5]有关。其他可以引发痤疮的因素包括：糖皮质激素、锂、苯妥英钠、异烟肼等药物，以及溴化物和碘化物等卤化物。此外，光损伤和职业暴露（机床和切削油）也可引发痤疮。

一些遗传综合征，如 Apert 综合征，也与痤疮有关。SAPHO 综合征（滑膜炎、痤疮、脓疱病、骨肥厚和骨炎）可见痤疮和多种炎症性骨疾病共存。结节性硬化症的特征是面部多发性小血管纤维瘤，有时与痤疮难以鉴别。

治疗

在过去几十年间，痤疮的治疗有所进展。主要治疗方法包括外用视黄酸类药物，如视黄酸、阿达帕林和他扎罗汀，可溶解黑头粉刺和减少炎症[6]。可单独使用苄基过氧化物，或与外用抗生素（如红霉素、克林霉素）联合使用，可减轻病灶周围的炎症，还可抑制细菌耐药性的产生。

多年来，口服四环素类（包括多西环素）一直是痤疮最主要的全身治疗方法，尽管也使用过红霉素和甲氧苄啶-磺胺甲噁唑。牙齿发育期儿童禁用四环素，因为可造成牙齿永久性的黄灰色的水平染色。最近局部使用的氨苯砜也有改进。值得注意的是，痤疮丙酸杆菌对抗生素的耐药性越来越强[7]。还没有观察到对视黄酸和苄基过氧化物耐药的情况，虽然这些药物对囊肿性痤疮的局部治疗可能无效。

全身应用异视黄酸可用于治疗慢性囊肿性痤疮，该类型痤疮对常用的药物反应不佳，但对异视黄酸治疗反应良好。它可以减少皮脂的形成，减少痤疮丙酸杆菌的定植，从而逆转毛囊角蛋白在毛囊皮脂腺内的滞留。然而，全身应用异视黄酸有多种副作用，包括出生缺陷（如果在怀孕期间使用）、精神障碍、脱发、唇炎、假性脑瘤、高甘油三酯血症以及肝酶异常。药物治疗的疗程一般为 3~5 个月。

最后，痤疮囊肿可行局部注射类固醇、切开引流，甚至切除。此外，重要的是处理好发生在“面部危险三角区”（即眉间、鼻周区域）感染性囊肿型痤疮，以避免不常见但严重的可波及海绵窦和脑部的逆行性感染。如果患者从小就存在眉间部囊肿，应考虑为存在深层窦道的中线皮样囊肿。

毛囊炎

毛囊炎是一种以毛囊周围丘疹、脓疱或较深的结节为特征的感染。它可以浅表或深在，并可产生慢性炎症、瘢痕或脱发。

临床表现

毛囊炎表现为面部、头皮和颈部毛发区的毛囊丘疹和脓疱。有时，病变融合形成脓肿、窦道，多个毛囊感染称为痈。许多病变中央可有脓头。在面部，毛囊炎可由创伤破坏毛囊而引起，如剃须。在长胡须的部位，这称为须疮。此外，使用脱毛剂可以加重面部的毛囊炎的表现。也有可能有职业因素，如接触油类或化学物质如卤素（如氯痤疮，见痤疮部分），导致面部或头皮毛囊炎。

头皮的毛囊炎可发展成蜂窝织炎：头部脓肿性毛囊周围炎。这种病变可能与寻常性痤疮或毛囊炎四联征（聚合性痤疮、化脓性汗腺炎、浅掘性蜂窝织炎和藏毛囊肿）有关。此外，还有可能形成瘢痕性脱发和瘢痕疙瘩。在颈部，慢性毛囊炎通常被称为颈部瘢痕性痤疮；其病因涉及不同的细菌，包括金黄色葡萄球菌，而鼻腔内的定植可能是引起感染的因素。此外，毛囊炎可由革兰氏阴性菌如克雷伯菌和假单胞菌引起，这些细菌可见于“热水浴毛囊炎”。也可能由混合菌群引起毛囊炎，包括痤疮丙酸杆菌（寻常性痤疮的原因）。酵母菌，如马拉色菌属和螨（毛囊蠕形螨），也可引起毛囊炎。

人类免疫缺陷病毒（human immunodeficiency virus，HIV）感染者也可发生毛囊炎，诊断为嗜酸性毛囊炎。临床表现为头皮、面部、颈部和躯干处，可见成群的瘙痒性荨麻疹样丘疹，偶见脓疱。这些丘疹，有时可在外周嗜酸性粒细胞增多时出现。病理组织学上可见，在毛囊漏斗部周围有淋巴细胞和嗜酸性粒细胞聚集。此外，可能存在免疫球蛋白 E（IgE）水平升高和外周血嗜酸性粒细胞增多[8]。

诊断

临床表现为头皮或面部毛囊周围的丘疹或脓疱。细菌培养有助于明确病原体和选择适当的治疗。

治疗

常见的治疗方案包括口服四环素、多西环素、红霉素和克林霉素，外用药物包括苄基过氧化物和视黄酸。虽然一些病变可自发缓解，热敷和外用抗生素如莫匹罗星、克林霉素或红霉素溶液也可能有帮助。细菌培养可除外耐甲氧西林金黄色葡萄球菌（MRSA）感染。

假单胞菌毛囊炎，一般是由于接触热水浴缸或游泳池受污染的水而引起，通常是自限性的，可自愈。如果病情严重，可用环丙沙星或喹诺酮类抗生素治疗[9]。

头皮毛囊炎可用温和的洗发水或含抗真菌药物如酮康唑或环吡酮胺的去屑洗发水来治疗。此外，异视黄酸可以通过改变毛囊皮脂腺中毛囊的大小，来治疗慢性毛囊炎；还会影响微环境，使之不利于痤疮丙酸杆菌的生长；也通过减少皮脂的产生，来降低粉刺的形成；同时，它还有抗炎的特性。个别病变还可以采用病灶内注射类固醇和冷冻手术进行治疗。

最后，局部使用抗菌清洁剂，如三氯生或氯己定，可减少毛囊炎的发生。对于男性，蓄须可以减少毛囊炎的发生。朝一个方向剃须，并使用保护性剃须膏如凝胶肥皂，或使用理发推子，均可以减轻毛囊炎的发生。

炭疽

炭疽是一种罕见的疾病，由革兰氏阳性需氧菌炭疽杆菌引起。这种微生物存在于土壤和动物身上，但最近它作为一种潜在的生物恐怖制剂备受关注，曾经有人用邮件传送混有炭疽杆菌孢子的粉末。这种感染虽然罕见，但可能会发生在处理兽皮的人员身上。

虽然炭疽不是一种传染病，但有三种主要临床分型：皮肤炭疽、吸入型炭疽和消化道炭疽。常见的感染是炭疽孢子经伤口接触、胃肠道黏膜或吸入而进入人体[10,11]。

临床过程

皮肤型炭疽最常见。临床表现为接触孢子 1~13 天后，皮肤擦伤处出现小的瘙痒性丘疹。之后该丘疹增大并水肿，形成水疱，孢子释放毒素导致溃疡发生。溃疡形成黑色坏死和凹陷的焦痂。因为孢子荚膜具有抗吞噬特性，孢子常会生长并繁殖。

可出现区域淋巴结肿大。也可出现皮肤病变相关的全身症状，包括发热和头痛。然而，如果在病程早期使用抗生素治疗，症状一般会消失。若未经治疗，皮肤炭疽的死亡率可能高达 20%。

胃肠型炭疽更为严重，如果不及时治疗，会危及生命。致病菌可通过食用未煮熟的感染炭疽杆菌的动物性食物而进入人体，可侵袭下消化道和咽部。可能出现恶心、呕吐、厌食、发热、腹痛和血性腹泻等症状。消化道炭疽病死率为 4%~60%[12,13]。口咽型炭疽的特点是出现口腔病变，最初水肿，然后进展为坏死性溃疡，并有假膜覆盖。可能会有颈部淋巴结肿大、咽炎和发热。

肺型炭疽是由于炭疽孢子被吸入肺部而发生。潜伏期为 1~43 天不等，如果不及时治疗，可导致 90% 的死亡率。孢子可以迅速通过肺组织扩散，破坏肺实质[14]。

诊断

皮肤或口咽型病变的诊断可通过革兰氏染色、培养和聚合酶链反应（PCR）检测进行。胸腔积液、大便、直肠或腹水等部位取样也可做类似检查。此外，血培养及急性期和恢复期血清标本也具有诊断意义。超过 50% 的全身性炭疽患者可能患有脑膜炎。因此，除非有禁忌证，否则建议所有全身性炭疽患者行腰椎穿刺检查[15]。

治疗

青霉素一直是炭疽杆菌感染的首选治疗药物。自然产生的菌株也可能对氟喹诺酮类、氯霉素、四环素、红霉素和链霉素敏感。但是，它对头孢菌素或甲氧苄啶-磺胺甲噁唑不敏感。在治疗期间可出现 β-内酰胺抗生素耐药的微生物[16,17]。

炭疽抗毒素可通过疾病控制和预防中心（CDC）获取，建议那些有全身性疾病的患者使用。此外，瑞西巴库（一种单克隆抗体）已证明对吸入性炭疽病有效，使用时应咨询 CDC[18]。

治疗非皮肤型炭疽时，静脉补液、辅助通气和支持治疗都非常重要。

蜂窝织炎和丹毒

蜂窝织炎是一种涉及皮肤和皮下组织的急性扩散性感染。最常见的病原体是 A 组链球菌和金黄色葡萄球菌。此外，对于免疫功能低下的患者，也可能由其他病原体引起，如假单胞菌和其他革兰氏阴性细菌。

临床表现

蜂窝织炎常表现为受累部位发红、水肿和触痛。临床病变区皮温较高，常与淋巴管炎有关。蜂窝织炎常伴有全身表现，如发热、乏力、疼痛和触痛。病变区域相关淋巴结肿大。

丹毒往往更表浅，通常比蜂窝组织炎更凸起，界限清楚（图 22-3）。显微镜下，它涉及真皮上层和浅表淋巴，常由化脓性链球菌——A 组 β-溶血性链球菌感染所致。此外，B 组链球菌亦可成为感染原因[19]。

最初对丹毒的描述是面部蝴蝶样皮疹，皮疹是由链球菌产生的外毒素而非链球菌本身所引起。感染不涉及更深的皮下组织，尽管可能存在相关的组织水肿。

相比之下，蜂窝织炎的斑块不像丹毒那样明确，病变波及范围更深、触诊更硬，这与淋巴管炎有关。这两种感染患者都有毒性反应。头皮的蜂窝组织炎可出现结节和脓肿，又称为穿掘性蜂窝织炎。在很多情况下蜂窝织炎可能会复发。在一项 209 例蜂窝织炎的研究中，复发患者约占 17%；143 例丹毒中，29% 为复发性感染。

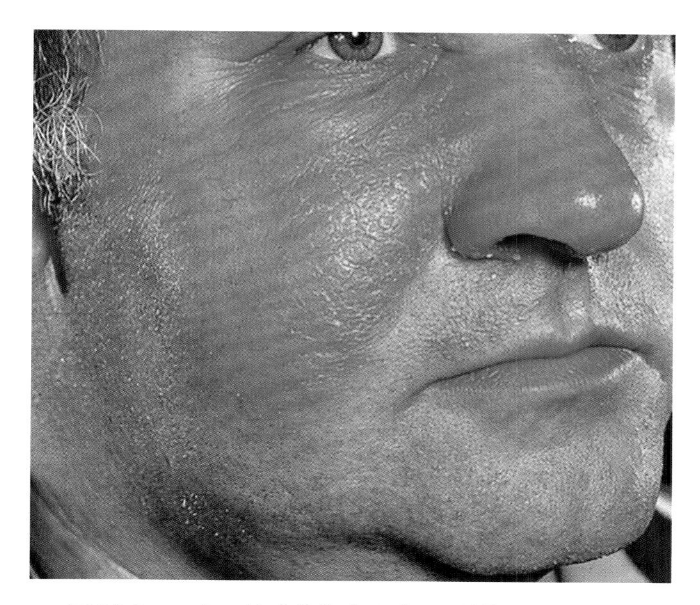

图 22-3　丹毒。链球菌蜂窝织炎，急性期的明显红斑（From Gawkrodger D，Ardern-Jones MR：Dermatology：an illustrated colour text，ed 5，Edinburgh，2012，Churchill Livingstone.）

诊断

诊断依据是红斑、皮温高、进展性斑块，并伴有疼痛、发热、水肿或淋巴管炎。

这种病变不能与假性蜂窝织炎相混淆。后者是由病毒感染导致，如单纯疱疹或更常见的带状疱疹病毒感染。这些病变可表现为皮肤明显发红、皮温高和水肿，典型的病毒感染还可能存在水疱病损。其他需要考虑的诊断，包括急性接触性皮炎，可表现为皮肤色红和水肿，出现水疱，偶尔呈线形分布，出现瘙痒，而无疼痛或发烧，往往有助于鉴别。

与急性湿疹性皮炎继发感染进行鉴别相对比较困难。在这种情况下，可以伴有发热和淋巴结肿大，而不会出现过敏性接触性皮炎。皮肤的病变或鼻咽部取样进行培养，可以明确病原体。检查结果有助于确定正确的治疗方案。

治疗

蜂窝组织炎的常规治疗包括口服和静脉注射抗生素。大多葡萄球菌和链球菌蜂窝织炎患者对多种抗生素敏感，包括头孢菌素、红霉素、克林霉素和阿莫西林克拉维酸。然而，随着 MRSA 的出现，口服多西环素、甲氧苄啶-磺胺甲噁唑、或静脉注射万古霉素抗生素则变得很有必要。引流排出分泌物对治疗 MRSA 感染非常重要[20]。此外，开放性湿敷和局部治疗（如使用莫匹罗星软膏）可能会缓解症状[21]。对于复发性蜂窝织炎或丹毒，持续进行预防性抗生素治疗，可防止病变进一步发作。青霉素 V（250mg，2 次/d）可以减少复发感染的频率[22,23]。

链球菌感染

猩红热

猩红热是由化脓性链球菌菌株引起的原发性急性全身性感染，或由局限性链球菌感染（如链球菌性咽炎或脓疱病）引起的继发性反应。皮疹一般是由 A 型、B 型或 C 型链球菌感染产生的红斑毒素引起的迟发型超敏反应造成[24-26]。

临床表现

在链球菌感染 2～4 天后出现皮疹。皮疹为弥漫性红斑，受压变白，导致面部潮红和口周苍白。较多 1～2mm 尺寸的小丘疹，呈小的点状突起，广泛分布于皮肤表面，使皮肤表现出砂纸样的质地。皮疹迅速扩展覆盖整个躯干，4～5 天后开始脱屑。身体褶皱处皮疹常更严重，在肘窝、腋窝皱襞处可能形成粉红色或红色的出血性横纹，被称为帕氏征。掌跖经常受到皮疹的累及。此外，也可出现黏膜疹，表现为软腭水肿、发红和出血点。舌体可有白色被膜，该膜后期可溶解脱落，出现红色的“草莓舌”和舌乳头肿胀（图 22-4）。随后几天，可进展为“树莓舌”。

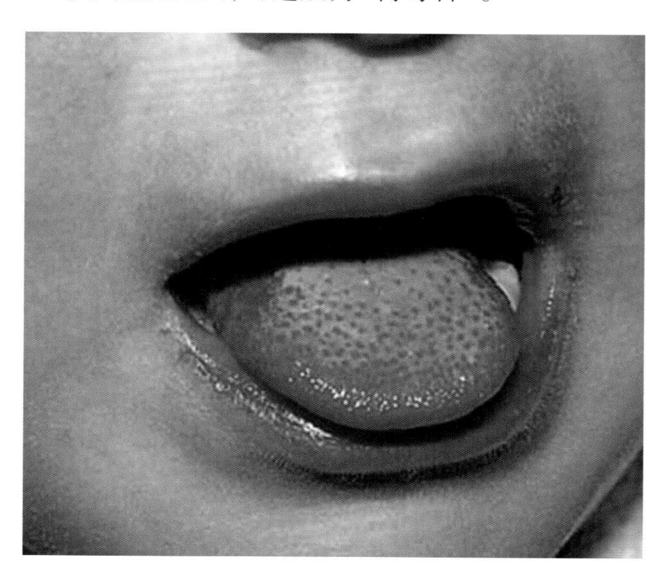

图 22-4　舌体中央部分给白色被膜覆盖，其余部分遍布红色饱满乳头（“草莓舌”）（From Zitelli BJ，McIntire SC，Nowalk AJ：*Zitelli and Davis' atlas of pediatric physical diagnosis*，ed 6，Philadelphia，2012，Saunders.）

诊断

猩红热的诊断依据是咽炎或全身性的流感样疾病之后出现的特征性皮疹和黏膜疹，链球菌咽部培养阳性，或抗链霉素 O 抗体增高。

草莓舌的鉴别诊断包括中毒性休克综合征，这是一种危及生命的急症，特征为由金黄色葡萄球菌或由 A 组链球菌产生的毒素引起的高热和毒血症。该综合征常有弥漫性红皮病，而无猩红热表现出的点状丘疹。此外，草莓舌可见于川崎病，也被称为皮肤黏膜淋巴结综合征。这种自身免疫性疾病的原因尚不清楚，但可能是感染性的疾病。除了草莓舌以外，躯干上可能有红色皮疹，而无砂纸样丘疹，并可能有明显的嘴唇皲裂和颈部淋巴结肿大，直径达 15mm。此外，与猩红热不同的是，掌跖受累出现红肿。

治疗

猩红热可进行适当的抗生素治疗，以控制链球菌感染。对疾病的及时诊断很重要，因为未经治疗的链球菌性咽炎可进展为急性风湿热、休克或多器官功能衰竭，以及链球菌感染后肾小球肾炎[27]。此外，有可能出现化脓性咽扁桃体蜂窝织炎或脓肿、鼻窦炎、中耳炎或坏死性筋膜炎。

坏死性筋膜炎

坏死性筋膜炎是一种皮下脂肪和筋膜的侵袭性坏死。本病常发生于躯干和四肢，但也可见于颌面部。早期诊断和积极治疗，包括静脉注射抗生素和液体复苏以及手术清创，对于治疗这种危及生命的感染必不可少[28-30]。

临床特征及表现

首先，受影响部位的皮肤发红、触痛和水肿。初始阶段可能类似蜂窝组织炎，随着病情的进展，皮肤变成暗灰色。皮肤神经末梢遭到破坏，会出现局部麻木，筋膜和脂肪发生坏死，常伴随恶臭。在这个阶段，组织变得紧张僵硬，并形成出血性大疱。气体可在筋膜和皮肤之间逐渐积聚。最终，随着皮肤的坏死脱落而出现明显的坏疽，从而暴露出坏死的皮下脂肪和筋膜(图 22-5)。

全身表现可包括发热、心动过速、脓毒症、休克、溶血以及血容量不足。由于细菌引发溶血，患者会出现黄疸和贫血[29]。

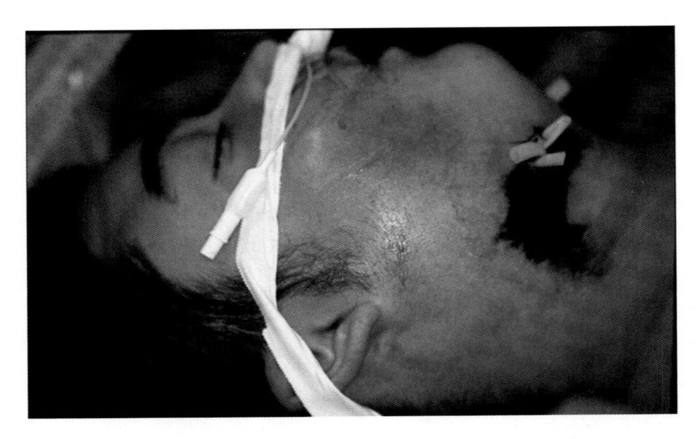

图 22-5 面部坏死性筋膜炎(From Hupp JR, Ellis E, Tucker MR: *Contemporary oral and maxillofacial surgery*, ed 6, St Louis, 2014, Mosby. Courtesy Dr. Robert Ord, Department of Oral and Maxillofacial Surgery, Baltimore College of Dental Surgery, University of Maryland, Baltimore.)

发病机制

A 组链球菌感染占感染总数的 10%，但已报道还有其他微生物感染，包括但不限于：拟杆菌、梭菌、大肠杆菌、金黄色葡萄球菌、铜绿假单胞菌和流感嗜血杆菌。

该类感染的易感因素包括宿主免疫功能低下、糖尿病、周围血管疾病和酗酒。坏死性筋膜炎通常在外伤或手术筋膜暴露于微生物后发生[31]。

诊断

该感染的诊断依赖于临床，但磁共振成像(MRI)可以帮助确定组织累及的深度。坏死组织的拭子取样培养、血培养和革兰氏染色也可帮助诊断。组织冰冻切片检查对疾病的早期诊断有价值。血液化验检查包括但不限于：完整的代谢检查、血常规、电解质、钙、尿素和肌酐水平有助于明确全身受累的程度[32]。

治疗

静脉注射大剂量抗生素，覆盖链球菌、葡萄球菌和革兰氏阴性菌，以及一些厌氧菌，应持续到细菌培养和药敏结果确定后。使用中央静脉通路可帮助确定血管内容量状态，并快速进行液体补充。

手术切除受累组织必不可少，包括切除坏死组织，然后敷料填塞。有时需要每天清创，及时清除所有坏死组织。高压氧的使用存在争议，但对某些病例有效[29,33]。

莱姆病

莱姆病是由伯氏疏螺旋体引起的一种蜱传播感

染。皮肤病损一般为环形红斑病变（游走性红斑）。如果不能早期诊断和进行适当的抗生素治疗，莱姆病可能会损害神经系统、心脏和关节，出现相应的后遗症[28,34]。

临床特征及表现

临床表现可分为早期局限期、早期播散期和慢性病阶段。病变往往发生于躯干、腿、腹股沟和腋窝，罕见于面部。

早期局限期

莱姆病最典型的早期表现是游走性红斑，表现为环形的红色斑块，伴中央褪色或中心处存在红色斑块（靶心外观）（图 22-6）。病变范围直径 1~5cm，感染 7~15 天后出现，持续长达 6 周。早期阶段，患者还会出现下列全身症状：乏力、发热、关节痛、淋巴结肿大、头痛和结膜炎。

早期传播期

有些患者可出现弥漫性环形红斑，数量 2~100 个不等。这些病变通常在原发游走性红斑出现后几天到几周出现，红斑面积要小得多。未经治疗的患者中，约 60% 出现关节炎；10% 出现神经系统后遗症，包括面神经麻痹；5% 出现心脏表现，包括房室传导阻滞和心包炎。

慢性病期

慢性病期的一些临床表现包括脑病、脑脊髓炎、神经病变、慢性关节炎，和常见于欧洲的慢性萎缩性肢端皮炎（皮肤蓝红色弥漫性斑块，基底萎缩）。

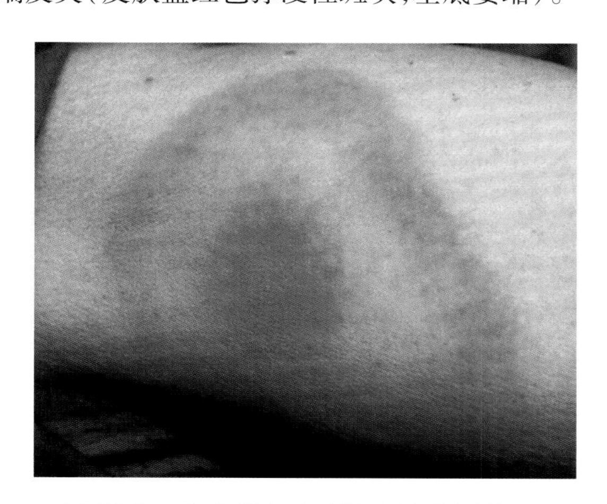

图 22-6 游走性红斑（靶心外观）（From Centers for Disease Control and Prevention, Atlanta, GA）

发病机制

主要的罪魁祸首是伯氏疏螺旋体，这是一种通常由硬蜱科类蜱虫传播的螺旋体。肩突硬蜱是美国东北部和中西部地区的主要蜱类。伽氏疏螺旋体和阿氏疏螺旋体是欧洲地区主要的螺旋体，由蓖籽硬蜱传播。

诊断

主要通过伴随一些全身症状的典型的游走性红斑进行诊断。可用酶联免疫吸附试验（ELISA）和免疫印迹试验（检测伯氏疏螺旋体抗原的 IgM 抗体）。然而，这些测试通常在感染后 3~6 周呈阳性表现，因此对早期感染没有很大的诊断价值。有时游走性红斑组织活检也可分离出伯氏疏螺旋体[29]。

治疗

早期局限性疾病通常对多西环素敏感，剂量为 100mg，每天两次，疗程为 14~21 天。早期播散性或轻度慢性期患者，伴脑神经麻痹及二度心脏传导阻滞者，多西环素 100mg，每天两次，疗程 14~28 天，效果良好。对于孕妇和 8 岁以下儿童的早期局限性疾病，阿莫西林 500mg，每 8 小时一次，疗程为 14~21 天[29,34]。

放线菌病

衣氏放线菌是一种革兰氏阳性厌氧细菌，可引起化脓性脓肿和形成窦道。这种微生物可以侵犯面颈部、胸/肺、胃肠道和女性生殖道。本节重点介绍面颈部的放线菌病，是由这种微生物引起的主要的感染类型。

临床特征及表现

在面颈部放线菌病中，患者表现为与颌骨相关的硬性肿块。随着肿胀的进展，局部皮肤变色呈淡蓝色。随着时间的推移，在硬性肿块基础上形成脓肿，并破溃出现窦道（图 22-7）。通常从这些窦道中排出淡黄色脓性物质。

发病机制

衣氏放线菌是一种厌氧、革兰氏阳性、不耐酸的丝状菌，是该疾病的病原体。这种微生物是口腔中自然菌群的一部分。在颈部区域感染的主要因素是该

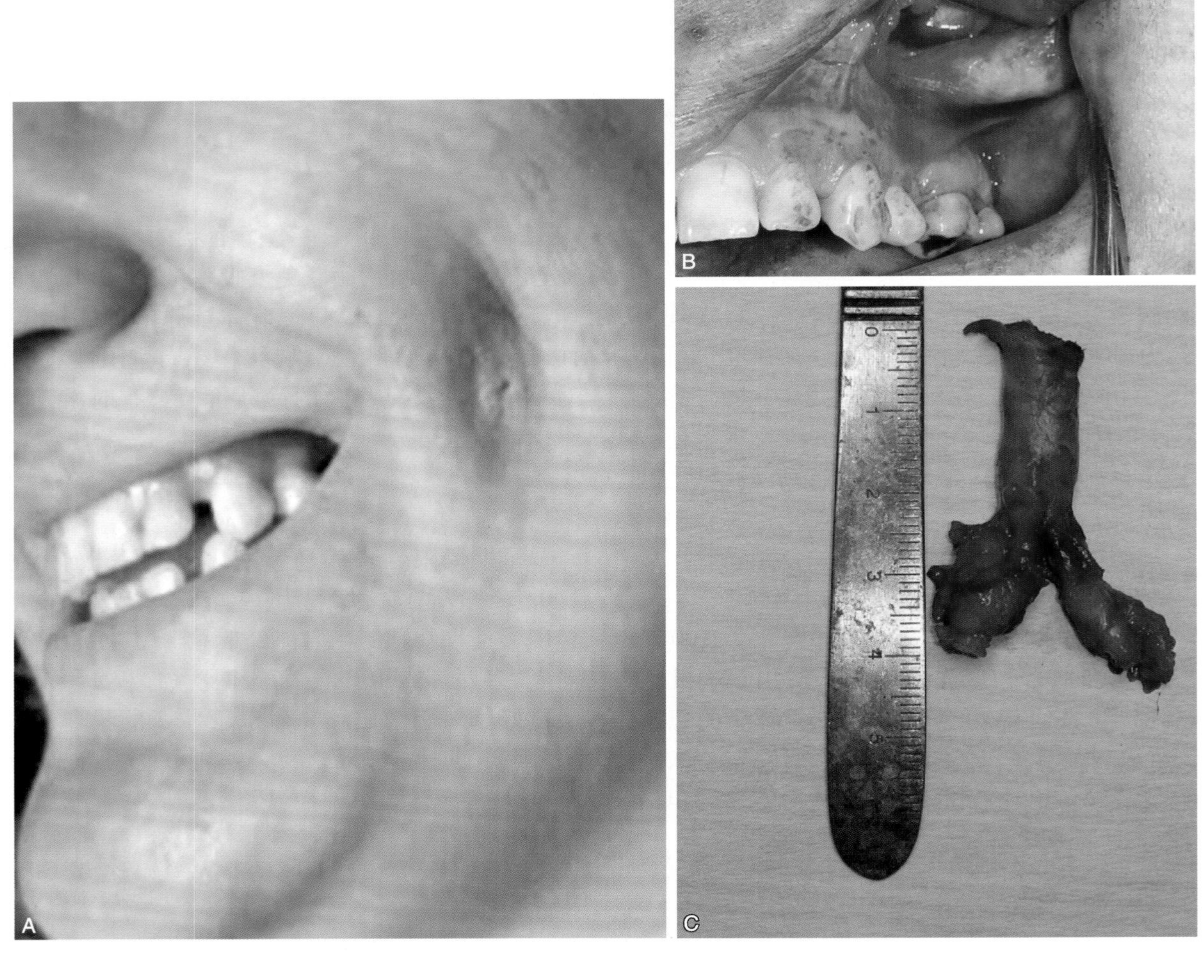

图 22-7 A. 放线菌病窦道口外瘘口。注意脸颊运动时的轻微凹陷。B. 窦道切除时口内所见。注意窦道的异常厚度。C. 窦道切除的大体标本(From Göçmen G,Varol A,Göker,K,et al:Actinomycosis:report of a case with a persistent extraoral sinus tract,*Oral Surg Oral Med Oral Pathol Oral Radiolo Endod* 112(6):e121-e123,2011.)

区域的损伤(如牙科治疗)。放线菌本身并不具有致病性,但可通过多种微生物共同感染可使其致病性增强。面颈部放线菌病主要累及软组织,很少来源于或局限于颌骨内[28]。

诊断

临床表现为颌面部硬性肿块,显微镜检查和培养有助于明确诊断[35]。脓性分泌物的显微镜检查通常显示"硫磺样颗粒"。苏木精-伊红染色时,这些颗粒表现为周缘是嗜酸性分支网络,嗜碱性放线菌积聚在中心。

放线菌也可以在厌氧条件下(例如牛肉葡萄糖琼脂)5~7 天内得以生长,但是培养很困难。因此,直接镜检或革兰氏染色可见呈长丝状的革兰氏阳性微生物,有利于诊断[28,29]。

治疗

外科治疗和正确的抗生素治疗剂量和治疗时间是该疾病治疗的关键。青霉素仍然是治疗面颈部放线菌病的标准。青霉素 G 静点治疗,10~2 000 万 U/d,疗程 2~6 周,随后数月口服青霉素 V,2~4g/d,通常有效。其他几种抗生素已被证明是青霉素过敏患者的良好选择,包括米诺环素、克林霉素和红霉素。除了使用抗生素治疗外,有时需要手术治疗,包括引流脓性分泌物和手术切除窦道[36]。

面癣

皮肤的真菌感染可以发生在人体许多部位，包括头皮、体表、腹股沟、手和脚。面部表浅的或皮肤癣菌感染并不常见。致病微生物包括表皮癣菌属、毛癣菌属和小孢子菌属[37]。面部和口周毛发生长区发生的真菌感染称为须癣。

这些皮肤癣菌释放角蛋白酶侵入角质层，促进炎症反应。与感染嗜人类真菌相比，感染嗜动物真菌，如犬小孢子菌，会引发更严重的反应[38]。

临床表现

面癣通常表现为带有鳞屑的红色浅表性斑块，通常呈环形，鳞屑分布于周缘，中心皮肤正常（图 22-8）。它经常被误诊[39]为湿疹性皮炎或脂溢性皮炎。其他需要鉴别的病变包括接触性皮炎和红斑狼疮[40]。

诊断

该病变可经氢氧化钾检查明确。在斑块周边刮除部分鳞屑，将刮除物放在有 10% 氢氧化钾溶液的载玻片上加热，获得角质形成细胞，并可显示角质鳞片内的皮肤癣菌。也可添加二甲基亚砜，且不需加热。此外，用氯唑/黑 E 或派克蓝黑染料染色可确定是否存在真菌。

虽然需要 3~4 周时间，但用沙保弱培养基进行真菌培养，也可诊断和鉴别皮肤癣菌。也有更快的培养基，依靠从黄色到红色的颜色变化来诊断皮肤癣菌。有时，病变可呈脓疱或结节，尤其是在有毛发的区域，且可通过剃须或创伤扩散。此外，可伴有局部淋巴结肿大。当皮肤癣菌通过毛囊渗透侵入真皮和皮下组织时，可出现 Majocchi 肉芽肿[41]。

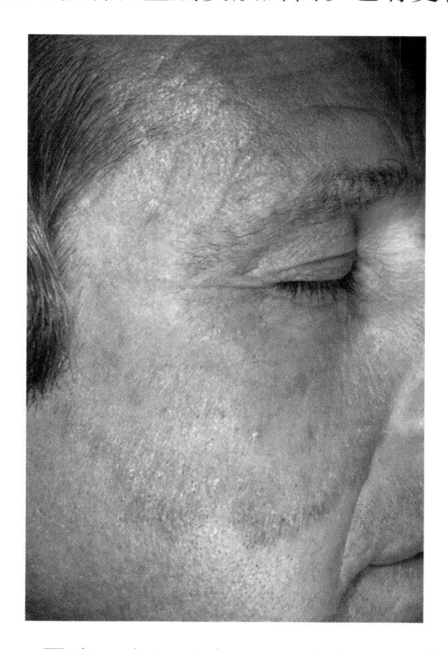

图 22-8 面癣。边界清晰，最初诊断为湿疹（From Habif TP：*Clinical dermatology：a color guide to diagnosis and therapy*，ed 5，St Louis，2010，Elsevier.）

治疗

该类型的皮炎通常可以外用抗真菌药物治疗，如咪唑类、环吡酮胺或烯丙基胺抗真菌药。如果局部抗真菌治疗无效，特别是对于较深的肉芽肿性病变或须癣，可能需要全身性使用药物，如特比萘芬[41]，伊曲康唑或灰黄霉素。治疗周期一般为 3~4 周，局部或全身治疗均可。

Ⅰ型单纯疱疹病毒感染

单纯疱疹病毒（HSV）感染可分为原发性、非原发性或复发性。原发性感染的患者出现病变时，不存在 HSV-1 或 HSV-2 抗体。患者已有相关抗体后首次出现单纯疱疹病毒感染病变时，即发生了非原发性 HSV 感染。复发性感染是指以前处于休眠状态的 HSV 病变重新激活。这些病变可以通过性途径或非性途径进行传播。

单纯疱疹病毒Ⅰ型（HSV-1）侵犯唇黏膜表面时，也被称为唇疱疹。它还会感染身体的其他部位，包括眼睛和头皮。免疫力低下的患者可能会发展成破坏性中枢神经系统感染、肝炎或肺炎。此外，HSV-1 龈口炎常发生在 5 岁之前的儿童，可伴有发热、疼痛性口腔病损和继发性脱水[42,43]。

临床表现

原发性感染

当病毒接种到黏膜表面或皮肤的其他区域，病毒进入表皮、真皮，然后侵入感觉和自主神经末梢。初始的病变为小水疱，成簇聚集，基部为红色并伴有炎症。口腔病变可融合破溃，形成疼痛明显的口腔溃疡。感染开始时会出现发热和不适，而随后的爆发往往没有全身症状。

这种病变通常持续 10~14 天，尽管可通过使用抗病毒药物来缩短病程（稍后讨论）。虽然最初的症状可能很严重，但有时感染可能无症状。据估计，20%~25% 的患者有 HSV-1 抗体，而 10%~20% 的有 HSV-2 抗体的患者有口腔或生殖器感染史[44]。由于病毒从受感染区域排出，则可发生病毒的传播。有时临床病变完全消失后，病毒的排出还会持续数天。

复发性感染

HSV 病毒初始接种后，病毒可沿神经节潜伏，可在以后重新激活。这种重新激活可由多种因素触发，包括阳光、情绪或生理应激、月经周期和免疫缺陷。牙科创伤，如在三叉神经分布区拔牙，也可以引起疾病复发[45]。

在病变复发前，可能有瘙痒、灼热或刺痛等前驱症状。这种症状持续数小时至 2 天，然后爆发。复发的类型和频率因患者而异。可能的触发因素，如日晒、疾病或月经周期，对于同一个患者可存在类似模式。反复发作通常比初期爆发病情温和，较少出现全身症状和淋巴结肿大，病变的消退速度更快，通常在 1 周内恢复（图 22-9）。

诊断

单纯疱疹病毒感染有多种诊断方法。病毒培养常用，但需几天时间才能得到结果。DNA 聚合酶检测更敏感，有时更可取[45]。皮肤活检、血清学检查或免疫荧光试验也很有用。也可在诊室内，挑破水泡顶部，取样进行 Tzanck 法直接涂片检查。它可检测多核病毒巨细胞的存在，这种方法基于病变存在的时间，敏感性不强。

疱疹性龈口炎的鉴别诊断包括口腔溃疡、手足口病、口腔念珠菌病、Stevens-Johnson 综合征、多形性红斑或白塞氏综合征。口唇疱疹可能会与脓疱病或接触性皮炎混淆。

治疗

原发性感染

及时治疗原发性单纯疱疹病毒感染非常重要。

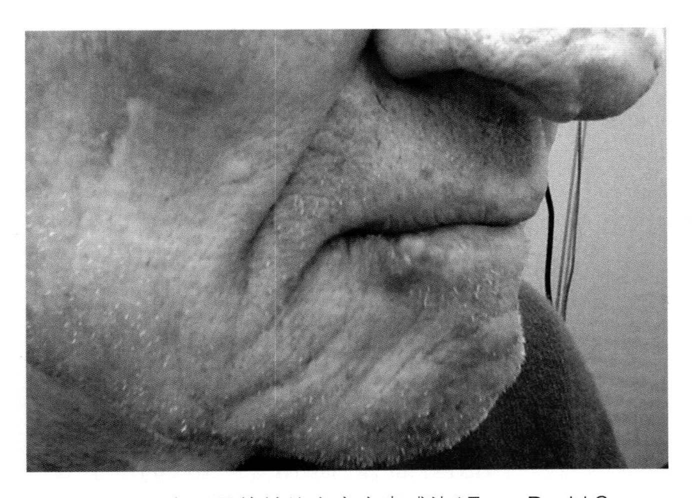

图 22-9 右下唇的单纯疱疹病毒感染（From David Suhocki.）

在发病后 72 小时内治疗很有帮助，可减少抗病毒治疗所需的时间，并减少病毒排出。

治疗药物包括阿昔洛韦、伐昔洛韦和泛昔洛韦。这些药物的给药频率各不相同，但均可有效缩短病程。大多数最初使用阿昔洛韦进行的研究表明，这种药物可明显减轻疼痛，缩短愈合时间和减少病毒排出。与安慰剂相比，全身症状也有所减轻[46]。

泛昔洛韦是喷昔洛韦的前体口服剂型，比阿昔洛韦具有更高的生物利用度和更长的半衰期，因此，可以减少给药次数。在研究中，阿昔洛韦每天使用 5 次，泛昔洛韦每天 3 次效果相同。泛昔洛韦的剂量范围为 125mg、250mg、500mg、750mg，每天 3 次。

伐昔洛韦与阿昔洛韦效果相同，但所需用药频率降低。在治疗初始生殖器疱疹感染的研究中，阿昔洛韦每天口服 5 次，每次 200mg，效果等同于伐昔洛韦每天 2 次，每次 1 000mg[47,48]。没有直接比较伐昔洛韦与泛昔洛韦治疗单纯疱疹病毒感染的效果的研究。

美国疾病控制和预防中心（CDC）于 2010 年发布的指南推荐，对于原发性单纯疱疹病毒生殖器感染使用以下剂量，可用于皮肤感染[49]：

- 阿昔洛韦 400mg，每天 3 次；或 200mg，每天 5 次，7~10 天
- 泛昔洛韦 250mg，每天三次，7~10 天
- 伐昔洛韦 1 000mg，每天两次，7~10 天

支持治疗对疱疹性龈口炎非常重要，特别要注意避免脱水。局部使用苯海拉明、利多卡因凝胶或苯佐卡因可对症状有一定程度的改善，但出现毒副作用的风险可能要大于益处。尤其是，利多卡因可使儿童在局部麻木时更容易误吸，并引起吞咽困难，导致分泌物堵塞气道。局部使用苯佐卡因可引起高铁血红蛋白血症，因此在 2 岁前不推荐使用[50]。用生理盐水冲洗病变，有助于减轻症状，外用氢氧化铝/镁抗酸制剂或羟丙基纤维素膜可以保护口腔黏膜。

复发性感染

使用这三种药物治疗复发性感染的方案各不相同，小剂量治疗 3~5 天，大剂量治疗 1 天，根据具体药物而定。

2010 年美国 CDC 预防指南推荐：

- 阿昔洛韦 800mg，每天三次，2 天；或 800mg，每天两次，5 天
- 泛昔洛韦 1 000mg，每天两次，1 天；或 125mg，每天两次，5 天
- 伐昔洛韦 500mg，每天两次，3 天；或 1g，每天一次，5 天

慢性抑制疗法通常用于每年发作 6 次或 6 次以上的患者。

使用阿昔洛韦、泛昔洛韦和伐昔洛韦与安慰剂对照的研究表明，这三种药物均可降低单纯疱疹病毒复发的频率和缩短病毒排出的时间。这些药物的头对头（head-to-head）对照研究显示它们的疗效相似，但会有与剂量相关的反应。头对头比较研究显示，伐昔洛韦（无病毒天数的 1.3%）和泛昔洛韦（无病毒天数的 3.2%）的疗效有所提高。研究表明，伐昔洛韦和阿昔洛韦对单纯疱疹病毒的抑制作用相似。一项研究表明，虽然剂量和费用可能会影响药物的选择，但伐昔洛韦的效果略好。

美国 CDC 于 2010 年发布的抑制疗法的治疗指南包括[49]：

- 阿昔洛韦 400mg，每天两次
- 泛昔洛韦 250mg，每天两次
- 伐昔洛韦 500mg，每天一次或 1g，每天一次（如用伐昔洛韦治疗每年复发 10 次以上的病例，推荐剂量为 1g）

带状疱疹

水痘-带状疱疹病毒（varicella-zoster virus，VZV）可引发水痘和带状疱疹。原发感染 VZV 可引起水痘，其特点是在面部、躯干和四肢出现不同阶段的水疱。水痘常伴发热、乏力、头痛和咳嗽等全身症状。很少合并脑膜炎和肺炎。

带状疱疹，也被称为火带疮，表现为沿皮节分布的水疱性皮疹。它经常发生于既往有水痘病史的个体，有时可由 VZV 细胞介导的免疫减弱引发。据估计，32% 的美国人口在其一生中会发生带状疱疹[51]。

临床表现

该疾病临床表现为单侧发生，疼痛明显，可能涉及两个或三个相邻的皮节。皮疹始发为红色丘疹，然后融合形成成簇的小水疱，有时为出血性或脓性水疱。病变往往疼痛明显，有时发痒。治愈后仍可能在皮节分布区出现疼痛，称为带状疱疹后遗神经痛（post-herpetic neuralgia，PHN）。这种疼痛也可发生在接种带状疱疹疫苗（HZV）患者身上，比例高达三分之一，随着年龄增长，发生疼痛的可能性增大[52]。

带状疱疹往往代表潜伏在神经节中的 VZV 被重新激活，疼痛一般非常严重。有时病毒会对眼部等区域造成破坏性的后果，被称为眼部带状疱疹。在这种情况下[53]，VZV 可以在三叉神经节内重新激活，患者可出现结膜炎、巩膜炎、角膜炎或虹膜炎（图 22-10）。如果病毒进展累及到角膜，可能导致视力丧失。提示眼部即将受累的一个先兆因素是哈钦森征，即鼻尖部被病变累及，该部位是眼神经的鼻睫支分布区域。

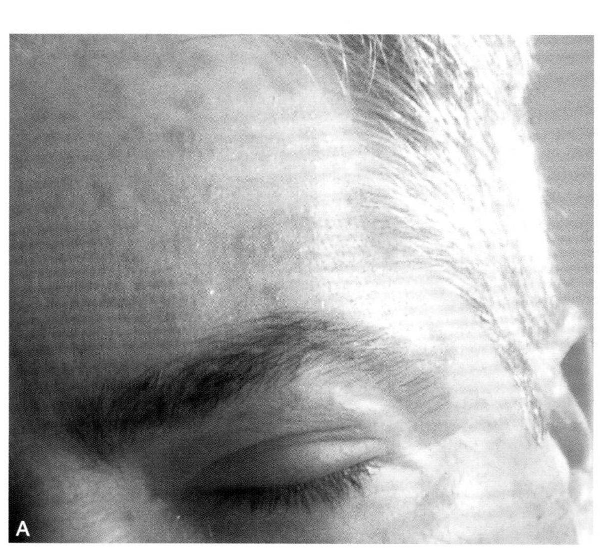

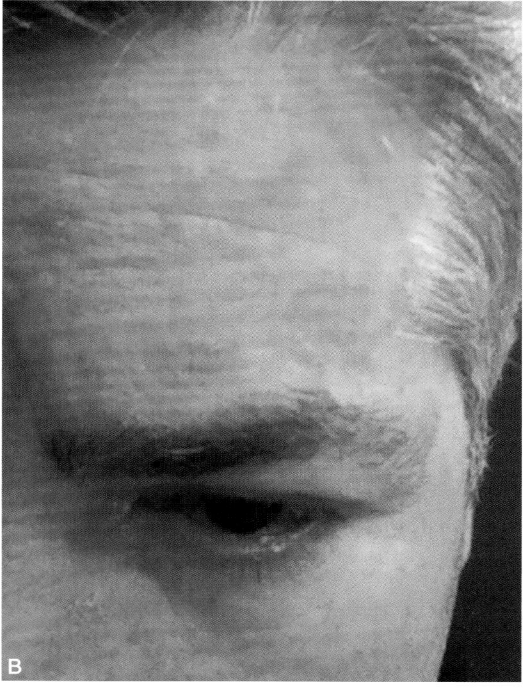

图 22-10　A，B. 左眼带状疱疹患者（From Dr. Elie M. Ferneini.）

如果带状疱疹累及听神经，耳周可出现小水疱，同时伴发面瘫、眩晕症或耳聋（称为 Ramsay Hunt 综合征）等并发症[54]。也可能会影响味觉和泪液分泌。其发病是由于膝状神经节的病毒被活化。病毒还可能侵及第Ⅴ、Ⅸ和Ⅹ脑神经[55]。虽然抗病毒治疗有效，但造成的损伤可以是永久性的[56]。

诊断

带状疱疹的诊断依据是沿皮节分布的小水疱。疼痛常在头颈部皮肤病变出现之前的数小时或数天出现。它可由局部创伤引起，如牙科治疗，且许多头颈部带状疱疹多发于颅面创伤之后[57]。临床诊断可通过制备 Tzanck 涂片来加以证实，去除疱顶，从基底取样，镜下可见多核病毒巨细胞。

年龄是带状疱疹最常见的危险因素。50 岁以上的患者的细胞免疫功能减弱，患病的可能增加。当然，免疫功能低下的患者风险更高，包括移植的患者[58]、化疗或 HIV 感染的患者[59]。这些患者带状疱疹复发的发生率也较高，而在免疫功能正常的人群中其发生率为 1%～3%。

治疗

带状疱疹的治疗涉及抗病毒治疗，抗病毒药物包括阿昔洛韦、伐昔洛韦或泛昔洛韦。在发病后 48～72 小时内开始治疗非常重要，这可提高抗病毒效果。给药剂量应高于单纯疱疹病毒感染。包括：阿昔洛韦 1g，每天 5 次；伐昔洛韦 1g，每天 3 次；或泛昔洛韦 500mg，每天 3 次，持续使用 1 周。后两种药物更方便，给药频率更小，胃肠道副作用更小。然而，这些药物的整体疗效基本相同[60,61]。

对于眼部带状疱疹，外用类固醇滴眼液可减轻炎症、巩膜炎以及角膜炎（三分之二的患者存在角膜受累）。此外，40% 的患者存在虹膜炎，出现瞳孔反应功能障碍[62,63]。

对于带状疱疹，如果患者脓性分泌物增多或伴有炎症时，需要通过细菌培养和药敏实验排除继发细菌感染。采用抗生素治疗继发的脓疱（链球菌或葡萄球菌感染）非常重要。

带状疱疹病毒更具破坏性的作用是可导致疱疹后神经痛（PHN），可发生于 10%～15% 的患者身上，其中一半为 60 岁以上患者。因此，推荐接种带状疱疹病毒疫苗，这种减毒活疫苗已被证明可降低带状疱疹和 PHN 的发病率。有资料表明，该疫苗可降低 50 岁到 59 岁人群中带状疱疹及 PHN 的发生。带状疱疹有可能在同一患者身上发生一次以上，因此，即使对于既往有过带状疱疹病史的个体，也推荐接种疫苗。

PHN 的发生率和严重程度在 60 岁以上的人群中更高。一般在出现症状后 72 小时内，对患者进行抗病毒治疗，减轻病变的严重程度。糖皮质激素（如泼尼松）与阿昔洛韦同时使用，可减轻疼痛并促进症状消退。然而最近的一项研究中，单独使用阿昔洛韦或阿昔洛韦联合类固醇，效果无差异[64,65]。事实上，服用糖皮质激素可能继发细菌感染的风险超过它所产生的疗效。

PHN 有很多治疗方法，包括三环类抗抑郁药，可抑制去甲肾上腺素和 5-羟色胺在中枢神经系统中的再摄取。一项研究发现，阿米替林比安慰剂或劳拉西泮更能有效地缓解疼痛。有时可使用止痛药物，其中包括阿片类药物和非甾体抗炎药，还可局部使用利多卡因或辣椒素。辣椒素是通过生物化学的方式从辣椒中提取，可干扰一种神经递质—P 物质，是一种疼痛传递介质。它可引起烧灼、刺痛和皮肤发红，但可能减轻疼痛。

抗惊厥药物如加巴喷丁和普瑞巴林，也用于治疗 PHN。研究表明，这些药物对疼痛有一定程度的改善，但其副作用包括头晕、口干、体重增加和嗜睡，有时会限制其使用[66]。

脓疱病

脓疱病是一种浅表的皮肤感染，通常由金黄色葡萄球菌引起，A 组化脓性链球菌引起的较少见。它是儿童最常见的细菌感染。根据临床表现不同，可分为大疱性和非大疱性脓疱疮两种类型[67]。

临床表现

非大疱性脓疱病是脓疱病最常见的类型，所占比例为 70%，主要影响儿童。通常表现为小水疱、大疱、脓疱，破裂后释放出淡黄色液体。液体干燥后形成蜜黄色厚痂，是疾病的标志（图 22-11）[28,29]。

大疱性脓疱病表现为松弛性大疱，或多数表现为浅层糜烂面，周围为环形脱屑区域（图 22-12）。该类型的病变没有厚痂皮和周围的红斑。它通常出现在新生儿期，较少见于儿童[29]。

发病机制

脓疱病通常发生在轻微损伤、昆虫叮咬或裂伤后。最常见的病原体是金黄色葡萄球菌，所占比例为

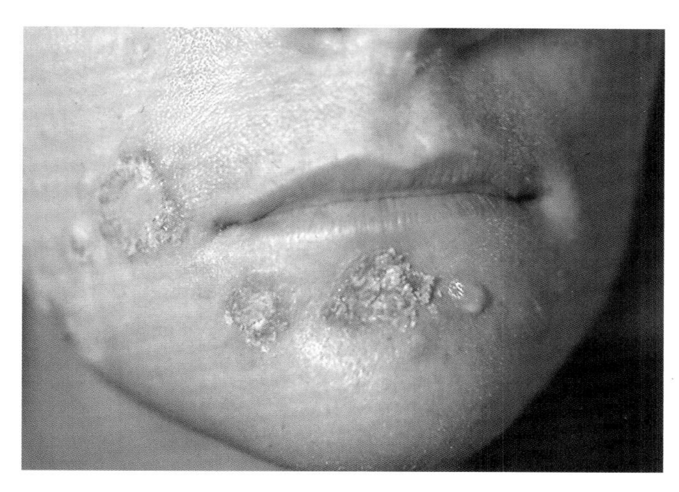

图 22-11 面部非大疱性脓疱病(From Cordoro KM, Ganz JE: Training room management of medical conditions: sports dermatology, *Clin Sports Med* 24(3): 565-598,2005.)

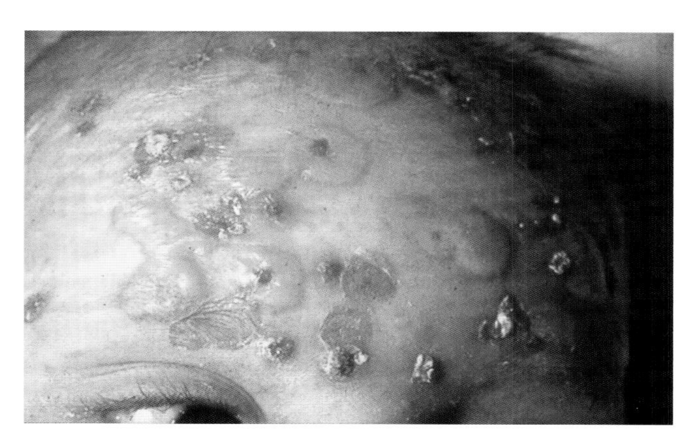

图 22-12 大疱性脓疱病(From Bennett JE, Dolin R, Blaser MJ: *Mandell, Douglas, and Bennett's principles and practice of infectious diseases*, ed 8, Philadelphia, 2015, Saunders.)

50%~70%。金黄色葡萄球菌的鼻腔带菌者感染复发的风险更高。另一种不太常见的病原体是 A 组 β-溶血性链球菌。在细胞水平上,大疱性脓疱病是由金黄色葡萄球菌的表皮剥脱毒素引起的,它在表皮的颗粒层与桥粒芯糖蛋白-1(一种桥粒蛋白,参与细胞间连接)结合,导致棘层松解(细胞间连接丧失)和水疱形成[29,34]。

诊断

诊断主要基于临床表现。渗出物细菌培养可能为阳性。血常规检查白细胞计数有时可升高。

治疗

对于病情局限的健康个体,局部应用莫匹罗星软膏是一种有效的一线治疗方法。对于广泛的感染,可口服抗生素,包括青霉素、抗 β-内酰胺酶青霉素、大环内酯类和头孢菌素类。由于耐甲氧西林金葡菌(MRSA)的出现,对治疗无效的顽固病例,应进行细菌培养和药敏试验,并据此选用适当的抗生素。此外,对于反复感染的金黄色葡萄球菌鼻腔带菌者,鼻腔应用莫匹罗星非常有效。

如果得到有效的治疗,该疾病一般会有一个良性的、自限性的过程。在由化脓性链球菌引起的非大疱性脓疱病病例中,有 2%~5% 可发生急性链球菌感染后肾小球肾炎(acute poststreptococcal glomerulonephritis, APSG)。它的重要的致病因素是化脓性链球菌血清型 1、4、12、25 和 49。早期抗生素治疗不能预防本组患者 APSG 的发生。脓疱病和风湿热之间没有关联[29,34,67]。

传染性软疣

传染性软疣(molluscum contagoisum, MC)是一种由痘病毒引起的自限性病毒感染,是一种最常见的感染。它可通过皮肤和皮肤接触和自体接种传播。通常会影响儿童、处于性活跃期的成人和免疫力低下的患者[如获得性免疫缺陷综合征(acquired immunodeficiency syndrome, AIDS)]。

临床特征及表现

MC 通常表现为 1~2mm 肉色、有光泽的圆顶状丘疹(图 22-13)。大多数病损中央有一个脐形凹陷,可通过放大镜或液氮冷冻后观察。在疾病的进程中,丘疹变红,中央凹陷更明显。未经治疗的病损持续 9 个月,然后自愈[68]。

在儿童中,病损往往从几个到几十个,通常涉及面部、躯干和四肢。在成人中,MC 是一种性传播疾病,病变多见于小腹、大腿和阴茎[69,70]。

在 HIV 感染患者中,当被诊断为 AIDS 且 T 细胞计数小于 100 时,会发生此类病变。对于这些患者,病变往往发生在面部和外生殖器。表现为典型的圆顶状脐形凹陷丘疹,以及大于 1cm 的大型病损。病损波及口腔黏膜意味着 AIDS 患者的 T 细胞计数小于 50[71]。

发病机制

MC 病毒(MCV)是一种 DNA 病毒,是痘病毒家族中的一员。MCV 有 1~4 个血清型,但儿童感染以

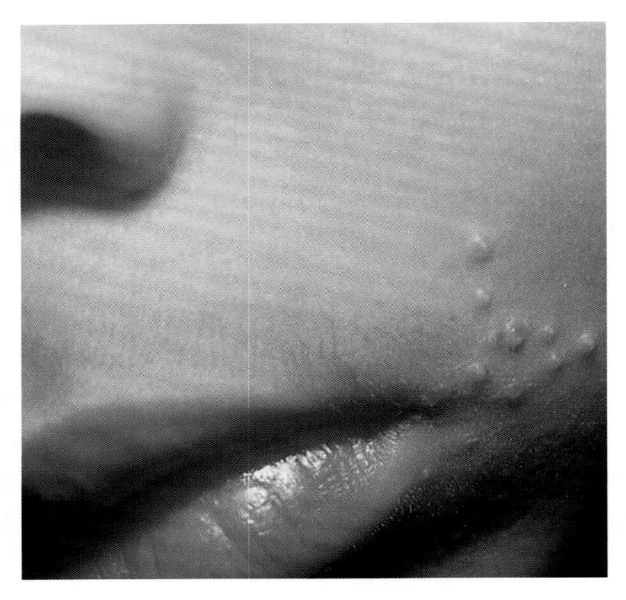

图 22-13 儿童面部传染性软疣(From Zitelli BJ,McIntire SC,Norwalk AJ:*Zitelli and Davis' atlas of pediatric physical diagnosis*,ed 6,Philadelphia,2012,Saunders.)

MCV-1 型为主。该病是由皮肤和皮肤接触、自体接种以及在性活动中传播,也发生在免疫力低下的患者包括 AIDS 患者[68-70]。

诊断

诊断通常基于临床表现。标本活检有助于确诊。病理检查发现在感染的角质形成细胞内有特征性的胞内病毒包涵体,称为软疣小体或 Henderson-Patersonx 小体[68,71]。

治疗

治疗取决于患者发病位置、年龄和免疫状态。对于健康的个体,病损通常可以自愈。因为治疗会有形成瘢痕的风险,有时不进行干预是最好的治疗选择。

应教育儿童了解自身接种和直接接触 MC 的传播风险。儿童的治疗选择必须考虑病变部位、病损数目和治疗的风险和收益。

刮除术是治疗选择之一,但可能会造成瘢痕,并且对患者来说是一种创伤。治疗前需要麻醉,通常不建议儿童患者采用此方法。

局部治疗药物包括视黄酸乳膏、12% 水杨酸凝胶、外用斑蝥素(FDA 还没有批准其在美国使用)、咪喹莫特以及 40% 硝酸银糊剂。大多数外用药物会引起皮肤发红、刺激、瘢痕形成和皮肤颜色改变,因此,患儿家长在治疗前应了解可能出现的副作用。

冷冻疗法是另一种非常有效的治疗方式,但存在副作用,例如疼痛、发红、色素减退或色素沉着、水疱形成和瘢痕。患者在病变消退前可能需要多次冷冻治疗。

在 AIDS 患者中,局部使用咪喹莫特和 3% 西多福韦(DNA 聚合酶的竞争性抑制剂)已被证明有效。然而,大多数 MC 病变随着免疫状态的改善而自愈[71-73]。

(周治波 译)

参考文献

1. Schittek B, Paulmann M, Senyürek I, et al.: The role of antimicrobial peptides in human skin and in skin infectious diseases, *Infect Disord Drug Targets* 8:135–143, 2008.
2. Goulden V, Clark SM, Cunliffe WJ: Post-adolescent acne: a review of clinical features, *Br J Dermatol* 136:66, 1997.
3. Jeremy AH, Holland DB, Roberts SG, et al.: Inflammatory events are involved in acne lesion initiation, *J Invest Dermatol* 121:20, 2003.
4. Timpatanapong P, Rojanasakul A: Hormonal profiles and prevalence of polycystic ovary syndrome in women with acne, *J Dermatol* 24:223, 1997.
5. Yosipovitch G, Tang M, Dawn AG, et al.: Study of psychological stress, sebum production and acne vulgaris in adolescents, *Acta Derm Venereol* 87:135, 2007.
6. Leyden JJ, Shalita A, Thiboutot D, et al.: Topical retinoids in inflammatory acne: a retrospective, investigator-blinded, vehicle-controlled, photographic assessment, *Clin Ther* 27:216, 2005.
7. Ross JI, Snelling AM, Eady EA, et al.: Phenotypic and genotypic characterization of antibiotic-resistant *Propionibacterium acnes* isolated from acne patients attending dermatology clinics in Europe, the U.S.A., Japan and Australia, *Br J Dermatol* 144:339, 2001.
8. Basarab T, Russell Jones R: HIV-associated eosinophilic folliculitis: case report and review of the literature, *Br J Dermatol* 134:499, 1996.
9. Ratnam S, Hogan K, March SB, et al.: Whirlpool-associated folliculitis caused by *Pseudomonas aeruginosa*: report of an outbreak and review, *J Clin Microbiol* 23:655, 1986.
10. Brachman P, Kaufmann A: Anthrax. In Evans A, Brachman P, editors: *Bacterial infections of humans: epidemiology and control*, ed 3, New York, 1998, Plenum Publishing, p 95.
11. Carucci JA, McGovern TW, Norton SA, et al.: Cutaneous anthrax management algorithm, *J Am Acad Dermatol* 47:766, 2002.
12. Meselson M, Guillemin J, Hugh-Jones M, et al.: The Sverdlovsk anthrax outbreak of 1979, *Science* 266:1202, 1994.
13. Beatty ME, Ashford DA, Griffin PM, et al.: Gastrointestinal anthrax: review of the literature, *Arch Intern Med* 163:2527, 2003.
14. Sirisanthana T, Navachareon N, Tharavichitkul P, et al.: Outbreak of oral-oropharyngeal anthrax: an unusual manifestation of human infection with *Bacillus anthracis*, *Am J Trop Med Hyg* 33:144, 1984.
15. Hoffmaster AR, Meyer RF, Bowen MD, et al.: Evaluation and validation of a real-time polymerase chain reaction assay for rapid identification of *Bacillus anthracis*, *Emerg Infect Dis* 8:1178, 2002.
16. Hendricks KA, Wright ME, Shadomy SV, et al.: Centers for disease control and prevention expert panel meetings on prevention

and treatment of anthrax in adults, *Emerg Infect Dis* 20, 2014.
17. Bradley JS, Peacock G, Krug SE, et al.: Pediatric anthrax clinical management, *Pediatrics* 133:1411–1436, 2014.
18. *Raxibacumab prescribing information.* Available at http://www.accessdata.fda.gov/drugsatfda_docs/label/2012/125349s000lbl.pdf. Accessed August 27, 2015.
19. Bisno AL, Stevens DL: Streptococcal infections of skin and soft tissues, *N Engl J Med* 334:240, 1996.
20. Moran GJ, Krishnadasan A, Gorwitz RJ, et al.: Methicillin-resistant *S. aureus* infections among patients in the emergency department, *N Engl J Med* 355:666, 2006.
21. Liu C, Bayer A, Cosgrove SE, et al.: Clinical practice guidelines by the Infectious Diseases Society of America for the treatment of methicillin-resistant *Staphylococcus aureus* infections in adults and children, *Clin Infect Dis* 52:e18, 2011.
22. Jorup-Rönström C, Britton S: Recurrent erysipelas: predisposing factors and costs of prophylaxis, *Infection* 15:105, 1987.
23. Moran GJ, Krishnadasan A, Gorwitz RJ, et al.: Methicillin-resistant *S. aureus* infections among patients in the emergency department, *N Engl J Med* 355:666, 2006.
24. Stevens DL: Invasive group A streptococcus infections, *Clin Infect Dis* 14:2, 1992.
25. Bisno AL, Stevens DL: Streptococcal infections of skin and soft tissues, *N Engl J Med* 334:240, 1996.
26. Begovac J, Kuzmanović N, Bejuk D: Comparison of clinical characteristics of group A streptococcal bacteremia in children and adults, *Clin Infect Dis* 23:97, 1996.
27. Stevens DL, Tanner MH, Winship J, et al.: Severe group A streptococcal infections associated with a toxic shock-like syndrome and scarlet fever toxin A, *N Engl J Med* 321:1, 1989.
28. Halpern AV, Heymann WR: Bacterial diseases. In Bolognia JL, Jorizzo JL, Rapini RP, et al.: *Dermatology*, ed 2, St Louis, 2008, Mosby Elsevier, pp 1085–1086.
29. Bacterial infections. In James WD, Berger TG, Elston DM, editors: *Andrew's diseases of the skin clinical dermatology*, ed 10, St Louis, 2006, Saunders Elsevier, pp 261–262.
30. Krespi RP, Lawson W, Blaugrund SM, et al.: Massive necrotizing infections of the neck, *Head Neck Surg* 3:475, 1981.
31. Rapoport Y, Himelfarb MZ, Zikk D, et al.: Cervical necrotizing fasciitis of odontogenic origin, *Oral Surg* 72:15, 1991.
32. Stamenkovic I, Lew PE: Early recognition of potentially fatal necrotizing fasciitis, *N Engl J Med* 310:1689, 1984.
33. Roser SM, Chow AW, Brady FA: Necrotizing fasciitis, *J Oral Surg* 35:730, 1977.
34. Bacterial, mycobacterial, and protozoal infections of the skin. In Paller AS, Mancini AJ, editors: *Hurwitz clinical pediatric dermatology*, ed 4, St Louis, 2011, Elsevier Saunders, p 341.
35. Lerner PI: The lumpy jaw, *Infect Dis Clin North Am* 2:203, 1988.
36. Blume JE: Actinomycosis. In Lebwohl MG, Heyman WR, Berth-Jones J, et al, editors: *Treatment of skin disease*, ed 3, St Louis, 2010, Saunders Elsevier, pp 21–23.
37. Atzori L, Aste N, Aste N, et al.: Tinea faciei due to *Microsporum canis* in children: a survey of 46 cases in the District of Cagliari (Italy), *Pediatr Dermatol* 29:409–413, 2012.
38. Belhadjali H, Aounallah A, Youssef M, et al.: Tinea faciei, underrecognized because clinically misleading, 14 cases [in French] *Presse Med* 38:1230–1234, 2009.
39. Meymandi S, Wiseman MC, Crawford RI: Tinea faciei mimicking cutaneous lupus erythematosus: a histopathologic case report, *J Am Acad Dermatol* 48(2 Suppl):S7–S8, 2003.
40. Smith KJ, Neafie RC, Skelton 3rd HG, et al.: Majocchi's granuloma, *J Cutan Pathol* 18:28, 1991.
41. Tanuma H, Doi M, Nishiyama S, et al.: A case of tinea barbae successfully treated with terbinafine, *Mycoses* 41:77–81, 1998.
42. Annunziato PW, Gershon A: Herpes simplex virus infections, *Pediatr Rev* 17:415, 1996.
43. Kolokotronis A, Doumas S: Herpes simplex virus infection, with particular reference to the progression and complications of primary herpetic gingivostomatitis, *Clin Microbiol Infect* 12:202, 2006.
44. Johnson RE, Nahmias AJ, Magder LS, et al.: A seroepidemiologic survey of the prevalence of herpes simplex virus type 2 infection in the United States, *N Engl J Med* 321:7, 1989.
45. Spruance SL, Overall Jr JC, Kern ER, et al.: The natural history of recurrent herpes simplex labialis: implications for antiviral therapy, *N Engl J Med* 297:69, 1977.
46. Amir J, Harel L, Smetana Z, et al.: Treatment of herpes simplex gingivostomatitis with acyclovir in children: a randomised double blind placebo controlled study, *BMJ* 314:1800, 1997.
47. Cernik C, Gallina K, Brodell RT: The treatment of herpes simplex infections: an evidence-based review, *Arch Intern Med* 168:1137, 2008.
48. Fife KH, Barbarash RA, Rudolph T, et al.: Valacyclovir versus acyclovir in the treatment of first-episode genital herpes infection. Results of an international, multicenter, double-blind, randomized clinical trial. The Valaciclovir International Herpes Simplex Virus Study Group, *Sex Transm Dis* 24:481, 1997.
49. 2010 STD treatment guidelines. Available at http://www.cdc.gov/std/treatment/2010/pdf/2011-Poster-Whole-Press.pdf.
50. So TY, Farrington E: Topical benzocaine-induced methemoglobinemia in the pediatric population, *J Pediatr Health Care* 22:335–339, 2008.
51. Harpaz R, Ortega-Sanchez IR, Seward JF: Advisory Committee on Immunization Practices (ACIP) Centers for Disease Control and Prevention (CDC): Prevention of herpes zoster: recommendations of the Advisory Committee on Immunization Practices (ACIP), *MMWR Recom Rep* 57:1, 2008.
52. Choo PW, Galil K, Donahue JG, et al.: Risk factors for postherpetic neuralgia, *Arch Intern Med* 157:1217, 1997.
53. Pavan-Langston D: Herpes zoster ophthalmicus, *Neurology* 45:S50, 1995.
54. Adour KK: Otological complications of herpes zoster, *Ann Neurol* (35 Suppl):S62, 1994.
55. Furuta Y, Takasu T, Fukuda S, et al.: Detection of varicella-zoster virus DNA in human geniculate ganglia by polymerase chain reaction, *J Infect Dis* 166:1157, 1992.
56. Robillard RB, Hilsinger Jr RL, Adour KK: Ramsay Hunt facial paralysis: clinical analyses of 185 patients, *Otolaryngol Head Neck Surg* 95:292, 1986.
57. Zhang JX, Joesoef RM, Bialek S, et al.: Association of physical trauma with risk of herpes zoster among Medicare beneficiaries in the United States, *J Infect Dis* 207:1007, 2013.
58. Carby M, Jones A, Burke M, et al.: Varicella infection after heart and lung transplantation: a single-center experience, *J Heart Lung Transplant* 26:399, 2007.
59. Buchbinder SP, Katz MH, Hessol NA, et al.: Herpes zoster and human immunodeficiency virus infection, *J Infect Dis* 166:1153, 1992.
60. Veenstra J, Krol A, van Praag RM, et al.: Herpes zoster, immunological deterioration and disease progression in HIV-1 infection, *AIDS* 9:1153, 1995.
61. Shafran SD, Tyring SK, Ashton R, et al.: Once, twice, or three times daily famciclovir compared with aciclovir for the oral treatment of herpes zoster in immunocompetent adults: a randomized, multicenter, double-blind clinical trial, *J Clin Virol* 29:248, 2004.
62. Tyring SK, Beutner KR, Tucker BA, et al.: Antiviral therapy for

herpes zoster: randomized, controlled clinical trial of valacyclovir and famciclovir therapy in immunocompetent patients 50 years and older, *Arch Fam Med* 9:863, 2000.

63. Pavan-Langston D: Herpes zoster ophthalmicus, *Neurology* 45:S50, 1995.
64. Wood MJ, Johnson RW, McKenrick MW, et al.: A randomized trial of acyclovir for 7 days or 21 days with and without prednisolone for treatment of acute herpes zoster, *N Engl J Med* 330:896, 1994.
65. Cochrane Database Syst Rev. 2013 Mar 28;3:CD005582. doi: 10.1002/14651858.CD005582.pub4.
66. Moore RA, Wiffen PJ, Derry S, et al.: Gabapentin for chronic neuropathic pain and fibromyalgia in adults, *Cochrane Database Syst Rev* CD007938. 2011.
67. Burd R, Sladden M: Impetigo. In Lebwohl MG, Heyman WR, Berth-Jones J, et al, editors: *Treatment of skin disease*, ed 3, St Louis, 2010, Saunders Elsevier, pp 327–329.
68. Mancini AJ, Shani-Adir A: Other viral diseases. In Bolognia JL, Jorizzo JL, Rapini RP, et al, editors: *Dermatology*, ed 2, St Louis, 2008, Mosby Elsevier, pp 1229–1232.
69. Viral diseases of the skin. In Paller AS, Mancini AJ, editors: *Hurwitz clinical pediatric dermatology*, ed 4, St Louis, 2011, Elsevier Saunders, pp 362–365.
70. Viral diseases. In James WD, Berger TG, Elston DM, editors: *Andrew's diseases of the skin clinical dermatology*, ed 10, St Louis, 2006, Saunders Elsevier, pp 394–396.
71. Viral infections. In Habif TP, Campbell JL, Chapman MS, et al.: *Skin disease diagnosis and treatment*, ed 2, St Louis, 2005, Elsevier Mosby, pp 194–197.
72. Gordon PM, Benton EC: Molluscum contagiosum. In Lebwohl MG, Heyman WR, Berth-Jones J, et al, editors: *Treatment of skin disease*, ed 3, St Louis, 2010, Saunders Elsevier, pp 442–445.
73. Wu JJ, Huang DB, Tyring SK: Dermatologic virology. In Hall JC, editor: *Sauer's manual of skin diseases*, ed 9, Philadelphia, 2006, Lippincott Williams and Wilkins, pp 230–232.

第 23 章　血管介入治疗相关的颈部感染

Luis Suarez, Jason A. Chin, Antoine M. Ferneini

虽然不常见，但颈部血管介入治疗后的感染性并发症确实会发生。但由于临床表现多样，这些并发症的表现可能类似其他疾病，如假性动脉瘤的无搏动性团块。本章中，我们将简要讨论最常见的颈部血管手术（包括颈动脉内膜切除术和支架置入术）术后发生的并发症和浅表性血栓性静脉炎。

颈动脉内膜切除术和支架置入术

简介

在美国，脑血管疾病是第四大死亡原因，每年造成约 13 万人死亡[1]。缺血性栓塞是中风的主要原因，其中 20% 与颈动脉粥样硬化性疾病和狭窄相关[1-3]。内科治疗是治疗颈动脉狭窄的标准方法，包括改善饮食和生活方式，和药物治疗如阿司匹林、氯吡格雷和他汀类药物。但当需要手术治疗严重的颈动脉狭窄时，颈动脉内膜切除术（carotid endarterectomy，CEA）是治疗的“金标准”，并已在多个随机临床试验中被证明，可降低有症状和无症状患者中风和死亡风险[4-8]。

过去曾有多项技术用于关闭颈动脉内膜切除术的切口，最常用的是血管补片成形术。这种技术已被证明可降低血管再狭窄和中风的风险[9-12]。血管补片成形术可使用不同的材料，包括自体静脉、人工合成材料［聚四氟乙烯（涤纶）］、生物材料如牛心包膜。

自体静脉材料已经基本淘汰，因为需要供区（通常是腹股沟），据报道术后颈动脉破裂的风险增加[13]。目前使用的补片超过 95% 都是牛心包膜，因为它容易获取、易于处理、针孔出血少、抗血栓形成、不干扰超声检查以及理论上可抗感染（成本和并发症情况与假体材料相当）[4]。

CEA 最为常见的并发症是围手术期中风和心肌梗死，后者是患者最常见的死因[1]。补片感染是罕见但非常严重的并发症，可导致补片破裂或假性动脉瘤形成[14-17]。通常需要进一步的手术干预，可出现严重的并发症，致死率往往很高[18]。

CEA 术后伤口和补片感染的发生率很低，通常仅限于个案报道。在最近的一次美国国家手术质量改进计划（NSQIP）的问卷调查中，手术部位感染的发生率仅为 0.5% ~ 1%[1]。事实上，在 1962—2012 期间，只有 125 例假体移植出现感染[19]。在使用牛心包膜治疗的最大的一个病例系列研究中，457 例患者中只有 3 例（0.6%）发生补片感染。此外，在并发症方面，与其他封闭技术相比，没有显著差异[4]。

补片感染最常见的细菌是革兰氏阳性球菌（葡萄球菌或链球菌），包括 11 例耐甲氧西林金黄色葡萄球菌（MRSA）感染。其他细菌包括肠杆菌（4 例）、假单胞菌（3 例）、拟杆菌（3 例）、大肠杆菌（3 例）、变形杆菌（2 例）、肠球菌（1 例）和棒状杆菌（1 例）[19]。

在被少量报道的补片感染病例中，其表现往往较为隐蔽。最常见的症状包括假性动脉瘤（33%）、局部窦道（30%）和颈部肿胀（24%），很少出现局部感染症状（16%）、全身脓毒症（8%）、疼痛（5%）和中风（3%）[20]。某些病例会出现无痛性颈部肿块，可导致不必要的检查和会诊（图 23-1）。

CEA 术后感染呈双峰分布，39% 的患者在术后 2 个月发病，63% 的患者在术后 6 个月发病[18]。早期表现通常与局部伤口并发症相关，如伤口感染、血肿或裂开。晚期感染常表现为引流的窦道或假性动脉瘤。

影像学诊断方法包括多普勒超声、CT 血管造影、磁共振血管造影或血管造影，其中血管造影是传统的假性动脉瘤诊断的“金标准”[21,22]。

多普勒超声检查无创，价格便宜，使用方便，有助于评价颈内动脉及其通畅性。它也可用于观察周围组织，来确定存在积液的情况，且对检测假性动脉瘤的形成高度敏感[23]。它也用于检测补片感染的早期征象。涤纶补片（已很少使用）可以在临床感染症状明显之前，表现出早期的超声影像改变，表现为补片皱起（早在临床表现出现前 11 个月）[24]。

以往，普通血管造影术被认为是“金标准”试验，

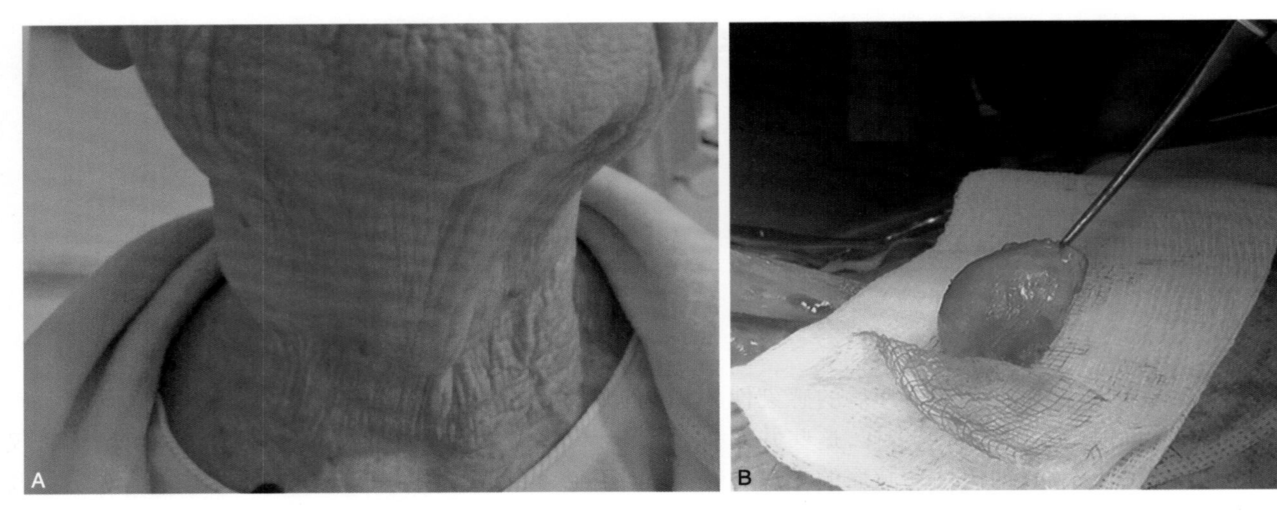

图 23-1 补片感染后,颈部出现无痛性肿块。A. 右颈前三角区的软组织肿块。B. 术中照片显示从右侧颈动脉切除的带包膜的病变(From Knight BC,Tait WF:Dacron patch infection following carotid endarterectomy:a systematic review of the literature,*Eur J Vasc Endovasc Surg* 37:140-148,2009.)

但它是侵入性的操作,可发生并发症,包括腹股沟伤口感染和栓塞并发症(如短暂性脑缺血发作、脑血管意外)[25-27]。普通血管造影术也有较高的假阴性率,在某些病例中可漏诊假性动脉瘤。CEA 术后可疑出现感染时,不推荐进行诊断性血管造影。

因为报道病例数量少,对于如何治疗 CEA 补片感染还没有共识,但切除补片和重建被认为是治疗的标准,但其并发症的发生率和中风发生率比传统 CEA 要高(中风发生率为 9%~12%,相同情况下,颈动脉结扎后中风发生率约 50%)[15]。MRSA 感染的患者需行颈动脉结扎术,原因是该细菌的高毒力或颈内动脉术前即存在闭塞(超声可见)的情况。

建议使用静脉补片或旁路或动脉血管进行自体组织重建[26]。使用静脉补片时,要考虑感染部位修复后静脉补片破裂的可能[28],但相关的报道通常缺少根据且可能比真实数据要少。为了提高效果,建议使用腹股沟处的大隐静脉,但是,这将牺牲大隐静脉(该静脉可在其他治疗中作为静脉通道),并增加腹股沟切口的感染率。

应全力避免使用人工补片或导管,因为有很高的再感染风险[15,29,30]。对于某些有合并症或整体健康状况不允许长时间手术操作的患者,可采用一种更加保守的手术方法,包括长期抗生素治疗和严重感染组织局部清创(保留补片完整性)[20],然后使用肌肉瓣(以胸锁乳突肌为主)以帮助关闭伤口,并将抗生素输送到感染区域[15,31,32]。

最近,有作者使用低温保存的人体同种异体组织,为血管重建提供了另一种选择。据报道,这种方法已经被成功地应用在一些病例中[33-35]。

文献报道有 5 例使用覆盖支架治疗 CEA 术后感染,短期效果良好,但没有长期随访结果[18]。但在这种情况下,不推荐使用覆盖支架。

颈动脉支架置入术

颈动脉支架置入术作为一项主要的治疗方法,适应证相对有限,包括存在合并症不能进行 CEA 治疗和颈部放疗后的患者。据报道,仅有 4 例颈动脉支架置入术后感染的病例。虽然很罕见,可能还存在少报的情况,但感染后果非常严重,死亡率高达 50%。早期诊断和治疗可改善疗效。与 CEA 术后感染相类似,症状是非特异性的,从术后发热、脓毒症到颈部肿胀或形成颈动脉皮瘘[36]。

目前还不清楚支架感染的原因。最可能的解释是手术时短暂的菌血症导致细菌定植于支架,或支架置入时发生原发性感染。

症状出现的时间不定,大多数情况为术后很长时间才出现(支架置入 1~2 年后)。1 例报道的早期感染,症状在术后 48 小时开始出现,迅速发展成为假性动脉瘤并破裂,而需要紧急手术,切除部分颈动脉,采用大隐静脉旁路重建血管[37]。仅用抗生素治疗是一种方案,但死亡率很高;因此,推荐的治疗方法是切除感染病变和血管重建,和 CEA 术后感染治疗相似[37]。

颈动脉假性动脉瘤

颈动脉的动脉瘤仅占外周动脉瘤的 4%,而且只有 0.7% 的 CEA 并发颈动脉假性动脉瘤。假性动脉瘤的其他病因包括感染、斑块变性[38-41]、中心静脉置管和颈部创伤[39]。

如前所述，CEA 感染的常规治疗是切除病变和血管重建，在几例被报道的病例中使用了颈动脉支架，以防止在低毒性微生物感染受控的情况下或外伤后发生假性动脉瘤[42,43]。

血栓性静脉炎

血栓性静脉炎是一种局部静脉疾病，顾名思义，定义为区段静脉的炎症反应[44]。它代表了广泛的不同严重程度的病变，在颈静脉内的表现能够很好地说明问题。尽管这种炎症使受累的静脉容易受到 Virchow 三联征中的至少两个因素（内皮损伤和血流瘀滞）的影响，而损伤静脉壁并形成瘢痕，但也不一定必然引发血栓[45]。重要的是要区分浅静脉血栓性静脉炎和深静脉血栓或血栓性静脉炎非常关键，尤其发生在颈部静脉。颈内（深）静脉血栓性静脉炎后果严重，需积极干预。

浅静脉血栓性静脉炎（superficial venous thrombophlebitis，SVT）限定于皮肤下的浅表静脉。在颈部，通常就是指颈外静脉，但也可以影响颈部的任何其他静脉，尤其是患者遭受创伤或感染时。SVT 发生于身体的任何浅表静脉，但下肢和颈外静脉多见[46]。绝大多数文献报道和临床试验都与下肢 SVT 病变相关。颈部 SVT 的相关数据和治疗很大程度上是从这些报道中推断出来的。值得关注的是，据报道瓣膜反流和静脉曲张等病变是 SVT 最常见的危险因素，但并不普遍适用[47]。

据报道，美国每年 SVT 的发病人数为 12.5 万例[46]。发病率随年龄的增加而增加，女性更为常见（男性在 20~30 岁期间发病率为 0.05/1 000 人/年，到 70~80 岁期间增加为 1.8/1 000 人/年；相应年龄段的女性的发病率从 0.31/1 000 人/年增加到 2.2/1 000 人/年）[48]。SVT 常会自愈，而不需要干预或特殊的药物治疗，因此发病率可能被低估了。

SVT 的危险因素和病因是 Virchow 三联征的三个因素：血管内皮损伤、血液高凝状态和静脉瘀滞。内皮细胞损伤可能和颈外静脉 SVT 最相关，因为颈外静脉是外周静脉留置导管最常用的部位，特别是在其他血管通路不能适用的患者。直接内皮损伤与穿刺、随后输入的药物以及其他有炎症诱导作用的溶液相关。输注化疗药物可以增加 SVT 的可能性[46]。感染也可能与静脉置管有关。微生物如金黄色葡萄球菌、假单胞菌、消化链球菌、克雷伯菌、丙酸杆菌、脆弱拟杆菌、普雷沃菌和梭形杆菌等，可能与严重的感染性血栓性静脉炎有关[49]。严重感染可发展为化脓性 SVT，需要去除任何可能存在的异物，并静脉注射抗生素。很少需要切除静脉来治疗该疾病[47]。

关于静脉淤滞，静脉曲张通常与大隐静脉回流相关，是静脉瘀滞导致 SVT 最突出的实例。如前所述，静脉瘀滞是 SVT 最常见的危险因素；然而，这种机制通常不会出现在颈部的静脉，因为颈部静脉一般没有静脉瓣，直接重力作用辅助头颈部静脉血回流。

许多异常接触和致病因素都会使患者处于高凝状态，如妊娠、口服避孕药、吸烟、血栓前状态和恶性肿瘤。游走性血栓性静脉炎因与恶性肿瘤相关，值得特别关注。游走性血栓性静脉炎是指浅表静脉反复血栓形成和炎症反应，常见于下肢，但可能发生于不同的部位。Trousseau 在 1856 年报道，该类型的静脉炎与胰腺尾部腺癌有关联（Trousseau 综合征）[46]。其他研究表明，与对照组相比，首次血栓发作的 SVT 患者更可能出现几种高凝状态。两次或两次以上发作的患者更可能存在抗心磷脂抗体的抗体[50,51]。

SVT 的诊断仍主要依靠临床检查。受累静脉的压痛、自发痛和红斑是其典型的症状。这些症状可能会在其病程开始的数小时到数天出现，但一般在数天到数周后消失。可触及明显的结节或条索，通常表明在静脉曲张或静脉中存在血栓，在始发症状后能持续数月[46]。在最初的炎症消退后，该部位皮肤出现棕色或青紫瘀斑样颜色改变，可持续存在。

如果是脓毒性或化脓性血栓性静脉炎，患者可有全身症状如高热，以及脓性引流物，有时可有明显的脓肿。如果外周静脉导管留置超过 2~3 天[52]，则脓毒性血栓性静脉炎的风险增加。因此，外周静脉导管在留置 2~3 天后应拔出或更换位置。

超声检查可辅助诊断 SVT。这种检查价格便宜、无创可靠，可用于确定血栓性疾病的位置和范围。SVT 的多普勒超声检查表现为周围软组织水肿、静脉壁增厚、反射回声增强。受累静脉可能有血栓形成的表现，包括不可压缩性。超声检查对评估深静脉血栓（deep vein thrombosis，DVT）也很有价值。临床检查中可以观察到血栓可以超出外部炎症变化的范围。如果怀疑血栓发生在深浅静脉系统交界处附近，这一点非常有帮助。相比下肢 SVT，上肢 SVT 和血栓形成更不容易进展为 DVT[53]。可以推测，这同样适用于颈外静脉SVT进展为颈内静脉DVT的情况。这可能是由于上肢和颈部静脉回流影响的减少所致。但是，没有资料证实这一点。

SVT的治疗取决于临床症状的严重程度和并发DVT的风险或确实存在DVT。在大多数情况下，治疗主要采用冷热敷以及非甾体抗炎药。大多数病例将在数天内对治疗产生反应，并可在7~21天内完全消退[46]。静脉内可触及的索条或结节可持续存在数月。

非甾体抗炎药(nonsteroidal antiinflammatory drugs，NSAID)已被证明除了可以减少SVT的扩展和复发以外，还能有效地治疗SVT的疼痛和炎症。一项比较NSAID和安慰剂的随机对照试验表明，使用NSAID者SVT扩展或/和复发的比例为15%，而安慰剂组为30%[54]。

针对SVT的抗凝治疗已经得到了广泛的研究，并取得了良好的效果。与应用NSAID可以减少病变的继续扩展和复发相同的研究发现，每天皮下注射依诺肝素40mg和每天皮下注射依诺肝素1.5mg/kg，可以分别将病变扩展和复发比例降低为8%和7%[54]；每天皮下注射磺达肝素2.5mg，也被证实可以减少血栓和静脉炎的复发。但是，依诺肝素并不能降低DVT的发生率，而磺达肝素可将绝对风险降低0.3%[55]。由于SVT一般表现为良性病程，低分子量肝素和磺达肝素成本较高，且它们的抗凝治疗并没有发现有良好的性价比。因此，对于非甾体抗炎药物低风险的患者，不推荐使用低分子量肝素和磺达肝素[56]。对于血栓栓塞风险较高的SVT患者，特别是受累静脉区段超过5cm、血栓和深部静脉系统的距离小于5cm，或有明显医疗风险的患者，美国胸科医师协会建议进行抗凝治疗[57]。需要注意的是，所有这些研究都是针对下肢SVT，这些结论不一定适用于颈部SVT，但是，使用NSAID对症治疗通常是可以接受的。

对于化脓性血栓性静脉炎，治疗应包括立即清除任何可能的感染源(特别是静脉导管)，并开始静脉注射抗生素。所用抗生素应该对常见的皮肤菌群敏感，如葡萄球菌，可使用一代头孢菌素；对于MRSA感染患者，应使用万古霉素。抗生素治疗应根据细菌培养和药敏试验进行调整。对于抗生素治疗持续的时间，还没有针对性的研究，但一般来说2周比较合适。该类感染很少需要手术治疗；但是，如果抗生素效果不好，建议在手术室切开和引流化脓性积液，并切除受累的静脉段[58,59]。

处理SVT时，不应忽略其他高凝疾病或恶性肿瘤的检查。复发或游走性SVT可提示恶性肿瘤或存在Trousseau综合征。这种患者可能需要超声检查进一步评估深静脉系统，血液检查是否处于高凝状态，CT或结肠镜筛查恶性肿瘤。

Lemierre综合征是一种罕见但严重的疾病，需要在头颈部血栓性静脉炎领域里特别提及。它也被称为人坏死杆菌病和厌氧菌感染的咽峡后脓毒症，有时它被用来描述头颈部原发坏死性梭杆菌感染。一般来说，它涉及一系列的表现，包括咽扁桃体疾病的近期病史、同侧颈内静脉血栓形成、肺部或其他远端部位(如关节)的转移病灶，以及从血液或其他无菌部位分离出坏死梭杆菌[60]。

Lemierre综合征值得一提。该疾病以Andre Lemierre的名字命名，他没有发现致病细菌，也没有最早提出该疾病；但他在1920年为《柳叶刀》杂志撰写的20个系列病例的论文中，对这种细菌相关的临床表现模式进行了清晰地描述[61]。虽然很少有文献支持，但在1940年抗生素发现之前，这种综合征被认为是一个相当常见的疾病。自从有了青霉素，这种综合征就逐渐成为“被遗忘的疾病”[60]。这是一种罕见的疾病，但由于人们对抗生素使用的逐渐增多和抗生素耐药性的改变，其发病率正在增加。来自丹麦的两项研究估计，1990至1995年期间，每100万人每年的发病人数为0.8~1.5例，而1998至2001年期间，这一数据上升到3.6例[62,63]。

Lemierre首先将这种综合征与现在被称为坏死梭杆菌的细菌联系起来。坏死梭杆菌是一种革兰氏阴性、厌氧、β溶血性杆菌，是人类口腔、阴道和胃肠道正常菌群的一部分。进一步的病例报告回顾分析发现，57%的病例与坏死梭杆菌有关，30%与梭杆菌属有关，以及3%与具核梭杆菌有关[64]。有时，该综合征与其他细菌有关，如葡萄球菌、链球菌、变形杆菌、艾肯菌、拟杆菌和消化链球菌。最近或目前有颈内静脉留置导管，应怀疑皮肤菌群感染，如葡萄球菌[65]。

这种综合征通常在咽炎发作之后发生。梭杆菌向颈内静脉扩散的具体机制尚未得到证实；但已有研究表明，坏死梭杆菌可激活高分子量的激肽原和Ⅺ因子，从而激活内源性凝血系统，并促使特征性的颈内静脉血栓形成[66]。

咽炎是该综合征最常见的初始症状，出现在87%的病例中。患者随后出现更多的感染症状，包括发烧、发冷、寒战、夜间盗汗和乏力。这些症状通常发生在咽炎发作后4~12天。提示感染在血管内传播的局部症状可以在同一时间段内出现，通常包括颈侧部疼痛、吞咽困难、呼吸困难、咯血和关节痛[60]。

实验室检查一般不用于该疾病的诊断，除了细菌培养显示特征性梭杆菌。但是，还可能存在白细胞增多、血小板减少和肝肾功能异常。27% 的病例出现化脓性关节炎，通常发生于髋关节，滑液培养也可以培养出相关的细菌[67]。

影像学检查是 Lemierre 综合征诊断的重要环节。由于肺部症状，常常最先进行胸片检查。后续进行胸部计算机断层扫描（CT），可以显示多重边缘、结节状或楔形的肺病变，可能还存在脓胸的影像学表现。通常这些病变会有同一个供血的血管[61,67]。

颈侧部疼痛通常需要及时检查颈部血管系统。颈静脉多普勒超声检查简便、无创，对颈内静脉血栓形成具有较高的特异性和灵敏性。但在评估下颌骨、锁骨和颅底的组织和血管时，其使用受限[60]。增强 CT 更具有诊断价值，对颈内静脉血栓形成也有较高的敏感性和特异性。也可评估颈部和口咽其他部位的软组织，是否有脓肿等病变[60]。

长期使用抗生素是治疗 Lemierre 综合征的主要方法。甲硝唑、青霉素 G、克林霉素、β-内酰胺类/β-内酰胺酶组合（氨苄西林-舒巴坦、哌拉西林-他唑巴坦）、碳青霉烯类、亚胺培南、美洛培南和氯霉素，这些抗生素都被证实在体外对坏死梭杆菌有效[68,69]。甲硝唑通常是首选药物[60]。如果该综合征与近期的静脉插管有关，应经验性使用覆盖皮肤菌群的抗生素，如万古霉素。应进行细菌培养和药敏试验，并根据结果选择最有效和抗菌谱最窄的抗生素。抗生素疗程从 3 周到 6 周不等。经过较长的疗程（6 周），抗生素的药效足以穿透与颈内静脉血栓形成相关的纤维蛋白凝块而发挥作用[61,68]。抗生素治疗应从静脉注射开始，等患者的发热症状缓解后，可改为口服治疗。

抗凝治疗在本病中一直存在争议。理论上，抗凝治疗可减少感染性血栓造成脓毒性栓塞并发症的可能。临床上，也有各种治疗经验的报道，有作者报告肝素抗凝有效。至少在一个有 53 例系列患者的研究中，作者声称该治疗有良好的效果，而其中只有 21% 的患者接受了抗凝治疗[70-72]。最后，采用该治疗之前，应考虑患者的临床病程、伴随疾病的情况和出血风险。然而，在影像学确诊存在血栓形成和脓毒性栓塞并发症的情况下，继续进行治疗性抗凝治疗应该是合理的选择。

Lemierre 综合征的外科治疗很少选择手术切除形成血栓的静脉。外科治疗更倾向于切开引流颈部和肺部的脓肿，或针对其他部位感染性栓塞并发症[60]。手术切除病变的静脉主要针对对药物和抗凝治疗无效的、存在顽固的感染性并发症的患者[65]。外科医生进行探查手术，暴露颈内静脉，然后切除病变的静脉。在探查和分离组织过程中，术者应小心操作，因为在持续的炎症和感染的情况下，组织变得脆弱易碎。此外还应注意，和典型的颈部血管外科手术过程不同，血栓可能进一步向颅底延伸，所以需要更广泛的解剖来进行探查。

（周治波 译）

参考文献

1. Enomoto LM, Hill DC, Dillon PW, et al.: Surgical specialty and outcomes for carotid endarterectomy: evidence from the National Surgical Quality Improvement Program, *J Surg Res* 188:339–348, 2014.
2. Murphy SL, Xu J, Kochanek KD: Deaths: preliminary data for 2010, *Natl Vital Stat Rep* 60:1, 2012.
3. Howell GM, Makaroun MS, Chaer RA: Current management of extracranial carotid occlusive disease, *J Am Coll Surg* 208:442, 2009.
4. Ho KJ, Nguyen LL, Menard MT: Intermediate outcome of carotid endarterectomy with bovine pericardial patch closure compared with Dacron patch and primary closure, *J Vasc Surg* 55:708–714, 2012.
5. The Asymptomatic Carotid Surgery Trial (ACST) Collaborative Group: Prevention of disabling and fatal strokes by successful carotid endarterectomy in patients without recent neurological symptoms: randomized controlled trial, *Lancet* 363:1491–1502, 2004.
6. The Asymptomatic Carotid Atherosclerosis Study Group: Endarterectomy for asymptomatic carotid artery stenosis, *JAMA* 273:1421–1428, 1995.
7. Randomized trial of endarterectomy for recently symptomatic carotid stenosis: final results of the MRC European Carotid Surgery Trial (ECST), *Lancet* 351:1379–1387, 1998.
8. North American Symptomatic Carotid Endarterectomy Trial Collaborators: Benefit of carotid endarterectomy in patients with symptomatic moderate or severe stenosis, *N Engl J Med* 339:1415–1425, 1998.
9. Bond R, Rerkasem K, Naylor AR, et al.: Systematic review of randomized controlled trials of patch angioplasty versus primary closure and different types of patch materials during carotid endarterectomy, *J Vasc Surg* 40:1126–1135, 2004.
10. Eikelboom BC, Ackerstaff RG, Hoeneveld H, et al.: Benefits of carotid patching: a randomized study, *J Vasc Surg* 7:240–247, 1988.
11. Rosenthal D, Archie Jr JP, Garcia-Rinaldi R, et al.: Carotid patch angioplasty: immediate and long-term results, *J Vasc Surg* 12:326–333, 1990.
12. Muto A, Nishibe T, Dardik H, et al.: Patches for carotid artery endarterectomy: current materials and prospects, *J Vasc Surg* 50:206–213, 2009.
13. Beard JD, Mountney J, Wilkinson JM, et al.: Prevention of postoperative wound hematomas and hyperperfusion following carotid endarterectomy, *Eur J Vasc Endovasc Surg* 21:490–493, 2001.

14. Naylor AR, Payne D, London NJ, et al.: Prosthetic patch infection after carotid endarterectomy, *Eur J Vasc Endovasc Surg* 23:11–16, 2002.
15. El-Sabrout R, Reul G, Cooley DA: Infected postcarotid endarterectomy pseudoaneurysms: retrospective review of a series, *Ann Vasc Surg* 14:239–247, 2000.
16. Asciutto G, Geier B, Marpe B, et al.: Dacron patch infection after carotid angioplasty: a report of 6 cases, *Eur J Vasc Endovasc Surg* 33:55–57, 2007.
17. Rockman CB, Su WT, Domenig C, et al.: Postoperative infection associated with polyester patch angioplasty after carotid endarterectomy, *J Vasc Surg* 38:251–256, 2003.
18. Mann CD, McCarthy M, Nasim A, et al.: Management and outcome of prosthetic patch infection after carotid endarterectomy: a single-center series and systematic review of the literature, *Eur J Vasc Endovasc Surg* 44:20–26, 2012.
19. Naughton PA, Garcia-Toca M, Rodriguez HE, et al.: Carotid artery reconstruction for infected carotid patches, *Eur J Vasc Endovasc Surg* 40:492–498, 2010.
20. Knight BC, Tait WF: Dacron patch infection following carotid endarterectomy: a systematic review of the literature, *Eur J Vasc Endovasc Surg* 37:140–148, 2009.
21. Ghandi D: Computerised tomography and magnetic resonance angiography in cervicocranial vascular disease, *J Neuro Ophthalmol* 24:306–314, 2004.
22. Le Blang S, Nunez D: Non-invasive imaging of cervical vascular injuries, *Am J Roentgenol* 174:1269–1278, 2000.
23. Zhou W, Bush R, Lin P, et al.: Carotid artery pseudoaneurysms after endovascular stent placement: diagnosis and follow-up duplex ultrasonography, *J Vasc Ultrasound* 29:28–32, 2005.
24. Lazaris A, Sayers R, Thompson M, et al.: Patch corrugation on duplex ultrasonography may be an early warning of prosthetic patch infection, *Eur J Vasc Endovasc Surg* 29:91–92, 2005.
25. Lane B, Moseley IF, Stevens JM: The skull and brain. Methods of examination: diagnostic approach. In Grainger RG, Allison D, editors: *Grainger and Allison's diagnostic radiology: a textbook of medical imaging,* vol. 3, *The central nervous system*, ed 3, Churchill Livingstone, 1997, pp 2053–2055.
26. Fayed AM, White CJ, Ramee SR, et al.: Carotid and cerebral angiography performed by cardiologists: cerebrovascular complications, *Catheter Cardiovasc Interv* 55:277–280, 2002.
27. Davies KN, Humphrey PR: Complications of cerebral angiography in patients with symptomatic carotid territory ischaemia screened by carotid ultrasound, *J Neurol Neurosurg Psychiatr* 56:967–972, 1993.
28. Tawes RL, Treiman RL: Vein patch rupture after carotid endarterectomy: a survey of the Western Vascular Society members, *Ann Vasc Surg* 5:71–73, 1991.
29. Graver LM, Mulcare RJ: Pseudoaneurysm after carotid endarterectomy, *J Cardiovasc Surg* 27:294–297, 1986.
30. Baker WH, Stern ME: Persistent cerebrovascular symptoms following carotid endarterectomy. In *Complications in vascular surgery*, New York, 1980, Grune and Stratton, pp 275–294.
31. Naylor A, Payne D, London N, et al.: Prosthetic patch infection after carotid endarterectomy, *Eur J Vasc Endovasc Surg* 23:11–16, 2002.
32. Zacharoulis D, Gupta S, Seymour P, et al.: Use of muscle flap to cover infections of the carotid artery after endarterectomy, *J Vasc Surg* 25:769–773, 1997.
33. Brown KE, Heyer K, Rodriguez H, et al.: Arterial reconstruction with cryopreserved human allografts in the setting of infection: a single-center experience with midterm follow-up, *J Vasc Surg* 49:660–666, 2009.
34. Lesèche G, Castier Y, Petit MD, et al.: Long-term results of cryopreserved arterial allograft reconstruction in infected prosthetic grafts and mycotic aneurysms of the abdominal aorta, *J Vasc Surg* 34:616–622, 2001.
35. Noel AA, Gloviczki P, Cherry KJ, et al.: Abdominal aortic reconstruction in infected fields: early results of the United States cryopreserved aortic allograft registry, *J Vasc Surg* 35:847–852, 2002.
36. Kaviani A, Ouriel K, Kashyap VS: Infected carotid pseudoaneurysm and carotid-cutaneous fistula as a late complication of carotid artery stenting, *J Vasc Surg* 43:379–382, 2006.
37. Son S, Choi N-C, Choi DS, et al.: Carotid stent infection: a rare but potentially fatal complication of carotid artery stenting, *J Neurointervent Surg* 7(4):e14, 2014.
38. El-Sabrout R, Cooley DA: Extracranial carotid artery aneurysm: Texas Heart Institute experience, *J Vasc Surg* 31:43–45, 2000.
39. Schummer W, Schummer C, Voigt R, et al.: Pseudoaneurysm: a rare complication of internal jugular vein cannulation: two case reports in liver transplant patients, *Anasthesiol Intensivmed Notfallmed Schmerzther* 38:542–554, 2003.
40. Naylor AR, Payne D, London NJ, et al.: Prosthetic patch infection after carotid endarterectomy, *Eur J Vasc Endovasc Surg* 23:11–16, 2002.
41. Borazjani BH, Wilson SE, Fujitani RM, et al.: Postoperative complications of carotid patching: pseudoaneurysm and infection, *Ann Vasc Surg* 17:156–161, 2003.
42. Lin HB, Bush RL, Lumsden AB: Successful stent-graft exclusion of a bovine patch-related carotid artery pseudoaneurysm, *J Vasc Surg* 38:396, 2003.
43. Patel JV, Rossbach MM, Cleveland TJ, et al.: Endovascular stent-graft repair of traumatic carotid artery pseudoaneurysm, *Clin Radiol* 57:308–310, 2002.
44. Luis Rodriguez-Peralto J, Carrillo R, Rosales B, et al.: Superficial thrombophlebitis, *Semin Cutan Med Surg* 26:71–76, 2007.
45. Cesarone MR, Belcaro G, Agus G, et al.: Management of superficial vein thrombosis and thrombophlebitis: status and expert opinion document, *Angiology* 58(Suppl 1):7S–14S, discussion S-5S, 2007.
46. Lee JT, Kalani MA: Treating superficial venous thrombophlebitis, *J Natl Compr Canc Netw* 6:760–765, 2008.
47. Cronenwett JL, Johnston KW: *Rutherford's vascular surgery*, ed 8.
48. Coon WW, Willis 3rd PW, Keller JB: Venous thromboembolism and other venous disease in the Tecumseh community health study, *Circulation* 48:839–846, 1973.
49. Brook I, Frazier EH: Aerobic and anaerobic microbiology of superficial suppurative thrombophlebitis, *Arch Surg* 131:95–97, 1996.
50. Martinelli I, Cattaneo M, Taioli E, et al.: Genetic risk factors for superficial vein thrombosis, *Thromb Haemost* 82:1215–1217, 1999.
51. de Godoy JM, Batigalia F, Braile DM: Superficial thrombophlebitis and anticardiolipin antibodies–report of association, *Angiology* 52:127–129, 2001.
52. Maki DG, Ringer M: Risk factors for infusion-related phlebitis with small peripheral venous catheters. A randomized controlled trial, *Ann Intern Med* 114:845–854, 1991.
53. Sassu GP, Chisholm CD, Howell JM, et al.: A rare etiology for pulmonary embolism: basilic vein thrombosis, *J Emerg Med* 8:45–49, 1990.
54. A pilot randomized double-blind comparison of a low-molecular-weight heparin: a nonsteroidal anti-inflammatory agent, and placebo in the treatment of superficial vein thrombosis, *Arch Intern*

Med 163:1657–1663, 2003.
55. Leizorovicz A, Becker F, Buchmuller A, et al.: Clinical relevance of symptomatic superficial-vein thrombosis extension: lessons from the CALISTO study, *Blood* 122:1724–1729, 2013.
56. Blondon M, Righini M, Bounameaux H, et al.: Fondaparinux for isolated superficial vein thrombosis of the legs: a cost-effectiveness analysis, *Chest* 141:321–329, 2012.
57. Buller HR, Agnelli G, Hull RD, et al.: Antithrombotic therapy for venous thromboembolic disease: the Seventh ACCP Conference on Antithrombotic and Thrombolytic Therapy, *Chest* 126:401S–428S, 2004.
58. Khan EA, Correa AG, Baker CJ: Suppurative thrombophlebitis in children: a ten-year experience, *Pediatr Infect Dis J* 16:63–67, 1997.
59. Villani C, Johnson DH, Cunha BA: Bilateral suppurative thrombophlebitis due to *Staphylococcus aureus*, *Heart Lung* 24:342–344, 1995.
60. Wright WF, Shiner CN, Ribes JA: Lemierre syndrome, *South Med J* 105:283–288, 2012.
61. Riordan T: Human infection with Fusobacterium necrophorum (Necrobacillosis), with a focus on Lemierre's syndrome, *Clin Microbiol Rev* 20:622–659, 2007.
62. Hagelskjaer LH, Prag J, Malczynski J, et al.: Incidence and clinical epidemiology of necrobacillosis, including Lemierre's syndrome, in Denmark 1990-1995, *Eur J Clin Microbiol Infect Dis* 17:561–565, 1998.
63. Hagelskjaer Kristensen L, Prag J: Lemierre's syndrome and other disseminated Fusobacterium necrophorum infections in Denmark: a prospective epidemiological and clinical survey, *Eur J Clin Microbiol Infect Dis* 27:779–789, 2008.
64. Karkos PD, Asrani S, Karkos CD, et al.: Lemierre's syndrome: a systematic review, *Laryngoscope* 119:1552–1559, 2009.
65. Leon Jr LR, Patel J, Labropoulos N, et al.: Excision of internal jugular vein for catheter-related thrombophlebitis, *Ann Vasc Surg* 20:117–119, 2006.
66. Holm K, Frick IM, Bjorck L, et al.: Activation of the contact system at the surface of Fusobacterium necrophorum represents a possible virulence mechanism in Lemierre's syndrome, *Infect Immun* 79:3284–3290, 2011.
67. Riordan T, Wilson M: Lemierre's syndrome: more than a historical curiosa, *Postgrad Med J* 80:328–334, 2004.
68. Bondy P, Grant T: Lemierre's syndrome: what are the roles for anticoagulation and long-term antibiotic therapy? *Ann Otol Rhinol Laryngol* 117:679–683, 2008.
69. Kowalsky SF, Echols RM, McCormick EM: Comparative serum bactericidal activity of ceftizoxime/metronidazole, ceftizoxime, clindamycin, and imipenem against obligate anaerobic bacteria, *J Antimicrob Chemother* 25:767–775, 1990.
70. Armstrong AW, Spooner K, Sanders JW: Lemierre's syndrome, *Curr Infect Dis Rep* 2:168–173, 2000.
71. Bach MC, Roediger JH, Rinder HM: Septic anaerobic jugular phlebitis with pulmonary embolism: problems in management, *Rev Infect Dis* 10:424–427, 1988.
72. Goldhagen J, Alford BA, Prewitt LH, et al: Suppurative thrombophlebitis of the internal jugular vein: report of three cases and review of the pediatric literature, *Pediatr Infect Dis J* 7:410–414, 1988.

第三部分

头颈口面部感染的特殊主题

第 24 章 颅颌面创伤患者的感染

Amir F. Azari, R. Bryan Bell

历史背景

创伤性损伤的治疗经历过很大的历史变革，有效地降低了感染率，并改善了治疗预后。以额窦创伤的指南为例，对于一些简单病例，过去认为需要进行额窦根治[1]，如今则尽量采用保留额窦黏膜的方法[2]。越来越多的数据显示，撕裂伤的修复时间早已超过所谓的“黄金 6 小时”的时限[3]，而颌面部骨折复位及坚固内固定治疗中，抗菌药物的治疗时间也已明显缩短[4]。抗生素的预防性应用及清创手术方案的不断改进，允许对高速伤进行更早期、更全面的重建。20 世纪连续发生的多次武装冲突中[5]，快速诊断和抗生素的使用降低了面部创伤的感染并发症。尽管缺少口腔头颈创伤患者发生感染的随机对照预后数据，但是来自大型多中心试验的合并数据仍然能够证明上述趋势的存在。

原则

颌面部创伤伤口的分类

疾病预防和控制中心根据手术野所受污染的程度对手术切口进行分类[6]。根据颌面部创伤伤口遭受细菌侵入的程度不同，可以将其分为清洁-污染伤口（Ⅱ类）、污染伤口（Ⅲ类）及感染伤口（Ⅳ类）。举例说明，治疗闭合性骨折时的切口通常是清洁-污染伤口；非感染的开放性骨折以及软组织创伤的伤口被视为污染伤口；感染伤口的出现主要是由于创面存在细菌感染或者异物残留[7]。进行外伤清创、冲洗及预防性使用抗生素的治疗流程取决于精确的伤口分类。颌面部创伤的大部分手术为清洁-污染手术[8]。

颌面部创伤感染的流行病学

颌面部侧支循环非常广泛，这一特点使得污染性骨折在进行常规切开复位和内固定术后不发生感染。然而，对于涉及软硬组织的复合伤来说，由于骨膜血供的损伤，出现组织挛缩、感染或纤维化，而导致骨折愈合并发症的发生[9]。一般来说，口咽部的正常菌群是引起头颈部创伤感染常见的细菌源。

美国国家创伤数据库的数据显示，头部及面部创伤分别占创伤总数的 36% 及 24%。面部骨折又可根据发生率细分为面中部骨折（72%）、下颌骨骨折（24%）及额基和眶上区骨折[10]。因为这些创伤通常需要手术治疗，所以减轻术后感染所造成的负担是改善预后的一项重要目标。

菌群

头颈部患者术后创口感染通常是由多种微生物共同造成的，在多项研究中发现的微生物包括革兰氏阳性菌（葡萄球菌和链球菌）、革兰氏阴性菌（大肠杆菌、克雷伯杆菌、沙雷菌、变形杆菌和假单胞菌）、需氧菌、厌氧菌和真菌[7]。唾液中细菌种类繁多，其中厌氧菌的数量几乎是需氧菌的五倍，然而口内的裂伤通常不会发生感染。发生感染的头颈部伤口常被生物膜所污染，而生物膜通常对单独的抗生素治疗产生耐药。引流和清创对生物膜的机械破坏作用，结合治疗剂量的抗生素使用，才能成功地进行治疗。骨髓炎的治疗尤其如此[11]。

因为环境中的病原体可以定植于伤口内，故伤口处理以及感染的预防方法应针对患者具体的受伤原因。最常见的例子是道路事故烧伤，其伤口可被芽孢杆菌属的细菌感染[12]。未接种疫苗的患者感染破伤风梭菌致死率很高，因此需要对该类创伤患者采取积极的预防手段。预防性使用破伤风免疫球蛋白的适应证稍后详述。

危险因素

许多危险因素可使创伤患者容易发生感染，包括：骨折及其类型，治疗延迟，治疗方法[8]。治疗延迟一直是许多抗生素预防应用研究关注的焦点。面部多发骨折和开放性骨折的患者更容易发生感染,可能需要预防性应用抗生素[13]。

修复时机

关于所谓的软组织裂伤修复“黄金时间”,存在许多历史争议,为避免感染的发生,手术时间从伤后3小时至24小时不等[3]。最近有证据显示,目前尚无明确的证据证明伤口的延迟关闭对软组织伤口术后感染率有影响[3]。与肢端伤口相比,头颈部软组织损伤的伤口缝合时机实际上更加灵活[14,15]。面部伤口早期缝合也可能会提高伤口的美观效果。

颌面部骨折的修复通常会由于资源的限制或合并其他损伤而被耽搁数日。骨折动度被认为会增加因治疗延迟引起的术后伤口感染率[8]。然而,尚无明确的证据证实治疗延迟与感染风险的关系。尽管缺少前瞻性的、随机对照的统计学分析数据,但还是有许多指南建议对治疗延迟的影响加以量化[12]。最近的一篇文献确定了由于治疗延迟而引起的常见并发症,包括感染(脓肿和骨髓炎)、伤口裂开、骨折延迟愈合或者不愈合、需二次手术等[16]。而延迟治疗也具有以下优点:对于大范围创伤患者,手术可以在一次麻醉下同时进行[17];接受更高级别的影像学检查[17];颧骨复合体骨折软组织水肿可以完全消退[18];以及眼眶骨折的复视得以稳定[19]。总之,建议尽量缩短面部骨折伤后到最终手术的时间间隔,这样也就缩短了住院时间,可避免院内感染的发生。

针对骨折的修复时机,希望达成的目标是,对于简单的下颌骨骨折,能够在伤后1~3天内进行切开复位内固定;而对于简单的面中部骨折,能够在伤后1~14天内进行手术治疗。严重粉碎或移位的骨折,通常在急诊室进行初步评估后,进行牙间固定,阻止骨折段之间大范围的错动。高速伤,如枪伤或者其他脱套性损伤,通常需于受伤当天进行冲洗和修复。有些创伤中心为非常严重或者危及生命的创伤患者实行“直达手术室”的政策。因此,以严重污染或者组织缺失为特征的复杂面部伤口,常需在伤后数小时内接受手术治疗。

预防

全身状况的处理

改善创伤患者的全身状况对于创伤正常愈合起重要的作用,尤其对于长时间住院和需要复苏的多系统创伤患者至关重要。比如,体温轻度下降可将感染发生率提高3倍,且会增加术中失血量[12]。创伤患者的营养目标是保证伤口的组织床能够得到最大限度的组织灌注和氧气输送。接受肠外营养的患者常因必需脂肪酸摄入不足而导致伤口愈合不良。脂肪的摄入对于创伤患者尤为重要,特别是对那些伤前存在营养不良状况的患者。营养不良最好通过完整病史和体格检查来进行评估,包括突然的体重下降、恶病质体征,以及吸收障碍病史[7]。另外,给予超过维持正常血压和尿量所需的液体量,已被证明能够提高手术患者的氧合水平[12]。

交叉感染

避免医源性感染的一个重要的考量是,在进行骨骼、金属、深部腔隙、有限空间的操作时,防止手套破损[20]。在颌面外科手术中,穿钢丝和结扎牙弓夹板时需要注意不要扎破手套。减少或避免使用金属丝进行颌间结扎的骨折复位方法,例如使用螺钉或者手法复位,能够显著降低手套破损的风险[22,23]。佩戴双层手套同样可以降低内层手套破损发生细菌性或病毒性交叉污染的概率[24],同时也不会影响术者操作时的灵活性[20,25]。

清创术

外伤的清创术包括去除失活的组织,以减少伤口感染发生率,或者治疗已经发生的感染[26]。这对于同时伴有软硬组织损伤的多发伤患者和软组织坏死性感染的患者尤为重要。对于坏死性筋膜炎,需要早期清创,因为感染会沿着无血管组织平面快速扩散,引起筋膜坏死及皮肤穿孔[27]。

冲洗也同样可以减少细菌负荷,效果取决于冲洗液的种类和冲洗压力。传统上,消毒剂,如稀释的碘伏或过氧化氢,可用于冲洗伤口,但是有研究数据表明这些消毒剂对成纤维细胞和角质细胞会产生细胞毒性作用,而导致伤口延迟愈合[28]。现在推荐使用无菌生理盐水冲洗未感染的伤口[29,30],使用消毒剂(如碘伏)冲洗感染或裂开伤口[31]。对于有明显的异物污染或者咬伤的患者,采用高压冲洗[12]。

多项回顾性和前瞻性的研究证实,在修复头皮裂伤前,不建议进行备皮[14,32]。因为备皮本是预防术后创口感染,但在备皮时产生的细小擦伤实际上会增加头皮发生感染的风险[33]。无论是修复裂伤还是选择性冠状切口,都已不再推荐常规进行头皮备皮。事实上,这两种情况的感染风险都较低。

穿透伤后存留于机体内的异物不利于伤口愈合，特别是多孔的或者含有机成分的异物。与金属植入体不同，环境中的异物通过影像学检查不易定位，直到出现炎症和感染后才能够被诊断[34]。由污染的存留在体内的异物引起的创口感染抗生素应用无明显效果，可由浅表感染波及邻近的组织间隙。在初步清创时，在吸引器辅助下采用无菌盐水脉冲冲洗，是首选的机械清创方法。然后使用稀释的过氧化氢和生理盐水交替机械冲刷严重污染的创面。

预防性使用抗生素

Bratzler 等人通过广泛的文献综述，建立了手术抗生素预防治疗的指南；对于清洁-污染的伤口，推荐使用头孢唑林或头孢呋辛联合甲硝唑，或者氨苄西林舒巴坦钠[35]。青霉素过敏的患者推荐使用克林霉素。这些建议都是建立在良好的队列、病例对照和有限的随机对照的研究基础上，并且适合大多数颌面部创伤手术。术前抗生素预防使用应在手术切开前 1 小时开始，剂量由患者体重而定，使用时间不应超过术后 24 小时。在一些特定情况下，例如患者有免疫功能缺陷，严重污染创口，伤口延迟缝合，开放性骨折和关节创伤，有患心内膜炎的风险，以及高速弹道伤，应当延长伤后抗生素使用时间[36]。战伤伤员，如果存在早期感染或脓毒症的危险因素，同样也应在伤后预防性应用抗生素[30]。但抗生素的应用不能替代感染伤口的手术治疗[12]。

术后应用抗生素

颌面部创伤术后延长抗生素的使用时间（五天或以上），并未显示能够降低感染的发生率。抗生素仅在手术后最初的 24 小时内有效[13,31]。然而，创伤严重性的增加需要延长抗生素预防性使用的时间。抗生素使用的疗程和种类在文献中并没有阐明。

软组织损伤

裂伤

与其他部位相比，头颈部血供丰富，故头颈部的裂伤通常不会发生感染[37]。头皮和面部是急诊最常见的裂伤部位。头皮、面部、耳鼻部位伤口感染的发生率分别是 1.7%、3.9% 和 3.6%[38]。然而，年龄因素、糖尿病、创口边缘不规则或星芒形伤口、明确的污染及异物存在都可能增加感染的发生率，需要对于伤口的治疗和预防性使用抗生素给予足够的重视[14]。因为面部软组织损伤的深度和形状会因面部表情肌的不同走形而发生变化，预防伤口裂开存在难度[39]。伤口感染可能引起潜在的不良美观效果，特别是对于儿童患者和咬伤伤口，因此建议进行更加积极的治疗。

一项前瞻性的多中心研究证实感染和裂伤伤口关闭是否延迟以及缝合的方法并无相关性，其中包括面部裂伤。在相同的研究中，糖尿病病史、伤口污染以及伤口长度大于 5cm 都是伤口感染的高危因素。对于这些存在高风险的病例，应进行抗生素预防治疗和密切随访[39]。及时关闭创口仍然十分重要，因为延迟可以导致软组织肿胀及解剖标志点的变形，使得伤口容易过早裂开、暴露直至发生感染[40]。一期缝合的创口通常会比二期缝合的创口愈合得更快，具有更好的美容效果。一项 Meta 分析显示，除了可获得同样的美观效果外，可吸收缝线（与不可吸收缝线相比）对感染发生率并无明显影响[41]。缝合伤口时，使用非无菌手套（与无菌手套相比），与不良结果发生并无关系[42]。

对于所有伤口污染的患者，如果 5 年内未接种过破伤风疫苗，并且没有接受加强注射，都应当接种破伤风疫苗。未进行初期免疫的患者，应当同时注射破伤风免疫球蛋白和疫苗。虽然大多数裂伤并不需要抗生素预防感染，但是患者如果被人或动物咬伤，伤口大面积污染，血管功能不全（如外周动脉疾病）或存在免疫缺陷，仍需及时使用抗生素预防感染。使用支架、衬垫物或者鼻腔填塞材料的患者，在这些材料被取出前都应当预防性使用抗生素[43]。

即便对于大多数污染严重的面部伤口，也应建议初期关闭伤口。尽管感染发生率可能较二期缝合轻微升高，一期关闭伤口带来的美观效果和延迟缝合伤口造成的面部瘢痕的风险相比，前者可能更为重要。

口内伤口

口内伤口通常不易发生感染。较大的创口、环境异物污染的创口，以及面部皮肤和口内黏膜的贯通伤则需要特别关注，需要彻底的清创和分层缝合。目前，关于口内裂伤预防性使用抗生素的指南很少。Mark 和 Granquist[44] 发现关于口内裂伤的治疗仅有一项随机对照试验，伤口均在到达急诊室后 24 小时内得到处理，但是由于样本量过小，不能显示抗生素预防使用的优点。因此，是否使用抗生素应当由经治医生个人进行判断[44]。

耳

由于外耳的解剖位置,发生头部创伤时外耳容易出现撕裂伤。剪切力会使软骨膜从软骨上分离,造成软骨膜下血肿。由于软骨无血管结构,其血供遭到破坏以后,会引起软骨的感染和坏死,特别是在软骨较长时间暴露的情况下。耳部的血肿需要立即切开引流,同时衬垫包扎防止血肿再次发生。衬垫包扎除了可以预防葡萄球菌感染,还可以防止出现远期并发症,如菜花耳。外耳蜂窝织炎和软骨炎可能需要类似的处理。除了局部的伤口护理换药,水蛭疗法也被用于改善局部组织血流灌注[45]。对于创伤性鼓膜破裂采取预防措施,因为细菌进入内耳后会引起感染和继发的永久性听力丧失、中耳炎、乳突炎。耳部进行防护的同时,推荐使用氧氟沙星滴耳剂[46]。

颈

上呼吸消化道损伤包括食管和喉部的穿孔及颈部其他结构的损伤。应通过临床检查(必要时使用食管镜或进行食管造影),优先诊断上呼吸消化道损伤和预防感染[47]。食管损伤应引起重视,因其创面常受细菌污染而容易发生严重的并发症[48]。在一项持续10年的食管穿通伤的多中心研究中,Asensio 等人[49]发现食管颈段的损伤(占67%)较胸段及腹段损伤更为常见,及时诊断和修复食管损伤(伤后13小时内)对于减少并发症发生率和死亡率都至关重要[49]。1篇基于7项研究的综述表明,食管颈段损伤患者的死亡率约为6%,而其他节段损伤的死亡率为21%~27%。其原因可能是因为颈部的筋膜层封闭了污染组织[50]。食管损伤患者的并发症发生率明显增高,其原因是感染,如脓肿或纵隔炎[49]。修复治疗应当包括冲洗、清创、分层缝合以及建立引流,同时使用抗生素预防感染[50,51]。创伤性食管损伤以及气管食管联合损伤通常还会伴有其他创伤,后者同样存在感染性并发症的风险[52]。目前来说,在颈部穿通性损伤的处理中,很少进行选择性颈部探查手术,这一改变是否对感染性并发症的发生造成影响,还没有相关的结论性的数据[51,53]。

眼

眼睛是一个免疫特权器官,它的许多部位缺少血管组织,易因创伤性污染发生感染。穿通性眼损伤,无论是否存在眼内异物,都可发生创伤后眼内炎。感染通常由革兰氏阳性、凝固酶阴性的葡萄球菌或者链球菌引起,也可能由其他细菌或多种细菌引起。由于创伤后眼内炎的预后较差,特别是合并眼内异物时,在患者等待确定性的治疗的同时,应当应用广谱抗生素。莫西沙星(400mg)或者左氧氟沙星(500mg)均可覆盖造成眼内炎的最常见细菌,并且这两样药物都可以进入房水和玻璃体液[30,54]。这些治疗方案同样适用于角膜擦伤。

眶周也可受到眼或眼眶创伤的波及,从而导致眶隔前蜂窝织炎、眼眶蜂窝织炎、海绵窦血栓形成。坏死性筋膜炎应当被纳入眼穿通伤感染的鉴别诊断中;它需要及时进行手术清创及应用广谱抗生素[27]。作为颌面部创伤的一部分,预防眼球进一步损伤的措施包括平衡盐溶液冲洗,保守性清创,尽早使用抗生素治疗,必要时应用 Fox 眼罩,并迅速转诊至眼科进行眼球伤口的一期缝合[51]。

咬伤

咬伤具有穿通伤、挤压伤或撕裂伤的特点,伤口被攻击动物的口内菌群严重污染。在少数情况下,分离出的病原体可能来源于患者自身的皮肤菌群,或来源于咬伤时的次生侵染菌[55]。从人咬伤伤口中分离出的最常见细菌种类为侵蚀艾肯菌,而猫和狗咬伤伤口往往被巴斯德菌所污染。然而,咬伤伤口的细菌种类具有多样性,而且有近7%的感染创口无法培养出微生物[55]。咬伤伤口有迟发性感染的可能,且对狂犬病的预防也是一项重要的预防措施。有软骨暴露的伤口,如鼻和耳部伤口,以及挤压伤伴有组织缺血者,更容易发生感染[56,57]。需要仔细检查穿通伤,观察是否存在隐匿性的神经血管损伤。有报道显示,儿童咬伤后出现长期的脑膜炎后遗症是由颅内损伤漏诊所致,因为在紧急情况下神经系统损伤不易被发现[58]。

咬伤伤口的处置,首先应使用生理盐水高压冲洗。虽然对是否应用抗生素进行预防治疗仍有争议,但头颈部咬伤可以进行初期清创缝合,这一点已经得到了充分的证实。相比于狗咬伤,人和猫咬伤的伤口的处置更符合上述方案。作者认为,如果不能完全清创或担心发生感染影响伤口美观,应预防性使用抗生素[56]。

烧伤

对于烧伤患者伤口感染的预防,局部治疗比全身应用抗生素更为重要。伤口初期清创后,交替使用磺胺嘧啶银盐乳膏与醋酸磺胺米隆乳膏,被认为是有效的联合用药。对于可能发生细菌定植或已经出现感染的伤口,还是需要使用抗生素预防假单胞菌感染[30]。

硬组织创伤

牙槽骨

牙槽骨损伤可以造成黏膜或牙槽骨连续性的破坏，创面被口内多种菌群所污染而导致感染。牙槽突骨折后，黏膜暴露或夹板固定后的骨折不稳定，可导致长期的伤口感染。牙槽骨颊舌侧骨皮质骨折，并形成全厚的黏骨膜瓣，使得损伤部位组织缺血坏死，可促进感染的发生[59]。

伴有牙外伤的牙槽骨骨折，感染最大的风险与牙脱位有关。对于完全脱位的恒牙，常选择牙再植作为治疗方案。根据对牙槽窝清创的程度，可能会将细菌和异物带入牙槽窝内。如果牙发生嵌入性脱位，可以通过根管治疗防止控制感染，并且等待牙自然萌出或者通过正畸牵引将其复位[60]。牙外伤后的感染通常与牙髓坏死相关，而且牙髓坏死多发生于根尖孔已闭合的恒牙。无论是进行根管治疗还是全身应用青霉素或者四环素的抗生素治疗，都可以治疗创伤后感染[59]。

对于未发育成熟的牙齿，在牙齿再植前用抗生素如米诺环素或多西环素（用法用量：1mg 溶解于 20ml 盐水）溶液浸泡，能够促进牙髓血管再生和牙周健康。全身应用青霉素或四环素也可作为预防感染的手段，但其有效性尚未被临床研究证明[61]。

下颌骨

创伤性下颌骨感染通常是由于延迟治疗时未预防性使用抗生素的结果，或者作为创伤术后早期或远期的并发症。由于下颌骨骨折是颌面创伤重要的组成部分，关于下颌骨骨折感染发生率的研究比较多见[62]。因为涉及牙槽骨、牙齿及口腔黏膜，下颌骨的感染倾向要远远高于面部其他骨骼。下颌骨骨折整体的术后感染率（包括伤口裂开比率）接近 20%[4]。总体上看，感染占下颌骨骨折并发症的 1/3。虽然大多数的感染位置比较表浅，但部分会导致骨折错位愈合、不愈或者骨髓炎[63]。下颌角是最经常发生骨折和术后感染的部位，而髁突骨折的感染率最低[64,65]。

病人相关因素，例如位于骨折线上的牙齿、药物滥用、全身状况差、营养不良等都被视为是增加感染风险的重要易感因素[64,66-68]。另外，术中使用钢丝结扎牙齿辅助固定下颌骨骨折，也会造成手套破损，引起交叉感染[21,25]。对于一些合适的单发下颌骨骨折的病例，可使用手法复位简化骨折复位固定操作，同时可减少交叉感染[22]。颌间固位螺钉的应用也减少了钢丝的使用[23]。

在骨折线上缘或接近黏膜切口的位置放置接骨板可引起炎症，造成黏膜血供减少，最终导致伤口裂开。为了防止伤口裂开，应严密缝合黏膜切口，应用含有抗生素的漱口液漱口，以避免创缘发生感染，最终波及植入物[63]。总的来说，骨折线有牙齿存在的下颌骨骨折发生感染的概率（25%）要远大于骨折线上无牙齿存在者（15%）[4]。对于妨碍骨折充分固定的牙齿或与牙周或牙槽骨损伤相关的牙齿，应当在手术时拔除[69]。

术后几周出现的迟发性感染，可能是由于骨折固定不充分或者位于骨折线上的患牙导致，可以通过局部切开引流或必要时拔除患牙进行治疗。伤口裂开或者浅表脓肿可通过抗菌剂（如碘伏）冲洗治疗[4]。这种情况下，抗生素的作用虽尚不清楚，但局部或全身的抗生素应用对于预防进一步的伤口并发症可能是必要的[70]。如果影像学或者临床证据显示骨不连、螺钉松动、钛板暴露或者骨髓炎发生，应当再次进行手术治疗[71]。重复进行骨折固定前，应先对伤口进行细菌培养、引流、清除纤维组织和死骨[72]。

检查发现下颌骨骨折时，就应开始使用抗生素，并至少持续至手术治疗时[73,74]。该方案经常在文献中被引用，但应该除外单发下颌骨髁突骨折，因为该类骨折没有明确的抗生素预防感染的指征[74,75]。最近大多数证据显示，延长术后抗生素使用时间，并不会降低感染率[64,76,77]。研究表明，术后 0[76]~48[65]小时是术后应用抗生素的有效时间。另外，最近一项前瞻性随机研究显示，抗生素预防使用超过 24 小时并不会显著影响感染率[4]。即使对于切开复位内固定的下颌骨复合骨折，也是如此。一项前瞻性研究发现，术后仅使用两剂抗生素和使用 5~7 天的效果并无区别[78]。另外，治疗延迟与术后并发症（包括感染）的发生率并无关系[64,67,73,75]。值得注意的是，由于随机对照研究较少，故需要进一步的研究来明确延迟治疗、骨折线上的牙齿、口腔卫生与感染发生率之间的关系[79]。骨折的治疗应考虑每个骨折在下颌骨生物力学方面的个性化特点[80]。

面中部

与下颌骨骨折不同，上颌骨与颧骨骨折很少发生感染，不需要术后预防性使用抗生素[65]。颧骨骨折术后感染的发生率为 1.5%，口内入路手术的感染率要高于经皮入路[81]。其他关于面中部创伤的研究显示，面中部感染的发生率为 9%[13]和 4.3%[82]。一般来说,这些骨折的治疗常常涉及黏膜表面,还可能涉及软骨暴露和覆盖。

鼻部创伤可导致黏软骨膜破坏,在软骨性鼻中隔旁形成血肿。该血肿必须通过 Killian 切口或 L 形切口切开鼻中隔黏膜并引流,然后放置鼻腔填塞物,预防性使用抗生素[83]。如果血肿持续存在,会发生细菌定植(代表性的细菌是金黄色葡萄球菌),形成鼻中隔脓肿,脓肿可扩散导致脓毒症、眼眶或颅内感染。由于细菌产生的胶原酶的作用,脓肿可造成软骨快速坏死,最终导致鞍鼻畸形。对于儿童,这种缺损会影响面中部向前的发育,因此,对于存在鼻部创伤的儿童,评估鼻中隔的情况至关重要[84]。

与下颌骨创伤类似,一项关于上颌骨 Le Fort 骨折和颧骨骨折的前瞻性随机安慰剂对照研究显示,在术后短期(24 小时内)预防性应用抗生素与延期应用抗生素(5 天)[82]相比,感染率并无差别。Le Fort 水平骨折或者鼻眶筛复合体骨折可伴发脑脊液鼻漏,对此也不建议预防性使用抗生素(参考颅底部分)。

眼眶

由外伤或眼眶骨折修复所引起的眼眶蜂窝织炎相对比较少见。眼眶间隙的感染可导致压迫性的后遗症,如视神经炎、视神经萎缩、失明。细菌向颅内扩散可引起海绵窦血栓形成和脑膜炎[85]。通常认为眶壁骨折后,鼻旁窦黏膜造成眶内污染,需要按照复合性骨折进行抗生素预防性治疗[86,87]。对于眼眶外伤是否需要预防性使用抗生素,目前尚无明确的指南,但一项前瞻性随机对照研究发现,术后应用抗生素超过 24 小时对眼眶外伤感染率并无影响。据报道,眼眶修复术后整体的感染率为 5%[85]。

通常,感染常与眶下区软组织裂伤、鼻窦炎或者异物相关。有穿通伤病史者,若发生眼眶蜂窝织炎或脓肿,应当考虑伤口内有隐匿性异物或者细菌侵入的可能[88]。手术治疗包括经骨膜下入路或通过鼻旁窦入路行眼眶减压术[89]。建议眼科会诊,密切监测视力变化。

颅底

当颌面部创伤合并脑脊液鼻漏或耳漏,影像学上可见颅骨骨折移位,或者有颅内积气时,则提示发生了颅底骨折。在紧急情况下,很难发现脑脊液漏,颅内积气可被视为隐匿性脑脊液漏的间接证据[90]。颅底开放性创伤是指颅内空间与咽部或皮肤周围组织相交通,从而增加了脑膜炎的风险。例如,前颅底创伤的手术处理,应确保引流通畅或刮除可能隐藏致病微生物的黏膜组织。

最近,一项随机对照研究显示,不论是否存在脑脊液漏,都没有明确的证据支持抗生素预防性治疗前颅底创伤[91]。实际上,抗生素对伤口正常菌群的改变反而会创造易感环境,许多脑脊液漏可自行愈合(85% 在 1 周以内)[92]。如果出现明显的硬脑膜破裂、污染或者腰椎引流及其他保守治疗失败,则应进行手术干预,以降低长期脑膜炎的风险。

额窦

额窦创伤需要给予重视,因为其解剖位置靠近脑膜和大脑。骨折可以造成短期的颅内感染,同样也会因鼻额引流通道的阻塞,引起长期的感染性后遗症。传统上,该类型骨折的治疗包括彻底消除窦腔,以防止黏液聚积,后来手术趋向于保守,并保留眶上缘[9]。为了保护颅内结构,恢复正常前额形态,预防感染性并发症,额窦骨折的处理方法更趋向于保守化[93]。目前的治疗指南是基于鼻额管开放、额窦后壁粉碎和移位、大脑和硬脑膜明显损伤而制定的[94]。如果患者存在以下损伤,包括严重移位和粉碎性额窦骨折出现明显的后壁受累、硬脑膜破裂、持续的脑脊液漏或者脑损伤,通常建议采用额窦颅腔化手术。对于那些不伴有额窦后壁骨折的患者,则行额窦填塞术。另外,修复额窦前壁可以保留额窦功能[2,93,94]。该治疗方案允许大多数额基损伤的患者能够保留额窦窦腔,同时最大限度减少短期或长期感染性并发症。

额窦的静脉通过 Breschet 骨孔回流进入硬膜下静脉系统,而这也可成为细菌入侵的通路[95]。额窦引流导管的堵塞可导致反复发作的鼻窦炎、脑膜炎、脑炎、脑脓肿、额窦脓肿及骨髓炎[96]。后期并发症,即距离最初创伤 6 个月后发生的并发症,包括黏液囊肿或黏液脓囊肿。黏液囊肿生长缓慢,可占据窦腔,并最终侵蚀较薄的额窦后壁,而它的产生通常是由于没能重建良好的鼻额引流通道[95,97]。对于硬脑膜受累的复杂额窦创伤,在伤后 48 小时内进行手术修复(额窦颅腔化或填塞术),能够明显降低感染的风险[98]。

颞骨

颞骨骨折与伤后脑膜炎的发生有关,特别是存在脑脊液鼻漏(13%)和耳漏(6%)时。一直以来,即使伴有脑脊液漏,颞骨骨折的治疗也不建议预防性使用抗生素;然而如果合并感染就使脑膜炎的发生风险上升 20%。建议在保守治疗 7~10 天后,如仍存在脑脊液漏,则进行手术修复。初期处理包括将脑脊液经腰椎引流 5~7 天[9]。大多数脑脊液漏都能够早期自行愈合[96,99]。

一项涉及多个前瞻性随机研究和回顾性队列研究的 Cochrane 系统评价显示，不论是否存在脑脊液漏，目前的证据并不支持颅底骨折的患者使用抗生素能够预防脑膜炎的发生[91]。实际上，抗生素可破坏正常菌群，从而导致机会性感染的发生，这已经在很多病例中得到证实。因此，建议只对高危病例术后使用抗生素，如手术治疗延迟，外置脑脊液引流管，或者并发软组织感染者[98,100]。

骨髓炎

颌面部创伤造成的骨髓炎者并不常见。虽然患者的免疫状态、骨折污染和骨折移位都被认为是造成骨髓炎的可能的原因，但是明确具体病因一般并不容易[101]。如果不加以解决，上述原因可能导致损伤区域发生急性骨髓炎[102]。一项针对 1 400 多例下颌骨骨折的研究发现，大多数下颌骨骨髓炎病例都与骨折不愈合相关[72]。骨髓炎的其他临床表现包括剧烈疼痛、间歇性发热、颏神经感觉异常或麻木、死骨、牙关紧闭，淋巴结肿大及牙痛[103]。

骨髓炎的传统治疗包括大剂量抗生素长期(6 周)静脉注射，现已证明，口服抗生素与静脉注射抗生素一样有效。口服抗生素价格便宜，且无需关注静脉通路。至于抗生素的种类和使用周期，应视患者的临床情况而定[104]。清创和死骨切除术后，高压氧治疗也有一定的效果[105]。去除坏死和感染的骨质、以及不能保留的牙齿仍是骨髓炎治疗的核心内容。

高速伤

高速伤的特征是远离弹丸周围区域存在组织损伤。终端弹道的特点决定了临时和永久性创腔的大小，创腔被异物颗粒及其携带的细菌所污染。例如，软尖弹更容易碎裂，与入口部位相比，会对组织内部造成更大范围的污染[106]。正因为如此，高速伤伤口常被分类为污染或感染伤口，而不是清洁-污染伤口[107]。这些患者通常伤情更为严重，因此更易发生院内感染[108]。

高速伤的治疗流程强调必要时早期进行手术清创及冲洗，如果可能，应当一期重建软硬组织结构，并建立引流。伤口延迟关闭会导致瘢痕挛缩，造成后期最终修复更加困难。抗生素使用在预防感染中发挥了重要的作用，因为针对大面积的软硬组织创面，很难彻底清创[108,109]。一些外科医生倾向于保守性清创来保留组织结构的解剖标志，这在一定程度上是因为使用了抗生素[107]。对于严重的复合组织损伤，本章的第二位作者(RBB)更倾向于早期彻底的清创，早期利用游离组织移植进行重建[110]。

内固定材料的取出

用于固定颌面部骨折的接骨板可以发生感染，需要对无菌性脓肿进行切开引流，并拆除钛板。一般来说，下颌骨骨折的固定材料比面中部的更有必要取出，因为下颌骨要承受更多的张应力和压应力[111]。位于黏骨膜下方沿着外斜线或下颌骨体方向放置的接骨板，容易造成咀嚼创伤[64]。文献报道，钛板取出率的范围为 3%~32%，大部分原因是感染[22,112,113]。大多数固定材料的并发症发生在术后第一年，而需要及时取出相应的固定材料[114]。

总结

颌面部创伤后发生的感染是一种值得关注但通过恰当的干预可以避免的并发症。要想取得骨折治疗的最佳效果，就必须了解创伤处理的原则，以及抗生素预防及手术清创的原则。软硬组织损伤都应根据其位置和严重程度来处理，需避免长期或不必要地使用抗生素。相反，冲洗和手术清创已经成为抗菌治疗的关键环节。还需要进一步的研究来明确药物和手术治疗的适应证，以降低口腔、头颈部创伤后的感染率。

(贺洋　译)

参考文献

1. Reidel-Schenke H: Ueber die Stimhohlen und ihre Erkrankungen, *Ueber die Stimhohlen und ihre Erkrankungen* 16, 1898.
2. Bell RB: Management of frontal sinus fractures, *Oral Maxillofac Surg Clin North Am* 21:227–242, 2009.
3. Zehtabchi S, Tan A, Yadav K, et al.: The impact of wound age on the infection rate of simple lacerations repaired in the emergency department, *Injury* 43:1793–1798, 2012.
4. Schaller B, Soong PL, Zix J, et al.: The role of postoperative prophylactic antibiotics in the treatment of facial fractures: a randomized, double-blind, placebo-controlled pilot clinical study. Part 2: Mandibular fractures in 59 patients, *Br J Oral Maxillofac Surg* 51:803–807, 2013.
5. Petersen K, Hayes DK, Blice JP, et al.: Prevention and management of infections associated with combat-related head and neck injuries, *J Trauma* 64:S265–S276, 2008.

6. Mangram AJ, Horan TC, Pearson ML, et al.: Guideline for prevention of surgical site infection, 1999, *Am J Infect Control* 27:97–134, 1999.
7. Hom DB: *Essential tissue healing of the face and neck*, Shelton, CT, 2009, People's Medical House.
8. Adalarasan S, Mohan A, Pasupathy S: Prophylactic antibiotics in maxillofacial fractures: a requisite? *J Craniofac Surg* 21: 1009–1011, 2010.
9. Perry M: Maxillofacial trauma–developments, innovations and controversies, *Injury* 40:1252–1259, 2009.
10. Gassner R, Tuli T, Hächl O, et al.: Cranio-maxillofacial trauma: a 10 year review of 9543 cases with 21067 injuries, *J Craniomaxillofac Surg* 31:51–61, 2003.
11. Ray JM, Triplett RG: What is the role of biofilms in severe head and neck infections? *Oral Maxillofac Surg Clin North Am* 23(v):497–505, 2011.
12. Lieblich S: Infection in the patient with maxillofacial trauma. In Fonseca R, Walker R, Barber D, editors: *Oral & maxillofacial trauma*, St Louis, 2013, Elsevier/Saunders.
13. Lauder A, Jalisi S, Spiegel J, et al.: Antibiotic prophylaxis in the management of complex midface and frontal sinus trauma, *Laryngoscope* 120:1940–1945, 2010.
14. Hollander JE, Singer AJ, Valentine SM, et al.: Risk factors for infection in patients with traumatic lacerations, *Acad Emerg Med* 8:716–720, 2001.
15. Quinn JV, Polevoi SK, Kohn MA: Traumatic lacerations: what are the risks for infection and has the 'golden period' of laceration care disappeared? *Emerg Med J* 31:96–100, 2014.
16. Hurrell MJL, Batstone MD: The effect of treatment timing on the management of facial fractures: a systematic review, *Int J Oral Maxillofac Surg* 43:944–950, 2014.
17. Weider L, Hughes K, Ciarochi J, et al.: Early versus delayed repair of facial fractures in the multiply injured patient, *Am Surg* 65:790–793, 1999.
18. Hollier LH, Sharabi SE, Koshy JC, et al.: Facial trauma: general principles of management, *J Craniofac Surg* 21:1051–1053, 2010.
19. Tang DT, Lalonde JF, Lalonde DH: Delayed immediate surgery for orbital floor fractures: Less can be more, *Can J Plast Surg* 19:125–128, 2011.
20. Tanner J, Parkinson H: Double gloving to reduce surgical cross-infection, *Cochrane Database Syst Rev*, CD003087, 2006.
21. Pigadas N, Avery CM: Precautions against cross-infection during operations for maxillofacial trauma, *Br J Oral Maxillofac Surg* 38:110–113, 2000.
22. Bell RB, Wilson DM: Is the use of arch bars or interdental wire fixation necessary for successful outcomes in the open reduction and internal fixation of mandibular angle fractures? *J Oral Maxillofac Surg* 66:2116–2122, 2008.
23. Cornelius C-P, Ehrenfeld M: The use of MMF screws: surgical technique, indications, contraindications, and common problems in review of the literature, *Craniomaxillofac Trauma Reconstr* 3:55–80, 2010.
24. Mischke C, Verbeek JH, Saarto A, et al.: Gloves, extra gloves or special types of gloves for preventing percutaneous exposure injuries in healthcare personnel, *Cochrane Database Syst Rev* 3, CD009573, 2014.
25. Padhye MN, Girotra C, Khosla AR, et al.: Efficacy of double gloving technique in major and minor oral surgical procedures: a prospective study, *Ann Maxillofac Surg* 1:112–119, 2011.
26. Shvyrkov MB: Facial gunshot wound debridement: debridement of facial soft tissue gunshot wounds, *J Craniomaxillofac Surg* 41:e8–e16, 2013.
27. Lazzeri D, Lazzeri S, Figus M, et al.: Periorbital necrotising fasciitis, *Br J Ophthalmol* 94:1577–1585, 2010.
28. García-Gubern CF, Colon-Rolon L, Bond MC: Essential concepts of wound management, *Emerg Med Clin North Am* 28:951–967, 2010.
29. Fernandez R, Griffiths R: Water for wound cleansing, *Cochrane Database Syst Rev* 2, CD003861, 2012.
30. Hospenthal DR, Murray CK, Andersen RC, et al.: Guidelines for the prevention of infections associated with combat-related injuries: 2011 update: endorsed by the Infectious Diseases Society of America and the Surgical Infection Society, *J Trauma* 71:S210–S234, 2011.
31. Mottini M, Wolf R, Soong PL, et al.: The role of postoperative antibiotics in facial fractures: comparing the efficacy of a 1-day versus a prolonged regimen, *J Trauma Acute Care Surg* 76:720–724, 2014.
32. Horgan MA, Kernan JC, Schwartz MS, et al.: Shaveless brain surgery: safe, well tolerated, and cost effective, *Skull Base Surg* 9:253–258, 1999.
33. Sebastian S: Does preoperative scalp shaving result in fewer postoperative wound infections when compared with no scalp shaving? A systematic review, *J Neurosci Nurs* 44:149–156, 2012.
34. Ruskin JD, Delmore MM, Feinberg SE: Posttraumatic facial swelling and draining sinus tract, *J Oral Maxillofac Surg* 50:1320–1323, 1992.
35. Bratzler DW, Dellinger EP, Olsen KM, et al.: Clinical practice guidelines for antimicrobial prophylaxis in surgery, *Am J Health Syst Pharm* 70:195–283, 2013.
36. Abubaker AO: Use of prophylactic antibiotics in preventing infection of traumatic injuries, *Oral Maxillofac Surg Clin North Am* 21(vii):259–264, 2009.
37. Ardeshirpour F, Shaye DA, Hilger PA: Improving posttraumatic facial scars, *Otolaryngol Clin North Am* 46:867–881, 2013.
38. Lammers RL, Hudson DL, Seaman ME: Prediction of traumatic wound infection with a neural network-derived decision model, *Am J Emerg Med* 21:1–7, 2003.
39. Key SJ, Thomas DW, Shepherd JP: The management of soft tissue facial wounds, *Br J Oral Maxillofac Surg* 33:76–85, 1995.
40. Kretlow JD, McKnight AJ, Izaddoost SA: Facial soft tissue trauma, *Semin Plast Surg* 24:348–356, 2010.
41. Al-Abdullah T, Plint AC, Fergusson D: Absorbable versus nonabsorbable sutures in the management of traumatic lacerations and surgical wounds: a meta-analysis, *Pediatr Emerg Care* 23:339–344, 2007.
42. Perelman VS, Francis GJ, Rutledge T, et al.: Sterile versus nonsterile gloves for repair of uncomplicated lacerations in the emergency department, *Ann Emerg Med* 43:362–370, 2004.
43. Patel KG, Sykes JM: Management of soft-tissue trauma to the face, *Operative Techniques Otolaryngol Head Neck Surg* 19: 90–97, 2008.
44. Mark DG, Granquist EJ: Are prophylactic oral antibiotics indicated for the treatment of intraoral wounds? *Ann Emerg Med* 52:368–372, 2008.
45. Sclafani AP, Mashkevich G: Aesthetic reconstruction of the auricle, *Facial Plast Surg Clin North Am* 14(vi):103–116, 2006.
46. Eagles K, Fralich L, Stevenson JH: Ear trauma, *Clin Sports Med* 32:303–316, 2013.
47. Bagheri SC, Khan HA, Bell RB: Penetrating neck injuries, *Oral Maxillofac Surg Clin North Am* 20:393–414, 2008.
48. Bell RB, Osborn T, Dierks EJ, et al.: Management of penetrating neck injuries: a new paradigm for civilian trauma, *J Oral Maxillofac Surg* 65:691–705, 2007.

49. Asensio JA, Chahwan S, Forno W, et al.: Penetrating esophageal injuries: multicenter study of the American Association for the Surgery of Trauma, *J Trauma* 50:289–296, 2001.
50. Brinster CJ, Singhal S, Lee L, et al.: Evolving options in the management of esophageal perforation, *Ann Thorac Surg* 77:1475–1483, 2004.
51. Petersen K, Colyer MH, Hayes DK, et al.: Prevention of infections associated with combat-related eye, maxillofacial, and neck injuries, *J Trauma* 71:S264–S269, 2011.
52. Weiman DS, Walker WA, Brosnan KM, et al.: Noniatrogenic esophageal trauma, *Ann Thorac Surg* 59:845–849, 1995. discussion 849-850.
53. Osborn TM, Bell RB, Qaisi W, et al.: Computed tomographic angiography as an aid to clinical decision making in the selective management of penetrating injuries to the neck: a reduction in the need for operative exploration, *J Trauma* 64:1466–1471, 2008.
54. Yeh S, Colyer MH, Weichel ED: Current trends in the management of intraocular foreign bodies, *Curr Opin Ophthalmol* 19:225–233, 2008.
55. Abrahamian FM, Goldstein EJC: Microbiology of animal bite wound infections, *Clin Microbiol Rev* 24:231–246, 2011.
56. Stefanopoulos PK: Management of facial bite wounds, *Oral Maxillofac Surg Clin North Am* 21(vii):247–257, 2009.
57. Simpson WR: Physiological principles of therapy in head and neck cutaneous wounds, *Laryngoscope* 87:792–816, 1977.
58. Froind S, Parra AS, Segal N: Delayed diagnosis of intracranial injury due to a dog bite–a case report and review of the literature, *Int J Pediatr Otorhinolaryngol* 77:1400–1402, 2013.
59. Olynik CR, Gray A, Sinada GG: Dentoalveolar trauma, *Otolaryngol Clin North Am* 46:807–823, 2013.
60. AlKhalifa JD, AlAzemi AA: Intrusive luxation of permanent teeth: a systematic review of factors important for treatment decision-making, *Dent Traumatol* 30:169–175, 2014.
61. Andersson L, Andreasen JO, Day P, et al.: International Association of Dental Traumatology guidelines for the management of traumatic dental injuries: 2. Avulsion of permanent teeth, *Dent Traumatol* 28:88–96, 2012.
62. Iida S, Kogo M, Sugiura T, et al.: Retrospective analysis of 1502 patients with facial fractures, *Int J Oral Maxillofac Surg* 30: 286–290, 2001.
63. Lamphier J, Ziccardi V, Ruvo A, et al.: Complications of mandibular fractures in an urban teaching center, *J Oral Maxillofac Surg* 61:745–749, 2003.
64. Gutta R, Tracy K, Johnson C, et al.: Outcomes of mandible fracture treatment at an academic tertiary hospital: a 5-year analysis, *J Oral Maxillofac Surg* 72:550–558, 2014.
65. Andreasen JO, Jensen SS, Schwartz O, et al.: A systematic review of prophylactic antibiotics in the surgical treatment of maxillofacial fractures, *J Oral Maxillofac Surg* 64:1664–1668, 2006.
66. Hindawi YH, Oakley GM, Kinsella CR, et al.: Antibiotic duration and postoperative infection rates in mandibular fractures, *J Craniofac Surg* 22:1375–1377, 2011.
67. Biller JA, Pletcher SD, Goldberg AN, et al.: Complications and the time to repair of mandible fractures, *Laryngoscope* 115: 769–772, 2005.
68. Kambalimath HV, Agarwal SM, Kambalimath DH, et al.: Maxillofacial injuries in children: a 10 year retrospective study, *J Maxillofac Oral Surg* 12:140–144, 2013.
69. Shetty V, Freymiller E: Teeth in the line of fracture: a review, *J Oral Maxillofac Surg* 47:1303–1306, 1989.
70. Koshy JC, Feldman EM, Chike-Obi CJ, et al.: Pearls of mandibular trauma management, *Semin Plast Surg* 24:357–374, 2010.
71. Yamamoto MK, D'Avila RP, de Luz JGC: Evaluation of surgical retreatment of mandibular fractures, *J Craniomaxillofac Surg* 41:42–46, 2013.
72. Mathog RH, Toma V, Clayman L, et al.: Nonunion of the mandible: an analysis of contributing factors, *J Oral Maxillofac Surg* 58:746–752, 2000. discussion 752-753.
73. Ellis E: Management of fractures through the angle of the mandible, *Oral Maxillofac Surg Clin North Am* 21:163–174, 2009.
74. Morris LM, Kellman RM: Are prophylactic antibiotics useful in the management of facial fractures? *Laryngoscope* 124: 1282–1284, 2014.
75. Chole R, James Y: Antibiotic prophylaxis for facial fractures, *Arch Otolaryngol Head Neck Surg* 113:1055–1057, 1987.
76. Miles BA, Potter JK, Ellis E: The efficacy of postoperative antibiotic regimens in the open treatment of mandibular fractures: a prospective randomized trial, *J Oral Maxillofac Surg* 64:576–582, 2006.
77. Lovato C, Wagner JD: Infection rates following perioperative prophylactic antibiotics versus postoperative extended regimen prophylactic antibiotics in surgical management of mandibular fractures, *J Oral Maxillofac Surg* 67:827–832, 2009.
78. Singh RP, Carter LM, Whitfield PH: Antimicrobial prophylaxis in open reduction and internal fixation of compound mandibular fractures: a collaborative regional audit of outcome, *Br J Oral Maxillofac Surg* 51:444–447, 2013.
79. Kyzas PA: Use of antibiotics in the treatment of mandible fractures: a systematic review, *J Oral Maxillofac Surg* 69:1129–1145, 2011.
80. Bobrowski AN, Sonego CL, Chagas Junior OL: Postoperative infection associated with mandibular angle fracture treatment in the presence of teeth on the fracture line: a systematic review and meta-analysis, *Int J Oral Maxillofac Surg* 42:1041–1048, 2013.
81. Knepil GJ, Loukota RA: Outcomes of prophylactic antibiotics following surgery for zygomatic bone fractures, *J Craniomaxillofac Surg* 38:131–133, 2010.
82. Soong PL, Schaller B, Zix J, et al.: The role of postoperative prophylactic antibiotics in the treatment of facial fractures: a randomised, double-blind, placebo-controlled pilot clinical study. Part 3: Le Fort and zygomatic fractures in 94 patients, *Br J Oral Maxillofac Surg* 52:329–333, 2014.
83. Ehrlich A: Nasal septal abscess: an unusual complication of nasal trauma, *Am J Emerg Med* 11:149–150, 1993.
84. Alshaikh N, Lo S: Nasal septal abscess in children: from diagnosis to management and prevention, *Int J Pediatr Otorhinolaryngol* 75:737–744, 2011.
85. Zix J, Schaller B, Iizuka T, et al.: The role of postoperative prophylactic antibiotics in the treatment of facial fractures: a randomised, double-blind, placebo-controlled pilot clinical study. Part 1: orbital fractures in 62 patients, *Br J Oral Maxillofac Surg* 51:332–336, 2013.
86. Newlands C, Baggs PR, Kendrick R: Orbital trauma. Antibiotic prophylaxis needs to be given only in certain circumstances, *BMJ* 319:516–517, 1999.
87. Dhariwal DK, Kittur MA, Farrier JN, et al.: Post-traumatic orbital cellulitis, *Br J Oral Maxillofac Surg* 41:21–28, 2003.
88. Bilyk JR, Lane KA: Current concepts in the management of idiopathic orbital inflammation. In Rudolf G, James K, editors: *Oculoplastics and orbit*, Berlin, 2010, Springer, pp 47–65.
89. Ben Simon GJ, Bush S, Selva D, et al.: Orbital cellulitis: a rare

complication after orbital blowout fracture, *Ophthalmology* 112:2030–2034, 2005.
90. Hardt N, Kuttenberger J: *Craniofacial trauma*, Berlin, 2010, Heidelberg.
91. Ratilal BO, Costa J, Sampaio C: Antibiotic prophylaxis for preventing meningitis in patients with basilar skull fractures, *Cochrane Database Syst Rev* 4, CD004884, 2015.
92. Bell R, Dierks EJ, Homer L, et al.: Management of cerebrospinal fluid leak associated with craniomaxillofacial trauma, *J Oral Maxillofac Surg* 62:676–684, 2004.
93. Bell RB, Chen J: Frontobasilar fractures: contemporary management, *Atlas Oral Maxillofac Surg Clin North Am* 18:181–196, 2010.
94. Bell RB, Dierks EJ, Brar P, et al.: A protocol for the management of frontal sinus fractures emphasizing sinus preservation, *J Oral Maxillofac Surg* 65:825–839, 2007.
95. Guy WM, Brissett AE: Contemporary management of traumatic fractures of the frontal sinus, *Otolaryngol Clin North Am* 46:733–748, 2013.
96. Doonquah L, Brown P, Mullings W: Management of frontal sinus fractures, *Oral Maxillofac Surg Clin North Am* 24(ix): 265–274, 2012.
97. Park CM, Stoffella E, Gile J, et al.: Osteoplasty flap technique for repair of latent (30-year) post-traumatic frontal sinus mucocele: case report and review of the literature, *J Oral Maxillofac Surg* 70:2092–2096, 2012.
98. Bellamy JL, Molendijk J, Reddy SK, et al.: Severe infectious complications following frontal sinus fracture: the impact of operative delay and perioperative antibiotic use, *Plast Reconstr Surg* 132:154–162, 2013.
99. Brodie HA, Thompson TC: Management of complications from 820 temporal bone fractures, *Am J Otol* 18:188–197, 1997.
100. Castro B, Walcott BP, Redjal N, et al.: Cerebrospinal fluid fistula prevention and treatment following frontal sinus fractures: a review of initial management and outcomes, *Neurosurg Focus* 32:E1, 2012.
101. Lukošiūnas A, Kubilius R, Sabalys G, et al.: An analysis of etiological factors for traumatic mandibular osteomyelitis, *Medicina (Kaunas)* 47:380–385, 2011.
102. Pincus DJ, Armstrong MB, Thaller SR: Osteomyelitis of the craniofacial skeleton, *Semin Plast Surg* 23:73–79, 2009.
103. Prasad KC, Prasad SC, Mouli N, et al.: Osteomyelitis in the head and neck, *Acta Otolaryngol* 127:194–205, 2007.
104. Spellberg B, Lipsky BA: Systemic antibiotic therapy for chronic osteomyelitis in adults, *Clin Infect Dis* 54:393–407, 2012.
105. Taher AA: Osteomyelitis of the mandible in Tehran, Iran. Analysis of 88 cases, *Oral Surg Oral Med Oral Pathol* 76:28–31, 1993.
106. von See C, Rana M, Stoetzer M, et al.: A new model for the characterization of infection risk in gunshot injuries: technology, principal consideration and clinical implementation, *Head Face Med* 7:18, 2011.
107. Santucci RA, Chang Y-J: Ballistics for physicians: myths about wound ballistics and gunshot injuries, *J Urol* 171:1408–1414, 2004.
108. Petersen K, Riddle MS, Danko JR, et al.: Trauma-related infections in battlefield casualties from Iraq, *Ann Surg* 245:803–811, 2007.
109. Motamedi MHK: Primary treatment of penetrating injuries to the face, *J Oral Maxillofac Surg* 65:1215–1218, 2007.
110. Gelesko S, Bui TG, Park E, et al.: A protocol for computer planning and intraoperative imaging as an aid to reconstruction of gunshot wounds to the face, *J Oral Maxillofac Surg* 71:e7–e8, 2013.
111. Islamoglu K, Coskunfirat OK, Tetik G, et al.: Complications and removal rates of miniplates and screws used for maxillofacial fractures, *Ann Plast Surg* 48:265–268, 2002.
112. Rallis G, Mourouzis C, Papakosta V, et al.: Reasons for miniplate removal following maxillofacial trauma: a 4-year study, *J Craniomaxillofac Surg* 34:435–439, 2006.
113. Thorén H, Snäll J, Kormi E, et al.: Symptomatic plate removal after treatment of facial fractures, *J Craniomaxillofac Surg* 38:505–510, 2010.
114. Bakathir AA, Margasahayam MV, Al-Ismaily MI: Removal of bone plates in patients with maxillofacial trauma: a retrospective study, *Oral Surg Oral Med Oral Pathol Oral Radiol Endod* 105:e32–e37, 2008.

第 25 章　牙种植体的微生物学考量

Stuart E. Lieblich, Scott T. Claiborne

过去 40 余年,使用骨内种植体恢复牙体结构可以说是牙科领域最具决定性的新进展之一。曾经一度被认为是不可能实现的种植体,如今已被常规应用于口腔及颅面部,并且有着很高的成功率。许多文献都描述过钛能够直接和成活的骨相结合,Branemark 用"骨结合"(osseointegration)这一术语来描述这种骨-金属的融合[1]。其他材料,如羟基磷灰石、氧化锆[2],以及各种钛表面处理方式,最近都成为缩短骨结合的时间及增加成功率的方法。钛表面经过处理后确实增加了种植成功率,但氧化锆之类的材料除了更接近于牙齿颜色之外,在临床成功率方面并没有表现出优势[3]。

本章将讨论与外科种植手术感染的预防和治疗相关的问题,包括导致感染的因素、可能牵涉的细菌,以及控制感染的方式。大致有两种种植体感染的方式:一种是与根尖周病变类似,累及种植体根尖区的感染;另一种为种植体周围炎,本文将对二者病因及治疗方法进行讨论。最后,和任何外科手术一样,种植手术可能会造成严重甚至危及生命的感染。因此,参与种植手术的外科医生必须重视这些潜在的感染,并接受相应的培训,积累经验,来处理发生的感染。

预防感染和手术准备

使用种植体修复牙齿、牙列缺损及牙列缺失已成为常规治疗方式。种植体能够很好地恢复患者的咬殆功能和外观形态,在临床上得到了广泛应用。但是,正如骨科文献中指出的,种植牙需要在可能发生污染的区域存活[4]。

种植体和其他任何植入体内的异物一样,在种植体周围造成感染所需的细菌数量,要比不放置任何异物的清洁手术伤口感染所需的细菌数量要少很多。例如,缝线的存在使伤口感染所需的细菌数量减少了 1 000 倍。另外,手术时初始细菌负荷以及在整个使用寿命期间细菌对种植体与组织的结合部位进行持续不断的攻击,都会使口腔内骨内种植的存活复杂化[5]。

骨内种植体也可以放置在口外用于修复颅面部缺损。其他类型的种植体可经皮植入,可能与游离皮瓣联合修复口腔,因此需要同时抵抗来自皮肤和口内细菌造成的感染。绝大部分的种植病例都很成功,并没有出现并发症。然而,感染的出现可以导致种植体失败,并波及种植体周围骨质、牙齿、神经及邻近的间隙。临床医师需要敏锐地意识到这些可能存在的风险,通过合适的技术来减少感染的机会,并在感染发生时快速给予处理。

大多数学者建议在种植手术时预防性使用抗生素[6,7]。不论使用哪种抗生素,最重要的是在手术前给予抗生素。目前尚无良好的对照试验研究术后是否应当继续使用抗生素。对于一些特殊情况,如复杂的移植手术术后或者有免疫功能障碍者,可以根据经验继续使用 5~7 天的抗生素。

Gynther 等人[8]将术前服用 1g 青霉素,术后每 8 小时服用一次,持续 10 天的患者与未服用抗生素的患者作对比研究。发现这两组患者种植体的存活率没有区别;同样,两组之间感染率也没有差别。然而大多数其他作者和指南仍然建议围手术期使用抗生素。Dent 等[9]对抗生素的效果进行验证,结果表明,术前使用抗生素的种植体失败率为 2.6%,未使用者失败率为 4.0%。最近由 Ati-Ali 等人[10]和 Sharf 等人[11]进行的 Meta 分析也得出了类似的结论。这两篇 Meta 分析均表明,术前使用一剂抗生素可以提高种植体的存活率。虽然术后感染的发生率没有因抗生素的应用而明显下降,但种植体的存活率却因此有所上升。在大多数病例中,尚无证据表明术后继续使用抗生素和预后的改善有关。然而,这两篇文章都讨论了种植过程存在高度异质性的问题,例如种植部位不同,是否植骨,宿主自身的因素等(如系统性疾病、吸烟),这些都是难以控制的因素。因此,术后是否使用抗生素也与患者自身情况有关,某些疾病,如糖尿病,可能会增加种植体失败的风险。虽然近期 Oates 等人[12]的一项研究指出,1 年后,糖化血红蛋白(HbA_{1C})正常的患者与糖化血红蛋白升高的患者相比,在种植体稳定性方面没有差别。在对下颌骨前部的种植体的研究中,糖化血红蛋白中度升高者(6%~8%)与高于 8% 者的种植体成功率相同。他们都仅在术后 7 天使用抗生素,术前并不使用抗生素。未发现位点特异性感染。其他宿主因素,如吸烟[13],可增加种植失败的风险,但种植体失败不一定是由感染造成。

Branemark 在种植手术过程中采用外科手术方式,进行大范围的铺巾,并通过最初的指南传授到世界各地。这是由于 Branemark 医生是整形外科医生出身。Kraut[14]曾发表文章对这一做法提出质疑,在污染的区域进行手术操作,大范围手术铺单是否有必要。其他种植体公司最新的种植指南中,并没有特别提倡采用大范围铺巾。据报道,采用完整的外科术前准备可能会提高手术团队保持无菌操作的意识,尽管这种手术是在污染的区域内进行。对于外科"清洁"操作,使用无菌器械及佩戴无菌手套是最低限度的准备工作。

骨内种植体主要有两种类型:经口内植入的种植体及经口外植入的种植体。经口内植入的种植体一般植入上颌骨、下颌骨或颧骨内。有时,将种植体植入口腔以外的部位,来支持义眼、义耳或其他面部结构。穿骨种植体,如 Small 板钉型种植体和 Boskar 穿下颌骨种植体,需要采用颏下切口进行植入,如今已经很少应用,因为采用骨内种植体经口植入成功率很高。推荐用于种植手术的抗生素方案见框 25-1。

推荐使用葡萄糖酸氯己定(Peridex、Perioguard 或其他品牌)含漱,具体包括术前即刻及术后持续 5~7 天。使用氯己定可使感染引起的并发症的发生率从 8.7% 下降至 4.1%[15]。由于手术部位的不适,患者的口腔清洁常受到影响,氯己定可以作为生理盐水的补充来维护口腔卫生。

在种植体植入之前,需要对术区进行临床及影像学检查,以确定骨内没有感染残留。同时还应评估邻牙是否存在隐性的根尖周病变,因为邻牙的根尖病变可以扩散并造成种植体感染[16]。这项评估至关重要,因为在 Branemark 的最初治疗的病例中,大部分都是牙列缺失的患者,而目前接受种植手术患者大部分是牙列缺损的患者。大多数指南都建议,拔牙 2~3 个月以后再进行种植体植入手术。在此期间,骨内残余的感染可被清除,同时计划种植区域也会形成良好的软组织覆盖。

框 25-1 种植手术抗生素应用

口内骨内种植体(常规)
- 青霉素 V(2g PO),或阿莫西林(2g PO),或克林霉素(600mg PO)

口内骨内种植体(进入上颌窦)
- 阿莫西林(2g PO,然后 500mg/次,qid,服用三天)或
- 克林霉素(600mg PO,然后 300mg/次,bid,服用三天)

口内种植体伴局部大量植骨术
- 青霉素 V(2g PO)加甲硝唑(500mg PO),然后青霉素 V(500mg qid)加甲硝唑(250mg bid)使用三天,或
- 克林霉素(600mg PO,然后 300mg PO tid,使用三天)

口内种植体伴上颌窦底提升植骨术
- 阿莫西林克拉维酸钾(875mg PO,然后 875mg bid,使用三天)或
- 克林霉素(600mg PO 然后 300mg tid,使用三天)或
- 克拉霉素(500mg PO 然后 500mg bid,使用三天)

穿骨种植体(口腔与皮肤相通)
- 阿莫西林克拉维酸钾(875mg PO,然后 875mg bid,使用三天)或
- 青霉素 V(2g PO)及甲硝唑(500mg PO),然后青霉素 V(500mg qid)及甲硝唑(250mg bid)使用三天,或
- 克林霉素(600mg PO,然后 300mg PO tid,使用三天)

口外种植体
- 头孢氨苄(1g 然后 500mg qid,使用五天)或
- 头孢唑林(1g IV),然后头孢氨苄(500mg qid)使用五天,或
- 克拉霉素(500mg,然后 500mg bid,使用五天)

注意:抗生素初次给药应在术前(理想状态下最好术前 1 小时口服给予或者在术前经静脉注射给予)

IV,静脉注射;PO,口服;bid,一天两次;tid,一天三次;qid,一天四次。

邻近种植体的感染同样也可能引起种植体感染。术前需要通过影像学检查来确认相邻的牙齿是否有牙髓病变。理想情况下,任何邻近种植区的活动性牙髓病变,都应在种植体植入前得到治疗[17]。牙髓感染一般为混合性细菌感染。常见的致病菌为痤疮丙酸杆菌、表皮葡萄球菌、中间链球菌、直肠沃林菌、卟啉单胞菌及普雷沃菌[18]。这些细菌隐藏于邻近种植区域的根管内或根尖周区域,会污染新植入的种植体。天然牙列也可能是细菌的来源,这些细菌可能和种植体感染有关[19]。通过术前洁治,可以减少菌斑以及明显的细菌污染。

拔牙后即刻种植目前还存在争议。许多学者主张,拔牙后等待数月以保证牙槽窝内没有任何残留的感染,并且已开始初期骨愈合。也有人建议,如果是微创拔牙,且患牙原本无感染,可以进行即刻种植。也有人提出,即使拔牙窝内存在感染,依旧可以植入种植体。Novaes 和 Novaes[20]发表了一项针对感染部位的种植治疗方案,包括:术前 24~48 小时使用抗生

素，彻底清创并冲洗拔牙窝，术后继续使用 10 天抗生素。一项通过对小样本临床研究和动物试验的 Meta 分析也支持在感染部位可即刻种植，但推荐使用抗生素（但没有明确使用期限）[21]。

患有顽固性牙周疾病的患者（对传统牙周治疗无效并且牙周附着持续丧失），拔除患牙后，种植体的存活率没有下降[22]。实际上，在已拔除全口牙齿的牙周病患者的种植区域并未发现导致牙周病的两大主要病原体：伴放线放线杆菌和牙龈卟啉单胞菌[23]。然而，部分缺牙的牙周病患者其种植体周围区域的微生物环境是不同的，因为牙周病相关的病原体还持续存在，并附着在牙齿周围[24]。

种植体感染概述

虽然未形成骨结合的种植体会发生局部细菌感染，但是并不能明确究竟是感染导致了骨结合的失败，还是种植体的异常动度和结缔组织包裹导致了感染。据报道，造成种植体失败的原因包括：种植体承受了过大的负荷（特别是在愈合阶段），术中产热，种植部位局部污染以及机体自身因素[25]。由于大多数种植系统的五年成功率都高于 90%，种植失败并不常见，所以很难控制所有的变量。动物模型或许可以提示究竟是什么因素导致了感染和最终的种植体丧失。

健康种植体和失败种植体两者牙龈组织中的微生物检查结果有显著差异。失败种植体出现松动、疼痛和出血症状，存在大量的革兰氏阴性厌氧杆菌（拟杆菌属）以及梭杆菌属[26]。而健康的种植体部位则由球菌占据优势，并且没有螺旋体存在[27]。通过基因探针，可以检测出失败的种植体周围存在其他细菌，包括伴放线放线杆菌、牙龈卟啉单胞菌以及中间普雷沃菌[28]。因此，对失败种植体周围的细菌加以鉴别，可以指导选择合适的抗生素。通过药敏试验，Sbordone 等人[29]发现青霉素 G 和阿莫西林的效果比克林霉素、阿莫西林克拉维酸、阿莫西林联合甲硝唑都要好，能够抵抗分离培养出的病原体。

除了种植体周围的细菌，被污染了的种植体表面还覆盖有一层生物膜[30]。生物膜能够在惰性和活性的组织表面形成，释放抗原，并与局部组织相互作用。虽然抗生素治疗可能暂时缓解症状，但除非通过手术方法彻底去除生物膜，否则症状仍会复发[7]。

病原菌可来源于口腔内源性细菌。种植体及其配件，一旦被植入口腔，都可以隐藏细菌。基台与种植体之间的间隙以及固定装置的内部，都可以作为细菌的蓄菌池[31]。

考虑到负荷过大是种植体失败的一个原因，Celleti[32]等做了如下研究。他们制作了过度负荷骨结合种植体的狒狒模型。尽管他们在一些实验动物身上发现了部分结构的损坏和种植体的断裂，但是并没有发生感染造成的骨结合丧失和牙槽嵴骨丧失。

种植体表面容易发生感染。许多作者报道，增加种植体表面粗糙度可以阻止体循环清除细菌。和多孔的种植体相比，光滑的金属圆柱体需要四十倍的细菌量才能引起感染[33]。羟基磷灰石种植体的问题在于，它们更易被细菌污染，进而导致骨结合的丧失[34]。虽然据报道羟基磷灰石能够提高骨结合的成功率和骨结合的速度，但是由于具有增加细菌污染的潜力，而很少使用。过去在接近牙龈的部位使用具有羟基磷灰石涂层的种植体，如今已被光滑的钛质颈部结构取代，以减少种植体周围炎的风险（图 25-1）。

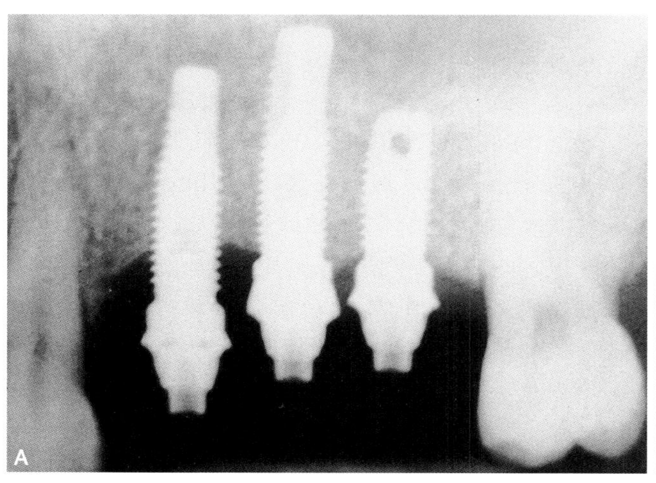

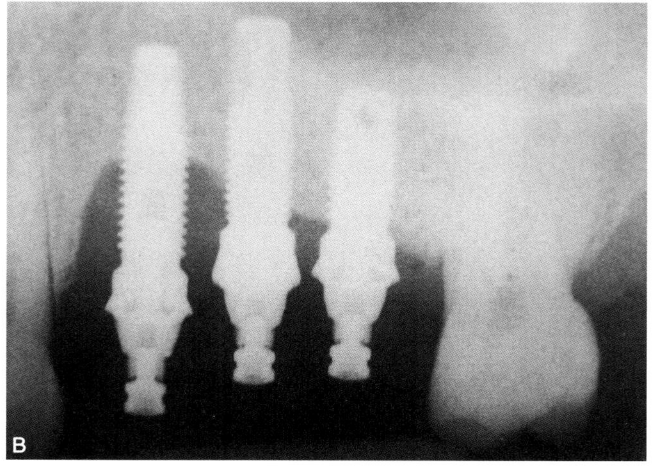

图 25-1　A. 终末基台放置时的骨平面。前部的种植体为羟基磷灰石涂层种植体。B. 基台放置 4 个月后的骨平面。前部羟基磷灰石种植体的持续引流导致了骨丧失。尽管持续进行引流，并进行两次手术清创和局部应用多西环素，仍未能控制骨吸收。

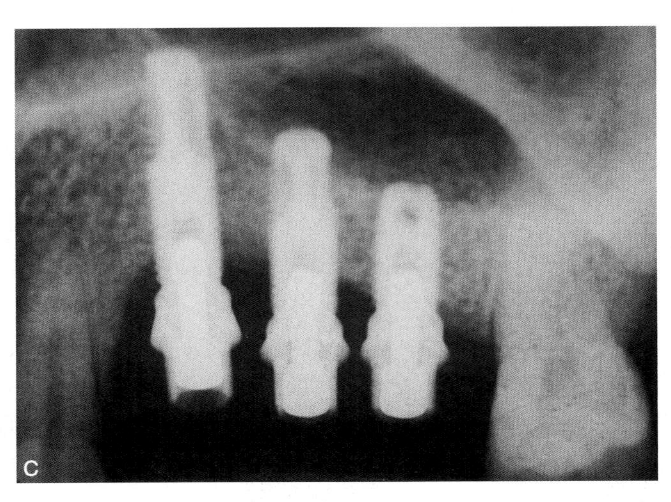

图 25-1(续) C. 取出前部羟基磷灰石涂层种植体,使用坚固的钛表面处理种植体替代

早期种植体感染

在种植体植入后,由于术中翻起了骨膜瓣而引起血肿,血肿内部容易滋生细菌。患者可能会出现前庭沟肿胀,而造成义齿戴入困难。如果患者一直使用抗生素,则应当怀疑存在耐青霉素酶的细菌,比如普雷沃菌。应联合甲硝唑来消除感染。临时修复体需延迟 1 周以后再佩戴。早期感染很少需要手术引流。

应力传导至埋入骨中的种植体会导致覆盖螺丝从种植体内部松动。这种情况会造成黏膜裂开,导致局部的浅表性感染(图 25-2)。也可能会有窦道形成。重新打开切口和重置覆盖螺丝可以解决这种局部感染问题。对于持续出现局部异常引流的病例,通过放置一个较长的愈合基台,将种植体完全暴露于口腔内,就可以解决此类局部感染问题。这种操作只适用于初期稳定性好,且没有植骨的种植体。

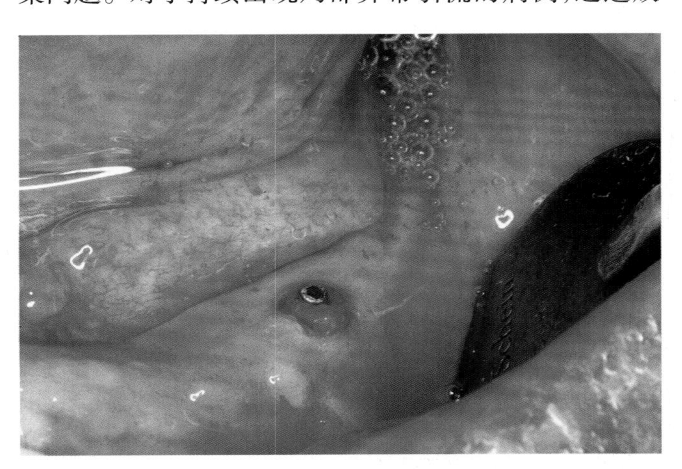

图 25-2 由于过大的应力通过暂时修复体传导至覆盖螺丝,导致其松动而引起局部感染。重新安装覆盖螺丝或放置一个更长的愈合基台以保持创口开放,便于清理,控制感染。除非邻近组织发生感染,否则一般不需要使用抗生素

早期种植失败会导致种植体自发性地从种植部位脱落。患者会敏锐地感觉到手术部位肿胀发炎、疼痛,而当种植体自发性脱落后症状立即缓解。这种类型的种植体失败是由于急性感染所致,随着种植体的脱落,感染消退。如果感染没有波及其他部位,则不需要使用抗生素。4~8 周后可再次植入一个直径更大的新种植体。种植体早期失败的其他表现为种植部位的剧烈疼痛。由于炎症和感染的作用,通过机械固位并与天然骨紧密接触的种植体,可能会造成隔室综合征(compartment-type syndrome)。如果一个疗程的抗生素(如果患者已经接受治疗,需补充抗生素治疗)不能解决疼痛问题,就应当考虑早期取出种植体,特别是位于下颌骨者。若不能及时解决以上问题,则可能会导致骨髓炎和其他更严重的损害(稍后讨论)。

损伤邻牙的种植体可导致急性感染的发生(图 25-3)。种植体邻牙医源性失活可引起根尖周感染,感染可波及邻近种植体,而导致种植失败。种植体与邻牙牙根之间应至少间隔 3mm,以减少邻牙牙根根尖血运损伤的风险。但是,外科医师需要注意的是,由于种植体的长度和植入的角度,即使在最初植入位点预留了充足的空间,种植体的尖端仍可影响邻近结构。另外,"菌斑前哨"通过骨下袋对牙根周围 2mm 范围内的邻牙造成影响[35],因此,距离牙周袋 2mm 范围内的种植体可能受到不利的影响。

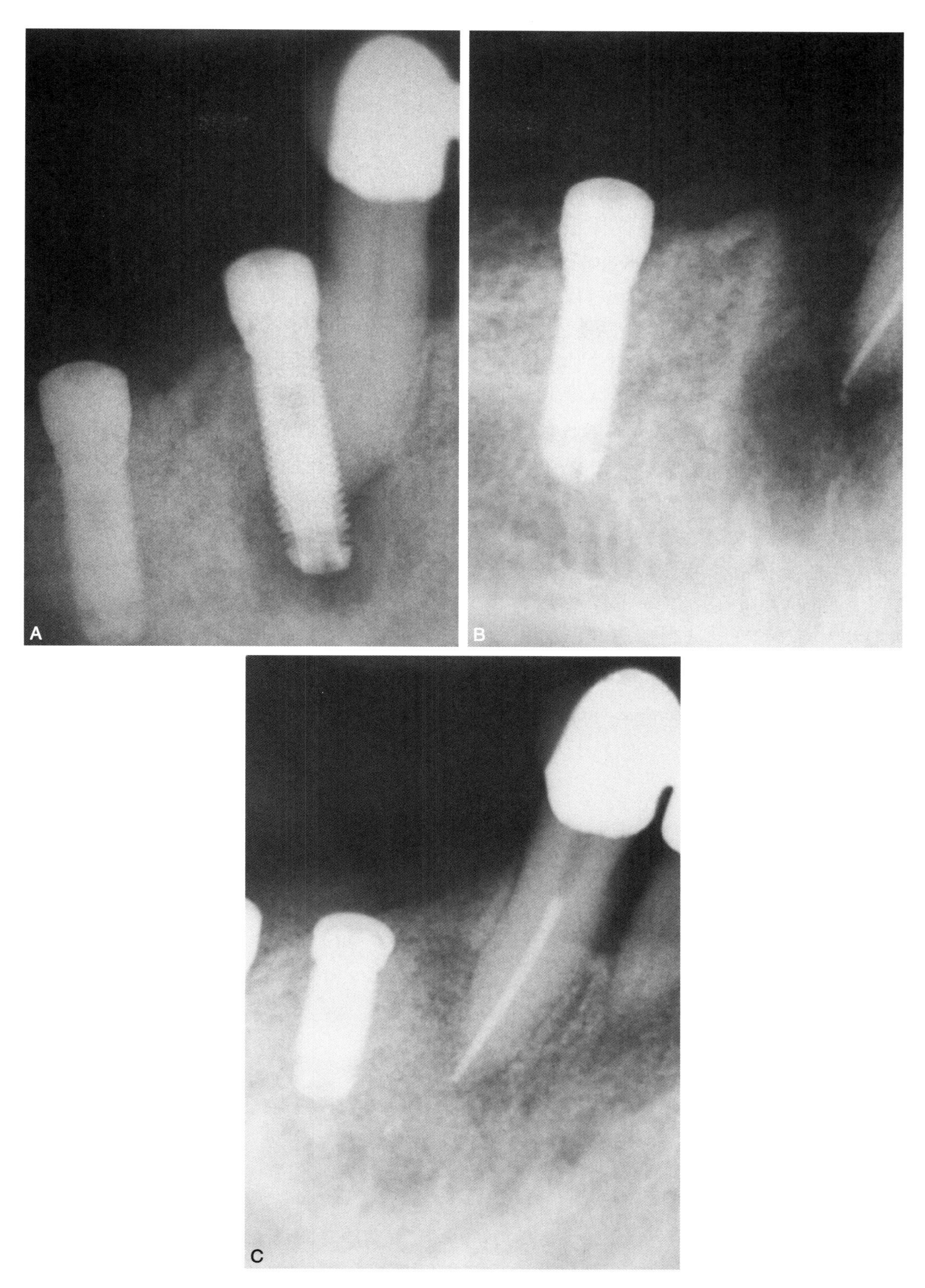

图 25-3　A. 种植体放置在靠近邻牙根尖位置，导致邻牙和种植体的医源性感染。B. 针对后续感染，需要对邻牙进行根管治疗，同时取出严重感染的种植体。C. 3 个月后，影像学显示感染消失。在距离邻牙合适的距离处重新植入种植体，以完成修复

种植体根尖炎

种植体根尖炎是一种与种植体根尖区域相关的独特感染(图 25-4)。它与牙髓感染有相似之处,因为感染局限于种植体的根尖区域,可存在疼痛及瘘管形成[36]。感染在松质骨内扩散会对下牙槽神经产生压迫,引起感觉异常和感觉迟钝。在其他病例中,影像学检查可表现为无症状的透影区。

在手术过程中产生的热量会对种植体根端周围的骨质造成损伤。钻头的末端缺少盐水冲洗会产热,特别是当钻头变钝或使用过大压力时。建议操作时压力不能过大,并且每隔 15~20 秒移开钻头,并清除钻头上的骨碎屑[37]。在获得种植体初期稳定性的同时,骨质压迫和血管损伤也可发生在种植体的根尖部位。受损的骨质发生坏死,并形成细菌污染灶。其他可能引起种植体根尖感染的潜在病因和来源见框 25-2。

种植体根端发生感染,取出后研究发现存在广泛的细菌污染,通常存在于种植体特殊设计的根端溢出道或抗扭转洞中。邻近骨质在组织学上的表现与局限性化脓性骨髓炎相一致[38]。从骨质受累的程度来看,单独使用抗生素治疗此类感染是无效的[18]。

框 25-2 引起种植体根尖周病变的原因

1. 种植体表面的污染
2. 前庭沟部位骨穿孔
3. 术中产热过多
4. 种植体植入过紧,对根尖骨产生压力过大
5. 术前就存在的骨病变
6. 种植体过度负荷
7. 植入区域骨质差

From Piatelli A, Scarano A, Balleri P, et al: Clinical and histologic evaluation of an active "implant periapical lesion": a case report, *Int J Oral Maxillofac Implants* 13:713-716, 1998.

McAllister 等人[39]描述了治疗此类感染的手术方法。手术过程包括彻底刮除根尖区域的肉芽组织。刮治时应使用钛制或塑料刮治器,以减少对种植体的潜在损伤。若种植体暴露部分较大,没有骨覆盖,则可能需要切除种植体暴露的部分。由于抗扭转孔会继续蓄积细菌,且难以彻底清创,切除种植体根尖三分之一部分时应一并切除抗旋转孔。然后将多西环素粉末放置于骨及种植体创面,静置 3~5 分钟,然后冲洗干净。通过多西环素酸性烧灼作用进一步清除残余软组织。使用冻干脱矿骨、自体骨或异体材料来充填缺损(见图 25-4),然后用生物膜

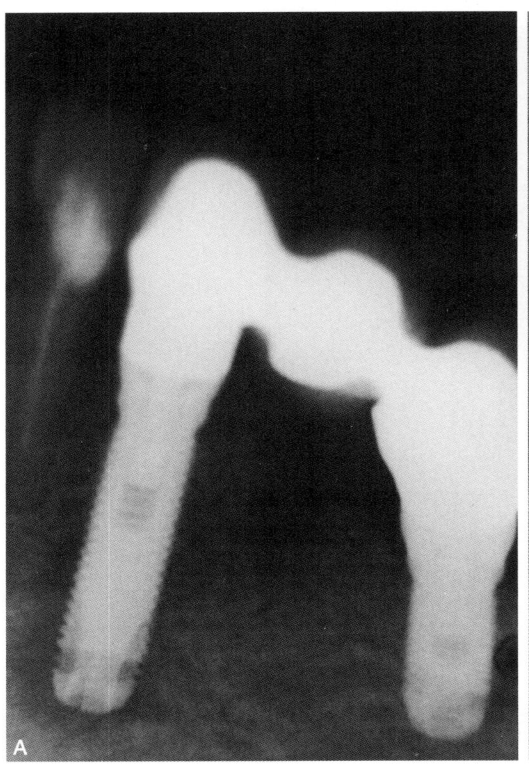

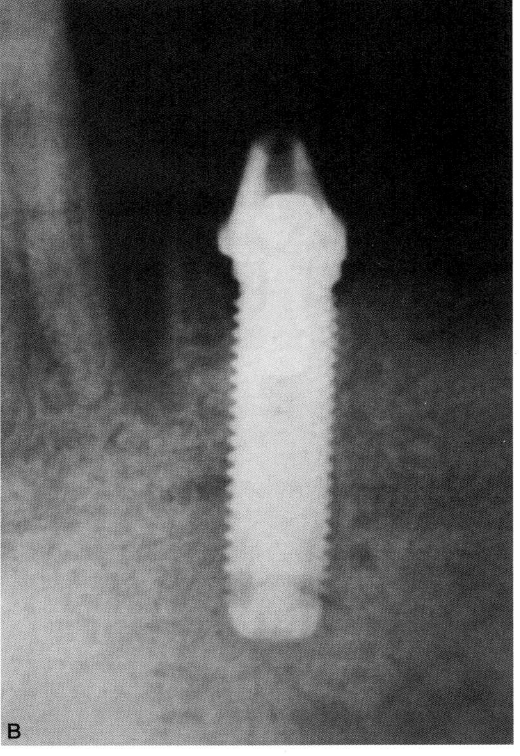

图 25-4 A. 种植体根尖周病变。颊侧黏膜皱褶处可见慢性窦道形成。B. 治疗包括手术清创、局部使用四环素粉末,同时拔除松动的做过根管治疗的邻牙

覆盖缺损，使用 10 天抗生素。Balshi 等人[40]总结了三种用于清除下颌骨种植体根尖炎感染的手术入路：口内经下颌骨入路，骨膜剥离入路，以及口外入路（部分患者）。

种植体周围炎

自从骨结合种植体出现以来，种植体周围的边缘组织就一直备受关注。关于牙菌斑和细菌污染对骨-种植体结合界面的影响，最初在全口无牙颌人群中进行了研究。Adell 等人[41]发现种植体周围龈炎的发生与菌斑的存在与否并无关系，故得出结论：种植体周围的附着和“种植体周问题”与天然牙不同。种植体基台的牙周附着在牙龈水平与天然牙有很大的不同。来自牙骨质的胶原纤维是与牙齿长轴垂直的方式走行，形成直接附着。而种植体周围的胶原纤维则平行于种植体表面，并没有证据显示纤维会直接附着于光滑的钛金属表面[42]。“种植体周围炎”这一术语用来描述种植体周围病态的附着情况[43]。下面将详述种植体周围炎导致骨结合丧失的进展过程。

当影像学证据显示种植体周围有骨丧失，且伴有局部感染的临床症状时，则表明发生了种植体周围炎。通过生物学标记鉴定，发现与种植体周围炎相关的细菌和造成牙周组织感染的细菌相似，从而提出了相似的治疗建议。

许多作者报道称，种植体周围的角化组织至关重要[44]。其理论认为，由于软组织附着于种植体基台的方式与天然牙不同，种植体周围的组织结构更容易受损。的确，种植体周围存在不可移动组织的好处在于它能够保持牙龈边缘结缔组织附着的完整性。然而，仅在羟基磷灰石种植体[45]和钛等离子体喷涂种植体[44]周围，发现基台周围的角化边界能够减少种植体周围炎造成的影响。

有作者将种植体周围并发症进行临床分类。Meffert 使用“ailing（感染发生）、failing（感染进展）和 failed（种植体失败）”这三个名词来描述处于感染不同进展阶段的种植体[46]。感染发生（ailing）的种植体是指有骨丧失且有牙周袋形成；感染进展（failing）的种植体指存在治疗无效的骨丧失，探诊出血，以及溢脓；失败（failed）的种植体是指种植体松动，叩诊浊音，种植体周围存在放射线低密度影像。根据这个分类系统，处于前两种分类的种植体可以治疗并保留，松动的失败种植体则必须去除。

种植体周围炎是指种植体周围软硬组织的病理学改变。它与种植体周围黏膜炎不同，后者是指种植体周围软组织出现的可逆性的炎症性改变。种植体黏膜炎类似于龈炎，主要是由菌斑堆积引起的炎症性疾病[47,48]。一旦口腔卫生恢复正常，黏膜炎就会消退，并且不遗留永久的损害，无骨丧失。

种植体周围炎由厌氧菌对牙周组织的破坏而造成。这一结论由多项研究支持，包括人体的实验诱导[47]及建立种植体周围炎的动物模型[49]。细菌作为感染原因的证据见框 25-3。

种植体周围炎的骨丧失起始于种植体的冠方，炎症不断进展，并伴有脓性渗出物。种植体的根尖部仍保持骨结合，因此直到种植体周围炎的最终阶段，种植体才表现出松动。临床诊断依据包括：探诊深度增加，疼痛和自发性出血，影像学上的骨丧失证据。诊断标志物如白介素 1β、蛋白酶、糖胺聚糖及前列腺素 E2 水平，都能够在疾病未出现临床表现时就提供预测信息[50]。

处于感染进展阶段的种植体的微生物学与各种细菌有关。在近一半的种植体周围炎病例中都发现了典型的牙周病病原体（牙龈卟啉单胞菌、中间普雷沃菌、伴放线放线杆菌）。其他微生物，如葡萄球菌，肠杆菌，念珠菌也常见于感染的种植体周围[51]。这些微生物通常与牙源性牙周疾病无关。因此，抗菌药物治疗之前需对微生物进行培养和药敏试验。因为研究报道中的诊断标准不同，不同系统的种植体该疾病的发生率无法相互比较，但种植体周围炎的总体发病率为 5%～10%[43]。

框 25-3　细菌引起种植体周围炎的证据

1. 实验诱导发生种植体黏膜炎：菌斑堆积导致种植体黏膜炎
2. 成功种植体与失败种植体的微生物菌群明显的不同
3. 成功种植体的菌群不会随时间发生变化
4. 牙周病原体会由口内余留牙传播至种植体
5. 减少种植体微生物菌群的治疗能够改善症状
6. 种植体周围炎可由在动物口内放置含有菌斑的结扎线诱发
7. 口内卫生状况差的缺牙种植患者的骨吸收要比卫生好的患者更明显

From Mombelli A, Lang LP: The diagnosis and treatment of periimplantitis, *Periodontol* 2000 17:63-76, 1998.

随着种植周围炎的持续进展,附着丧失,骨水平下降,并最终导致骨结合的丧失。种植体周探诊可以确定是否有探诊出血或脓肿形成。与天然牙不同,实际探诊深度并不能反映疾病的严重程度,然而,种植体周围袋深随时间增加标志着疾病逐渐进展。骨丧失的影像学检查要求定位良好的平行投照。数字牙片可以更敏感的显示骨丧失。

由于种植体表面类型的不同,某些类型的种植体可能更容易发生种植体周围炎[52]。羟基磷灰石涂层的种植体表面粗糙,容易滋生细菌,引起组织的局部反应[34]。这些反应可持续存在并导致种植失败。Wolinsky 等人[53]报道,某些种类的细菌,如黏性放线菌、梭形杆菌、普氏消化链球菌,可能会优先黏附于羟基磷灰石表面,从而增加这些种植体发生周围炎的可能[53]。

对于种植体周围炎的治疗,首先需要确认所有的配件是否都位于种植体固定装置上。内六角基台容易松脱,产生的缝隙易使菌斑和细菌积聚,导致瘘管形成。松动的其他配件也可能导致局部组织感染。在取下配件后,检查种植体的稳定性,确定组织反应是否由失败的种植体所导致。

种植体周围炎的治疗包括龈下清创和清除牙石。牙石对钛的附着性较差,使用碳纤维或塑料刮治器就可去除牙石,以避免损伤种植体表面。广泛的附着丧失需要接受翻瓣手术和牙周袋消除术。局部放置多西环素粉末,能够有效地抑制种植体周围骨缺损中常见的牙周病原菌[54]。用葡萄糖酸氯己定进行龈下冲洗,并指导患者在家中继续冲洗治疗。也可配合抗生素治疗。一些作者建议放置屏障膜引导组织再生[55]。然而,在感染部位放置屏障膜常会出现由膜引起的继发感染以及骨高度恢复失败[2]。Behneke 等人[56]报道利用自体骨块可成功治疗骨缺损。其治疗方案包括进行软组织清创而不接触种植体,喷砂处理种植体表面。自体骨块可取自下颌骨的磨牙后区或正中联合区域。使用螺钉将骨块固定在种植体表面,然后使用纤维蛋白胶将骨屑充填固定于残留的骨缺损缝隙中。他们在 6 个月内对 25 个种植体中的 23 个进行了治疗,并取得了长期的治疗效果,使这一治疗方案成为前瞻性研究中所报道的最成功的方案之一。

粗糙表面的种植体有积存细菌和生物膜的倾向,常需要使用特殊方法去除涂层。可以先用磨头去除涂层[57],然后用柠檬酸溶液进一步清洁种植体表面。还应降低组织高度,以便更容易清洁。

医源性的种植体周围炎是水门汀粘接剂的压力超过了正常软组织屏障的承受能力(图 25-5)。这可能是由于使用了过量的水门汀粘接剂造成的。在粘接天然牙支持的修复体时有较大的粘接空间,修复科医生会使用较多的粘接剂以保证粘结效果。相比之下,种植牙修复体的精度要求少量的粘接剂。Wadwani 等人[58]将此描述为粘结修复的并发症,并提出减少这一并发症的临床技术。

颅面部重建所用的骨内种植体也有类似的种植体周围炎发生(图 25-6)。种植体周围软组织可出现局部感染,且感染发生率高,有 15%~20% 的患者都曾发生过感染[59]。皮脂硬结在某种程度上与牙石类

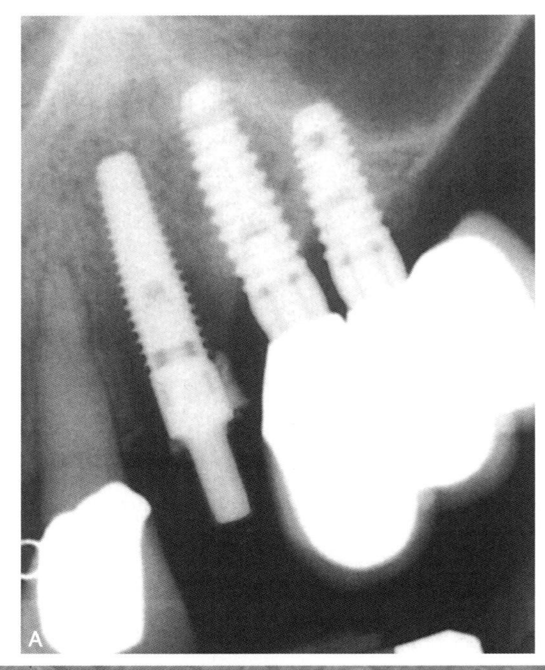

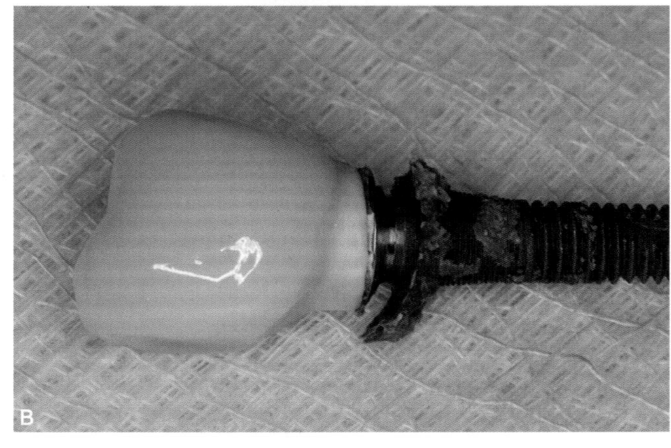

图 25-5 A. 影像学显示种植体周围粘接剂过多。B. 由于过多粘接剂引起的慢性感染导致种植体被取出

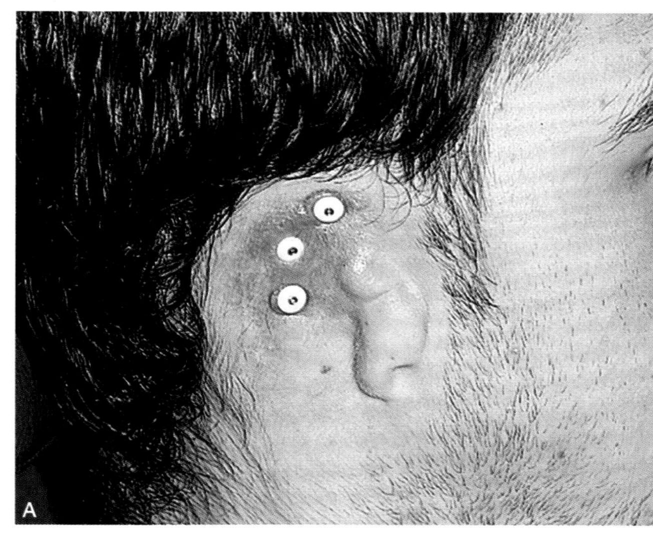

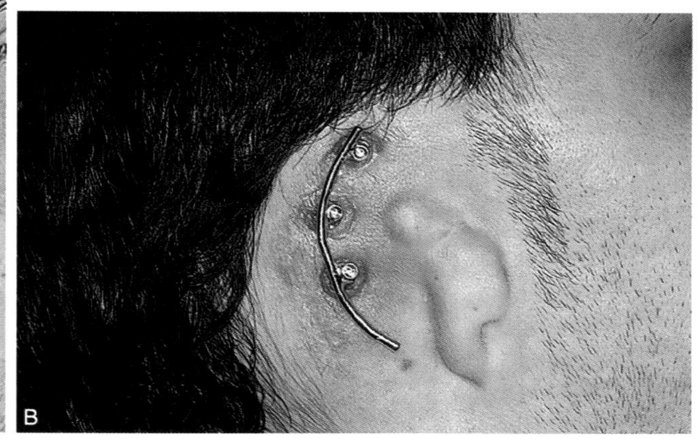

图 25-6　A. 耳赝复体的外部种植体的局部组织感染。细菌培养为耐甲氧西林表皮葡萄球菌，需要进行药敏试验。外悬的塑料愈合帽不利于患者自我清洁。B. 感染的治疗是使用合适的抗生素，局部清洁，放置横杆以便于保持卫生

似，可引起局部组织炎症，并可能成为细菌感染的病灶。这些感染大多与金黄色葡萄球菌有关，另有报道还涉及链球菌及其他革兰氏阴性杆菌。和口内种植体一样，软组织感染并不一定会造成骨结合丧失，但与感染相关的疼痛和红斑就是需要面临的问题。

颅面种植体成功与否与特定的植入部位有关。一般来说，种植于乳突部位用于重建外耳的骨内种植体比眼眶种植体有更高的成功率[60]。眼眶种植体的失败与其较高的感染率和种植体边缘暴露相关。由于眶周种植体接近鼻腔，鼻腔中的原生菌群可能会增加其感染的发生率。

为了便于患者保持种植体的清洁，在手术中尽可能减薄真皮组织。同时去除局部的皮肤附属器，减少种植体周围软组织的活动度，这些对于减轻局部反应至关重要[61]。充分延展基台和减少悬突都有利于患者保持种植体的清洁。

在治疗颅面部种植体相关的感染时，重点是改善局部卫生状况，需要患者每日去除局部皮脂硬结。抗生素需要在细菌培养和药敏实验结果指导下使用。配合局部使用莫匹罗星（百多邦）或土霉素-氢化可的松能够辅助消除感染。目前，在颅面部种植体基台周围移植腭部组织，被认为可以阻止慢性感染的发生（MP Powers，个人交流）。因为腭部组织角化程度高，故可以减少种植体周围组织的活动度。

同样也必须警惕酵母菌感染，尤其是在面部赝复体下方，该部位形成的温暖潮湿环境极易滋生真菌。Abu-Serriah 曾在同一区域发现与耳赝复种植体相关的酵母菌，而与骨锚式助听器无关[59]。酵母菌并不属于皮肤正常菌群，可在抗生素杀灭了凝固酶阴性葡萄球菌后，造成机会性感染。最常被分离出来的酵母菌为近平滑念珠菌，它是已知可引起心内膜炎、眼睛和皮肤感染、关节炎及腹膜炎的病原菌[62]。

种植体周围炎的处理流程见图 25-7。除了日常家庭护理和规律的门诊治疗，手术治疗是必要的辅助手段。

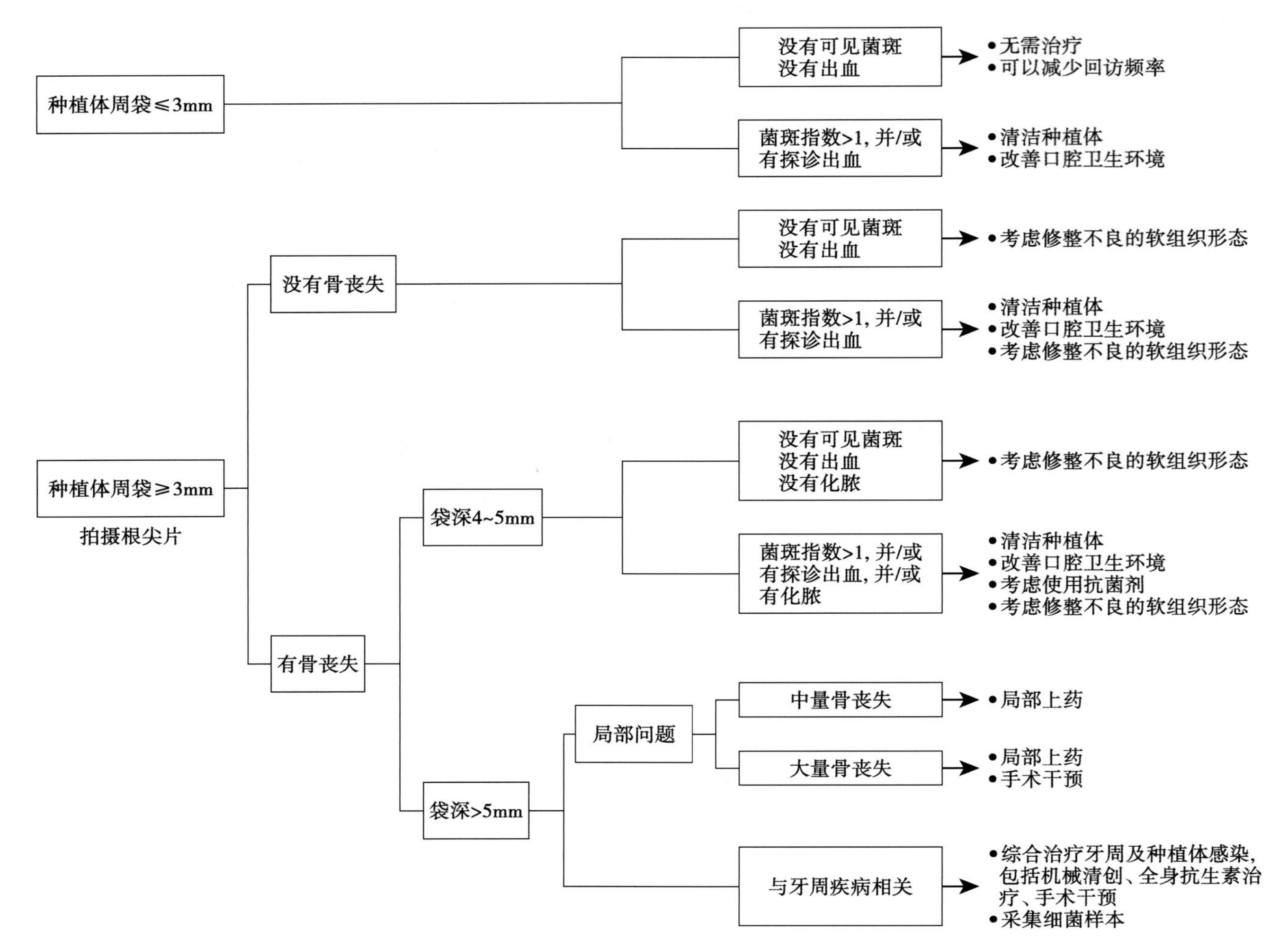

图 25-7 种植体周围炎的处理流程（From Mombelli A，Lang NP：The diagnosis and treatment of peri-implantitis，*Periodontol* 2000 17：71，1998.）

与种植手术相关的其他感染

局部翻瓣、种植体植入导致严重的感染，这种情况非常少见。外科医生必须对可能涉及的组织间隙有所认识。一旦发生颌面部的感染，应当立即对其进行处理。由于种植体是体内长期存在的异物，一旦被邻近部位的感染所波及，则应将其取出。同时探查种植体周围区域，去除死骨。软硬组织标本应送检进行培养和药敏试验。

曾有报道描述在感染扩散的情况下，试图保留种植体而发生严重感染。也曾有种植术后发生坏死性筋膜炎的病例报道[63]。图 25-8 所展示的病例是种植体相关严重感染发展为下颌骨骨髓炎，最终发生病理性骨折。根据作者的经验，骨髓炎一般发生于下颌骨前部。正如预期的那样，下颌骨远端的血流减少，骨密度增高，导致了严重的感染。一旦发生了骨感染，应当积极治疗。明确的治疗方案包括早期取出种植体，刮除死骨，固定病理性骨折。

种植体植入部位易受远处感染的波及而发生骨髓炎。Goldberg 报道了 1 例克雷伯菌骨髓炎，发生在严重尿路感染 1 个月后（MH Goldberg，个人交流）。而克雷伯杆菌属于肠杆菌科，而肠道杆菌与种植体失败无关[27]。在这个病例中，从骨组织中分离出的细菌与从尿路中分离出的细菌结果一致，有相同的药物敏感性。因此，骨髓炎是感染通过血行传播所导致的。对于这个病例，直到取出种植体，彻底清除死骨，合理的使用抗生素，感染问题才得以解决。

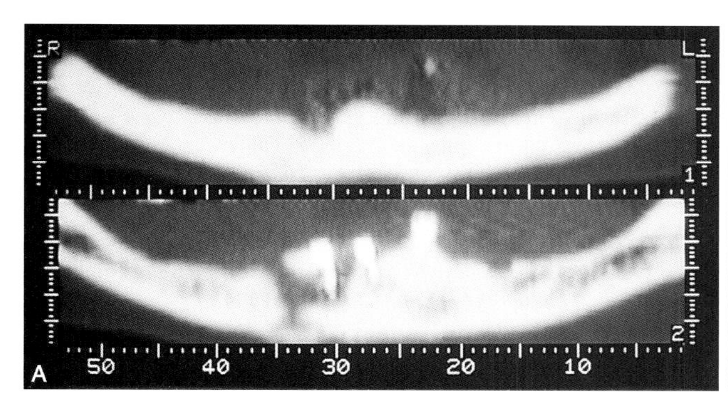
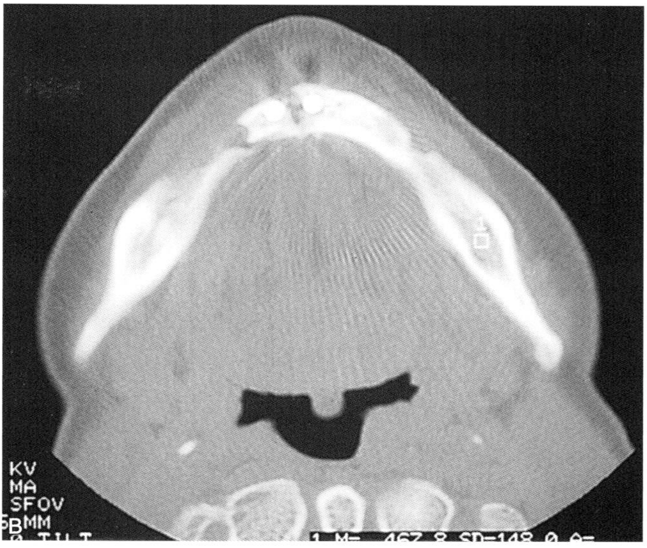

图 25-8　由于种植体感染，出现死骨和炎性成骨。尽管发生严重感染，种植体仍继续保留数月，结果发生了病理性骨折，需要骨移植(Courtesy Dr. Morton H. Goldberg, Hartford, CT.)

（贺洋　译）

参考文献

1. Branemark PI, Breine U, Adell R, et al.: Intra-osseous anchorage of dental prosthesis. I. Experimental studies, *Scand J Plast Reconstr Surg* 3:81–100, 1969.
2. Hurzler MB, Quinones CR, Schupback P, et al.: Treatment of peri-implantitis using guided bone regeneration and bone grafts, alone or in combination, in beagle dogs. Part 2: histologic findings, *Int J Oral Maxillofac Implants* 12:168–175, 1997.
3. Manzano G, Herrero LR, Montero J: Comparison of clinical performance of zirconia implants and titanium implants in animal models: a systematic review, *Int J Oral Maxillofac Implants* 29:311–320, 2014.
4. Drake DR, Paul J, Keller JC: Primary bacterial colonization of implant surfaces, *Int J Oral Maxillfac Implants* 14:226–232, 1999.
5. Lee KH, Maiden MF, Tanner AC, et al.: Microbiota of successful osseointegrated dental implants, *J Perio* 70:131–138, 1999.
6. Topazian RG: The basis of antiobiotic prophylaxis. In Worthington P, Brånemark P-I, editors: *Advanced osseointegration surgery*, 1992, Quintessence, pp 57–66.
7. Trieger N: Antibiotics and anti-inflammatory agents in dental implantology, *Implant Dent* 8:343–346, 1999.
8. Gynther GW, Kondell PA, Moberg LE, et al.: Dental implant installation without antibiotic prophylaxis, *Oral Surg Oral Med Oral Path Oral Radiol Endod* 85:509–511, 1998.
9. Dent CD, Olson JW, Farish SE, et al.: The influence of preoperative antibiotics on success of endosseous implants up to and including stage II surgery: a study of 2,641 implants, *J Oral Maxillofac Surg* 55:19–24, 1997.
10. Ati-Ali J, Ata-Ali F, Ata-Ali F: Do antibiotics decrease implant failure and postoperative infections? A systematic review and meta-analysis, *Int J Oral Maxillofac Surg* 43:68–74, 2014.
11. Sharaf B, Jandali-Rifai M, Susarla SM, et al.: Do perioperative antibiotics decrease implant failure? *J Oral Maxillofac Surg* 69:2345–2350, 2011.
12. Oates TW, Galloway P, Alexander P, et al.: The effects of elevated hemoglobin A1c in patients with type 2 diabetes mellitus on dental implants, *J Amer Dent Assoc* 145:1218–1226, 2014.
13. Cavalcanti R, Oreglia F, Manfredonia MF, et al.: The influence of smoking on the survival of dental implants: a 5-year pragmatic multicentre retrospective cohort study of 1727 patients, *Eur J Oral Implantol* 4:39–45, 2011.
14. Kraut RA: Clean operating conditions for the placement of intraoral implants, *J Oral Maxillofac Surg* 54:1337–1338, 1996.
15. Lambert PM, Morris HF, Ochi S: The influence of 0.12% chlorhexidine digluconate rinses on the incidence of infectious complications and implant success, *J Oral Maxillofac Surg* 55 (12 suppl 5):25–30, 1997.
16. Takeshita F, Iyama S, Ayukawa Y, et al.: Abscess formation around a hydroxyapatite-coated implant placed into the extraction socket with autogenous bone graft. A histological study using light microscopy, image processing, and confocal laser scanning microscopy, *J Periodontol* 68:299–305, 1997.
17. Sussman HI, Moss SS: Localized osteomyelitis secondary to endodontic-implant pathosis. A case report, *J Periodontol* 64:306–310, 1993.
18. Shaffer MD, Juruaz DA, Haggerty PC: The effect of periradicular endodontic pathosis on the apical region of adjacent implants, *Oral Surg Oral Med Oral Path Oral Radiol Endod* 86:578–581, 1998.
19. Quirynen M, Listgarten MA: The distribution of bacterial morphotypes around natural teeth and titanium implants ad modem Brånemark, *Clin Oral Implant Res* 1:8–12, 1990.
20. Novaes AB, Novaes AB: Immediate implants placed into infected sites: a clinical report, *Int J Oral Maxillofac Implants* 10:609–613, 1995.
21. Palmer R: Evidence for survival of implants placed into infected sites is limited, *J Evid Based Dent Prac* 12(Suppl 3):187–188, 2012.
22. Nevins M, Langer B: The successful us of osseointegrated implants for the treatment of the recalcitrant periodontal patient, *J Perio* 66:150–157, 1995.

23. Danser MM, van Winlelhoff AJ, van der Velden U: Periodontal bacteria colonizing oral mucous membranes in edentulous patients wearing dental implants, *J Periodontol* 68:209–216, 1997.
24. Becker W, Becker BE, Newman MG, et al.: Clinical and microbiological findings that may contribute to dental implant failure, *Int J Oral Maxillofac Implants* 5:31–38, 1990.
25. Eckert SE, Meraw SJ, Cal E, et al.: Analysis of incidence and associated factors with fractured implants: a retrospective study, *Int J Oral Maxillofac Implants* 15:662–667, 2000.
26. Augthun M, Conrads G: Microbial findings of deep peri-implant bone defects, *Int J Oral Maxillofac Implants* 12:106–112, 1997.
27. Mombelli A, van Oosten AC, Schurch E, et al.: The microbiota associated with successful or failing osseointegrated titanium implants, *Oral Microbiol Immun* 2:145–151, 1987.
28. Leonhart A, Renvert S, Dahlen G: Microbial findings at failing implants, *Clin Oral Implant Res* 10:339–345, 1999.
29. Sbordone L, Barone A, Ramaglia L, et al.: Antimicrobial susceptibility of periodontopathic bacteria associated with failing implants, *J Periodontol* 66:69–74, 1995.
30. Costerton JW, Stewart PS, Greenberg EP: Bacterial biofilms: a common cause of persistent infections, *Science* 284:1318–1319, 1999.
31. Orsini G, Fanali S, Scarano A, et al.: Tissue reactions, fluids and bacterial infiltration in implants retrieved at autopsy: a case report, *Int J Oral Maxillofac Implants* 15:283–286, 2000.
32. Celletti R, Pameijer CH, Brachchetti G, et al.: Evaluation of osseointegrated implants restored in non-axial functional occlusion with pre-angulated abutments, *J Perio Rest Dent* 15:562–573, 1995.
33. Cordero J, Munuera L, Folgueira MD: The influence of the chemical composition and surface of the implant on infection, *Injury* 27:34–37, 1996.
34. Johnson BW: HA-coated dental implants: long-term consequences, *J Calif Dent Assoc* 20:33–34, 1992.
35. Waerhaug J: The infrabony pocket and its relationship to trauma from occlusion and subgingival plaque, *J Periodontol* 50: 355–365, 1979.
36. Piatelli A, Scarano A, Piatelli M: Abscess formation around the apex of a maxillary root form implant: clinical and microscopical aspects, a case report, *J Periodontol* 66:899–903, 1995.
37. Clarizio LF: Peri-implant infections, *Atlas Oral Maxillofac Surg Clin North Am* 8:35–47, 2000.
38. Piatelli A, Scarano A, Balleri P, et al.: Clinical and histologic evaluation of an active "implant periapical lesion": a case report, *Int J Oral Maxillofac Implants* 13:713–716, 1998.
39. McAllister B, Masters D, Meffert R: Treatment of implants demonstrating periapical radiolucencies, *Pract Periodontics Aesthet Dent* 4:37–41, 1992.
40. Balshi TJ, Pappas CE, Wolfinger GJ, et al.: Management of an abscess around the apex of a mandibular root form implant: clinical report, *Implant Dent* 3:81–85, 1994.
41. Adell R, Lekholm U, Rocker B, et al.: Marginal tissue reactions at osseointegrated titanium fixtures (I). A 3-year longitudinal prospective study, *Int J Oral Maxillofac Surg* 15:39–52, 1986.
42. Berglundh T, Lindhe J, Ericsson I, et al.: The soft tissue barrier at implants and teeth, *Clin Oral Impl Res* 1:8–12, 1991.
43. Mombelli A, Lang NP: The diagnosis and treatment of peri-implantitis, *Periodontology* 2000(17):63–76, 1998.
44. Warrer K, Buser D, Lang NP, et al.: Plaque-induced peri-implantitis in the presence or absence of keratinized mucosa. An experimental study in monkeys, *Clin Oral Impl Res* 6:131–138, 1995.
45. Hanisch O, Cortella CA, Boskovic MM, et al.: Experimental breakdown around hydroxyapatite coated implants, *J Periodontol* 68:59–66, 1997.
46. Meffert RM: How to treat ailing and failing implants, *Implant Dent* 1:25–33, 1992.
47. Pontoriero R, Tonelli MP, Carnevale G, et al.: Experimentally induced peri-mucositis. A clinical study in humans, *Clin Oral Implants Res* 5:254–259, 1994.
48. Zitzmann NU, Berglundh T: Definition and prevalence of peri-implant disease, *J Clin Periodontol* 35:286–291, 2008.
49. Baron M, Haas R, Dortbudak O, et al.: Experimentally induced peri-implantitis: A review of different treatment methods described in the literature, *Int J Oral Maxillofac Implants* 15: 533–544, 2000.
50. Kao RT, Curtis DA, Murray PA: Diagnosis and management of peri-implant disease, *J Calif Dent Assoc* 25:872–880, 1997.
51. Salcetti JM, Moriarty JD, Cooper LF, et al.: The clinical, microbial, and host response characteristics of the failing implant, *Int J Oral Maxillofac Implants* 12:32–42, 1997.
52. Tillmanns HWS, Hermann JS, Cagna DR, et al.: Evaluation of three different dental implants in ligature-induced peri-implantitis in the beagle dog. Part 1. Clinical evaluation, *Int J Oral Maxillofac Implants* 12:611–620, 1997.
53. Wolinsky L, deCamargo P, Erard J, et al.: A study of in vivo attachment of *Streptococcous sanguis* and *Actinomyces viscosus* to saliva treated titanium, *Int J Oral Maxillofac Implants* 4:27–31, 1989.
54. Muller E, Gonzalez YM, Andreana S: Treatment of peri-implantitis: longitudinal clinical and microbiological findings: A case report, *Implant Dent* 8:247–252, 1999.
55. Jovanovic SA: Diagnosis and treatment of peri-implant disease, *Curr Opin Periodontol* 194–204, 1994.
56. Behneke A, Behneke N: d'Hoedt B: Treatment of peri-implantitis defects with autogenous bone grafts: six-month to 3-year results of a prospective study in 17 patients, *Int J Oral Maxillofac Implants* 15:125–138, 2000.
57. Romeo E, Ghisolfi M, Murgolo N, et al.: Therapy of peri-implantitis with respective surgery, *Clin Oral Impl Res* 16:9–18, 2005.
58. Wadwani C, Pineyro A, Zhang H, et al.: Effect of implant abutment modification on the extrusion of excess cement at the crown-abutment margin, *Int J Oral Maxillofac Impl* 26: 1241–1246, 2011.
59. Abu-Serriah MM, Bagg J, et al.: The microflora associated with extra-oral endosseous craniofacial implants: a cross sectional study, *Int J Oral Maxillofac Surg* 29:344–350, 2000.
60. Roumanas E, Nishimura RD, Beumer J, et al.: Craniofacial defects and osseointegrated implants: six year follow-up report on the success rates of craniofacial implants at UCLA, *Int J Oral Maxillofac Impl* 9:579–585, 1994.
61. Branemark PI, Albrektsson T: Titanium implants permanently penetrating human skin, *Scand J Plast Reconstr Surg* 16:17–21, 1982.
62. Weems JJ: Candidia parasilosis: epidemiology, pathogenicity, clinical manifestation and antimicrobial susceptibility, *Clin Infec Disease* 14:756–766, 1992.
63. Li KK, Vavares MA, Meara JG: Descending necrotizing mediastinitis: a complication of dental implant surgery, *Head Neck* 18:192–196, 1996.

相关读物

Mombelli A, Lang NP: The diagnosis and treatment of peri-implantitis, *Periodontology* 2000(17):63–76, 1998.

第 26 章　面部美容手术相关感染

Mohammad Banki, Charles L. Castiglione, and Elie M, Ferneini

前言

与面部美容手术相关的感染非常少见，病例报道很少。感染率低的原因包括术区污染风险低、头颈部血供丰富以及患者选择因素。面部美容手术切口大部分都被归类为清洁或清洁-污染切口，研究显示其发生感染的概率非常低[1-7]。择期整形手术感染率比其他类型的手术都要低。一般来说，择期手术的术后感染率要低于急诊手术或半急诊手术，美容手术感染率更低。

接受美容手术的患者基本上都很关注皮肤和面部的整体外观，因此会使用良好的皮肤护理技术。经常清洁面部皮肤，去角质，在术前治疗色斑或痤疮。即使手术涉及口内和鼻内切口，发生污染的风险依旧很低。使用面部或鼻部植入体可能会增加感染风险，但感染率并不高[1-3]。

与其他头颈部手术一样，丰富的血供有利于组织愈合和抵抗感染，降低面部美容手术术后感染的概率。移植的组织能够快速形成新的血供，植入物也会更快与周围组织结合。皮肤坏死较为少见；即使发生，也会相对快速痊愈，并且继发感染的风险不高。

患者选择因素非常重要。接受面部美容手术的患者，即使年老，也通常身体健康。大多数外科医生不会为有严重合并症的患者施行美容手术。有肥胖症、糖尿病、高血压、慢阻肺的患者，术区发生感染的概率较正常人要高。患有严重心肺疾病的患者不适宜此类手术。糖尿病和高血压必须得到良好控制。血压升高会引起血肿，从而导致组织坏死和感染。糖尿病与伤口愈合不良和感染相关。肥胖的患者通常会建议在术前减肥，这将会降低感染和组织坏死的概率。吸烟者术前必须戒烟 3 周，并在术后继续戒烟直至术区创口痊愈。吸烟往往是造成伤口愈合问题的重要因素之一。因为这些选择性因素的存在，接受面部美容手术的患者整体身体状况较好，故降低了感染的风险[1]。

预防伤口感染是面部美容手术的关键环节。虽然对患者的选择很重要，但是谨慎细心的手术操作同样很关键。适当的皮肤清洁和准备，严格的无菌操作都十分必要。术者必须一丝不苟，尽量减少组织损伤，避免发生血肿，减小创口张力，从而减少组织坏死的发生率。血肿和皮肤坏死都会引起细菌滋生，导致原发和继发性感染。换肤术会产生范围较大但表浅的创面，经过适当的伤口护理，通常可以痊愈。

单纯疱疹病毒感染需要重点关注，常需要预防性抗病毒治疗。面部美容手术预防性使用抗生素的做法仍存在争议，因为大多数病例都是清洁或清洁-污染切口。然而，美容手术术后感染的后果常很严重，包括瘢痕和软组织畸形。这也促使术者至少会选择短期预防性使用抗生素。如果术中涉及骨或软骨，或需要植入人工材料，或鼻腔填塞者，则需使用更长时间的抗生素[8]。

如果术后发生感染，则需要及时进行积极的治疗。伤口引流、血肿清除、对肉眼可见坏死组织进行清创都十分有必要。必须取出感染的植入物及异物。取材进行培养和药敏试验可以帮助鉴定病原体，早期使用覆盖包括耐甲氧西林金黄色葡萄球菌（MRSA）的广谱抗生素。一旦确定病原菌，需要在药敏试验的指导下使用抗生素。密切随访非常有必要。对于某些病例，特别是常规治疗手段无效的感染，需要请感染科医生会诊。即使是发生于面部的感染，MRSA 也已经成为越来越常见的病原体。对于一些迟发或慢性感染，应当考虑是否为非典型分枝杆菌感染。这些病例需要早期清创和频繁引流，同时要联合感染科医生共同治疗[8-11]。

对于任何手术感染或并发症，都需要临床医生及其团队密切评估。必须充分告知患者病情，制订严密谨慎的治疗计划。术者必须坦诚而富有同情心的对待患者。患者总是希望问题能够快速被解决，然而术者却不能过于草率地解决问题，必须运用合理的临床判断对感染和伤口问题进行治疗。可能需要后期修复手术的患者，其手术计划也应当纳入整体治疗方案加以讨论。如果临床医师足够真诚和可靠，那么患者就会对医生的治疗更加满意，而不会对医生提起诉讼。

换肤术

常用的换肤技术包括磨皮术、化学换肤术、激光换肤术[12]。许多外科医生都倾向于在围术期使用抗生素以预防感染，尽管这种做法的效果尚未得到证实。感染最常见的病原菌是葡萄球菌、链球菌属、铜绿假单胞菌。可以使用头孢氨苄（500mg，4 次/d）或环丙沙星（500mg，2 次/d）。如果患者有 MRSA 感染病史，可以使用多西环素（100mg，2 次/d）或甲氧苄啶-磺胺甲噁唑（160mg/800mg，2 次/d）。接受换肤术的患者，术前可使用上述药物，术后继续使用 7 天[13]。

白色念珠菌是换肤术后最常见的引起皮肤真菌感染的病原菌。建议预防性使用抗真菌药物，特别是面部有封闭的敷料时，尤其是使用敷料超过 48 小时者。敷料通过保持潮湿的环境，促进表皮细胞再生，减少术后不适而促进伤口的愈合；然而，这也促进了真菌和细菌的滋生。术前使用氟康唑（100mg，1 次/d），术后持续 7 日，可以作为预防感染的有效手段[14,15]。

病毒感染，特别是单纯孢疹病毒感染，会使换肤术后形成严重的瘢痕。因此所有患者都应当预防性使用抗病毒药物。有疱疹病毒感染病史的患者术后感染率最高，特别是当手术范围涉及口周者，因为疱疹病毒通常隐匿于此。虽然抗病毒药物并不能保证抑制此类感染，但如下的药物被证明有效：阿昔洛韦（400mg，5 次/d），伐昔洛韦（1 000mg，2 次/d），泛昔洛韦（500mg，2 次/d）。术前给药及术后 7～14 天持续给药[16,17]。

当出现疼痛加重、皮肤发红、分泌物增加，甚至发热症状时，应考虑发生了感染，应当立即采取积极地措施，由于临床难以区分病因究竟来源于细菌、真菌还是病毒，故应当同时使用针对三者的药物。为了避免出现难看的永久性瘢痕，应当请感染科医生会诊[18]。

软组织填充

软组织充填手术的感染十分少见。当发生充填体感染时，可以出现单独的或多发的红色、有波动感、疼痛的结节。治疗方法通常是使用针对皮肤常见菌群的抗生素。实际上，一些学者猜测炎症结节是软组织充填体周围轻度的细菌感染（如表皮葡萄球菌或痤疮丙酸杆菌）造成的[19,20]。HIV 感染或面部脂肪萎缩的患者常会形成脓肿[21]。

如果邻近组织有感染［如口内、黏膜、皮肤或口唇疱疹（唇部注射）］，则不能进行充填剂注射。目前并没有证据支持充填操作会诱发复发性疱疹感染；因此，没有必要对每一个患者都进行预防性抗疱疹治疗。然而，在注射充填体后有唇疱疹病史的患者，术前应当接受预防性抗疱疹治疗[19,20]。

也可发生迟发感染，通常表现为发红、质软、皮温高并有波动性的结节。患者可能同时伴有全身症状，如发热、寒战以及萎靡。此时可怀疑患者为非典型细菌感染，如分枝杆菌感染，可以进行经验性抗生素治疗。另外，应送组织或分泌物进行培养[22]。如果患者的状况 48 小时仍未得到改善，应当取活组织检查来指导抗生素的使用[22]。最近的研究表明细菌生物膜可以对抗生素产生耐药，而预防性使用抗生素可以阻止生物膜形成[23]。

目前已有患者对各类软组织充填体发生过敏反应的报道[24]。通常是因为充填体内含有微量的蛋白质[25]。外科医生应当能够鉴别过敏反应和感染。实际上，结节形成是软组织充填体使用后的常见并发症，通常可以分为炎性或非炎性反应。结节形成的时间对诊断很有意义，炎性结节在术后数日或数年可出现于任何部位；然而，非炎性结节通常会在充填体植入后立即出现，通常由充填体放置不正确所致。炎性结节常见于永久充填体，如硅胶。结节可继发于感染或生物膜形成。适当及时的诊断对于避免延迟治疗和长期并发症的发生非常重要[26]。

鼻成形术

报道显示，与鼻成形术相关的感染的总体发生率为 3%。虽然建议在鼻部手术时预防性使用抗生素，然而并没有证据显示抗生素的使用能够降低感染率。此类感染的严重程度可从切口部位红肿到脓毒症、中毒性休克综合征、坏死性筋膜炎、海绵窦血栓形成或脑脓肿。当机体免疫力降低或被抑制、使用异体植入物或发生血肿时，推荐使用抗生素。需要鼻腔填塞，特别是超过 24 小时者，有必要使用抗生素[27-29]。

局部肉芽肿、蜂窝织炎或脓肿，在切开引流和应用抗生素后都能够得到有效治疗。虽然脓毒症很少发生，但有报道显示其会导致循环衰竭、多器官系统功能障碍及弥散性血管内凝血。为防止败血症的发生，通过手术控制感染的源头，并使用抗生素、类固醇、补充体液进行全身支持治疗。

鼻部手术后，鼻腔填塞可能会导致葡萄球菌中毒性休克综合征（staphylococcal toxic shock syndrome，STSS）。据报道，与鼻成形术相关的 STSS 的发生率为 0.016%，而其致死率近 11%。患者鼻部手术后出现发热、恶心、呕吐、腹泻、低血压及红斑时，应高度怀疑 STSS。这些非特异性症状通常在术后 3～5 天显现。易感个体为鼻内携带金黄色葡萄球菌者（占健康人群的 18%～50%）。其症状由中毒性休克综合征毒素-1 引起[27,30,31]。使用抗生素并不能完全消除易感个体罹患 STSS 的风险。STSS 患者出现严重低血压，需要在重症监护下积极进行血流动力学支持，清除所有鼻腔填塞物，在尚未得到细菌药敏试验结果前，应立即静脉注射广谱抗生素[27,30,31]。由于此类感染常危及生命，故应当联合感染科医生共同治疗。

在鼻中隔成形术中对筛骨垂直板进行操作时，可导致筛板的创伤性骨折，造成脑脊液漏和颅腔积气[32]，从而引起上行性颅内感染[33]，例如脑膜炎、硬膜下积脓、脑脓肿及颈动脉海绵窦瘘[33-35]。

若鼻成形术中破坏了窦口鼻道复合体，则可能发生急性或慢性鼻窦炎。如果药物治疗不能解决该问题，则可能需要功能性鼻内镜手术作为最终的治疗手段[36]。

鼻部手术后感染通常与异体植入物相关。常用材料为硅胶、膨化聚四氟乙烯（Gore-Tex；WL Gore & Associates，Newwark，DE）以及多孔高密度聚乙烯（Medpor；Stryker，Kalamazoo，MI）。鼻重建手术既要获得美观的鼻外形轮廓，又不能损伤鼻腔的通畅性以保障呼吸功能，而很具挑战性。目前硅胶植入体是世界范围最常用的材料。硅胶应用很广泛，尤其适用于亚洲人增高鼻梁。但是硅胶聚合物植入体表面光滑，缺少孔隙，使得软组织无法长入其中对其固定。由于硅胶这一特性，植入物可通过直接暴露或血行性细菌播散而发生感染，有报道，植入物排出率为 24%～55%。膨化聚四氟乙烯是一种微孔编织状聚合物，由于孔径有限（22μm），故机体组织向其内生长受限。这类植入物通常机体耐受性良好，感染率低于 2%。多孔高密度聚乙烯（Medpore）内部孔径更大（100～250μm），能够允许软组织和骨组织长入。因此它能够为机体的免疫反应提供通路，故能更好地抵抗暴露和感染。总之，不论使用何种材料，只要术中被病原体污染定植，异体植入物术后都容易发生感染。术中对所植入的材料不宜过多处理，以及围手术期使用抗生素都可能降低感染的风险。另外，植入前将植入物在抗生素溶液（50 000U 杆菌肽加入 1L 生理盐水）中浸泡，也可以降低植入物相关感染的发生[37-39]。

面部和前额提升术

由于面部丰富的血供，除皱术后感染率极低，范围为 0.1%～1%（图 26-1）。几乎没有证据显示抗生素能够预防或降低已经很低的感染率。然而，外科医生仍在讨论抗生素应用的必要性。外科医生使用的抗生素的种类有明显的差异。经验越丰富的外科医生使用抗生素的机会越少。当患者免疫功能低下，如患有糖尿病、接受免疫抑制治疗，以及长期吸烟，使用抗生素的可能性更大。感染的症状包括局部红肿、压痛、渗出性分泌物以及发热。如果围手术期预防性使用抗生素，则应在皮肤切开前 30～120 分钟内使用，并于术后 48 小时内停用。当发生感染时应遵循感染处理原则，包括细菌培养和药敏试验，脓肿切开引流或抽吸，去除污染的缝线，并且在得到药敏结果前经验性使用抗生素。使用 1/2 浓度的过氧化氢和外用抗生素药膏对提升术后的伤口进行护理，可降低感染率。如果上述措施对感染无效，或感染发生扩散，应当请感染科会诊[9]。

在所有的手术区域，包括软组织和美容手术，MRSA 感染的发生率都在升高[9]。最近的住院治疗史、抗生素治疗史、MRSA 定植史、糖尿病、肥胖症及吸烟，都是面部提升术后 MRSA 造成软组织感染的危险因素。早期发现和治疗能够在很大程度上降低这一耐药菌株感染造成的并发症，因为感染可以沿着手术

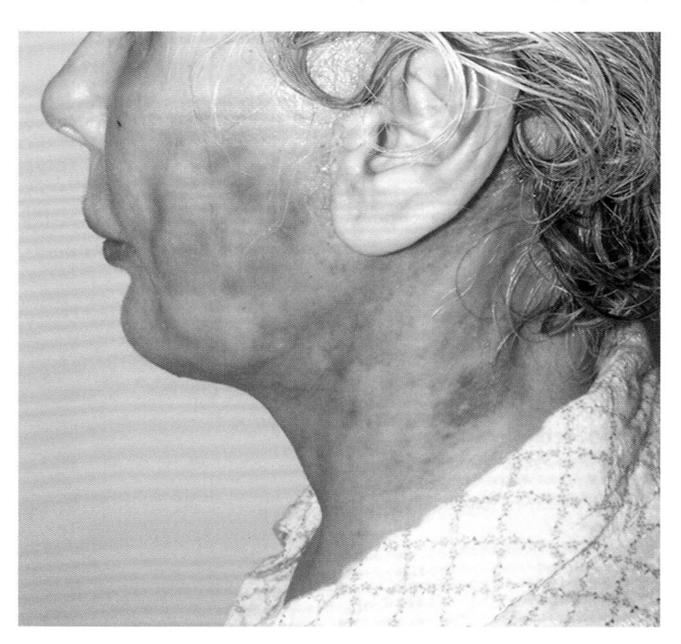

图 26-1　除皱术后 6 天，单侧血肿感染

解剖平面迅速扩散。通常用来治疗 MRSA 感染的抗生素包括万古霉素、利奈唑胺、达托霉素、替加环素、磺胺甲噁唑-甲氧苄啶、米诺环素、克林霉素、氟喹诺酮以及利福平[9]。鉴于其耐药性的不断变化,针对个案,确定 MRSA 对这些药物的敏感性至关重要。

经文献检索,几乎没有与前额提升手术感染相关的研究,但是这种感染的手术和药物治疗原则和面部提升手术所遵循的原则相同。

睑成形术

美容性眼睑手术后的感染并不常见,范围可从小到继发于表皮囊肿和肉芽肿的轻度伤口裂开,大至可致盲的严重眶周蜂窝织炎及脓肿。小的伤口裂开经过局部伤口护理和抗生素眼药的应用很容易痊愈。这些伤口正常愈合很少有并发症,几乎不需要进一步的手术修整。发生眼眶蜂窝织炎的患者通常表现为眶周突然出现红斑、肿胀、疼痛。检查可以发现患眼有结膜充血、球结膜水肿以及眼球运动障碍。虽然眼睑成形术后最严重的并发症是球后出血而导致的永久性视力丧失,但也有罕见的报告眶隔后眼眶蜂窝织炎所导致的失明,其原因是隔室综合征。除了明显的红肿和疼痛之外,眼球还会出现紧张、突出和不能被回推。同时伴有眼肌麻痹和相对性瞳孔传入障碍,此时需要外科急诊手术尽快进行眼眶减压,通常需要外眦切开松解术。若不如此,将会导致视网膜中央动脉和视神经血管系统的压迫和闭塞,导致永久失明。在紧急的眼眶减压术后应请眼科医生进行会诊。通过静脉注射乙酰唑胺、甘露醇和皮质类固醇来缓解眼眶内容物的炎症、水肿和视神经炎[40-43]。

耳成形术

与头颈部其他结构相似,耳部也具有丰富的血供,有报道显示耳成形术后感染率很低,约为 2%(图 26-2)。感染通常是由皮肤和耳道内正常菌群引起。最常见的病原微生物为金黄色葡萄球菌、大肠杆菌和铜绿假单胞菌。感染最初的症状通常出现于术后第 3~5 天,表现为突然发作的疼痛,镇痛药物无法缓解。由于血肿同样会引起疼痛,因此需要仔细检查以制定正确的治疗方案。耳部血肿需要及时排出血肿,然后加压包扎防止血肿再蓄积,而蜂窝织炎或脓肿需要拆除感染部位的缝线以利于引流。对脓性渗出物进行细菌培养,结果出来之前先进行经验性肠内抗生素治疗。常用的抗生素有阿莫西林克拉维酸(875mg,2 次/d)或环丙沙星(750mg,2 次/d)。根据细菌药敏试验结果对抗生素进行调整。快速进展的感染可能需要静点抗生素并且需要感染科会诊[44,45]。

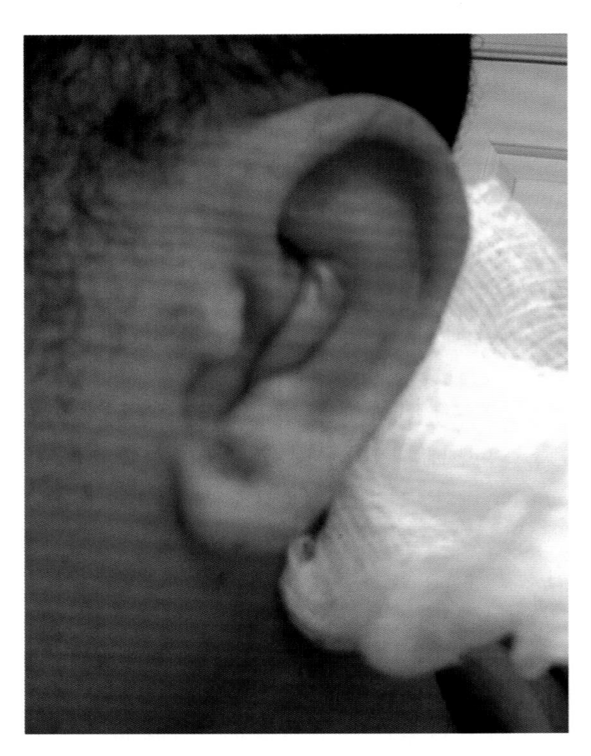

图 26-2 耳成形术后 7 天发生软骨膜炎(Courtesy Dr. Michael Will)

面部植入物

通过使用面部植入物改善面部轮廓是面部美容术的一项革命性技术。这些植入物用于增高面部不同的区域,包括颏部、下颌骨、颧骨、鼻、耳以及眼眶和眶周。大多数异体植入物是合成的聚合物。它们可以是固体聚合物,例如聚二甲基硅氧烷和聚甲基丙烯酸甲酯;也可以是多孔聚合物,例如高密度多孔聚乙烯和膨化聚四氟乙烯;也可以是网状聚合物,例如聚对苯二甲酸乙二醇酯。理想的植入材料应具有非抗原性、耐用、无毒、抗感染的特性[46]。异体植入物感染和排出是严重的并发症,幸运的是这种情况很少见。然而,感染可以发生在任何面部植入手术中,更常见于口内入路手术。一些研究建议将植入物在植入前用抗生素溶液(1L 生理盐水中加入 50 000U 杆菌肽)浸泡,并在围手术期使用抗生素以降低与植入物相关的感染的发生率[46,47]。预防性使用抗生素、正确的解剖分离和植入物的稳定固定可以将急性和迟发性感染的发生率降低至 3%[48]。常被培养出的病原菌包括葡萄球菌、链球菌和厌氧菌。推荐术前使用抗生素(最好在手术开始前 30~45 分钟)和术后继续使用抗生素 5~7 天以降低感染的风险。所使用的抗生素应为广谱抗生素，且能有效覆盖革兰氏阳性菌和厌氧菌。感染后通常需要取出植入物；然而，一些面部植入物，血管可以很好地长入其中（例如高密度多孔聚乙烯），经过切开引流和应用抗生素后，可能得以保留。

感染率取决于面部植入物的类型和植入部位[48]。平均感染率的范围为 0%～5.3%[48]。最高的感染率与鼻外科网片（5.3%）的应用相关，颧骨区应用多孔聚乙烯衬垫（0%）的感染率最低[48]。隆颏术时，经颏下入路更有利于减少感染的发生。甚至在植入术后 10 年，仍有植入物相关的迟发性感染发生，很可能是由牙源性感染造成[49]。

头发移植术

头发移植通常比较安全，是男性最常见的整容手术[50]。文献报道与该手术相关的感染率小于 0.1%[51]。这些感染大多数局限于脓疱性病变，且应用抗菌治疗和局部伤口护理有效。但是也有严重的感染，如菌血症和脓毒症、脓毒性肺栓塞和金黄色葡萄球菌性颅骨骨髓炎也有报道[52,53]。当出现突然发作的疼痛并逐渐加重、红斑、脓性渗出物或发热等症状时，应怀疑伤口发生感染。感染处理的第一步为局部处理，如切开引流、伤口清创、对伤口内液体采样进行细菌培养和药敏试验。最初应使用广谱抗生素，然后在药敏试验的结果指导下改用窄谱特异性的抗生素。

总结

面部美容手术后的感染非常少见，原因是手术部位具有较小的污染风险，该区域的血供丰富，且患者大多身体健康。预防感染至关重要，它需要良好的患者选择，正确的患者术前准备和精细的手术操作。预防性使用抗生素仍有争议，但是当手术涉及骨或软骨，存在种植或移植物，或敷料填塞时，应当考虑使用抗生素。换肤术可能会伴发单纯疱疹病毒感染。应该及时治疗感染，包括充分的引流/清创，取出异物，细菌培养和药敏试验，先期使用广谱抗生素治疗，再基于药敏试验结果定制最终的治疗方案，对于复杂病例应请感染科医生会诊。早期感染病例应当考虑 MRSA 感染，迟发或慢性感染应当怀疑非典型分枝杆菌感染。在任何情况下，都需要术者和团队其他成员对患者进行密切随访，做出合理的外科判断，并提供人性化的诊疗护理。

（贺洋　译）

参考文献

1. Miotin LM, Jordan SW, Hanwright P, et al.: The relationship between preoperative wound classification and postoperative infection: A multi-institutional analysis of 15,289 patients, *Arch Plast Surg* 40:522–529, 2013.
2. Andenaes K, Amland PF, Lingaas E, et al.: A prospective, randomized surveillance study of postoperative wound infections after plastic surgery: a study of incidence and surveillance methods, *Plast Reconstr Surg* 96:948–956, 1995.
3. Gravante G, Caruso R, Araco A, et al.: Infections after plastic procedures: incidences, etiologies, risk factors, and antibiotic prophylaxis, *Aesthetic Plast Surg* 32:243–251, 2008.
4. Kirkland KB, Briggs JP, Trivette SL, et al.: The impact of surgical-site infections in the 1990s: attributable mortality, excess length of hospitalization, and extra costs, *Infect Control Hosp Epidemiol* 20:725–730, 1999.
5. Ortega G, Rhee DS, Papandria DJ, et al.: An evaluation of surgical site infections by wound classification system using the ACS-NSQIP, *J Surg Res* 174:33–38, 2012.
6. Drapeau CM, D'Aniello C, Brafa A, et al.: Surgical site infections in plastic surgery: an Italian multicenter study, *J Surg Res* 143:393–397, 2007.
7. Sylaidis P, Wood S, Murray DS: Postoperative infection following clean facial surgery, *Ann Plast Surg* 39:342–346, 1997.
8. Hsu P, Bullocks J, Matthews M: Infection prophylaxis update, *Semin Plast Surg* 20:241–248, 2006.
9. Zoumaian RA, Rosenberg DB: Methicillin-resistant Staphylococcus aureus-positive surgical site infections in face-lift surgery, *Arch Facial Plast Surg* 10:116–123, 2008.
10. Centers for Disease Control and Prevention (CDC): *Mycobacterium chelonae* infections associated with face lifts, *MMWR Morb Mortal Wkly Rep* 53:192–194, 2004.
11. Mauriello JA: Atypical mycobacterial study group: Atypical mycobacterial infection of the periocular region after periocular and facial surgery, *Ophthal Plast Reconstr Surg* 19:182–188, 2003.
12. Kim EK, Hovsepian RV, Mathew P, et al.: Dermabrasion, *Clin Plast Surg* 38:391–395, 2011.
13. Manuskiatti WL, Fitzpatrick RE, Goldman MP, et al.: Prophylactic antibiotics in patients undergoing laser resurfacing of the skin, *J Am Acad Dermatol* 40:77–84, 1999.
14. Alam M, Pantanowitz L, Harton AM, et al.: A prospective trial of fungal colonization after laser resurfacing of the face: correlation between culture positivity and symptoms of pruritus, *Dermatol Surg* 29:255–260, 2003.
15. Setyadi HG, Jacobs AA, Markus RF: Infectious complications after nonablative fractional resurfacing treatment, *Dermatol Surg* 34:1595–1598, 2008.
16. Beeson WH, Rachel JD: Valacyclovir prophylaxis for herpes simplex virus infection or infection recurrence following laser skin resurfacing, *Dermatol Surg* 28:331–336, 2002.
17. Gilbert S: Improving the outcome of facial resurfacing–prevention of herpes simplex virus type 1 reactivation, *J Antimicrob Chemother* 47(Suppl T1):29–34, 2001.
18. Agrawal N, Smith G, Heffelfinger R: Ablative skin resurfacing, *Facial Plast Surg* 30:55–61, 2014.
19. Christensen L, Breiting V, Janssen M, et al.: Adverse reactions to injectable soft tissue permanent fillers, *Aesthetic Plast Surg* 29:34–48, 2005.
20. Christensen L: Normal and pathologic tissue reactions to soft tissue gel fillers, *Dermatol Surg* 33:S168–S175, 2007.

21. Kadouch JA, Kadouch DJ, Fortuin S, et al.: Delayed-onset complications of facial soft tissue augmentation with permanent fillers in 85 patients, *Dermatol Surg* 39:1474–1485, 2013.
22. Sclafani AP, Fagien S: Treatment of injectable soft tissue filler complications, *Dermatol Surg* 35(Suppl 2):1672–1680, 2009.
23. Aldhede M, Er O, Eickhardt S, et al.: Bacterial biofilm formation and treatment in soft tissue fillers, *Pathog Dis* 70:339–346, 2014.
24. Ferneini EM, Banki M, Ferneini CM, et al.: Hypersensitivity reaction to facial augmentation with a hyaluronic acid filler: case report and review of literature, *Am J Cosmet Surg* 30:231–234, 2013.
25. Ferneini EM, Boynton T, Almunajed H, et al.: Review of facial fillers and injectable neurotoxins, *Am J Cosmet Surg* 30:53–60, 2013.
26. Ledon JA, Savas JA, Yang S, et al.: Inflammatory nodules following soft tissue filler use: a review of causative agents, pathology and treatment options, *Am J Clin Dermatol* 14:401–411, 2013.
27. Jacobson JA, Kasworm EM: Toxic shock syndrome after nasal surgery. Case reports and analysis of risk factors, *Arch Otolaryngol Head Neck Surg* 112:329–332, 1986.
28. Cabouli JL, Guerrissi JO, Mileto A, et al.: Local infection following aesthetic rhinoplasty, *Ann Plast Surg* 17:306–309, 1986.
29. Rajan GP, Fergie N, Fischer U, et al.: Antibiotic prophylaxis in septorhinoplasty? A prospective, randomized study, *Plast Reconstr Surg* 116:1995–1998, 2005.
30. Holt GR, Garner ET, McLarey D: Postoperative sequelae and complications of rhinoplasty, *Otolaryngol Clin North Am* 20: 853–876, 1987.
31. Thumfart WT, Völklein C: Systemic and other complications, *Facial Plast Surg* 13:61–69, 1997.
32. Hallock GG, Trier WC: Cerebrospinal fluid rhinorrhea following rhinoplasty, *Plast Reconstr Surg* 71:109–113, 1983.
33. Lewin ML, Argamaso RV, Friedman S: Localized cerebritis following an esthetic rhinoplasty, *Plast Reconstr Surg* 64:720–723, 1979.
34. Pothula VB, Reddy KT, Nixon TE: Carotico-cavernous fistula following septorhinoplasty, *J Laryngol Otol* 113:844–846, 1999.
35. Guyuron B, Licotal L: Arteriovenous malformation following rhinoplasty, *Plast Reconstr Surg* 77:474–475, 1986.
36. Millman B, Smith R: The potential pitfalls of concurrent rhinoplasty and endoscopic sinus surgery, *Laryngoscope* 112:1193–1196, 2002.
37. Winkler AA, Soler ZM, Leong PL, et al.: Complications associated with alloplastic implants in rhinoplasty, *Arch Facial Plast Surg* 14:437–441, 2012.
38. Loyo M, Ishii LE: Safety of alloplastic materials in rhinoplasty, *JAMA Facial Plast Surg* 15:162–163, 2013.
39. Peled ZM, Warren AG, Johnston P, et al.: The use of alloplastic materials in rhinoplasty surgery: a meta-analysis, *Plast Reconstr Surg* 121:85e–92e, 2008.
40. Lee EW, Holtebeck AC, Harrison AR: Infection rates in outpatient eyelid surgery, *Ophthal Plast Reconstr Surg* 25:109–110, 2009.
41. Whipple KM, Lim LH, Korn BS, et al.: Blepharoplasty complications: prevention and management, *Clin Plast Surg* 40:213–224, 2013.
42. Klapper SR1, Patrinely JR: Management of cosmetic eyelid surgery complications, *Semin Plast Surg* 21:80–93, 2007.
43. Carter SR, Stewart JM, Khan J, et al.: Infection after blepharoplasty with and without carbon dioxide laser resurfacing, *Ophthalmology* 110:1430–1432, 2003.
44. Handler EB, Song T, Shih C: Complications of otoplasty, *Facial Plast Surg Clin North Am* 21:653–662, 2013.
45. Limandjaja GC, Breugem CC, Mink van der Molen AB, et al.: Complications of otoplasty: a literature review, *J Plast Reconstr Aesthet Surg* 62:19–27, 2009.
46. Binder WJ, Moelleken B, Tobias G: Aesthetic facial implants. In Papel ID, editor: *Facial plastic and reconstructive surgery*, New York, 2002, Thieme Medical Publishing, pp 276–298.
47. Yaremchuk MJ: Facial skeletal reconstruction using porous polyethylene implants, *Plast Reconstr Surg* 111:1818–1827, 2003.
48. Rubin JP, Yaremchick MJ: Complications and toxicities of implantable biomaterials used in facial reconstructive and aesthetic surgery: a comprehensive review of the literature, *Plast Reconstr Surg* 100:1336–1353, 1997.
49. Terino EO: Complications of chin and malar augmentation. In Peck G, editor: *Complications and problems in aesthetic plastic surgery*, New York, 1991, Gower Medical Publishers.
50. Vallis CP: Hair replacement surgery. In McCarthy JG, editor: *Plastic surgery*, Philadelphia, 1990, WB Saunders.
51. Unger WP: Treatment for baldness. In Aston SJ, Beasley RW, Thorne CHM, editors: *Grabb and Smith's plastic surgery*, ed 5, Philadelphia, 1997, Lippincott-Raven.
52. Hirsch BE, Salibian MS, Arunabh R, et al.: *Staphylococcus aureus* sepsis complicating hair transplant, *Infect Dis Clin Pract* 10: 101–102, 2001.
53. Jones JW, Ignelzi RJ, Frank DH, et al.: Osteomyelitis of the skull following scalp reduction and hair plug transplantation, *Ann Plast Surg* 5:480–482, 1980.

第 27 章 头颈部重建术后感染

Amir F. Azari, R. Bryan Bell

前言

在过去的几十年中，口腔、下颌骨、面中部、颅骨、皮肤组织和头皮的外科手术都得益于重建技术的进步，尤其是血管化游离组织瓣的广泛应用。然而，皮瓣、供区和远处感染是重建失败的重要原因；由于以上术后并发症的发生率可能很高，本章将讨论相应的危险因素。一般来说，头颈部重建手术的感染率在不同医疗机构之间差异很大，据报道有 4%[1]、20%[2]和39%[3]。感染是头颈癌重建术后特别常见的问题，需要再入院治疗、再次手术和长期住院[2]。尽管预防性使用了抗生素，重建术后并发症仍是常见的并发症之一[4-6]；因此，需要重视风险的分类和预防。

文献的局限性

不幸的是，指导预防术区感染的文献大多是回顾性的。与感染相关的潜在的危险因素众多，虽然许多已经被确定，但因为伤口感染的界定、手术适应证、切除部位和修复供区、供区或受区的感染纳入和排除标准等方面的差异，故研究之间往往无法相互比较[7]。成功的面部重建的治疗模式通常为系列病例报道的形式出现，通常偏向于阳性结果。所以，本章的目的在于优化结果，同时将机构和外科医生的偏好纳入考虑。

疾病特征

头颈部手术的感染风险在一定程度上与所要重建的缺损有关。通常认为，清洁、未受污染的头颈部手术（未破坏黏膜屏障的手术）术后感染率低[8]，这可能会影响重建的结果。然而，最近的一项回顾性研究反驳了这一假设，该研究表明，对于清洁-污染手术和清洁手术，皮瓣和供体部位的感染发生率并没有显著性统计学差异[9]。然而，原发疾病的分期和需要修复的缺损范围可使重建手术的复杂性增加，进而会提高伤口感染的风险[10]。

健康状况

美国麻醉医师协会（ASA）认为身体状况，特别是与之有关的年龄因素，是增加感染风险的一般因素[11]。而与年龄本身相比，随年龄增加而出现的全身疾病可能在局部感染中发挥更大的作用[12]。大型的研究也证实了这一结论，这些研究表明，仅考虑年龄因素，重建手术并发症的发生率并没有显著增加[13-16]。在 10 例 90 岁以上接受游离皮瓣重建患者样本中，只有 1 个供区部位和 1 个受区部位发生感染[17]。然而，伤口感染和肺炎仍然是 80 岁以上接受头颈部重建的患者最常见的感染类型[18]。

其他患者特征，如吸烟、牙齿健康状况，以及存在手术部位感染（surgical site infections, SSI）以外的感染，在一些研究中也被认为是危险因素，但在其他研究中却并未得出同样的结论[3,12]。涉及口腔肿瘤切除重建手术的临床研究和回顾性综述显示，糖尿病、ASA 评分和手术时间对于感染的意义各不相同[12,19,20]。有一些共识表明，牙齿健康和术中拔牙与 SSI 的增加无关[3]。

输血

同种异体输血在接受头颈部游离皮瓣重建的患者中相对常见，在一些研究中被认为是 SSI 的危险因素。输血通常是评价手术复杂性和患者合并症的一项指标，并且难以作为伤口感染的独立因素[21]。手术失血是感染相关的诱发因素，特别是对于具有较高肿瘤分期的患者；报道显示失血程度是导致 SSI 的一个重要因素[5,11,19,22]。此外，各医疗机构可能有输血的阈值标准，特别是对于血管化游离瓣移植的患者。研究显示，输血对组织瓣有不利影响[23]，减少输血量能够改善患者的预后。

一项对 167 位患者回顾显示，接受 0~2 个单位血液与接受大于 3 个单位血液的患者相比，伤口感染的发生更少[24]。有作者根据研究，提出了相应的剂量-反应关系，即每增加一单位去白细胞的红细胞悬液的输入就会增加术后并发症的数量[25]。另一篇关于129例游离皮瓣综述的作者建议，应将血细胞压积的输血阈值标准从传统的30%降低至25%[23]。

放疗和化疗

放射或化疗相关的组织瘢痕和纤维化，增加了初期和二期重建的复杂性。放射治疗导致成纤维细胞功能障碍，胶原蛋白破坏和伤口延迟愈合，所有这些都导致重建术后感染风险的增加[26-28]。由于放射剂量、方案和周期的不同，文献中对这种风险的程度或重要性的评估并没有达成共识[22]。一些研究表明，放射治疗是SSI发生的危险因素[27]，但并不是导致皮瓣失败的原因[29,30]。另一方面，一项前瞻性研究发现，过去接受过颈淋巴清扫术、皮瓣的失败、重新修复都与伤口感染强相关[31]。据推测，这些并发症是由于受区血管的解剖变化、被结扎或之前的损伤造成的[31]。由此断定，曾经的手术或放疗导致解剖结构的变形，都可能掩盖隐匿的感染，需要仔细检查识别伤口感染的体征和症状。

血管化游离皮瓣可避免与受植床纤维化改变相关的并发症，并且可降低因放射治疗而造成的伤口开裂的风险[20]。然而，重要的是认识到，患者在接受最后一次辐射剂量后，其放疗效果可延长至6个月后，并伴有和伤口感染和伤口裂开有关的转化生长因子-β1水平的升高；这一过程将影响游离组织转移和带蒂皮瓣[32]。若需要使用接骨板固定时，辐射会使接骨板的感染风险增加两倍，还会增加骨折、暴露和骨折不愈合的风险[33,34]。作为头颈部癌症治疗的一部分，放疗患者对骨坏死的易感性增加，这对随后的重建手术具有潜在的不利影响。对于接受放疗的患者，使用游离皮瓣进行重建，可以为术区引入未接受放疗的健康组织，并建立独立血液供应，而这两者都是局部皮瓣无法实现的[29]。

化疗通过降低免疫细胞趋化性、调理作用和凝集、细菌裂解、细菌毒素破坏，从而改变机体对细菌的正常免疫反应，使手术治疗进一步复杂化[7]。一项关于伤口感染的前瞻性研究发现，接受过化疗和未接受过化疗的患者其伤口感染率分别为65%和41%[7]。

黏膜的完整性

来自下咽肿瘤切除手术的数据表明，呼吸消化道的开放是伤口感染的一个独立危险因素，尽管手术复杂性的增加、术前或术后放化疗以及大量饮酒或吸烟导致的并发症常与真正的危险因素相混杂[4,5]。与开放的口咽部相比，开放的口腔黏膜更不容易造成患者感染，这可能是由于口腔黏膜与颈部伤口的相通的概率较低[21]。在口咽部，为了更好地暴露肿瘤边缘，会使重建部位暴露于口腔内的多种微生物菌群[12]。类似的暴露也可发生在颅底重建手术中，术中必须将受污染的呼吸消化道黏膜与硬脑膜分离开来，从而避免隐匿性感染[35]。皮瓣暴露（尤其是咽喉瘘）而造成的开放性伤口令人担忧，因为它意味着潜在的持续感染风险[36]。

总而言之，很明显，不涉及黏膜表面的皮肤创面的重建不容易受到细菌污染。皮肤缺损修复重建的优点是可以保持清洁无菌，手术入路简单，皮瓣修复所需时间短，更容易术后监测，这些都可能有利于降低感染率。因此，皮肤缺损的患者重建术后住院时间较短，并发症较少[14]。

骨髓炎

颅面骨骨髓炎加大了面部轮廓重建手术的困难，因为面部轮廓已经被以前的手术所破坏。一般来说，考虑到人工材料可能继发感染，所以骨髓炎感染组织清创后遗留的缺损更倾向于使用血管化皮瓣重建[37]。但是，在颅骨、颅底侧方、颞骨、眼眶、面中部和下颌骨缺损的修复重建中，使用人工材料可以进行个性化定制和预成型[37]。

重建的选择

游离皮瓣

用于头颈部重建的皮瓣主要类型包括腓骨瓣、前臂皮瓣、大腿前外侧皮瓣、背阔肌皮瓣、肩胛瓣、髂骨瓣和空肠瓣。手术技术的改进和这些皮瓣的广泛使用，使得重建手术比以前更复杂，但也更成功。和非血管化的骨移植和带蒂皮瓣相比，拥有独立血供的皮瓣在放疗区域的优势更加明显，脑脊液漏、局部感染、脑膜炎的发生率均减少[38]，而且不受颅面骨骼缺损位置的限制[39]。

关于各种皮瓣感染并发症的发生率，文献报告中的结论相互矛盾[40,41]。这是因为皮瓣的选择通常由医疗机构或外科医生的偏好和重建的要求决定。在一个大型回顾性队列研究中，未发现微血管游离皮瓣的类型对并发症发生率有显著影响[14]。在其他较小的队列研究中，却发现了相反的情况[27]，包括髂骨瓣的术后感染率高于腓骨瓣[41]。

供区感染是制备血管化皮瓣时需要考虑的重要因素，包括伤口裂开后的肌腱暴露、蜂窝织炎或脓肿形成（图 27-1）[42]。皮岛缺损区通常由取自第三个手术部位的中厚皮片加以覆盖，而这也增加了感染的风险。尽管可能会增加感染并发症的发生，仍建议使用负压敷料以促进皮瓣移植成功[43]。也可以使用同种异体材料[44]和来自颈部的全厚皮片封闭缺损[45]，并没有明显增加感染的风险。有报道指出，骨组织复合皮瓣和软组织瓣之间[46]，或骨组织复合皮瓣和骨瓣之间[42]，供区感染率并没有显著差异。只要血管蒂保持通畅，皮瓣感染通常不会导致皮瓣整体失败（图 27-2）。

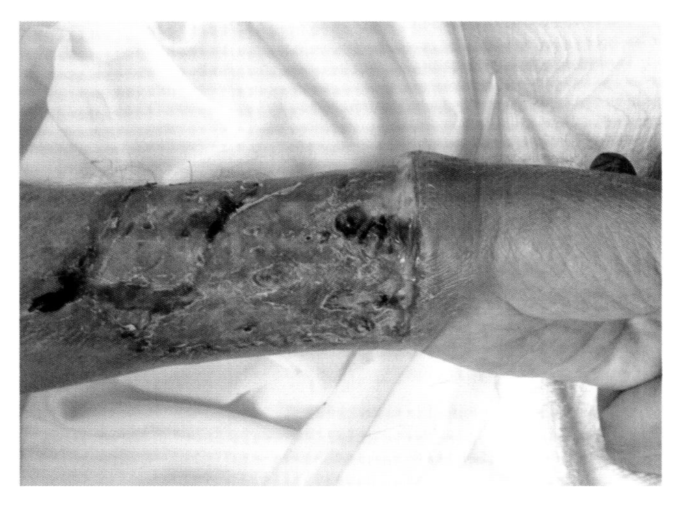

图 27-1 受感染的桡侧前臂游离皮瓣供区肌腱外露

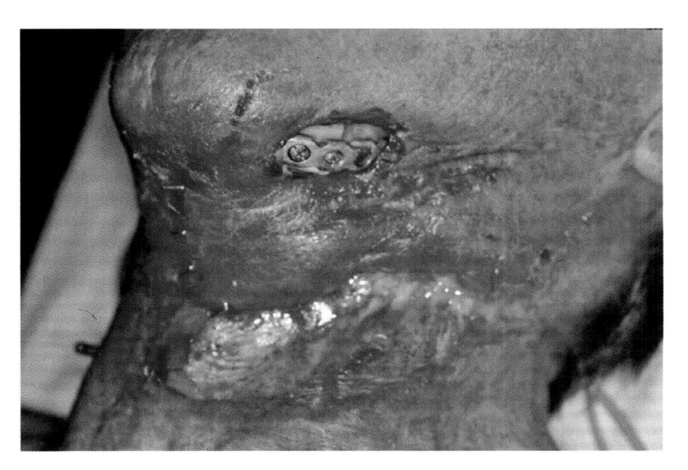

图 27-2 腓骨游离骨皮瓣坏死，受区感染。在曾接受过手术、放疗，软组织和血管受损明显的颈部进行移植，是最具难度的重建手术，其较高的感染率会增加皮瓣失败的风险

有证据表明，病例数量也影响治疗结果。大多数外科医生进行头颈部癌症手术的医院都是低容量医疗中心，每年只有大约 6 例手术病例[47]。一项研究发现，在较高容量的医疗中心血管危象皮瓣失败率显著降低（降低了 44%），虽然这与整体并发症发生率的增加无关[47]。

带蒂皮瓣

在一项包括 77 例患者的回顾性研究中，局部皮瓣和游离皮瓣的并发症发生率为 27%，其中感染占 7%[48]。虽然没有发现带蒂皮瓣和游离皮瓣的感染率有明显不同，但皮瓣的受区部位和皮瓣的类型被视为并发症的独立危险因素，其原因可能是由于手术操作时间的延长和手术复杂性的增加[12]。例如，在颅底手术中，针对范围不大的组织缺损，选择使用带蒂皮瓣（颞肌瓣，颅骨骨膜瓣），治疗结果可以预期，手术时间和住院时间均较短，且并发症发生率与游离皮瓣类似[49]。硬脑膜缺损的修复重建，其成功与否并不取决于移植的皮瓣的类型和来源，而是取决于是否对硬脑膜进行了恰当的修复以及缺损是否被血管化良好的组织所覆盖[48]。

非血管化骨移植

为了实现最佳的愈合效果，非血管化自体移植物需要严密的缝合，远离黏膜或其他受污染的表面。在一篇综述中，感染最常见的征象和移植失败最常见的原因是伤口开裂[50]（图 27-3）。伤口开裂后，移植骨暴露会加重炎症反应，加速移植物吸收[51]。可采用分期手术来避免这一问题的出现，一期先切除病变，二期经口外入路进行重建。报道显示此方法移植物的感染率和失败率为 3%，使用髂嵴作为供区的并发症发生率为 2%[52]。与血管化皮瓣相比，使用同种异体骨移植材料进行重建，可以避免发生于供区的许多潜在并发症，且耗时少，且能避免不必要的消耗。

一些外科医生主张使用非血管化骨移植进行肿瘤切除后缺损的重建[53]，但这种方法在游离皮瓣时代已经基本被淘汰了，原因是血管化游离组织移植更加可靠，以及许多头颈部癌症患者术后需要放疗。如果因为血管蒂的受区条件较差或其他原因，而决定使用非血管化骨移植重建肿瘤切除后缺损，则必须严格遵循骨折固定术的一般原则，以防止术后出现骨异常动度、骨不连和感染。复合组织缺损不适合采用这种方法进行重建，因为组织缺损造成的死腔会持续存在。双层严密缝合口内切口，植骨床周围需要足够的软组

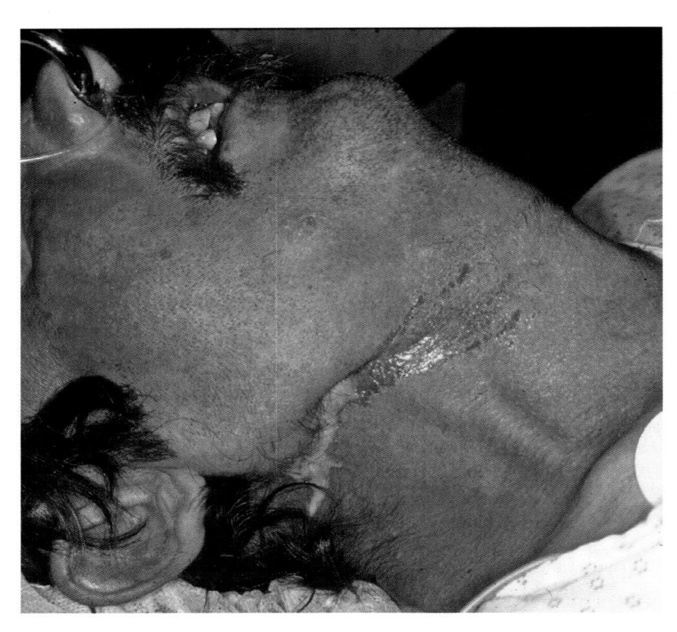

图 27-3 非血管化骨移植重建下颌骨区段缺损后受区发生感染。下颌骨区段缺损大于 6cm 者，应当使用血管化游离组织瓣进行重建

织包绕，是移植成功的必要条件[54]。

牵引成骨

带传送盘的牵引器已经成功地用于重建大范围的颌骨节段性缺损，但是它需要完整的软组织床和骨膜以促进新骨生长。它适用于不涉及放疗的颌骨良性肿瘤和不涉及软组织缺损的其他颌骨疾病的切除重建[54]。由于没有供区，故并发症仅限于手术部位；然而，与游离组织移植相比，应用这一方法后，是否可以降低整体感染率或并发症以提高治疗效果，目前还不清楚[55]。

固定

颌面创伤的实验结果表明，某些接骨板的组合不太可能导致术后并发症。在重建手术固定颌骨之前，还必须考虑曾接受过手术和放射线照射的组织床的血流受损情况和愈合能力。固定材料感染可由螺钉松动（非锁定板固定）、接骨板表面生物膜形成、骨段异常动度、接骨板断裂或暴露等因素造成[33]。即使用于放疗区域，重建板本身与感染率增加并无关联，即使用于固定接受过放疗的颌骨[56]。目前的趋势是，在这类手术中，使用 2mm 的小型接骨板代替或辅助重建板，而这也不会增加并发症的发生率[33]。

生物材料

预制的和个性化的植入物能够完全避免供区并发症的发生，并且可以用于复制恢复缺损部位的正常外形。这些植入物可以以下材料构成，包括天然材料或合成的多聚物、生物活性陶瓷（例如羟基磷灰石）、金属或其他支架材料[57]。一项关于植入物材料的综述发现，使用上述材料修复结果的差异可能更多地归因于缺损的大小和部位，而不是植入物本身的性质[58]。尤其是，应避免植入物与黏膜表面距离过近，以免发生骨髓炎或慢性感染，而造成植入物最终被取出[57,59]。目前已有利用重组人骨形态发生蛋白重建下颌骨区段缺损的成功病例的报道[60]，虽然其疗效和结果仍待明确，但使用这一材料似乎并没有增加感染的风险。

牙种植体

牙种植体被用于颌骨重建区域，以代替天然牙齿恢复患者的咀嚼功能。接受骨肌皮瓣重建的患者中，重建颌骨表面皮下组织较厚，可能无法发挥类似天然角化龈的作用，容易导致黏膜炎及修复体卫生状况不良[61]。然而，在游离腓骨瓣中植入种植体，与在天然的上下颌骨中的种植体相比，两者并发症的发生率相似[62]。有报道显示，腭黏膜移植和双层腓骨可改善种植体的预后[63]。由感染导致的种植体失败在非血管化骨移植物与游离皮瓣之间存在显著性差异[64]。对于曾接受放射治疗的患者，种植体周围炎引起的种植体失败更为多见[65,66]；因此，建议术后等待 6~12 个月[67,68]，以便移植骨重建血供。为此，可采用高压氧辅助治疗，但并未发现高压氧治疗能够减少种植失败和降低感染率[69]。

计算机辅助设计

一项包含 68 例患者的回顾性研究显示，采用传统游离腓骨瓣重建与采用计算机辅助设计引导手术切割进行比较，术后感染率和皮瓣失败率相似[70]。最近的一项包含 33 例患者的系统性回顾研究证实了虚拟手术计划具有改善肿瘤切除术后重建结果的潜力[71]。另一项研究发现，与传统手术相比，使用虚拟技术设计的血管化髂嵴移植，其供区缺损的大小和缺血时间明显减少[72]。手术时间也因为完善的术前计划而缩短[73]，但目前还不清楚这种方式是否可以减少感染或其他并发症的发生率。随着这个研究领域的扩展，血管化游离皮瓣手术效率有望提高。

感染性并发症

颌面缺损重建的主要目的之一是修复创面，以预防感染性并发症。切除咀嚼肌、唾液腺、颊脂垫和其他结构而产生的死腔，由于面部残余肌肉的不断运动（吞咽、咀嚼和咳嗽反射）而变得复杂[19]。引流不畅的死腔可以发展为血清肿或血肿而导致感染[35]。然后，感染可能扩散并危害皮瓣的血管蒂。这时，就需要尽早发现感染，积极清创，应用抗生素治疗和严密缝合创口（如果必要）[74]，特别是早期就要预料到伤口会被上呼吸消化道的菌群污染。感染源应通过外科手术加以控制，患者应接受适当的抗生素治疗，因为感染的扩散会导致血管蒂内血栓形成，造成皮瓣彻底坏死[33,36,75-77]。

尚未有证据显示表浅性感染（表 27-1）能改变重建术后并发症的发生率[4]。为了确定患者是否存在深部切口感染的风险，有一项研究报告，术后每隔一天对伤口引流物进行培养，如果术后第三天所取的引流物仍未培养出细菌，则深部感染的发生率显著性降低[78]。涎瘘很少发生（<5%），大多数涎瘘需要后期处理才能愈合，一般很少对血管吻合造成影响[75]。

不建议使用被动引流，因为这样会造成伤口内的死腔持续存在，很容易被细菌所定植污染。对于接受头颈部重建手术的患者，正确的引流方式对于防止死腔形成和其内液体积聚至关重要。虽然主动引流可能会影响吻合血管的通畅性，但在游离皮瓣和带蒂皮瓣手术中，建议使用主动引流而不是被动引流[79]。值得注意的是，根据美国卫生系统药剂师协会发布的指南，没有数据支持在留置引流管期间需要持续使用抗生素[80]。

表 27-1 头颈部重建手术部位感染的定义标准

分类	病史	阳性体征
表浅手术部位感染	术后 30 天内感染发生且仅延伸到皮肤或皮下组织	流脓，疼痛，肿胀，发红，发热，或组织培养可培养出微生物
深部手术部位感染	术后 30 天内感染，或 1 年内发生与植入材料相关感染，并涉及更深的软组织（例如筋膜、肌肉）	流脓，发热，疼痛，组织培养可培养出微生物，或影像学显示脓肿形成
手术部位器官和间隙感染	术后 30 天内感染，或 1 年内发生与植入材料相关感染，并涉及切口以外手术操作区域	流脓，发热，疼痛，组织培养可培养出微生物，或影像学显示脓肿形成

微生物

大多数和头颈肿瘤手术相关的感染性微生物是革兰氏阴性需氧菌和厌氧菌，特别是能够产生 β-内酰胺酶者。院内病原体也是导致 SSI 的常见原因，其中铜绿假单胞菌是一个优势菌种，并且常常对标准的围手术期使用的抗生素产生耐药[81]。耐甲氧西林金黄色葡萄球菌（MRSA）、肺炎克雷伯杆菌和其他肠道细菌是其他常见的医院感染来源。然而，感染的发生率和病原菌不一定与污染术区的细菌数量或类型相关[6]。一项培养了 500 例游离皮瓣微生物的报道发现，在手术期间进入伤口的皮肤或口腔常驻菌群会引起伤口早期感染，而迟发性感染则由继发获得的其他细菌引起[9]。在本研究中，大多数供区和受区的感染发生于术后 1 周以后，建议对患者进行有效的监测、随访、围手术期抗生素使用，如下文所述。在这一方面，气管切开的位置，由于来自呼吸道分泌物的细菌的定植，存在明显的感染风险[5,26]。由于存在多种潜在的污染源，伤口可被多种微生物所污染，真菌培养也可能为阳性，特别是白色念珠菌[12]。

医院获得性疾病和远处感染

医院获得性感染是头颈部癌症患者最常见的获得性疾病，在因其他疾病而接受重建手术的患者中也同样普遍。在一项全国范围的横断面研究中，与血管导管和中心静脉置管相关的感染占医院获得性感染的 80% 以上。总的来说，院内感染的发生率据报道非常低（小于 1%），而该类型感染的发生与虚弱的身体状况、手术规模过大、紧急或急诊入院治疗相关[82]。在另一项包含 225 例患者的研究中，非伤口感染患者占所有患者的 10%，其中最常见的感染来源是肺炎或尿路感染。这些患者的住院时间至少延长了 3 天，并具有统计学意义[83]。应该尽量减少肺不张，同时要充分认识到头颈手术往往会破坏气道清除黏液的自然机制。另一项关于切除口咽癌症并使用游离皮瓣重建的回顾性研究发现，这些远处感染更容易在出现 SSI 的情况下发生[19]。SSI 与远处感染之间的关系可能与患者全身状况不佳有关，故早期发现和及时治疗对这两种感染都十分重要。事实上，一项大型回顾性研究发现，对于一般头颈外科患者来说，术后头两天对于心脏和呼吸道并发症的监测最为重要，高危患者在此期间可能从重症监护中受益更多[84]。

预防

抗生素预防性治疗

建议对头颈部所有清洁-污染的重建手术进行预防性抗生素治疗[85]，尽管文献对于抗生素的类型还未达成共识(表 27-2)[4]。抗生素的方案一般是针对在上呼吸消化道的黏膜表面发现的细菌菌群。重要的是，对于早期和晚期伤口感染，建议使用能够覆盖假单胞菌、口腔菌群和耐甲氧西林金黄色葡萄球菌的抗生素[9]。在肿瘤患者重建手术中，抗生素治疗周期超过 24 小时在减少伤口感染方面，并没有发现有临床应用价值[9,74,86,87]；实际上，它反而可能会增加机会感染的发生率[3]。对于活动性感染的患者，应进行经验性抗生素治疗。然而，对于具体的医疗机构来说，所采用的具体治疗方案可能与这些基于证据的建议并不一致，其原因是治疗失败和效果不佳可能会带来巨大的成本[88]，特别是在术后感染的情况下。

表 27-2 外科手术预防性使用抗菌药物的建议

切口类型	药物推荐	可替代药物	可信度
清洁	无	无	B
清洁伴有赝复体	头孢唑林，头孢呋辛	克林霉素	C
清洁-污染（有瘤）	头孢唑林加甲硝唑，头孢呋辛加甲硝唑，氨苄西林-舒巴坦	克林霉素	A
清洁-污染（无瘤）	头孢唑林加甲硝唑，头孢呋辛和甲硝唑，氨苄西林-舒巴坦	克林霉素	B

可信度：A 包括随机对照试验和队列研究证实；B 病例对照研究证实；C 专家意见。

耐甲氧西林金黄色葡萄球菌

在头颈部游离皮瓣重建术前进行的耐甲氧西林金黄色葡萄球菌(MRSA)筛查试验中，只有先前有 MRSA 感染史、先前存在伤口、或来自高危环境的患者能够从中受益。一些研究者不建议进行常规筛查[89]，但标准接触预防措施和限制与过多医护人员进行有限接触在减少院内暴露中发挥了重要作用。还有人主张对所有外科患者进行常规筛查和去定植化，并列举了此举在普通外科和骨科手术中降低 SSI 的成功经验[9]。大多数 MRSA 感染是从医院环境中获得的，延长抗生素的疗程并不能预防 MRSA 感染；相反，推荐围手术期使用抗生素，术后使用不超过 1 天[46]。有报道显示，鼻用莫匹罗星能降低 MRSA 感染的风险，并已被建议用于手术时间延长的高风险患者(例如营养状况差、长时间应用抗生素、持续使用类固醇)。应采取逐例选择的方法以减少莫匹罗星耐药 MRSA 感染的发生率[90]。长期(>24 或 48 小时)全身应用抗生素是发生耐药性感染(包括 MRSA)的一个重要危险因素。

局部应用抗生素

局部使用抗生素可作为预防手术部位感染的辅助手段，尽管并没有确切的数据加以支持。一项随机对照试验评估了在手术前 5 天用 2% 莫匹罗星软膏涂于鼻内，配合使用 2% 葡萄糖酸氯己定溶液淋浴的效果，结果显示有较明显的效果，但无统计学意义(7 名患者需要治疗以防止感染)[11]。这种治疗方案对感染风险高的患者可能有效[11]。口腔冲洗是在涉及口腔黏膜的重建手术前去除污染的主要方法。最常用的是葡萄糖酸氯己定溶液，浓度分别为 0.12%、0.2% 和 1%。这些溶液具有消毒作用，且比聚维酮碘溶液持续时间更长，特别是对抗厌氧菌，并且对需氧菌也有一定的效果。一项随机前瞻性研究比较了生理盐水、碘、氯己定和西曲溴铵，发现用西曲溴铵或 1% 氯己定溶液进行机械清洗，可以显著降低细菌负荷[91]。另外克林霉素也被建议用于口腔含漱，以及术中对颈部和手术部位进行冲洗，都取得了良好的效果[92]。

营养状况

切除病变后的广泛重建通常会因肿瘤导致的恶病质、饮酒过度或不良饮食习惯而导致患者出现营养不良。术前低白蛋白血症(<35g/L)被认为是营养和炎症状态的预后指标，并被认为是 SSI 的危险因素[26,93]。这已在胃肠外科手术文献中得到证实，并被认为是由免疫系统的损伤、抗生素渗透和伤口水肿造成的[94]。免疫营养被认为是减少术后感染并发症的一种方法[95]。例如，肠内和肠外营养补充精氨酸，用于形成一氧化碳，被认为可以改善免疫功能和减少感染[96]。最近的一项多中心、前瞻性、随机、双盲研究发现，术前给予免疫营养有明显的益处，而术后只有超过目标摄取量的 75% 以上时才会有明显的帮助。只

有接近目标摄取量时，全身感染、手术部位感染（原发部位、颈部伤口和供区部位）和住院时间才会明显减少[97]。一项对精氨酸强化食物配方的系统性回顾研究发现，即使仅在术后使用肠内免疫营养，也同样可以减少住院时长[96]。免疫营养，也称为药物营养，其对营养不良和营养良好的患者所带来益处是否存在差异，目前尚不清楚。尽管有明确的临床证据表明，在头颈部重建和其他外科专业，免疫营养都会带给患者一定的好处，但临床结果的改善被认为更多地取决于单个营养素的剂量，而不是因为免疫营养素的标准配方[98]。术前营养状况的评估有助于指导术前营养、围手术期坚持达到摄取目标、术后尽可能补充免疫营养[99]。

高压氧治疗

放射治疗患者的术后感染性并发症应得到积极处理，无论是使用高压氧治疗或其他方法，用于防止瘘道形成或血管破裂。文献显示，术前或术后使用高压氧治疗是否可以减少这种并发症，结果尚不明确，作者并不建议将高压氧作为骨坏死的常规治疗手段[29]。实际上，一项研究发现接受高压氧治疗的患者术后的感染反而有所增加[100]；而另一项随机、双盲和安慰剂对照的多中心研究发现，高压氧治疗对于下颌骨骨坏死的重建手术没有益处[101]。有证据表明，高压氧对于头颈部重建有潜在的益处[102]，但是合适的患者选择和治疗时机尚待明确。建议在某些情况下考虑高压氧治疗，例如受区条件不佳、复合移植物较大，或作为受损或经抢救后的皮瓣的一种辅助治疗措施[103]。

总结

尽管缺乏高水平的临床研究证据来证明 SSI 的危险因素，但术前应根据患者的总体健康状况和全身其他疾病认真评估患者的风险。既往的手术史、放疗或化疗史、营养不良状况、重建手术的时长和复杂性，以及患者免疫状态都可作为进一步观察的指标。涉及口腔、鼻腔、咽部、喉部等部位黏膜的重建手术，在术前和术后 24 小时，应使用抗生素覆盖革兰氏阳性和厌氧微生物。在口腔中使用抗生素溶液冲洗或含漱，也可降低感染风险。

（贺洋 译）

参考文献

1. Smith GI, O'Brien CJ, Choy ET, et al.: Clinical outcome and technical aspects of 263 radial forearm free flaps used in reconstruction of the oral cavity, *Br J Oral Maxillofac Surg* 43: 199–204, 2005.
2. Cloke DJ, Green JE, Khan AL, et al.: Factors influencing the development of wound infection following free-flap reconstruction for intra-oral cancer, *Br J Plast Surg* 57:556–560, 2004.
3. Lotfi CJ, de Cavalcanti RC, Costa e Silva AM, et al.: Risk factors for surgical-site infections in head and neck cancer surgery, *Otolaryngol Head Neck Surg* 138:74–80, 2008.
4. Penel N, Fournier C, Roussel-Delvallez M, et al.: Prognostic significance of wound infections following major head and neck cancer surgery: an open non-comparative prospective study, *Support Care Cancer* 12:634–639, 2004.
5. Chaukar DA, Deshmukh AD, Majeed T, et al.: Factors affecting wound complications in head and neck surgery: a prospective study, *Ind J Med Paediatr Oncol* 34:247–251, 2013.
6. Mazurek MJ, Rysz M, Jaworowski J, et al.: Contamination of the surgical field in head and neck oncologic surgery, *Head Neck* 36:1408–1412, 2014.
7. Penel N, Fournier C, Lefebvre D, et al.: Multivariate analysis of risk factors for wound infection in head and neck squamous cell carcinoma surgery with opening of mucosa. Study of 260 surgical procedures, *Oral Oncology Extra* 41:35–44, 2005.
8. Penel N, Fournier C, Lefebvre D, et al.: Previous chemotherapy as a predictor of wound infections in nonmajor head and neck surgery: results of a prospective study, *Head Neck* 26:513–517, 2004.
9. Durand ML, Yarlagadda BB, Rich DL, et al.: The time course and microbiology of surgical site infections after head and neck free flap surgery, *Laryngoscope* 125:1084–1089, 2014.
10. Huberman BA: Risks of wound infection in patients with head and neck cancer, *J Oral Maxillofac Surg* 48:1240–1241, 1990.
11. Shuman AG, Shuman EK, Hauff SJ, et al.: Preoperative topical antimicrobial decolonization in head and neck surgery, *Laryngoscope* 122:2454–2460, 2012.
12. Ma C-Y, Ji T, Ow A, et al.: Surgical site infection in elderly oral cancer patients: is the evaluation of comorbid conditions helpful in the identification of high-risk ones? *J Oral Maxillofac Surg* 70:2445–2452, 2012.
13. Yang R, Lubek JE, Dyalram D, et al.: Head and neck cancer surgery in an elderly patient population: a retrospective review, *Int J Oral Maxillofac Surg* 43:1413–1417, 2014.
14. Frederick JW, Sweeny L, Carroll WR, et al.: Outcomes in head and neck reconstruction by surgical site and donor site, *Laryngoscope* 123:1612–1617, 2013.
15. Shestak KC, Jones NF, Wu W, et al.: Effect of advanced age and medical disease on the outcome of microvascular reconstruction for head and neck defects, *Head Neck* 14:14–18, 1992.
16. Weaver TS, Wester JL, Gleysteen JP, et al.: Surgical outcomes in the elderly patient after osteocutaneous free flap transfer, *Laryngoscope* 124:2484–2488, 2014.
17. Wester JL, Lindau RH, Wax MK: Efficacy of free flap reconstruction of the head and neck in patients 90 years and older, *JAMA Otolaryngol Head Neck Surg* 139:49–53, 2013.
18. Ferrari S, Copelli C, Bianchi B, et al.: Free flaps in elderly patients: outcomes and complications in head and neck reconstruction after oncological resection, *J Craniomaxillofac Surg* 41:167–171, 2013.
19. Karakida K, Aoki T, Ota Y, et al.: Analysis of risk factors for surgical-site infections in 276 oral cancer surgeries with micro-

vascular free-flap reconstructions at a single university hospital, *J Infect Chemother* 16:334–339, 2010.

20. Bozikov K, Arnez ZM: Factors predicting free flap complications in head and neck reconstruction, *J Plast Reconstr Aesthet Surg* 59:737–742, 2006.
21. Liu S-A, Wong Y-K, Poon C-K, et al.: Risk factors for wound infection after surgery in primary oral cavity cancer patients, *Laryngoscope* 117:166–171, 2007.
22. Ogihara H, Takeuchi K, Majima Y: Risk factors of postoperative infection in head and neck surgery, *Auris Nasus Larynx* 36: 457–460, 2009.
23. Rossmiller SR, Cannady SB, Ghanem TA, et al.: Transfusion criteria in free flap surgery, *Otolaryngol Head Neck Surg* 142:359–364, 2010.
24. Danan D, Smolkin ME, Varhegyi NE, et al.: Impact of blood transfusions on patients with head and neck cancer undergoing free tissue transfer, *Laryngoscope* 125:86–91, 2015.
25. Perisanidis C, Dettke M, Papadogeorgakis N, et al.: Transfusion of allogenic leukocyte-depleted packed red blood cells is associated with postoperative morbidity in patients undergoing oral and oropharyngeal cancer surgery, *Oral Oncol* 48:372–378, 2012.
26. Lee DH, Kim SY, Nam SY, et al.: Risk factors of surgical site infection in patients undergoing major oncological surgery for head and neck cancer, *Oral Oncol* 47:528–531, 2011.
27. Pohlenz P, Blessmann M, Heiland M, et al.: Postoperative complications in 202 cases of microvascular head and neck reconstruction, *J Craniomaxillofac Surg* 35:311–315, 2007.
28. Sakakibara A, Hashikawa K, Yokoo S, et al.: Risk factors and surgical refinements of postresective mandibular reconstruction: a retrospective study, *Plast Surg Int* 893746:2014, 2014.
29. Hirsch DL, Bell RB, Dierks EJ, et al.: Analysis of microvascular free flaps for reconstruction of advanced mandibular osteoradionecrosis: a retrospective cohort study, *J Oral Maxillofac Surg* 66:2545–2556, 2008.
30. Arce K, Bell RB, Potter JK, et al.: Vascularized free tissue transfer for reconstruction of ablative defects in oral and oropharyngeal cancer patients undergoing salvage surgery following concomitant chemoradiation, *Int J Oral Maxillofac Surg* 41:733–738, 2012.
31. Mücke T, Rau A, Weitz J, et al.: Influence of irradiation and oncologic surgery on head and neck microsurgical reconstructions, *Oral Oncol* 48:367–371, 2012.
32. Lee S, Thiele C: Factors associated with free flap complications after head and neck reconstruction and the molecular basis of fibrotic tissue rearrangement in preirradiated soft tissue, *J Oral Maxillofac Surg* 68:2169–2178, 2010.
33. Shaw RJ, Kanatas AN, Lowe D, et al.: Comparison of miniplates and reconstruction plates in mandibular reconstruction, *Head Neck* 26:456–463, 2004.
34. Zavattero E, Fasolis M, Garzino-Demo P, et al.: Evaluation of plate-related complications and efficacy in fibula free flap mandibular reconstruction, *J Craniofac Surg* 25:397–399, 2014.
35. Wong C-H, Wei F-C: Microsurgical free flap in head and neck reconstruction, *Head Neck* 32:1236–1245, 2010.
36. Genden EM, Rinaldo A, Suárez C, et al.: Complications of free flap transfers for head and neck reconstruction following cancer resection, *Oral Oncol* 40:979–984, 2004.
37. Decesare GE, Deleyiannis FW-B, Losee JE: Reconstruction of osteomyelitis defects of the craniofacial skeleton, *Semin Plast Surg* 23:119–131, 2009.
38. Thakker JS, Fernandes R: Evaluation of reconstructive techniques for anterior and middle skull base defects following tumor ablation, *J Oral Maxillofac Surg* 72:198–204, 2014.
39. Bell RB, Gregoire C: Reconstruction of mandibular continuity defects using recombinant human bone morphogenetic protein 2: a note of caution in an atmosphere of exuberance, *J Oral Maxillofac Surg* 67:2673–2678, 2009.
40. Chen S-H, Chen H-C, Horng S-Y, et al.: Reconstruction for osteoradionecrosis of the mandible: superiority of free iliac bone flap to fibula flap in postoperative infection and healing, *Ann Plast Surg* 73(Suppl 1):S18–S26, 2014.
41. Mücke T, Loeffelbein DJ, Kolk A, et al.: Comparison of outcome of microvascular bony head and neck reconstructions using the fibular free flap and the iliac crest flap, *Br J Oral Maxillofac Surg* 51:514–519, 2013.
42. Momoh AO, Yu P, Skoracki RJ, et al.: A prospective cohort study of fibula free flap donor-site morbidity in 157 consecutive patients, *Plast Reconstr Surg* 128:714–720, 2011.
43. Ho MW, Rogers SN, Brown JS, et al.: Prospective evaluation of a negative pressure dressing system in the management of the fibula free flap donor site: a comparative analysis, *JAMA Otolaryngol Head Neck Surg* 139:1048–1053, 2013.
44. Wester JL, Pittman AL, Lindau RH, et al.: AlloDerm with split-thickness skin graft for coverage of the forearm free flap donor site, *Otolaryngol Head Neck Surg* 150:47–52, 2014.
45. Hanna TC, McKenzie WS, Holmes JD: Full-thickness skin graft from the neck for coverage of the radial forearm free flap donor site, *J Oral Maxillofac Surg* 72:2054–2059, 2014.
46. Avery CME, Ameerally P, Castling B, et al.: Infection of surgical wounds in the maxillofacial region and free flap donor sites with methicillin-resistant, *Staphylococcus aureus, Br J Oral Maxillofac Surg* 44:217–221, 2006.
47. Mulvey CL, Pronovost PJ, Gourin CG: Hospital volume and failure to rescue after head and neck cancer surgery, *Otolaryngol Head Neck Surg* 152:783–789, 2015.
48. Chang DW, Langstein HN, Gupta A, et al.: Reconstructive management of cranial base defects after tumor ablation, *Plast Reconstr Surg* 107:1346–1355, 2001. discussion 1356-1357.
49. Hanasono MM, Silva A, Skoracki RJ, et al.: Skull base reconstruction: an updated approach, *Plast Reconstr Surg* 128:675–686, 2011.
50. van Gemert JTM, van Es RJJ, Van Cann EM, et al.: Nonvascularized bone grafts for segmental reconstruction of the mandible–a reappraisal, *J Oral Maxillofac Surg* 67:1446–1452, 2009.
51. Baker A, McMahon J, Parmar S: Part I: Immediate reconstruction of continuity defects of the mandible after tumor surgery, *J Oral Maxillofac Surg* 59:1333–1339, 2001.
52. Carlson ER, Marx RE: Part II. Mandibular reconstruction using cancellous cellular bone grafts, *J Oral Maxillofac Surg* 54:889–897, 1996.
53. Schimmele SR: Part II: Delayed reconstruction of continuity defects of the mandible after tumor surgery, *J Oral Maxillofac Surg* 59:1340–1344, 2001.
54. Hayden RE, Mullin DP, Patel AK: Reconstruction of the segmental mandibular defect: current state of the art, *Curr Opin Otolaryngol Head Neck Surg* 20:231–236, 2012.
55. Sacco AG, Chepeha DB: Current status of transport-disc-distraction osteogenesis for mandibular reconstruction, *Lancet Oncol* 8:323–330, 2007.
56. Boyd JB, Mulholland RS: Fixation of the vascularized bone graft in mandibular reconstruction, *Plast Reconstr Surg* 91:274–282, 1993.
57. Tevlin R, McArdle A, Atashroo D, et al.: Biomaterials for craniofacial bone engineering, *J Dent Res* 93:1187–1195, 2014.
58. Neovius E, Engstrand T: Craniofacial reconstruction with bone and biomaterials: review over the last 11 years, *J Plast Reconstr*

Aesthet Surg 63:1615–1623, 2010.
59. Engstrand T: Biomaterials and biologics in craniofacial reconstruction, *J Craniofac Surg* 23:239–242, 2012.
60. Herford AS: rhBMP-2 as an option for reconstructing mandibular continuity defects, *J Oral Maxillofac Surg* 67:2679–2684, 2009.
61. Fang W, Liu Y-P, Ma Q, et al.: Long-term results of mandibular reconstruction of continuity defects with fibula free flap and implant-borne dental rehabilitation, *Int J Oral Maxillofac Implants*, 2014 Dec 5.
62. Salinas TJ, Desa VP, Katsnelson A, et al.: Clinical evaluation of implants in radiated fibula flaps, *J Oral Maxillofac Surg* 68: 524–529, 2010.
63. Chang Y-M, Wallace CG, Hsu Y-M, et al.: Outcome of osseointegrated dental implants in double-barrel and vertically distracted fibula osteoseptocutaneous free flaps for segmental mandibular defect reconstruction, *Plast Reconstr Surg* 134:1033–1043, 2014.
64. Foster RD, Anthony JP, Sharma A, et al.: Vascularized bone flaps versus nonvascularized bone grafts for mandibular reconstruction: an outcome analysis of primary bony union and endosseous implant success, *Head Neck* 21:66–71, 1999.
65. Granström G: Osseointegration in irradiated cancer patients: an analysis with respect to implant failures, *J Oral Maxillofac Surg* 63:579–585, 2005.
66. Ch'ng S, Skoracki RJ, Selber JC, et al.: Osseointegrated implant based dental rehabilitation in head and neck reconstruction patients, *Head Neck*, 2014 Dec 24.
67. Teoh KH, Huryn JM, Patel S, et al.: Implant prosthodontic rehabilitation of fibula free-flap reconstructed mandibles: a Memorial Sloan-Kettering Cancer Center review of prognostic factors and implant outcomes, *Int J Oral Maxillofac Implants* 20:738–746, 2005.
68. Cuesta-Gil M, Ochandiano Caicoya S, Riba-García F, et al.: Oral rehabilitation with osseointegrated implants in oncologic patients, *J Oral Maxillofac Surg* 67:2485–2496, 2009.
69. Esposito M, Worthington HV: Interventions for replacing missing teeth: hyperbaric oxygen therapy for irradiated patients who require dental implants, *Cochrane Database Syst Rev* 9, 2013. CD003603.
70. Seruya M, Fisher M, Rodriguez ED: Computer-assisted versus conventional free fibula flap technique for craniofacial reconstruction: an outcomes comparison, *Plast Reconstr Surg* 132:1219–1228, 2013.
71. Rodby KA, Turin S, Jacobs RJ, et al.: Advances in oncologic head and neck reconstruction: systematic review and future considerations of virtual surgical planning and computer aided design/computer aided modeling, *J Plast Reconstr Aesthet Surg* 67:1171–1185, 2014.
72. Ayoub N, Ghassemi A, Rana M, et al.: Evaluation of computer-assisted mandibular reconstruction with vascularized iliac crest bone graft compared to conventional surgery: a randomized prospective clinical trial, *Trials* 15:114, 2014.
73. Gil RS, Roig AM, Obispo CA, et al.: Surgical planning and microvascular reconstruction of the mandible with a fibular flap using computer-aided design, rapid prototype modelling, and precontoured titanium reconstruction plates: a prospective study, *Br J Oral Maxillofac Surg* 53:49–53, 2015.
74. Coskun H, Erisen L, Basut O: Factors affecting wound infection rates in head and neck surgery, *Otolaryngol Head Neck Surg* 123:328–333, 2000.
75. Huang RY, Sercarz JA, Smith J, et al.: Effect of salivary fistulas on free flap failure: a laboratory and clinical investigation, *Laryngoscope* 115:517–521, 2005.
76. Yoshimoto S, Kawabata K, Mitani H: Factors involved in free flap thrombosis after reconstructive surgery for head and neck cancer, *Auris Nasus Larynx* 37:212–216, 2010.
77. Chaine A, Pitak-Arnnop P, Hivelin M, et al.: Postoperative complications of fibular free flaps in mandibular reconstruction: an analysis of 25 consecutive cases, *Oral Surg Oral Med Oral Pathol Oral Radiol Endod* 108:488–495, 2009.
78. Candau-Alvarez A, Linares-Sicilia MJ, Dean-Ferrer A, et al.: Role of culture of postoperative drainage fluid in the prediction of infection of the surgical site after major oncological operations of the head and neck, *Br J Oral Maxillofac Surg* 53: 200–203, 2015.
79. Barsaiyan G, Rogers SN: Active versus passive neck drainage in head and neck oncology surgery: completing the re-audit cycle: Re: Batstone MD, Lowe D, Shaw RJ, Brown JS, Vaughan ED, Rogers SN. Passive versus active drainage following neck dissection: a non-randomised prospective, *Br J Oral Maxillofac Surg* 49:412–413, 2011.
80. Bratzler DW, Dellinger EP, Olsen KM, et al.: Clinical practice guidelines for antimicrobial prophylaxis in surgery, *Am J Health Syst Pharm* 70:195–283, 2013.
81. Skitarelić N, Morović M, Manestar D: Antibiotic prophylaxis in clean-contaminated head and neck oncological surgery, *J Craniomaxillofac Surg* 35:15–20, 2007.
82. Kochhar A, Pronovost PJ, Gourin CG: Hospital-acquired conditions in head and neck cancer surgery, *Laryngoscope* 123: 1660–1669, 2013.
83. Weber RS, Hankins P, Rosenbaum B, et al.: Nonwound infections following head and neck oncologic surgery, *Laryngoscope* 103:22–27, 1993.
84. Buitelaar DR, Balm AJM, Antonini N, et al.: Cardiovascular and respiratory complications after major head and neck surgery, *Head Neck* 28:595–602, 2006.
85. Kreutzer K, Storck K, Weitz J: Current evidence regarding prophylactic antibiotics in head and neck and maxillofacial surgery, *Biomed Res Int* 879437:2014, 2014.
86. Obeso S, Rodrigo JP, Sánchez R, et al.: Antibiotic prophylaxis in otolaryngologic surgery, *Acta Otorrinolaringol Esp* 61:54–68, 2010.
87. Liu S-A, Tung K-C, Shiao J-Y, et al.: Preliminary report of associated factors in wound infection after major head and neck neoplasm operations–does the duration of prophylactic antibiotic matter? *J Laryngol Otol* 122:403–408, 2008.
88. Penel N, Lefebvre J-L, Cazin JL, et al.: Additional direct medical costs associated with nosocomial infections after head and neck cancer surgery: a hospital-perspective analysis, *Int J Oral Maxillofac Surg* 37:135–139, 2008.
89. Supriya M, Shakeel M, Santangeli L, et al.: Controlling MRSA in head and neck cancer patients: what works? *Otolaryngol Head Neck Surg* 140:224–227, 2009.
90. Miyake M, Ohbayashi Y, Iwasaki A, et al.: Risk factors for methicillin-resistant *Staphylococcus aureus* (MRSA) and use of a nasal mupirocin ointment in oral cancer inpatients, *J Oral Maxillofac Surg* 65:2159–2163, 2007.
91. Kosutic D, Uglesic V, Perkovic D, et al.: Preoperative antiseptics in clean/contaminated maxillofacial and oral surgery: prospective randomized study, *Int J Oral Maxillofac Surg* 38:160–165, 2009.
92. Grandis JR, Vickers RM, Rihs JD, et al.: The efficacy of topical antibiotic prophylaxis for contaminated head and neck surgery, *Laryngoscope* 104:719–724, 1994.
93. Kamizono K, Sakuraba M, Nagamatsu S, et al.: Statistical analy-

sis of surgical site infection after head and neck reconstructive surgery, *Ann Surg Oncol* 21:1700–1705, 2014.
94. Hennessey DB, Burke JP, Ni-Dhonochu T, et al.: Preoperative hypoalbuminemia is an independent risk factor for the development of surgical site infection following gastrointestinal surgery: a multi-institutional study, *Ann Surg* 252:325–329, 2010.
95. Snyderman CH, Kachman K, Molseed L, et al.: Reduced postoperative infections with an immune-enhancing nutritional supplement, *Laryngoscope* 109:915–921, 1999.
96. Vidal-Casariego A, Calleja-Fernández A, Villar-Taibo R, et al.: Efficacy of arginine-enriched enteral formulas in the reduction of surgical complications in head and neck cancer: a systematic review and meta-analysis, *Clin Nutr* 33:951–957, 2014.
97. Falewee MN, Schilf A, Boufflers E, et al.: Reduced infections with perioperative immunonutrition in head and neck cancer: exploratory results of a multicenter, prospective, randomized, double-blind study, *Clin Nutr* 33:776–784, 2013.
98. Pierre JF, Heneghan AF, Lawson CM, et al.: Pharmaconutrition review: physiological mechanisms, *JPEN J Parenter Enteral Nutr* 37:51S–65S, 2013.
99. de Luis DA, Culebras JM, Aller R, et al.: Surgical infection and malnutrition, *Nutr Hosp* 30:509–513, 2014.
100. Nolen D, Cannady SB, Wax MK, et al.: Comparison of complications in free flap reconstruction for osteoradionecrosis in patients with or without hyperbaric oxygen therapy, *Head Neck* 36:1701–1704, 2014.
101. Annane D, Depondt J, Aubert P, et al.: Hyperbaric oxygen therapy for radionecrosis of the jaw: a randomized, placebo-controlled, double-blind trial from the ORN96 study group, *J Clin Oncol* 22:4893–4900, 2004.
102. Bennett MH, Feldmeier J, Hampson N, et al.: Hyperbaric oxygen therapy for late radiation tissue injury, *Cochrane Database Syst Rev* 5, 2012. CD005005.
103. Friedman HI, Friedman HIF, Fitzmaurice M, et al.: An evidence-based appraisal of the use of hyperbaric oxygen on flaps and grafts, *Plast Reconstr Surg* 117:175S–190S, 2006. discussion 191S-192S.

第 28 章 危重症患者的感染

Kristine Kelliher, Orlando C. Kirton

医院感染

在美国大部分医院中，虽然重症监护病房（intensive care units，ICU）的床位数不足医院总床位数的10%，但超过 20% 的医院获得性感染发生在 ICU 中[1]。ICU 获得性感染导致严重的并发症和死亡，并增加了医疗费用。医院感染延长了患者在 ICU 治疗的时间，增加了患者感染耐药细菌的风险。

本章将对 ICU 住院患者的常见感染原因进行讨论，同时介绍感染预防及处理的策略。

病因学

以下几个因素导致了感染在 ICU 中的高发病率，以及相应的患者不良预后：

- 危重症患者有更多的慢性共病和更严重的生理紊乱。
- ICU 患者留置导管的频率很高，导管是微生物和感染侵入机体的门户。
- 导管的使用和维护使患者需要经常与医护人员接触，这使患者容易被医院内的病原体定植和感染。
- 多药耐药的病原体在 ICU 中被越来越频繁地分离出来[2,3]。

ICU 中最常见和临床上最重要的感染是那些与危重症患者经常需要的支持设备相关的感染。它们包括：导尿管相关性尿路感染、呼吸机相关性肺炎以及血管内导管相关性血流感染。这些类型的感染不仅最常见，而且在一定程度上可以预防。艰难梭菌感染是另一种越来越常见的医院感染，它可导致严重的并发症和潜在死亡率，它也是一种可预防的医院感染。

导尿管相关性尿路感染

流行病学

尿路感染（urinary tract infection，UTI）是最常见的医院感染，占全部医院感染的 40% 以上[4]。尽管许多患者的导尿管相关性 UTI（catheter-associated UTI，CAUTI）并未导致严重的并发症和死亡率，或者住院费用的显著增加，但是这些频繁发生的感染其累积效应是巨大的。在美国，CAUTI 是医院获得性血流感染（例如尿脓毒血症）的第二大病因，其归因病死率为 15%～25%[5-7]。

对留置导尿的患者，或者在过去 48 小时内留置过导尿管的患者的尿液样本进行实验室评估，根据结果对 CAUTI 进行诊断。美国传染病协会的指南将导尿管相关性菌尿症定义如下[8]：

- 症状性菌尿症（即 UTI）：尿道内、耻骨弓上或间断留置导尿管的患者菌落计数 $\geq 10^3$cfu/ml，且存在 UTI 的症状或体征，且不存在其他感染来源。症状包括发热、耻骨弓上或肋椎角压痛。还存在其他明确原因的全身症状，包括精神状态的改变、低血压或全身炎症反应综合征。
- 无症状性菌尿症：尿道内、耻骨弓上或间断留置导尿的患者，培养发现菌落计数 $\geq 10^5$cfu/ml，但没有 UTI 的症状或体征。

上述定义应用于临床，而美国疾病控制与预防中心（CDC）用于监测目的定义 CAUTI 如下：患者的尿样细菌培养菌落计数 $\geq 10^5$cfu/ml；或尿样细菌培养菌落计数 $< 10^5$cfu/ml，但 $\geq 10^3$cfu/ml，伴尿常规检查阳性（脓尿、白细胞酯酶或亚硝酸盐阳性）；存在发热、耻骨弓上压痛或肋椎角疼痛。在菌尿症患者中，10%～15% 有 UTI 的症状[9,10]。

危险因素

导尿持续时间是导尿管相关性菌尿症及 UTI 的重要危险因素，也是预防工作的主要目标。其他危险因素包括：

- 女性
- 高龄
- 糖尿病

- 引流管/袋细菌定植
- 导尿管护理不规范(例如:无菌操作错误、引流系统未保持封闭)

CAUTI 可以发生在导尿管腔内或腔外。导尿管腔外感染是细菌沿尿道内导管周围形成的生物膜进入膀胱而导致的。管腔内感染是由于引流失败引起的尿潴留,或集尿袋污染后上行感染导致。管腔外感染较管腔内感染更为常见,这也表明这些感染是可以预防的,重点在于尽早拔除导管。

导尿管相关性菌尿症和 UTI 的致病菌通常包括大肠杆菌和其他肠杆菌科,但是铜绿假单胞菌、肠球菌、葡萄球菌和真菌也是重要的致病菌。一些与导尿管相关性菌尿症有关的微生物,可能缺乏黏附于尿道上皮的毒力因子,但是它们可以通过导尿管进入膀胱。以念珠菌为例,在没有留置导尿管的情况下,它几乎不会引起 UTI。相反,念珠菌尿在膀胱留置导尿管的患者中很常见,尤其是在那些正在使用抗菌药物或患有糖尿病的患者。大多数念珠菌尿的患者没有任何症状,仅仅是细菌定植的表现,很少发展为念珠菌血症,因此对于长期留置导尿管的念珠菌尿患者,通常无需治疗。

临床表现

CAUTI 的症状一般很轻微,尤其是危重症患者,不一定会考虑到尿路感染。发热是最常见的症状,但它是非特异性的。局部症状可包括侧腹或耻骨弓上不适、肋椎角压痛以及尿管堵塞。在 ICU 中,常见的表现也是非特异性的,比如发热、白细胞升高、不适、谵妄、血压下降、代谢性酸中毒或呼吸性碱中毒。

诊断

对于留置导尿管的患者,存在和尿路感染相一致的症状和体征,或者存在无法解释的全身感染,此时通过细菌尿的实验室检查,即可做出 CAUTI 的诊断。如果诊断是基于非特异性表现,那么在将这些所见归因于 UTI 之前,应排除其他感染的可能性。某些表现,比如脓尿以及尿的外观和气味异常,是非特异性的,当其单独出现时,不能用于诊断 UTI。在留置导尿管的菌尿患者中常会出现脓尿,可以有/无症状,尿液有异味或混浊并不能说明存在需要治疗的菌尿或者 UTI。大多数 CAUTI 患者的细菌计数≥10^5cfu/ml。

治疗

在允许的情况下,抗菌药物的选择应基于细菌培养结果。脓毒症或危重患者在获取细菌培养结果之前,要保证得到及时治疗。在这种情况下,应根据患者过去的细菌培养结果、之前使用的抗菌药物方案、医院或社区微生物的耐药情况以及患者的过敏史进行经验性抗菌药物治疗。尿液革兰氏染色的结果也可用于指导经验性抗菌药物的选择。在没有尿液革兰氏染色结果时,经验性抗菌药物治疗应覆盖革兰氏阴性杆菌。革兰氏阴性杆菌的经验性治疗可以采用第三代头孢菌素(例如:头孢曲松钠 1g,静脉注射,每天 1 次;或者头孢噻肟 1g,静脉注射,每 8 小时 1 次)或者氟喹诺酮(例如:环丙沙星 500mg,口服或 400mg 静脉注射,每天 2 次;或者左氧氟沙星 250~500mg,口服或静脉注射,每天 1 次)。如果怀疑有铜绿假单胞菌感染,可以给予环丙沙星、头孢他啶(1g,静脉注射,每 8 小时 1 次)或者头孢吡肟(1g,静脉注射,每 12 小时 1 次)。如果怀疑有产超广谱 β 内酰胺酶细菌感染(通常基于之前的细菌培养结果),抗生素选择通常局限于碳青霉烯类。尿液革兰氏染色中的革兰氏阳性球菌可以是肠球菌或葡萄球菌,在获取进一步的药敏结果之前,应选择万古霉素作为经验性的治疗的抗生素。治疗时间的长短取决于分离出的致病菌和患者的全身状况,不过 7~14 天的治疗周期对于 CAUTI 通常是合适的[8]。

对存在尿路感染的患者,其导管管理的最佳方法尚未明确,特别是对于危重症患者,需要计算尿量和卧床不能移动也是需要考虑的因素。如有可能,应尽量减少留置导尿管。通常情况下,当患者不需要留置导尿管时,应拔除导尿管并接受适当的抗菌药物治疗。如需长期置管,且间断留置导尿不可行,则应在抗菌药物治疗开始前更换导尿管[11]。因为大部分抗菌药物对生物膜的渗透较差,更换尿管能减少或延迟感染的复发。CAUTI 的并发症包括上尿路感染及其所导致的肾盂肾炎和菌血症,可通过及时发现和治疗加以避免。

预防

预防 CAUTI 的重要方面包括避免不必要的置管,以及尽早拔除导尿管。抗菌药物预防 CAUTI 的作用有限,在留置导尿管期间预防性使用抗生素,是否能降低感染的风险,尚未明确。虽然许多手术患者常规留置导尿,尤其是危重症患者,但与此相关的并发症已引起对其过度使用的担心。2008 年 10 月,美国医疗保险与医疗补助服务中心停止对医院发生的 CAUTI 支付医疗费用。虽然这一决定促使医务人员增强了对留置和撤除导尿管的警惕性，一些医疗机构的 CAUTI 的发病率因此而下降，但是 CAUTI 及其医疗费用的变化给全美的医院带来了成本负担。2014 年，一个由美国卫生保健流行病学协会赞助的小组发布了关于预防 CAUTI 的指南。该指南强调了以下几个方面的重要性，包括：只对存在相应适应证的患者进行置管，插管时的无菌技术和专业技能、插管后还需要持续进行评估，以及导管留置期间要保持引流通畅、无菌密闭的引流系统[12]。

呼吸机相关性肺炎

流行病学

医院获得性肺炎（hospital-acquired pneumonia，HAP）是第二常见的医院感染，常发生于气管插管和机械通气的患者[13]。它的估计发病率为 10%～25%，全因死亡率为 25%～50%，是一个常见而严重的问题[14,15]。早期诊断很重要，因为及时、恰当的治疗可以挽救患者的生命。呼吸机相关性肺炎（ventilator-associated pneumonia，VAP）是一种医院获得性肺部感染，发生于接受机械通气 48 小时或更长时间的气管插管患者。

肺部感染的主要途径是误吸了口咽部气道定植的微生物所致，病原体也可能来自胃肠道。大约 45% 的健康者在睡眠时发生误吸，这一比例在危重症患者中更高。虽然经常被认为有部分保护作用，但气管内导管的存在，仍然使得口咽部分泌物或胃肠道细菌被误吸。根据进入下呼吸道微生物的数量和类型，可能导致肺炎的发生。

HAP 可由多种病原体引起，也可能是由多种微生物造成的混合感染。常见的致病菌包括：需氧的革兰氏阴性杆菌（例如：大肠杆菌、肺炎克雷伯杆菌、铜绿假单胞菌以及不动杆菌）和革兰氏阳性球菌（例如：金黄色葡萄球菌、耐甲氧西林金黄色葡萄球菌［MRSA］以及链球菌）。由病毒或真菌引起的医院获得性肺炎极为少见，免疫缺陷患者除外。关于引起 VAP 的病原体与未插管的 HAP 患者存在多大程度不同的相关资料很少。

危险因素

HAP 的危险因素与机械通气并存。危险因素包括：年龄大于 70 岁、慢性肺部疾病、免疫抑制、既往胸腹手术史、意识水平下降、营养不良、肠内营养以及仰卧位。由多药耐药（muotidrug-resistant，MDR）细菌引起的 HAP 越来越多，尤其是在 ICU 中治疗的患者。感染 MDR 病原体的危险因素包括：

- 在过去 90 天内接受抗生素治疗
- 目前住院时间在 5 天及以上
- 所在社区或医院病房中抗生素耐药的比率很高
- 罹患免疫抑制疾病或接受免疫抑制治疗，或者两者同时存在
- 严重的感染性休克[16]

临床表现

VAP 的典型表现为新发的或进行性的肺部浸润性病变，并有以下一种或多种表现：发热、气管支气管脓性分泌物、白细胞升高或呼吸频率增快。这些症状和体征可逐渐出现，或突然出现。VAP 患者通常不能提供任何有意义的病史，因为他们要么被镇静，要么其沟通交流能力因气管内插管或气管切开而受损。少数能表述的患者通常主诉呼吸困难或胸闷。听诊时，患者通常存在弥漫性、不对称的干啰音。干啰音通常伴随局灶性的改变，诸如湿啰音和呼吸音减弱。也可能出现支气管痉挛（哮喘和呼气时间延长）和咯血。此外，这些肺部体征通常伴随全身异常，诸如发热、脑病或脓毒症。

VAP 患者可能出现呼吸参数的恶化，在对机械呼吸机进行常规评估时可发现这一情况。这也许是 VAP 发生的最初迹象。呼吸症状包括：呼吸频率增加、潮气量减少、分钟通气量增加以及氧合下降。许多患者将需要更多的通气支持或吸氧以维持之前的氧合水平。

诊断

当怀疑存在 VAP 时，需要进行诊断评估，因为临床特征本身可能是非特异性的。评估的目标是确诊 VAP，并识别可能的病原体，以便开始恰当的治疗。在体格检查之后，应进行胸片检查。胸片结果正常则可以排除 VAP，而疑似 VAP 的患者如果胸片结果异常，则意味着需要及时采集呼吸道分泌物。VAP 患者的异常胸片检查结果可显示：肺泡浸润、空气支气管征以及邻近实质脏器轮廓影。除了临床感染症状之外，VAP 患者存在异常的胸片表现。这些患者应取呼吸道分泌物标本送检，行革兰氏染色及培养，以明确诊断并指导治疗。对于所有的疑似 VAP 患者，均应进行经验性抗生素治疗；在理想的情况下，应在采集呼吸道分泌物之后再开始抗生素治疗，因为在采集样本之

前使用抗生素会降低镜检及培养的敏感性。只有VAP的临床诊断可能性较小，且取自下呼吸道的样本镜检呈阴性时，才不使用抗生素。偶尔，在危重患者或取样延迟的情况下，才会在取样之前就开始经验性抗生素治疗。

下呼吸道取样适用于所有疑似VAP和胸片表现异常的患者。从气道和肺泡中取样的方法有很多种，包括非支气管镜法（例如盲法）和支气管镜法。非支气管镜法包括气管支气管吸引或微小支气管肺泡灌洗。气管支气管吸引是经气管插管插入导管直到遇到阻力，然后开始吸引。微小支气管肺泡灌洗是经气管插管插入导管直到遇到阻力，经导管注入无菌生理盐水后，再进行吸引。非支气管镜法取样可由呼吸治疗师在没有临床医生的指导下进行，因此降低了成本，并可以快速获得标本，并在必要时可连续取样。支气管镜取样通过使用支气管肺泡灌洗（bronchoalveolar lavage，BAL）或保护性毛刷（protected specimen brush，PSB）完成。

BAL是经气管插管插入纤维支气管镜，并进入到段支气管开口，注入无菌生理盐水后，再进行吸引。PSB是一种包含在保护套内的毛刷。其目的是减少支气管镜检查时毛刷被污染的可能。其操作程序是将支气管镜末端置于段支气管开口处，将保护套沿支气管前推，然后再将毛刷从保护套内伸出并进入气道。用毛刷刷取气道壁采集标本后，将毛刷撤回保护套内，再经支气管镜取出保护套。对疑似VAP患者进行了支气管镜取样和非支气管镜取样的对比。结果表明，支气管镜取样并不能降低死亡率、住院时间、机械通气时间及在ICU中治疗的时间。但是，它最大限度地减少了肺泡样本的气道污染，并且对肺泡细胞群进行了准确的评估。支气管镜取样结果可以提供更为精准的抗生素给药方案，以及更加迅速的抗菌药物降级治疗，因此减少了抗菌药物的耐药性。

获取的呼吸道标本应进行革兰氏染色及培养。其可用于细胞类型的半定量分析及细菌形态学特征的描绘。大量中性粒细胞的存在符合VAP的表现，而细菌形态则提示可能的病原体。革兰氏染色分析结合培养结果可以减少不恰当的抗菌药物治疗，提高诊断的准确性。

呼吸道样本的定量或半定量培养都是可以接受的，其选择主要取决于可用性。支气管镜和非支气管镜样本均可进行定量培养。细菌生长超过既定的阈值即支持VAP的诊断。只有作为肺部病原体的细菌才需要进行计数，比如表皮葡萄球菌、肠球菌以及多数革兰氏阳性杆菌不需要进行计数，因为它们很少引起肺炎，是一种污染物。经气管支气管吸引获取的标本，其诊断阈值为10^6cfu/ml；经BAL获取的标本，其诊断阈值为10^4cfu/ml；经PSB获取的标本，该数值为10^3cfu/ml。一般来说，非支气管镜标本定量培养的特异性低于支气管镜标本定量培养的特异性，但前者的敏感性高，所以两者具有相当的诊断准确性。

机械通气48小时及以上的患者，出现新发的或进行性的肺部浸润性病变，符合肺炎的临床表现，并且呼吸道标本检测呈阳性（例如镜检可见中性粒细胞升高，以及细菌培养生长超过阈值），即可做出VAP的诊断。VAP在培养结果完成后才能被确认或排除，这一过程一般需要2~3天。当取得培养结果后，应结合患者对经验性治疗的反应对患者进行重新评估，以决定是否需要进一步的诊断性评估或改变治疗方案。

鉴别诊断

患者出现通气状况改变伴胸片结果异常的原因很多，因此，除VAP外，还应考虑其他诊断的可能，包括：

- 吸入性肺炎
- 肺栓塞
- 急性呼吸窘迫综合征
- 肺出血
- 肺挫伤
- 浸润性生长的肿瘤
- 放射性肺炎
- 药物不良反应，尤其是抗肿瘤药物

治疗

培养结果阴性的患者，抗菌药物治疗后病情无改善则可能不存在VAP；应寻求其他诊断或感染部位。培养结果阴性的患者，抗菌药物治疗后病情改善，也可能不存在VAP，应停止抗菌药物治疗。培养结果阳性的患者，抗菌药物治疗后病情无改善，则很可能存在VAP，但他们可能接受了不恰当的抗菌药物治疗，存在VAP的并发症（例如脓肿、脓胸），存在其他感染来源，或者有其他诊断。应对抗菌药物给药方案进行调整，并寻找病情未能改善的潜在原因。培养结果阳性的患者，抗菌药物治疗后病情改善，则很可能存在VAP，此时应根据培养结果选择窄谱抗菌药物治疗。

抗生素治疗可显著提高VAP、HAP或医疗保健相关性肺炎患者的生存率。在这类患者中，确定VAP的诊断很困难，特别是那些临床、放射学及微生物学的相关表现可能是由除肺炎之外的其他原因造成的患者。这种诊断上的困难可以导致过度治疗,并因此增加了二重感染及抗生素毒性反应的风险。抗菌药物的选择应以感染 MDR 病原体的危险因素为基础,包括近期任何抗菌药物治疗、医院或 ICU 特有的菌群、合并的基础性疾病以及现有的培养结果。一旦获得培养结果,应在药敏结果的基础上选择针对性地抗菌药物进行治疗。

在发生肺炎之前,曾接受抗菌药物治疗的危重症患者,以及在耐药菌频繁出现的医疗机构中,选择抗菌药物应考虑能覆盖 MRSA、铜绿假单胞菌以及像不动杆菌和军团菌这样的耐药的革兰氏阴性杆菌。如果 MRSA 是医疗机构中医院感染常见的致病菌,则首选能覆盖葡萄球菌的利奈唑胺或万古霉素,但如果没有分离出 MRSA,则应停止使用上述抗生素。

对于由革兰氏阴性病原体(尤其是假单胞菌)导致的 HAP,通常进行抗菌药物联合治疗,但并没有确凿的证据支持这一做法。应用联合治疗的最佳的理由是,当存在 MDR 病原体感染的风险时,联合治疗可以提供更广泛的抗菌谱(例如:如果致病菌对一种药物耐药,那么它可能对另一种药物敏感)[14]。对于药物联合治疗,其他常见的理由还包括两种药物可能存在潜在的协同作用以及减少耐药性的出现。然而,目前还不清楚,两种药物联合治疗能否提高革兰氏阴性肺炎的治疗效果。患有糖尿病、肾病或结构性肺病的患者,或近期接受过糖皮质激素治疗的患者,可能需要选择能覆盖军团菌的抗菌药物(阿奇霉素或氟喹诺酮类药物)进行治疗。如果医院的供水系统存在军团菌,由其导致的 HAP 和 VAP 则很常见。进行穿刺抽吸或近期接受过腹部手术的患者,可能需要选择能覆盖厌氧菌的抗菌药物(克林霉素、β 内酰胺类/β 内酰胺酶抑制剂或者碳青霉烯类)。

对于没有 MDR 病原体感染危险因素的患者,已经建立了抗生素治疗方案和经验性治疗 HAP 及 VAP 的指南;然而,随着 MDR 病原体的不断出现,大多数 ICU 患者由于符合 ICU 的收治标准,需要机械通气,容易发生 MDR 感染。ICU 对这些微生物进行经验性抗菌药物治疗的方案通常是高度敏感的。以下是经验性抗菌药物治疗 VAP 的实例:

- 静脉注射万古霉素治疗包括 MRSA 在内的革兰氏阳性菌,根据肾功能决定给药剂量
- 头孢吡肟治疗革兰氏阴性菌(2g,静脉注射,每 8 小时 1 次)
- 妥布霉素(7mg/kg,静脉注射,每天 1 次)治疗革兰氏阴性及假单胞菌[17]

经验性治疗具体抗菌药物选择应基于具体医疗机构或 ICU 中的优势病原体的情况(和药敏结果),像前述方案一样,通常由包括多学科成员(例如:药剂科、感染科、内科、危重症)组成的委员会的指导下制定方案。

当 VAP 的病原体通过可靠的微生物学检测方法明确以后,治疗方案应进行简化并直接针对病原体。药物的选择应根据药敏试验结果来决定。重要的是,一旦明确了病原体,应避免使用广谱抗菌药物,以尽量减少任何选择性过程。临床症状改善、血流动力学稳定且能够服用口服药的患者,可以改为口服药物治疗。如果病原体已经明确,那么口服抗生素的选择就取决于该病菌的易感性。如果致病菌尚未明确,口服药物应选择与静脉注射相同的药物或是同一类药物,口服时可以很好地渗透到达肺部病变。

治疗的周期应以临床反应为基础。以往标准的治疗周期是 14~21 天,部分原因是考虑到所面临的病原体(例如假单胞菌)难以治疗。然而,普遍接受的观点是,较短的疗程可显著减少医院抗菌药物的用量,因为治疗 VAP 的同时,医院内耐药菌的出现也是需要关注的问题。目前建议,如果在 48~72 小时后患者病情改善,且致病菌已被分离,抗菌药物治疗应根据药敏结果进行调整,并持续进行,完成 7 天的疗程。根据具体的患者,如果分离出的病原体为铜绿假单胞菌,那么需要 15 天的治疗疗程,而针对 MRSA 疗程最长可达 21 天,具体取决于感染程度和临床病程。如果患者病情无改善,且怀疑存在耐药病原体,在分离出特定致病菌之前,治疗药物的选择应覆盖 MDR 病原体。一旦分离出特定病原体,则应根据药敏结果选择针对特定病原体的治疗。此外,如果在 72 小时内仍无改善,应立即检查明确是否存在感染并发症、其他诊断或其他感染部位。

预防

机械通气和气管插管是肺炎发生的危险因素,但也是危重症患者获得充分支持的不可避免的干预措施。因此,应采取措施尽量减少 ICU 内发生 VAP 的风险。这些措施包括:床-头定位、将患者保持在半卧或直立位(>45°)、注意口腔卫生并使用氯己定漱口液冲洗口腔、及时进行声门下吸痰以避免分泌物淤积、保持气管导管套囊压力在 22mmHg 以减少分泌物的误吸、尽可能使用无创通气手段并尽早拔管。其他策略包括重视患者拔管前的自主呼吸试验和尽量减少镇

静，以减少再次插管的需要。综合实施对 VAP 的预防手段，并确保联合干预，尽量降低这种常见的医院感染的风险。

导管相关性血流感染

流行病学

在过去的 30 年里，在美国医疗保健系统中用于建立血管通路的血管内设备的数量和种类明显增加。它们是危重症患者进行治疗和血流动力学监测的常见、标准的手段。然而，使用这些设备可能而且确实造成了感染，它们每年都会给患者造成严重的并发症甚至死亡，以及严重的经济损失。在 ICU 中这一情况表现得更为明显，大约有 48% 或更多的患者留置中心静脉导管[18]。据 CDC 报告，2009 年在美国的 ICU 中，估计有 23 000 例中心静脉导管相关性血流感染（CLABSI）发生，其死亡率为 12% ~ 25%[19]。对于血流感染（bloodstream infection，BSI），有两种表述方式需要澄清：导管相关性血流感染（catheter-related BSI，CRBSI）和中心静脉导管相关性血流感染（central line associated BSI，CLABSI）。CRBSI 是临床定义，在对患者进行诊断或治疗时使用。这一定义认为导管是 BSI 的原因。根据美国疾病控制和预防中心（CDC）、美国医疗保健组织认证联合委员会以及美国医疗保健研究和质量局的建议，中心静脉导管（central venous catheter，CVC）相关性 BSI 的风险由以下形式来表示：导管相关性 BSI/1 000CVC 留置日。所有与局部感染部位无合理联系的医疗保健相关性 BSI，都被归咎于患者的 CVC。该定义暗示，考虑到有的 BSI 是某些未知的感染部位造成的，或者可能由其他血管内装置所致，所以 CLABSI 的真实风险被高估了[20]。

危险因素

虽然 CLABSI 和 CRBSI 之间的差异有些难以区别，但它们的危险因素、诊断以及治疗是相同的。BSI 的常见危险因素包括全肠外营养、粒细胞减少症、化疗、烧伤、其他部位感染或骨髓移植。此外，导管的尺寸、管腔数量、留置部位、类型、功能、留置时间、紧急置管、置管人员的熟练程度以及手卫生都在 BSI 的发生中起作用。

临床表现

感染的局部表现，比如静脉炎或置管部位的炎症，并不是导管感染常见的首发表现。在留置 CVC 的情况下发生菌血症，且没有其他明显的感染来源，则应怀疑有 CRBSI 的可能。发热是最敏感的临床表现，尽管它并不是特异性的症状。BSI 的其他临床表现包括血流动力学不稳定、精神状态改变、导管功能障碍以及留置导管后突然出现的脓毒症体征。患者还可能出现血流感染的并发症，包括化脓性血栓性静脉炎、心内膜炎、骨髓炎或感染经血循向其他部位扩散。拔除导管后临床症状很快改善也提示 CRBSI 的可能，但是如果没有微生物学证据，无需常规拔除导管。

诊断

CRBSI 的诊断需要确定是否存在菌血症，以及血流感染与导管有关。对于疑似 CRBSI 的患者，在开始使用抗生素之前，进行血培养对 CRBSI 进行确认。理想情况下，应进行外周血和中心血的配对培养。其诊断必须满足下列条件之一：

- 分别从导管尖端采血以及经皮穿刺取血（至少一次）进行血培养，培养出相同的微生物
- 从至少两份符合定量血培养或阳性时间差标准的血液标本中（一份取自导管接头，另一份取自外周静脉或其他导管），培养出相同的微生物

由导管接头和外周静脉或其他导管分别留取血液标本进行定量血培养，如果前者的细菌菌落计数较后两者的菌落计数大 3 ~ 5 倍，则提示 CRBSI 的存在。插管部位、接头部位和外周血的半定量培养，如果细菌菌落计数 > 15cfu/ml，且为同一种细菌，同样支持 CRBSI 的诊断。阳性时间差是指，导管接头标本细菌生长的时间比外周血标本细菌生长的时间至少早 2 小时。其敏感性和特异性大约分别为 85% 和 91%[21]。

如果怀疑存在 CRBSI 而将导管拔除时，应进行导管培养；然而，如果从临床角度并不怀疑感染的存在，常规导管培养没有任何作用。如果没有发现其他感染源，血培养结果金黄色葡萄球菌、凝固酶阴性葡萄球菌或念珠菌阳性时，CRBSI 的可能性增加。

治疗

对于疑似 BSI 的患者，应在取得血培养样本后开始经验性抗生素治疗。如何选择治疗 CRBSI 的抗生素取决于临床情况，包括疾病严重程度以及感染的一般危险因素。考虑到凝固酶阴性葡萄球菌和金黄色葡萄球菌是最常见的 BSI 病原体，而且分离出的菌株常常对甲氧西林耐药，万古霉素被认为是合适的经验性用药选择。在万古霉素对 MRSA 的最低抑菌浓度

大于>2μg/ml 的医疗机构，可以使用达托霉素作为替代用药[5]。不需要抗生素治疗的情况包括：

- 导管尖端培养阳性，但缺乏感染的临床表现。
- 导管血培养阳性，但外周静脉血培养阴性。
- 存在静脉炎，但没有感染的临床表现

应根据环境和疾病的严重程度对革兰氏阴性菌进行经验性抗生素覆盖。例如，对于中性粒细胞减少症或脓毒症患者，如果怀疑存在 CRBSI，那么经验性抗生素的选择应覆盖革兰氏阴性杆菌。对于存在某些危险因素的患者，包括肠外营养、长期使用广谱抗菌药物、血液恶性肿瘤、骨髓或实体器官移植、股静脉置管或念珠菌多部位定植，如果怀疑存在念珠菌导致的 CRBSI，则应给予棘球白素类进行经验性治疗。氟康唑适用于前 3 个月未使用过吡咯类药物的患者。

当取得培养结果后，应调整抗菌药物治疗。对于使用万古霉素进行经验性治疗的患者，如果 CRBSI 是由甲氧西林敏感的金黄色葡萄球菌造成的，应将抗生素调整为苯唑西林或萘夫西林治疗。抗菌药物治疗的时间取决于临床环境、分离出的病原体以及药敏结果。对于凝固酶阴性葡萄球菌引起的 BSI，拔除导管后给予 5~7 天的抗菌药物治疗[22]。对于金黄色葡萄球菌的治疗需要视情况而定：当合并诸如心内膜炎等血液学并发症时，患者应接受 4~6 周的抗菌药物治疗。如未合并血液学并发症，则只需较短的疗程，大约 14 天。应根据对甲氧西林的耐药性选择治疗金黄色葡萄球菌的抗菌药物。对于肠球菌感染，建议使用氨苄西林（可联合或不联合氨基糖苷类抗生素）进行 7~14 天的治疗，对氨苄西林耐药时，可使用万古霉素、利奈唑胺或达托霉素。革兰氏阴性杆菌需要使用第三或四代头孢菌素、碳青霉烯类、β 内酰胺类/β 内酰胺酶联合（或不联合）氨基糖苷类进行 7~14 天治疗。

通常建议拔除导管。可以选择拔除导管的情况包括凝固酶阴性葡萄球菌感染，这种情况下，抗生素治疗应延长至 10~14 天。另一种可以选择拔除导管的情况是，长期留置导管的患者感染了肠球菌。对于简单的 CRBSI，包括长期留置导管，并且由除金黄色葡萄球菌、铜绿假单胞菌、真菌或分枝杆菌以外的少见病原体引起的感染，可以尝试保留导管。根据致病微生物的情况，在治疗期间可通过导管进行全身治疗和抗菌药物封管治疗。抗菌药物封管治疗的疗效仍不确切，有出现抗菌药物耐药和真菌感染的风险。

无论是何种病原体，在复杂感染的情况下建议拔除导管，其中复杂感染包括严重脓毒症、血流动力学不稳定、心内膜炎、存在其他部位感染、化脓性血栓性静脉炎、骨髓炎或者在开始抗菌药物治疗后菌血症持续 72 小时以上。对于复杂的 BSI，在拔除导管后应继续给予抗生素 4~6 周，对于骨髓炎，抗生素使用时间可能更长[22]。一般不建议更换导丝，但在因治疗 CRBSI 需要拔除导管的情况下，更换导丝也是可以接受的，但重新插入导管，会有较高的机械并发症或出血的风险。如果无法拔除导管，则应通过被细菌定植的导管给予抗生素。拔除导管时，应将导管尖端送培养。如果培养结果为阳性，那么任何重新放置的中心静脉导管均应重新更换位置。

预防

通过遵守操作规范，BSI 被认为在很大程度上是可以预防的。来自美国医院感染控制实践顾问委员会、CDC，以及代表了一系列医学学科专业组织的工作组的指南均强调了这些预防措施。在置管和更换敷料时遵守手卫生规范和无菌操作规范仍然是预防导管相关感染的最重要的措施。其他预防措施包括：

- 隔离预防措施
- 定期更换导管输液管路
- 确保给予置管部位和导管接头恰当的护理
- 如果是紧急置管，应在 48 小时内拔除导管，并在新的部位重新置管
- 不再需要导管时及时予以拔除
- 导管相关性感染的综合预防措施和预防措施列表

感染风险的决定因素

CRBSI 风险的三个主要决定因素为：置管部位、导管留置时间和导管类型。所有类型的导管都有局部感染和发生 CRBSI 的风险，包括外周静脉导管、经外周置入的中心静脉导管、用于血流动力学监测的动脉导管、CVC 以及肺动脉导管。

相对于上肢，外周静脉导管放置于下肢的感染风险较高；相对于手部，外周静脉导管放置于腕部和上臂的感染风险较高。选择 CVC 的置入部位同样也很重要。和颈内静脉相比，CRBSI 更常见于放置在股骨区域的导管。感染风险最低的是锁骨下置管；然而，因为需要超声引导或有经验的人员才能完成置管操作，可能无法使其成为整体最安全的置管部位。

导管留置时间也是静脉或动脉导管发生 CRBSI 的危险因素。对于外周静脉导管，多数医院规定要定期更换，通常是每 4 天更换一次，如果有静脉炎或导管功能故障的迹象，则需更早更换。

随着留置时间的延长，中心静脉和肺动脉导管感

染风险增加[23,24]。然而，常规更换导管的时间间隔尚未明确。由于缺乏共识，以及留置中心静脉导管的其他潜在并发症，目前不建议常规更换CVC。更换导管的适应证包括置管部位化脓、怀疑由CRBSI引起的血流动力学不稳定，或经培养证实为CRBSI。同样，不建议更换导丝，因为和选择新的置管部位相比，该方法增加了BSI的风险[25]。

动脉导管，主要用于血流动力学监测，在ICU中普遍存在，是经常被忽视的潜在的感染源。动脉导管是ICU和手术室使用最多的导管之一。有研究表明，动脉CRBSI的风险与传统的多腔CVC的风险相当[20]。感染风险在置管4~6天后增大。考虑到动脉置管部位有限，不建议常规更换动脉导管。

经外周置入中心静脉导管（peripherally inserted central catheters，PICC）发生BSI的风险较中心静脉置管低；然而，许多最初的研究是在门诊患者中进行的。在住院患者的研究表明，PICC的感染率与其他中心静脉导管相当[26]。

许多医院已利用表单来使置管操作标准化。这些表单是一组干预措施。与VAP的处理相似，遵守这些标准化的操作，可以减少CRBSI的发生，降低与CRBSI相关的并发症和死亡率，以及伴随的经济负担。

艰难梭菌结肠炎

流行病学

艰难梭菌感染（*Clostridium difficile* infection，CDI）是最常见的医院感染之一，也是医院感染性腹泻的主要原因。它是造成严重并发症和导致死亡的一个日益增长的原因，尤其是在高龄患者中。该细菌的孢子经粪口途径摄入后在肠道内定植。大多数情况下，在正常肠道菌群被抗生素治疗破坏之后，艰难梭菌可定植于人的肠道并进行繁殖。一旦进入肠道，细菌就会产生外毒素与大肠上皮细胞相结合。外毒素A和B破坏细胞骨架，引起体液转移，引发炎性反应，导致腹泻和结肠炎。毒素造成的失调表现多样，从轻微的局灶性结肠炎，到严重的脓毒症、中毒性巨结肠、多器官功能障碍直至死亡。

患者在住院期间发生腹泻的风险增加，多数患者在住ICU期间曾发生腹泻。多数腹泻是非传染性的；然而在ICU，由传染性原因引起的腹泻应引起重视，因为并发症的可能性增加，并具有潜在的传播易感性。1978年，艰难梭菌被确认为致病菌，并造成了15%~25%的抗生素相关性腹泻和结肠炎。自从被识别以来，医院艰难梭菌相关性腹泻的发病率和严重性稳步上升[18]。

危险因素

CDI的危险因素包括三大类，分别是肠黏膜或免疫系统的改变、机体因素和环境因素。肠黏膜或免疫系统的改变可能是由于药物、手术或放射造成的。药物治疗包括前述的抗生素，大多数罹患CDI的住院患者在之前的30天内曾使用过抗生素。早期的CDI病例主要归因于克林霉素[19,20]。除了氟喹诺酮和头孢菌素类外，克林霉素仍然是与CDI的发生相关的最常见的抗生素[21]。实际上，包括甲硝唑和万古霉素在内的所有的抗生素，都可以使患者发生CDI。化疗药物和放射治疗也会改变免疫系统，扰乱正常胃肠道菌群，使艰难梭菌过度繁殖并产生毒素。大多数ICU常规进行胃肠道预防，然而有研究表明，质子泵抑制剂和H2受体阻滞剂与CDI风险增加相关[27,28]。然而，研究结果互相矛盾，并没有发现有直接的因果关系[29]。CDI的发生还涉及胃肠道的其他形式的损害，包括腹部手术、鼻胃管和灌肠。

与CDI风险增加相关的机体因素包括：年龄>65岁、多种合并症、围产期妇女和儿童、炎症性肠病、人类免疫缺陷病毒（可能是因为使用了相关的抗菌药物）以及需要血液透析的慢性肾脏病（可能是因为经常接触医疗环境）。以前曾发生CDI的患者同样面临再次感染的风险，尤其是需要继续使用抗生素治疗其他感染的患者。

最后，环境因素也会让患者面临发生CDI的风险。患者感染的主要原因是存在于医护人员的手上的孢子[21]，因此所有医院的工作人员都要把手卫生排于首位加以重视。住院时间的长短也会增加患者感染CDI的风险，因为患者住院时间越长，暴露于孢子和抗菌药物的可能性越大。

临床表现

CDI的临床表现从无症状的携带者到轻度或中度腹泻，再到暴发性结肠炎导致脓毒症或者死亡。大约有20%的成年住院患者是艰难梭菌携带者而并不发生腹泻，但在粪便中存在艰难梭菌。水样腹泻是CDI的主要临床症状，经常每天10~15次，伴有下腹痛、腹胀、恶心以及食欲不振。在CDI中很少见到黑便和便血。低热和白细胞升高是艰难梭菌相关性腹泻患者常见的症状。剧烈腹痛，但无腹泻，可提示中毒性巨结肠伴肠梗阻，尤其是伴随发热体温>38.5℃和白细胞显著升高，但这种情况比较少见。

爆发性结肠炎可表现为剧烈的下腹痛或弥漫性腹痛、腹泻、腹胀、高热、低血容量和高乳酸血症。及时发现病情向爆发性结肠炎进展恶化至关重要，因为它可以继续进展为中毒性巨结肠或结肠穿孔、脓毒症甚至死亡。及时发现并进行手术干预可以挽救患者的生命。

诊断

CDI 的诊断标准包括腹泻（24 小时内有 3 次及以上不成形的大便），粪便检测结果为产毒素艰难梭菌或其毒素阳性，或内镜或组织病理学检查显示伪膜性结肠炎[18]。患者出现肠梗阻和结肠扩张但没有明显腹泻的情况很少见。如果没有合适的样本，明确诊断很困难。

一般来说，只对不成形的粪便进行艰难梭菌或其毒素的检测。不建议对无症状的患者进行粪便检测，因为不会改变治疗的临床指征[18]。同样也不建议通过检测粪便来寻找治愈的证据。粪便中产毒素的艰难梭菌的检测方法很多，各有其优势及局限性。这些方法包括：

- 聚合酶链反应
- 酶免疫试验（enzyme immunoassays，EIA）检测艰难梭菌谷氨酸脱氢酶
- EIA 检测艰难梭菌毒素 A 和 B
- 细胞培养细胞毒性检测
- 选择性厌氧培养

聚合酶链反应

聚合酶链反应（polymerase chain reaction，PCR）检测越来越普遍。这种敏感性和特异性俱佳的分子检测技术精确度高，可以快速检测粪便标本中的艰难梭菌毒素 A 和 B 的基因。PCR 检测结果可在 1 小时内获取。考虑到 PCR 的高度敏感性以及可能的假阳性检测结果，该检测方法有时和 EIA 配对进行确诊。

EIA 检测艰难梭菌谷氨酸脱氢酶

谷氨酸脱氢酶（glutamate dehydrogenase，GDH）抗原是艰难梭菌产生的一种酶。GDH 的检测不能区分产毒素菌株和非产毒素菌株。EIA 检测最初不太敏感，因此常作为初筛工具，和其他检测方法一起确认阳性结果。随着时间的推移，该检测方法已经得到改进，新的检测方法的敏感度达到 85%～95%，特异度达到 89%～99%。GDH 抗原检测结果一般可在 1 小时内获取。

EIA 检测艰难梭菌毒素 A 和 B

大多数艰难梭菌菌株同时产生 A 和 B 两种毒素，虽然有些只产生一种。EIA 检测毒素的敏感性是可变的（63%～94%），但其特异性较高（达到 99%）。其假阴性率较高，是因为需要检测到一定数量的毒素，检测结果才呈阳性。这种检测方法在美国各地的医院都很普及，因为它使用方便，成本低廉。

细胞培养细胞毒性检测

细胞培养细胞毒性检测是诊断艰难梭菌感染的金标准。在一层培养细胞上加入样本，通过对成纤维细胞的细胞毒性作用，检测毒素的存在。细胞毒性试验比 EIA 更敏感，但其需要 2 天才能获取结果，是一种劳动密集型的检测方法。

粪便选择性厌氧培养

粪便培养是最敏感的诊断试验，最常用于流行病学研究；然而，因为获取结果的时间较长，在临床上并不实用。

CDI 的影像学诊断通常是非特异性的，虽然腹部 X 线片可以显示结肠扩张，CT 扫描可以确诊结肠炎，但是 CDI 的诊断需要实验室检测或内窥镜检查加以确定。

伪膜性结肠炎是 CDI 的特征性表现，但只能通过乙状结肠镜或结肠镜下观察到伪膜，或组织病理学检查来诊断。遗憾的是，在结合临床和实验室诊断标准和粪便培养阳性、粪便细胞毒性检测阳性的 CDI 患者当中，只有 51%～55% 的病例，使用这些技术可以检测到伪膜[18]。

治疗

CDI 的治疗应包括补充液体和电解质的支持治疗。如有可能，应停用刺激性的抗菌药物，因为这些药物可以增加复发的风险。近 25 年来，甲硝唑和万古霉素一直是 CDI 治疗的主要药物。当怀疑存在严重或复杂的 CDI 时，应立即开始经验性治疗。甲硝唑是轻度至中度 CDI 初期发作的首选药物。剂量是 500mg，口服，每天 3 次，连续服用 10～14 天[18]。万古霉素是严重 CDI 初期发作的首选药物。剂量是 125mg，口服，每天 4 次，连续服用 10～14 天。口服万

古霉素(在肠梗阻或胃肠道手术的情况下通过直肠灌肠给药),联合/不联合甲硝唑静脉注射,是治疗严重、复杂CDI的合理给药方案。病情严重时,万古霉素的剂量增至500mg,每天4次,或者每100ml生理盐水中加入500mg万古霉素,直肠给药,每6小时1次。甲硝唑的剂量也增至500mg,静脉注射,每8小时1次。对于血流动力学不稳定需要升压药维持的患者,建议静脉注射甲硝唑及口服万古霉素联合用药。万古霉素口服后不能被机体吸收,可以在结肠内达到合适的治疗水平。因此,静脉注射万古霉素对CDI的治疗没有作用。然而,静脉注射的甲硝唑经胆道系统排泄,与肠黏膜接触,使得药物在粪便中的浓度达到治疗水平,对于肠梗阻或不能口服给药的患者非常有用。联合应用这两种药物没有任何协同效应,但是作为一种使抗生素能尽快到达结肠的方法,推荐用于重症患者。

对于病情严重的患者(例如高乳酸血症、血流动力学不稳定、腹痛加重),应请外科会诊,考虑行结肠切除术。检查血清乳酸水平以及外周血白细胞计数的变化趋势,可以给手术决策提供参考。如果必须进行手术干预,应保留直肠,行结肠次全切除、回肠造口术。

10%~25%的艰难梭菌感染患者在治疗后复发或再感染。其临床表现可以与首发表现相似或更严重。如果病情严重程度相同,复发性CDI采用的治疗方案与初次发作时相同。对于复发性或再感染的CDI,使用万古霉素治疗是首选的治疗策略[18]。

有许多关于艰难梭菌感染辅助治疗的研究。相关的治疗方法包括静脉注射免疫球蛋白、益生菌、人单克隆抗体、粪便移植细菌疗法以及新的抗生素。一些新的抗菌药物可能在CDI的治疗中发挥作用,比如非达霉素[22],但目前还没有成为CDI标准的治疗方法。

预防

预防CDI在医院内传播的方法是降低患者的暴露风险,防止将疾病传播给其他患者。降低CDI的发病风险必须涉及一定程度的抗菌药物管理,因为对抗CDI的第一道防线是健康的肠道菌群。阻断传播的策略包括正确和持续的手卫生,以及医护人员的接触预防措施,包括手套和防护服。如果可能的话,CDI患者应有单独的房间或被安排在一起,并尽可能给每个患者提供专用的便器。当患者出现腹泻症状时,应保持预防措施。确定和清除环境感染源,并使用含氯或能杀灭芽孢的消毒剂对污染的区域进行清洁,这些措施都很重要[18]。

脓毒症和脓毒性休克

虽然医学和重症医学在不断进步,但在ICU中,脓毒症的发病率持续上升[23]。脓毒症是一种全身性的、有害的、机体对感染的反应。它代表存在感染(可疑或证实的)以及感染的全身性表现。严重脓毒症是指继发于感染的急性器官功能障碍或组织灌注不足。脓毒性休克的定义是严重的脓毒症伴液体复苏不能纠正的低血压,需要使用血管加压药来维持器官灌注。

早期复苏

严重脓毒症和脓毒性休克的治疗经常需要放置侵入性导管用于治疗和监测,包括中心静脉通道、导尿、动脉插管血流动力学监测,以及气管插管机械通气。复苏前6个小时的目标包括:

- 中心静脉压8~12mmHg
- 平均动脉压≥65mmHg
- 尿量≥0.5ml/(kg·h)
- 中心静脉(上腔静脉)和混合静脉血氧饱和度分别为70%和65%
- 血清乳酸水平正常

由于脓毒症患者在炎症反应过程中出现严重的血管舒张,需要积极的液体复苏,如果病情发展为休克,则通常需要血管加压治疗。去甲肾上腺素是首选的血管加压药物,当需要增加其剂量以维持平均动脉压时,可以加用另一种血管加压药物抗利尿激素,固定剂量为0.04U/h。部分患者可出现肾上腺功能不全,需要给予应激剂量的类固醇以维持血流动力学稳定[23]。

诊断

如果在开始治疗时没有明显的延迟(>45分钟),则应在开始抗菌治疗前,根据临床需要从不同来源获取培养标本。在开始抗菌治疗前,应至少进行两组血液培养(需氧的和厌氧的)。一组经皮穿刺获取,另一组从每个血管通路获取。应进行常规实验室检测,包括全血细胞计数、生化检查、肝酶、胆红素、凝血以及动脉血气分析。应立即进行影像学检查以确定感染源。胸片应作为影像检查的一部分,还可能需要CT扫描用于确定脓毒症的来源。对于病情严重、血流动力学不稳定的患者,如果需要离开ICU进行检查,在检查之前完善治疗和复苏很重要。

抗菌药物治疗

在确认脓毒性休克后的第 1 小时内给予有效的静脉注射抗菌药物治疗可改善患者的预后[23]。应选择对所有可能的致病微生物都有活性、并能穿透组织达到有效浓度的抗菌药物，进行初始的经验性治疗。随着实验室检查和诊断信息的完善，每天应对抗菌药物给药方案进行重新评估，以确定是否存在药物降级的可能性。理想情况下，经验性联合用药时间不应超过 3~5 天。治疗时间一般为 7~14 天，尽管特定的临床情况可能需要更长的治疗疗程。对于病毒引起的严重脓毒症或脓毒性休克患者，应尽早开始抗病毒治疗。对于由非感染因素引起的炎性状态或低血压患者，不应使用抗菌药物治疗，虽然这可能是一种排除性诊断，而且患者在诊断检查的过程中接受了抗菌药物治疗。

感染源控制

当需要紧急干预以控制感染来源时，应探寻感染的具体解剖部位，并进行诊断或排除。当需要对严重脓毒性患者进行感染源控制时，应采用生理损伤最小的有效干预措施（如对脓肿进行经皮穿刺引流而非手术切开引流）。如果血管通路装置被认为是可能的感染来源，则应撤除导管。解决感染来源往往是控制脓毒症和炎症级联反应的关键；然而，级联反应一旦被启动，患者就会出现严重的代谢紊乱，甚至在感染来源被明确和最终被控制之后也是如此。此时的治疗本质上是支持性的，以维持复苏的目标和重建体内平衡。

危重症治疗的挑战不仅在于最初的复苏和维持充分的氧合及灌注，更在于脓毒症抢救成功后患者的后续处理。在 ICU 中，采取干预措施支持患者度过急性发作期就是其中的日常工作，但是，对血管内装置、气管插管以及抗生素的使用保持警觉并进行恰当的管理，对于减少医院感染的机会至关重要。

（冯志强 译）

参考文献

1. Fridkin SK, Welbel SF, Weinstein RA: Magnitude and prevention of nosocomial infections in the intensive care unit, *Infect Dis Clin North Am* 11:479, 1997.
2. National Nosocomial Infections Surveillance (NNIS) system report, data summary from January 1992-April 2000, issued June 2000, *Am J Infect Control* 28:429, 2000.
3. Hidron AI, Edwards JR, Patel J, et al.: NHSN annual update: anti-microbial resistant pathogens associated with healthcare-associated infections: annual summary of data reported to the National Healthcare Safety Network at the Centers for Disease Control and Prevention 2006-2007, *Infect Control Hosp Epidemiol* 29:996, 2008.
4. Lo E, Nicolle L, Classen D, et al.: Strategies to prevent catheter-associated urinary tract infections in acute care hospitals, *Infect Control Hosp Epidemiol*, Suppl 1:S41, 2008.
5. Bryan CS, Reynolds KL: Hospital-acquired bacteremic urinary tract infection: epidemiology and outcome, *J Urology* 132:494, 1984.
6. Paradisi F, Corti G, Mangani V: Urosepsis in the critical care unit, *Crit Care Clin* 14:165, 1998.
7. Maki DG, Tambyah PA: Engineering out the risk for infection with urinary catheters, *Emerg Infect Dis* 7:342, 2001.
8. Hooton TM, Bradley SF, Cardenas DD, et al.: Diagnosis, prevention and treatment of catheter- associated urinary tract infection in adults: 2009 International Clinical Practice Guidelines from the Infectious Diseases Society of America, *Clin Infect Dis* 50:625, 2010.
9. Tambyah PA, Maki DG: Catheter-associated urinary tract infection is rarely symptomatic: a prospective study of 1,497 catheterized patients, *Arch Intn Med* 160:678, 2000.
10. Saint S: Clinical and economic consequences of nosocomial catheter-related bacteriuria, *Am J Infect Control* 28:68, 2000.
11. Trautner BW, Darouiche RO: Role of biofilm in catheter-associated urinary tract infection, *Am J Infect Control* 32:177, 2004.
12. Lo E, Nicolle LE, Coffin SE, et al.: Strategies to prevent catheter-associated urinary tract infections in acute care hospitals: 2014 update, *Infect Control Hosp Epidemiol* 35:464, 2014.
13. Coffin SE, Klompas M, Classen D, et al.: Strategies to prevent ventilator-associated pneumonia in acute care hospitals, *Infect Control Epidemiol* 29(Suppl 1):S31, 2008.
14. American Thoracic Society; Infectious Diseases Society of America: Guidelines for the management of adults with hospital-acquired, ventilator-associated, and healthcare-associated pneumonia, *Am J Respir Crit Care Med* 171:388, 2005.
15. Chastre J, Fagon JY: Ventilator-associated pneumonia, *Am J Respir Crit Care Med* 165:867, 2002.
16. Martin-Loeches I, Deja M, Koulenti D, et al.: Potentially resistant microorganisms in intubated patients with hospital-acquired pneumonia: the interaction of ecology, shock and risk factors, *Intensive Care Med* 39:672, 2013.
17. Smullen A, Butler K: Hartford Hospital: Ventilator-associated pneumonia diagnosis and treatment protocol, *Surgical intensive care unit*, November 2014. https://myhh.hhchealth.org/supportServices/pharmacy/_layouts/WordViewer.aspx?id=/supportServices/pharmacy/Policies/Ventilator%20Associated%20Pneumonia%20Diagnosis%20and%20Treatment%20Protocol-.doc&DefaultItemOpen=1.
18. Mermel LA: Prevention of intravascular catheter-related infections, *Ann Intern Med* 132:391–402, 2000.
19. Centers for Disease Control and Prevention (CDC): Vitals signs: central line-associated blood stream infections—United States, 2001, 2008, and 2009, *MMWR Morb Mortal Wkly Rep* 60:243–248, 2011.
20. Maki DG, Kluger DM, Crnich CJ: The risk of bloodstream infection in adults with different intravascular devices: a systematic review of 200 published prospective studies, *Mayo Clin Proc* 81:1159–1171, 2006.
21. Safdar N, Fine JP, Maki DG: Meta-analysis: methods for diagnosing intravascular device-related bloodstream infection, *Ann Intern Med* 142:451, 2005.

22. Al Mohajer M: Darouiche RO: Sepsis syndrome, bloodstream infections, and device-related infections, *Med Clin N Am* 96:1203–1223, 2012.
23. Mermel LA, McCormick RD, Springman SR, et al.: The pathogenesis and epidemiology of catheter-related infection with pulmonary artery Swan-Ganz catheters: a prospective study utilizing molecular subtyping, *Am J Med* 91:197S, 1991.
24. Gil RT, Kruse JA, Thill-Baharoziam MC, et al.: Triple- vs. single-lumen central venous catheters: a prospective study in a critically ill population, *Arch Intern Med* 149:1139, 1989.
25. O'Grady NP, Alexander M, Dellinger EP, et al.: Guidelines for the prevention of intravascular catheter-related infections. Centers for Disease Control and Prevention, *MMWR Recomm Rep* 51:1, 2002.
26. Safdar N, Maki DG: Risk of catheter-related bloodstream infection with peripherally inserted central venous catheters used in hospitalized patients, *Chest* 128:489, 2005.
27. Cadle RM, Mansouri MD, Logan N, et al.: Association of proton-pump inhibitors with outcomes in *Clostridium difficile* colitis, *Am J Health Syst Pharm* 64(22):2359–2363, 2007.
28. Linsky A, Gupta K, Lawler EV, et al.: Proton pump inhibitors and risk for recurrent *Clostridium difficile* infection, *Arch Intern Med* 170(9):772–778, 2010.
29. Howell MD, Novack V, Grgurich P, et al.: Iatrogenic gastric acid suppression and the risk of nosocomial *Clostridium difficile* infection, *Arch Intern Med* 170(9):784–790, 2010.

第 29 章　儿童头颈口面部感染

Lewis C. Jones, David Shafer

从幼儿尝试摄入各种污染物，到在幼儿园和学校接触病原体，儿童患者群体通过各种机制不断接触病原体。发育期儿童的免疫系统似乎一直受到威胁，当其功能达到正常时，就能在临床感染症状出现之前抵御许多病原体的入侵。合适的侵入途径、足够数量的致病菌再联合易感的机体，就会出现临床感染。临床医生的工作是确定感染的性质和严重程度，并给予恰当的治疗，即便某些治疗可能仅仅是观察。临床医生应熟悉常见的感染。鉴于所有教材均讲述儿童感染性疾病，本章旨在对常见的头颈部感染进行概述，使临床医生熟悉这些感染。

细菌感染

皮肤感染

脓疱疮

脓疱疮是一种由 A 组链球菌和金黄色葡萄球菌引起的、局限于表皮的浅表感染。感染通常是细菌在皮肤或鼻道内定植的结果。脓疱疮具有高度传染性，经常在诸如托儿所、学校等场所传播，2～5 岁的儿童发病率最高。

脓疱疮可以分为大疱型和非大疱型。非大疱型占报告病例的 70%[1]。最初出现小水疱，并被红斑包围。病变渗出产生蜜黄色痂皮，是这种感染的特征性表现（图 29-1）。大疱型可以产生较大的水疱，其内充满了透明或较暗的液体，由金黄色葡萄球菌外毒素 A 和 B（可从完整的水疱中培养出来）造成的结果。对于非大疱型脓疱疮，采用莫匹罗星局部治疗通常有效；而对于大疱型脓疱疮以及部分地区出现的抗生素耐药性，则可能需要口服抗生素（头孢氨苄或克林霉素）治疗。

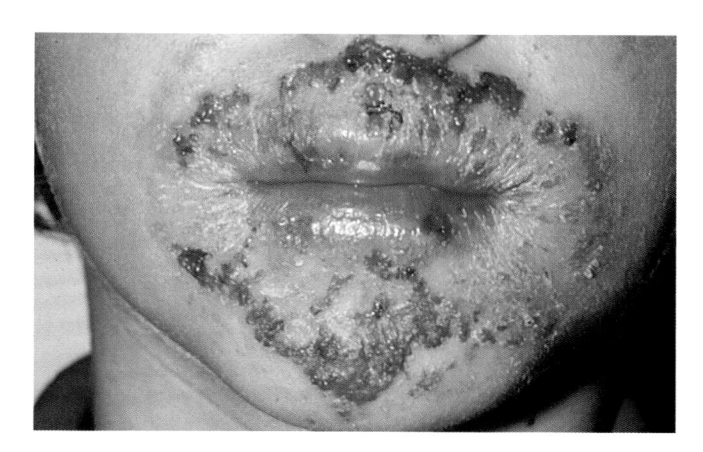

图 29-1　脓疱疮（From Neville BW, Damm DD, Allen CM, et al, editors: *Oral and maxillofacial pathology*, ed 4, St. Louis, 2016, Elsevier.）

丹毒

丹毒是累及真皮及浅层淋巴管的浅表性感染，常见于儿童。它通常由链球菌引起，这是常见的皮肤菌群（β 溶血性链球菌）。也可由 B 组链球菌（尤其是新生儿，在经产道分娩时暴露于 B 组链球菌阳性的母亲）以及葡萄球菌（包括甲氧西林敏感和甲氧西林耐药的金黄色葡萄球菌）引起。细菌经常通过昆虫咬伤、抓伤或擦伤侵入；这导致大量存在的致病菌产生外毒素，出现丹毒的临床表现。虽然四肢的病变通常首先表现为皮肤完整性的破坏，但涉及面部的感染并非总是如此[2]。患者常出现发热、不适、白细胞升高和皮肤病损。这些皮损包括：边界清楚的红斑、触诊皮温升高（发红）和水肿/硬结。血液化验显示抗链球菌溶血素 O（anti-strptolysin O, ASO）阳性，但其需要 10 天时间才能达到足够水平在化验中显示出来。一项研究显示，丹毒患者 ASO 阳性率仅有 40%[3]。因此，ASO 水平对于丹毒患者的临床意义不大。门诊患者的治疗方案包括口服 β-内酰胺酶青霉素、头孢菌素类以及克林霉素，因为这些药物对链球菌和葡萄球菌感染通常有效[3]。伴有全身症状的患者可能需要住院注射抗生素治疗。需要指出的是，虽然经过数天的抗生素治疗，患者经常开始自我感觉好转，但皮肤的损害需要更长的时间才能恢复。

甲氧西林耐药和甲氧西林敏感的金黄色葡萄球菌

金黄色葡萄球菌，尤其是社区获得性耐甲氧西林金黄色葡萄球菌（CA-MRSA）造成的感染在过去的20年中快速增长。这种惊人的增长已经在诸如旧金山总医院这样的医疗中心得到证实，其CA-MRSA感染的患病率在6年中（1993—1999）已从7%增至29%[4]。美国人口中有相当大的比例（34%）为金黄色葡萄球菌的无症状携带者，而有不足1%的人口携带了较为棘手的耐甲氧西林菌株[5]。随着这种趋势发展，对多种抗生素耐药的脓肿形成将继续困扰儿科门诊。由这些细菌引起的感染经常导致脓肿形成，且通常为多房性的脓肿。治疗应进行恰当的引流（以及获取培养）并注意彻底分离小的脓腔。同样建议进行彻底冲洗并放置引流（如有必要）。应根据细菌培养结果调整抗生素治疗。虽然各地都发现细菌耐药性的快速增长，但是克林霉素、多西环素、以及磺胺甲噁唑-甲氧苄啶均对CA-MRSA感染的治疗有效。对于医院获得性耐甲氧西林金黄色葡萄球菌（HA-MRSA），在获得药敏结果之前可以使用万古霉素、达托霉素、替加环素或利奈唑胺治疗。

咬伤

家畜和人咬伤是头颈部最常见的咬伤类型。儿童的咬伤最常见于面部，而成人最常见于四肢。对于任何咬伤，都应核实患者的免疫接种状况（尤其是破伤风）。对于之前未接受破伤风免疫接种的患者，应给予破伤风免疫球蛋白和类毒素。如果患者在受伤之前的5年内未接受破伤风强化免疫，则应接种破伤风类毒素疫苗。此外，应核实动物的免疫接种状况，明确最近的狂犬病疫苗接种时间，因为狂犬病的死亡率为100%，但可以通过适当的预防措施来避免。

猫咬伤

猫咬伤约占动物咬伤的5%~10%[6]。其通常为刺伤，不伴有明显的组织缺损。因为存在诸如多杀巴斯德菌和败血性巴斯德菌这样的细菌，故其易于感染。伤口应用无菌生理盐水或稀释的聚维碘酮溶液彻底冲洗。小的刺伤应保持开放，直至二期愈合。

狗咬伤

每年约有450万美国人被狗咬伤，其中20%会就医[7]。虽然任何品种的狗都可以造成咬伤，但是那些大家认为好斗的犬种造成的损伤更具破坏性；因此，任何饲养动物的家庭，都应学会并熟练掌握一般的预防措施[8]。尽管训练有素的外科医生可以尽力修复损伤，但犬只攻击或撕咬所造成的明显的组织缺损和严重的伤口，可对美观造成严重影响。这些伤口需要彻底冲洗，清除不规则的皮肤创缘和坏死组织，一期缝合并进行密切的术后观察以防止感染。犬巴斯德菌、多杀巴斯德菌和犬咬嗜二氧化碳噬纤维菌是少数几个导致狗咬伤感染的致病菌。

人咬伤

人咬伤的治疗与其他咬伤非常相似，需要进行彻底冲洗（清创）。此外，当被他人咬伤时，应核实咬人者的HIV和肝炎感染状况；虽然通过咬伤未必传染，但也不是不可能。人咬伤可以发生感染，而且实际上通常是多种微生物造成的混合感染。伤口培养可以发现需氧的葡萄球菌和链球菌（皮肤菌群）、侵蚀艾肯菌，以及诸如假单胞菌或变形杆菌（口腔菌群）的多种革兰氏阴性菌。

被咬伤后，建议给予抗生素治疗，选用的药物应覆盖前述的致病微生物。对于上述各种类型的咬伤患者，如果青霉素过敏但头孢菌素耐受，建议给予阿莫西林-克拉维酸（安灭菌）或头孢呋辛。而对于青霉素和头孢菌素均过敏的患者，则应给予克林霉素联合氟喹诺酮或磺胺甲噁唑-甲氧苄啶。采用上述任何一个给药方案，为期7天的疗程应该足够。住院和不能口服抗生素的患者，可以给予静脉注射头孢曲松钠、氨苄西林-舒巴坦、头孢西丁、或克林霉素联合氟喹诺酮。

痤疮

痤疮有多种类型，首要的是进行鉴别以选择相应的治疗。痤疮普遍存在，作为青春期发育的一部分，多达20%的青少年都会出现中至重度痤疮[9]，由于雄激素水平升高，皮脂腺增大，皮脂分泌增多。寻常痤疮发生于毛囊皮脂腺内，其腺体导管引流进入毛囊。粉刺是扩张的毛囊，其内充满了角质、皮脂和细菌。黑头粉刺是开放性粉刺，可见阻塞毛囊口的脂栓；而白头粉刺是闭合性粉刺，有微小的毛囊开口。痤疮最常见的致病菌为痤疮丙酸杆菌。如前所述，轻度病变包括粉刺，而病变严重程度增至中度或重度是根据丘疹和脓疱的数量而定。炎症的进一步恶化可以导致严重的痤疮，其以病损大、疼痛为特征。严重痤疮可分为结节囊肿性痤疮，或偶尔为聚合性痤疮。根据病变的严重程度，治疗选择视黄酸、过氧苯甲酰或二者联合局部治疗（6~8周）。严重痤疮经常需要口服抗生素（通常为四环素、多西环素或磺胺甲噁唑-甲氧苄啶）或异视黄酸治疗。目前尚未有普遍认可的循证学数据支持摄入某种食物会加剧痤疮，但最新的研究表明，高血糖负荷饮食可以加剧痤疮[10]。

痤疮可发生于新生儿，通常表现为闭合性粉刺。事实上，多达 20% 的新生儿在出生后的前几个月内可出现一个或多个粉刺[11]。它是由皮脂腺过度肥大引起，通常不需要治疗，因为它将在几个月后自行消退。1 岁以后发生的痤疮称为婴幼儿痤疮，通常包括丘疹和脓疱，病变可以持续数月。局部使用过氧化苯甲酰和视黄酸治疗通常有效。偶尔需要口服抗生素治疗。儿童应避免使用四环素，故通常选择红霉素作为抗菌药物。

口腔内细菌感染

急性坏死性溃疡性龈炎和牙周炎

急性坏死性溃疡性龈炎俗称战壕口炎，在北美相对罕见，但在发展中国家的发病率有上升趋势。它经常表现为口臭、牙龈黏膜表面被覆灰白色假膜、牙间乳头变钝或消失。此外，患者可迅速出现疼痛，还可伴随诸如发热、不适、以及经口摄入不足导致的脱水等全身症状[12]。致病菌通常包括：中间普氏菌、梭形杆菌、齿垢密螺旋体以及其他口腔螺旋体[13]。诱发因素包括营养状况不佳、吸烟和免疫功能低下。治疗包括机械清创、改善及关注口腔卫生以及抗生素治疗（青霉素、甲硝唑）。

局限性侵袭性牙周炎

局限型侵袭性牙周炎，过去称为青少年牙周炎，主要累及第一磨牙和切牙。根据定义，其局限于“第一磨牙/切牙的邻面附着丧失，至少波及 2 个恒牙，其中 1 个为第一磨牙，除了第一磨牙和切牙，波及的牙齿不超过 2 个”[14]。在青少年中的患病率不超过 1%，最常发生于青春期的开始阶段。该病最好发于黑人男性青少年。相应的骨吸收速度是慢性牙周炎的 3~4 倍。伴放线放线杆菌和牙龈卟啉单胞菌似乎在该疾病的发生发展中起一定的作用，因为这些细菌和青少年该类型的骨缺损有关[15,16]。

牙源性脓肿

牙源性脓肿涉及的口腔菌群与成人相似。口腔在出生时是无菌的，但在出生后的数天内即开始被唾液链球菌以及后续其他细菌所定植，包括在成人群体中发现的细菌（例如葡萄球菌、放线菌、诺卡氏菌，以及拟杆菌）[17]。牙齿萌出可使厌氧菌定植于龈沟内，同样允许变形链球菌以及血链球菌（是大部分龋病的原因）定植于牙釉质表面。未经治疗的龋病继续发展会累及牙髓，成为细菌进入根尖、牙槽骨、上颌骨、下颌骨以及周围间隙的感染途径。儿童颌下及舌下间隙感染很少见，但需要治疗团队密切关注，以确保儿童发育中的气道不受累（图 29-2）。除拔除或治疗病灶牙外，对于明确的脓肿建议切开引流。萌出中或部分萌出的第三磨牙有发生智齿冠周炎及相关脓肿的危险（尤其是邻近的翼下颌间隙）。最好在出现感染或并发症之前，将妨碍保持口腔卫生的阻生牙予以拔除。

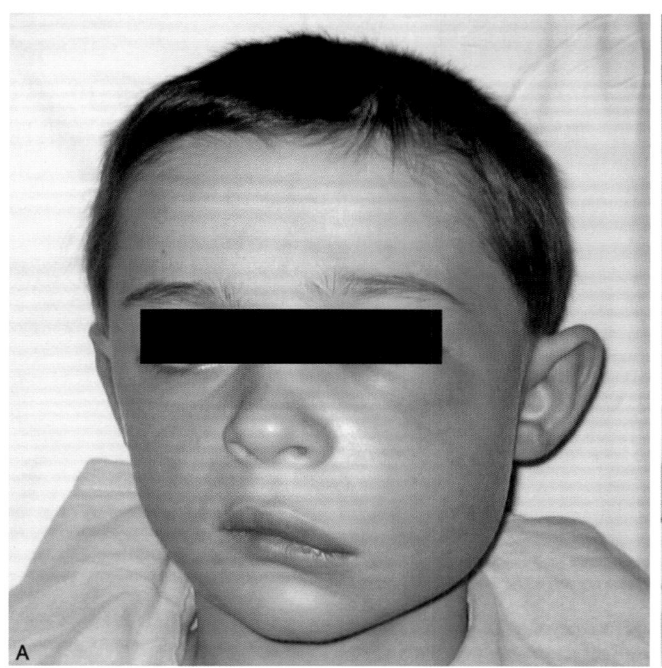

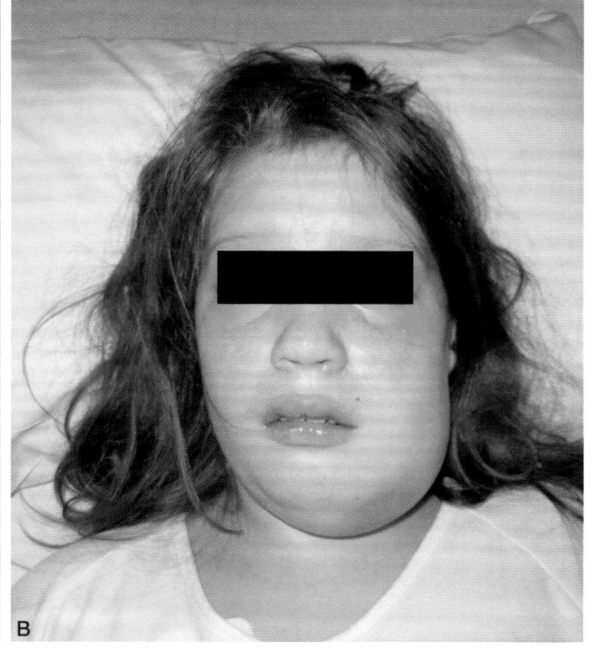

图 29-2 A. 左侧上颌牙源性尖牙间隙感染。B. 左侧牙源性下颌下间隙感染。（A Courtesy Dr. Brian Alpert；B Courtesy Dr. George Kushner）

骨髓炎

本书中有一整章(第 13 章)讨论关于骨髓炎的话题。然而需要指出的是,发生于儿童的骨髓炎主要影响中轴骨骼的长骨,很少影响颅骨或面骨。虽然骨髓炎非常罕见,但对于拔牙后主诉局部持续疼痛的患者(有/无化脓),应进行适当的检查,以除外这种具有破坏性的感染性疾病。

慢性无菌性骨髓炎

慢性无菌性骨髓炎又称为慢性复发性多灶性骨髓炎。其在风湿病文献中被归类为自身炎症性骨病。在此提及是为了避免混淆,因为它是一种主要发生于儿童的非感染性疾病,经常与感染性的骨髓炎相混淆。希望将来有新的命名有助于避免混淆。

病毒感染

人乳头瘤病毒

作为一种乳头多瘤空泡病毒,人乳头瘤病毒(HPV)是一种可以引起口腔乳头状瘤的 DNA 病毒。这些病变可发生于面部表皮或口腔内任何黏膜部位。口腔内病变最常见于软硬腭及悬雍垂。这些病变通常是孤立的,虽然可能较大,但一般<1cm。病变为无蒂或有蒂的肿块,可以切除并送病理检查(图 29-3)。HPV 有超过 100 种亚型。第 16 亚型与肿瘤性病变及口腔癌有关[18]。

儿童感染 HPV 可能是性虐待的结果,应以适当的方式进行询问并向相关部门报告,以便进一步调查,确保患儿的安全。

细小病毒 B19

细小病毒 B19 是一种单链 DNA 病毒,其引起传染性红斑,又称“第五病”,感染该病毒的儿童呈显著的“掌拍颊(slapped cheek)”外观(图 29-4)。最常见于 5~15 岁儿童,持续 1~3 周后消退。较为棘手的是,该病毒可使少部分患者出现再生障碍性贫血危机。少数情况下,由于机体对感染的宿主反应不足,导致患者出现单纯的红细胞再生障碍的症状。细小病毒感染可通过血清学检查和 DNA 检测证实。该疾病通常具有自限性,必要时应给予包括输血在内的支持治疗。最后,胎儿感染可导致贫血、胎儿水肿或流产。

传染性软疣

传染性软疣是由痘病毒引起的一种发生于上皮组织的病毒性感染。表现为多发的 2~3mm 大小的丘疹,每个丘疹顶端凹陷。这些丘疹好发于面部、四肢、以及躯干,一般不累及黏膜和手掌表面。通常仅根据临床表现即可诊断。该疾病可以通过局部药物进行治疗(根据不同受累部位使用多种药物),但在免疫功能正常的患者中,该疾病存在自行消退的情况。虽然单发病变通常仅持续 2~3 个月,但自体接种可引起持续性感染,通常持续 6~12 个月。

柯萨奇病毒

柯萨奇病毒可引起手足口病,常见于 10 岁以下的儿童。该病毒可通过飞沫传播,具有高度传染性。全

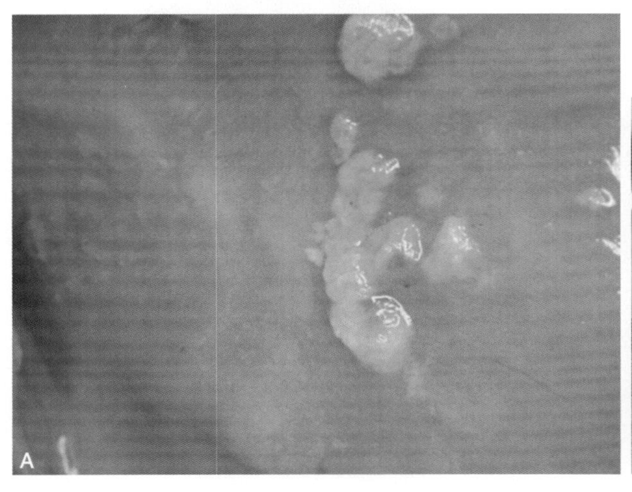

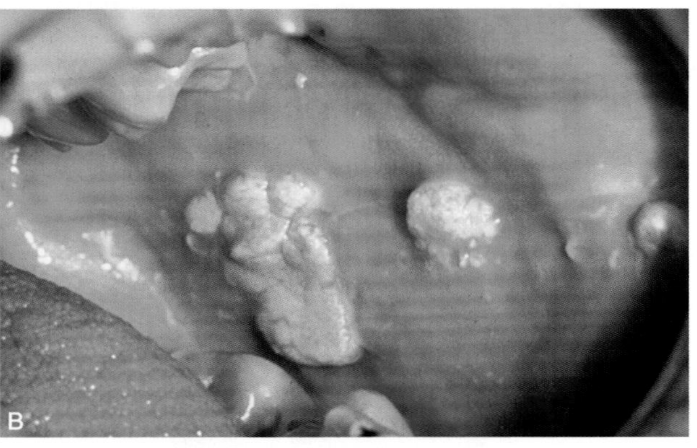

图 29-3 A. 颊黏膜尖锐湿疣。B. 唇、颊黏膜和牙龈的多发外生性乳头状结节(A From Newman MG, Takei HH, Klokkevold PR, et al, editors: *Carranza's clinical periodontology*, ed 111, St Louis, 2012, Saunders. B From Neville BW, Damm DD, Allen CM, et al, editors: *Oral and maxillofacial pathology*, ed 4, St Louis, 2016, Saunders.)

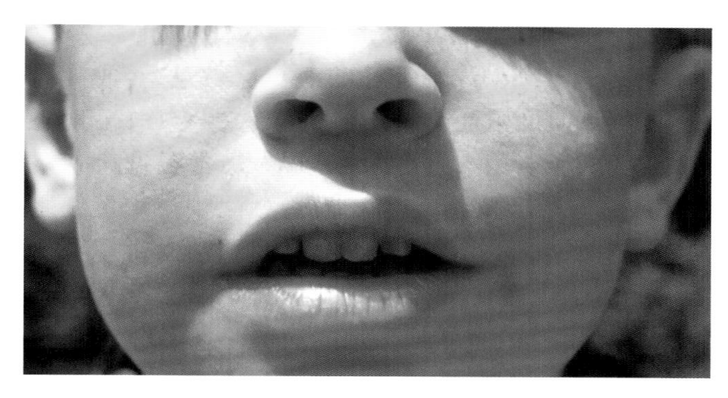

图 29-4　细小病毒 B19 导致的传染性红斑（“第五病”）（From Centers for Disease Control and Prevention，Atlanta，GA.）

身症状包括发热和咽喉痛，随即出现口腔水疱病变。这些 2～3mm 大小的水疱可能并不完整，很多水泡已经破溃则表现为溃疡。在出现口腔病损后，约有 3/4 的患者出现皮肤病损，最常见于手和脚的掌面。柯萨奇病毒 A16 型是引起该类型感染最常见的病毒，但也分离出其他 A 型和 B 型毒株。根据临床检查结果即可作出诊断，由于疾病具有自限性，唯一需要的治疗是缓解症状。

副黏病毒

麻疹通常以发热、咳嗽、流涕以及结膜炎开始。在发病的第 2 天出现特征性的麻疹黏膜斑，通常发生于颊黏膜，也可发生于其他黏膜表面。然后面部和外耳部位开始出现斑丘疹并向下发展，在 48 小时内皮疹常融合并遍及全身。皮疹将按出疹顺序依次消退。由该疾病引起的严重并发症包括肺炎和脑炎。虽然可以通过 PCR 或特异性抗体检测进行确诊，但根据临床检查即可作出诊断。对 2 岁儿童接种麻风腮减毒活疫苗（经常在小学或中学进行复种）使得麻疹病例数量大幅下降。

原发性和继发性疱疹性龈口炎

在美国，单纯疱疹病毒 1 型的血清阳性率约为 60%[19]。幸运的是，并非所有的病毒感染都出现原发性疱疹性龈口炎的临床表现。单纯疱疹病毒 1 型引起这种疾病，初次发病可在任何黏膜表面引发溃疡，复发时限于硬腭、牙龈、红唇及周围组织的角化黏膜。原发性病损常见于儿童，可伴随发热、不适，以及颈部淋巴结肿大。病变本身为多个小的红斑性溃疡，持续 7～10 天。病变无需干预可自行缓解，然后病毒潜伏在神经组织内，并可以在以后复发，称为继发性/复发性单纯疱疹。

真菌感染

口腔念珠菌病

鹅口疮（口腔念珠菌病）是一种发生于口腔黏膜的浅表性念珠菌感染。在免疫功能正常的新生儿中其发病率约为 5%，而在免疫功能低下的新生儿中其感染率显然更高。除非正在使用抗生素，1 岁后的儿童很少发生鹅口疮。感染表现为可以擦去的白色斑块。一经擦去，下方的黏膜呈现红斑或溃疡。少部分感染未经治疗可自行缓解。如有需要，通常给予制霉菌素口腔含漱治疗。对于母乳喂养的婴儿，母亲也应接受治疗，并可口服氟康唑。对于未使用抗生素、在 1 岁后病变仍持续的患儿，或者对当前治疗反应不佳的患儿，需要进一步检查以除外潜在的免疫性疾病。

头癣

头癣俗称金钱癣，是一种主要影响青春期前儿童的疾病[20]。这种皮肤真菌感染主要由毛癣菌属和小孢子菌属引起。病变发生于头皮并伴随炎症反应，导致鳞屑产生和脱发。毛干在头皮水平折断，使脱发经常呈“黑点”状外观（这一描述只适用于黑发患者，“点”的外观取决于头发颜色）。病变可以导致脱发（如形成明显瘢痕则发生永久性脱发），也可导致脓疱和/或脓肿形成。治疗儿童头癣首选灰黄霉素和特比萘芬。灰黄霉素用于治疗头癣的历史悠久，但使用该药的疗程较长（6～12 周），而使用特比萘芬治疗仅需 2～6 周即可达到相似的疗效[21]。

虽然儿童真菌性疾病大部分为鹅口疮和头癣，但深部真菌感染可发生于免疫功能低下的患者，比如化疗患者[22]。诸如芽生菌病、球孢子菌病以及组织胞浆菌病实际上是系统性疾病，很少出现头颈部的孤立性病变。

寄生虫感染

虱和疥疮

多种寄生虫可寄生于头皮（例如马胃蝇蛆），但在大多数患者中并不常见。在发达国家，感染儿童的主要寄生虫是疥螨和虱。在美国，每年预计有 600 万～1 200 万儿童感染虱病[23]。头虱长约 1～3mm。雌虱产卵多达 300 粒，卵呈黄白色，在大约 20 天内孵化并成长为成虫[24]。虱不能跳跃或飞行；因此，只能通过近距离接触从一个宿主传播到另一个。临床表现主要为迟发型过敏反应引起的瘙痒，但长期感染可以造成严重的贫血。其治疗为外用1%苄氯菊酯洗发水。也可采用高温和湿发梳理进行非药物治疗，但研究表明效果不明确。

另一种常见的寄生虫感染是疥疮，表现为剧烈的瘙痒。头皮疥疮主要发生于婴幼儿及儿童。结痂性病损通常并不局限于头皮，也可发生于面部、手掌和足底。根据临床表现以及显微镜检查发现疥螨、虫卵或粪便即可作出诊断。疾病通过皮肤-皮肤接触或诸如同睡床铺等近距离接触进行传播。治疗方案包括外用5%苄氯菊酯霜（通常作为一线治疗）或两剂伊维菌素（200μg/kg）间隔14天口服。

在处理这两种感染时，必须对周围可能被感染的人员也进行检查；可能隐匿寄生虫的外围污染物（例如寝具、衣服）可引起再次感染，应进行清洗（140℃的热水）并在烘干机中干燥处理。

蜱传感染（细菌性/寄生性）

根据不同的地理位置，被蜱叮咬的儿童有罹患多种疾病的风险，比如莱姆病、落基山斑点热、人巴贝虫病以及兔热病。根据感染的方式把这些疾病进行归类，但同时包括细菌性（莱姆病、落基山斑点热、埃立克体病以及兔热病）以及寄生性（人巴贝虫病）疾病组成。蜱通常需要数小时的攀附才能传播疾病；因此，及时将其去除至关重要。有时候，虽然诊断为蜱感染，但患者（或患者的父母）可能回忆不起曾被蜱叮咬。硬蜱（硬蜱科）在不受干扰时可以吸血数日，因此，在其攀附后24小时内将其去除，被认为有助于预防感染莱姆病。

在头颈部，头发为蜱躲藏提供了良好的覆盖和伪装，对于任何患者或有蜱感染风险的儿童，应仔细检查以发现寄生于其中的蜱。此外，部分出现蜱传感染的患者竟然可由一次蜱虫叮咬，而造成多种感染[25]。本节将讨论两种在美国最常见的蜱传疾病：莱姆病和落基山斑点热。

莱姆病（传播媒介：肩突硬蜱；病原体：伯氏疏螺旋体）

这种细菌感染的典型病例出现游走性红斑，即一种大而平坦的红色皮疹，中央区域颜色变淡，使病变看起来像标靶（或牛眼），病变中央色淡的部分是蜱叮咬的位置。80%的游走性红斑患者为单发病变，而其他患者则为多发病变[26]。游走性红斑可未使用抗生素而自行缓解；然而，患者仍有病情进一步发展的危险。皮疹也可以是全身性的，通常伴随发热、头痛以及肌痛。也可出现关节痛和神经症状，包括脑膜炎、脑炎、像吉兰-巴雷综合征样的上行性肌无力，或第Ⅶ脑神经麻痹（贝尔面瘫）。播散性莱姆病也可出现心脏传导阻滞（Ⅰ、Ⅱ、Ⅲ度）的表现。通常根据患者居住于或曾到过已知的流行病地区，并出现游走性红斑的临床表现，即可作出诊断。可通过血清学试验进一步明确，但结果并不可靠。治疗方案取决于疾病的发展阶段，常用多西环素或头孢曲松钠，8岁以下的儿童可给予阿莫西林或红霉素。播散性或晚期莱姆病需要通过胃肠外途径给予抗生素治疗，治疗周期可持续1~2个月。建议请传染病专家会诊。

落基山斑点热（传播媒介：变异革蜱；病原体：立克次体）

落基山斑点热（Rocky Mountains spotted fever, RMSF）的疾病是一种细菌感染，临床表现包括高热以及斑丘疹，后者可以表现为多个小的病损，从外围的四肢开始（常在手腕和脚踝）并向心性扩展。然而，多达15%的RMSF患者从未出现皮疹[27]。头痛、肌痛以及不适也是这种蜱传疾病的常见表现。不太常见的症状包括：惊厥、脑病、意识模糊、血小板减少症以及低钠血症。对于出现危及生命的RMSF，应选择多西环素和氯霉素（即使是儿童）进行治疗。

人巴贝虫病、兔热病、Q热、科罗拉多蜱媒热、埃立克体病是较少见的蜱传疾病，发病率较低；然而，它们可与莱姆病或RMSF联合发生。

不同解剖部位的感染（不同病因）

咽炎和扁桃体炎

“喉咙痛”是一种常见症状，有多种可能的诱因。检查患者的口咽部可见不同程度的充血。同时应检查扁桃体窝，注意是否存在扁桃体肥大或渗出（图29-5）。咽炎可能是一系列与全身感染相关的症状的一部分，检查有无流涕、结膜炎以及咳嗽等症状，可提示医生咽炎或扁桃体炎可能来自病毒感染（鼻病毒、流感病毒、副流感病毒、腺病毒、柯萨奇病毒、呼吸道合胞病毒均有可能）。快速链球菌检测或进行取材培养有助于阐明感染的性质，当检测到A组溶血性链球菌（GAS）时即可明确为细菌感染。急性链球菌性扁桃体炎的发病高峰为5~6岁。Centor标准有助于识别存在GAS感染风险的患者，包括：①体温>38.1℃，②无咳嗽，③扁桃体渗出，④颈部淋巴结肿大[28]。满足不足2项标准的患者无需进一步检查，而对于满足

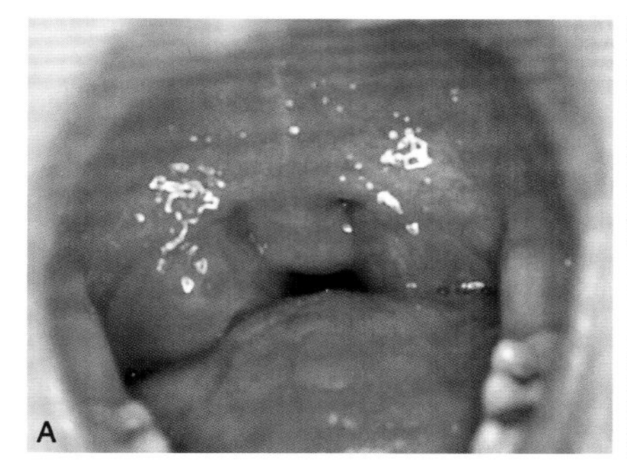

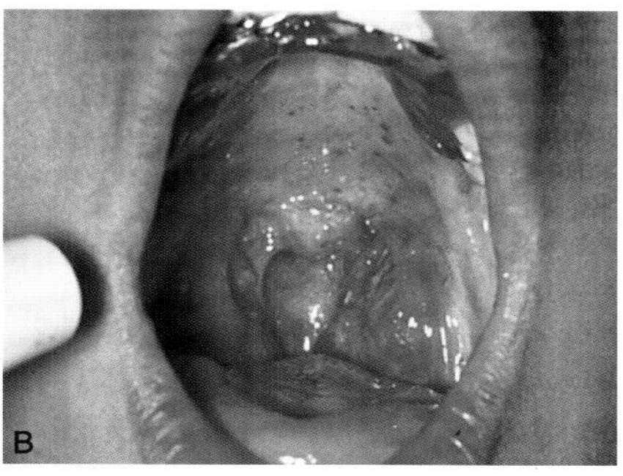

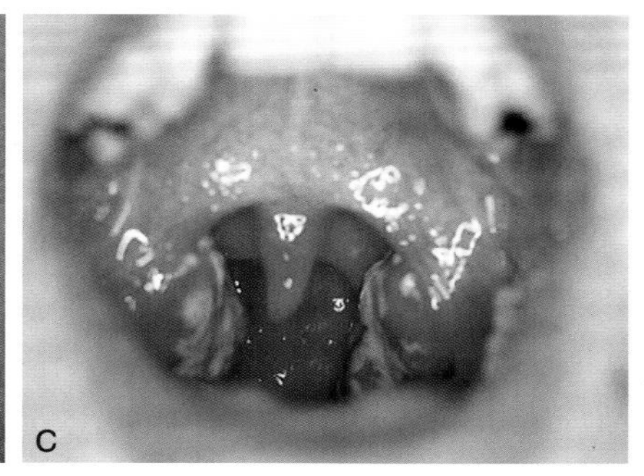

图 29-5 咽扁桃体炎。这一常见的综合征有多种病原体和不同的严重程度。A. 所示扁桃体和咽部的弥漫性充血是一种非特异性表现，可由多种病因引起。B. 尽管可由其他病原引起，伴随急性扁桃体增大及腭部淤血点的严重充血，高度提示 A 组 β 溶血性链球菌感染。C. 渗出性扁桃体炎最常见于 A 组链球菌或 EB 病毒感染（From Zitelli BJ，McIntire SC，Nowalk AJ，editors：*Atlas of pediatric physical diagnosis*，ed 6，Philadelphia，2012，Saunders. B，Courtesy Michael Sherlock，Lutherville，MD.）

2 项及以上标准的患者需进行快速链球菌检测，并根据检测结果必要时行咽拭子培养。与扁桃体炎和咽炎有关的其他细菌包括淋病奈瑟球菌、溶血隐秘杆菌、肺炎支原体，以及肺炎衣原体。GAS 咽炎/扁桃体炎的治疗很重要，以避免出现罕见但严重的并发症，包括：猩红热、风湿热、心脏病以及急性肾小球肾炎。已证实的细菌感染应根据细菌培养及药敏结果选择抗生素进行治疗。

对于复杂的“喉咙痛”患者，其症状和体征包括：喘鸣或其他呼吸窘迫，吞咽困难或不能下咽口腔分泌物或可触及肿块或出现孤立性肿胀。扁桃体感染导致脓液在扁桃体和扁桃体被膜间蓄积，引起扁桃体周围脓肿。其为急性扁桃体炎最常见的并发症，常需要进行脓液穿刺抽吸，偶尔需要切开引流（根据严重程度）进行治疗。一旦脓肿得到引流，抗生素治疗方案也会产生效果，通常选择青霉素（青霉素过敏，则给予红霉素或阿奇霉素）。如感染扩散超过扁桃体周围区域，进入咽旁或咽后间隙，则需入院治疗。给予切开引流、以及静脉注射抗生素治疗。

鼻窦感染

上颌窦直到大约 4 岁才开始气化，蝶窦在 5 岁时才变得清晰，额窦在 7 岁时开始发育，并持续至青少年后期。鼻窦通过狭小的窦口进行引流，窦口可被周围水肿的黏膜阻塞，因而妨碍充分引流并产生利于细菌繁殖的环境。上述条件可以引起鼻窦炎。

鼻窦炎可分为急性和慢性两种类型。许多急性鼻窦炎可伴随近期发生的上呼吸道感染（常为病毒性）。鼻旁窦随后可发生继发性细菌感染。持续时间不超过 4 周的归为急性鼻窦炎。与急性鼻窦炎相关的较为常见的细菌包括卡他莫拉菌、肺炎链球菌以及流感嗜血杆菌。急性鼻窦炎患者主诉头痛、流黏脓性鼻涕、鼻窦表面有压痛、上颌牙痛以及鼻窦周围的软组织肿胀。免疫功能低下、囊性纤维化、鼻息肉、解剖缺陷（唇腭裂）、纤毛功能障碍、过敏性鼻炎以及吸烟的患者易患鼻窦炎。通常仅根据临床检查即可作出诊断。平片，例如曲面体层片或瓦特位，可显示窦腔浑浊，提示存在病变。对于单纯的急性鼻窦炎通常不需要进行 CT 检查。对于并发软组织肿胀或脓肿形成的患者，有必要进行包括影像学在内的进一步检查，但通常鼻窦炎本身不是 CT 检查的适应证。

亚急性鼻窦炎（症状持续 4~12 周）和慢性鼻窦炎（症状持续时间>12 周）通常以不同细菌感染为特点[29]。慢性鼻窦炎的主要致病菌包括：铜绿假单胞菌、A 组溶血性链球菌、金黄色葡萄球菌，以及诸如拟杆菌和梭形杆菌的厌氧菌。对于慢性鼻窦炎，包括 CT 在内的影像学检查显示，受累的鼻窦黏膜增厚（鼻窦甚至完全浑浊）（图 29-6）。

单纯性鼻窦炎的治疗包含抗生素治疗。一线药物包括：阿莫西林-克拉维酸、磺胺甲噁唑-甲氧苄啶以及阿奇霉素，当怀疑厌氧菌感染时可联用甲硝唑或克林霉素。由于存在发生严重并发症的风险，包括感染向颅内扩散、或相邻额骨骨髓炎（波特隆起），额窦炎开始常采用静脉注射抗生素治疗，一旦临床症状改善，即可过渡到口服药物治疗。此外，对于儿童眼眶蜂窝织炎，如果没有发现明显的牙齿或皮肤感染来源，应考虑鼻窦来源的可能，因为鼻窦感染可导致眶周肿胀或蜂窝织炎。这一病变开始也可采用静脉注射包括头孢曲松钠在内的抗生素治疗。黏液分解剂，诸如愈创甘油醚有助于使分泌物变得稀薄并改善引流。局部使用血管收缩剂例如羟甲唑啉（年龄≥6 岁）或去氧肾上腺素（年龄≥2 岁，合适的剂量配方）有助

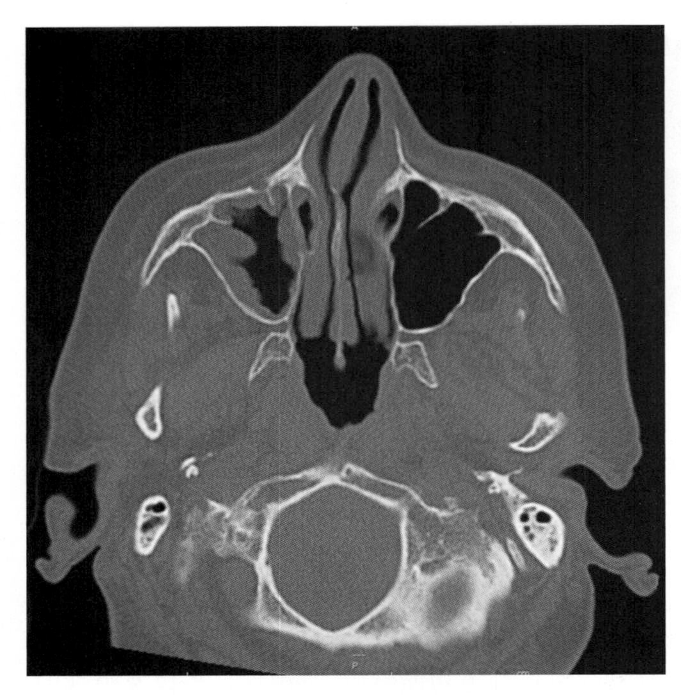

图 29-6　非增强的轴位 CT 影像显示右侧慢性上颌窦炎，黏膜增厚明显

于开放窦口以利引流，但应提前告知患者长期使用可发生药物性鼻炎。难治性慢性鼻窦炎或急性复发性鼻窦炎（1 年内发作≥4 次）不能仅给予药物治疗，还需要鼻窦手术治疗（例如功能性鼻内镜手术），扩大窦口，进行手术引流。

泪囊炎

鼻泪囊的急性感染是婴幼儿常见病。出生时发现的内眦部位肿胀通常并非感染，而可能是由于鼻泪管闭塞或 Hasner 瓣的阻碍，羊水外排受阻而引起的泪囊扩张，用手指按摩常可促使其消退。否则应考虑手术探查并行泪道置管。比较严重的情况是新生儿或婴幼儿的眼眶内侧红肿，此时应考虑为眶内蜂窝织炎或泪囊炎。内眦部位的肿胀、发红，伴有明显的压痛。与这些感染相关的细菌为上呼吸道致病菌诸如链球菌和葡萄球菌。医生应放宽静脉注射抗生素（头孢呋辛或类似药物）的适应证，以避免病情加重，如发生眶内蜂窝织炎。

结膜炎

结膜炎的来源很容易被分为感染性和非感染性来源。非感染性病因包括过敏、异物（包括隐形眼镜的使用或过度使用）以及化学因素。感染性病因主要包括细菌和病毒。细菌性结膜炎约占全部感染性结膜炎的 1/2～3/4，从这些患者中分离出的最常见的致病菌是金黄色葡萄球菌、表皮葡萄球菌、肺炎链球菌、卡他莫拉菌、假单胞菌、嗜血杆菌、奈瑟菌属、衣原体以及巴尔通体。

与细菌性结膜炎相关的症状和体征包括单眼或双眼充血、流泪、渗出或脓性分泌物，可以导致早晨醒来时眼睛被“粘合”在一起。性活跃的青年人（可能伴随尿道炎）出现耳前淋巴结的明显肿大，应考虑为奈瑟菌或衣原体性结膜炎。接触猫科动物后出现结膜炎，并伴耳前及下颌下淋巴结肿大，应考虑为巴尔通体感染（巴尔通体是帕里诺眼-腺综合征较为常见的病原之一）。

细菌性结膜炎的治疗通常以临床检查为基础，尽管大多数病例具有自限性。对分泌物进行培养，结果有助于指导抗生素疗。通常，热敷以及局部使用抗生素可成功治疗细菌性结膜炎。慢性和重症患者（分泌物增多）应送细菌培养以指导治疗。如果发现任何与性传播疾病相关的细菌，均应考虑是否有性虐待的问题，并应酌情进行报告。奈瑟菌属及衣原体感染需要全身及局部抗生素治疗。

与结膜炎相关的病毒通常为腺病毒、肠道病毒以及柯萨奇病毒。病程通常以单侧结膜炎开始，并可传播到对侧眼。患者常主诉异物感，并伴有发热、咽喉痛以及耳前淋巴结肿大等较为常见的病毒感染症状。在部分患者中可以观察到结膜下出血。病毒性结膜炎同样根据临床印象作出诊断。如怀疑为单纯疱疹病毒感染（出现同侧面部疱疹），应立即转诊给眼科医师，进行角膜检查以确定其是否受累。如角膜未受累，则病毒性结膜炎的治疗是支持性的，患儿在数日至 1 周内应避免与其他儿童接触，直至症状缓解。

新生儿眼炎（出生后 1 月内发生的结膜炎）通常由正常皮肤菌群（链球菌和葡萄球菌）引起，也可由衣原体、淋病球菌或单纯疱疹病毒的垂直传播导致。新生儿出生后涂红霉素药膏，通常可预防由垂直传播引起的细菌性结膜炎。然而，一些医疗中心使用聚维碘酮预防新生儿眼炎，有多达 5%～10% 新生儿可发生化学性结膜炎（在出生后 24 小时内出现）[30]。

气道感染

医生可能遇到的头颈部相关的气道感染包括：细菌性气管炎、哮吼以及会厌炎。细菌性气管炎是一种少见的感染，主要累及 8 岁及以下儿童。典型的患者出现咳嗽、吸气性喘鸣伴吸气延长、发热以及气道内脓性分泌物（患儿具有将分泌物咳出的能力）。致病菌包括金黄色葡萄球菌、流感嗜血杆菌以及 β 溶血性链球菌。患儿在发病之前常有上呼吸道病毒感染的病史。直接喉镜检查可用于鉴别会厌炎与气管炎。颈部侧位平片无特征性发现,会厌表现正常(不同于会厌炎的“拇指征”)。其治疗包括气道保护(在可控的环境中进行插管)、清理可能存在的伪膜、广谱抗生素治疗(例如头孢曲松钠,并根据分泌物培养结果调整用药)。

随着对流感嗜血杆菌(特别是 B 型)免疫接种的增加,会厌炎已明显下降。会厌炎患儿表现为高热、由上呼吸道阻塞引起的喘鸣以及语音含糊不清。患儿可出现身体前倾,舌头前伸,以试图维持呼吸通畅。侧位片可显示会厌水肿的典型表现“拇指征”。在这种情况下,类似于细菌性气管炎的治疗,立即插管以保持气道通畅,这一操作最好在可控的环境中进行,然后进行支持治疗。

哮吼通常累及上呼吸道,表现为非特异性的上呼吸道症状,然后出现典型的犬吠样咳嗽。通常累及年龄在 6 个月至 3 岁间的儿童。随着气道肿胀的发展,患儿的呼吸变得更加困难。该疾病通常由副流感病毒引起,但也可由其他病毒导致,比如流感病毒、腺病毒以及呼吸道合胞病毒。其治疗方法包括外消旋肾上腺素以及口服地塞米松(0.6mg/kg)。应对患儿进行监测直到气道阻塞问题解决,必要时延长监测时间。

外耳道炎

外耳道炎表现为外耳道的炎症,通常发病迅速。患者常主诉有闷胀感、疼痛或发痒。与外耳道炎相关的常见致病菌为铜绿假单胞菌、表皮葡萄球菌以及金黄色葡萄球菌。采用类固醇药物(联合/不联合抗生素)局部治疗,治疗周期为 10 天,可治愈。免疫功能低下患者除局部治疗外,尚需口服抗生素治疗。

中耳炎

Pelton[31]认为,鼓膜浑浊、膨胀以及动度下降均与急性中耳炎相关;因此,应对每个患者的鼓膜位置和动度进行评估。常见的致病菌包括肺炎链球菌、流感嗜血杆菌以及卡他莫拉菌。中耳炎也可由病毒引起(呼吸道合胞病毒、鼻病毒、腺病毒,以及流感病毒)。虽然很多医生使用抗生素治疗急性中耳炎,并由此导致了细菌的耐药性;越来越多的医生开始慎用抗生素,让更多的患者在没有干预的情况下自行恢复。根据美国儿科学会及美国家庭医师学会发布的指南,6 个月以下的疑似急性中耳炎儿童应给予抗生素治疗,已经确诊的 6 个月至 2 岁儿童同样应接受抗生素治疗,2 岁以上儿童可以选择观察,但应确保随访且没有严重疾病(例如高热、剧痛)。必须对患儿进行随访,以确保疾病得到最终解决,尤其对于发育中的儿童,其可能存在未被诊断出的渗出,这可以损害听力及语言的发育。对青霉素不过敏的患儿,应选择阿莫西林进行治疗,除非怀疑卡他莫拉菌或产 β 内酰胺酶细菌感染,在这种情况下应给予阿莫西林-克拉维酸进行治疗。应采用大剂量给药方案(阿莫西林为 80~90mg/kg)进行治疗。对青霉素过敏的患儿可给予阿奇霉素或克拉霉素。

颈部淋巴结炎

儿童颈部淋巴结炎有多种可能的原因。在其治疗过程中,儿童头面颈部外科医生是经常要被咨询的临床医生。熟悉该部位的解剖很重要,包括颈浅部和深部的淋巴结群、颈内静脉二腹肌淋巴结、下颌下淋巴结,以及它们各自的引流区域。引起颈部淋巴结炎的致病因子包括病毒(以腺病毒、柯萨奇病毒、人类免疫缺陷病毒、巨细胞病毒、EB 病毒最为显著)、细菌(例如葡萄球菌、链球菌、分枝杆菌、巴尔通体)、真菌(例如组织胞浆菌病、念珠菌)以及寄生虫(例如弓形虫病)。治疗团队还应该认真检查,以发现其他可能提示淋巴结炎病因的症状和体征。

对于已出现波动感的明确颈部肿块(通过临床检查或诸如超声、CT 等影像学检查),通常需要进行引流和培养(包括需氧菌、厌氧菌、抗酸菌以及真菌的培养)。当然,在处理该部位的肿块时,必须考虑儿童的先天性疾病(例如甲状舌管囊肿、鳃裂囊肿及囊性水瘤)。此外,对于任何持续时间超过 6~8 周的颈部肿块,均需对其病史、体格检查、诊断思路以及辅助检查进行重新评估,以明确是否存在潜在的疾病[32]。

儿童使用抗生素的注意事项

在儿童群体中使用抗生素,需要医生了解某些种类的抗生素存在使用禁忌,以及应该以儿童体重为基础制定给药个性化方案。给药方案通常以儿童的体重为基础(mg/kg),直到最大的每日剂量,其通常相当于成人给药剂量。在很偶然的情况下,例如使用青霉素治疗急性中耳炎,儿童给药剂量可能会超过标准的成人给药剂量,这取决于儿童的体重。此外,18 岁以下的儿童应避免使用氟喹诺酮。根据美国儿科学会发布的指南,氟喹诺酮用于 18 岁以下儿童的唯一适应证,是用于复杂性尿路感染、肾盂肾炎,以及炭疽暴露后的治疗[33]。儿童患者尽量不使用氟喹诺酮是因为其对软骨发育的影响，可导致关节病。儿童患者同样应避免使用四环素类抗生素，因为它可导致发育中的牙齿永久变色。由于前牙的发育直到8岁才完成，加上其临床牙冠对美观影响比较大，因此，除非临床判断认为必要，例如RMSF需要适当剂量的多西环素进行治疗，否则应避免对8岁以下儿童使用该类药物[34,35]。尽管这两类抗菌药物由于其已知的副作用，尽量不要在儿童患者中使用，但明智的做法是尽可能熟悉任何处方药物可能的副作用。这些药物相关的知识应包括药物相互作用。由于药物相关性药代动力学的改变，有害的副作用在儿童身上往往会被放大。

（冯志强 译）

参考文献

1. Larru B, Gerber J: Cutaneous bacterial infections caused by *Staphylococcus aureus* and *Streptococcus pyogenes* in infants and children, *Ped Clin of North Am* 61:457–478, 2014.
2. Vary J, O'Connor K: Common dermatologic conditions, *Med Clin North Am* 98:445–485, 2014.
3. Leppard BJ, Seal DV, et al.: The value of bacteriology and serology in the diagnosis of cellulitis and erysipelas, *Br J Dermatol* 112:559–567, 1985.
4. Niami TS, LeDell KH, Como-Sabetti K, et al.: Comparison of community and health care associated methicillin-resistant *Staphylococcus*, *JAMA* 290:2976–2984, 2003.
5. Kuehnert MJ, Kruszon-Moran D: Prevalence of *Staphylococcal aureus* nasal colonization in the United States, 2001-2002, *J Infect Dis* 193:172–179, 2006.
6. Ellis R, Ellis C: Dog and cat bites, *American Fam Phys* 90:239–243, 2014.
7. Gilchrist J, Sacks JJ, White D, Kresnow MJ: Dog bites: still a problem? *Inj Prev* 14:296–301, 2008.
8. Sacks JJ, Sinclair L, Gilchrist J, Golab GC, Lockwood R: Breeds of dogs involved in fatal human attacks in the United States between 1979 and 1998, *J Am Vet Med Assoc* 217:836–840, 2000.
9. Bhate K, Williams HC: Epidemiology of acne vulgaris, *Br J Dermatol* 168:474–485, 2013.
10. Bowe WP, Joshi SS, Shalita AR: Diet and acne, *J Am Acad of Derm* 63:124–141, 2009.
11. Dliegman R, Stanton B, et al.: Acne. In *Nelson textbook of pediatrics*, ed 19, Saunders, 2011, Chapter 661.
12. Hodgdon A: Dental and related infections, *Emerg Med Clin North Am* 31:465–480, 2013.
13. Loesche WJ, Syed SA, Langhorn BE, et al.: The bacteriology of acute necrotizing ulcerative gingivitis, *J Periodontol* 53:223–230, 1982.
14. Lang N, Bartold PM, Cullinan M, et al.: Consensus report: aggressive periodontitis, *Ann Periodontol* 4:53, 1999.
15. Newman MG, Takei HH, et al.: Acute gingival infections. In *Carranza's clinical periodontology*, ed 11, St Louis, 2012, Saunders, pp 97–103.
16. Song HJ: Periodontal considerations for children, *Dent Clin North Am* 57:17–37, 2012.
17. Socransky SS: Manganiello: The oral microbiota of man from birth to senility, *J Periodontol* 42:485–496, 1971.
18. Palmer O, Grannum R: Oral cancer detection, *Dent Clin North Am* 55:537–548, 2011.
19. Xu F Sternberg M, et al.: Trends in herpes simplex virus type 1 and type 2 seroprevalence in the United States, *JAMA* 296: 964–973, 2006.
20. Elewski E: Tinea Capitis: A current perspective, *JAAD* 42:1–20, 2000.
21. Tey HL, Tan AS, Chan YC: Meta-analysis of randomized, controlled trials comparing griseofulvin and terbinafine in the treatment of tinea capitis, *JAAD* 64:663–670, 2011.
22. Marcoux D, Jafarian F, Joncas V, et al.: Deep cutaneous fungal infections in immunocompromised children, *JAAD* 61:857–864, 2009.
23. Centers for Disease Control and Prevention: *Head lice: epidemiology and risk factors*. Available at http://www.cdc.gov/parasites/lice/head/epi.html. Accessed September 14, 2015.
24. Gunning K, Pippitt K, et al.: Pediculosis and scabies: a treatment update, *Am Fam Phys* 86:535–541, 2012.
25. Hersh MH, Keesing F, et al.: Coinfection of blacklegged ticks with *Abesia microti* and *Borrelia burgdorfi* is higher than expected and acquired from small mammal hosts, *PLoS One* 9(6):e99348, 2014. Available at http://journals.plos.org/plosone/article?id=10.1371/journal.pone.0099348. Accessed March 5, 2015.
26. Shapiro E: Lyme disease, *N Engl J Med* 370:1724–1731, 2014.
27. Adams J: Tick-borne diseases. In *Emergency medicine*, Philadelphia, 2013, Saunders, pp 1518–1525.
28. Centor RM, Witherspoon JM, Dalton HP, et al.: The diagnosis of strep throat in adults in the emergency room, *Med Decis Making* 1:239–246, 1981.
29. Brook I: Acute and chronic bacterial sinusitis, *Infect Dis Clin North Am* 21:427–448, 2007.
30. David M, Rumelt S, Weintraub Z, et al.: Efficacy comparison between povidone iodine 2.5% and tetracycline 1% in prevention of ophthalmia neonatorum, *Ophthalmology* 118:1454–1458, 2011.
31. Pelton SI: Otoscopy for the diagnosis of otitis media, *Pediatr Infect Dis J* 17:540–543, 1998.
32. Cherry J, Harrison G, et al.: Cervical lymphadenitis. In *Feigin and Cherry's textbook of pediatric infectious diseases*, ed 7, Philadelphia, 2014, Saunders, pp 175–189.
33. Committee on Infectious Disease: The systemic use of fluoroquinolones, *Pediatrics* 118:1287–1292, 2006.
34. Grossman ER, Walchek A, et al.: Tetracyclines and permament teeth: the relation between dose and tooth color, *Pediatrics* 47:570–576, 1971.
35. Kline JM, Weitholter JP, et al.: Pediatric antibiotic use: a focused review of fluoroquinolones and tetracyclines, *US Pharm* 37: 56–59, 2012.

第30章　免疫功能低下患者的头颈口面部感染

Luke H. L' heureux, Elie M. Ferneini

临床感染的进展取决于致病菌和宿主之间复杂的相互作用的结果。感染的出现，通常需要一些物理或化学上的不平衡，使天平向有利于病原体的方向倾斜。本章回顾了相关的宿主缺陷，以及宿主防御系统中的缺陷如何影响头颈部感染的风险。

感染的宿主反应

感染的第一道屏障是覆盖在头颈部表面及腔隙内的上皮屏障。上皮细胞通过紧密连接相互黏附在一起，有助于预防微生物和小分子的被动入侵。此外，来自内衬上皮细胞的分泌物有助于聚集和清除病原体。非特异性表面产物，诸如唾液、眼泪、汗液以及皮脂，通过稀释和冲刷促进上皮表面的清洁。更具体地说，表面防御是由免疫球蛋白A和溶菌酶等产物提供的，它们具有直接的杀菌活性。阻止微生物入侵的下一道屏障是补体级联反应、免疫系统的吞噬细胞（中性粒细胞、嗜酸性粒细胞、单核-巨噬细胞），以及帮助募集适应性免疫反应的化学介质的释放。

与固有免疫反应相比，适应性免疫反应是一个更为复杂和特殊的系统，分为体液免疫和细胞免疫。在细胞免疫反应中，通过抗原递呈细胞将微生物抗原提呈给T淋巴细胞，抗原呈递细胞选择特定种群进行增殖。参与抗原识别及下游信号传导的T淋巴细胞亚群被称为辅助性T淋巴细胞。该克隆扩增导致对病原体的免疫记忆，并在病原体再次出现时提供更好的防御。T淋巴细胞的其他亚群有助于识别和清除异己或感染细胞，调节免疫系统。（关于该话题的详细讨论，参见第1章。）

体液免疫是指免疫球蛋白的合成和补体级联反应，它有助于病原体的识别，并进行标记加以清除。B细胞负责免疫球蛋白的合成，并且对新近识别的抗原保持记忆，当再次遭遇时能迅速做出反应。

原发性免疫缺陷状态

免疫缺陷是指免疫系统对病原体产生正常反应能力的任何缺陷。宿主的免疫缺陷可发生于构成免疫反应的一系列复杂相互作用的任何部位。免疫缺陷可分为：原发性缺陷，即免疫系统中存在遗传或内在的缺陷；继发性缺陷，即免疫系统受到感染性因素、药物治疗或代谢状态的不利影响。

原发性免疫缺陷（primary immunodeficiency，PID）包括一组复杂的、超过150种的免疫缺陷，其临床表现多样。与免疫功能正常的患者相比，PID患者发生感染、自身免疫性疾病以及某些恶性肿瘤的风险增加[1]。PID在美国的患病率估计在1/500～1/1 200之间[2]。超过半数的已知PID疾病主要影响体液免疫应答[3]，任何或全部的免疫球蛋白都可能存在缺陷。免疫球蛋白缺乏症患者最常见的感染是细菌性窦肺感染，包括鼻窦炎、支气管炎、肺炎以及中耳炎[4]。当细胞免疫应答存在主要缺陷时，感染沙门菌、非结核分枝杆菌以及机会致病菌包括耶氏肺孢子菌、微小隐孢子虫以及念珠菌的风险增加[5]。最后，补体及吞噬细胞功能的缺陷增加了荚膜菌（包括肺炎链球菌和流感嗜血杆菌）感染的风险[1,6]。细胞免疫和体液免疫可能同时存在缺陷，例如：血小板减少伴免疫缺陷综合征（Wiskott-Aldrich综合征）、DiGeorge综合征以及共济失调毛细血管扩张症。这些患者特别容易受到机会性感染，最常见的感染表现是念珠菌病、腹泻、呼吸道感染和发育停滞[7]。

PID的预防包括对急性感染的早期发现和治疗。当出现感染时，应及时给予积极的治疗。值得注意的是，在一些免疫球蛋白缺陷患者中，用于鉴定病原体的血清学标志物可能无效。目前，在特殊情况下，对于外科手术中超围手术期剂量的预防性使用抗生素，尚未有明确的指导建议；因此，在制定围手术期治疗计划时，应考虑让患者的家庭医生、免疫科医生和胸科医生共同参与。

获得性免疫缺陷状态

对于医务人员来说,特别重要的是获得性免疫缺陷,它可能是治疗其他疾病的结果、治疗的副作用或不相关但未受控制的疾病过程的结果。这种获得性免疫缺陷可以破坏任何正常的免疫反应途径,而它所涉及的特殊途径决定了缺陷将如何表现。

粒细胞功能障碍

粒细胞功能障碍可以是定性的,也可以是定量的,但其治疗要点相似。一些导致定性功能障碍的疾病包括:某些血液病、糖尿病、肾衰竭相关的尿毒症、肝功能衰竭、烧伤、慢性感染以及某些药物治疗。正如本章它处所述,具体的定性功能障碍可包括:血细胞渗出、趋化、吞噬以及活性氧生成功能障碍。

早在 20 世纪 60 年代,粒细胞减少症首次与感染风险增加相关联[8]。中性粒细胞计数<1×10^9/L 时感染风险开始增加,计数<0.1×10^9/L 时感染风险达到最大。实际上,在出现发热的中性粒细胞减少症患者中,48%~60%存在明确的感染或隐匿性感染,16%~20%的重度中性粒细胞减少症患者(中性粒细胞计数<0.1×10^9/L)存在菌血症[8,9]。此外,中性粒细胞减少症的持续时间也和发病率及死亡率的升高相关。早期的研究显示,接受癌症化疗的中性粒细胞减少症患者中,当中性粒细胞减少的持续时间>3 周时,发生细菌或真菌感染的概率接近 100%[10]。与持续时间>15天(高风险)的患者相比,持续时间<7~10 天的患者被认为是低风险的[11]。

粒细胞减少的原因很多,包括诸如恶性血液病或营养不良等疾病状态、选择性药物治疗引起的骨髓抑制、创伤或放射治疗。观察显示,发热的中性粒细胞减少症患者未经治疗,其严重程度和死亡率显著升高,因此推荐尽早给予经验性抗生素治疗[12]。一项大样本的 Meta 分析研究显示,在中性粒细胞减少症患者早期未发热阶段预防性使用抗生素可降低全因死亡率及感染相关死亡率。研究中,未发热和发热这两种情况下,需要治疗的病例数分别为 34 例和 48 例[13]。发热的中性粒细胞减少症是一种急症。患者应入院并密切观察,并充分询问暴露史,进行全面细致的系统回顾及临床检查。另一种应对中性粒细胞减少症患者发生严重感染的治疗策略是给予造血生长因子,包括粒细胞集落刺激因子(granulocyte-colony-stimulating factors,G-CSF)和粒细胞-巨噬细胞集落刺激因子(granulocyte-macrophage-colony-stimulating factors,GM-CSF)。尽管最初作为经验性抗菌药物治疗的辅助手段,G-CSF 和 GM-CSF 仅对预防感染有益,其目的是限制中性粒细胞减少的程度和持续时间[10]。

体液免疫缺陷

免疫系统的体液或可溶性因子包括免疫球蛋白和补体。免疫球蛋白产生缺陷是原发性免疫缺陷最常见的原因,占全部免疫缺陷病例的一半以上[14]。一般情况下,由于循环中的母体抗体的保护作用,体液免疫缺陷在出生后 6 个月才会出现。体液免疫缺陷的程度可从完全缺乏血清免疫球蛋白(Bruton 无丙种球蛋白血症),到免疫球蛋白水平正常但其功能存在缺陷。一些原发性体液免疫缺陷是遗传缺陷的结果,例如常见的各种免疫缺陷、X 连锁婴儿无丙种球蛋白血症、高 IgM 综合征以及选择性 IgA 缺乏症[14]。这些患者容易出现由流感嗜血杆菌以及肺炎链球菌等荚膜菌引起的复发性窦肺感染[14]。另一组更加多元化的患者同样也存在体液免疫缺陷。在这组患者中,由于分解代谢增加、蛋白丢失加速或药物抑制,而出现了获得性低丙种球蛋白血症[15,16]。这一类型中,最常见的疾病包括:肾病综合征;蛋白丢失性肠病(例如小肠淋巴管扩张症[17]以及克罗恩病[18]);巨细胞病毒、EB病毒、风疹病毒感染;皮质类固醇或抗惊厥治疗;烧伤[19];以及某些恶性肿瘤(慢性淋巴细胞白血病[20]及多发性骨髓瘤)[21]。和那些由遗传缺陷导致的体液免疫缺陷患者一样,该组患者同样容易出现复发性窦肺感染。

和免疫球蛋白缺陷一样,补体缺陷有多种方式。补体缺陷属于补体级联反应存在缺陷。通常,补体缺陷不但增加了患者的感染风险,而且使患者易发自身免疫病。早期补体缺陷(C1、C2、C4)和 C3 缺陷会增加化脓性细菌感染的风险,容易使患者分别出现系统性红斑狼疮样综合征和血管炎或肾小球肾炎[14]。晚期补体缺陷(C5~C9)增加了荚膜菌感染的风险,但不会增加自身免疫性疾病的风险[14]。

细胞免疫缺陷

一般认为,体液免疫反应主要清除可溶性抗原和细胞外微生物,而细胞免疫反应主要清除细胞内病原体,包括一些细菌、寄生虫和病毒[22]。尽管存在差别,但两种免疫反应主要通过 T 细胞的辅助进行协调[22]。具体为,CD4T 细胞具有激活吞噬细胞的潜力,可以消灭吞噬体包含的微生物;而 CD8T 细胞有助于消灭任何胞质内含有细菌或异质蛋白的细胞[23]。在所有原发性免疫缺陷当中，由于在抗原特异性及抗原无关的免疫应答中发挥的作用，T 淋巴细胞的缺陷可能是最严重的[24]。T 细胞缺陷的一些临床表现包括机会性感染、复发性细菌及病毒感染、自身免疫性溶血性贫血、淋巴性肝炎和皮炎以及霍奇金淋巴瘤[24]。除了原发性免疫缺陷之外，T 细胞功能障碍还可见于：淋巴组织增生性恶性肿瘤；慢性病毒感染，包括巨细胞病毒、HIV、EB 病毒；以及某些免疫抑制性治疗，包括皮质类固醇、环磷酰胺、环孢菌素以及他克莫司[25]。

获得性免疫缺陷相关的非肿瘤性疾病

正如其他教科书中所描述的那样，根据免疫缺陷的主要原因，免疫缺陷实际上可分为不同的亚组。出于这种考虑，许多免疫缺陷产生于与肿瘤无关的疾病。

脾切除

脾脏是一个具有多种免疫调节功能的实质器官。正常情况下，脾脏负责诸如胎儿造血、微生物和红细胞的过滤、IgM 的加工和免疫合成、充当血小板和粒细胞的细胞储存库以及铁代谢等过程[26]。颇具争议的是，脾脏同样在补体级联反应中发挥作用，产生备解素、调理素以及促吞噬肽，刺激 IL-1 的生产并促进吞噬作用[26]。因此，脾脏的缺失可以对宿主对特定微生物的反应产生广泛影响。功能性脾功能减退或无脾通常与镰状细胞病有关，也可见于其他疾病，诸如乳糜泻、结节病、系统性红斑狼疮、溃疡性结肠炎、淀粉样变性以及细菌性心内膜炎[26]。脾切除之后，患者对外源多糖的反应低下，并对多糖荚膜细菌易感[27]，诸如流感嗜血杆菌、肺炎链球菌以及脑膜炎奈瑟菌，甚至可以发生沙门菌属引起的骨髓炎[28]。

值得注意的是如何处理具有高感染风险的外伤，以及无脾患者择期手术的预防性用药。在 16%～24% 的狗及 17% 的猫的唾液中发现的二氧化碳噬纤维菌属，可导致脾切除术后严重感染[29,30]。因此普遍认为，脾切除患者在被动物咬伤后应立即预防性使用抗生素[31,32]。对于咬伤，常用的方案为伤后给予阿莫西林-克拉维酸（安灭菌）3～5 天，尽管药物治疗不能替代恰当的伤口处理。对于脾切除后发热的患者，同样应预防性使用抗生素[33]。在发热的情况下，给予头孢曲松钠联合/不联合万古霉素是有效的，可覆盖肺炎链球菌、流感嗜血杆菌、脑膜炎奈瑟菌以及二氧化碳噬纤维菌[33]。同样，头颈部手术会被面部大量的细菌及分泌物污染，青霉素 V、阿莫西林或克林霉素可作为预防性使用的抗生素[34]。

糖尿病

由糖尿病患者的生理紊乱所导致的免疫功能损害已经得到广泛研究。高血糖是感染风险增加和难以控制的主要原因[35,36]。血糖水平在 10～15mmol/L 及以上可引起免疫功能障碍[37]。高血糖本身对固有免疫及细胞免疫有显著影响。中性粒细胞的黏附性差，趋化性受损，以及作为氧化猝发的一部分，其产生活性氧的能力下降[38,39]。事实上，在一些感染的缺氧环境中，参与糖酵解、氧化代谢以及线粒体功能的酶，其编码涉及的相关基因表达下降[40]。此外，单核细胞和巨噬细胞可以促进促炎细胞因子的分解代谢，增加基质金属蛋白酶的产生[41,42]。宿主免疫细胞的吞噬作用也被发现有明显的损害。糖尿病患者细胞内钙离子含量升高[43]，可降低三磷酸腺苷的产生，并损害中性粒细胞的吞噬能力[44]。通过高血糖对补体以及 Fc 受体介导的病原菌识别的影响，细胞的吞噬作用也被削弱[45]。

幸运的是，许多与高血糖相关的免疫缺陷可以通过严格血糖控制得到缓解[46]。在涉及胸心外科的研究中发现，目标血糖<11.1mmol/L 可以显著降低糖尿病患者胸骨深部切口感染的发病率[46]，并改善中性粒细胞的吞噬作用[47]。研究结果显示，术后感染风险增加这一结论不仅仅局限于心胸外科手术。在一项涉及多种择期手术的研究中发现，术后第一天血糖值>12.2mmol/L 的患者，其感染风险是血糖值<12.2mmol/L 患者的 2.7 倍[96]。通常，对于血糖控制良好的患者，没有强烈的指征推荐在常规手术中预防性使用抗生素；然而，对于血糖控制不佳的患者，应高度重视预防性使用抗生素。

除了在正常免疫能力和非糖尿病患者身上发现的对感染的易感性增加之外，糖尿病患者还面临着免疫缺陷患者所特有的感染风险。鼻脑型毛霉菌病是一种急性真菌感染，死亡率高（15%～34%）[48]。它具有高度侵袭性，感染源自鼻腔或口腔黏膜，并通过鼻旁窦迅速扩散至眼眶及中枢神经系统。糖尿病患者鼻腔和口腔内富含葡萄糖及其酸性环境使真菌能够生长。鼻腔内或腭部的坏死性病变具有特征性[49]，病变累及眼眶导致眼部疼痛、眼球突出以及眼肌麻痹（图 30-1）。根据冰冻切片发现菌丝分支可以明确诊断。治疗包括纠正基础代谢紊乱，停用所有免疫抑制剂以及早期外科清创。应尽早给予两性霉素 B 进行抗真菌治疗，广谱的吡咯类抗真菌药也同样有效[48]。

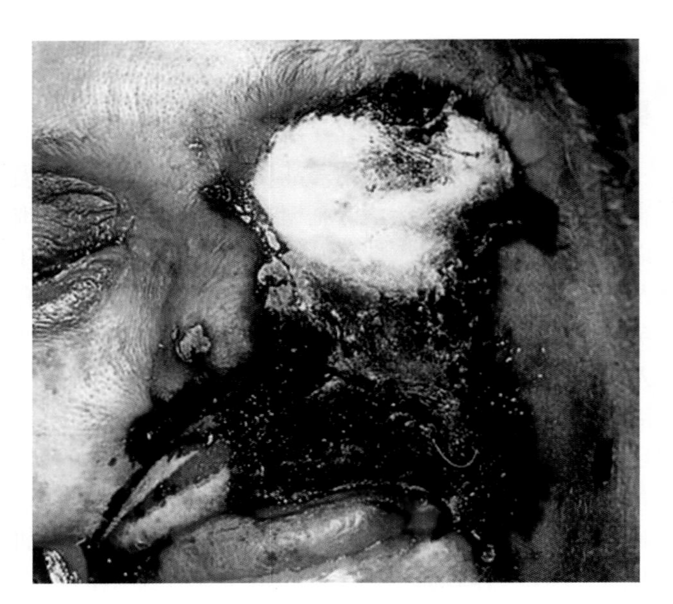

图 30-1 一例糖尿病患者涉及鼻、硬腭、左颊以及左侧眼眶的黑色坏死灶，符合鼻脑型毛霉菌病的临床表现（From Tryfon S, et al: Rhinocerebral mucormycosis in a patient with latent diabetes mellitus: a case report, *J Oral Maxillofac Surg* 60:328-330, 2002.）

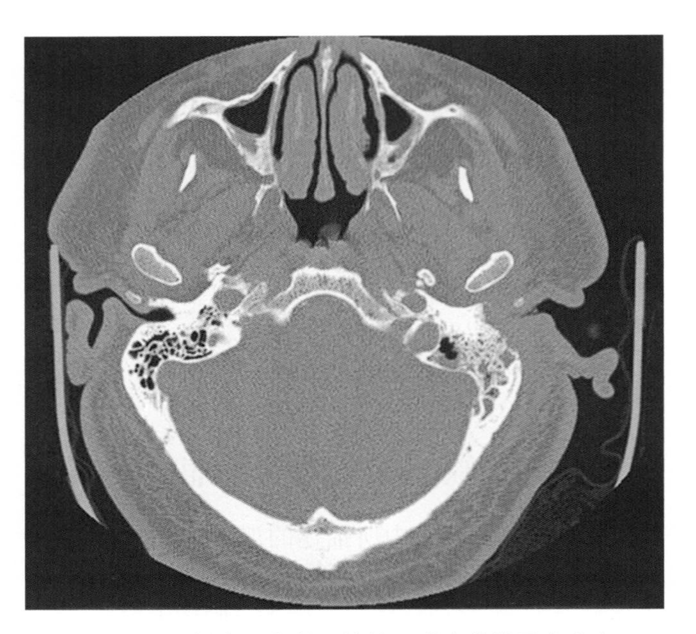

图 30-2 一例发生左侧恶性外耳道炎的糖尿病患者，轴位 CT 图像显示外耳道后壁及乳突皮质骨骨质破坏（From Carfrae MJ, Kesser BW: Malignant otitis externa, *Otolayrngol Clin North Am* 41(3): 537-549, 2008.）

高压氧治疗的有效性尚未在大型试验中被证实，但它可能具有限制真菌生长、促进愈合、增强中性粒细胞功能，并有助于纠正乳酸酸中毒的潜力[50]。

恶性或侵袭性外耳道炎是糖尿病患者特有的一种感染。大约 90% 的病例与糖尿病有关[48]，糖尿病微血管病变是一个重要的诱发因素[51]。这是一种严重的外耳道感染，并可扩散至相邻软组织，最终累及颅底。铜绿假单胞菌是几乎所有病例的致病菌[52]。症状包括剧烈耳痛、耳漏、听力丧失，偶尔出现颞下颌关节疼痛。疾病晚期累及第Ⅶ、Ⅸ、Ⅹ、Ⅺ对脑神经，可出现麻痹证状，并提示预后不良[51]。临床检查常见严重的外耳道蜂窝织炎以及骨和软骨接合处存在息肉样肉芽组织[53,54]。疑似恶性或侵袭性外耳道炎的评估应包括 CT 或 MRI、引流液的培养，以及对感染部位进行活检以帮助排除其他侵袭性疾病（图 30-2）。标准的治疗方案为全身抗假单胞菌抗生素治疗 6~8 周。对于晚期患者，入院进行手术清创，以及延长胃肠外抗生素使用时间（>12 周）也许有利于治疗[51]。

酒精滥用和肝病

酒精本身，以及与酒精滥用共存的其他状况（例如营养不良），可以对免疫系统产生严重的负面影响。吞噬细胞和 T 细胞亚群的功能[55]和产物[56]分别受到损害。具体来说，在慢性酒精中毒及蛋白质热量营养不良的患者中发现，CD4 细胞计数可以和 AIDS 患者的 CD4 细胞计数相提并论[57]。

肾病

慢性肾病患者的免疫缺陷可由尿毒症状态、导致肾衰竭的基础疾病或直接由慢性肾病的治疗措施造成[58]。1961 年，Schreiner 首次注意到肾衰竭患者具有对感染的独特易感性[59]。此后，诸如对疫苗接种的不良反应以及皮肤移植存活时间延长等更多的观察结果证实，肾脏疾病严重损害了机体的防御能力[60,61]。尽管方式大不相同，肾病可损害细胞介导及体液免疫反应。除了在肾病综合征中，患者可能通过尿液丧失了大量的 IgG，体液免疫在很大程度上保持完整[62]。肾衰患者的细胞免疫功能低下的原因是多方面的。在尿毒症状态下，Fc 介导的吞噬作用及单核细胞依赖性抗原呈递表现为重复性受损。此外，有研究显示，在尿毒症患者中发现的一种抑制分子，可以下调正常淋巴细胞的促有丝分裂反应[27]。最终，促炎性细胞因子 TNF、IL-6 以及 IL-10 的水平升高，产生分解代谢作用。由于透析膜对补体的激活以及免疫产物的消耗，上述许多异常情况不会随着透析而得到改善，甚至可能恶化[63]。普遍的共识是，围术期预防性使用抗生素在许多外科手术中有效；然而，对于门诊或诊所就诊的肾衰竭患者常规预防性使用抗生素，尚未有普遍适用的指南。对于严重的慢性肾脏疾病患者，手术部位及血管通路的感染均可造成极其严重的后果,有必要请肾病科医生会诊,明确使用抗菌药物的适应证及给药剂量。

静脉药物滥用

感染是静脉药物滥用(intra venous drug abuse,IV-DA)中常见的并发症和死亡原因。与反复侵犯皮肤-黏膜屏障以及注射未经审查的药物相比,由 IVDA 直接造成的任何免疫缺陷可能在感染的发生中起次要作用。静脉注射吸毒者的免疫缺陷主要表现为自然杀伤及抗体依赖性细胞毒性[64]。在治疗 IVDA 患者的感染时,至少在初期,应考虑使用广谱抗菌药物进行覆盖是非常重要的,因为 IVDA 患者以前可能发生过很多感染,并接受了典型的抗生素治疗。与其他免疫缺陷患者的感染相同,细菌培养和药敏试验是有意义的。同样必须考虑感染经血行播散至远隔部位的可能性,包括心脏瓣膜和关节,这种情况并不少见[65,66]。

营养不良

营养不良被认为与多种形式的免疫缺陷相关,不同类型的营养不良对免疫系统有不同的影响。例如,蛋白质热量营养不良以及吡哆醇、叶酸、维生素 A 缺乏可引起细胞介导的免疫缺陷[27]。此外,蛋白质热量营养不良及锌缺乏可导致皮肤变薄或表皮松解。Kwashiorkor 病的全身性营养不良还可引起趋化反应及中性粒细胞杀菌活性受损[67]以及免疫球蛋白 A 水平低下[27]。

需要注意的是,营养不良往往不是这些患者的主要诊断,而是经常伴随其他慢性疾病而出现,诸如糖尿病、慢性肾功能衰竭、抑郁、酗酒、慢性胃肠疾病以及化疗。

衰老

老年患者对感染的易感性增加是由于皮肤黏膜的增龄效应、疾病的累积以及免疫衰老共同作用的结果。虽然正常衰老被认为是老年人皮肤改变的主要原因,但紫外线光化损伤的累积造成了大多数的皮肤改变[68]。至于其屏障功能,皮肤在衰老过程中的改变包括真皮变薄、弹性丧失以及水分减少。汗腺的数量及大小同样也在减少[69]。并从青春期开始,皮脂腺的皮脂分泌也开始减少,减少速度在男性为每 10 年减少 23%,在女性为每 10 年减少 32%[70]。由于富含脂质的皮脂可以防止水分流失,抑制某些真菌和细菌的生长,这种生理化学防御机能的下降在老年人的感染易感性的增加方面具有重要作用[68]。最后,老化的皮肤表现为真皮血管数量减少,这意味着老年人皮肤的营养交换减少、温度调节受损、体表温度降低以及外膜细胞合成活性下降[68]。

不仅在皮肤结构和功能上有一个基线变化,伤口愈合同样受到影响。在短期内,随着年龄的增长,手术创口的裂开率明显升高[71]。然而,这一发现是暂时的。伤后 2 周,年龄似乎不会对胶原合成产生不利影响[72]。有趣的是,在显微镜下观察,老年受试者的瘢痕视觉效果更佳[73]。

器官移植受者

自 1954 年首例实体器官移植成功以来,外科技术及维持治疗有了很大的进步。伴随这些进步,使得移植中心外的供体适配移植接受者的可能性越来越大。在移植前,患者会遭受与移植前疾病相关的免疫抑制。移植后,其原有疾病可能得到改善;预防移植物排斥的药物相关的免疫抑制可导致严重的免疫功能低下。用于预防移植物排斥反应的药物分为四类:皮质类固醇、抗体、抗代谢药物以及钙调磷酸酶抑制剂。皮质激素对免疫系统的影响很广泛,并已在本章其他部分有描述。用于预防排斥反应的抗体是与 B 细胞和 T 细胞受体结合的单克隆或多克隆抗体,然后通过调理素作用、细胞溶解或细胞凋亡将靶细胞从血液循环中清除[74]。抗代谢药物通过干扰细胞增殖的不同阶段起作用。最后,钙调磷酸酶抑制剂能够阻断钙调磷酸酶的活性,后者负责细胞因子的表达[75]。

通常,只有手术预防性使用抗生素的通用指南对移植受体有效[75,76]。此外,没有指征表明需要扩大覆盖范围,以包括特定的非典型性或机会性致病菌[76]。移植受者通常长期预防性使用抗生素(预防耶氏肺孢子菌、念珠菌、巨细胞病毒感染),在围手术期应持续使用[75]。6 个月后,移植物功能良好并接受维持剂量免疫抑制治疗的移植受者,其感染风险与普通人群相同,且很少发生机会性感染[77]。就此而言,头颈部择期手术应推迟至移植物取得了较好的功能,并开始进行维持治疗时[76]。

胶原血管病

胶原血管病(collagen vascular disease,CVD)作为一组疾病,可能会严重阻碍正常的免疫功能,其治疗常因所使用的治疗方法而变得复杂化。系统性红斑狼疮(systemic lupus erythematosus,SLE)、硬皮病、类风湿性关节炎以及多发性肌炎是几种众所周知并得到充分研究的 CVD。作为其对免疫反应影响的标志,感染是 SLE 患者出现并发症和死亡的一个主要原因[78,79]。

SLE 对体液及细胞免疫反应均有较大影响。在 SLE 患者中,补体蛋白和受体数量减少[80,81],且免疫球蛋白的数量也减少[82]。中性粒细胞在趋化、吞噬、细胞因子产生和氧化代谢方面表现出异常[80,81]。由于抗 Fc γ 受体的自身抗体以及 TNF-α 的减少,单核细胞的吞噬作用及氧化代谢同样也存在缺陷[81,83]。为了进一步抑制免疫反应,SLE 以及用于治疗 SLE 时使用的皮质类固醇,均使辅助性 T 细胞的数量及活性减小,使 SLE 患者容易受到细胞内病原体的感染[84]。目前,关于如何客观解释 SLE 患者感染风险增加的程度,存在相互矛盾的证据,但有观点认为,SLE 疾病活动度指数是住院治疗的一个预测因素[85]。

与 SLE 相比,硬皮病和多发性肌炎通过对特定组织的局部影响而导致感染风险增加。在食管严重受累的病例中,吸入性肺炎的发病率增加[86]。同样,对于存在严重雷诺现象的患者,当出现手指缺血及溃疡时,其发生二重感染的风险增加[87]。

最后,药物治疗引起的免疫抑制似乎在类风湿性关节炎(rheumatoid arthritis,RA)患者的免疫缺陷中发挥了最为重要的作用。在一项大型病例系列研究中发现,与感染最密切相关的变量包括甲氨蝶呤累积剂量和皮质激素治疗的持续时间。在考虑对某些常规手术预防性使用抗生素时,CVD 患者存在一种独特的情况。SLE 以及不同程度的 RA,由于免疫抑制,它们自身的感染风险增加的同时,还可能造成其他疾病,使得患者容易发生特异性感染。SLE 患者发生心脏瓣膜病的风险显著增加,而对于 RA,全关节置换术可能是治疗的一个方面。最近,在一份联合声明中,美国牙科协会和美国骨科医师学会宣布,常规预防性使用抗生素不再适用于全关节置换手术[88]。在这份声明中提到,在具有某种形式的免疫功能损害的患者中,包括那些接受免疫抑制治疗或 RA 患者,人工关节感染的比值比增大。然而,该比值比是否有临床意义尚有争议[88]。目前,尚无确凿证据支持对 SLE 患者预防性使用抗生素;然而,考虑到 SLE 患者感染风险的增加,许多机构包括美国狼疮基金会,仍建议在牙科治疗及外科手术前预防性使用抗生素[89]。对于患有 SLE 或 RA 的免疫抑制患者,在考虑对其人工关节预防性使用抗生素时,应和参与患者治疗的其他科室的医生根据具体情况共同做出决定。

使用皮质类固醇

皮质类固醇药物是一种合成物,类似于肾上腺皮质中产生的内源性激素。尽管存在一些全身性的副作用(例如:萎缩、伤口愈合不良)[90],但它们常用于特定的肺部和风湿性疾病的治疗,以及移植患者免疫抑制的诱导和维持。皮质类固醇对免疫系统有多种作用,但其主要作用为抑制特异性 T 细胞细胞因子的产生,而后者具有促进 Th1 的分化、促进细胞免疫[91,92],以及抑制抗体和补体结合的作用[74]。由于细胞离开循环重新分布,甚至单次剂量的类固醇即可导致明显的淋巴细胞和单核细胞减少[93]。大剂量时,类固醇可损害中性粒细胞对内皮细胞的黏附[94],并抑制吞噬细胞内活性氧的形成,从而使微生物在细胞内继续生长[93]。

使用皮质类固醇发生感染并发症的风险与使用剂量及治疗时间有关。在一项包括 71 个研究的大型 Meta 分析中发现,使用类固醇治疗的患者的感染率为 12.7%,而对照组的感染率为 8.0%[95]。此外,累积剂量<700mg 强的松当量的患者,或每日强的松剂量<10mg 的患者,其感染并发症的发生率并未增加[95]。类固醇治疗的总体时间同样与感染的发生率有关,累积持续时间<21 天者,其感染的发病风险减少[93]。目前,对于长期、小剂量使用皮质类固醇治疗的患者,预防性使用抗生素的作用尚未明确;然而,在大剂量类固醇或预期遭到大量微生物污染时,应考虑预防性使用抗生素[96]。对于接受皮质类固醇治疗的移植受者,已建立针对特定机会致病菌的预防性使用抗生素的具体指南。

人类免疫缺陷病毒和获得性免疫缺陷综合征

人类免疫缺陷病毒(human immunodeficiency virus,HIV)的特征是感染和 CD4T 细胞的破坏。未经治疗的艾滋病可导致机会性感染或恶性肿瘤的发生。该病毒存在两种主要的变体,其中 HIV-1 型毒性更强,也更普遍[27]。由于抗逆转录病毒治疗疗效的提高和治疗的普及,在 2012 年,估计有 3 530 万人携带 HIV 病毒[97]。在美国,每年有超过 5 万例新感染的病例出现。在这些 HIV 感染者中,大约有 18%并不知道自己感染了该病毒[91]。在诊断时,大约有 1/3 的患者 CD4 计数$<0.2\times10^9/L$[98]。

HIV 感染者/获得性免疫缺陷综合征(acquired immunodeficiency syndrome,AIDS)患者存在许多免疫缺陷。如前所述,AIDS 患者严重免疫缺陷的根源是

CD4T 细胞的耗竭。这种衰竭的原因是在病毒复制周期中直接的细胞毒性、失能、T 细胞亚群的超抗原刺激、通过基因交联诱导凋亡以及细胞免疫相关的细胞毒性[27]。

典型的 HIV 感染者的机会性感染发生于 CD4 细胞计数<0. 2×10^9/L 时。然而，最近的研究显示，在部分 CD4 细胞计数>0. 2×10^9/L 的患者中，也发生了机会性感染（例如：食管念珠菌病、卡波西肉瘤以及肺结核）[99]。对于 CD4 细胞计数>0. 5×10^9/L 的患者，一些增加 AIDS 定义性疾病（AIDS-defining illness）发病风险的病前状况包括：静脉注射吸毒、高龄、HIV 病毒载量>10 000 拷贝/ml[99]。当 CD4 细胞计数>0. 75×10^9/L 时，机会性感染的发病率下降，这使人们相信，在该水平，免疫恢复接近完成[99]。

值得注意的是，HIV 阳性患者感染的常见表现是淋巴结肿大。应对 HIV 阳性患者增大的颈部淋巴结进行检查，因其可能代表结核分枝杆菌或耶氏肺孢子菌感染、淋巴瘤、卡波西肉瘤或其他疾病[100]。对于 HIV 阳性的颈部淋巴结肿大的患者，大约 40% 为良性反应性淋巴结肿大[100]，20% ~ 30% 可能与结核有关[100]。外科诊断的首要方法应为细针吸活检，在超过 50% 的患者中，这一方法能够成功获得明确的诊断[100]。如果出现以下情况，应怀疑存在良性反应性淋巴结肿大之外的原因，包括淋巴结直径>2cm 并不断增大；发病和 CD4 细胞计数下降有关；单侧、不对称或局部淋巴结肿大；无法解释的全身症状；相关的纵隔淋巴结肿大；或肝脾肿大[100]。

另一个发病率上升且与头颈部相关的疾病为鼻-鼻窦炎。上颌窦和筛窦最常受累[100]，患者可主诉发热、面部疼痛、鼻塞，以及鼻腔内黏脓性分泌物。鼻窦炎易感性的增加被认为是由于局部和全身免疫功能低下以及黏液纤毛清除功能受损导致。与普通人群中的鼻窦炎一样，HIV 感染患者鼻窦炎最常见的病原体为：常见于急性鼻窦炎的肺炎链球菌、流感嗜血杆菌、卡他莫拉菌；以及常见于慢性鼻窦炎的葡萄球菌属、假单孢菌属以及厌氧菌。然而，在 CD4 细胞计数<0. 05×10^9/L、中性粒细胞绝对计数<0. 6×10^9/L，或单侧鼻窦感染症状伴/不伴发热的情况下，应考虑侵袭性真菌性鼻窦炎的可能[100]。

获得性免疫缺陷相关的肿瘤性疾病

对于恶性肿瘤，以及部分良性肿瘤，可能存在由皮肤或黏膜屏障的破坏、化疗引起的免疫抑制、或疾病过程本身等因素引起的免疫系统功能损害。许多恶性肿瘤的亚型和涉及的解剖部位，以及在其整体治疗过程中的化疗或放疗程序，均可导致严重的中性粒细胞减少症的出现。如前所述，当中性粒细胞计数降至<1×10^9/L 时，感染发生率大幅上升；中性粒细胞计数<0. 1×10^9/L 时，发生菌血症的风险显著增加[13]。在可能的情况下，可使用 G-CSF 和 GM-CSF 来减轻中性粒细胞减少程度和持续时间。在中性粒细胞减少伴发热或明确感染的情况下，这两种药物被认为具有很好的性价比[101]。

免疫缺陷患者感染的预防和处理

对于免疫缺陷的患者，预防感染的主要措施与免疫功能正常的患者相似。其中，精细的手术技术、无创操作、清除不能存活的组织以及消灭死腔对于预防手术部位感染至关重要。此外，尽管缺乏对特定免疫缺陷疾病预防性使用抗生素的确凿证据，但多学科会诊以及患者的详细病史对于患者治疗的决策过程会有所帮助。

根据免疫缺陷患者潜在的免疫功能损害程度，通常可采取一些措施来优化患者选择性的治疗方案。例如，如果预期免疫抑制的程度很严重，则围绕既定化疗周期的计划和评估均应慎重。此外，评价 HIV 阳性患者的中性粒细胞绝对计数以及糖尿病患者的糖化血红蛋白水平等客观指标，将有助于对感染并发症的风险做出有根据的评估。

相反，在既定的免疫抑制治疗开始之前，也可从头颈外科的角度，采取相应的措施使患者达到最佳状态。例如，口腔黏膜炎是一种明显由某些化疗方案引起的副作用；因此，在任何诱导化疗之前，应考虑改善口腔卫生[96]。

在免疫缺陷患者出现明显感染的情况下，应考虑行微生物培养及药敏试验。在结果回报之前，应给予广谱抗菌药物，覆盖范围包括患者最易感的病原体。还应考虑治疗相关的硬件设施，根据感染的严重性和免疫功能低下的程度，及时对住院患者进行监测。

（冯志强 译）

参考文献

1. Bonilla FA, Bernstein IL, Khan DA, et al.: Practice parameter for the diagnosis and management of primary immunodeficiency, *Ann Allergy Asthma Immunol* 94(5 suppl 1):S1–S63, 2005.
2. Boyle JM, Buckley RH: Population prevalence of diagnosed

primary immunodeficiency diseases in the United States, *J Clin Immunol* 27:497–502, 2007.
3. Modell V, Gee B, Lewis DB, et al.: Global study of primary immunodeficiency diseases (PI)-diagnosis, treatment, and economic impact: an updated report from the Jeffrey Modell Foundation, *Immunol Res* 51:61–70, 2011.
4. Fried AJ, Bonilla FA: Pathogenesis, diagnosis, and management of primary antibody deficiencies and infections, *Clin Microbiol Rev* 22:396–414, 2009.
5. Notarangelo LD: Primary immunodeficiencies, *J Allergy Clin Immunol* 125(suppl 2):S182–S194, 2010.
6. Ram S, Lewis LA, Rice PA: Infections of people with complement deficiencies and patients who have undergone splenectomy, *Clin Microbiol Rev* 23:740–780, 2010.
7. Younger EM, Epland K, Zampelli A, et al.: Primary immunodeficiency diseases: A primer for PCPs, *The Nurse Practitioner* 40:1–7, 2015.
8. Bodey GP, Buckley M, Sathe YS, et al.: Qualitative relationships between circulating leukocytes and infections in patients with acute leukemia, *Ann Intern Med* 64:328–339, 1966.
9. Lucas KG, Brown AE, Armstrong D: The identification of febrile, neutropenic children with neoplastic disease at low risk for bacteremia and complications of sepsis, *Cancer* 77:791–798, 1996.
10. Chanock SJ, Pizzo PA: Fever in the neutropenic host, *Infect Dis Clin North Am* 10:777–796, 1996.
11. Rubin M, Hathorn JW, Pizzo PA: Controversies in the management of febrile neutropenic cancer patients, *Cancer Invest* 6:167–184, 1988.
12. Pizzo PA: Evaluation of fever in the patient with cancer, *Eur J Cancer Clin Oncol* 25(suppl 2):S9, 1989.
13. Grafter-Gvili A, Fraser A, Paul M, et al.: Antibiotic prophylaxis for bacterial infections in afebrile neutropenic patients following chemotherapy, *Cochrane Database Syst Rev* 1:CD004386, 2012.
14. Sleasman JW, Virella G: Primary immunodeficiency diseases. In Virella G, editor: *Medical immunology*, ed 6, New York, 2007, Informa Healthcare.
15. Ochs HD, Smith CIE, Puck JM: *Primary immunodeficiency diseases*, London, 1999, Oxford University Press, pp 419–431.
16. Waldman TA, Nelson DA: Inherited immunodeficiencies. In Frank MM, Austen KF, Claman HN, Unanue ER, editors: *Samter's imunologic diseases*, vol. 1. Toronto, 1995, Little, Brown and Co.
17. Strober W, Wochner RD, Carbone PP, et al.: Intestinal lymphangiectasia, *J Clin Invest* 46:1643, 1967.
18. Elson CO, James SP, Graeff AS, et al.: Hypogammaglobulinemia due to abnormal suppressor T-cell activity in Crohn's disease, *Gastroenterology* 86:569, 1984.
19. Shirani KZ, Vaughan GM, McManus AT, et al.: Replacement therapy with modified immunoglobulin G in burn patients: preliminary kinetic studies, *Am J Med* 76:175, 1984.
20. Cooperative group for the study of immunoglobulin in chronic lymphocytic leukemia: Intravenous immunoglobulin for the prevention of infection in chronic lymphocytic leukemia, *N Engl J Med* 319:902, 1988.
21. Walchner M, Wick M: Elevation of CD8+ CD11b+ Leu 8-T cells is associated with the humoral immune deficiency in myeloma patients, *Clin Exp Immunol* 109:310, 1997.
22. Farber DL, Virella G: Cell-mediated immunity. In Virella G, editor: *Medical immunology*, ed 6, New York, 2007, Informa Healthcare.
23. Abbas AK, Lichtman AH: Effector mechanisms of cell-mediated immunity. In Abbas AK, Lichtman AH, editors: *Basic immunology: Functions and disorders of the immune system*, ed 2, Philadelphia, 2007, Saunders–Elsevier.
24. Fischer A: T-lymphocyte immunodeficiencies, *Immunol Allergy Clin North Am* 20:113–127, 2000.
25. Vartivarian S, Bodey G: Infection associated with malignancy. In Gorbach SL, Bartlett JG, Blacklow NR, editors: *Infectious diseases*, ed 2, Philadelphia, 1998, WB Saunders.
26. Sumaraju V, Smith LG, Smith SM: Infectious complications in asplenic hosts, *Infect Dis Clin North Am* 15:551–565, 2001.
27. Sleasman JW, Virella G: AIDS and other acquired immunodeficiency diseases. In Virella G, editor: *Medical immunology*, ed 6, New York, 2007, Informa Healthcare.
28. Sickle Cell Association of America. Research and screening. Available at http://www.sicklecelldisease.org/index.cfm?page=research-screening. Accessed Feb. 12, 2015.
29. Mirza I, Wolk J, Toth L, et al.: Waterhouse-Friederichsen syndrome secondary to *Capnocytophaga canimorsus* septicemia and demonstration of bacteremia by peripheral blood smear, *Arch Pathol Lab Med* 124:859–863, 2000.
30. Westwell AJ, Spenser MB, Kerr KG: DF-2 bacteria following cat bites, *Am J Med* 83:1170, 1987.
31. Brigden ML: Detection, education and management of the asplenic or hyposplenic patient, *Am Fam Physician* 63:499–506, 2001.
32. Howell JM, Woodward GR: Precipitous hypotension in the emergency department caused by *Capnocytophaga canimorsus* sp nov sepsis, *Am J Emerg Med* 8:312–314, 1990.
33. Rubin LG, Schaffner W: Care of the asplenic patient, *N Engl J Med* 371:349–356, 2014.
34. Stanley AC, Christian JM: Sickle cell disease and perioperative considerations: review and retrospective report, *J Oral Maxillofac Surg* 71:1027–1033, 2013.
35. Harrison GA, Schultz TZ, Schaberg SJ: Deep neck infection complicated by diabetes mellitus, *Oral Surg Oral Med Oral Pathol* 55:133–137, 1983.
36. Sugata T, Fujita Y, Myoken Y, et al.: Cervical cellulitis with mediastinitis from an odontogenic infection complicated by diabetes mellitus: report of a case, *J Oral Maxillofac Surg* 55:864–869, 1997.
37. McMahon MM, Bistrain BR: Host defenses and susceptibility to infection in patients with diabetes mellitus, *Infect Dis Clin North Am* 9:1, 1995.
38. Mattson J, Cerutis D: Diabetes mellitus: a review of the literature and dental implications, *Compendium* 22:757–772, 2001.
39. Naghibi M, Smith R, Baltch A, et al.: The effect of diabetes mellitus on chemotactic and bactericidal activity of human polymorphonuclear leukocytes, *Diabetic Res Clin Pract* 4:27–35, 1987.
40. Bouche C, Serdy S, Kahn CR, et al.: The cellular fate of glucose and its relevance in type 2 diabetes, *Endocr Rev* 25: 807–830, 2004.
41. Campbell MJ: A light and electron microscope study of blood vessels from the gingival tissues of non-diabetic and diabetic patients, *Aust Dent J* 16:235–239, 1971.
42. Lalla E, Lamster IB, Schmidt AM: Enhanced interaction of advanced glycation end-products with their cellular receptor for RAGE: implications for the pathogenesis of accelerated periodontal disease in diabetes, *Ann Periodontol* 3:12–19, 1998.
43. Rapaport Y, Himelfarb MZ, Zikk D, et al.: Cervical necrotizing fasciitis of odontogenic origin, *Oral Surg Oral Med Oral Pathol* 72:15–18, 1991.
44. Alexiewicz J, Kumnar D, Smogorzewski M, et al.: Polymorphonuclear leukocytes in non-insulin dependent diabetes mellitus: abnormalities in metabolism and function, *Ann Intern Med* 123:919–924, 1995.

45. Saiepour D, Sehlin J, Oldenborg PA: Hyperglycemia-induced protein kinase C activation inhibits phagocytosis of C3b- and immunoglobulin g-opsonized yeast particles in normal human neutrophils, *Exp Diabesity Res* 4:125–132, 2003.
46. Zerr K, Furnary A, Grunkmeier G, et al.: Glucose control lowers the risk of wound infection in diabetics after open heart operations, *Ann Thorac Surg* 63:356, 1997.
47. Rassias A, Marrin C, Arruda J, et al.: Insulin infusion improves neutrophil function in diabetic cardiac surgery patients, *Anesth Analg* 88:1101, 1998.
48. Gupta S, Koirala J, Khardori R, et al.: Infections in diabetes mellitus and hyperglycemia, *Infect Dis Clin N Am* 21:617–638, 2007.
49. Tierney MR, Baker AS: Infection of head and neck in diabetes mellitus, *Infect Dis Clin North Am* 9:195, 1995.
50. Kajs-Wyllie M: Hyperbaric oxygen therapy for rhinocerebral fungal infection, *J Neurosci Nurs* 273:174–181, 1995.
51. Rubin Grandis J: The changing face of malignant necrotizing external otitis: clinical, radiological, and anatomic correlations, *Lancet Infect Dis* 41:34–39, 2004.
52. Rubin J, Yu VL: Malignant external otitis: insights into pathogenesis, clinical manifestations, diagnosis, and therapy, *Am J Med* 85:391–398, 1988.
53. Joshi N, Caputo GM, Weitekamp MR, et al.: Primary care: infections in patients with diabetes, *N Engl J Med* 341: 1906–1912, 1999.
54. Handzel O, Halperin D: Necrotizing malignant external otitis, *Am Fam Physician* 682:309–312, 2003.
55. Macgregor RR: Alcohol and immune defense, *JAMA* 256: 1474, 1986.
56. Roselle GA, Medenhal CL, Chedid A, et al.: Alcohol modulation of immune function: clinical and experimental data, *Alcohol Clin Exp Res* 19:551–554, 1995.
57. Gordon NC, Connelly S: Management of head and neck infections in the immunocompromised patient, *Oral Maxillofacial Surg Clin N Am* 15:103–110, 2003.
58. Pesanti EL: Immunologic defects and vaccination in patients with chronic renal failure, *Infect Dis Clin North Am* 15(3):813–832, 2001.
59. Schreiner GE, Maher JF, editors: *Uremia: biochemistry, pathogenesis, and treatment*, Springfield, Ill, 1961, Charles C Thomas.
60. Dammin GJ, Couch NP, Murray JE: Prolonged survival of skin homografts in uremic patients, *Ann N Y Acad Sci* 64:967–976, 1957.
61. Rytel MW, Dailey MP, Schiffman G, et al.: Pneumococcal vaccine immunization of patients with renal impairment, *Proc Soc Exp Biol Med* 182:468–473, 1986.
62. Nohr C: Non-AIDS immunosuppression. In Wilmore DW, Cheung LY, Harken AH, et al.: *Scientific American surgery*, section VII, subsection 3, New York, 1995, Web MD.
63. Van Der Meer JWN: Defects in host defense mechanisms. In Rubin RH, Young LS, editors: *Clinical approach to infection in the immunocompromised host*, ed 3, New York, 1994, Plenum.
64. Brown SM, Stimmel B, Taub RN, et al.: Immunologic dysfunction in heroin addicts, *Arch Intern Med* 134:1001, 1974.
65. Chandrasekar PH, Narula AP: Bone and joint infection in intravenous drug abusers, *Rev Infect Dis* 8:904, 1986.
66. Saravolatz LD, Burch KH, Quinn EL, et al.: Polymicrobial infective endocarditis: An increasing clinical entity, *Am Heart J* 95:163, 1978.
67. Douglas SD, Schopfer K: Analytical review: host defense mechanisms in protein-energy malnutrition, *Clin Immunol and Immunopathol* 5:1–5, 1976.
68. Thomas DR, Burkemper N: Preface: Aging skin and wound healing, *Clin Geriatr Med* 29:xi–xx, 2013.
69. Fenske NA, Lober CW: Structural and functional changes of normal aging skin, *J Am Acad Dermatol* 15:571–585, 1986.
70. Plewig G, Koigman AM: Proliferative activity of the sebaceous glands of the aged, *J Invest Dermatol* 70:314, 1978.
71. Mendoza Jr CB, Postlethwait RW, Johnson WD: Incidence of wound disruption following operation, *Arch Surg* 101:396–398, 1970.
72. Kurban R, Bhawan J: Histological changes in skin associated with aging, *J Dermatol Surg Oncol* 16:908–914, 1990.
73. Horan MA, Ashcroft GS: Ageing, defense mechanisms and the immune system, *Age Aging* 26:15S–19S, 1997.
74. Mukherjee S, Mukherjee U: A comprehensive review of immunosuppression used for liver transplantation, *J Transplant*, 2009.
75. Littlewood K: The immunocompromised adult patient and surgery, *Best Pract Res Clin Anaesthesiol* 22(3):585–609, 2008.
76. Whiting J: Perioperative concerns for transplant recipients undergoing non-transplant surgery, *Surg Clin North Am* 86:1185–1194, 2006.
77. Rubin RH: Infection in organ transplant recipients. In Rubin RH, Young LS, editors: *Clinical approach to infection in the compromised host*, ed 3, New York, 1994, Plenum.
78. Cervera R, Khamashta MA, Font J, et al.: Morbidity and mortality in systemic lupus erythematosus during a 5-year period. A multicenter prospective study of 1,000 patients. European Working Party on Systemic Lupus Erythematosus, *Medicine* 78:167–175, 1999.
79. Gladman DD, Hussian F, Ibanez D, et al.: The nature and outcome of infection in systemic lupus erythematosus, *Lupus* 11:234–239, 2002.
80. Bouza E, Moya JG-L: Munoz P: Infections in systemic lupus erythematosus and rheumatoid arthritis, *Infect Dis Clin North Am* 15:335–361, 2001.
81. Petri M: Infection in systemic lupus erythematosus, *Rheum Dis Clin North Am* 24:423–456, 1998.
82. Cronin M, Balow J, Tsokos G: Immunoglobulin deficiency in patients with systemic lupus erythematosus, *Clin Exp Rheum* 7:359, 1988.
83. Boros P, Muryoi T, Spiera H, et al.: Autoantibodies directed against different classes of Fc gamma R are found in sera of autoimmune patients, *J Immunol* 150:2018–2024, 1993.
84. Hellmann DB, Petri M, Whiting-O'Keefe Q: Fatal infections in systemic lupus erythematosus: the role of opportunistic organisms, *Medicine* 66:341–348, 1987.
85. Petri M, Genovese M: Incidence and risk factors for hospitalizations in systemic lupus erythematosus: a prospective study of the Hopkins lupus cohort, *J Rheumatol* 19, 1992, 1559–1265.
86. Marie I, Hachulla E, Hatron PY, et al.: Polymyositis and dermatomyositis: short term and long term outcome, and predictive factors of prognosis, *J Rheumatol* 28:2230–2237, 2001.
87. Mitchell H, Bolster MB, Leroy EC: Scleroderma and related conditions, *Med Clin North Am* 81:129–149, 1997.
88. Sollecito T, Abt E, Lockhart P, et al.: The use of prophylactic antibiotics prior to dental procedures in patients with prosthetic joints, *JADA* 146(1):11–18, 2014.
89. Lockhart P, Loven B, Brennan M, et al.: The evidence base for the efficacy of antibiotic prophylaxis in dental practice, *JADA* 138:458–474, 2007.
90. Newell-Price J, Bertagna X, Grossman AB, et al.: Cushing's syndrome, *Lancet* 367:1605–1617, 2006.
91. Hannaman MJ, Ertl M: Patients with immunodeficiency, *Med*

Clin N Am 97:1139–1159, 2013.

92. Kovalovsky D, Refojo D, Holsboer F, et al.: Molecular mechanisms and Th1/Th2 pathways in corticosteroid regulation of cytokine production, *J Neuroimmunol* 109:23–29, 2000.
93. Klein NC, Hiong-U Go C: Cunha BA: Infections associated with steroid use, *Infect Dis Clin N Am* 15(2):423–432, 2001.
94. Goulding NG, Euzger HS, Butt SK, et al.: Novel pathways for glucocorticoid effects on neutrophils in chronic inflammation, *Inflamm Res* 3:S158–S165, 1998.
95. Stuck AE, Minder CE, Frey FJ: Risk of infectious complications in patients taking glucocorticoids, *Rev Infect Dis* 11:954, 1989.
96. McKenna SJ: Immunocompromised host and infection. In Topazian R, Goldberg M, Hupp J, editors: *Oral and maxillofacial infections*, ed 4, Philadelpha, 2002, Saunders.
97. Abrosioni J, Calmy A, Hirschel B: HIV treatment for prevention, *J Int AIDS Soc* 14:28, 2011.
98. Zanoni B, Gandhi R: Update on opportunistic infections in the era of effective antiretroviral therapy, *Infect Dis Clin N Am* 28:501–518, 2014.
99. Mocroft A, Furrer HJ, Miro JM, et al.: The incidence of AIDS-defining illnesses at a current CD4 count >/= 200 cells/mL in the post-combination retroviral therapy era, *Clin Infect Dis* 57:1038–1047, 2013.
100. Kim TB, Pletcher SD, Goldberg AN: Head and neck manifestations in the immunocompromised host. In Flint PW, Haughey BH, Lund VJ, et al.: *Cummings otolaryngology head and neck surgery*, ed 5, Philadelphia, 2010, Mosby.
101. Greenberg PL, Cosler LE, Ferro SA, Lyman GH: The costs of drugs used to treat myelodysplastic syndromes following National Comprehensive Cancer Network Guidelines, *J Natl Compr Canc Netw* 6:942–953, 2008.

第 31 章　头颈部结核和分枝杆菌感染

Skye Zeller, Elie M. Ferneini

分枝杆菌感染是一个全球性的问题,每年新发病例超过 940 万例[1]。其中有 110 万例涉及 HIV 感染引起的免疫功能低下[1],这说明 HIV 的流行仍然是全球结核病控制的一个重大挑战[2,3]。虽然肺结核是分枝杆菌感染最常见的表现,但在 2009 年,美国几乎 1/5 的分枝杆菌感染发生于肺外[4],头颈部感染是肺外分枝杆菌病最常见的形式[5,6]。本章讨论头颈部结核及非结核性分枝杆菌感染,包括:颈淋巴结炎、分枝杆菌的耳部、眼部感染,以及喉、鼻、咽、唾液腺和口腔结核。

颈淋巴结炎

颈淋巴结分枝杆菌感染是结核最常见的肺外表现[7]。患者表现为单个或多个淋巴结受累。病变表面皮肤可变红并可能出现触痛[8]。区别结核性与非结核性淋巴结炎非常重要,因其临床过程及治疗各异(表 31-1)。

表 31-1　结核性与非结核性颈淋巴结炎的常见特征

特征	结核性	非结核性
年龄	成人(30~40 岁)	儿童(1~5 岁),免疫功能低下的成人
受累淋巴结	颈后、锁骨上 单侧/双侧	下颌下、颏下 单侧
典型症状	常无	无
结核暴露史	儿童常见 成人不常见	不常见
结核菌素皮试	通常为阳性	通常为阴性
X 线表现	儿童表现异常,成人表现正常	通常正常
主要治疗方法	抗菌药物治疗	手术切除

结核性淋巴结炎

结核性淋巴结炎被认为是在最初的肺部暴露之后,结核分枝杆菌(*Mycobacterium tuberculosis*, MTB)发生淋巴血行播散的结果。随着儿童 MTB 感染发病率的下降,MTB 淋巴结炎患者的发病高峰年龄已推迟至 30~40 岁。尽管肺部 MTB 感染常见于男性及老年患者,MTB 淋巴结炎更常见于女性以及来自 MTB 流行地区的患者。成人患者通常表现为淋巴结无痛性、缓慢增大,最常累及颈部和锁骨上淋巴结。胸片一般表现正常,任何的异常情况通常代表肺部已治愈的 MTB 感染,提示成人 MTB 淋巴结炎是潜伏性感染再次被激活的结果[9]。与此相反,儿童及免疫功能低下成人表现为初期暴露后感染快速进展,并累及颈部淋巴结[9]。因此,这些患者的胸片通常有活动性 MTB 感染的迹象。通常不会出现发热、寒颤、夜间盗汗、厌食、体重减轻以及咯血等典型的全身症状,但免疫功能低下的患者可出现这些症状[10]。

多达 96% 的免疫功能正常患者在罹患 MTB 淋巴结炎后,Mantoux 纯化蛋白衍化物(PPD)皮肤试验呈阳性。为明确诊断,抗酸杆菌必须通过培养加以检测,其培养物可来自聚合酶链反应(PCR)涂片检查的样本或利用细针吸取的标本。传统上,活检可通过观察肉芽肿性炎症进行辅助诊断;对于涉及多个淋巴结的情况,目前仍建议使用此方法(图 31-1)[11]。然而,细针吸活检创伤较小,通过抗酸菌培养,对于诊断有较好的敏感性[12]。分子生物学技术例如 PCR 具有高达 100% 的敏感度和 96% 的特异度[13],相对于传统方法,检测周期短,并具有对分枝杆菌菌株进行形态分析的潜能[14]。

MTB 淋巴结炎的治疗需要一个为期 6 个月的抗菌药物治疗[15]。首先是一个为期 2 个月的四联药物方案,包括:异烟肼、利福平、吡嗪酰胺以及乙胺丁醇,继之以 4 个月的异烟肼和利福平治疗。药物治疗的一

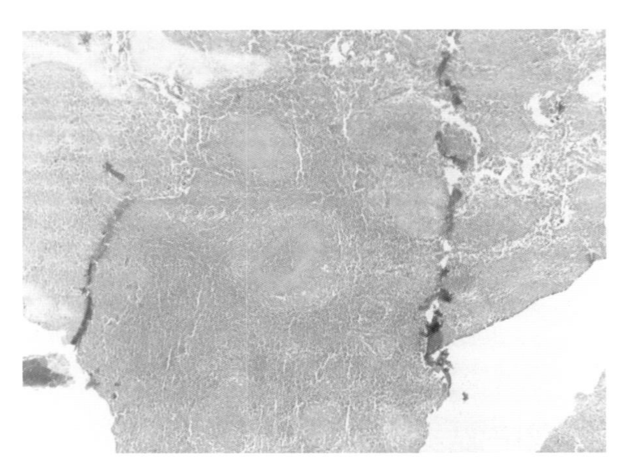

图 31-1　颈淋巴结结核的肉芽肿性反应（From Durucan G，et al：Simultaneous mycobacterial infection of tonsil and cervical lymph node：evidence to portal of entry，*Int J Pediatr Otorhinolaryngol Extra* 5（3）：97-98，2010.）

个相对常见的效果为反常反应（paradoxical upgrading reaction，PUR），表现为经过至少 10 天以上的治疗后，出现原有淋巴结增大、新发淋巴结肿大，或出现新的窦道[16]。这些症状被认为是在抗菌药物治疗引起分枝杆菌抗原的释放后，机体对 MTB 产生了强烈的免疫反应所致。已开始抗病毒治疗的 HIV 阳性患者，其 PUR 可能加重。如果在治疗过程中出现 PUR 或治疗失败，则建议手术切除病变的淋巴结[16]。

对于怀孕的患者，药物治疗应推迟，累及的颈部淋巴结应在妊娠中、晚期予以切除[17]。在怀孕期间，任何波动性脓肿均应及时进行抽吸。在分娩后，应给予全程抗菌药物治疗。

非结核性淋巴结炎

非结核分枝杆菌（nontuberculous mycobacterial，NTM）淋巴结炎可通过污染的水或土壤经口腔黏膜引起。80% 的感染由鸟分枝杆菌复合群引起，其他 20% 由堪萨斯分枝杆菌、嗜血分枝杆菌、苏尔加分枝杆菌、玛尔摩分枝杆菌和日内瓦分枝杆菌引起（框 31-1）[18]。NTM 淋巴结炎通常是一种发生于 1~5 岁儿童和免疫功能低下成人的疾病。患者表现为单侧下颌下、颈前或颏下淋巴结的无痛性炎症。表面皮肤可变薄、发亮、色红，并且可能化脓，形成引流窦道[19]。

患者无全身症状，胸片通常表现正常，PPD 皮试结果常为阴性。因此，诊断主要根据临床判断。与 MTB 淋巴结炎一样，必须完成对细菌的阳性鉴定。此外，应采集伤口的引流液进行抗酸杆菌检测[20]。

框 31-1　非结核分枝杆菌中的头颈部致病菌

- 鸟分枝杆菌
- 波希米亚分枝杆菌
- 龟分枝杆菌
- 偶发分枝杆菌
- 日内瓦分枝杆菌
- 嗜血分枝杆菌
- 堪萨斯分枝杆菌
- 玛尔摩分枝杆菌
- 海分枝杆菌
- 瘰疬分枝杆菌
- 苏尔加分枝杆菌

NTM 淋巴结炎的治疗有三种选择：手术切除、药物治疗和观察。手术切除一直是首选的治疗方案，因为它可缩短愈合时间，可完全治愈，并可获得较好的美观效果[21]。手术切除与抗菌药物治疗的直接对比显示，两者的治愈率分别为 96% 和 66%[18]。对于因病变邻近面神经或复发性病变不能完整切除的患者，使用克拉霉素或阿奇霉素联合乙胺丁醇或利福平进行为期 3~6 个月的治疗可能是有益的[20]。伴随表面皮肤的瘢痕形成，许多 NTM 淋巴结炎患者在 6~12 个月内自行缓解[22]。因此，治疗的选择应考虑手术相关的风险、抗菌药物治疗较长的疗程，以及仅采用观察可能带来不良的美观效果。

耳部分枝杆菌感染

耳部分枝杆菌感染可源于 MTB 或 NTM。该类型的感染并不常见，仅占全部中耳炎的 0.04%[23]。MTB 中耳炎可由血行播散而来或肺部感染后的局部扩散引起。与此相反，NTM 中耳炎是由先前存在并伴鼓膜穿孔的中耳疾病发展而来（图 31-2）[19]。在这两种情况下，患者均表现为耳道渗液，以及外耳、中耳和乳突腔内存在肉芽组织。如感染由 MTB 引起，则 16%~40% 的患者还可出现面瘫、脓肿形成或骨坏死[24]。

感染 MTB 的儿童胸片结果多表现异常，而 MTB 感染的成人或 NTM 感染者的胸片结果正常。PPD 皮试结果在 88% 的 MTB 患者中为阳性，而在 NTM 患者中均为阴性[25]。据报道，5%~35% 的患者外耳道分泌物培养抗酸杆菌鉴定结果为阳性，但由于继发细菌感染，通过染色或培养进行确诊可能受限[26]。

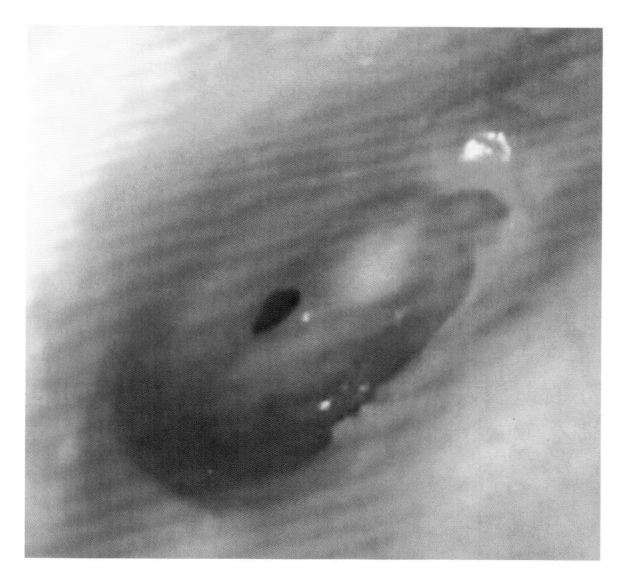

图 31-2　该鼓膜显示出一个小的穿孔，由分枝杆菌脓肿引起大量浆液性耳漏（From Sugimoto H, et al: A case of chronic otitis media caused by Mycobacterium abscessus, *Auris Nasus Larynx* 37: 636-639, 2010.）

耳部 MTB 感染的治疗包括为期 6 个月的化学药物治疗，耳道渗液及肉芽组织据报道在 2 个月内消退[27]。治疗结束后，可能需要手术改善听力或治疗面神经麻痹。与此相反，对于耳部 NTM 感染的治疗，建议取出鼓室置管，手术切除肉芽组织，并进行化学药物治疗。

眼部分枝杆菌感染

眼部 MTB 感染一般为播散性感染，在免疫功能正常患者中的发生率为 1% ~ 2%[28]。多达 60% 的眼部 MTB 感染见于 HIV 感染患者[29]。多数患者无症状，但有 27% 的患者存在视力损伤[30]。最常见的眼部表现为脉络膜炎，影响虹膜、睫状体或脉络膜；亦可表现为脉络膜结核瘤，出现多个散在的结节或单发结节[31]。在儿童，由于结核可在眼眶内扩张，造成眼眶结构受累，比如泪道或鼻窦。偶然情况下，感染可来源于血行播散[32]。眼睑肿痛、溢泪、视力下降、畏光、发红以及巩膜炎同样为眼眶 MTB 感染的体征。其他眼部病变包括视网膜炎、玻璃体炎、巩膜炎以及结膜炎。由于从眼眶中分离细菌较为困难，诊断常依赖于其他部位存在细菌，并结合眼科检查结果。治疗为全身抗结核治疗。

值得一提的是，某些眼部疾病可继发于 MTB 感染。这些疾病表现为对结核性抗原的变态反应（泡性角膜结膜炎）或免疫介导的超敏反应（结核性角膜炎）[19]。这些继发感染的治疗包括抗菌药物治疗以及局部使用皮质类固醇。

眼部 NTM 感染常由偶发分枝杆菌和龟分枝杆菌引起。最常见的诊断为角膜炎、巩膜扣带感染、眼窝或植入物感染[33]。感染发生在由隐形眼镜、眼科手术或异物损伤引起的角膜外伤之后。其临床表现与真菌感染难以区别，包括：碎挡风玻璃样外观、环状渗透、卫星状损害以及感染性结晶状角膜病变[34]。需要进行角膜刮片或活检，以获取充分的材料来得到 NTM 的阳性检测结果。因为治疗 MTB 感染的多数一线药物对偶发分枝杆菌及龟分枝杆菌无效，所以建议进行敏感性筛查。报道显示，克拉霉素对 93% 的分离菌株有效，阿米卡星对 81% 的分离菌株有效，而莫西沙星对 21% 的分离菌株有效[33]。尽管其体外敏感性结果很好，但治疗结果却仍普遍不佳，说明早期诊断与处理眼部感染的必要性[35]。

喉结核

喉结核很少见，发病率为 1%[36]。感染可直接来自支气管或血行播散。喉结核最常见的症状为声嘶，并可伴随吞咽痛、吞咽困难、咳嗽、耳痛以及喘鸣[31]。结核病灶为蕈状、溃疡性、非特异性炎症或息肉样团块。这些病变最常见于声门前部及声门后部，但也可遍及整个喉部。并难以和癌性病变区分[17]，需要进行组织病理学检查以对二者进行鉴别。由于喉部 MTB 的发生与肺部 MTB 相关，其胸片结果通常显示异常，且 PPD 皮试结果为阳性。多达 20% 的患者痰液镜检结果也为阳性[37]。标准的抗结核菌素治疗可产生快速的临床反应[36,38]。

鼻结核

原发性鼻结核可由吸入 MTB 微粒或手指带入鼻腔内所引起。患者主诉鼻塞及流涕。临床检查可显示鼻黏膜苍白伴结节，鼻中隔较鼻腔外侧壁更为常见[17,39]。如需确诊，必须进行培养以除外其他抗酸杆菌，例如麻风分枝杆菌[40]。鼻腔分泌物及拭子所采集标本一般较少，无法用于 MTB 感染的排除[41]。通过标准的抗结核药物治疗鼻结核，症状可以改善[42]。

咽结核

鼻咽和口咽是 MTB 感染涉及的两个咽部位置。咽部的 MTB 感染很少见，且多为原发性感染，X 线检查未见肺部受累[40,43]。鼻咽部结核的临床表现多变，病例报告中，从患者无任何症状到患者出现鼻出血、慢性咳嗽、鼻涕倒流以及鼻塞[44]。咽部 MTB 感染常伴随腺样体肥大和颈部淋巴结肿大[45]。标准的抗结核药物治疗对于咽部 MTB 起效迅速。

唾液腺结核

唾液腺 MTB 感染非常少见，如发生，则腮腺较颌下腺更为常见。腺体的感染被认为是先前的牙齿或扁桃体感染，通过淋巴管感染或经腮腺导管逆行性感染所致[17]。在感染的过程中表现为生长缓慢、实性结节状的肿块，在患者就诊前可能已经出现数周至数月。患者通常体健，无 MTB 全身性疾病的迹象，且肿块难以和唾液腺肿瘤相区分，使得诊断具有难度[46]。疑似病例的确诊需要细针吸活检和 PCR 鉴定结果阳性[46,47]。由于可能导致伤口不愈合，故应避免进行切取活检[48]。采用标准的抗结核药物治疗 12 个月，可以取得很好的疗效。如果治疗失败，则应进行挽救性手术[49]。

口腔结核

口腔黏膜 MTB 感染占所有肺外 MTB 感染的比例不到 1%，继发性感染较原发性感染更常见[50]。尽管在肺部感染时口腔内的 MTB 水平较高，但口腔内的病变很少见，这表明唾液和其他口腔屏障（诸如较厚的上皮覆盖）可起到很好的保护作用[51]。在口腔卫生不良、局部创伤或刺激引起黏膜损伤的情况下，通过痰液中该菌的自体接种，而导致口腔出现病变。病变最常见于舌，同样可见于腭、唇、颊黏膜、牙龈、腭扁桃体以及口底[40]。病变以多种形式出现，如溃疡、结节、结核瘤或根尖肉芽肿，且通常伴有疼痛[52]。应通过组织病理学检查进行确诊并与恶性肿瘤相鉴别，然后采用标准的抗结核化疗方案进行治疗。由于多数病变继发于肺部感染，因此，口腔 MTB 感染提示临床医生应对患者进行全身评估，以发现潜在的全身感染病灶。

总结

由于可造成免疫功能低下的 HIV 感染的持续流行，分枝杆菌感染目前仍然是一个全球性的健康问题。这些感染可分为两类：结核分枝杆菌（MTB）感染和非结核分枝杆菌（NTM）感染。MTB 感染是一种全身性的感染，起源于肺部感染，然后扩散至头颈部区域，包括颈部淋巴结和眼、耳、喉、咽和口腔。MTB 感染的治疗包括全身抗结核化学药物治疗，并密切监测其耐药性。与此相反，NTM 感染可累及颈部淋巴结和眼、耳区域，但无法采用传统的化学药物进行治疗，常需要手术治疗；因此，快速区分是哪种类型的分枝杆菌造成的感染至关重要，以便对病程进行适当的控制和治疗。分子诊断技术的引进，如 PCR，使病原体快速检测成为可能。并可采用创伤较小的技术进行取材，例如细针吸活检。颈部淋巴结炎是头颈部分枝杆菌感染最常见的表现。尽管其他部位的感染非常少见，但在进行鉴别诊断时也应考虑到 MTB 和 NTM 感染的可能性，以免对患者进行误治，特别是在 MTB 流行地区。

（冯志强 译）

参考文献

1. World Health Organization: *Global tuberculosis report 2012*, Geneva, 2012, World Health Organization.
2. Corbett EL, et al.: The growing burden of tuberculosis: global trends and interactions with the HIV epidemic, *Arch Intern Med* 163:1009–1021, 2003.
3. Raviglione MC, et al.: Tuberculosis and HIV: current status in Africa, *AIDS* 11(Suppl B)S115–S123, 1997.
4. Peto HM, et al.: Epidemiology of extrapulmonary tuberculosis in the United States, 1993-2006, *Clin Infect Dis* 49:1350–1357, 2009.
5. Al-Serhani AM: Mycobacterial infection of the head and neck: presentation and diagnosis, *Laryngoscope* 111(11 Pt 1):2012–2016, 2001.
6. Mandpe A, Lee K: Tuberculous infections of the head and neck, *Curr Opin Otolaryngol Head Neck Surg* 6:190, 1998.
7. Dabrowski MT, Keith AO: Three cases of mycobacterial cervical lymphadenitis, *J Laryngol Otol* 108:514–515, 1994.
8. Rahal A, et al.: Nontuberculous mycobacterial adenitis of the head and neck in children: experience from a tertiary care pediatric center, *Laryngoscope* 111:1791–1796, 2001.
9. Shriner KA, Mathisen GE, Goetz MB: Comparison of mycobacterial lymphadenitis among persons infected with human immunodeficiency virus and seronegative controls, *Clin Infect Dis* 15:601–605, 1992.
10. Handa U, Mundi I, Mohan S: Nodal tuberculosis revisited: a review, *J Infect Dev Ctries* 6:6–12, 2012.
11. Blaikley JF, Khalid S, Ormerod LP: Management of peripheral lymph node tuberculosis in routine practice: an unselected 10-year cohort, *Int J Tuberc Lung Dis* 15:375–378, 2011.
12. Knox J, et al.: Diagnosis of tuberculous lymphadenitis using fine needle aspiration biopsy, *Intern Med J* 42:1029–1036, 2012.
13. Kim DW, et al.: Individual and combined diagnostic accuracy of ultrasound diagnosis, ultrasound-guided fine-needle aspiration and polymerase chain reaction in identifying tuberculous lymph nodes in the neck, *Ultrasound Med Biol* 39:2308–2314, 2013.
14. Park DY, et al.: Comparison of polymerase chain reaction with histopathologic features for diagnosis of tuberculosis in formalin-fixed, paraffin-embedded histologic specimens, *Arch Pathol Lab Med* 127:326–330, 2003.
15. American Thoracic Society, CDC, Infectious Deseases Society of America: Control CFD: Treatment of tuberculosis, Rep MR, edi-

tor, 2003, pp 1–77.
16. Hawkey CR, et al.: Characterization and management of paradoxical upgrading reactions in HIV-uninfected patients with lymph node tuberculosis, *Clin Infect Dis* 40:1368–1371, 2005.
17. Munck K, Mandpe AH: Mycobacterial infections of the head and neck, *Otolaryngol Clin North Am* 36:569–576, 2003.
18. Lindeboom JA, et al.: Surgical excision versus antibiotic treatment for nontuberculous mycobacterial cervicofacial lymphadenitis in children: a multicenter, randomized, controlled trial, *Clin Infect Dis* 44:1057–1064, 2007.
19. Perlman DC, D'Amico R, Salomon N: Mycobacterial infections of the head and neck, *Curr Infect Dis Rep* 3:233–241, 2001.
20. Hatzenbuehler LA, Starke JR: Common presentations of nontuberculous mycobacterial infections, *Pediatr Infect Dis J* 33:89–91, 2014.
21. Amir J: Non-tuberculous mycobacterial lymphadenitis in children: diagnosis and management, *Isr Med Assoc J* 12:49–52, 2010.
22. Zeharia A, et al.: Management of nontuberculous mycobacteria-induced cervical lymphadenitis with observation alone, *Pediatr Infect Dis J* 27:920–922, 2008.
23. Jeanes AL, Friedmann I: Tuberculosis of the middle ear, *Tubercle* 41:109–116, 1960.
24. Skolnik PR, Nadol Jr JB, Baker AS: Tuberculosis of the middle ear: review of the literature with an instructive case report, *Rev Infect Dis* 8:403–410, 1986.
25. Greenfield BJ, et al.: Aural tuberculosis, *Am J Otol* 16:175–182, 1995.
26. Odetoyinbo O: Early diagnosis of tuberculous otitis media, *J Laryngol Otol* 102:133–135, 1988.
27. Singh B: Role of surgery in tuberculous mastoiditis, *J Laryngol Otol* 105:907–915, 1991.
28. Thompson MJ, Albert DM: Ocular tuberculosis, *Arch Ophthalmol* 123:844–849, 2005.
29. Babu RB, et al.: Ocular tuberculosis in acquired immunodeficiency syndrome, *Am J Ophthalmol* 142:413–418, 2006.
30. Bouza E, et al.: Ocular tuberculosis. A prospective study in a general hospital, *Medicine (Baltimore)* 76:53–61, 1997.
31. Lazarus AA, Thilagar B: Tuberculosis of pericardium, larynx, and other uncommon sites, *Dis Mon* 53:46–54, 2007.
32. Khalil M, Lindley S, Matouk E: Tuberculosis of the orbit, *Ophthalmology* 92:1624–1627, 1985.
33. Girgis DO, Karp CL, Miller D: Ocular infections caused by non-tuberculous mycobacteria: update on epidemiology and management, *Clin Experiment Ophthalmol* 40:467–475, 2012.
34. Garg P: Fungal, mycobacterial, and *Nocardia* infections and the eye: an update, *Eye (Lond)* 26:245–251, 2012.
35. Lalitha P, Rathinam SR, Srinivasan M: Ocular infections due to non-tuberculous mycobacteria, *Indian J Med Microbiol* 22: 231–237, 2004.
36. Shin JE, et al.: Changing trends in clinical manifestations of laryngeal tuberculosis, *Laryngoscope* 110:1950–1953, 2000.
37. Nishiike S, et al.: Laryngeal tuberculosis: a report of 15 cases, *Ann Otol Rhinol Laryngol* 111:916–918, 2002.
38. Soda A, et al.: Tuberculosis of the larynx: clinical aspects in 19 patients, *Laryngoscope* 99:1147–1150, 1989.
39. Masterson L, et al.: Nasal tuberculosis: an update of current clinical and laboratory investigation, *J Laryngol Otol* 125:210–213, 2011.
40. Williams RG, Douglas-Jones T: Mycobacterium marches back, *J Laryngol Otol* 109:5–13, 1995.
41. Goguen LA, Karmody CS: Nasal tuberculosis, *Otolaryngol Head Neck Surg* 113:131–135, 1995.
42. Kim YM, et al.: Eight cases of nasal tuberculosis, *Otolaryngol Head Neck Surg* 137:500–504, 2007.
43. Srirompotong S, Yimtae K, Jintakanon D: Nasopharyngeal tuberculosis: manifestations between 1991 and 2000, *Otolaryngol Head Neck Surg* 131:762–764, 2004.
44. Patil C, et al.: Primary tuberculosis of nasopharynx (adenoid): a rare presentation, *Asian Pac J Trop Med* 6:246–248, 2013.
45. Tse GM, et al.: Tuberculosis of the nasopharynx: a rare entity revisited, *Laryngoscope* 113:737–740, 2003.
46. Kim YH, et al.: Diagnosis of major salivary gland tuberculosis: experience of eight cases and review of the literature, *Acta Otolaryngol* 125:1318–1322, 2005.
47. Guneri EA, et al.: Polymerase chain reaction in the diagnosis of parotid gland tuberculosis, *J Laryngol Otol* 112:494–496, 1998.
48. Tauro LF, et al.: Primary tuberculosis of submandibular salivary gland, *J Glob Infect Dis* 3:82–85, 2011.
49. Saunders NC, Albert DM: Tuberculous mastoiditis: When is surgery indicated? *Int J Pediatr Otorhinolaryngol* 65:59–63, 2002.
50. Haddad NM, Zaytoun GM, Hadi U: Tuberculosis of the soft palate: an unusual presentation of oral tuberculosis, *Otolaryngol Head Neck Surg* 97:91–92, 1987.
51. Prada JL, et al.: Tuberculosis of the tongue in two immunocompetent patients, *Clin Infect Dis* 19:200–202, 1994.
52. Dixit R, Sharma S, Nuwal P: Tuberculosis of oral cavity, *Indian J Tuberc* 55:51–53, 2008.

第 32 章　头颈口面部感染的麻醉考量

Elie M. Ferneini，Jeffrey D. Bennett

对于外科医生来说，头颈部感染患者的麻醉管理很有挑战性。颌面部感染可使正常的解剖结构变形，危害气道及呼吸系统。气道阻塞是头颈部感染的潜在结果。确保气道安全是处理复杂头颈部感染的关键环节，但由于张口受限、肿胀、水肿，以及气道偏斜，使得气道管理进一步复杂化。本章将重点介绍头颈部感染患者的麻醉及气道管理。

气道在颌面部感染中的重要性

头颈部筋膜间隙感染是一种潜在的复杂且紧急的临床状况，主要是因为多数颈部间隙感染邻近气道，并可能导致气道受累。咽旁及咽后间隙被薄层的咽缩肌与咽部分开。扁桃体周间隙感染仅由黏膜与口咽部分隔[1]。自发性或医源性黏膜破溃可造成下气道的污染。下颌下或舌下间隙感染导致舌体向后上方移位，造成气道阻塞（图 32-1）。此外，舌根部存在的裂隙允许舌下及下颌下间隙感染向后方的会厌蔓延[2]。咬肌、翼下颌、咽旁及颞下间隙均以咀嚼肌为界，此类间隙感染可引起张口受限（图 32-2）。临床医生应时刻关注，感染可继续发展蔓延，超过最初检

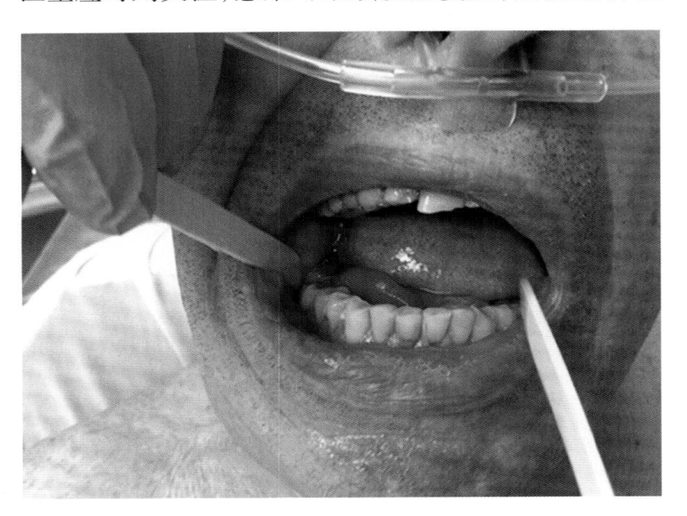

图 32-1　舌下间隙感染，可见红肿及口底抬高

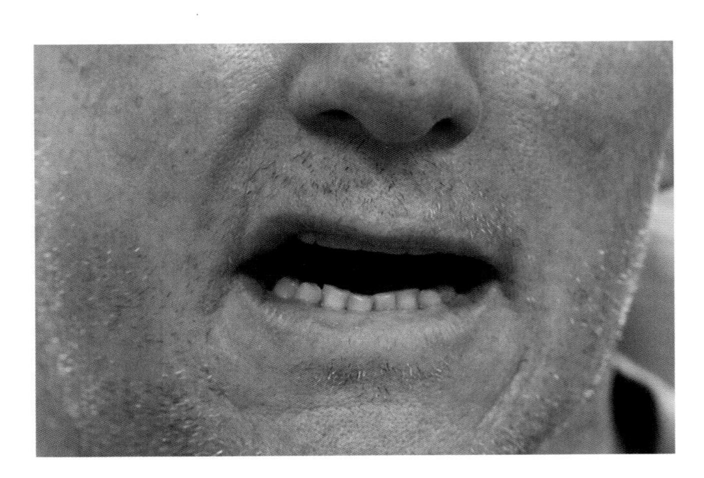

图 32-2　由翼下颌及咽旁间隙感染引起的张口受限

查时查明的范围。总之，筋膜间隙感染常通过阻塞气道通路导致严重的并发症，甚至死亡，并由于吸入感染物而引起支气管肺炎[3,4]。

气道检查

初步气道评估

对患者的初步评估应在第一时间进行，必须评估患者是否存在呼吸窘迫，并因此而处于一种紧迫的、危及生命的状态。该评估包括观察患者通气及氧合状况。临床医生应观察患者将空气吸入并呼出气道的能力。敏锐的临床医生还能够发现细微的变化，诸如易怒和躁动，这可能是缺氧的早期表现。伴随缺氧的加重，可能会出现意识水平的下降，最后导致意识丧失。

氧合程度可通过从脉搏血氧仪测量患者的氧饱和度进行判断。如能在辅助供氧治疗前获取初始的真实氧饱和度值，则更有临床意义。对于健康患者，初始氧饱和度值≥97%通常表明呼吸充分。基线氧饱和度<97%则需要进一步评估。氧饱和度下降可能与潜在的疾病相关。氧饱和度<94%或呈递减趋势，提

示必须进行更加紧急的气道干预。虽然脉搏血氧测量法可以反映患者的氧合程度，但其提供的信息有限。一旦给予辅助供氧治疗，令人满意的氧饱和度可能提供的只是虚假的安全感。

如果感染患者出现完全或近似完全的气道阻塞，则必须进行确定性的治疗。在完全没有氧气吸入的情况下，脑损伤在 4~6 分钟之内开始[5]。这种情况的紧迫性完全不允许获取完整的病史。一旦气道安全后，外科团队可以继续获取详细的病史。

病史

如果患者没有急性呼吸窘迫，则外科医生可以进行系统且详细的病史询问及体格检查。外科医生必须根据充分的临床检查结果来制定恰当的治疗计划，并确定气道损害的可能性。

在获取现病史时，临床医生应询问发病时间以及症状的进展情况。与在数天内逐渐加重的感染相比，在过去数小时内突然出现或进展迅速的感染需要引起紧急的关注。呼吸困难、发音障碍或吞咽困难等症状提示感染累及上气道。对这些症状的严重程度进行分级需要进一步的检查。能进行半卧或仰卧的患者，通常未发生急性呼吸窘迫。另一方面，随着声门上及咽部气道水肿的加重，患者可能会采取一种“嗅探”体位，即一种颈部弯曲、头部伸展（保持向前）的直立体位。处于急性呼吸窘迫状态的患者将保持在直立位，在此体位可使其最大限度地保持气道通畅。

许多头颈部感染患者由于咀嚼肌受累、舌体或咽部肿胀，而主诉吞咽困难。然而，多数患者通常并不出现流涎的症状。吞咽分泌物的能力显示其气道还存在一定程度的通畅性。如患者不能咽下分泌物，则通常与气道的严重狭窄或舌体受累有关。此类患者极有可能需要紧急治疗，有经验的医生必须熟悉这些特殊的表现。声音粗糙或嘶哑提示感染进展至声门水平，而声音低沉是声门上或咽腔受累的特征表现[6,7]。

还需要关注患者的年龄。年幼患者及智障患者具有独特的挑战性。这类患者可能缺乏配合能力。对于这些患者，为了安全起见，用于成人患者的操作技术可能需要有针对性地加以改进，例如清醒插管[8]。

体格检查

与感染患者的气道及麻醉管理相关的体格检查包括：

1. 颈部伸展或弯曲的能力受限
2. 张口受限
3. 舌体水肿、移位或固定
4. 气道间隙减小
5. 口腔或咽部解剖结构变形
6. 颌面部骨骼畸形
7. 存在增加误吸风险的因素[9]

当医生观察与感染相关的临床表现时，应注意是否存在某些先天性疾病，在需要人工气道支持时，这些异常可能会使气道管理出现困难。红斑的区域可能是感染扩展的最早迹象，尤其是红斑沿颈前部扩展的情况。如发现红斑，还应对患者的发音进行评估。面颈部不对称性提示一个或多个深筋膜间隙出现水肿。甲状软骨或气管移位是一个不利的征兆。应检查患者伸展及屈曲颈部的能力，如果运动受限可能提示深筋膜间隙感染。无论其原因如何，感染可影响人工保护气道安全的能力。在对头颈部进行视诊的同时，临床医生还应触诊，检查有无压痛、硬结或波动感，以区分脓肿和蜂窝织炎。存在压痛提示其深部的筋膜间隙可能受累。例如颧弓上方区域压痛，提示可能存在颞下间隙感染，临床医生应警惕出现张口受限和软腭水平气道阻塞的可能。

要求患者大张口以评估张口受限的严重程度。正常张口度应≥3.5cm。张口受限可影响直接喉镜检查以及观察声门的效果[7,10]。张口受限时，可使用可视喉镜，但放置可视喉镜也需要一定的张口度。严重张口受限也影响外科医生对软腭及咽部的检查，对软腭和咽部进行检查会引起患者的不适感，但不能被忽略。

此外，外科医生必须彻底检查口底的情况及舌体的动度。除非舌系带过短，患者一般都能伸舌超过上唇的唇红缘。患者正常闭口使上下牙列呈牙尖交错位时，舌体或口底不会出现不适感。外科医生应寻找脓性引流口或感染造成的脓肿部位，后者可能会因医生的检查操作而破溃流脓。两者在气管插管或气道管理过程中均有被误吸的危险。

诊断试验

影像学检查有助于明确感染的范围以及气道的移位情况。过去采用颈部软组织侧位及后前位 X 线片显示气道影像，它们有助于区分累及气道的深部间隙感染和较为表浅感染。现今，CT 是诊断头颈部感染的标准手段。CT 检查可以快速完成，获取的影像可显示从鼻咽到声门气道受累的明确范围。除了需要立即进行气道管理的急性或即将发生的呼吸窘迫的患者之外,CT 应作为患者评估的一个组成部分,提供与气道管理相关的信息。但也存在例外的情况,例如并非所有的医院都配备 24 小时的院内 CT 技术人员。等待 CT 检查对病情所造成的延迟,可能会对感染的治疗产生不利的影响;但如果 CT 检查很方便进行,加之它所提供的信息很重要,则建议对感染患者进行该项检查。急诊科可以建立一个流程,当严重的口腔颌面部肿胀患者到达急诊科时,在请外科会诊的同时,联系放射科技师,准备为患者进行 CT 检查。增强 CT 检查,由于能够快速获取,并能显示高质量的解剖细节,以及具备从多角度成像的能力,已经成为头颈部感染的最佳影像学检查手段[11]。

软组织肿胀及张口受限可妨碍外科医生检查气道,X 线片不能清晰地显示气道。通过纤维内镜或可视喉镜能够直接观察气道,这两种内镜技术还能够提供其他检查手段无法获取的声门的细节情况。

气道损害的评估标准

已有多种方法用于预测喉镜检查及气管插管是否能取得成功[9,12-14]。这些方法应该能被直接而快速地操作。Mallampati 试验用于评估气道的基础是,当患者大张口,舌体最大限度地前伸,同时颈部也向前伸展,观察咽腭弓及悬雍垂的可见程度。舌根部对咽腭弓及悬雍垂的遮盖越多,插管的困难程度越大[9]。甲-颏距离是指患者颈部充分伸展时,甲状软骨切迹至颏部的距离。当其距离<6cm 时可能预示喉部可视困难。对齐气道的三条轴线同样有利于直接喉镜检查,操作过程中应保持枕骨高出肩胛骨约 10cm,颈部过度伸展。插管失败与不能正确定位相关。张口度被认为是困难插管的五大预测因素之一[10]。

Mallampati 试验和甲-颏距离试验单独使用时缺乏敏感性和特异性[15-17]。但结合来自多个试验的信息增加了对困难插管的预测能力。Frerk 建议所有术前患者都进行 Mallampati 及甲-颏距离试验,以显著降低假阳性率[18]。但在对口面部严重感染患者进行评估时,对困难插管的漏诊比人为的假阳性率过高的问题更为严重。Karkouti 等人[19]建议对张口度、下颌前伸以及寰枕伸展度进行评估。他们预测,在每 1 000 例患者中仅有 3 例(0.3%)困难插管被漏诊,而困难插管的发生率为 2%[19]。Mallampati 分级较好地将喉镜检查难度预测与分级列表的极端情况进行了关联[20]。据报道,不能充分显露声门与 Mallampati Ⅳ级有 93% 的相关性[9]。虽然这些试验具有局限性,但它们可对头颈部感染患者的疑似困难插管提供一个客观的指标。

虽然许多试验评估了插管困难,但它们不能直接预测面罩通气的潜在困难[21]。软组织肿胀可导致舌体及咽部软组织向后移位。虽然患者清醒时可能不会出现呼吸窘迫,但在给予镇静药物或处于仰卧位后,可能出现软组织松弛移位。软组织肿胀也可以使解剖结构变形,以致无法获得满意的面罩适合性。

急性感染的发生及其对紧急气道干预的需求无法预先计划。因此,患者常常没有适当时间禁食。伴随胃内容物及胃酸的增加,在插管前被麻醉的患者,其胃内容物有被误吸的潜在风险。麻醉诱导加剧了这种情况的复杂性,必须在气道管理中加以考虑。对于那些不需要紧急插管的患者,临床医生应考虑到与麻醉诱导相关的胃内容物被误吸的风险,并应考虑推迟手术。然而,多种因素可引起胃排空延迟或抑制,包括疼痛、焦虑及其两者的共同作用。幸运的是,由于无法进食,许多头颈部严重感染患者经口摄入的食物非常有限。

气道管理策略

分类

分类的目的是将患者归为不同的类别,以识别出需要紧急和立即处理的情况。Brown 和 Sataloff 建议分为三类[22]:

1. 隐匿的、即将发生的呼吸窘迫
2. 明显的呼吸窘迫
3. 气道完全或近乎完全阻塞

他们将隐匿的、即将发生呼吸窘迫的患者定义为,在用药或接受某种操作后,存在气道困难的风险。此类患者最初可能符合四种明显不同的、潜在的气道损害模式的其中之一。首先,患者可能存在轻度或中度的声门上或咽旁间隙感染,并通过肌肉的作用得到代偿。给予镇静药物可使肌肉充分松弛,以致患者无法代偿而损害了气道的开放性。其次,气道的损害可能无法通过简单的举颏法而得到解决。例如,患者出现张口受限,但不存在着直接影响气道的严重肿胀。此时给予镇静药物不能缓解张口受限,因而还是无法充分接近气道。由于患者目前可能存在呼吸抑制和未受保护的气道,此时气道也不容易被保护,这就会造成潜在的问题。再次,患者被镇静并进行切开引流时,手术部位邻近气道以及大量的脓性引流物可引起误吸。最后一种类型是，患者可能存在中度感染，但没有明显的呼吸窘迫症状，但还存在发展为呼吸窘迫的可能。这类感染（例如与唾液腺感染相关的蜂窝织炎）并不需要立即手术治疗。但必须进行观察，并应考虑给予药物治疗以减轻反应性气道水肿。

存在明显呼吸窘迫的患者被定义为首先表现为喘鸣、呼吸困难、肋间凹陷以及气管牵引[22]。一般来说此类患者都会自我保持警惕，但也会出现疲劳。其通气勉强能够维持足够的氧合。由于进一步的疲劳、镇静或两者共同作用会造成气道完全或近乎完全阻塞，故此类情况非常紧急。

气道完全/近乎完全阻塞

气道完全或近乎完全阻塞的患者出现缺氧、高碳酸血症以及谵妄甚至意识丧失。此类患者在初步评估时就应被识别，并需要立即建立通畅的气道。此时需要最可靠、最快速的技术来确保气道的安全。通过面罩给予纯氧进行正压通气是缓解上气道阻塞的初始的干预措施。这可能需要双人操作，其中一人将面罩紧贴患者面部以形成密封，另一人挤压气囊。轻柔的置入人工通气道将有助于面罩通气。临床医生应认识到这种情况的紧迫性。如果通气失败，应尝试喉镜明视下插管。该操作需要理想的患者体位，并选择最合适的喉镜（Macintosh 喉镜、Miller blade 喉镜、可视喉镜）。最佳的喉外操作有利于声门的观察[23]。喉镜检查可损伤喉部黏膜，导致脓肿破溃并造成下呼吸道的污染，虽然这被认为是一种相对禁忌证，另一种选择是外科气道技术，但存在感染相关并发症的风险。

所以，喉镜明视下插管可能是最恰当的首选方法，尽管在某些情况下存在禁忌。如喉镜明视下插管失败，需要立即建立外科气道。是否需要建立外科气道，应在进行气道操作前确定。随后，患者应处于合适的体位，应在患者体表标出解剖标志，以方便外科手术。外科气道技术包括环甲膜切开术和气管切开术，这些手术操作的细节将在本章随后进行讨论。如不能及时建立外科气道，环甲膜穿刺可作为临时的救生措施。高频喷射通气较经皮气管通气更能防止误吸；但两者均不能提供与带套囊的气管插管或气切插管相当的保护作用。

皮质类固醇在气道管理中的应用

炎症会增加血管的扩张和渗透性，导致渗出物进入组织。组织内的巨噬细胞和白细胞促进了细胞分解，细胞分解产生的酶引起细胞破坏以及炎症的扩散。对于感染患者，炎症可由感染过程引起，或是感染切开引流的结果。炎症是一个反应性的过程，可以扩展到感染范围之外。不管炎症的原因如何，其结果为气道水肿以及由此导致的气道狭窄。

无论病因如何，皮质类固醇均可抑制疾病的炎症反应。它们可以预防或抑制毛细血管的扩张和渗透性、白细胞迁移以及吞噬作用，从而减少细胞破坏和肿胀。皮质类固醇被用于各种感染过程的辅助治疗，包括中枢神经系统的细菌感染、喉气管炎以及会厌炎[24,25]。四十余年的文献报道对类固醇治疗的价值意见不一。一些研究证实了类固醇的治疗作用，而另一些研究则表明类固醇没有有效的作用。这些研究中诊断标准和方法学标准的差异可能导致了不同结果。无论是否有治疗效果，短期使用皮质类固醇相关的风险非常小[26]。还没有研究结果显示，接受皮质类固醇治疗的患者与接受安慰剂治疗的患者相比，其细菌感染并发症的比例存在统计学差异。皮质类固醇减轻拔管后喘鸣和肿胀的作用已得到研究[27-29]。关于这个主题的文献报道同样没有定论。

皮质类固醇已被广泛用于面部手术，以减轻术后水肿[30-32]；然而，很少有报道涉及皮质类固醇用于口面部感染的治疗[33]。采用皮质类固醇治疗喉气管炎的研究显示，在病程的早期给予大剂量的皮质类固醇可获得最佳的治疗效果[33]。成人患者的给药方案为，在第一个 24 小时内每 8~12 小时静脉注射超过 100mg 氢化可的松。适量的地塞米松、甲泼尼龙或氢化可的松同样有效。由于文献报道尚无定论，故不建议在感染期间常规使用皮质类固醇。但应考虑使用皮质类固醇以避免插管或缩短插管的持续时间。如手术团队在治疗间隙感染患者时使用皮质类固醇，则必须了解，由于发生了与类固醇使用相关的白细胞的着边现象，将人为导致白细胞计数升高。

总之，在头颈部感染的治疗中使用皮质类固醇作为辅助治疗是有争议的。其原因是皮质类固醇具有抗炎作用的同时，还具有免疫抑制及促进感染扩散的不利作用。

患者年龄

在很多头颈部严重感染累及气道的情况下，首选的气道控制方法需要患者被镇静但意识清醒。该目标可在多数成人和青少年中被实现。然而，对于幼童、有特殊需要的儿童或存在精神障碍的成人来说，可能不理解或不配合这种清醒镇静术[34]。这种情况下应考虑其他替代技术。以下几项技术已被报道：

1. 麻醉前口服咪达唑仑或氯胺酮-咪达唑仑
2. 肌内注射氯胺酮联合/不联合苯二氮䓬类和抗胆碱能药物
3. 右美托咪定鼻腔给药
4. 采用七氟醚进行全麻诱导

一旦患者被镇静或进入睡眠状态，应建立静脉通路。

局部麻醉

对于没有呼吸窘迫的患者，可以采用局部麻醉来达到充分控制疼痛的效果，使切开引流成为可能。该技术利用了清醒患者的自然保护性气道反射。多数临床医生认为，当存在急性炎症或感染时，利用局部麻醉来达到充分的麻醉效果很困难。

局部麻醉失败的生物学基础

局麻药呈弱酸性，其非电离形式（碱基或 RN）能够迅速通过细胞膜和其他组织屏障到达神经组织。然而，其离子形式，即阳离子或 RNH^+，是分子的活化形式。当局麻药注入人体组织时，其在两种状态间达到平衡：用于扩散的非电离的游离碱基和发挥临床效应的已电离的阳离子。该平衡取决于麻醉药的解离常数（pKa）和周围组织的 pH。该平衡反应的化学方程式为：

$$RNH^+ \leftrightarrow RN + H^+$$

由于炎症产物，感染部位的 pH 可能比正常组织低（例如脓液的 pH 为 5~6）。因此，感染部位存在过量的氢离子（H^+），推动平衡反应左移，导致较大比例的局麻药分子以阳离子的形式（RNH^+）而非 RN 的形式存在。该平衡移动的临床效应为，局麻药通过感染组织的扩散能力较穿透正常组织的扩散能力弱，从而导致麻醉起效的延迟以及局部麻醉强度的下降。然而，该过程不能解释为何邻近感染部位的神经阻滞麻醉可能会失败。

有人提出感染存在时未能进行充分区域麻醉的另一种可能机制[35]。在一项对邻近感染部位神经组织的组织化学研究中发现，神经结构及其蛋白成分存在退行性炎性改变。据 Brown 报道，对于暴露于炎性细胞≥18 小时的神经标本，在中性 pH 条件下，局部麻醉效果减弱[36]。这一发现提示，炎性改变可沿感染部位的支配神经扩散，并支持对感染部位使用神经阻滞麻醉而不是浸润麻醉。Kimberly 和 Byres[37]，以及其他人[38]的工作清楚地表明，发炎的神经发生形态学改变，包括轴突出芽，这或许可以解释感染部位的痛觉过敏现象。

感染部位的局部麻醉

神经阻滞技术　对于感染部位的局部麻醉，采用神经阻滞技术较浸润麻醉有多个优点。首先，它避免注射针头直接进入感染区域。神经阻滞麻醉避免与感染组织 pH 下降相关的问题，防止局麻注射针被污染，并最大限度地减少对发炎脆弱的感染组织的损伤。其次，局部神经阻滞提供的麻醉强度更大、范围更广、持续时间更长。在切开引流过程中，外科医生常必须探查整个筋膜间隙内的脓腔。对于这些间隙的局部麻醉成功与否，依赖于麻醉的深度和分布范围，这是单纯浸润麻醉所无法达到的。

辅助神经支配　口腔是人体神经分布密集的部位之一。在口腔内的多个部位，辅助神经支配可能会干扰手术过程中局部麻醉的成功，甚至在没有感染的情况下也是如此。下颌磨牙常接受来自下颌舌骨神经和舌神经的感觉纤维支配。在磨牙后垫内侧及最后一颗磨牙后方软组织的浸润麻醉，可麻醉下颌舌骨神经和舌神经至下颌磨牙的吻合支。由于阻断了该区域辅助神经纤维的传导，麻药注射造成的轻度不适感，很快就会被下颌磨牙区的深度麻醉感所替代。下颌前牙区也存在类似的情况，该部位接受对侧神经的交叉支配。上颌前牙也可接受来自上牙槽中神经丛（Bochdalek 丛）的神经纤维辅助支配。同样，神经的重叠支配可发生于腭部的鼻腭神经和腭大神经之间。

麻醉药的剂量　通过增加神经组织附近的局麻药的总量，局麻药解离方程式右移。因而，局麻药非电离型碱基（RN）数量将会增加，这对局麻药分子通过组织屏障向神经组织扩散至关重要。一旦局麻药分子通过神经膜进入神经细胞，平衡反应将在细胞内 pH 的条件下重新建立，细胞内的 pH 应非常接近正常。

增加感染部位局麻药剂量的技术包括：

1. 神经阻滞部位的重复注射
2. 牙周膜注射
3. 间隔内注射
4. 牙髓内注射
5. 局部浸润

进行局部麻醉则必须注意两点。首先，一定不能超过所用局麻药的中毒剂量。由于感染部位充血，注入的局麻药进入全身循环较未感染组织可能更快。其次，被污染的注射针和注射器不允许再用于未感染部位，避免将感染带至深部筋膜间隙。

补充口内、口外神经阻滞技术 感染患者局部麻醉的成功主要取决于，如何将局麻药准确注射至需要被麻醉的神经周围。准确的神经阻滞可以克服由感染组织的酸性 pH 以及邻近感染部位可能发生的炎症性神经变性带来的障碍，成功完成局部麻醉。最常见的口内神经阻滞技术已在关于牙科局部麻醉的教科书中进行了描述[39-41]。

此外，有其他几种特殊的口内神经阻滞技术在牙源性感染中具有优势。包括口内通过上腭途径对三叉神经第二支进行阻滞麻醉，和口外前部途路径进行上颌神经阻滞麻醉[42,43]。其他通过口内、口外路径进行上下颌神经阻滞麻醉的技术也已经被介绍[39,44]。

Sanders 描述了用于儿童下牙槽神经阻滞麻醉的改进技术[45]。另一种下牙槽神经阻滞麻醉的张口注射技术，最初由 Gow-Gates[46] 进行报道，后被 Malamed[47] 推广普及。据 Levy[48] 报道，对于下颌第三磨牙来说，Gow-Gates 注射法比常规的下牙槽神经阻滞方法能达到更好的麻醉效果，其可能是阻滞了神经吻合支的结果。然而，Gow-Gates 技术在感染部位可能无效。闭口注射技术可用于张口受限患者；但临床医生必须注意，勿将局麻药注射针穿过感染进入未感染部位，比如翼下颌间隙。正确的注射技术至关重要，因为进针方向错误可导致针头进入颞下或咽旁间隙。

与患者的交流

如采用上述技术仍未取得满意的麻醉效果，尚有若干方法可供选择，包括：继续手术而不再额外使用药物、采用镇静和镇痛技术或采用全身麻醉。此时可能产生了局部麻醉效果，或可能是患者对手术的机械刺激有反应，而并不是真正的疼痛刺激。此时应与患者良好沟通，在商讨可供选择的方法之后，外科医生应尽可能快的完成手术。该方法在进行牙拔除术时通常有效，因为牙神经一旦被切断，疼痛很快就会消失。反之，外科医生应向患者保证，一旦患者请求，立即停止操作，并允许患者休息一段时间或采用另一种疼痛控制方法。

前述处理方法要求患者不能过度紧张。镇静镇痛技术可建立一种安静、放松的状态，尤其在给予麻醉药时通常伴随镇痛。如局部麻醉失败，镇静镇痛也无法充分缓解疼痛。

全身麻醉是处理局部麻醉失败的最后选择。在局部麻醉不充分的情况下，与所有门诊患者的全身麻醉一样，常规的注意事项和禁忌证至关重要。禁食水必须严格遵守，尤其是由于疼痛和焦虑，胃排空时间延迟，胃内 pH 下降。颌面部感染患者在进行门诊全身麻醉时可能存在其他的禁忌证，例如张口受限、肿胀侵犯气道以及脓液流入气道的可能性。如患者存在上述禁忌证，则无论其是否清醒，均应考虑其他方法。

镇静镇痛技术

胃肠外清醒镇静可以镇痛、抗焦虑，以及镇静。虽然清醒状态下镇静是安全的，但过度的深度镇静可引起气道阻塞，抑制低氧或高碳酸的呼吸驱动力，减弱保护性气道反射。感染造成的气道肿胀可增加气道阻塞的易感性。气道反射减弱可增加脓肿破裂后脓液被误吸的可能性。外科医生必须意识到，患者看似处于清醒状态，气道反射可能已经减弱[49]。

严格进行患者术前准备及病例选择，这一点很重要。筋膜间隙感染对气道的侵犯、患者的张口能力以及外科引流的切口位置都是重要因素。颊间隙、下颌体周围间隙或咬肌间隙感染不直接损害气道。此外，切口的设计应考虑能够进行充分的咽部防护，以避免发生脓液吸入。涉及咽旁间隙或舌侧软组织的感染可累及气道。给予镇静镇痛药物可能危及气道的通畅。

感染累及咀嚼肌可引起张口受限。采用镇静镇痛技术的一个好处是，随着疼痛的缓解，张口度增大。然而，身体虚弱的患者可能对麻醉药物的呼吸抑制作用极其敏感；因此必须格外小心。

外科医生或麻醉师在考虑给予镇静镇痛药物时必须缓慢进行并格外小心。在给药之前，适当的禁食时间是必不可少的。对于择期麻醉，禁食时间要求至少禁食固体食物 8 小时（在有些国家的指南中建议为 6 小时）并至少禁饮 2 小时。对于在过去的数小时内一直处于痛苦之中的患者，这一禁食时间或许是不足的。然而，考虑到轻度感染患者在诊所或急诊科进行切开引流，该指南对其是适用的。有时患者并未按照该指南进行禁食，给予阿片类药物提高患者的痛阈可能容许完成必要的手术治疗。该技术被认为与术后镇痛效果类似。通常，使用的药物要比镇静镇痛时更少；但其监测必须符合麻醉指南。

在给予镇静镇痛药物前，外科医生必须能够控制气道。如存在张口受限，可选择在上下尖牙和前磨牙之间置入齿轮式（molt）开口器。事先应检查这些牙齿的稳固性，以确保施加在牙齿上的力量能张口而不损害牙齿。打开开口器直至有轻微的压力作用于牙齿，然后使开口器保持这一位置不动。然后静脉滴注镇静镇痛药物,然后用力逐个轮齿开大开口器,直至获得足够的开口度。在进行该操作前应告知患者,用开口器开口的过程中,可能会出现短暂的疼痛。如果外科医生不能完全将口张开,则应停止给予镇静镇痛药物。

苯二氮䓬类和阿片类药物是进行镇静镇痛治疗的恰当组合。苯二氮䓬类药物具有抗焦虑、镇静以及顺行性遗忘作用。阿片类药物具有镇痛作用。尤其在未能取得理想的局部麻醉效果时,使用这两种药物是有效的。与苯二氮䓬类药物相比,阿片类药物呼吸抑制作用更明显。尽管阿片类药物和苯二氮䓬类药物具有呼吸抑制作用,但两种药物均有特定的拮抗剂[50-52]。恰当的麻醉管理应避免使用逆转剂。镇静镇痛药物应缓慢滴注,达到最大麻醉效果可能需要几分钟的时间。如果外科医生打算通过药物实现上睑的部分下垂(Verrill 征),则患者可能会被过度镇静。

在口面部感染的治疗中,局部麻醉效果不好的情况比较常见。因此,在手术过程中,患者一般都会出现一定程度的不适。在某些情况下,当感染尚未直接侵犯气道,术者可完全控制气道,且患者已适当禁食,可考虑给予异丙酚或其他诱导、催眠药物以增加麻醉深度。

麻醉药物的呼吸抑制作用可持续至恢复期。一般情况下,术后应补充供氧。尽管已给予补充供氧,但患者仍可能在一段时间内出现氧饱和度下降的情况。氧饱和度的下降提醒医生应进行必要的干预,可能仅需要对患者进行简单的刺激。有一个需要注意的情况是,由于患者氧饱和度正常,而不能及时发现即将出现的呼吸问题。如果不给患者补充供氧,则出现这种情况的可能性较小。因此,术后应监测呼吸频率、呼吸深度以及氧饱和度。

氯胺酮

对于气道受损的患者来说,氯胺酮有几项有利的作用。可通过静脉滴注氯胺酮建立一个不同于全身麻醉的分离状态。患者保持其气道反射、自主呼吸以及功能残气量。当给予亚催眠剂量时,患者出现“恍惚”,以及对外界刺激出现生理反应迟钝,其被称为“化学束缚”。氯胺酮的另一个优点是,患者能缓慢地从深度麻醉状态过渡到到更觉醒、更敏感的状态。出现这种过渡时,患者的四肢会出现缓慢、不稳定的机械运动。当发现上述体征时,应追加给药以维持所需要的麻醉深度。

静脉注射氯胺酮通常联合其他药物(例如苯二氮䓬类、异丙酚),以建立一种气道通畅、患者感觉舒适的可控环境。多种药物的联合使用可在减少药物副作用的同时,最大程度发挥了各种药物的性能。当作为辅助用药时,静脉注射氯胺酮的剂量可低至 0.25~0.5mg/kg。如此小的剂量可缩短患者术后延长的恢复时间,而恢复时间的延长往往和氯胺酮有关。

氯胺酮也可通过肌内注射给药。肌内注射氯胺酮常用于不配合的患者(例如:儿童、智力障碍患者),取得一定的麻醉深度以建立静脉通路。肌内注射给药无法进行滴注,应在无法接受其他麻醉方法的特殊情况下使用。如采用氯胺酮肌内注射,其目标不是建立一种深度麻醉。氯胺酮在给药剂量为 2mg/kg 时可使大多数患者镇静,以建立静脉通路,并可使用面罩进行吸入诱导。

右旋美托咪啶

右旋美托咪啶是 α_2 肾上腺素能受体选择性激动剂,它可产生催眠和镇痛效果,而没有呼吸抑制作用。它对呼吸的影响很小,可使患者处于一种类似“自然”睡眠的状态。这一特点使得该药物很适合作为气道受损患者麻醉用药,例如颈部感染或阻塞性睡眠呼吸暂停患者。

右旋美托咪啶可通过鼻腔或静脉给药。鼻腔给药推荐用于儿童患者,作为经鼻或经口给予咪达唑仑的替代。有文献报道,作为儿童患者的麻醉前用药,经鼻给予右旋美托咪啶的效果优于咪达唑仑[53]。右旋美托咪啶不像咪达唑仑那样是酸性的,因此避免了经鼻给予咪达唑仑时的烧灼感。在麻醉诱导前 30 分钟经鼻给予 1~2μg/kg,产生的清醒/镇静评分指数分别为 2(对轻度的刺激或摇晃有反应)和 1(对轻度刺激或摇晃无反应)。右旋美托咪啶的恢复时间较咪达唑仑长。其麻醉深度、低血压和/或心动过缓的可能性以及较长的恢复时间,限制了其在气道受损患者治疗中的常规应用。

右旋美托咪啶的给药方式通常为缓慢的静脉推注,然后进行持续静脉输注。作为一种静脉麻醉药物,可作为主要或辅助麻醉用药。其最大的优势在于可产生镇静、抗焦虑及镇痛作用,同时对呼吸的抑制作用极小,这使其成为清醒镇静插管的一种理想药物。

插管技术

气道表面麻醉和区域麻醉

当计划实施清醒插管时,应减少咽喉部对物理刺激的反应。这一任务可通过表面麻醉、喉部神经阻滞麻醉或两者联合使用来实现。表面麻醉常通过让患者吞咽黏性利多卡因,或通过面罩或吸嘴吸入利多卡因喷雾来完成。表面麻醉可降低咽反射。经气管给予利多卡因可以完善喉部麻醉。上述两种表面麻醉方式联合使用被证实是有效的。麻醉师也可考虑对喉上神经和舌咽神经单独或联合进行阻滞麻醉。喉上神经阻滞麻醉的麻醉范围包括：舌根、会厌谷、会厌、杓状会厌襞以及勺状软骨。舌咽神经阻滞麻醉的麻醉范围包括：舌后 1/3、会厌谷、会厌的前表面、咽后壁及侧壁以及扁桃体周围。各种筋膜间隙感染会限制上述神经阻滞的使用。本章的两位作者常选择联合使用表面麻醉和经气管壁的局部麻醉。

经鼻与经口气管插管的对比

除非需要清醒插管，否则不应采用经鼻气管插管来进行颌面部感染患者紧急气道的建立。经口气管插管更快速，且成功率较经鼻气管插管高。经验不足的麻醉师经鼻气管插管可能需要多次尝试才能成功，所以插管过程需要更长的时间。对于反应迟钝或瘫痪的患者（甚至清醒患者），多次插管尝试增加了并发症的发生风险，包括医源性脓肿穿破以及污染气管。此外，利用表面麻醉和区域局部麻醉，并经常联合镇静，可通过经口途径完成清醒插管。然而，经鼻气管插管对于预期保留气管插管时间较长的患者是有利的。患者通常更容易对鼻导管耐受，因此需要较少的镇静药物。此外，鼻导管的固定更安全，意外脱管的可能性较小。当最终选择经鼻气管插管时，可先由经口气管插管紧急保护气道，稍后再转换为经鼻气管插管。慢性鼻窦炎是延长经鼻气管插管时间的不利因素[54]。经鼻气管插管的主要禁忌证是咽旁或咽后间隙感染。然而，在许多情况下，如果感染发生于一侧，倘若能小心引导气管导管末端通过感染部位而不发生损伤，也可考虑经未感染侧鼻孔进行经鼻气管插管。

清醒插管的成功取决于患者的舒适及配合，包括对患者详细说明插管过程。镇静同样能够减少插管过程中潜在的有害血流动力学波动。

镇静过深会损害患者气道的完整性，引起气道阻塞、氧饱和度下降或造成误吸的风险增加。在进行气道操作过程中，如患者出现烦躁不安或不配合，临床医生应考虑这些症状是否为缺氧的表现。必须进行氧饱和度的监测。在清醒插管期间给予氧气吸入可以最大限度地减少低氧血症的发生。采用二氧化碳监护仪同样能够完成呼吸监测。与气管导管接头相连的鼻咽通气道可连接至麻醉回路，进行氧合及二氧化碳含量监测[55]。

对清醒患者进行插管是一种有刺激性的操作。对于伴有潜在心血管疾病的患者，插管刺激可能具有显著的不利影响。上气道麻醉可提高患者的舒适度，减少与插管相关的刺激。咽反射可通过单独或联合使用舌咽神经舌支和喉上神经阻滞进行有效控制。两种神经阻滞麻醉均为相对简单的技术。舌咽神经阻滞需要注射 1～2ml 局麻药至双侧舌腭弓的下方。喉上神经阻滞麻醉需要经皮进针后沿舌骨的外下侧缘至甲状舌骨肌膜，两侧分别注射 1～2ml 局麻药。注射针不应穿过感染部位，因此，感染的部位可能妨碍上述神经阻滞麻醉的操作。局麻药同样可经口（例如：漱口、喷射或喷雾）或穿过气管局部给药。穿过气管给药是通过注射针经环甲膜刺入气管进行。在穿刺针回抽有气体，确认已进入气管内，向气管内注入 4% 利多卡因约 4ml。这一过程中，患者通常会咳嗽，使利多卡因分散进而麻醉气管和上气道黏膜。应用利多卡因表面麻醉减轻清醒插管反应的作用与神经阻滞相当[56]。虽然这些技术相对安全，但局麻药可减轻保护性反射，而后者具有预防误吸的作用。对于经鼻气管插管，尚需对鼻黏膜局部使用表麻药和血管收缩剂[49,57]。

经鼻气管插管

经鼻气管插管可通过盲探或借助于光纤管芯、喉镜、可视喉镜或纤维喉镜完成。经鼻插管的难点在于未能将鼻咽后部与声门开口对齐。据报道，将气管导管的套囊充气可辅助对齐气管导管尖端与声门开口。在导管尖端通过会厌后，将套囊放气，然后将导管经声门插入气管[58,59]。将头颈部进行旋转和弯曲同样有利于插管。一旦气管导管通过鼻腔进入口咽部，即使插管未成功并随后需要进行通气，也无需将导管拔出。如出现上述情况，气管导管将留置于口咽部，并保持口腔和鼻孔的封闭，气道处于开放的位置，患者的肺部将通过气管导管进行换气。不使用喉镜检查或肉眼直接观察声门，而反复经鼻进行气管插管无论是否刺激咽反射，均可引起鼻出血、黏膜撕裂、脓肿破裂、气管导管假性通道。因此，当存在感染物流入气道的可能性时，例如感染位于下颌骨的内侧，应慎重采用盲探清醒插管。

光导管芯气管插管

美国麻醉医师协会在其困难气道管理的指南中认可光导管芯辅助气管插管这一方法[60,61]。光导管芯在气管导管尖端提供纤维光源，当光导管芯插入气管导管后，其在颈外的透照提示气管导管尖端的位置。该设备可用于辅助盲探经鼻气管插管和经口气管插管。在一项关于光导管芯气管插管和经鼻盲探气管插管的对比研究中发现，光导管芯技术由于其操作次数少和所用时间短而更具优势[62]。对于预期困难气道,使用光导管芯配合直接喉镜同样可以优化喉镜的可视效果[63]。

可视喉镜

可视喉镜在过去几年中得到发展,现已成为手术室的标准配置。该设备为麻醉师提供了声门的间接图像,和传统的直接喉镜相比,该设备对声门的可视化,无论从速度还是质量都要好很多。但对于缺乏经验的医生,应用这一设备不一定能带来更快的插管速度。

对于有经验的医生,可视喉镜提供了另一种选择。该设备不需要对齐气道轴线,即使针对较小的张口度,也可完成插管。在气道变窄的情况下,例如咽旁间隙感染,可视喉镜比直接喉镜可视化效果更好。可视喉镜下插管或许是纤维内镜辅助经鼻插管的一种替代。

光导纤维内镜气管插管

光导纤维内镜辅助经鼻气管插管是清醒镇静患者插管的可选技术。该技术的优势在于光导纤维喉镜的尖端可被控制,根据纤维喉镜的观察,引导气管导管通过解剖结构变形、水肿的气道。该技术的成功取决于麻醉师的技术和经验。为了改善插管的条件,手术室的灯光应调暗,当纤维光源透过前颈部时,插管团队能够确定内镜的位置。由于口腔颌面部感染患者正常的解剖结构已发生变形,故采用该技术进行插管较为困难[64]。如气管偏向一侧,可利用偏向这侧的鼻孔进行插管。

全身麻醉

预给氧

在准备插管时,应对患者进行预给氧以减少发生低氧血症的可能。预给氧通过给患者吸入纯氧 3 分钟或做 4 次“肺活量”呼吸来完成[65]。预给氧以氧气取代功能残气量中的氮气。在预给氧之后,体重为 70kg 的成人、罹患中度疾病的体重为 70kg 的成人、肥胖的成人以及健康的儿童,其氧饱和度能够维持在 80% 以上的时间分别约为 8 分钟、5 分钟、3.5 分钟和 2.5 分钟。

氧气吹入

正常的生理机能使得 250ml/min 的氧气从肺部转移至血液,200ml/min 的二氧化碳从血液转移至肺部。由此产生略低于大气压的肺泡压。如气道处于开放状态,当患者未进行呼吸时,此生理梯度将导致氧气净流入肺泡。对停止呼吸的患者采用促进氧气流入肺部的技术,可维持适当的氧饱和度长达 10 分钟。

张口受限

张口度≤30mm 将导致直接喉镜插管困难。当发生物理效应,例如肌肉痉挛,或感染造成的明确占位效应对张口造成机械障碍时,即使进行全麻诱导也不能缓解张口的问题。当张口受限由疼痛或轻微的炎症引起时,在给予麻醉药之后可能完全缓解或至少部分缓解[66,67]。在进行全麻诱导后张口受限可能缓解的一个指征是,在对患者进行初步检查时,试图使患者开口时遇到的阻力大小。如发现为“海绵状弹性”的阻挡,则在获得合适的麻醉深度之后,开口度可能大幅增加。在这种情况下,如不存在其他危害气道完整性的因素,临床医生可以像在镇静镇痛部分论述的那样计划对患者进行镇静。当患者被镇静后,可尝试使患者进一步开口。如患者能完全张口,则可以进行全麻诱导及气管插管。在给予镇静镇痛药物之后,如未能实现完全张口,则有如下选择:①准备清醒状态下镇静插管;②上气道表面麻醉后,麻醉师尝试观察声门,以确定在全麻诱导后能否观察到声门;③麻醉师在进行全麻诱导的同时保持自主呼吸,以在插管失败时使患者的气道受损程度最低。

声门可视化

颌面部感染患者麻醉诱导的危险在于无法建立气道。患者评估和准备的各个方面均针对如何避免出现这一严重的问题。当患者的气道被进行了满意的表面麻醉或区域麻醉,且患者被镇静后,麻醉师常利用直接喉镜或间接喉镜“窥视”声门。如患者被镇静后声门可充分暴露,麻醉师能够进行喉镜检查和插管(图 32-3 和图 32-4)。这为麻醉师提供了选择,可以在一定的舒适程度下完成全麻诱导及其后的喉镜检查和插管。

Sellick 手法

Sellick 手法(压迫环状软骨)为向下压迫环状软骨,造成环状软骨和颈椎之间的食管暂时性闭合。在麻醉诱导和正压通气期间,Sellick 手法可防止发生胃内容反流和气体吹入胃内,其效果取决于对环状软骨施加足够的压力。该技术被认为是预防反应迟钝及麻醉患者发生胃内容物误吸的金标准。但该操作不能预防头颈部感染脓性分泌物的误吸。

面罩诱导全身麻醉

对于潜在的气道受累患者,虽然首选在全麻诱导之前人为确保气道安全,但出于免责的考虑,可妨碍临床医生在患者入睡前进行插管或建立外科气道的能力。采用强效挥发性药物进行吸入诱导是一项得

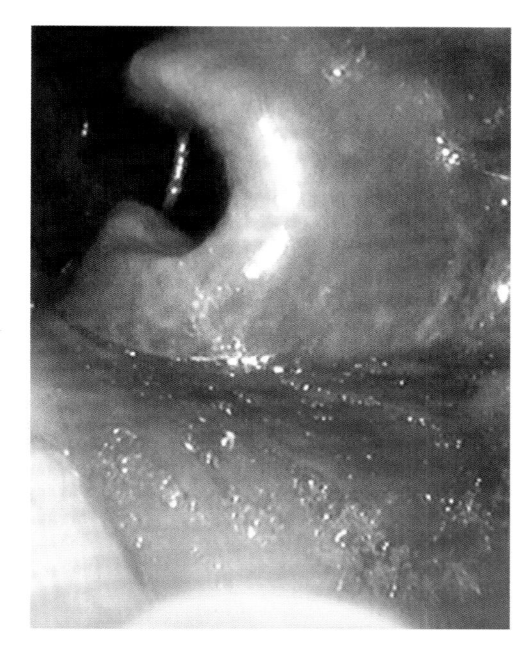

图 32-3　插管创伤引起的声门上水肿(第 2 天)。由于声门及声门上水肿,患者保留气管导管数日

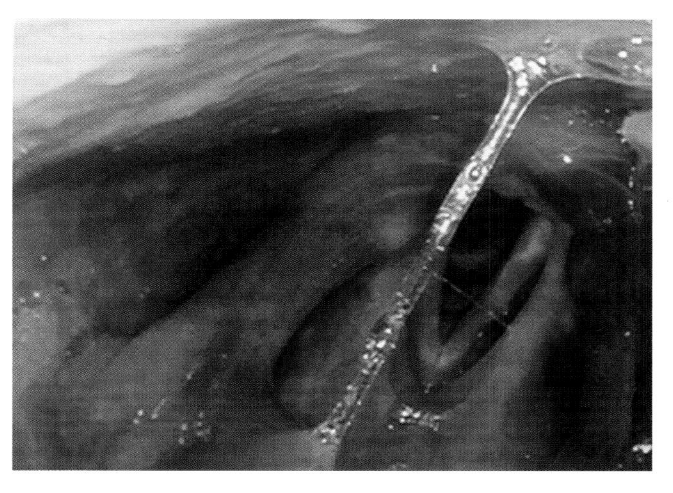

图 32-4　同一患者(参见图 32-3)其声门上和声门水肿近乎消退(插管创伤后第 5 天)

到公认的技术。与静脉诱导相比,吸入诱导的主要优势在于,当麻醉深度增加时患者能够保持自主呼吸。患者的自主呼吸能够维持气道的通畅,是一种可以逆转麻醉深度的方法,能够确保一定程度的安全。虽然静脉麻醉药物可通过滴注达到预期的麻醉深度,但其呼吸抑制作用可损害气道的通畅性,且不易被逆转。对于身体虚弱的患者,即使小剂量的诱导药物也可能产生严重的呼吸抑制作用,可能会增加此类事件的风险。

吸入诱导依赖于选择对气道无刺激性的挥发性药物。与异氟醚和地氟醚相比,七氟醚的呼吸抑制作用和气道刺激性均较小。七氟醚的血气分配系数较低,临床上表现为能够快速改变麻醉深度[68-71]。

自主呼吸并不总是能够得以维持。当患者被麻醉后,则存在气道阻塞的可能性。无论什么原因,开放的气道可能会突然发生阻塞。如麻醉师未能纠正气道阻塞,则麻醉气体的呼出无法逆转麻醉深度。麻醉师应查找最可能的阻塞原因。如果为上气道阻塞,首先应小心插入口咽通气道,避免对黏膜的医源性破坏,导致脓性分泌物进入气道。如果气道的通畅性恢复,可以决定改变麻醉深度,并在适当的时间进行插管。如果口咽通气道无效,则可以根据感染的部位,考虑采用其他装置进行辅助通气(例如:声门上气道工具,比如喉罩)。如果气道依然阻塞,则可以尝试喉镜检查和插管。然而,如果气道不能立即通过插管而获得安全,且患者的肺部无法通气,则必须建立外科气道。如果阻塞的原因被认为是喉痉挛,可以考虑给予琥珀胆碱。只有麻醉师认为给予神经肌肉阻滞剂将引起松弛且气管插管成功的可能性较大,而且插管失败后可恢复气道的通畅性且患者的肺部可以通气时,才给予琥珀胆碱。若有任何担心,则不应给予琥珀胆碱;麻醉师可以再次尝试喉镜检查和插管。然而,如果不能立即通过插管而获得安全的气道,且患者的肺部无法通气,则必须建立外科气道。

当存在脓液流入气道的可能性时,患者应被置于侧卧位或介于侧卧位与俯卧位之间的体位,去枕以促进口腔分泌物或脓液重力引流。调整手术台将患者从头低脚高位(Trendelenburg 体位)再适当调整,可以预防脓液流入气管。当达到足够的麻醉深度后,可将患者置于去枕侧卧位(根据麻醉师的偏好选择左/右侧卧位)进行喉镜检查。有的麻醉师喜欢让患者仰卧于手术台上,采用轻度的头低脚高位。必须有大容量的吸引器和 Yankauer 吸引头,以清除口腔内的任何脓液或分泌物。

喉罩

喉罩(laryngeal mask airway,LMA)的设计目的是在下咽部形成密封。它与患者的气道建立直接的联系,在极少的情况下,如果不能通过面罩或气管插管进行通气时,喉罩可提供一种可能的通气路径。LMA 可在头颈部处于任何体位下盲探置入。与气管内导管相比,LMA 的缺点是在食管和气管之间提供了一个直接通路,因此无法预防肺部的误吸。肺阻力的增加通常导致胃胀气,其与肺吸入的风险增加相关[72]。

一旦置入 LMA 并达到满意的通气效果，应考虑进一步确保气道的安全。LMA 是为提高插管的效果而设计的。当光导纤维内镜通过 LMA 进入声门时，LMA 及其导管连接处的 30°成角是为了方便观察声门。在光导纤维内镜引导插管时，6 号或 5 号的气管导管分别可通过 3 号或 4 号的 LMA。

一般来说，口腔颌面部感染患者无法使用 LMA。因为 LMA 要在下咽部就位，如患者的感染情况影响到咽腔则无法使用。该装置要经口置入，如果存在严重的张口受限，则不能使用。

外科气道的建立：环甲膜切开术和气管切开术

与简单病例的非紧急经口气管插管不同，如口腔颌面部感染患者未能实现经口气管插管，则可能需要紧急建立外科气道。在局部麻醉下（联合/不联合镇静和镇痛）建立外科气道的优势在于，对于配合的患者，通过带套囊的气管导管或气管切开套管将下气道与上气道隔离，可以实现对气道的控制。有人认为这种方法是处理严重气道感染（例如路德维希咽峡炎）的“金标准”[73,74]。患者在操作过程中一直保持清醒状态，直到安全气道得以建立；因而在整个过程中保留了患者的防御反射，脓肿破裂后脓液流入气道的可能性较小。然而，外科气道并不是没有风险。切口进入感染区域可导致下气道被污染，感染甚至可以蔓延至纵隔[75]。

如果必须通过外科手段才能获得安全的气道时，可选择环甲膜切开术或气管切开术[76,77]。环甲膜切开术可快速建立气道通路，但不适合进行长期气道管理。气管切开术其技术相对复杂并需要更多的操作时间，但可以长时间留置导管。

环甲膜切开术和气管切开术的并发症

如果感染蔓延至面颈部，则吸入脓性分泌物的风险增加。环甲膜切开进入气道的位置较高容易被污染，这可能是一种不利因素，对于该通路容易被污染这一问题，其理论意义可能比临床意义更大。虽然有气道污染的风险，但在某些情况下，需要紧急建立外科气道，可能并无其他选择。

由于环甲膜切开术的解剖位置，其短期并发症少见，除非解剖标志被混淆或手术操作明显偏离中线。如果气管导管或气管切开套管长期留置于环甲膜切开处，喉的声门下部位可能会出现严重损害，如果预期需要保留较长时间的气道通路，应转换为标准的气管切开术。

标准气管切开术的短期并发症包括出血、气管套管移位，或在插入气管切开套管的过程中，在气管的前面或侧面形成“假性通道”。正压通气时，通过假性通道或胸膜顶的直接损伤可发生气胸或纵隔气肿。气管切开术的长期并发症包括拔管后形成气管皮肤瘘，以及切开部位气管出现狭窄。如果在气管切开的过程中去除了气管前壁的软骨，则在气管切开水平出现长期狭窄的可能性增加。除非气管大部分被阻塞，成人患者一般不会出现有症状的气管狭窄。在气管切开之后，许多患者可能出现轻微的气管狭窄，但由于未继发严重问题，而一般不被发现。

喷射通气

气管切开术或环甲膜切开术的另外一项替代技术是经皮气管通气或喷射通气。使用预制的穿刺针或大号静脉套管针经皮刺入气管，抽出气体证实针尖已进入气管。将导管推入气管内并退出针芯。用带有 Luer 接口的塑料管将通气设备与导管接头连接。采用该技术进行手控通气可以暂时提供充分的氧合，但二氧化碳不能有效排除[78-80]。作为一种选择，喷射通气可提供充分的气体交换[81]。喷射通气可以预防肺部误吸的发生[78,82-84]。任何类型的喷射通气都有发生气胸或纵隔气肿的风险，必须慎重操作[85]。预先考虑到困难气道的可能，多数医院的手术室配备了喷射通气的设备。该技术可快速、安全地为困难气道患者提供通气。

当脓肿即将破溃或存在流入气道的风险时，在进行气道管理前，对脓肿穿刺抽吸是一个重要辅助手段。选用 18 号粗针刺入已有波动感的脓腔内，用注射器尽可能多地抽出脓液。该技术在进行麻醉诱导和气道管理之前使脓肿减压，并将脓液引流至口腔或体表，而不进入口咽或下咽部。该技术的另一个优势为可获得良好的培养标本，允许此后立即开始抗菌药物治疗。

如果感染危及气道安全，则在气道管理过程中，外科医生必须始终在床旁严密观察患者，并且准备好气管切开的器械。如麻醉师在气道支持过程中遇到困难，应立即行紧急气管切开或环甲膜切开。

拔管的标准

对气道受累患者进行插管的优势在于能够保证

气道的通畅。然而插管也存在并发症,包括:气管导管阻塞、塌陷、移位或扭曲,由干燥空气引起的呼吸道黏膜脱水,上气道及气管出血、坏死、瘢痕或肉芽肿形成,以及长期插管引起的鼻窦炎[54,86,87]。因此,患者感染康复后,尽早安全拔管非常重要。气管拔管造成的严重不良事件已有文献记录,在美国麻醉医师协会终审索赔研究报告的呼吸系统疾病的病例中,这类病例占7%[88]。在气道受累患者中,比如口腔颌面部感染患者,这类问题发生的可能性更大。决定何时进行拔管与决定何时以及如何进行插管一样具有挑战性。

对于这个问题,拔管的基本要求,比如充分的吸气负压是假定的。这种情况下患者的气道通畅性是非常重要的。患者常接受维持麻醉给药以能够耐受气管导管并感觉舒适,这些镇静药物降低了带状肌的肌电活动性[89,90]。带状肌的肌电活动性下降可导致临床上的气道阻塞;因此,残余的镇静作用对气道狭窄患者会带来不利的后果。

手术团队必须懂得气道评估。气道评估最重要的方面是气道的临床检查。应进行口内和口外检查,以评估水肿、红斑、张口受限以及舌的动度和移位情况。咽部也应进行检查。在某些情况下,给予短效麻醉药(例如异丙酚)推注可帮助完成对咽部的充分评估。此外,光导纤维内镜可以清晰地显示声门水平以上的气道。如有可能,术后应进行CT扫描以评估手术治疗的充分性,明确是否需要进一步外科引流;如果需要再次外科干预,应延迟拔管。CT扫描也能显示存在明显的气道水肿,提示应延迟拔管。然而,患者的仰卧体位以及气管导管周围的软组织松弛,可能显示气道受损的情况比实际情况更严重。最后,外科医生可考虑将气管导管的套囊放气,并评估患者是否可以通过导管周围间隙进行呼吸。医生必须利用一切可利用的信息,以制订治疗计划。

美国麻醉医师协会困难气道管理工作组提供了关于拔管策略的建议[60]。这些指南建议使用一种可进行引导的装置以便于再次插管。气管换管器应为半硬质的,内部中空以允许喷射通气。该设备需要一定的硬度以便在插管过程中保持其形状不变。有多种气管换管器可供选择使用[91,92]。该装置应插入至气管导管尖端水平以下,恰位于隆突之上。商品化换管器上有确认插入深度的标志线。在拔除气管内导管时,换管器必须得到固定。气管导管可先撤出至咽部水平,一旦初步的气道通畅性得到保证,气管导管即可完全拔除。如果必须进行再次插管,则应采用新的气管导管完成插管。换管器可留置数小时以便于再次插管,在某些情况下,换管器可留置长达72小时。一般情况下,换管器在拔管后1小时内取出[93]。使用换管器并不是没有风险,如果气道感染,换管器可作为脓性分泌物通过的管道。使用换管器不是每次都能成功;因此,外科医生在确信患者能够保持气道开放之前,不应考虑拔管。

外科医生可以考虑用纤维喉镜作为换管器。该方法需要一位助手固定纤维喉镜。此外,纤维喉镜的管腔明显比换管器的管腔小,这限制了必要时进行喷射通气的能力。或者,当支气管镜与换管器平行插入时(通过对侧鼻孔或经口),它可在气管导管进入气管困难的情况下,提供视觉辅助,帮助气管导管越过换管器[94]。

麻醉药对免疫系统的影响

没有哪一种麻醉剂或麻醉技术与免疫系统的抑制有关[95]。相关的缺氧、尿毒症以及代谢性酸中毒和呼吸性酸中毒都会加重感染的严重程度。当其与麻醉关联时,这些情况可改变感染的临床过程。尽管一些动物实验结果表明,麻醉可降低实验感染的存活率,但关于人类术后感染的研究,几乎没有关于麻醉因素在感染发展过程中的作用的信息。因此,对于具体麻醉剂是否影响术后感染,还没有相关的结论[96]。

感染物的误吸

牙源性深部间隙感染感染物被误吸的真实发生率尚不清楚。Hought等人[97]报道了气道阻塞和呼吸骤停作为间隙感染的死因,但没有因吸入性肺炎导致的死亡。Toews和de la Rocha[98]报告了2例累及纵隔的咽后脓肿,其中1例患者误吸了脓肿破裂后的脓液但最终存活下来。Toews和de la Rocha还回顾了16例口咽部感染向胸腔内扩散的病例。有10例患者为牙源性感染,其中3例死亡,7例发生吸入性肺炎,其中仅有1例死亡。牙源性感染脓液被误吸所导致的真实死亡率很可能被低估了。

大量脓液的误吸无疑会带来严重的预后。据LeFrock等人[99]报告,任何类型的大量吸入导致的死亡率为70%,而一般性吸入性肺炎的研究报告30天的总体死亡率为21%[100]。

在大多数吸入性肺炎的病例中,口腔菌群是其共同的特征[101]。Gorbach 和 Bartlett[102]发现，具核梭杆菌、产黑素拟杆菌、口腔拟杆菌、消化链球菌属、消化球菌属以及韦荣球菌属是从吸入性肺炎患者肺部分离出的最常见的厌氧菌，它们均为颌面部感染的菌群成分[102-104]。

非过敏患者可选择克林霉素进行经验性抗菌药物治疗。特定的抗菌药物治疗应针对从破入气道的牙源性脓肿中分离出的致病菌。然而，由吸入引起的肺炎或肺脓肿可能会延迟出现，应定期对肺部感染进行培养，以发现肺部感染的菌群变化。肺部感染培养最可靠的技术是经气管吸引术[101]。

（冯志强 译）

参考文献

1. Hollinshead WH: In *Anatomy for surgeons*, ed 2, *Head and Neck*, vol. I. New York, 1968, Harper & Row.
2. Grodinsky M: Ludwig's angina: an anatomical and clinical study with review of literature, *Surgery* 5:678, 1939.
3. Christian JM: Odontogenic infections. In Cummings CW, Flint PW, Haughey BH, et al.: *Otolaryngology: head and neck surgery*, ed 5, Philadelphia, 2010, Mosby–Elsevier.
4. Saifeldeen K, Evans R: Ludwig's angina, *Emerg Med J* 21:242–243, 2004.
5. Bernat JL: Coma, vegetative state, and brain death. In Goldman L, Schafer AI, editors: *Cecil medicine*, ed 24, Philadelphia, 2011, Saunders–Elsevier.
6. Daramola OO, Flanagan CE, Maisel RH: Diagnosis and treatment of deep neck space abscesses, *Otolaryngol Head Neck Surg* 141:123–130, 2009.
7. Ovassapian A: Management of the difficult airway. In Ovassapian A, editor: *Fiberoptic endoscopy and the difficult airway*, ed 2, Philadelphia, 1996, Lippincott-Raven.
8. Chang L, Chi H, Chiu NC, et al.: Deep neck infections in different age groups of children, *J Microbiol Immunol Infect* 43:47–52, 2010.
9. Mallampati SR, Gatt SP, Gugino LD, et al.: A clinical sign to predict difficult tracheal intubation: a prospective study, *Can Anaesth Soc J* 32:429, 1985.
10. Wilson ME, Speigelhlter D, Roberson JA, et al.: Predicting difficult intubation, *Br J Anaesth* 61:211, 1988.
11. Gonzalez-Beicos A, Nunez D: Imaging of acute head and neck infections, *Radiol Clin North Am* 50:73–83, 2012.
12. Shiga T, Wajima Z, Inoue T, et al.: Predicting difficult intubation in apparently normal patients: a meta-analysis of bedside screening test performance, *Anesthesiology* 103:429–437, 2005.
13. Eberhart LH, Arndt C, Aust HJ, et al.: A simplified risk score to predict difficult intubation: development and prospective evaluation in 3763 patients, *Eur J Anaesthesiol* 27:935–940, 2010.
14. Frova G, Sorbello M: Algorithms for difficult airway management: a review, *Minerva Anestesiol* 5:201–209, 2009.
15. Oates JDL, Macleod AD, Oates PD, et al.: Comparisons of two methods for predicting difficult intubation, *Br J Anaesth* 66:305, 1991.
16. Wilson ME, John R: Problems with the Mallampati sign, *Anaesthesia* 45:486, 1990.
17. Lee A, Fan LT, Gin T, et al.: A systematic review (meta-analysis) of the accuracy of the Mallampati tests to predict the difficult airway, *Anesth Analg* 102:1867–1878, 2006.
18. Frerk CM: Predicting difficult intubation, *Anaesthesia* 46:1005, 1991.
19. Karkouti K, Keith-Rose D, Wiggleworth D, et al.: Predicting difficult intubation: a multivariate analysis, *Can J Anaesth* 47:730, 2000.
20. Samsoon GLT, Young JRB: Difficult tracheal intubation: a retrospective study, *Anaesthesia* 42:487, 1987.
21. El-Orbany M, Woehlck HJ: Difficult mask ventilation, *Anesth Analg* 109:1870–1880, 2009.
22. Brown AC, Sataloff RT: Special anesthetic techniques in head and neck surgery, *Otolaryngol Clin North Am* 14:587, 1981.
23. Benumof JL: Difficult laryngoscopy: obtaining the best view, *Can J Anaesth* 41:361, 1994.
24. Ozbek C, Aygenc E, Tuna EU, et al.: Use of steroids in the treatment of peritonsillar abscess, *J Laryngol Otol* 118:439–442, 2004.
25. Shah RK, Stocks C: Epiglottitis in the United States: national trends, variances, prognosis, and management, *Laryngoscope* 120:1256, 2010.
26. Haynes RC: Adrenocorticotrophic hormones: adrenocortical steroids and their synthetic analogs: inhibitors of the synthesis and actions of adrenocortical hormones. In Gilman AG, Rall TW, Nies AS, et al.: *Pharmacological basis of therapeutics*, ed 8, Elmsford, NY, 1990, Pergamon Press.
27. Anene O, Meert KL, Uy H, et al.: Dexamethasone for the prevention of postextubation airway obstruction: a prospective randomized, double-blind, placebo-controlled trial, *Crit Care Med* 24:1666, 1996.
28. Benumof JL: Laryngeal mask airway and the ASA difficult airway algorithm, *Anesthesiology* 84:686, 1996.
29. Ho LI, Harn HJ, Lien TC, et al.: Postextubation laryngeal edema in adults: risk factor evaluation and prevention by hydrocortisone, *Intensive Care Med* 22:933, 1996.
30. Alexander RE: Throndson RR: A review of perioperative corticosteroid use in dentoalveolar surgery, *Oral Surg Oral Med Oral Pathol* 90:406, 2000.
31. Gersema L, Baker K: Use of corticosteroids in oral surgery, *J Oral Maxillofac Surg* 50:270, 1992.
32. Montgomery MT, Hogg JP, Roberts DR, et al.: The use of glucocorticoids to lessen the inflammatory sequelae following third molar surgery, *J Oral Maxillofac Surg* 48:179, 1990.
33. Barret A: Dexamethasone as an adjunct in oropharyngeal obstruction in a patient with leukemia, *Oral Surg Oral Med Oral Path* 70:741, 1990.
34. Wheeler M: Management strategies for the difficult pediatric airway, *Anesth Clinic North Am* 16:743, 1998.
35. Najjar TA: Why can't you achieve adequate regional anesthesia in the presence of infection? *Oral Surg Oral Med Oral Pathol* 44:7, 1977.
36. Brown RD: The failure of local anesthesia in acute inflammation: some recent concepts, *Br Dent J* 151:47, 1981.
37. Kimberly CL, Byers MR: Inflammation of rat molar pulp and periodontium causes increased calcitonin gene-related peptide and axonal sprouting, *Anat Rec* 222:289, 1988.
38. Taylor PE, Byers MR: An immunocytochemical study of the morphological reaction of nerves containing calcitonin gene-related peptide to microabscess formation and healing in rat molars, *Arch Oral Biol* 35:629, 1990.

39. Bennett CR: *Monheim's local anesthesia and pain control in dental practice*, ed 7, St Louis, 1984, Mosby.
40. Jastak JT, Yagiela JA, Donaldson D: *Local anesthesia of the oral cavity*, Philadelphia, 1995, WB Saunders.
41. Malamed SF: *Handbook of local anesthesia*, ed 4, St Louis, 1997, Mosby.
42. Mercuri LG: Intraoral second division nerve block, *Oral Surg Oral Med Oral Pathol* 47:109, 1979.
43. Poore TE, Carney FMT: Maxillary nerve block: a useful technique, *J Oral Surg* 31:749, 1973.
44. Topazian RG, Simon GT: Extra-oral mandibular and maxillary nerve block techniques, *Oral Surg Oral Med Oral Pathol* 15:206, 1962.
45. Sanders B: *Pediatric oral and maxillofacial surgery*, St Louis, 1979, Mosby.
46. Gow-Gates GAE: Mandibular conduction anesthesia: a new technique using extraoral landmarks, *Oral Surg Oral Med Oral Pathol* 36:321, 1973.
47. Malamed SF: The Gow-Gates mandibular block: evaluation after 4,275 cases, *Oral Surg Oral Med Oral Pathol* 51:463, 1981.
48. Levy TP: An assessment of the Gow-Gates mandibular block for third molar surgery, *J Am Dent Assoc* 103:37, 1981.
49. Kopriva CJ, Eltringham RJ, Siebert PE: A comparison of intravenous Innovar and topical spray on the laryngeal closure reflex, *Anesthesiology* 40:596, 1974.
50. Blouin RT, Conard PF, Perreault S, et al.: The effect of flumazenil on midazolam-induced depression of the ventilator response to hypoxia during isohypercarbia, *Anesthesiology* 78:635, 1993.
51. Gross JB, Blouin RT, Zandsberg S, et al.: Effect of flumazenil on ventilator drive during sedation with midazolam and alfentanil, *Anesthesiology* 85:713, 1996.
52. Gross JB, Weller RS, Conard P: Flumazenil antagonism of midazolam-induced ventilatory depression, *Anesthesiology* 75:179, 1991.
53. Sun Y, Huang Y, Jiang H: Is dexmedetomidine superior to midazolam as a premedication in children? A meta-analysis of randomized controlled trials, *Pediatr Anesth* 24:863–874, 2014.
54. Linden BE, Aguilar EA, Allen SJ: Sinusitis in the nasotracheally intubated patient, *Arch Otolaryngol Head Neck Surg* 114:860, 1988.
55. Roelofse J, Joubert JJ, Payne KA: The Luomanen oral airway and endotracheal tube holder as an aid to pediatric fiberoptic endoscopy, *J Oral Maxillofac Surg* 48:533, 1990.
56. Sitzman BT, Rich GF, Rockwell JJ, et al.: Local anesthetic administration for awake direct laryngoscopy, *Anesthesiology* 86:34, 1997.
57. Doi M, Ikeda K: Airway irritation produced by volatile anaesthetics during brief inhalation: comparison of halothane, enflurane, isoflurane, and sevoflurane, *Can J Anaesth* 40:122, 1993.
58. Ackerman WE, Phero JC: An aid to nasotracheal intubation, *J Oral Maxillofac Surg* 47:1341, 1989.
59. Gorback MS: Inflation of the endotracheal tube cuff as an aid to blind nasal endotracheal intubation, *Anesth Analg* 66:916, 1987.
60. The American Society of Anesthesiologists Task Force on Management of the Difficult Airway: Practice guidelines for management of the difficult airway, *Anesthesiology* 78:597, 1993.
61. Davis L, Cook-Sather SD, Schreiner MS: Lighted stylet tracheal intubation: a review, *Anesth Analg* 90:745, 2000.
62. Fox DJ, Castro T, Rastrelli AJ: Comparison of intubation techniques in the awake patient: the Flexi-lum surgical light (light wand) versus blind nasal approach, *Anesthesiology* 66:69, 1987.
63. Biehl JW, Bourke DL: Use of a lighted stylet to aid direct laryngoscopy, *Anesthesiology* 86:1012, 1997.
64. Stella JP, Kageler W, Epker BN: Fiberoptic endotracheal intubation in oral and maxillofacial surgery, *J Oral Maxillofac Surg* 44:923, 1986.
65. Berthound M, Read DH, Norman J: Preoxygenation – how long? *Anesthesia* 38:96, 1983.
66. Brown AC, Sataloff RT: Special anesthetic techniques in head and neck surgery, *Otolaryngol Clin North Am* 14:587, 1981.
67. Loughnan TE, Allen DE: Ludwig's angina: the anaesthetic management of nine cases, *Anaesthesia* 40:295, 1985.
68. Black A, Sury MRJ, Hemington L, et al.: A comparison of the induction characteristics of sevoflurane and halothane in children, *Anaesthesia* 51:539, 1996.
69. Hollander AA, Monteny E, Dewachter B, et al.: Intubation under typical supraglottic analgesia in unpremedicated and non-fasting patients: amnesia effects of subhypnotic doses of diazepam and Innovar, *Can Anesth Soc J* 21:467, 1974.
70. Sarner JB, Leveine M, Davis PJ, et al.: Clinical characteristics of sevoflurane in children: a comparison with halothane, *Anesthesiology* 82:38, 1995.
71. Yurino M, Kimura H: Vital capacity rapid inhalation induction technique: comparison of sevoflurane and halothane, *Can J Anaesth* 40:440, 1993.
72. Benumof JL: Laryngeal mask airway and the ASA difficult airway algorithm, *Anesthesiology* 84:686, 1996.
73. Demas PN, Sotereanos GC: The use of tracheotomy in oral and maxillofacial surgery, *J Oral Maxillofac Surg* 46:483, 1988.
74. Spitalnic SJ, Sucov A: Ludwig's angina: a case report and review, *J Emerg Med* 13:499, 1995.
75. Allen D, Loughnan TE, Ord RD: A reevaluation of the role of tracheostomy in Ludwig's angina, *J Oral Maxillofac Surg* 43:436, 1985.
76. Feinberg SE, Peterson LJ: Use of cricothyroidostomy in oral and maxillofacial surgery, *J Oral Maxillofac Surg* 45:873, 1987.
77. Sparks CJ: Ludwig's angina causing respiratory arrest in the Solomon Islands, *Anaesth Intensive Care* 21:460, 1993.
78. American Heart Association: *Textbook of advanced cardiac life support*, Dallas, 2013, American Heart Association.
79. Mace SE, Khan N: Needle cricothyrotomy, *Emerg Med Clin North Am* 26:1085–1101, 2008.
80. Williams A, Patel A, Ferguson C: High frequency jet ventilation through the laryngeal mask airway in a critically obstructed airway, *Anaesthesia* 63:1369–1371, 2008.
81. Benumof JL, Scheller MS: The importance of transtracheal jet ventilation in the management of the difficult airway, *Anesthesiology* 71:769–778, 1989.
82. Standiford TJ, Morganroth ML: High-frequency ventilation, *Chest* 96:1380–1389, 1989.
83. Ward KR, Menegazzi JJ, Yealy DM, et al.: Translaryngeal jet ventilation and end-tidal PCO_2 monitoring during varying degrees of upper airway obstruction, *Ann Emerg Med* 20: 1193–1197, 1991.
84. Patel RG: Percutaneous transtracheal jet ventilation: a safe, quick, and temporary way to provide oxygenation and ventilation when conventional methods are unsuccessful, *Chest* 116:1689–1694, 1999.
85. Attia RR, Battit GE, Murphy JD: Transtracheal ventilation, *JAMA* 234:1152, 1976.
86. Hagberg CA, Georgi R, Krier C: Complications of managing the airway. In Benumof JL, editor: *Benumof's airway management: principles and practice*, ed 2, Philadelphia, 2007, Mosby–Elsevier, pp 1181–1218.
87. Goedecke A, Herff H, Paal P, et al.: Field airway management

disasters, *Anesth Analg* 104:481–483, 2007.
88. Caplan RA, Posner KL, Ward RJ, et al.: Adverse respiratory events in anesthesia: a closed claim analysis, *Anesthesiology* 72:828, 1990.
89. Drummond GB: Influence of thiopentone on upper airway muscles, *Br J Anaesth* 63:12, 1989.
90. Epstein SK: Putting it all together to predict extubation outcome, *Intensive Care Med* 30:1255, 2004.
91. Practice Guidelines for Management of the Difficult Airway: An Updated Report by the American Society of Anesthesiologists Task Force on Management of the Difficult Airway, *Anesthesiology* 98:1269–1277, 2003.
92. Practice Guidelines for Management of the Difficult Airway: An Updated Report by the American Society of Anesthesiologists Task Force on Management of the Difficult Airway, *Anesthesiology* 118:251–270, 2013.
93. Miller J, Lovino W, Fine J, et al.: High-frequency jet ventilation in oral and maxillofacial surgery, *J Oral Maxillofac Surg* 40:790, 1982.
94. Walls RM, Murphy MF: *Manual of emergency airway management*, ed 4, Philadelphia, 2012, Lippincott Williams and Wilkins.
95. Duncan PG, Cullen BF: Anesthesia and immunology, *Anesthesiology* 45:522, 1976.
96. Cascorbi HF: Effect of anesthetics on the immune system, *Anesthesiology* 72:828, 1990.
97. Hought RT, Fitzgerald BE, Latta JE, et al.: Ludwig's angina: report of two cases and review of the literature from 1945 to January 1979, *J Oral Surg* 38:849, 1980.
98. Toews A, de la Roche AG: Oropharyngeal sepsis with endothoracic spread, *Can J Surg* 23:265, 1980.
99. LeFrock JL, Clark TS, Davies B, et al.: Aspiration pneumonia: a ten-year review, *Am Surg* 45:305, 1979.
100. Lanspa MJ, Jones BE, Brown SM, Dean NC: Mortality, morbidity, and disease severity of patients with aspiration pneumonia, *J Hosp Med* 8:83–90, 2013.
101. Marik PE: Aspiration pneumonitis and aspiration pneumonia, *N Engl J Med* 344:665–671, 2001.
102. Gorbach SL, Barlett JG: Anaerobic infections (second of three parts), *N Engl J Med* 290:1237, 1974.
103. Varkey B, Kutty K: Pulmonary aspiration syndromes. In *Kochar's concise textbook of medicine*, Baltimore, 1998, Lippincott Williams and Wilkins, pp 902–906.
104. Bartlett JG: How important are anaerobic bacteria in aspiration pneumonia: when should they be treated and what is optimal therapy, *Infect Dis Clin North Am* 27:149–155, 2013.

第 33 章　围手术期感染控制

Julie Ann Smith

医疗保健相关感染

在过去几十年里，医疗保健相关感染（health care-associated infections，HAI）的预防得到了极大的重视，这是有充分理由的。截至 2008 年，大约 5% ~ 10% 的住院患者（近 200 万）发生 HAI，其中约 10 万人死亡，每年造成 45 ~ 65 亿美元的额外费用[1]。因此，美国医疗保健流行病学会与美国感染病学会标准与实践指南委员会共同任命了一个工作组，该工作组的目的是为急症医院预防常见 HAI 提供纲要。该纲要于 2008 年出版，于 2014 年更新版本出版[1,2]。2008 年版的纲要强调了 4 项仪器及操作相关的 HAI：中心静脉导管相关性血流感染，呼吸机相关性肺炎，导尿管相关尿路感染及手术部位感染。纲要同时也列出了两种发病率逐渐增加、严重程度很高的特定的微生物感染：耐甲氧西林金黄色葡萄球菌感染及艰难梭菌感染。2014 版纲要在 2008 年版的基础上做了一些改动，并增加了有针对性改善手卫生的内容。虽然不是每一例接受头颈部手术的患者都有发生这些感染的风险，但是作为外科医生，我们必须要清楚 HAI 的各种危险因素，并知晓如何预防。本章将重点介绍有中高级证据支持的相关建议，以预防不同的 HAI。如果想获取纲要建议的细节内容，请参阅 2014 更新版纲要[2]。

中心静脉导管相关性血流感染

在置管前、带管期间及拔管后，都有相应的预防中心静脉导管相关性血流感染（central line-associated bloodstream infections，CLABSI）的措施。纲要除了建议中心静脉导管置管操作规范化，并针对 CLABSI 的预防开展培训，还建议重症监护病房（intensive care unit，ICU）内年龄大于 2 个月的患者每日使用氯己定清洁皮肤[2]。置管时，使用氯己定乙醇溶液进行皮肤消毒。一般不选择股静脉作为置管静脉，尤其是肥胖患者。颈内静脉置管时，建议在超声引导下进行。对于成人患者，建议使用消毒剂或抗菌药物浸泡的中心静脉导管。对于年龄大于 2 个月的患者，推荐使用含氯己定的敷料。而对于成人或儿童的非隧道式中心静脉导管置入的患者，每 5 ~ 7 天使用氯己定清洁置管部位，并更换透明敷料，当敷料松脱、潮湿或者污染时，要立即换药[2]。

呼吸机相关性肺炎

纲要建议尽量避免气管插管，支持无创正压通气（noninvasive positive pressure ventilation，NIPPV）。当患者必须使用呼吸机时，尽量少用（或不用）镇静药以便尽早拔管。每天停用镇静药一次，进行自主呼吸测试，以评估拔管的可能性。对于需要插管 48 ~ 72 小时的患者，尽量减少汇集在气管插管气囊上方的分泌物。2008 版纲要中，抬高床头被推荐为中度证据支持，但在 2014 版纲要中，抬高床头 30° ~ 45° 的证据等级偏低[1,2]。预防呼吸机相关性肺炎（ventilator-associated pneumonia，VAP）的方法还包括：口咽部清洁，氯己定口腔护理，机械性刷牙（证据等级较低）。预防性使用抗生素降低 VAP 风险的证据质量中等，但没有足够的数据表明其对机械通气时长、住院天数及死亡率有影响[1,2]。

导尿管相关尿路感染

建议仅在必要时导尿，并及时拔除导尿管以预防导尿管相关尿路感染（catheter-associated urinary tract infections，CAUTI）。其他可以代替留置导尿管的方法包括膀胱扫描及间歇导尿。尽量使用管径小的导尿管进行插管，以减小对尿道的创伤，插管人员需经过培训并应细致操作。这些建议虽然由低级证据支持，但也有一定意义[1,2]。

手术部位感染

手术部位感染（surgical site infections，SSI）的预防已经被广泛研究。在本章接下来的内容里，我们会更具体地讨论预防手术部位感染的各种方法，在此简要概括一下纲要中的建议。纲要建议按照循证医学的标准和指南预防性使用抗生素。术区的毛发如不干扰手术操作,可不予去除。如需去除毛发,不建议使用剃刀。围手术期应控制血糖,尤其是心脏病患者。围手术期核心体温应保持在35.5℃,术中和术后吸氧以保证充足的组织氧合。术前尽量使用含酒精的消毒液进行术区消毒。中级证据表明,高风险手术(如一些骨科手术和心胸手术)术前筛查金黄色葡萄球菌并使用抗葡萄球菌的药物去定植,以及使用消毒溶液冲洗伤口可有效预防手术部位感染[1,2]。

手卫生

手被明显弄脏时,应使用抗菌肥皂或普通肥皂进行洗手。一般来说,手卫生应使用含酒精的快速手消液、抗菌肥皂或普通肥皂。医院有监督医护人员手卫生依从性的义务,并对手卫生实施多模式促进策略。诺瓦克病毒或艰难梭菌感染暴发期间,应采用特殊的预防方法。除接触预防外,护理感染或疑似感染诺瓦克病毒、艰难梭菌的患者后,要用肥皂和流动水洗手[2]。

耐甲氧西林金黄色葡萄球菌感染

纲要建议医院进行耐甲氧西林金黄色葡萄球菌感染(methicillin-resistant *Staphylococcus* aureus infection,MRSA)的风险评估和监控,并实施主动监测试验(active surveillance testing,AST)来控制和预防MRSA感染。如果医务人员与MRSA感染暴发之间表现出流行病学相关性,建议对医务人员进行MRSA感染或定植的筛查。作为AST的一部分,建议MRSA携带者接受有针对性地去定植治疗。高级证据支持对ICU患者进行普遍去定植治疗。中级证据支持治疗和护理ICU患者时穿防护服,佩戴手套[1,2]。

艰难梭菌感染

纲要中提到的大多数艰难梭菌感染(*Clostridium difficile* infection,CDI)的处理策略的证据级别中等或较低。减少CDI的基本策略包括合理使用抗菌药物,对感染患者采取接触预防措施以及确保医疗设备和环境充分清洁与消毒(使用环境保护机构批准的杀孢消毒剂或稀释的次氯酸钠)。当艰难梭菌检测结果尚未确定时,腹泻患者应采取接触预防措施(证据等级低)。接触预防的时间应该持续到患者没有症状,并延长至患者出院(证据等级低)。如前所述,CDI暴发期间,离开CDI患者的病房后,医护人员需要用肥皂和水洗手[1,2]。

结果评价

自2008年最初的纲要出版后,美国疾病预防与控制中心(CDC)对HAI的发病率进行了持续的调查,并在2011年将多个州的流行病学调查结果进行了汇编[3]。该调查涉及183家医院,共涵盖11 282例患者。这些患者中,452人存在1个或多个HAI(约占4%,95%的置信区间为3.7%~4.4%,即每25例患者中有1例)。活动性HAI被定义为入院时未出现的感染,还包括入院时出现的与过去30天内进行的手术有关的SSI(植入手术1年内)。在504例医院获得性感染中,最常见的类型是肺炎(21.8%),其次是SSI(21.8%)和胃肠道感染(17.1%)。最常见的病原体是艰难梭菌(12.1%)。设备相关的感染(CLABSI、CAUTI以及VAP)占25.6%。根据这些数据,据估计,2011年美国急症医院中共发生约721 800次HAI,涉及约648 000例患者[3]。美国CDC对这些数据进行评估,并结合其他报告,发现在2008年到2013年间,CLABSI减少了46%,10种特定手术的SSI减少了10%。在2011到2013年间,院内发生的MRSA菌血症及CDI分别减少了8%和10%。然而,在2009年到2013年间,CAUTI增加了6%,2014年初的数据显示CAUTI开始下降[4]。在他们调查的人群中,Magill等人发现,42.9%的非手术部位感染发生在入住ICU期间或前48小时内[3]。与SSI最相关的手术类型包括结肠手术(14.5%)、髋关节成形术(10%)、小肠手术(6.4%)以及其他手术(9.1%)。出现HAI相关症状的患者中,从入院到出现HAI症状的时间间隔的中位数为6天。19.4%的HAI在入院时已经出现症状,并且与被调查医院的前一次住院有关,这其中大多数是SSI。最终的结果是452例患者中436例属于HAI,其中11.5%的HAI患者在住院期间死亡。多元回归分析结果表明,HAI的风险增高与下列因素有关:高龄、住院天数的延长、医院规模较大、中心静脉导管的使用、机械通气、入住重症监护病房等。总的来说,肺炎和SSI是最常见的感染类型,艰难梭菌是最常见的致病菌。相比之下,设备相关的感染,如导尿管、呼吸机相关感染已经显著性下降,在HAI中所占比例较小。因此我们应该把更多的注意力放在预防肺炎、SSI和CDI上。

手术部位感染

前文提到,SSI在HAI中占很大比例(21.8%)[3]。SSI分为浅表切口感染和深部切口感染以及器官/腔隙感染[5]。浅表切口感染指发生于手术后30天内,仅累及皮肤和皮下组织，不包括缝线周围脓肿。深部切口感染涉及深部软组织如筋膜和肌肉，同样，必须发生于手术后 30 天内，如果有植入物，则发生在手术后 1 年内。器官/腔隙感染涉及手术中被打开的任何器官和腔隙，发生在手术后 30 天内，如果植入物，则发生在术后 1 年内[5]。病原体通常是内源性细菌，如皮肤、黏膜、内脏来源的细菌等。常见的病原微生物有金黄色葡萄球菌，凝固酶阴性葡萄球菌，大肠杆菌和肠球菌等[5]。很多因素与 SSI 的发生有关，如糖尿病或血糖控制不佳、吸食尼古丁、使用类固醇类药物、营养不良、年龄、肥胖、合并其他部位的感染、住院天数的延长、免疫功能异常以及围手术期输血等[5]。合理预防性使用抗生素是最有效的预防方法之一。其他的预防方法也值得讨论，包括皮肤护理、手术室环境控制、体温控制、血糖控制、伤口处理以及氧合作用等。

预防性使用抗生素

预防性使用抗生素以防止手术部位感染的观念已经在骨科和普通外科得到了很好的建立。预防性使用抗生素是指在手术切开被污染之前使用抗生素，其目的是预防手术切口感染。一篇有关预防性使用抗生素的 meta 分析统计了 250 个临床试验，共涉及 4 809 例患者和 23 种不同类型的手术，分析认为预防性使用抗生素可以有效地预防切口感染[6]。该篇 meta 分析还指出，切口的清洁程度和预防性使用抗生素的有效性无关。研究支持预防性使用抗生素，但同时也指出，该分析并没有考虑抗生素的副作用、耐药性以及成本效益问题[6]。

有效的抗生素预防必须合理选择抗生素的种类、剂量和用药时间。为了保证足够的组织浓度，一般来说，应在术前 30 分钟静脉给予预防性抗生素[7]。Burke[8] 和 Miles 等[9] 在几十年前发现，如果在细菌进入手术部位 4 小时及以后使用抗生素，手术部位发生炎症和蜂窝织炎的风险与未预防性使用抗生素时的风险相同，强调了术前使用抗生素的重要性。很多研究支持在手术切开皮肤前 1 小时内使用抗生素，其中大多数研究认为，应在切开前 30 分钟内给药[10]。另外，很多研究证实，预防性使用抗生素超过 24 小时不仅没有额外的益处，反而会增加细菌耐药的风险[10]。当手术时间超过抗生素的半衰期时，需再次给药，并应考虑患者的肌酐清除率，根据肾功能调整剂量。一些作者建议，当手术时间是抗生素半衰期的 1~2 倍，或者术中出血较多时，应进行 2 次给药[11]。对于大多数头颈部手术，包括口腔颌面外科手术和修复重建外科手术，头孢唑林是术前常规抗生素选项，青霉素或头孢菌素过敏的患者可使用克林霉素[10]。耳鼻喉科手术通常建议使用头孢唑林联合或不联合甲硝唑[10]，对药物过敏的患者使用克林霉素联合或不联合环丙沙星。植入假体的手术及开颅手术建议预防性使用万古霉素[10]。对于神经外科手术，术前常规使用头孢唑林和万古霉素，而万古霉素仅适用于青霉素或头孢菌素过敏的患者。和其他抗生素相比，万古霉素的适宜剂量和用药时间尚无定论。万古霉素的组织分布和 β-内酰胺类药物不同，它可能需要每 12 小时给药多次以维持稳定的血药浓度。对于肾功能正常的患者，它的治疗剂量通常是每 8~12 小时 15~20mg/kg。对于重症患者，其负荷剂量应为 25~30mg/kg。万古霉素的给药速度不应高于 1g/h，这意味着对于一些患者，合适的预防用药时间可能需要 2 个小时。由于切开前等待的时间可能过长，Alexander 等建议预防性使用万古霉素时，应在术前 1 个小时开始静滴，剩余的药液在术中继续滴注[10]。另外，喹诺酮类抗生素的半衰期较长，适用于持续时间较长的手术，也需要在手术切开前 1~2 小时开始给药[10]。一旦手术切口关闭，就不再支持使用抗生素，也不建议常规使用第 3 剂抗生素[10]。有关头颈部手术具体抗生素预防使用的建议在本章后面会提到。

皮肤护理

去除毛发

理论上，术前去除术区的毛发可以降低 SSI 的发生率，就这一问题也进行过研究。Tanner 等最近发表的一篇 Cochrane 综述指出，去除毛发可以降低 SSI 风险这一说法缺乏证据支持[12]。但是，它明确建议，如果必须去除毛发，最好使用剪刀而不是剃刀，这样可以减少 SSI 的发生。在手术室或手术前一天晚上使用剃刀刮除毛发这一做法是错误的，因为剃刀造成的皮肤微小切口内可能藏匿细菌[11]。不少研究表明，不去除毛发的情况下，SSI 的发生率最低，使用剃刀而不是剪刀去除毛发的感染率最高。如需去除毛发，多数研究支持在术前即刻去除毛发[10]。

皮肤准备(患者)

术前合理的皮肤消毒是减少 SSI 发生的重要步骤。目前市场上有几种皮肤消毒产品，外科医生应该知晓它们的药效和禁忌。最常用的皮肤消毒剂包括乙醇溶液、葡萄糖酸氯己定和碘伏(如聚维酮碘)。乙醇对于细菌、病毒和真菌都有良好的杀灭作用，然而由于其易燃性和缺乏残留杀菌活性,应用受到限制。氯己定以及聚维酮碘对于暂居菌和常居菌都有很强的杀灭作用,但氯己定的杀菌活性比聚维酮碘持续时间长。另外,碘伏可在接触血液或血清后失活,因此在使用碘伏消毒是必须保证消毒剂充分晾干,以充分发挥其抗菌活性。即使低浓度的(0.5%)的聚维酮碘也会对成纤维细胞和角质细胞产生很大的毒性,所以,碘伏不能用于开放性伤口及术后换药[11]。尽管单用乙醇消毒缺乏残留杀菌活性,但乙醇常被添加到氯己定以及聚维酮碘中来增强杀菌能力。头颈部手术中,一些消毒剂由于会对眼睛造成严重的伤害,而不能用于面部,如含乙醇或氯己定的溶液。因此,以下消毒产品不能用于面部消毒:0.7%碘伏/74%异丙醇、4%葡萄糖酸氯己定、2%葡萄糖酸氯己定/70%异丙醇以及73%乙醇/硫氧吡啶锌[13]。另外,上述消毒剂会对耳朵造成损伤,消毒时需要避开耳朵。含氯己定的消毒剂要避免接触脑膜。使用聚维酮碘的禁忌证包括对碘过敏和年龄小于2个月。头颈部安全使用的消毒剂仅限于聚维酮碘合剂和3%氯二甲苯酚。聚维酮碘合剂使用时先用7%聚维酮碘擦拭5分钟(注意避开眼睛),随后用无菌毛巾擦干,最后涂抹10%聚维酮碘。将氯二甲苯酚充分涂布于术区,然后用无菌毛巾擦干或等待其自然晾干[13]。一般来说,对于头颈部手术,可以选择上述两种消毒剂中的任何一种进行消毒;但当需要在身体其他部位取皮瓣或骨瓣时,建议在该部位使用含葡萄糖酸氯己定的消毒剂消毒,因为该消毒剂具有较长时间的杀菌活性。

目前没有证据表明术前使用消毒剂沐浴可以降低SSI的风险。研究表明,与聚维酮碘或肥皂相比,术前使用氯己定沐浴可以减少皮肤表面的微生物数量[10]。然而,多项meta分析研究了术前沐浴降低SSI发生率的能力。Webster和Osborne分析了6个临床试验,涉及10 007位患者,这些试验都以4%葡萄糖酸氯己定为研究对象[14]。将葡萄糖酸氯己定和肥皂、安慰剂或不沐浴相比较,并没有证据支持应用葡萄糖酸氯己定沐浴可以降低SSI的风险。Chlebicki等发表的另一项meta分析[15]研究了16个临床试验,涉及17 932位患者,再次将葡萄糖酸氯己定与上述各种选项进行比较,结果显示,与使用肥皂、安慰剂或不沐浴相比,葡萄糖酸氯己定并没有显著减低SSI。综合这两项大样本meta分析的结果,没有证据支持术前应使用葡萄糖酸氯己定沐浴。

重症监护和产科相关文献显示,含碘伏的手术巾可以减少伤口的污染[11]。在骨科手术中,它也被证明可以减少伤口污染[11]。在头颈部手术中,这种手术铺巾并不实用,除非用于远隔的手术部位如髂骨取骨术。一般来说,使用这种手术巾似乎并不能降低SSI的风险[11]。最近使用一种新技术涉及氰基丙烯酸酯微生物密封剂(InteguSeal)。在用碘伏或葡萄糖酸氯己定完成术区消毒后,将这种封闭剂涂在皮肤上。它在与皮肤接触时,形成一种屏障,阻止细菌进入手术切口,并且封闭皮肤表面的微小裂伤。这种密封剂无局部或全身毒性,活性持续数日。在一项多中心的随机临床研究中,对177名行腹股沟疝修补术的患者分别使用该封闭剂和10%聚维酮碘[16],结果发现,使用密封剂和聚维酮碘的伤口污染率分别是53%和68.7%,具有显著性差异,这项研究是由公司资助的。Iyer等进行了一个精心设计的随机对照前瞻性试验,以接受冠状动脉搭桥手术的患者为研究对象,一条腿用传统方法消毒,而另一条腿用这种封闭剂封闭术区[17]。在术后第5天,在双侧大腿切口处用微生物拭子取标本,并观察伤口有无感染迹象。由于结果差异显著,这项研究在纳入47名患者后终止。使用封闭剂的腿伤口感染率是2.1%,而传统方式消毒的腿伤口感染率是25.5%。使用封闭剂处理过的腿细菌培养13例出现阳性,而用传统方式消毒后的腿细菌培养阳性者22例。因此作者认为这种密封剂可以有效地减少SSI,使用方便,对皮肤无毒[17]。与之相反,另一项临床试验却得出不同的结论。将998位心脏择期手术(包括胸骨正中劈开入路)的患者依据手术日期分为两组:一组使用密封剂,另一组不使用[18]。尽管两组并非随机分组,但情况匹配良好。两组术后纵隔炎和SSI的发生率并无显著性差异,因此,这项研究不支持使用封闭剂能减少SSI的发生率[18]。由于存在相悖的研究结果,故需要针对不同的患者群进行更多的研究。根据Iyer研究中的重要发现,头颈外科医生可能希望考虑在远隔的手术部位使用这种封闭剂,而不将其用于头颈部。在可能接触黏膜、眼部或活动期感染皮肤的部位,不推荐使用这种封闭剂。

皮肤准备(手术人员)

手术人员所用的皮肤消毒剂与患者术区所使用的消毒剂类似。关于手术人员的手消毒这一主题,有很多相关研究,结论不一,但有一点共识:含水酒精溶液涂擦易被手术人员接受,并且与传统的聚维酮碘或者氯己定涂擦的有效性相似[11]。另外,含水酒精涂擦对皮肤无刺激,并且在医护人员中有更好的依从性。很多研究比较了葡萄糖酸氯己定和聚维酮碘的消毒效力。Aly 和 Maibach 比较了葡萄糖酸氯己定、聚维酮碘和氯二甲苯酚消毒 2 分钟后即刻、3 小时、6 小时的消毒效果[19]。与葡萄糖酸氯己定和氯二甲苯酚相比，聚维碘酮在测试的 3 个时间点上均可显著降低细菌计数。Parienti 等进行了一项更近期的研究，他们比较了含水酒精溶液与 4% 聚维酮碘或 4% 氯己定的手涂擦液消毒效果，评价指标是终点为 30 天的 SSI[20]。他们发现，与传统刷手方法相比，先用非消毒洗手液洗手后再涂擦酒精溶液，在预防 SSI 方面没有显著差异。与传统擦洗方法相比，医务工作者对使用含水酒精涂擦有更好的依从性。Pereira 等研究了不同的擦洗方法，包括一些含酒精的产品[21]。他们发现长时间（一周）使用酒精和氯己定联合擦洗方案与传统单独使用碘伏或葡萄糖酸氯己定相比，菌落形成单位更低。尽管这个研究的样本量较小可能不具有说服力，但是这个研究传递了一个信息：葡萄糖酸氯己定比聚维酮碘的抗菌时间更长，但是含水酒精的抗菌能力可以减小 SSI 的风险。因此，在去除主要污染后，使用含水酒精是完全有效的。然而，如果医护人员更愿意选择传统的擦洗方法，那么同时使用酒精和葡萄糖酸氯己定比单独使用葡萄糖酸氯己定效果好，而单独使用葡萄糖酸氯己定又比单独使用聚维酮碘效果好。

体温控制

在麻醉过程中，身体热量通过辐射、蒸发、对流以及传导等多种方式流失，而其中辐射是造成热量流失的最大因素[6]。在全麻手术的第一个小时内，核心体温可以下降 1.6℃[22]。围手术期低温已经得到了广泛的研究，并被认为对手术有很多不利影响，包括失血量增加及相应输血需求也增加、心脏事件增加、住院天数的延长以及 SSI 风险的增加[5,10,23,24]。Kurz 等研究了一组 200 例结直肠手术的患者，将他们随机分为术中低体温组（34.7±0.6℃）和术中正常体温组（36.6±0.5℃），以双盲的方式评估患者感染的体征[25]。这项研究由于结果的显著性差异而提前结束：低体温组伤口感染率为 19%，而正常体温组伤口感染率为 6%。作者发现，核心体温降低 2℃将导致伤口感染率增加 2 倍，并且住院时间延长 20%[25]。低体温患者具有更大的输血需求（低体温的另一个影响），但是所输注的血液制品中并不包含白细胞。根据作者的多元回归分析，输血并不是导致 SSI 风险增加的唯一因素。Flores-Maldonado 等将 290 例胆囊切除术患者随机分为低体温组（35.4±0.4℃）和正常体温组（36.2±0.2℃），试验不包括围手术期输血的患者，以排除输血造成的潜在影响[26]。研究发现，低体温组 SSI 发生率为 11.5%，正常体温组 SSI 发生率为 2%，并且消除了输血的潜在影响。一般认为，体温过低会增加 SSI 的风险，原因是它降低了灌注（从而减少氧合），并且通过减少超氧游离基的产生而降低中性粒细胞的功能[23,24]。术中维持体温最佳的方法包括使用加温静脉输液和暖风机[22]。在头颈部手术中，尽管麻醉团队可以负责保证患者的正常体温，但是术者必须意识到在整个围手术期维持正常体温对患者的影响，从而降低 SSI 和其他并发症的风险。

血糖控制

众所周知，糖尿病患者伤口愈合不良的发生率和感染的风险均增加，尤其是血糖控制不佳的患者。高血糖对免疫反应的影响已经很明确：白细胞数量下降、趋化和吞噬功能受损、黏附到细菌表面的补体数量减少。很多研究表明，高血糖危重症患者，甚至是非糖尿病患者，其并发症的发生率和死亡率均有所增加[24,27]。Van den Berghe 等进行了一项具有里程碑意义的前瞻性随机对照临床试验，试验囊括了使用机械通气的 1 548 名外科 ICU 患者[27]。患者在 ICU 住院期间被分为胰岛素强化治疗和常规血糖控制两组。胰岛素强化治疗组中，血糖一旦超过 6.1mmol/L，就开始输注胰岛素，并将血糖控制在 4.4～6.1mmol/L，常规疗法将血糖控制在 10～11.1mmol/L 水平。从 ICU 转出后，所有患者都恢复为常规治疗控制血糖。结果发现，胰岛素强化治疗组在 ICU 住院期间死亡率仅为 4.6%，而常规血糖控制组为 8%。作者认为，最主要的原因是降低了脓毒症相关的多系统器官衰竭。此外，住院期间的血行感染也降低了 46%[27]。多数评估高血糖的研究涉及心脏手术，但也有相关研究涉及其他部位（如结直肠、脊柱、胰腺、血管以及乳腺）的手术[10,28]。Furnary 等研究了 2 467 例接受心脏手术的糖尿病患者，这些患者分别使用两种方法控制血糖：浮动刻度（sliding scale）间歇皮下胰岛素注射和持续胰岛素注射以使血糖控制在 11.1mmol/L 以下[28]。接受持续胰岛素注射的患者胸骨深部切口感染的发生率为 0.8%，间歇注射胰岛素的该切口感染发生率为 2%，二者具有显著性差异。文章认为在糖尿病或非糖尿病患者中，高血糖与 SSI 风险的增加有关[10]。涉及头颈部领域的高血糖与感染的相关性研究还不多见，但是密切监控血糖可能对头颈部手术患者也有好处，围手术期血糖应控制在 10mmol/L 以下甚至更低，同时应避免低血糖的出现[10]。

氧合作用

高浓度氧理论上可以降低 SSI 的发生率。伤口处充足的氧分压可以促进中性粒细胞合成超氧化物,从而破坏更多的细菌。另外,充足的氧分压是胶原及上皮组织形成必不可少的条件[24]。目前关于这个问题的几项研究的结果存在争论。在一项前瞻性随机试验中,将 500 名结直肠手术患者分为两组:术中及术后 2 小时吸入氧浓度分别设定为 80% 和 30%[29]。结果显示,吸入氧浓度 80% 组 SSI 发生率为 5.2%,而吸入氧浓度 30% 组 SSI 发生率为 11.2%,差异具有显著性。另外一些研究未能证明氧合过度会起到保护作用。事实上,这些研究都存在一些问题,如动力不足或涉及非标准化手术[10]。关于这一主题,目前已经发表了 3 篇 meta 分析。结论是,高氧浓度的确能降低伤口发生感染的风险,尤其在结直肠手术中。然而现存的文献之间有很大的异质性,仍需要更多的研究进行佐证[30-32]。目前,还没有足够的研究来明确氧合过度是否对头颈部手术患者有益,一般认为,在诱导期和整个手术过程中额外供氧是有益的。术后额外供氧似乎也有好处,但是具体供氧的时长尚无定论[10,24]。

组织损伤

为了减少 SSI,建议在术中轻柔操作,并去除异物及失活组织。是否使用电刀切开皮肤目前尚存在一定争议。Ji 等使用大鼠模型行腹部手术,发现使用电刀切开腹部皮肤,切口感染的风险显著增高[33]。这在一些人中间形成了共识:电刀是 SSI 的一个危险因素、可以造成伤口愈合不良甚至形成明显的瘢痕。但是很多人体研究并不支持这个结论。Kearns 等进行了一项随机前瞻性试验,100 名行腹部正中切口的患者被随机分为两组,一组采用手术钢刀切开切口全层,另一组的手术切口由电刀完成[34]。研究人员发现,电刀可显著降低失血量、切开时间、术后 48 小时疼痛及术后前 5 天的吗啡用量,但是两组伤口感染率无显著性差异。Shamim 进行了一项随机对照试验,将 369 名择期或急诊普外手术的患者随机分为两组,两组患者分别使用手术钢刀和电刀做切口(必要时术后放置引流)[35]。结果显示,手术刀组切开时间长、失血量大、术后 48 小时疼痛程度重。两组患者在住院时长、伤口愈合时间以及术后伤口并发症发生率上并无显著性差异。Sheikh 通过 177 例神经外科手术,对使用手术钢刀和针形电刀做皮肤切口的差异[36]。每个切口一半用手术刀切开,另一半用针形电刀切开,切口部位涵盖头皮、腹部、颈部、四肢以及躯干。用电刀切开的部分耗时更短,失血量也更少。试验中共 2 名患者发生了伤口感染。研究人员认为,在神经外科手术中,使用电刀是安全而有效的,在失血可能造成严重后果的患者或者儿童患者,尤其推荐使用。在头颈手术中,如果有必要,就应该使用电刀以减少出血,且目前没有证据支持电刀可能会增加 SSI 的风险。

局部使用抗生素/冲洗

冲洗伤口的目的在于清洁伤口,去除污染,降低感染的风险。多数关于伤口冲洗的研究集中在心胸外科、普外科以及骨科领域。临床上最常用的冲洗液是无菌生理盐水,除此之外,许多外科医生在冲洗液中添加其他成分。一般认为,含消毒防腐剂的冲洗液,如氯己定和聚维酮碘作为伤口冲洗剂是无效的甚至可能对伤口有伤害[10]。学界对于是否需要在伤口冲洗液中加入其他药物以增强冲洗效力有很大的争议。表面活性剂如橄榄肥皂和苯扎氯铵,由于具有干扰细菌黏附组织的能力,是常见的冲洗液添加剂。然而,表面活性剂的作用同样存在争论。研究表明,表面活性剂可有效去除骨、钢和钛结构表面的细菌,但同时具有一定的毒性,可损害凝血和愈合能力,导致溶血,并存在皮肤刺激性[37]。因此,尚无足够的证据支持在头颈部手术中使用表面活性剂冲洗伤口。

局部使用抗生素的优点如下:其一,感染条件下机体的生理变化会减弱系统给药的药效[38],而局部用药则可保证感染部位抗生素的浓度;其二,局部用药时全身吸收有限,可降低细菌耐药的风险;其三,局部用药可以使用一些尚不能全身用药的新型抗生素,但后两个优点尚存争议[37,38]。局部应用抗生素的主要问题在于尚无足够的研究和数据支持[37,38]。常用于术区冲洗的抗生素包括杆菌肽、头孢菌素、糖肽类、氨基糖苷类以及氯霉素等[38]。冲洗时能否使用抗生素同样存在争议。一些研究人员认为冲洗时抗生素和细菌的接触时间太短,不能起到有效的杀菌作用[37]。尽管人们一般认为局部使用抗生素至少无害,但 Barnes 等认为局部使用抗生素有过敏反应、组织刺激以及存在造成细菌耐药性风险[37]。McHugh 等发表了一篇有关腹部、骨科、心胸外科、皮肤外科、乳腺外科以及眼科手术患者抗生素冲洗的综述[38]。他们发现在腹部手术患者中,只有重度肥胖者使用抗生素冲洗是有意义的。在骨科手术中,有明显的证据支持关节置换术中使用含抗生素的骨水泥是有效的,但是抗生素冲洗以及抗生素骨水泥珠链的有效性尚缺乏足够的研究。在皮肤科手术中,烧伤患者的皮肤移植术并无局部应用抗生素的指征。对于清洁的皮肤手术,亦缺乏充足的研究。眼科手术有更高的感染风险,这是因为全身应用抗生素时，由于血-房水屏障和血-视网膜屏障的存在，到达眼内药物浓度不足所致。研究证实，在眼前房或结膜下使用抗生素可以显著降低眼内炎的发生[38]。根据其他外科专科抗生素冲洗的研究结果，在头颈外科手术中，抗生素冲洗的有效性尚需要通过设计良好的前瞻性随机对照试验来进行准确的评价。

冲洗的方式可以是高压（103~241.3kPa）或低压（6.9~103.4kPa），可以是脉冲式的，也可以是持续性的[37]。很多研究研究了高压冲洗和低压冲洗在骨科手术中的差异。清创术中，高压脉冲式冲洗较低压冲洗对异物和细菌的清创更有效，但是会造成更大的组织损伤。高压冲洗还可能损害免疫系统，并且可将细菌向更深的组织或骨骼中播散[11,37,39]。因此，一般建议仅在细菌污染非常严重时才使用高压冲洗[37]。现有文献在脉冲式冲洗和持续性冲洗两者比较方面并没有给出确切的结论[37]。此外，冲洗的适宜剂量亦无定论[11,37,39]。头颈部手术中一般不使用高压冲洗，除非头部伤口污染严重，高压冲洗的益处大于细菌播散至颅骨的风险时考虑使用。

引流

术后放置引流通常可以避免血肿形成，从而减小感染发生的风险。一般认为，闭式负压引流效果优于单纯引流管引流，因为使用单纯引流管引流可能会导致细菌逆行性感染[10,11]。长时间引流可能增加 SSI 的风险，故引流物的放置需谨慎，并尽早撤除[40]。与常规观念不同，研究证实骨科择期手术不应放置引流。文献显示，骨科手术放置引流时，其感染、血肿、再次手术或者肢体肿胀的发生率表现出差异[11]。此外，一些研究还发现引流与输血风险的增高有关[11]。在头颈外科的手术中，引流常用于治疗感染，这是有证据支持的。但对于非感染的病例，术者应仔细考虑引流条的必要性，如需引流，应尽量使用闭式负压引流。

输血

考虑输血治疗时应权衡利弊。输血可以保证充足的组织氧合，任何影响组织氧合的因素都会增加感染的风险。输血可刺激机体的免疫反应，增加感染风险，同时，输血本身还存在传播感染的可能，尽管概率很小。输血刺激机体免疫反应可能的机制是，血液贮存时白细胞释放的介质以及所输的血液制品中的白细胞可能导致患者免疫功能下调[41]。为了降低这种风险，很多美国医学中心使用去白细胞的红细胞制品[42]。研究证实，与含白细胞的血液制品相比，使用去白细胞的血液制品感染风险更低[10,43]。有证据支持在心脏手术中输入含白细胞的血液制品有更高的死亡风险[10]。但是 Frietsch 等认为去除血液制品中的白细胞并不能降低感染的风险[44]。他们在研究中假设，如果白细胞与输血相关免疫反应有关，那么自体输注去白细胞的血液应该比输注自体未去白细胞的血液感染率更低。结果表明，这两种情况下，术后感染率和平均住院天数不存在显著性差异[44]。但是该研究的局限性在于实验对象为自体输血的人群。研究证实，输血后脓毒症风险的增加与输血量及血液制品贮存的时间成正比[10,42]。Weinberg 等进行了一项回顾性的队列研究，研究对象为入院 24 小时内输入过至少 1 单位去白细胞血制品的创伤患者[42]。根据输血量和血液制品的“陈旧”（储存超过 14 天）或“新鲜”（储存少于 14 天）将患者分层。血液的储存时间最长不超过 42 天。他们发现，与输入至少 3 个单位“新鲜”血液的患者相比，输入至少 3 个单位“陈旧”血液的患者死亡风险更高[42]。对于头颈部手术，医务人员应该谨慎权衡输血的益处和输血带来的手术部位、肺部或全身感染的风险。应尽量减少输血量，使用去白细胞血液制品，并保证血制品的储存时间不超过 2 周，以减小输血带来的风险。

预防性使用抗生素在各类手术中的应用

正颌手术

总的来说，正颌手术的并发症发生率较低。根据 Alpha 等人的报道，下颌骨截骨术的感染率为 3.4%~33.3%[45]。但是多数研究报道的感染率更低。Kim 等回顾了 301 例正颌手术患者，发现术后感染率为 1%[46]。Chow 等回顾了的 2 910 例正颌手术患者，术后并发症发生率为 9.7%（感染发生率为 7.4%）[47]。Chow 等人发现，双颌手术患者的感染发生率（92.7%）显著高于单颌手术的患者（7.4%）。术前仅单次使用抗生素的患者感染发生率显著高于术前和术后都使用抗生素的患者。术后抗生素的使用时间从 2 天到 14 天不等，使用时间对感染发生率无显著影响。因此，本研究的结论是不建议术前单次使用抗生素作为预防用药。尽管术后抗生素的最佳使用天数尚无定论，研究人员认为术后至少用药 2 天是有益的[47]。

Zijderveld 等发现，术前单次使用抗生素比不使用抗生素能显著降低感染的风险[48]。他们进行了随机双盲对照试验，比较了仅术前使用阿莫西林-克拉维酸、头孢呋辛和安慰剂时术后感染情况。研究发现，阿莫西林-克拉维酸组感染率为11.1%，头孢呋辛组感染率为17.6%，安慰剂组感染率为52.6%。研究表明，仅术前单剂量使用抗生素可以降低感染的风险，使用阿莫西林-克拉维酸或头孢呋辛的感染率无显著性差异[48]。

Fridrich等对30位正颌手术患者进行了前瞻性研究，比较了围手术期使用抗生素和术后1周使用抗生素的效果[49]。两组之间的感染率并无显著性差异，再次提示术后延长抗生素的使用时间并不比常规围手术期给药有优势。

Lindeboom等设计了前瞻性随机试验比较不同剂量抗生素的术后感染率[50]。他们将70位(140侧)行双侧下颌骨矢状劈开截骨术的患者随机分为术前单次用药和24小时用药组。术前在手术切开前15分钟静注克林霉素，术后继续静注克林霉素或安慰剂每6小时1次，共4次。术后伤口检查项目包括伤口疼痛、肿胀、发红、炎症和化脓的情况。术前单次用药的患者与术后24小时内继续使用抗生素的患者感染率分别为5.6%和2.8%，两组的感染率并无显著性差异。因此，作者认为延长预防性使用抗生素的时间在正颌手术中没有优势。

总的来说，尽管目前证据尚不充分，但是基本支持在正颌手术中至少在围手术期预防性使用抗生素以预防感染。理想的术后用药时长尚不明确，但是并没有证据支持术后应该长期预防性使用抗生素[51]。结合其他手术类型的文献报道得到的证据，笔者认为最谨慎的用药方法是手术切开前30分钟内经静脉给药，并且在术中间隔合适的时间追加给药一剂，术后不使用抗生素。

面部骨折

下颌骨骨折的感染率高于其他面部骨折，因此，多数关于面部创伤预防性使用抗生素的研究多集中在下颌骨骨折。髁颈下骨折很少感染，而口内有开放伤口或骨折线处有牙齿的复合型骨折常有较高的感染率[52]。Chole和Yee进行了一项随机对照试验，比较了面部骨折患者切开复位或闭合复位围手术期使用或不使用抗生素的感染情况[52]。研究组术前和术后各使用一次头孢唑林，对照组不使用抗生素。结果发现，研究组感染率为8.9%，而对照组为42.3%，证明预防性使用抗生素可以显著降低感染的发生。上颌骨骨折或颧骨骨折的患者无感染发生，而所有的骨折均发生在下颌骨正中联合或下颌角。预防性使用抗生素对于切开复位的骨折有明显的效果，但对于闭合复位的骨折效果并不显著。此外，切开复位的骨折使用抗生素和闭合复位的骨折(用或不用抗生素)的感染率无显著性差异。作者认为，预防性使用抗生素能有效降低切开复位的下颌角或下颌正中联合骨折的感染率。

Andreasen等人[53]近期发表了一篇系统性综述，该综述同样支持面部骨折中预防性使用抗生素。这篇综述也包括了Chole和Yee的文章[52]。综述讨论了在颌骨骨折治疗中，预防性使用抗生素是否可以预防感染；理想的抗生素种类、剂量及用药周期；什么情况下不应预防性使用抗生素。综述纳入了1975—1988年期间发表的4项随机研究，但是这4项研究均未达到随机对照研究的标准。该系统性综述的作者认为，治疗下颌骨复合型骨折时，尤其是需切开复位的骨折，预防性使用抗生素以明显降低术后感染的风险，大约降低3倍。另外，作者认为切开复位骨折增加了术后感染的风险。同样的，上颌骨、颧骨和髁突骨折的感染未见报道，表明这些部位的感染率极低。

在面部创伤中，下颌骨骨折的感染率明显高于面中部骨折，此外，开放性创伤感染率高于闭合性创伤，而切开复位骨折的感染风险高于闭合复位骨折。建议切开复位面部骨折的患者术前使用一剂抗生素，并在术中还应追加使用抗生素。医生也要意识到，即使采用这种方法，在治疗下颌骨骨折时，感染的风险也可能略高。由于下颌骨复合型骨折的感染率较高，如果开放性下颌骨骨折不能得到及时的治疗而存在延迟，术前应持续使用抗生素治疗。

第三磨牙

多年来，第三磨牙拔除术中预防性使用抗生素一直是讨论和很多项研究的主题。多数文献认为第三磨牙拔除不需要全身预防性使用抗生素。干槽症是一类与细菌感染无关的炎症性并发症，据报道在下颌第三磨牙拔除中发生率为25%～30%[54]。据报道，第三磨牙拔除后感染发生率在1%到6%之间[55]。预防性使用抗生素的一个重要原则是手术操作要有明确的感染风险。因此，鉴于第三磨牙拔除术存在如此低的感染率，预防性使用抗生素可能没有意义。

Piecuch等人对2 134例(共6 713颗)接受第三磨牙拔除的患者进行了回顾性分析[56]。这些患者在拔牙前后接受了6种不同类型的治疗，包括未使用抗生素、围手术期全身应用抗生素组、拔牙窝内放置四环素粉末、围手术期全身应用抗生素加拔牙窝内放置四环素粉末、术后应用抗生素以及术后使用抗生素加拔牙窝内放四环素粉末。患者总的感染率仅为 3.5%，上颌第三磨牙拔除后感染率极低，仅为 0.27%。感染按照阻生的水平进行分级，且只有下颌阻生存在显著性差异。对于已经萌出的下颌第三磨牙，与未使用抗生素的患者相比，拔牙窝内放四环素粉末的患者感染率显著下降；对于软组织阻生的第三磨牙，各治疗组间并无显著性差异；对于部分骨阻生的第三磨牙，围手术期全身应用抗生素和拔牙窝内放四环素粉末可显著降低感染率。另外，对于部分骨阻生的牙齿，拔牙窝内放四环素粉末比围手术期全身应用抗生素更有效。在完全骨阻生的牙齿中，全身应用抗生素联合拔牙窝内放四环素粉末可以减少感染的发生。此外，拔除完全骨阻生的牙齿后，拔牙窝内放置四环素粉末在预防感染方面比围手术期全身应用抗生素更有效。该研究的局限性在于它是回顾性研究，而不是随机的。本研究表明，阻生的程度似乎可以影响感染的发生率；阻生程度不同，预防性使用抗生素的方法亦不同。他们的研究结果支持以下的观点，即某种形式的预防性抗生素的使用在预防下颌第三磨牙拔除后的感染方面是有用的。

Sekhar 等人对第三磨牙拔除术中全身预防性应用抗生素进行了研究[57]。在这个前瞻性随机对照双盲试验中，125 名无症状拔除下颌第三磨牙的患者被随机分为以下 3 组：安慰剂组、术前单剂量甲硝唑组以及术后 5 天甲硝唑组。术后 6 天对患者进行检查，并评估以下参数，即开口度、有无化脓或干槽症、术后第 2 天和第 6 天的疼痛评分。结果表明，各组间在上述这些参数上不存在显著性差异。作者认为，在下颌第三磨牙拔除时，预防性使用抗生素并没有降低并发症的发生率。

Poeschl 等进行的一项规模稍大的前瞻性研究中，将 288 名患者（共拔除下颌阻生第三磨牙 538 颗）随机分为 3 组：术后使用阿莫西林克拉维酸 5 天组，术后使用克林霉素 5 天组和未使用抗生素组[58]。所有的患者术前用 0.2% 氯己定溶液漱口。术后第 2 天出现血肿的患者放置引流，第三磨牙部分萌出的患者术后在创口内放置碘仿纱条，并在第 2 天撤出。患者在术后第 2 天、第 10 天、第 4 周复查，记录术前术后开口度的差异、感染、干槽症、疼痛和其他副作用。在感染和干槽症发生率、开口度和疼痛方面，各组间并没有显著性差异。值得注意的是，大部分干槽症（69.6%）发生于部分萌出的第三磨牙。作者认为，无症状的第三磨牙拔除时，不建议常规预防性使用抗生素。

与上述研究的结果不同，Arteagoitia 等人在他们对 494 例患者的研究中发现，拔除一颗下颌第三磨牙，术后使用阿莫西林克拉维酸可以显著降低炎症及感染相关并发症的发生[59]。在他们的随机对照双盲试验中，患者被随机分为 2 组：术后使用 4 天阿莫西林克拉维酸组和未使用抗生素组（安慰剂组）。拔牙后用 0.12% 氯己定冲洗拔牙窝。术后 7 天使用 0.12% 氯己定含漱，每天 3 次。研究结果显示，安慰剂组感染和炎症显著增加。除了安慰剂组中需要去骨的牙更多之外，这两组患者基本情况匹配良好。回归分析显示，年龄是混杂变量，而性别、吸烟史、阻生深度、阻生角度、手术时机、是否需要分牙以及是否需要去骨不是混杂变量。使用抗生素组的感染或炎症发生率为 1.9%，而未使用抗生素组的感染或炎症发生率为 12.9%。术后未使用抗生素组炎症性并发症的相对危险度为 0.15。需要治疗以预防一种感染或炎症并发症的人数为 10 个。尽管有这些发现，作者对于是否需要给所有的患者使用抗生素以预防这些并发症表示质疑。作者认为临床判断最为重要，要记住老年人出现感染或炎症性并发症的风险更大。

Ataoglu 等研究了 150 例拔除上颌或下颌第三磨牙的患者[60]。患者被随机分为 3 组：术前使用 5 天阿莫西林克拉维酸组、术后使用 5 天阿莫西林克拉维酸组和未使用抗生素组。所有患者术前均用 0.12% 氯己定溶液含漱。术后第 2、7 天检查患者肿胀、感染、干槽症、开口度和疼痛的情况。研究人员并没有发现三组在这些参数上有显著性差异。作者认为，拔除第三磨牙不应常规预防性使用抗生素。

Halpern 等研究了术前通过静脉给药预防性使用抗生素的效果。在这个随机对照双盲的临床试验中，研究人员将 118 名患者随机分为两组，术前静滴青霉素（青霉素过敏患者使用克林霉素）和安慰剂[61]，以术后出现炎症和 SSI 作为评估指标。术前使用抗生素组未出现感染或炎症相关并发症。安慰剂组 SSI 发生率为 8.5%（$P=0.03$），无干槽症发生。感染全部出现在部分或完全骨阻生，需要去骨的下颌第三磨牙拔除术后。作者认为，静脉预防性使用抗生素确实降低了 SSI 的发生率（需要治疗的人数为 12 人）。Beirne 对该研究的评论指出，该研究的样本量较小，但它是一项精心设计的研究[62]。

但是，Kaczmarzyk 等人的一项研究显示，在预防下颌第三磨牙拔除术后感染及炎症性并发症方面，术前或术后使用抗生素与安慰剂没有显著区别[63]。在这项前瞻性随机对照双盲试验中，研究者将 86 例需要拔除第三磨牙的患者分为三组：术前口服单剂量克林霉素组、术前口服单剂量克林霉素联合术后服用克林霉素5天组以及口服安慰剂组。在术后第1、2、7天评估患者牙关紧闭、面部肿胀、体温、淋巴结、干槽症以及主观疼痛情况。3组患者在术后炎症性并发症方面并无显著性差异。因此，作者认为拔除第三磨牙时无需预防性使用抗生素。但是这个研究同样也存在样本量过小的问题。

Ren等对1974—2007年发表的所有关于第三磨牙拔除使用抗生素的随机对照试验进行了meta分析[64]。文章主要评估了两个主要结果：干槽症和SSI。共16个临床试验以干槽症作为评价结果，涉及2 932名患者。干槽症在术前未全身应用抗生素组和应用抗生素组的发生率分别为14.4%和6.2%。需要治疗以预防干槽症的患者为13人。根据这个分析研究，下颌第三磨牙拔除术前全身应用抗生素对于预防干槽症的发生有统计学意义。术后使用抗生素在干槽症的发生的影响无统计学意义。共12个临床试验以SSI作为评价结果，涉及2 396名患者。使用抗生素和未使用抗生素的患者SSI的发生率分别为4%和6.1%。需要治疗的人数为25。青霉素和甲硝唑都可以有效减少干槽症的发生，但是甲硝唑在预防SSI方面不如青霉素效果好。该项Meta分析建议，最有效的用药方案是术前30～90分钟给药，并在术后持续用药3～5天。但是，也有人认为，术前单次给药和多次给药的效果相同。手术开始后给予抗生素并不能有效减少干槽症或感染的发生。尽管他们的研究结果有统计学意义，但作者的结论是，术前应用抗生素前应权衡利弊，该研究的结果并不能作为严格的预防性应用抗生素的指南，在决定是否应用抗生素之前，应充分考虑相关的风险因素。下颌第三磨牙拔除术前1小时使用青霉素是合理的。对于有吸烟、口腔卫生不良以及高龄等感染危险因素的患者，应考虑术后继续使用抗生素。

综合上述研究和其他相关研究，在第三磨牙拔除术中，可参考Arteagoitia等人[59]的建议并结合临床具体情况，考虑是否需要预防性使用抗生素。对于尚未发生感染但是存在容易发生感染的共病的患者，还有高龄患者，拔除下颌部分或完全骨阻生的第三磨牙时，需谨慎考虑预防性使用抗生素。如果存在预防性使用抗生素的适应证，应在术前给药，以保证手术污染之前组织的血药浓度达到较高的水平，从而有效的预防感染[51]。另外，没有证据显示术后使用抗生素可以显著减少第三磨牙拔除术后感染，因此对于未发生感染的患者，不应常规术后用药。

在第三磨牙拔除术中使用氯己定含漱也得到了广泛的研究。Caso等人进行的一项meta分析，评价了使用氯己定预防干槽症的效果[65]。他们总结了7项随机对照研究，并将它们分为2组：一组（2项试验）术前使用氯己定含漱，另一组（5项试验）在手术当天和术后几天含漱。结果表明，仅术前含漱的组中，干槽症的发生并没有减少；手术当天和术后几天含漱的组中，有3项研究结果显示，干槽症的发生率显著降低。这份meta分析的局限性在于不同研究的含漱方案有所不同，另一方面，这些研究对于干槽症的诊断标准也不尽相同。该meta分析也无法给出能显著减少干槽症的最少术后含漱的天数。总之，术后氯己定含漱可能会降低干槽症发生的风险，目前仍需要进一步研究以确定理想的含漱方案。此外，虽然不像抗生素耐药那样常见，但氯己定的耐药也已见诸报道。铜绿假单胞菌、奇异变形杆菌、大肠杆菌、黏质沙雷菌、施氏假单胞菌均在耐药菌行列[66]。

结论

围手术期感染的控制很复杂，相关研究也较为深入，但仍有很多问题尚未解决。过去10年的最新进展可能降低了HAI的发生率。目前，有许多干预措施可以降低SSI的风险，而且选择可能是压倒性的。但是，有一些因素已被证明可以减少SSI，而且相对容易实现。最重要因素应该是合理预防性使用抗生素、合理备皮以及术后血糖控制。如果术者关注到这些问题，并知晓输血带来的风险，那么就可以为患者提供优化的治疗方案。

（陈硕 译）

参考文献

1. Yokoe DS, Mermel LA, Anderson DJ, et al.: A compendium of strategies to prevent healthcare-associated infections in acute care hospitals, *Infect Control Hosp Epidemiol* 29:S12–S21, 2008.
2. Yokoe DS, Anderson DJ, Berenholtz SM, et al.: A compendium of strategies to prevent healthcare-associated infections in acute care hospitals: 2014 updates, *Infect Control Hosp Epidemiol* 35(8):967–977, 2014.
3. Magill SS, Edwards JR, Bamberg W, et al.: Multistate point-prevalence survey of health care-associated infections, *N Engl J Med* 370(13):1198–1208, 2014.
4. HAI Progress Report. Centers for Disease Control and Prevention. http://www.cdc.gov/HAI/surveillance/index.html Accessed on 27 March 2015.
5. Galway UA, Parker BM, Borkowski RG: Prevention of postoper-

ative surgical site infections, *Int Anesth Clin* 47(4):37–53, 2009.
6. Bowater RJ, Stirling SA, Lilford RJ: Is antibiotic prophylaxis in surgery a generally effective intervention? Testing a generic hypothesis over a set of meta-analyses, *Ann Surg* 249(4):551–556, 2009.
7. Condon RE, Wittmann DH: The use of antibiotics in general surgery, *Curr Probl Surg* 28:807–949, 1991.
8. Burke JF: The effective period of preventive antibiotic action in experimental incisions and dermal lesions, *Surgery* 50: 161–168, 1961.
9. Miles AA, Miles EM, Burke J: The value and duration of defense reaction of the skin to primary lodgment of bacteria, *Br J Exp Path* 38:79–86, 1957.
10. Alexander JW, Solomkin JS, Edwards MJ: Updated recommendations for control of surgical site infections, *Ann Surg* 253:1082–1093, 2011.
11. Fletcher N, Sofianos D, Berkes MB, et al.: Prevention of perioperative infection, *J Bone Joint Surg Am* 89:1605–1618, 2007.
12. Tanner J, Woodings D, Moncaster K: Preoperative hair removal to reduce surgical site infection, *Cochrane Database Syst Rev* 2:CD004122, 2006.
13. Digison MB: A review of anti-septic agents for peri-operative skin preparation, *Plast Surg Nurs* 27(4):185–189, 2007.
14. Webster J, Osborne S: Meta-analysis of preoperative antiseptic bathing in the prevention of surgical site infection, *Br J Surg* 93:1335–1341, 2006.
15. Chlebicki MJ, Safdar N, O'Horo JC, et al.: Preoperative chlorhexidine shower or bath for prevention of surgical site infection: a meta-analysis, *Am J Infect Control* 41:167–173, 2013.
16. Wilson SE: Microbial sealing: a new approach to reducing contamination, *J Hosp Infection* 70(S2):11–14, 2008.
17. Iyer A, Gilfillan I, Thakur S, et al.: Reduction of surgical site infection using a microbial sealant: a randomized trial, *J Thorac Cardiovasc Surg* 142:438–442, 2011.
18. Waldow T, Szlapka M, Hensel J, et al.: Skin sealant InteguSeal has no impact on prevention of postoperative mediastinitis after cardiac surgery, *J Hosp Infect* 81:278–282, 2012.
19. Aly R, Maibach HI: Comparative antibacterial activity of a 2-minute surgical scrub with chlorhexidine gluconate, povidone-iodine, and chloroxylenol sponge-brushes, *Am J Infect Control* 16:173–177, 1988.
20. Parienti JJ, Thibon P, Heller R, et al.: Hand-rubbing with an aqueous alcoholic solution vs traditional surgical hand-scrubbing and 30-day surgical site infection rates: a randomized equivalence study, *JAMA* 288:2689, 2002.
21. Pereira LJ, Lee GM, Wade KJ: An evaluation of five protocols for surgical handwashing in relation to skin condition and microbial counts, *J Hosp Infect* 36:49–65, 1997.
22. Forbes SS, McLean RF: Review article: The anesthesiologist's role in the prevention of surgical site infections, *Can J Anesth* 60: 176–183, 2013.
23. Sessler DI: Complications and treatment of mild hypothermia, *Anesthesiology* 95:531–543, 2001.
24. Mauermann WJ, Nemergut EC: The anesthesiologist's role in the prevention of surgical site infections, *Anesthesiology* 105(2): 413–421, 2006.
25. Kurz A, Sessler DI, Lenhardt R, et al.: Perioperative normothermia to reduce the incidence of surgical-wound infection and shorten hospitalization, *N Engl J Med* 334(19):1209–1215, 1996.
26. Flores-Maldonado A, Medina-Escobedo CE, Rios-Rodriguez HM, et al.: Mild perioperative hypothermia and the risk of wound infection, *Arch Med Res* 32:227–231, 2001.
27. Van den Berghe, Wouters P, Weekers F, et al.: Intensive insulin therapy in critically ill patients, *N Engl J Med* 345:1359–1367, 2001.
28. Furnary AP, Zerr KJ, Grunkemeier GL, et al.: Continuous intravenous insulin infusion reduces the incidence of deep sternal wound infection in diabetic patients after cardiac surgical procedures, *Ann Thorac Surg* 67(2):352–360, 1999.
29. Greif R, Akca O, Horn EP, et al.: Supplemental perioperative oxygen to reduce the incidence of surgical-wound infection, *N Engl J Med* 342:161–167, 2000.
30. Chura JC, Boyd A, Argenta PA: Surgical site infections and supplemental perioperative oxygen in colorectal surgery patients: a systematic review, *Surg Infect* 8:455–461, 2007.
31. Qadan M, Akca O, Mahid SS, et al.: Perioperative supplemental oxygen therapy and surgical site infection: a meta-analysis of randomized controlled trials, *Arch Surg* 144:359–366, 2009.
32. Al-Niaimi A, Safdar N: Supplemental perioperative oxygen for reducing surgical site infection: a meta-analysis, *J Eval Clin Pract* 15:360–365, 2009.
33. Ji GW, Wu YZ, Wang X, et al.: Experimental and clinical study of influence of high-frequency electric surgical knives on healing of abdominal incision, *World J Gastroenterol* 12(25):4082–4085, 2006.
34. Kearns SR, Connolly EM, McNally S, et al.: Randomized clinical trial of diathermy versus scalpel incision in elective midline laparotomy, *Br J Surg* 88:41–44, 2001.
35. Shamim M: Diathermy vs. scalpel skin incisions in general surgery: double-blind, randomized clinical trial, *World J Surg* 33:1594–1599, 2009.
36. Sheikh B: Safety and efficacy of electrocautery scalpel utilization for skin opening in neurosurgery, *Br J Neurosurg* 18(3):268–272, 2004.
37. Barnes S, Spencer M, Graham D, et al.: Surgical wound irrigation: a call for evidence-based standardization of practice, *Am J Infect Control* 42:525–529, 2014.
38. McHugh SM, Collins CJ, Corrigan MA, et al.: The role of topical antibiotics used as prophylaxis in surgical site infection prevention, *J Antimicrob Chemother* 66:693–701, 2011.
39. Anglen JO: Wound irrigation in musculoskeletal injury, *J Am Orthop Surg* 9:270–271, 2001.
40. McHugh SM, Hill ADK, Humphreys H: Intraoperative technique as a factor in the prevention of surgical site infection, *J Hosp Infect* 78:1–4, 2011.
41. Gunst MA, Minei JP: Transfusion of blood products and nosocomial infection in surgical patients, *Curr Opin Crit Care* 13: 428–432, 2007.
42. Weinberg JA, McGwin G, Griffin RL, et al.: Age of transfused blood: an independent predictor of mortality despite universal leukoreduction, *J Trauma* 65:279–284, 2008.
43. Friese RS, Sperry JL, Phelan HA, et al.: The use of leukoreduced red blood cell products is associated with fewer infectious complications in trauma patients, *Am J Surg* 196:56–61, 2008.
44. Frietsch T, Karger R, Scholer M, et al.: Leukodepletion of autologous whole blood has no impact on perioperative infection rate and length of hospital stay, *Transfusion* 48:2133–2142, 2008.
45. Alpha C, O'Ryan F, Silva A, et al.: The incidence of postoperative wound healing problems following sagittal ramus osteotomies stabilized with miniplates and monocortical screws, *J Oral Maxillofac Surg* 64:659–668, 2006.
46. Kim SG, Park SS: Incidence of complications and problems related to orthognathic surgery, *J Oral Maxillofac Surg* 65: 2438–2444, 2007.
47. Chow LK, Singh B, Chiu WK, et al.: Prevalence of postoperative complications after orthognathic surgery: a 15-year review, *J Oral*

Maxillofac Surg 65:984–992, 2007.

48. Zijderveld SA, Smeele LE, Kostense PJ, et al.: Preoperative antibiotic prophylaxis in orthognathic surgery: a randomized, double-blind, and placebo-controlled clinical study, *J Oral Maxillofac Surg* 57:1403–1406, 1999.
49. Fridrich KL, Partnoy BE, Zeitler DL: Prospective analysis of antibiotic prophylaxis for orthognathic surgery, *Int J Adult Orthognath Surg* 9(2):129–131, 1994.
50. Lindeboom JA, Baas EM, Kroon FH: Prophylactic single-dose administration of 600 mg clindamycin versus 4-time administration of 600 mg clindamycin in orthognathic surgery: a prospective randomized study in bilateral mandibular sagittal ramus osteotomies, *Oral Surg Oral Med Oral Pathol Oral Radiol Endod* 95:145–149, 2003.
51. Laskin DM: The use of prophylactic antibiotics for the prevention of postoperative infections, *Oral Maxillofacial Surg Clin North Am* 15:155–160, 2003.
52. Chole RA, Yee J: Antibiotic prophylaxis for facial fractures, *Arch Otolaryngol Head Neck Surg* 113:1055–1057, 1987.
53. Andreasen JO, Jensen SS, Schwartz O, et al.: A systematic review of prophylactic antibiotics in the surgical treatment of maxillofacial fractures, *J Oral Maxillofac Surg* 64:1664–1668, 2006.
54. Blum IR: Contemporary views on dry socket (alveolar osteitis): a clinical appraisal of standardization, aetiopathogenesis and management: a critical review, *Int J Oral Maxillofac Surg* 31:309–317, 2002.
55. Zeitler DL: Prophylactic antibiotics for third molar surgery: a dissenting opinion, *J Oral Maxillofac Surg* 53:61–64, 1995.
56. Piecuch JF, Arzadon J, Lieblich SE: Prophylactic antibiotics for third molar surgery: a supportive opinion, *J Oral Maxillofac Surg* 53:53–60, 1995.
57. Sekhar CH, Narayanan V, Baig MF: Role of antimicrobials in third molar surgery: prospective, double blind, randomized, placebo-controlled study, *Br J Oral Maxillofac Surg* 39:134–137, 2001.
58. Poeschl PW, Eckel D, Poeschl E: Postoperative prophylactic antibiotic treatment in third molar surgery—a necessity? *J Oral Maxillofac Surg* 62:3–8, 2004.
59. Arteagoitia I, Diez A, Barbier L, et al.: Efficacy of amoxicillin/clavulanic acid in preventing infectious and inflammatory complications following impacted mandibular third molar extraction, *Oral Surg Oral Med Oral Pathol Oral Radiol Endod* 100:E11–E18, 2005.
60. Ataoglu H, Oz GY, Candirli C, et al.: Routine antibiotic prophylaxis is not necessary during operations to remove third molars, *Br J Oral Maxillofac Surg* 46:133–135, 2008.
61. Halpern LR, Dodson TB: Does prophylactic administration of systemic antibiotics prevent postoperative inflammatory complications after third molar surgery? *J Oral Maxillofac Surg* 65:177–185, 2007.
62. Beirne OR: Article analysis and evaluation: administration of intravenous antibiotics immediately before extraction of wisdom teeth lowers the rate of postsurgical infections, *J Evid Base Dent Pract* 8:26–27, 2008.
63. Kaczmarzyk T, Wichlinski J, Stypulkowska J, et al.: Single-dose and multi-dose clindamycin therapy fails to demonstrate efficacy in preventing infectious and inflammatory complications in third molar surgery, *Int J Oral Maxillofac Surg* 36:417–422, 2007.
64. Ren YF, Malmstrom HS: Effectiveness of antibiotic prophylaxis in third molar surgery: a meta-analysis of randomized controlled clinical trials, *J Oral Maxillofac Surg* 65:1909–1921, 2007.
65. Caso A, Hung LK, Beirne OR: Prevention of alveolar osteitis with chlorhexidine: a meta-analytic review, *Oral Surg Oral Med Oral Pathol Oral Radiol Endod* 99:155–159, 2005.
66. Russell AD: Bacterial resistance to disinfectants: present knowledge and future problems, *J Hosp Inf* 43:S57–S68, 1998.

第34章 口面部感染相关的医学法学问题

Lewis N. Estabrooks, James R. Hupp

医生在诊疗过程中可能会涉及法律问题，处理感染患者也不例外。一方面，对于感染患者，医生可能未能及时确诊、误诊或者给予错误的治疗；另一方面，当临床治疗之后出现感染时，医生可能被归咎于治疗过程中存在失误或没能采取恰当的措施预防感染。

美国口腔颌面外科手术国家保险公司从2009年至2013年的理赔数据显示，感染相关的索赔占所有理赔案件数量的10%，占赔偿总额的6%，占总辩护费用的16%。虽然约86%的感染索赔案件最终并没有得到赔偿，但对于医生来说，这类案件仍有很严重的风险。口腔颌面外科感染相关的主要操作中，牙槽外科手术占81%，种植手术占9%，其余包括非手术治疗、面部美学手术、颞下颌关节治疗、正颌手术、肿瘤和创伤。关键是要认识到，绝大多数感染事件如果得到适当的治疗，根本不会成为法律问题。

本章主要回顾了一些常见的感染相关的指控，并且给出了一些建议，以使这些指控变成法律诉讼的可能性降到最低。

未能及时诊断

感染患者的体征和症状是医生诊断的线索。但是，在临床中可能会出现以下问题：第一，当感染不是最明显的诊断时，医生可能没有给予足够的重视，导致疾病早期没有进行必要的检查，如血培养；第二，即便怀疑感染，但由于没有进行适当的微生物学检查，不能确定真正的病原体；第三，即使确定了真正的病原体，却没有给出有效的抗菌治疗。

骨髓炎是这类指控中最常见的情况之一。典型的案例就是反复出现牙齿感染并接受过抗生素治疗的患者。为了更好地说明，我们来想象这样一个场景：患者的一颗牙齿被拔除，医师给患者开了或者没开抗生素，10~12天后患者返回就诊，主诉有持续性疼痛。但经检查，没有明显的临床证据支持感染，医生按“干槽症”予以治疗。X线片检查并没有发现明确的病变，医生根据经验给患者使用了抗生素。几周后，患者转向另一位医生处就诊并拍摄X线片，显示有骨髓炎的骨破坏影像。一般情况下，感染导致的骨质脱钙需要大约3周的时间才能在影像学上显示出来，因此，医生在疾病早期仅依赖影像学检查结果予以诊断，就会被患者的律师认定是医学上的疏漏。多数干槽症发生在拔牙术后的3天左右，并且在10天左右症状基本消失。因此，当拔牙术后的患者有超过10天的持续性不适，医生需要考虑是否有其他原因。

因此，经治医生在处理任何有感染体征或症状的患者，或者患者的病因尚不明确时，都需要考虑疾病是否存在感染性病因的可能性。另外，一定要记住感染可能并且常常与其他疾病共存。

未能确保患者安全

患者在住院或门诊治疗后发生感染，可能会指控在治疗期间医疗机构未能保障恰当的无菌或清洁度，而使他们接触到病原体。患者对于医疗机构的第一印象通常建立在他/她对医疗设施和工作人员的清洁程度的整体印象，包括接待区和卫生间。患者往往善于观察医务人员的洗手习惯和无菌操作。如果患者认为医疗设施不够清洁，那么出现感染后，他/她可能会向律师汇报就诊时的感观。那么医生就需要证明在接诊病人的整个过程中，医疗操作是否完全符合预防感染的相关条款。如果发生了诉讼，那么医疗机构的工作人员需要作证，并常常需要解释是否较好的执行了感染预防指南。医疗机构可能会被要求提供感染培训的文件以及医生和工作人员继续教育的证明。原告律师常常要求医疗机构提供检测孢子的文件来证明是否经过了有效的灭菌。

因此,在诊治患者的过程中,一定要建立并遵守感染控制条例,尤其是经认证有效的标准或者已有的医院政策和操作指南。另外,患者就诊过程中所涉及的所有区域都需要保持清洁,包括接待区域和卫生间,从而让患者感受到医疗机构对于疾病预防的关注。

治疗不当

患者对于未能充分抗感染治疗的指控涉及抗生素种类、剂量及使用方法的错误。在未做细菌培养的情况下,经验性使用抗生素在多数情况下是有效的。但是,当感染持续进展或者使用的抗生素无效时,需要进行微生物培养、药敏试验和其他相关的检测。另外,当发生更加复杂或严重的感染时,需要感染科医生协助治疗。

未开具抗生素

感染相关的纠纷中常见的指控是术前未使用抗生素。人们常误以为一个药片就能预防任何感染,而原告律师恰好就利用了这一点。讽刺的是,当抗生素相关的并发症出现时,同一位律师可能会辩称,抗生素的使用是不必要的。因此,医生一定要详细记录患者在术前是否已经出现感染。有证据表明,在很多情况下,去除感染源比使用抗生素更为有效。很多小范围局限性的感染最初并不需要使用抗生素。但是如果患者出现了感染症状,那么随后就需要开始使用抗生素。

是否需要预防性使用抗生素取决于经治医生在何处接受的医学培训以及其所在医疗机构现行的做法(通常与地域有关)。是否将所有手术前预防性使用抗生素作为一个治疗标准,还存在不同的意见,也没有明确的循证学研究支持。这就要求医疗从业人员必须不断更新有关预防性抗生素使用的临床知识。虽然并没有良好的科学证据证实,但大多数住院患者手术术前都应常规静脉注射抗生素。另外,若患者术前存在可能危害其免疫系统的疾病,可以作为预防性使用抗生素的指征。

牙科医生在预防性使用抗生素方面有特殊的情况,与心脏畸形或骨科植入物有关。美国心脏协会、美国骨科医师协会及美国牙科协会出版的指南都强调了这一点。因此,医生需要时刻关注这些指南的变化。

开具不必要的抗生素

与大多数药物一样,抗生素也有出现并发症的风险。使用抗生素后的并发症包括即刻或延迟过敏反应。因此,详细了解患者的药物及食物过敏史非常重要。另外,熟悉患者当前所用药物间潜在的交叉反应也很有必要。艰难梭菌感染是致命的,一旦发生就可能被归咎于抗生素使用不当。应告知易感患者发生这种感染的可能性,建议出现血样腹泻后立刻就诊,以便尽早治疗。

如果多个医生在一段时间内为同一个慢性感染开出不同的抗生素时,就会出现不必要的处方用药。当这个患者的病情发生了急性加重,那么感染微生物会对以前有效的抗生素产生耐药性。因此,治疗慢性感染的患者时,应与之前接诊医生做好沟通。

知情同意

现在的社会普遍期望完美,人们不希望经历由手术或其他方式引起的并发症。当患者因感染而出现容貌毁损、浪费大量时间和金钱或干扰了患者的收入和生活方式时,患者可能认为唯一的选择就是寻求法律援助。如果出现了这种情况,患者的律师就会帮助他对包括感染在内的任何并发症提出指控。那么医生就变成被告,并且需要尽一切努力来反驳针对他/她的不实指控。

在法律诉讼中,医务人员的法律顾问总是希望了解原告对所称过失的知情同意情况,这通常是医生这一方应诉的重要材料。因此,在向患者交代知情同意时,需要告知患者潜在的感染风险以及相应的治疗程序。当患者对整个治疗过程,包括潜在的风险如感染,有了合理的认识后,他/她会更加容易接受并发症的发生。如果并发症确实发生了,并且常能积极配合并发症的治疗。另外,对于已有感染的患者,医生应告知治疗感染过程中可能的风险,包括用药、治疗方式以及可能的结果相关的风险。

风险管理的一般建议

- 防范医疗法律纠纷的最佳方式:治疗有效,态度亲切，价格合理。

- 如果发生问题，及时与患者及家属沟通，对患者当前的状况表示同情，并且花时间解释为什么会发生这种问题以及治疗方案。
- 在治疗前和治疗中记录患者的症状和体征，准确地反映和记录每个治疗决策的原因。
- 当患者正在经历痛苦的恢复过程，此时提醒他们缴清医疗费用只会激起患者的愤怒，并常常招致不必要的诉讼。
- 任何手术操作都有感染的风险，即便医生没有任何操作疏漏。医学的艺术性和科学性使得医务人员能够通过自己专业的判断来决定如何最好的预防和治疗感染。有据可查的医疗过程，并以循证医学为基础，能够更好地服务患者，并且常常能保护医务人员远离医疗法律纠纷。

（陈硕 译）

附录 1　病例报告示例

以下病例报告展示了在现代不断变化的细菌谱背景下，如何处理受损宿主的牙槽感染。

拔牙后感染

一位 24 岁健康男性，因间歇性肿胀疼痛病史，拔除一颗部分萌出下颌阻生智齿，术后遵医嘱服用青霉素 10 天。术后 17 天，患者再次出现肿胀疼痛，服用青霉素未见好转。于是对患者采取牙槽脓肿切开引流术，术后症状很快缓解，细菌培养结果提示存在醋酸钙鲁氏不动杆菌变种（多态小小菌），该菌对氨苄西林、庆大霉素和羧苄西林敏感。

这位患者的致病菌可能是机会性入侵冠周组织的口腔暂驻菌，或者是口腔正常菌群被青霉素抑制后而生长潜能被激发的继发性致病菌。出现非常见病原菌时，应考虑培养过程中可能受到污染，但感染对于培养特异性抗生素的反应表明情况并非如此。

免疫功能低下患者的冠周炎

一位 26 岁男性，因发现急性淋巴细胞白血病入院行 3 个月化疗，但由于大肠杆菌脓毒症和肺炎的出现，化疗被迫中断。

入院第一天，患者自述下颌疼痛，检查发现下颌下淋巴结肿大，体温 37. 8℃，白细胞计数为 $1.25 \times 10^9/L$，并存在细胞异形性，血小板计数明显高于正常水平。口腔检查发现冠周组织肿胀、压痛，没有红斑或流脓。患者进行血培养及抗生素治疗（妥布霉素 60mg，3 次/d；替卡西林 3g，4 次/d）。入院第三天，患者体温降至正常，白细胞数升至 $3.8 \times 10^9/L$。

牙片显示三颗部分阻生智齿，均在局麻下拔除，拔牙窝内杆菌肽溶液冲洗，伤口无张力缝合。患者之后未再出现感染症状，化疗得以继续。

病例点评

免疫系统受损或被抑制的患者发生牙源性感染的风险增加。中性粒细胞减少症患者通常不表现典型的感染体征，比如红斑、化脓、发热等，通常直到发生严重而广泛的脓毒症后，原始病灶才会被重视。正在接受化疗的白血病患者的粒细胞在数量和质量上均有异常。

对该患者选用抗生素，一是基于革兰氏阴性杆菌脓毒症病史，二是为了尽可能提供最广谱抗菌效果。白血病缓解期患者拔牙的最佳时机是当白细胞计数达到 $2 \times 10^9/L$ 以上，同时应当治疗性使用抗生素。一些学者进一步提倡白血病患者应当预防性拔除阻生齿。然而，由于可能出现的潜在手术并发症（如脓毒症以及高剂量抗生素产生的毒副作用）基本上与未拔出的智齿感染引发的并发症相同，对重病或免疫受损患者（如白血病或艾滋病）施以预防性手术很难被证明是合理的。与之相反，健康患者拔除无症状阻生齿的风险则小很多。

通常免疫受损患者会被建议拔除所有阻生齿，但拔牙成本及潜在的并发症、致死风险并不支持该建议。免疫受损患者应当谨慎地采取观察随访、抗生素治疗和选择性拔牙术等处理。

尖牙间隙感染

一名 52 岁男性，1 月前拔除左上颌尖牙，之后出现左侧鼻旁区肿胀不适。患者被诊断为鼻部感染，医生为其开具青霉素。

当肿胀蔓延到唇沟时，患者已不能佩戴假牙，于是寻求牙科诊治。检查发现鼻旁有明显波动感，上唇肿胀。牙片提示之前拔除的尖牙牙根区域有一片密度减低影。

在全麻条件下，对患者的唇沟肿胀区予以切开以引流脓液。当术中进入到鼻旁脓肿（尖牙间隙）时，用小钳子向上作钝性分离，帮助扩大引流口。脓液引流后肿胀区变平，彻底刮除牙根上方骨腔内的肉芽组织，并放置引流条。

之后细菌培养结果为弗氏柠檬酸杆菌(一种革兰氏阴性肠道杆菌),停用青霉素,最终患者伤口愈合良好。

尖牙间隙感染

一名29岁女性,由于眶下区反复肿胀、瘘口流脓(见图12-7)多次就诊数个医院和诊所。耳鼻喉科、眼科、皮肤科检查和上颌窦X线片、真菌培养、胸片及结核杆菌试验均未能发现病因。在牙科就诊后医生最终决定进行病变活检术。

牙科检查发现上颌尖牙龋坏深达髓腔,牙片提示根尖明显低密度影。瘘口细菌培养发现β-溶血性链球菌。之后患牙被拔除,瘘口很快愈合,慢性尖牙间隙感染得以终止。

颊间隙感染

一名10岁男孩,出现自颊部至眼睑水平的面部肿胀。在肿胀发作前,患者曾有磨牙疼痛症状,而肿胀开始的时间刚好与牙疼减轻的时间一致。检查发现,患儿体温为101℉(38.3℃),颊部皮温较高、有红肿压痛表现。除全身应用青霉素治疗外,感染侵犯的牙齿被拔髓治疗。2天后患者下颊部出现波动感,于是在门诊进行了口外入路的切开引流术,共引流出10ml脓液,之后细菌培养结果提示葡萄球菌存在。青霉素治疗持续10天后感染症状消失,随后患牙完成了牙髓充填治疗。

咬肌间隙感染

一名5岁女孩,在出现颊侧前庭沟肿胀后拔除了“化脓”的相关下颌乳磨牙。医生为其开具了青霉素,但家长没有执行医嘱。16天后,女孩由于严重张口受限、剧烈疼痛、咬肌区域明显红肿(见图12-11)以及发热达102.6℉(39.2℃)再次返回医院。X线片发现下颌骨局限性骨髓炎表现。患者白细胞计数为16.7×10^9/L,多形核白细胞百分比为78%。

尽管采取了青霉素静脉输液治疗,患者的肿胀疼痛症状却加剧了,于是在入院第三天,她被送入手术室接受手术治疗。经鼻盲插管后,在患侧下颌角下方弧形切开皮肤,经钝性分离到达下颌角骨面。钝性分离进入咬肌筋膜后,引流出大量散发着恶臭气味的脓液(见图12-12)。对感染区域同时采集了需氧和厌氧培养的标本,并放置了引流条。革兰氏染色结果为革兰氏阳性球菌,部分成链状,细菌培养结果发现存在厌氧链球菌。

对有缺陷的宿主防御机制进行医学评估没有意义。患者后续持续进行青霉素口服和输液治疗,随后进行了死骨摘除术。数月后,软组织和骨组织的感染终于完全清除。

本病例虽不太常见,但说明了咬肌间隙感染和患者依从性差的问题。儿童患者口内切开引流可能存在技术性困难,且很难获得充分引流。长期口内流脓和引流条存在可能较难忍受。本病例还说明了深部间隙感染同时进行厌氧和需氧细菌培养的必要性。

颞间隙感染

一名28岁男性医院员工拔除了一颗上颌龋坏智齿。4天后,他出现了张口受限、牙疼和颞区头疼。拔牙后第6天,患者开口度只有12mm,检查发现颧弓上部颞区出现肿胀压痛,触诊较硬。当时白细胞计数为13.95×10^9/L,体温高达101.8℉(38.8℃)。

于是患者被收入院,第二天进行了颞间隙经皮肤切开引流术,同时在颞浅间隙采集了少量脓液,细菌培养结果发现混合性口腔菌群。患者术后服用了青霉素,感染最终消除,没有进一步后遗症。

拔牙时患者没有服用抗生素,拔除非感染性上颌磨牙本身并非抗生素治疗的适应证。切开引流的部位也可以选择口内,即颞肌附着于下颌骨喙突的位置。即使是早期或隐匿性感染,咀嚼肌间隙CT平扫也可确诊,同时可以描述感染的范围。

舌下间隙感染

一名曾接受肾移植手术处于免疫抑制状态的47岁男性主诉舌下肿胀不适,检查发现口底组织发红、肿痛、触诊偏硬。两颗下颌切牙松动,可探及较深牙周袋;X线片发现与牙周炎对应的弥漫性骨丧失。患者体温高达100.4℉(38℃)。

该门诊患者被予以青霉素和温盐水冲洗治疗。两天之后,在门诊全麻条件下,医生为其拔除了松动牙,同时在口底黏膜沿平行于下颌下腺导管的方向切开,于舌下间隙引流出少量脓液。细菌培养发现需氧型及厌氧型链球菌同时存在,感染最终在10天内消除。

坏死性筋膜炎

由于颈部广泛肿胀且长达4天的抗生素静脉输液治疗效果不佳，一名患有胰岛素依赖型糖尿病且血糖控制不良的63岁患者由乡村医院转院而来。在拔掉一颗下颌中切牙后患者出现了感染症状，最初范围仅局限于颏下区。

检查发现患者为一名肥胖发热男性，颈部肿胀、明显发红压痛，自颏部至胸骨切迹处有明显捻发音。患者白细胞计数是 27.4×10^9/L，空腹血糖为280mg/dl（15.6mmol/L）。CT平扫发现颈部广泛肿胀，大量气腔形成和组织坏死。

在进行液体复苏和气管插管后，患者颈部被大范围切开，坏死性筋膜和肌肉被清除。散发恶臭气味的棕色坏死组织和液体，自下颌下、颏下间隙延伸到上纵隔。获取细菌培养标本后，伤口内放置了多个引流条，少量坏死皮肤被切除。当细菌革兰氏染色结果发现革兰氏阳性球菌和革兰氏阴性杆菌混合感染时，医生根据经验开始亚胺培南静脉输液治疗。

后来培养结果提示需氧和厌氧型链球菌，以及梭杆菌和拟杆菌属微生物。在高血糖得以控制后，患者伤口愈合过程缓慢而平稳，最终在入院第23天时顺利出院。

对于患有胰岛素依赖型糖尿病的严重肥胖、高血糖患者，牙周感染是常态，拔牙后感染很普遍。采用青霉素标准化治疗（或预防）以消除或避免感染是有争议的。早期同时使用甲硝唑和克林霉素可能会增加治疗混合菌群感染的成功率。

本病例中，最初局限的颏下间隙感染蔓延至下颌下间隙和颈部，最终演变成严重的可威胁生命的坏死性筋膜炎[1-5]。

颏下间隙感染

一名10岁儿童，主因从自行车上摔伤两天被送至急诊科。临床检查发现患儿颏部明显肿胀，中切牙轻度松动，影像检查发现未移位的颏部骨折和髁颈下骨折。尽管患儿进行了坚固内固定手术和青霉素治疗，但术后颏下区域出现了波动感、需要切开引流。细菌培养结果提示链球菌和拟杆菌存在。引流术后，感染和骨折均愈合良好。

无论最初的感染源来自哪里，抗生素并不能很好地渗透进入筋膜间隙感染病灶中，这时手术往往是较好的治疗选择。骨折和手术均可能是导致术后间隙感染发生的原因。

路德维希咽峡炎

一名9岁女孩，因严重呼吸窘迫由救护车送至急诊科。4天前患儿出现单侧下颌下肿胀，其家庭医生诊断为“下颌下腮腺炎”；尽管出现进展性肿胀、疼痛和发热，但医生仅采取了对症治疗。患儿入院几小时前，肿胀区蔓延到双侧下颌下，患儿出现了呼吸窘迫。急诊检查发现患儿皮肤青紫，处于半昏迷状态，前颈部肿胀明显，口内舌下区红肿明显触诊较硬，舌体向上后方移位。急诊科无法完成喉镜检查。

医生曾尝试气管切开，但由于严重水肿和气管移位，气管切开操作非常困难。患儿在进行气管切开时的几分钟内死亡，心肺复苏未能成功挽回生命。尸检结果确诊了路德维希咽峡炎诊断，感染来源是一颗严重龋坏的下颌磨牙。

没有腮腺受累的下颌下腮腺炎是罕见的（如果有的话），而未经治疗的路德维希咽峡炎是致死的。如果能早点将下颌下肿胀与患牙联系起来，患儿的死亡或许能够避免。一旦感染范围越过下颌下中线，感染将进入快速致死病程，这一点说明了忽视该疾病早期迹象的严重危险性。路德维希咽峡炎几乎没有误诊或延误的余地，尤其对于儿童患者。尽管该病总体发病率和致死率均在下降，但目前一系列病例发现，大约有24%的患者被送往儿科。儿童颈深部感染最常见的原因通常是扁桃体炎，而不是牙源性感染。儿童对于气道受阻的耐受度也不如成人。

路德维希咽峡炎，败血症，弥漫性血管内凝血

一名全身健康的25岁女性，在牙科诊所拔除了一颗出现疼痛症状的部分埋伏智齿。由于当时没有明显临床指征，拔牙前后并没有使用抗生素。

拔牙术后当天傍晚，患者出现了低热和面部肿胀。拔牙后第一天，患者出现双侧下颌下区肿胀、轻度张口受限，体温升至100.8℉（38.2℃）。之后患者又经历了寒战，肿胀和张口受限加重。患者采用了止疼药和口腔冲洗等对症治疗。

拔牙后第三天早晨，患者出现反应迟缓和发绀症状。来到她家的家庭医生发现她全身发凉、发绀，几乎不能唤醒，也无法测出血压值。医生注意到她身上出现的紫癜和“由下颌蔓延到锁骨”的广泛肿胀。

患者被救护车转运到医院急诊科,以路德维希咽峡炎和败血症收治入院。入院化验检查发现肉眼可见的血尿,红细胞管型,血红蛋白含量为152g/L,白细胞计数为8.3×10^9/L。外周血涂片中血小板几乎缺失,凝血酶原时间明显延长。由于休克、肢端发绀、紫癜、血小板减少和明显的凝血功能障碍,诊断被修正为牙源性路德维希咽峡炎继发的弥散性血管内凝血。

重症监护室进一步化验结果显示血浆尿素氮含量为75mg/dl(26.7×10^9/L),血小板计数为39×10^9/L,部分凝血酶原时间为52s,纤维蛋白原水平中度降低以及其他凝血因子严重消耗。血沉棕黄层革兰氏染色发现大量的革兰氏阳性球菌,而血培养培养出β溶血性链球菌。

患者的治疗有以下内容:气管切开并给予吸氧;补液,输入新鲜血浆和全血;采用青霉素和奥沙西林;进行肝素疗法等。尽管进行了以上处理,颈部肿胀却仍在加重,体温一度升至105℉(40.6℃),尿量减少,在连续输注血管加压药的情况下血压只能维持在90/60mmHg的水平。口腔中出现了脓性渗出液,革兰氏染色可见革兰氏阳性球菌。

拔牙后第四天早上(第二天住院日),休克综合征和肾衰竭变得似乎不可逆转且患者处于昏迷状态。紫癜遍布全身,气管切口和静脉留置针周围出现持续性出血。免疫电泳和系列凝血试验均支持消耗性凝血病的诊断。

治疗过程中,辅助呼吸和血浆、血清白蛋白及甘露醇输入一直持续。胸部X线片可见双肺弥漫性炎症,吸痰发现痰液带血。病情恶化一直持续,直至术后第四天患者发生致命性心肺骤停。

弥散性血管内凝血被公认是严重感染少见的后遗症。它通常更多是由革兰氏阴性脓毒症导致,链球菌感染导致的情况较少,但是牙源性感染可能会导致严重的并发症。围手术期使用抗生素可能产生的预防作用纯粹是投机性的,因为弥散性血管内凝血患者的死亡率大约为50%~70%,包括许多在消耗性凝血病发作时就已经接受抗生素治疗的患者。广泛性脓毒症可能是路德维希咽峡炎患者的死亡原因。

路德维希咽峡炎

一名60岁女性,因诊断路德维希咽峡炎和败血症由血液科临床医生收治进入重症监护室。患者有13年慢性淋巴细胞白血病病史,且去年刚刚做过一次化疗。入院前3天她曾向牙医抱怨牙龈肿胀疼痛,医生开具了青霉素用于治疗牙周感染。入院时,她的口腔和颈部明显肿胀,出现了气道阻塞,并且处于感染性休克状态。

检查发现患者有气管插管,反应迟缓,体温为101℉(38.3℃)。舌下组织红肿质硬,舌体抬高,牙龈水肿发红,尤其下颌切牙周围牙龈。双侧上颈部肿胀质硬。白细胞计数为52×10^9/L,仅由未成熟淋巴细胞和一些原始细胞组成。

血和口腔培养发现铜绿假单胞菌。颈部进行了切开引流,也培养出假单胞菌。尽管采用了大剂量多种抗生素静脉输液疗法,建立了安全气道,但患者在入院第五天最终死于广泛性脓毒症。

目前免疫受损宿主是深部筋膜间隙感染的最高危患者,通常由机会性病原菌导致。虽然该患者的死亡证明将慢性淋巴细胞白血病、脓毒症和路德维希咽峡炎列为致死原因,但牙龈炎才是起始病因。

路德维希咽峡炎的替代疗法已有描述。当抗生素不能阻止感染的进展趋势时,可增加糖皮质激素到抗生素治疗中。它的基本原理是在不采用手术的情况下达到消除炎症性水肿的目的[6]。

咽旁和咀嚼肌间隙感染

一名19岁男子,因张口受限和吞咽困难就诊。过去患者有过多次冠周炎发作经历,但患者本人拒绝拔除智齿,一直采用抗生素控制症状。由于张口受限和疼痛,临床检查较困难。除了下颌角的压痛和轻微肿胀外,检查还发现了咽外侧壁和软腭的隆起以及悬雍垂偏移。影像学检查证实了咽旁间隙和咀嚼肌间隙(翼肌筋膜)感染的诊断。

谨慎地进行经鼻盲插管后,切开翼下颌韧带处黏膜及下颌角下方皮肤,通过深部钝性分离,将脓液从间隙中释放出来,从而缓解张口受限。采用青霉素和甲硝唑静脉联合用药治疗混合口腔菌群感染。但术后患者出现咽部持续肿胀,CT也证实脓液引流不充分,于是在5天后进行了二次切开引流,拔除了病源牙,最终感染得以消除。

在医学和法律层面上,必须充分告知患者复发性冠周炎的风险。在这种情况下,治疗并不具备可选择性,而应视为紧急治疗。

吞咽困难类似呼吸困难,警示临床医生可能存在牙源性感染。麻醉咨询、即时成像和快速手术减压是必要的。

患者术后未出现发热减退、白细胞减少以及吞咽困难或呼吸困难缓解等表现，表明切开引流术没有充分达到应有的手术效果，需要通过检查和再次拍片重新评估患者情况，以确定引流是否充分以及其他部位是否存在后续感染。在医疗和法律层面上，初次住院期间进行二次手术的情况要优于之后再次住院的情况。

多发筋膜间隙感染

一名 60 岁男性，因诊断多间隙感染和腮腺炎由急诊科入院。入院前 4 天患者开始出现面部红肿。患者既往有肝硬化病史，曾采用激素治疗周围神经炎。

入院检查发现患者单侧面部肿胀，范围由颞部延伸至下颌角，张口受限中度，软腭膨隆，腮腺导管口有大量脓性分泌物渗出。下颌第二磨牙松动明显，周围牙龈有脓血性液体渗出。患者体温为 102℉（38.9℃），白细胞计数为 14.85×10^9/L。革兰氏染色结果提示牙龈脓液有链球菌感染、导管口有葡萄球菌感染。培养标本已送至实验室，并开始大剂量头孢菌素静脉治疗。激素治疗用药量逐渐减少，然后在住院期间停药。

尽管进行了治疗，但患者的肿胀和疼痛仍然持续，到第二天住院日时，他出现了吞咽困难和呼吸困难。软组织 X 线片显示由于咽后间隙肿胀，上呼吸道变窄。

在第二个住院日傍晚，局麻下对患者进行气管切开，然后进行全身麻醉。颊部、咀嚼肌、颞下、咽旁和咽后间隙的引流是在口内完成的。术中引流出大量脓液，并放置了引流条。腮腺的外部引流采用耳前入路完成。由于颞部表面持续疼痛肿胀，第四天又进行了颞间隙经皮切开引流，同时拔除了两颗下颌磨牙。之后间隙感染和腮腺炎很快缓解，但患者随后继发了下颌骨骨髓炎（混合口腔菌群）。

可的松是导致这次牙齿感染快速深入扩散的主要因素。腮腺炎可能因脱水导致，也可能是牙齿对肿胀颊黏膜和导管口的咬合创伤所致，还可能是邻近间隙感染蔓延到腮腺的结果。激素的抗炎作用加剧了感染。此病例是免疫受损宿主在面对原本“较轻”感染时出现大范围感染症状的典型示例。

多发筋膜间隙感染

一名 40 岁男子，拔除了感染智齿，术后遵医嘱服用青霉素。然而，拔除术后第三天，该患者因出现发热、寒战、张口受限和吞咽困难就诊急诊科。医生建议进行血培养和抗生素静脉输液治疗。入院后第三天，在升级过两次抗生素后，患者仍持续发热。患者血培养提示梭杆菌，住院期间没有拍摄 X 线片。

在第四天住院日时，对咀嚼肌和翼外肌间隙切开引流后，患者肿胀和发热症状明显减轻。第二天患者带着口服青霉素出院。8 天后，他出现寒战、头痛和颈部僵硬，只好从工作单位又返回急诊科。抗生素治疗再次进行了升级，但两天后他在半昏迷状态中又回到了急诊科。

血培养再次发现梭杆菌和链球菌，磁共振成像显示有咽后间隙脓肿和脑干附近的硬膜外脑脓肿。上述两个部位的切开引流术和长达 10 天的密集抗生素静脉治疗帮助消除了所有感染症状，但患者遗留严重的神经功能损伤，包括耳聋和偏瘫。随后患者对门诊医生、外科医生、急诊医生和医院采取了法律行动，最终以近 200 万美元赔偿达成和解。

梭杆菌是口腔内的一种机会性致病菌，尤其在引起广泛型脓毒症时毒力较强。梭杆菌血培养结果为阳性的患者必须等到血培养转阴性或经过长达 10 天的抗生素静脉治疗后才能出院。哪怕只拍侧位平片也可能发现早期咽后间隙感染。寒战、头痛和颈部僵硬应该是咽后间隙感染强烈的提示，尤其是近期有咽旁间隙引流史的患者。

多发筋膜间隙感染/纵隔炎

一名 20 岁学生，在门诊拔除了疼痛的双侧下颌智齿。该患者在儿童时期曾出现多次葡萄球菌性肺炎和皮肤感染。他的指甲床患有慢性真菌感染，治疗无效。拔牙手术前后未使用任何抗生素。

拔牙八天后，他因呼吸困难、吞咽困难、左面颈部肿胀以及体温升高（39.7℃）被收入院。入院诊断为咽旁间隙脓肿，左下颌下间隙脓肿和左颊间隙感染。脱水表现非常明显，白细胞计数为 19.7×10^9/L 伴有明显核左移。

给予患者静脉输液和克林霉素。在第二天住院日时，患者出现来自颊间隙的自然引流瘘口，革兰氏染色涂片显示有革兰氏阳性球菌和革兰氏阴性杆菌。细菌培养发现拟杆菌属和肽链球菌。

尽管进行了广泛抗生素治疗，但他的病情出现恶化，并且颈部侧位影像显示有咽后间隙增大。在入院第四天时，他进行了气管切开术，并通过下颌下和胸锁乳突肌入路探查了舌骨上间隙、颈动脉鞘、咽旁间隙和咽后间隙。术中放置了三个引流管，随后从上述部位吸出的黏稠的脓性液体中培养出需氧和厌氧菌的混合菌群。

术后患者病情明显改善，呼吸窘迫减轻，体温降低，白细胞减少。进行了血糖、B/T 淋巴细胞计数、补体测定和白细胞趋化功能检查，结果均正常。两次血培养均产生了肽链球菌。

第十三天住院日时，患者诉胸痛，体温上升至 104℉（40℃），X 线片显示纵隔增大和胸腔积液（见图 12-22）。胸腔穿刺出混浊抽吸物，经培养发现啮蚀艾肯菌。随后痰培养提示铜绿假单胞菌，于是开始使用妥布霉素治疗，并停用克林霉素。在第十七天住院日，对纵隔和胸腔脓肿进行切开引流，术中切除了两个肋骨，并放置了引流管。

患者逐渐缓慢恢复，但是在入院第二十七天，出现了颈部肿胀和发热加重。他的颈部被重新探查，引流出少量脓液，并放置了引流管。细菌培养发现大肠杆菌和肽链球菌。

在所有感染症状消除、所有引流管拔除后，患者在入院第五十三天时出院。回顾此病例，或许可以采用红细胞沉降率和 C 反应蛋白之类的炎症标志物来追踪甚至预测他的病程。

该患者的既往病史强烈暗示宿主防御能力受损。尽管他在感染期间进行了相关测试，但基于现代医学知识的最先进技术手段也没有发现他的防御系统中存在任何缺陷。他的进展性和持续性感染病程可能与克林霉素无法杀灭大肠杆菌有部分关联。

参考文献

1. Zhang WJ, Cai XY, Yang C, et al.: Cervical necrotizing fasciitis due to methicillin-resistant *Staphylococcus aureus*: A case report, *Int J Oral Maxillofac Surg* 39:830, 2010.
2. Bahu SJ, Shibuya TY, Meleca RJ, et al.: Craniocervical necrotizing fasciitis: An 11-year experience, *Otolaryngol Head Neck Surg* 125:245, 2001.
3. Lin C, Yeh FL, Lin JT, et al.: Necrotizing fasciitis of the head and neck: An analysis of 47 cases, *Plast Reconstr Surg* 107:1684, 2001.
4. Umeda M, Minamikawa T, Komatsubara H, et al.: Necrotizing fasciitis caused by dental infection: A retrospective analysis of 9 cases and a review of the literature, *Oral Surg Oral Med Oral Pathol Oral Radiol Endod* 95:283, 2003.
5. Whitesides L, Cotto-Cumba C, Myers RA: Cervical necrotizing fasciitis of odontogenic origin: A case report and review of 12 cases, *J Oral Maxillofac Surg* 58:144, 2000.
6. Hutchinson IL, James DR: New treatment of Ludwig's angina, *Br Oral Maxillofac Surg* 27:83, 1989.

附录 2　骨髓炎和骨坏死相关病例

感染继发性骨髓炎

一名 65 岁男性，由他的全科牙医转诊而来，准备拔除有症状的右下颌智齿（图 A-1）。该患牙与口腔有交通，曾有冠周炎发作病史，并曾通过口服抗生素治疗成功。该患者的全身健康状况良好，否认吸烟或饮酒，平日仅服用补充性维生素。患者进行了简单智齿拔除术，遵医嘱完成长达 7 天的阿莫西林治疗。术后由于肌肉痉挛，患者出现了疼痛和张口受限。

术后第一周（图 A-2）和术后第四周（图 A-3）的曲面体层片显示下颌骨完整，没有任何明显病理学迹象。

术后第八周时，患者由于右下颌骨的突然疼痛以及持续三天的咬合错位返回门诊。患者否认任何创伤病史，也没有发热。由于张口受限和局部剧烈疼痛，颌面部检查非常困难。在患者之前的拔牙窝内发现了少量脓性渗出物，于是取了脓液标本，并送往实验室进行细菌培养和药敏试验。

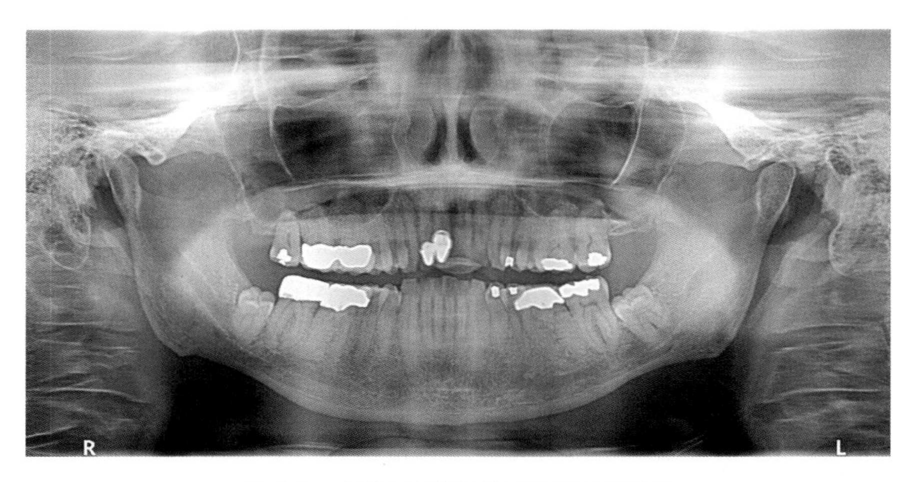

图 A-1　术前曲面体层片可见右下颌智齿

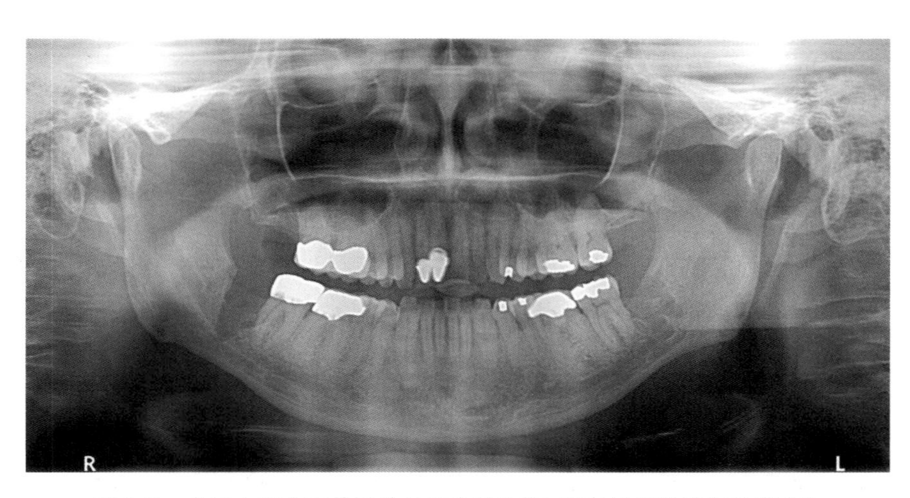

图 A-2　术后 1 周曲面体层片见下颌骨完整，没有任何明显病理学迹象

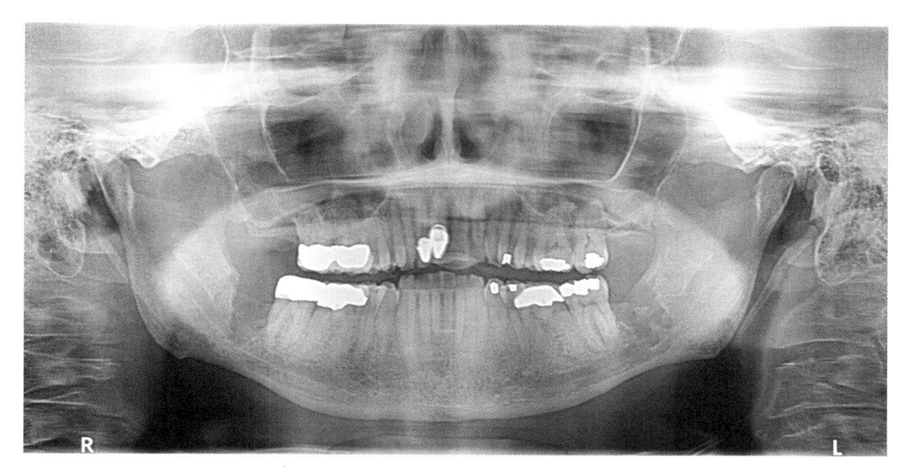

图 A-3 术后4周曲面体层片见下颌骨完整，没有任何明显病理学迹象

当日X线片显示右下颌角区域存在未移位骨折，可见与骨质溶解破坏相关的透射影，以及参差不齐的下颌骨边缘和骨坏死现象(图 A-4)。

患者被要求第二天早上返回门诊，在静脉镇静下，医生对伤口进行了探查并且重新取培养。此外，医生还对骨折部位进行了清创，对肉芽组织予以刮除；同时进行了死骨摘除和碟形骨切除，并留取了活检标本，以排除其他非感染性病变。之后还进行了颌间固定(intermaxillary fixation，IMF)(图 A-5)。

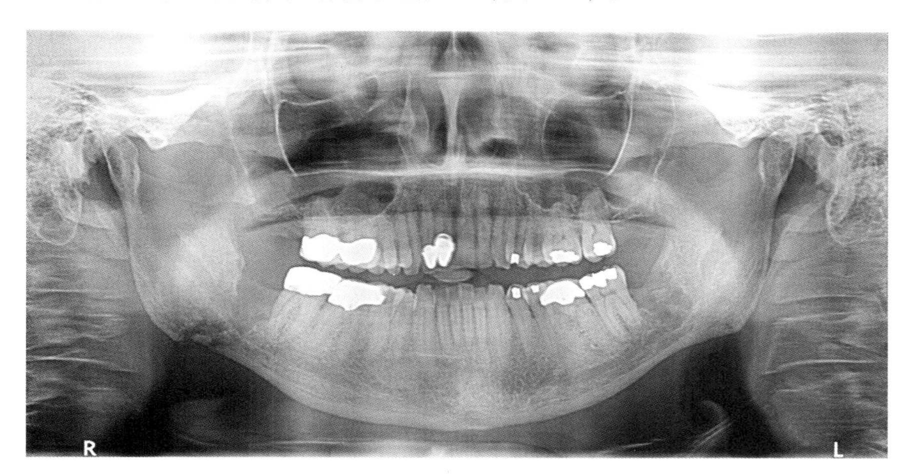

图 A-4 术后8周曲面体层片见右下颌角区域存在未移位骨折，可见与骨质溶解破坏相关的透射影、参差不齐的下颌骨边缘以及死骨

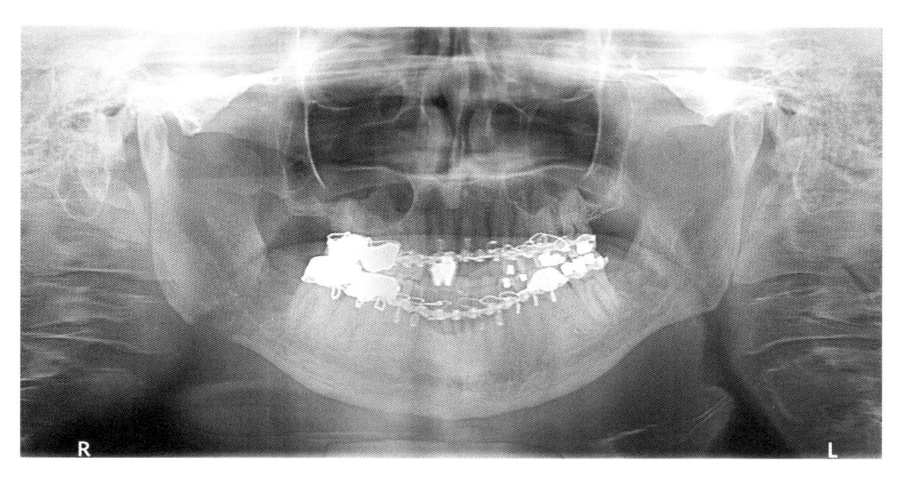

图 A-5 曲面体层片见颌间固定装置

清创术后两天，患者报告不适感加重，医生决定让患者入院接受进一步处理。该患者患有低度发热，伴有轻微白细胞增多（13×10^9/L，多形核白细胞占78%，杆状核细胞占16%）。由于存在软硬组织的改变，患者进行了计算机断层扫描（CT）检查，发现病变最符合下颌骨骨髓炎的诊断。为了帮助更好地处理病情，医生咨询了感染疾病专家。根据活检、细菌培养和药敏试验结果，按照推断的骨髓炎诊断对患者进行了治疗。根据经验，他被予以广谱抗生素静脉治疗，在感染疾病专家的推荐下采用了万古霉素和氨苄西林-舒巴坦联合治疗。入院第4天时还对下颌骨骨折进行了坚固内固定。骨活检结果符合骨髓炎表现，且细菌培养显示混合口腔菌群感染。该患者接受了为期4周的青霉素静脉治疗，随后接受了3个月的阿莫西林/克拉维酸治疗。患者能耐受抗生素治疗，并最终从感染中完全康复，下颌骨病理性骨折完全愈合，没有任何后遗症。自初次就诊以来，他近1年已无任何不适。

放射性骨坏死

一名58岁男性，被其全科牙医转诊，以评估涉及下颌前部前庭的经久不愈瘘口。约6周前该患者就诊于全科医生，主诉下颌前部区域有轻微肿胀和疼痛。患者长期佩戴由牙种植体支持的下颌覆盖义齿。他的牙医至少开了3个为期1周的抗生素治疗，每个疗程间隔1周（两个为期一周的阿莫西林疗程和一个为期一周的克林霉素疗程）。患者在使用抗生素时症状有缓解，但停药后会复发。患者过去曾因孤立的右颈淋巴结肿大有过上颈部放疗史，该淋巴结被发现有鳞状细胞癌转移，但未发现原发灶。在感染症状发作前一年，他接受了总计6 000cGy的放射剂量。放疗记录证实，下颌骨在放疗照射区域内。值得注意的是，牙种植体在发现颈部肿块之前已植入2年。他报告有每年30包的吸烟史。初次就诊时，患者有发热、牙龈红肿和下颌前庭轻微膨隆等症状，检查发现下颌前庭有一个小的瘘口，伴少量溢脓。左侧牙种植体松动，右侧牙种植体无明显松动（图A-6）。

全景片显示下颌骨前部有透射影和不规则的骨边界（见图A-6）。通过棉签擦拭了部分渗出液以进行培养和药敏试验。根据下颌骨放疗史，医生将他转诊至伤面中心进行评估并接受高压氧治疗，还要求患者在一周内复诊。

5天后患者返回门诊，肿胀、疼痛症状加剧，还出现了颏下区的口腔皮肤瘘。此外，右侧牙种植体出现了松动（图A-7）。

医生决定进行切开引流，在伤口处重新取培养，去除松动种植体，清创并去除所有坏死游离骨，同时取了活检标本（图A-8）。

该患者被转诊至一位感染疾病专家，并根据经验采用阿莫西林-克拉维酸治疗。培养结果显示为混合口腔菌群。活检病理结果提示骨髓炎伴放线菌菌落。患者被诊断为义齿创伤继发的下颌骨放射性骨坏死，以及随后的伴放线菌双重感染。

该患者根据马克思方案（Marx Protocol）接受了30次高压氧治疗，还进行了6个月的阿莫西林治疗。患者最终完全康复，初次就诊后18个月以来没有感染复发（图A-9）。

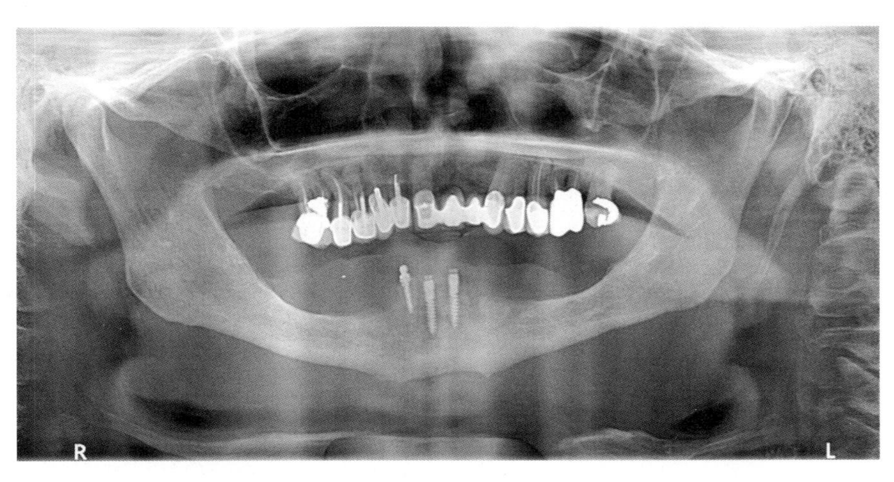

图A-6 术前曲面体层片显示下颌骨前部有透射影以及不规则的骨边界

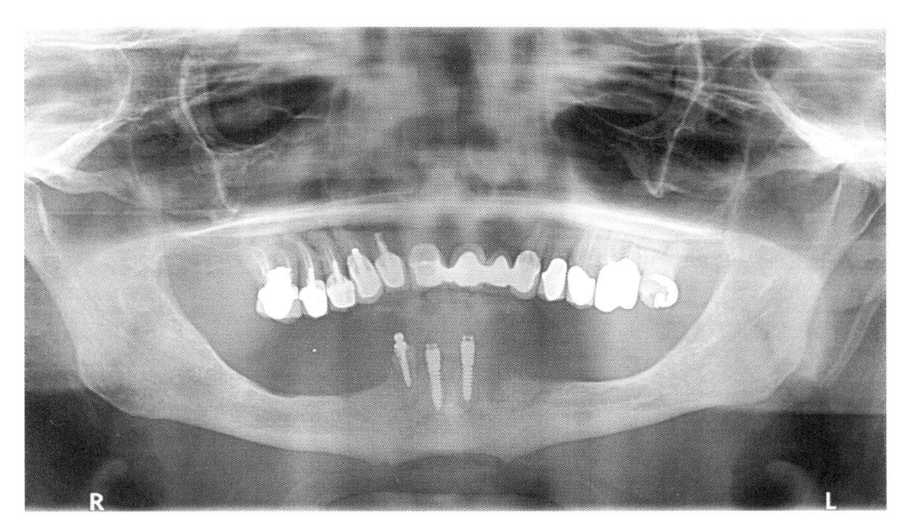

图 A-7　初次就诊 5 天后，曲面体层片显示颏下区的口腔皮肤瘘；右侧牙种植体出现了松动

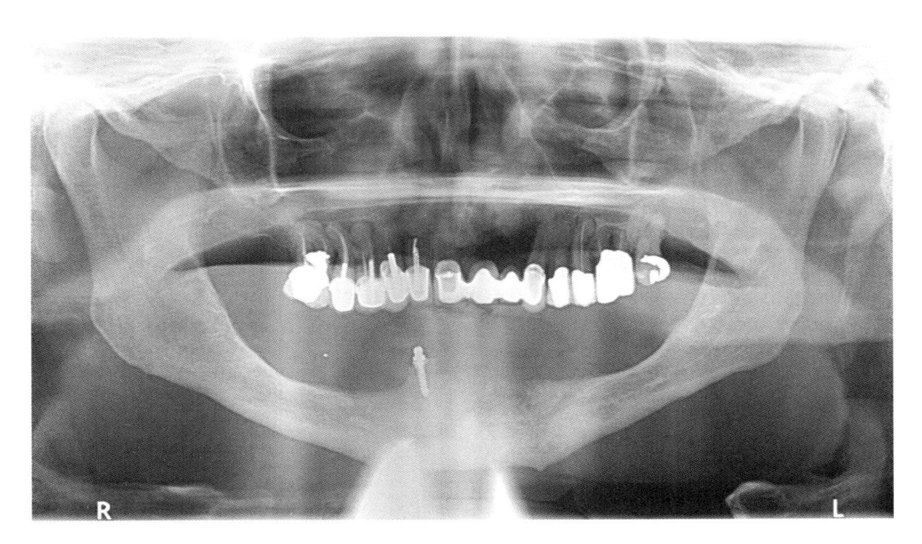

图 A-8　术后即刻曲面体层片。术中进行了切开引流，在伤口处重新取培养，去除松动种植体，清创，还去除了坏死游离骨

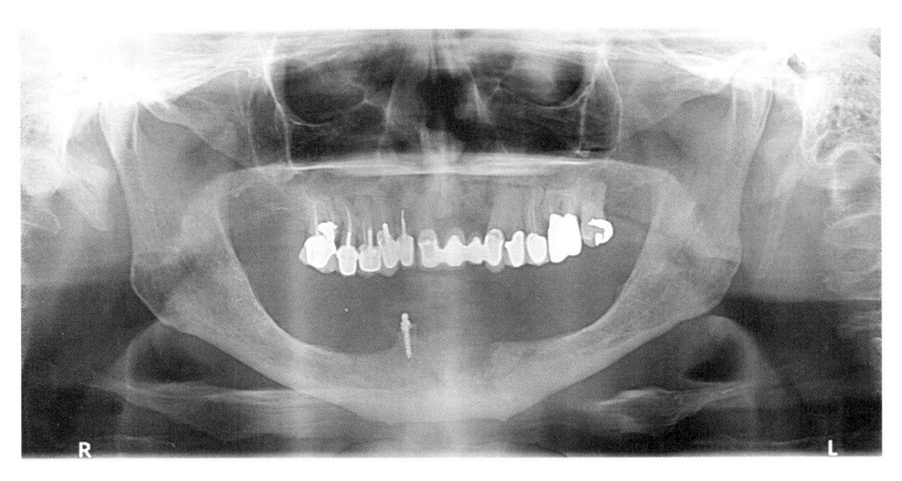

图 A-9　初次就诊 18 个月后影像。患者已完全康复

药物性骨坏死

一名85岁女性，因意图拔除有症状的右下颌第二磨牙就诊（图A-10）。患者自述1周前牙齿开始出现症状。患者既往因骨质疏松有长达5年的阿仑膦酸钠用药史，在一年前医生让其停用了双膦酸盐药物。患者还因风湿性关节炎接受依那西普治疗。检查发现患者牙龈肿胀，无脓性渗出物，牙齿对触诊非常敏感。考虑到症状的存在，对患牙进行了无创拔除，术后给予患者阿莫西林和氯己定漱口液。

一周后随访显示，牙槽窝正常愈合，有少量肉芽组织，没有渗出液。患者还报告了右下牙槽神经分布区域有轻微的感觉异常。2周后，患者因发现右颌下口腔皮肤瘘返回门诊，检查发现牙槽窝处有大约5mm的牙槽骨暴露。曲面体层片显示，与之前相比，下颌骨透射影增大（图A-11），还出现了不规则的骨边缘。取部分引流液进行细菌培养和药敏试验，并开具了阿莫西林。患者被转诊至一位感染疾病专家处协助诊治。培养结果证实了包括放线菌在内的多种微生物感染。根据患者的病史，诊断为下颌骨药物性骨坏死和伴有放线菌的双重感染。该患者接受了长达8周的青霉素静脉治疗，以及随后的长达4个月的阿莫西林治疗。

直到第3个月时，口腔皮肤瘘才完全消失。6个月后，感染疾病专家停用了抗生素治疗。1个月后，患者在同一部位口腔皮肤瘘出现复发。医生考虑后决定让患者无限期维持阿莫西林治疗作为抑制感染方式。拔牙部位的骨暴露持续时间超过18个月。初次就诊后的24个月内，尽管患者仍在服用阿莫西林，但她已无症状，不再有骨暴露，口腔皮肤瘘也没有复发（图A-12）。

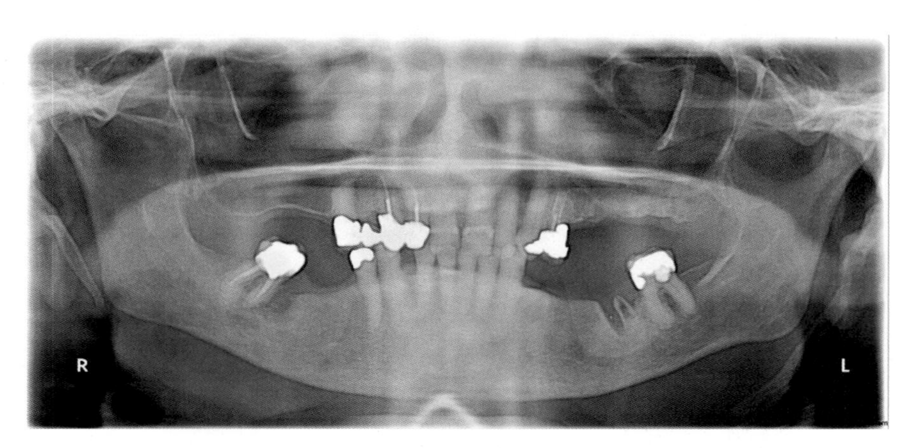

图A-10 术前曲面体层片可见伴有症状的右下颌第二磨牙

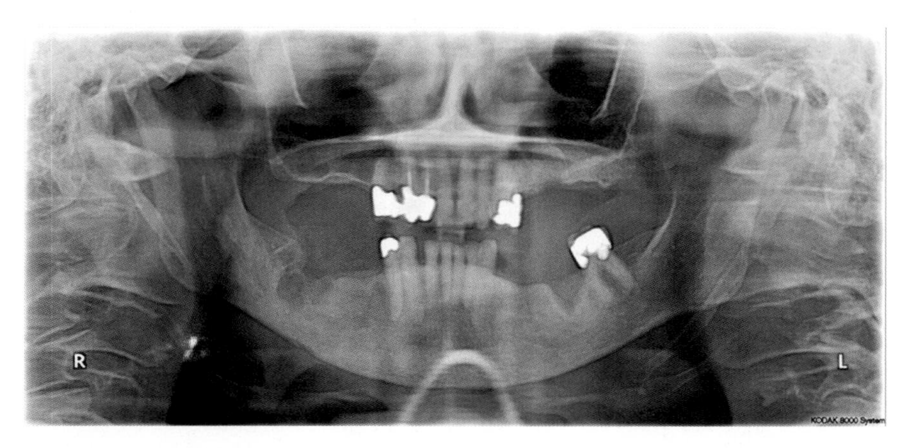

图A-11 牙拔除术后2周，曲面体层片显示，与之前相比，下颌骨透射影增大

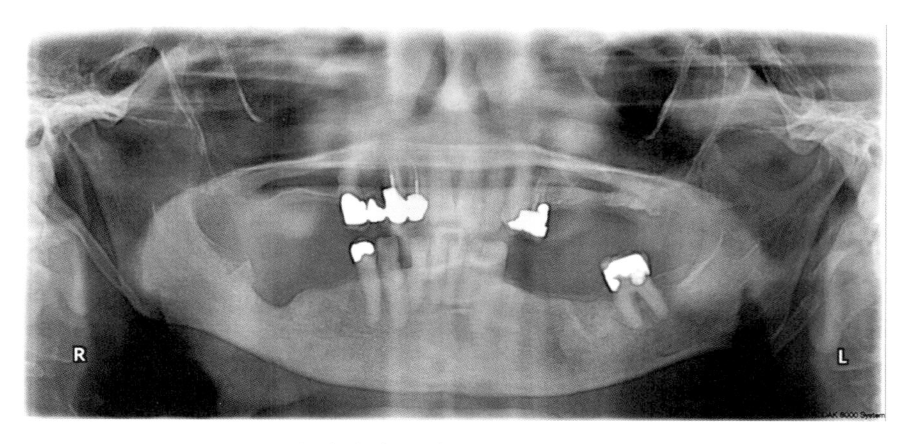

图 A-12　初次就诊 24 个月后影像。患者已无症状